老年期痴呆学

主　编　蔡志友　吕　洋　赵　宇　杨庆军

科 学 出 版 社

北　京

内 容 简 介

随着全球老龄化的进展，老年期痴呆作为一种严重危害老年人健康的疾病，已广受关注。目前，国内鲜有阐述老年期痴呆方面的书籍，故本书就这一领域进行全面、科学的论述，具有重要的学术价值。本书包括总论篇和分论篇两部分，总论篇主要对老年期痴呆的定义、分类、流行病学、病因学和病理生理学进行了阐述；分论篇主要内容包括老年期常见的十大痴呆类型：阿尔茨海默病、血管性痴呆、帕金森病痴呆、额颞叶痴呆、路易体痴呆、亨廷顿病性痴呆、感染及相关性疾病所致痴呆、物质中毒所致痴呆、代谢障碍性痴呆、其他类型痴呆。分论篇对老年期常见的十大类型痴呆的概念、流行病学、病理生理学、诊断、治疗、预防等进行了较为全面的阐述。

本书适用于神经科学研究者、医学生、医务工作者。

图书在版编目（CIP）数据

老年期痴呆学/ 蔡志友等主编. —北京：科学出版社，2019.8

ISBN 978-7-03-061951-8

Ⅰ. ①医… Ⅱ. ①蔡… Ⅲ. ①阿尔茨海默病–诊疗 Ⅳ. ①R749.1

中国版本图书馆 CIP 数据核字（2019）第 158849 号

责任编辑：王 颖 / 责任校对：郭瑞芝

责任印制：赵 博 / 封面设计：陈 敬

科 学 出 版 社出版

北京东黄城根北街 16 号

邮政编码：100717

http://www.sciencep.com

北京凌奇印刷有限责任公司印刷

科学出版社发行 各地新华书店经销

*

2019 年 8 月第 一 版 开本：787×1092 1/16

2019 年 8 月第一次印刷 印张：28 1/2

字数：664 000

POD定价： 238.00元

（如有印装质量问题，我社负责调换）

编委名单

主　编　蔡志友　吕　洋　赵　宇　杨庆军

副主编　付剑亮　赵宇辉　高宗良　胡跃强　李小凤　刘　洲

编　委　（按姓氏拼音排序）

蔡　敏（中国科学院大学重庆医院/重庆市人民医院）
蔡志友（中国科学院大学重庆医院/重庆市人民医院）
曹　颖（成都市第一人民医院）
陈育华（蚌埠医学院第一附属医院）
邓永涛（重庆医科大学附属第一医院）
丁　立（湖北医药学院）
段景喜（重庆医科大学附属第一医院）
付剑亮（上海交通大学附属第六人民医院）
高宝兵（中国科学院大学重庆医院/重庆市人民医院）
高宗良（安徽医科大学）
韩景献（天津中医药大学）
胡跃强（广西中医药大学第一附属医院）
黄汉昌（北京联合大学）
纪　勇（首都医科大学附属北京天坛医院）
姜招峰（北京联合大学）
李　康（中国科学院大学重庆医院/重庆市人民医院）
李小凤（重庆医科大学附属第二医院）
李玉梅（南昌市第三医院）
刘　浩（蚌埠医学院）
刘　洲（广东医科大学）
罗蔚锋（苏州大学）
吕　洋（重庆医科大学附属第一医院）
邱　菊（安徽医科大学）
宋玉菲（复旦大学附属中山医院）
王　玮（安徽中医药大学）
王　训（安徽医科大学）
王　艳（天津环湖医院）
王笑梅（陆军军医大学第一附属医院）
吴　娟（中国科学院大学重庆医院/重庆市人民医院）
肖　明（南京医科大学）
邢　岩（中国医科大学）
杨庆军（中国科学院大学重庆医院/重庆市人民医院）
杨文明（安徽中医药大学）
余维华（重庆医科大学）
张　佳（重庆医科大学附属第一医院）
张荣信（安徽中医药大学）
赵　斌（广东医科大学）
赵　宇（哈尔滨医科大学附属第四医院）
赵宇辉（中山大学）
周玉颖（天津环湖医院）
周志强（中国科学院大学重庆医院/重庆市人民医院）
朱润秀（内蒙古自治区人民医院）
邹文颖（南京医科大学附属常州市第二人民医院）

参加编写人员　（按姓氏拼音排序）

成　丹　杜　宇　龚丽莎　江春梅　李　宇　李雪冰　刘凌琳
龙　霞　罗　燕　罗涵予　吕文齐　万承群　熊　磊　杨　阳
余　洋　张爱迪　张利爱

前　言

老年期痴呆是老年期常见的一组慢性进行性精神衰退性疾病，在老年人的疾病谱和死亡谱中占有重要的位置，目前其死亡率仅次于心脑血管疾病和肿瘤。据统计，中国老年期痴呆患病率为 2%～5%，高龄人群可达到 10%～20%。其主要临床类型包括阿尔茨海默病和血管性痴呆。目前世界人口老龄化程度正日益加重。流行病学研究显示，在 60～90 岁的老年人中，老年期痴呆患病率随年龄的增大呈指数增长，预计 85 岁以上的老年人有 47.8%将不可避免地发生老年期痴呆。因此，增强老年期痴呆的全面认识，进而提高临床诊断与治疗水平，根据其危险因素采取针对性的预防措施，对保护老年人身心健康、提高整体国民素质，有着重大意义。

老年期痴呆的研究，多年来都是基础医学与临床医学研究的热点之一，然而，国内系统介绍老年期痴呆发病机制、诊断和治疗的书籍较少，出版一本全面阐述老年期痴呆发病机制、诊断和治疗的专著，不仅具有重要的学术价值，而且对于老年期痴呆的防治等具有重要的社会价值。

本书深刻剖析老年期痴呆，以老年期痴呆的病理生理学机制、诊断和治疗为核心，多角度地全面论述了老年期痴呆的流行病学、发病机制、临床诊断、鉴别诊断、预防、治疗等基本知识，系统阐释了老年期痴呆从基础到临床的国内外研究进展及前沿信息。以期对从事衰老研究、神经病学、精神病学等相关学科领域的医学同行及学生提供认识老年期痴呆发病机制和诊治的前沿参考。本书供神经科学研究者、医学生、医务工作者对老年期痴呆进行全面了解，为老年期痴呆的早期预防和早期干预提供科学有利的方案。

在本书编写过程中，得到了各位同仁的倾力相助，在此致以衷心地感谢。由于作者水平有限，本书难免有不足之处，恳望同仁给予指正和批评，在此先致谢意。

蔡志友

2019 年 1 月

目　　录

总 论 篇

第一章 老年期痴呆的定义

第 1 节 痴呆的起源和演变

“痴呆”的概念最早于公元 2000 年前由古埃及医师首先提出。对“痴呆”的描述，我国最早的记录可追溯到 2000 多年前成书的《黄帝内经》，其言：“血并于下，气并于上，乱而喜忘，秋刺经脉，气血上逆，令人善忘。”“黄帝曰：人之善忘者，何气使然？岐伯曰：上气不足，下气有余，肠胃实而心肺虚，虚则营卫留于下，久之不以时上，故善忘也”。其从阴阳、气血失和、五脏功能失衡等多个方面来分析痴呆发生的原因。《伤寒论》中写到“阳明证，其人喜忘者，必有蓄血。所以然者，本有久瘀血，故令喜忘”，对痴呆的病因进行了分析，并提出相应的治疗方法。

现代“痴呆”的概念最早出现于 19 世纪，即英文“dementia”，起源于法国著名医生 Philippe Pinel 博士。Pinel 于 1801 年首先报告了一例 34 岁女性患者，该患者表现出诸如记忆力严重减退，言语功能丧失，不能行走，且忘记如何使用日常用品如梳子、刀、叉等一些奇怪的临床症状；Pinel 将其病情描述为“demence”或脑功能不连贯。该患者最终死亡，尸检发现其脑组织中“充满液体，大脑明显萎缩”。鉴于当时显微镜等技术的限制，并无详细的病理报告。但这有可能是第一例关于阿尔茨海默病（Alzheimer’s disease，AD）的现代医学描述，同时，Pinel 第一次提出要对精神病患者的治疗做出人道主义的改革。

而具有里程碑意义的描述是 110 年前德国精神病科医师及神经病理学家爱罗斯·阿尔茨海默报告的第一例阿尔茨海默病患者——澳杰斯特·狄特。他详细描述了患者从出现症状、病情发展到最后死亡的整个过程。即我们所熟知的，隐匿性起病，以近事记忆损害为主要表现，进行性加重，逐渐出现精神行为症状，最后完全失能、死亡。并且在随后的尸体解剖中在狄特的脑内发现淀粉样斑块、神经纤维缠结和动脉硬化性改变。使得痴呆作为一个疾病开始逐渐被人们认识。随着时间的推移，人们对痴呆的认识日渐加深，除阿尔茨海默病以外还有种类繁多的痴呆类型，除个别的早老性痴呆、家族遗传性痴呆等少数痴呆外，绝大多数痴呆均与年龄呈正相关，随着年龄的增长患痴呆的风险亦成倍增加。

随着痴呆进入人们的视野，人类对痴呆的研究就不曾间断，无数的科学家孜孜以求，在痴呆的诊断、治疗、康复等领域上下求索，以期早日征服痴呆这类疾病。目前，多数学者认为痴呆是一种获得性认知障碍综合征，并导致日常生活、社会交往和工作能力明显减退。从这个定义可以看出，诊断痴呆有 2 个重要特征，一是认知功能损害，二是社会、工作和生活能力减退。国际上主要有两个疾病分类系统对痴呆的诊断做出了描述，即世界卫生组织《国际疾病分类》第 10 版（International Classification of Diseases 10，ICD-10）和美国精神病学会《精神疾病诊断与统计手册》修订第 4 版（Diagnostic and Statistical Manual of Mental Disorders-Ⅳ-R，DSM-Ⅳ-R），这两系统对痴呆的诊断有共同的要求，包括记忆和其他认知功能减退、足以影响社会功能、没有意识障碍、排除谵妄和其他精神疾病。其中，ICD-10 稳定性较好，不同国家和不同诊断者有较好的一致性，而 DSM-Ⅳ-R 应用更为广泛，但稳定性尚需验证（表 1-1、表 1-2）。最近，美国国家衰老研究所和阿尔茨海默病学会（NIA-AA）提出阿尔茨海默病痴呆的诊断标准（表 1-3），美国精神病学会《精神疾病诊断与统计手册》第 5 版（表 1-4）更新了痴呆的定义，重新描述为"严重神经认知障碍"。

表 1-1 ICD-10 痴呆诊断标准（1992 年）

1. 痴呆的证据及严重程度

（1）学习新事物发生障碍，严重者对以往的事情回忆有障碍，损害的部分可以是词语或非词语部分。不仅是根据患者的主诉，而且通过客观检查做出上述障碍的评价。根据下列标准分为轻、中和重度损害

①轻度：记忆障碍涉及日常生活，但仍能独立生活，主要影响近记忆，而远记忆可以受或不受影响

②中度：较严重的记忆障碍，已影响到患者的独立生活，可伴有括约肌障碍

③重度严重的记忆智能障碍，完全需要他人照顾，有明显的括约肌障碍

（2）通过病史及神经心理检查证实智能减退，思维和判断受到影响

①轻度：其智能障碍影响到患者的日常生活，但患者仍能独立生活，完成复杂任务有明显障碍

②中度：其智能障碍影响到患者的独立生活能力，需要他人照顾。对任何事物完全缺乏兴趣

③重度：严重的记忆智能障碍，完全需要他人照顾，有明显的括约肌障碍

2. 上述功能障碍不只出现在意识障碍或谵妄时期

3. 可伴有情感、社会行为和主动性障碍

4. 临床诊断出现记忆和（或）智能障碍至少持续 6 个月以上。出现下述皮质损害体征时更支持诊断，如失语、失认、失用。影像学出现相应改变，包括计算机体层摄影（computerized tomography，CT）、磁共振成像（magnetic resonance imaging，MRI）、单光子发射计算机断层显像（single-photon emission computed tomography，SPECT）和正电子发射计算机体层扫描术（positron emission tomography，PET）等

表 1-2 DSM-Ⅳ-R 痴呆诊断标准（2000 年）

1. 认知障碍表现在以下两个方面

（1）记忆障碍（包括短期和长期记忆力障碍）

①期记忆障碍：表现为基础记忆障碍，通过数字广度测验至少 3 位数字表现为辅助记忆障碍，间隔 5 分钟而后不能复述 3 个词或 3 件物品名称

②长期记忆障碍：表现为不能回忆本人的经历或一些常识

（2）认知功能损害至少具备下列一项

①失语：除经典的各类失语症外，还包括找词困难（表现为缺乏名词和动词的空洞语言），类比性命名困难（表现在 1 分钟内不能说出动物的名称，痴呆患者常少于 10 个，且常有重复）

②失用：包括观念运动性失用及运动性失用

③失认：包括视觉和触觉性失认

④抽象思维或判断力损害：包括计划、组织、程序及思维能力损害

续表

2. 上述（1）、（2）两类认知障碍明显干扰职业和社交，或与个人以往相比明显减退
3. 这些认知或行为症状干扰工作或日常活动，以及与病前功能水平相比，存在明显下降
4. 不能用其他精神情感性疾病解释（如抑郁症、精神分裂症）

表 1-3　NIA-AA 痴呆诊断标准（2011 年）

1. 发现和诊断存在认知功能损害
（1）从患者和知情者处采集病史
（2）客观的认知检查（简易认知检查或神经心理测验）
2. 认知或行为损害包括至少两个领域
（1）获取和记住新信息的能力损害
（2）推理和处理复杂任务的能力损害，判断力差
（3）视空间能力受损
（4）语言功能损害（说、读、写）
（5）个性、行为或举动改变
3. 这些认知或行为症状干扰工作或日常活动，以及与病前功能水平相比，存在明显下降
4. 无法由谵妄或其他精神心理障碍解释

表 1-4　DSM-Ⅴ痴呆（严重神经认知障碍）诊断标准

1. 从病史和临床评估中得出证据表明，至少在以下一个认知领域中存在明显的认知障碍：学习和记忆、语言、执行功能、复杂注意力、知觉运动功能、社会认知功能
2. 这种认知障碍必须是获得性的，并且比既往功能水平明显下降
3. 认知功能减退必须干扰到患者日常活动中的独立性
4. 根据从病史或连续精神状态检查中得出的证据，在神经变性型痴呆时，功能障碍隐匿性起病，并且呈进行性发展
5. 功能障碍并不只发生于谵妄发作过程中
6. 不能用其他精神疾病（如重性抑郁障碍和精神分裂症）解释该功能障碍

第 2 节　老年期痴呆的基本概念

老年期是指人生过程的最后阶段，身体各器官组织出现明显的退行性变化，心理方面也发生相应改变，衰老日渐明显。由于各种变化包括衰老是循序渐进的，人生各时期很难截然划分。而且个体差异很大，即使在一个人身上，各脏器的衰老进度也不是同步的。多数人的衰老变化在 40 岁左右逐渐发展，60 岁左右开始显著。因此，从医学、生物学的角度，规定 60 岁或 65 岁以后为老年期。老年期的规定还受地域、文化、社会经济乃至国家政策（如退休政策）的影响。欧美、日本等发达国家多以 65 岁为老年的标准，一些发展中国家则多以 60 岁为标准。有些学者提出将老年期的起点后移。中华医学会老年医学分会曾于 1982 年根据中国国情及传统概念，建议规定以 60 岁以上为老年。中国学者的一些论文谈到老年期时均以 60 岁为起点。有研究表明，60 岁以后痴呆的发生率超过 1%。综上所述，本节将 60 岁以后出现的痴呆称为老年期痴呆。

老年期痴呆 （dementia in the elderly）指在老年阶段因神经退行性变、脑血管病变、感染、外伤、营养障碍、脑肿瘤等多种原因引起的，以获得性或持续性认知功能损害为核心症状，并导致患者日常生活、社会交往和工作能力明显减退的综合征。患者的认知功能损害涉及记忆、学习、定向、分析、判断、计算、视空间、抽象概括、分析和解决问题等能力。且在疾病的某一过程中有可能出现精神行为异常和（或）人格改变。根据国外流行病学研究显示，老年期痴呆最常见的临床类型是阿尔茨海默病，其次为血管性痴呆和混合性痴呆（阿尔茨海默病合并血管性痴呆）。而阿尔茨海默病因为主要发生在老年人，因此又称老年性痴呆（senile dementia，SD）。

轻度认知损害（mild cognitive impairment，MCI）是处于正常脑老化与痴呆之间的一种不稳定的认知功能损害的临床状态，其主要特征是：与年龄和教育程度匹配的正常老年人相比，患者存在认知功能减退，但日常能力没有受到明显影响。MCI 是流行病学调查中除认知功能正常人群和痴呆患者之外的具有广泛内涵、程度不同的人群。MCI 患者其认知功能经常保持在一个轻微受损的水平，部分长期维持在该阶段，部分甚至可以逆转，但是大约 1/3 的 MCI 可以“进一步”地发展成为阿尔茨海默病或其他痴呆类型。

老化所致的记忆减退，即所谓的记忆老化，是指正常成人的记忆随年龄增长而衰退的现象。如记住一些事情比较困难，常对名字缺乏记忆；经常忘记一些事情，如钥匙放在什么地方等，但经过提醒和回忆可以纠正，这些可能属于正常的老化反应，正如人到老年出现的头发稀少和关节灵活性相对降低一样。

第 3 节　常见老年期痴呆的定义

老年期痴呆是对进入老年后出现的痴呆的总称，种类繁多，但常见的痴呆类型，主要包括以下几种，理清几种常见老年期痴呆的定义对我们掌握老年期痴呆的诊断和治疗十分必要。下面将简要介绍各型痴呆的概念。

阿尔茨海默病（Alzheimer’s disease，AD）是一种隐匿起病的神经退行性疾病，通常以记忆力减退为首发表现，以近事记忆减退为主，逐渐出现执行能力、视空间能力、逻辑推理能力等认知功能减退，直至完全丧失生活自理能力，最后死亡。病因迄今未明。65 岁以前发病者，称早老性痴呆；65 岁以后发病者称老年性痴呆。

血管性痴呆（vascular dementia，VaD 或 VD）指由缺血性卒中、出血性卒中和造成记忆、认知和行为等脑区低灌注的脑血管疾病所致的严重认知障碍综合征，可分为急性血管性痴呆和亚急性或慢性血管性痴呆两类。急性血管性痴呆包括多梗死性痴呆、关键部位梗死性痴呆、分水岭梗死性痴呆及出血性痴呆，其中以多梗死性痴呆最常见；亚急性或慢性血管性痴呆则包括皮质下动脉硬化性脑病和伴有皮质下梗死及白质脑病的常染色体显性遗传性脑动脉病。

路易体痴呆（dementia with Lewy bodies，DLB）是一种神经系统变性疾病，临床上主要表现为波动性认知障碍、帕金森综合征和以视幻觉为突出代表的精神症状。目前在老年人神经退行性痴呆中，发病率仅次于阿尔茨海默病。

额颞叶痴呆（frontotemporal dementia，FTD）是一组与额颞叶变性有关的非阿尔茨海默病痴呆综合征，是中老年患者缓慢出现人格改变、言语障碍及行为异常的痴呆综合征。

临床上以明显的人格改变、行为改变和认知障碍为特征，可以合并帕金森综合征和运动神经元病。神经影像学显示额颞叶萎缩。根据系列尸检资料，FTD 在所有痴呆患者中占 6%，其中在 70 岁以下的痴呆患者中占 8%～17%。

帕金森病痴呆（Parkinson disease dementia，PDD）是一种神经系统变性疾病，指在患帕金森病（Parkinson disease，PD）一年以后出现的痴呆，临床上锥体外系症状以姿势障碍、步态异常等更常见，震颤相对少见；通常有情绪和性格的改变，视幻觉及日间过度睡眠。

混合性痴呆是指同时具备上述两种痴呆特征的痴呆类型。例如，起病十分隐匿，认知功能缓慢地、渐进性地减退，但患者同时又有高血压、高脂血症、糖尿病等多种疾病，在某一段时间里又多次发生脑血管意外，使智力衰退在缓慢进展的基础上，又出现阶梯式的下降，并出现神经系统的局灶性症状和体征，同时逐步丧失自知力。脑 CT 或磁共振检查，除了发现大脑弥漫性萎缩以外，还有多发性的梗死病灶，这种混合性痴呆就可以考虑为阿尔茨海默病合并血管性痴呆。当然，临床中也可以见到阿尔茨海默病合并路易体痴呆、帕金森病痴呆等混合性痴呆。

（邓永涛　吕　洋）

参考文献

陈燕清，张俊龙，郭蕾，等. 2014.《内经》中有关老年期痴呆的病机阐释. 世界中西医结合杂志，9（2）：115-116，121.

贾建平. 2016. 中国痴呆与认知障碍诊治指南（2015 年版）. 北京：人民卫生出版社.

刘鹏妹. 2015.《伤寒论》蓄血证论治老年性痴呆. 中国中医基础医学杂志，21（11）：1346-1347.

中华医学会神经病学分会痴呆与认知障碍学组写作组. 2011. 血管性认知障碍指南. 中华神经科杂志，44：142-147.

中华医学会神经病学分会帕金森病及运动障碍学组，中华医学会神经病学会神经心理学会及行为神经病学组. 2011. 帕金森病痴呆的诊断与治疗指南. 中华神经科杂志，44（9）：635-637.

American Psychiatric Association. 2013. Diagnostic and statistical manual of mental disorders，5th ed（DSM-5）. Arlington：American Psychiatric Publishing.

Khachaturian Z S. 2011. Revised criteria for diagnosis of Alzheimer's disease：national institute on aging-Alzheimer's association diagnostic guidelines for Alzheimer's disease. Alzheimer's & dementia，7（3）：253-256.

Mckeith I G，Dickson D W，Lowe J，et al. 2005. Diagnosis and management of dementia with Lewy bodies：third report of the DLB consortium. Neurology，65（12）：1863-1872.

Petersen R. 2004. Mild cognitive impairment as a diagnostic entity. Intern Med，256（3）：240-246.

Sachdev P S，Mohan A，Taylor L，et al. 2015. DSM-5 and mental disorders in older individuals：an overview. Harv Rev Psychiatry，23（5）：320-328.

Smith A D. 1996. Encyclopedia of Gerontology. New York：Academic Press，Inc：107-117.

第二章　老年期痴呆的分类

老年期痴呆的分类与痴呆的分类大同小异，都是对导致严重认知功能缺陷或衰退临床综合征的一系列器质性疾病进行分类，只是人为地在痴呆的发病时间上给予了一个限定。导致老年期痴呆的病因多种，临床表现亦多样，有些以痴呆为唯一或突出的表现，有些则可能仅是某种疾病的多个表现之一，且常伴随有其他的神经精神表现。

出于不同的临床或研究的目的，对老年期痴呆有多种分类方法，依据是将具有一定共性的痴呆予以集合及分组。同一疾病可以被分为多种类型，如阿尔茨海默病既是原发性痴呆或神经退行性痴呆，也属于进行性痴呆或皮质性痴呆。临床上引起痴呆的疾病种类繁多，通常按照病因、病变部位、发展缓急、治疗效果、严重程度等方法进行分类，分别介绍如下。

第1节　按病因分类

老年期痴呆按是否为变性病分为变性病痴呆和非变性病痴呆。

一、变性病痴呆

变性病痴呆主要包括阿尔茨海默病、路易体痴呆、帕金森病痴呆、额颞叶变性等。

1. 阿尔茨海默病（AD）　占痴呆类型的50%～70%，发病危险因素包括老龄、阳性家族史、携带载脂蛋白Eε4（apolipoprotein Eε4，ApoE ε4）等位基因。研究还发现分拣蛋白相关受体-1（sortilin-related receptor 1，SORL1）基因、低密度脂蛋白受体相关蛋白（low-density lipoprotein receptor-related protein，LRP）、编码2型髓样细胞触发受体的基因（triggering receptor expressed on myeloid cells 2，TREM2）变异型及ATP结合盒转运子（ATP-binding cassette transporter，ABCA7）基因突变等，可增加晚发型AD患病风险。AD具体病因仍不明确，发病随年龄增高，65岁以上患病率约为5%，85岁以上为20%，男女发病率无显著差异；约5%的AD患者有明确的家族史。AD的临床表现为持续进行性的记忆、语言、视空间功能障碍及人格改变等，轻度的近事遗忘和性格改变是本病的早期症状，随后理解、判断、计算等智能活动全面下降。

2. 路易体痴呆（DLB）　发病仅次于AD，占痴呆的5%～10%，是以路易小体为病理特征的神经变性病，病理特点是大脑皮质和脑干神经元细胞质内有路易小体。DLB以波动性的认知障碍、视幻觉和帕金森综合征为临床特点，MRI扫描显示颞叶萎缩不明显，有助于和AD的颞叶内侧萎缩相鉴别。

3. 帕金森病痴呆（PDD）　约占痴呆的3.6%，65岁以上老年人中的患病率约为0.5%。帕金森病患者中帕金森病痴呆的发生率为24%～31%，有70%～80%的帕金森病患者最终会发展为帕金森病痴呆，帕金森病患者每年以10%的速度进展为帕金森病痴呆。研究表明帕金森病痴呆在早、中期主要表现为皮质下痴呆，以执行能力下降更为突出；而晚期则兼具皮质下痴呆和皮质性痴呆的特点。在注意力、执行能力、视空间能力及记忆力方面均出现异常。其中，记忆力障碍主要表现为检索型记忆障碍，即患者可形成并储存信息，但难以回忆，给予提示有可能有助于患者回答。帕金森病痴呆的精神行为症状包括幻觉、错觉、妄想、抑郁、情感淡漠、快速动眼睡眠障碍等，其中幻觉和错觉更为突出。

4. 额颞叶变性（frontotemporal lobar degeneration，FTLD）　包括额颞叶痴呆（FTD）、进行性非流利性失语和语义性痴呆等。

FTD 占痴呆的 5%～10%，是早发性痴呆的主要表现，发病年龄集中在 45～65 岁，患病率为 1.5%～2.2%，以额颞叶萎缩为特征，是神经变性痴呆常见的病因，约占全部痴呆患者的 1/4。FTD 的组织病理学特点是特征性局限性额颞叶萎缩，杏仁核、海马、黑质和基底核均可以受累，缺乏 AD 特征性的神经原纤维缠结和淀粉样斑，临床表现为隐袭起病，缓慢进展，早期出现人格和情感障碍，如易激惹、暴怒、固执、淡漠和抑郁等，逐渐出现行为异常。神经系统体征在病程早期可见强握反射、吸吮反射，晚期出现肌阵挛、锥体束征及帕金森综合征。缓慢进行性的言语障碍不伴有其他认知障碍是本病的特点。

进行性非流利性失语是指在相对缺乏其他心理缺陷的情况下，语言功能出现了明显地下降，以语言输出能力下降为主要特点，表现为言语不流畅，说话费力，缺乏韵律，伴有发音错误，与 Broca 失语症有相似之处。本病可见大脑前半球显著的不对称损害，以左侧优势半球为主，病理可见前外侧裂周围皮质萎缩。

语义性痴呆的典型特点为语义损害，进行性发展，表现为言语流畅，但内容空洞，缺乏词汇，伴阅读、书写障碍，对人脸和身份的识别障碍。本病主要损害两侧颞叶，病理可见非对称性颞叶前下部萎缩。

二、非变性病痴呆

非变性病痴呆包括血管性痴呆、正常颅压脑积水、其他继发疾病（如感染、肿瘤、中毒和代谢性疾病等）引起的痴呆。高血压、糖尿病、高胆固醇血症、动脉粥样硬化、冠心病、吸烟、肥胖症等是普遍受关注的危险因素。继发于其他疾病的痴呆，包括人类免疫缺陷病毒（HIV）或单纯疱疹病毒感染、克雅病（Creutzfeldt-Jakob disease，CJD）、脑肿瘤、亨廷顿病（Huntington disease，HD）、维生素 B_{12} 缺乏和甲状腺疾病等，在病因上分别归属于感染性、免疫和肿瘤相关性（副肿瘤综合征）、遗传缺陷性、中毒和代谢性脑病引起的痴呆。

1. 血管性痴呆（VaD 或 VD）　发病机制比较复杂，是多种脑血管疾病的结果。VaD 的发生因血管病变的性质和部位而异。其各形态学亚型为：①小血管梗死性痴呆、Binswanger、多发腔隙状态及多发皮质-皮质下小梗死灶导致的痴呆；②多发梗死性痴呆；③关键部位梗死性痴呆。其中多发梗死性痴呆是 VaD 的常见类型。

最近，为强调卒中后对认知功能的管理，国内外学者提出卒中后认知障碍（post-stroke cognitive impairment，PSCI）的概念。PSCI 也属于血管性痴呆。该定义是指在卒中这一事件后 6 个月内出现达到认知障碍诊断标准的一系列综合征，强调了卒中与认知障碍之间潜在的因果关系及两者之间的临床相关性。PSCI 包括了多发性梗死、关键部位梗死、皮质下缺血性梗死和脑出血等卒中事件引起的认知障碍，同时也包括退行性脑病（如阿尔茨海默病）在卒中后 6 个月内进展引起的认知障碍，包括了卒中后认知障碍非痴呆（post-stroke cognitive impairment no dementia，PSCIND）至卒中后痴呆（post-stroke dementia，PSD）的不同程度的认知障碍。

2. 正常颅压脑积水（normal pressure hydrocephalus，NPH）　是一种脑室虽扩大，而脑脊液压力正常的交通性脑积水综合征。1964 年 Hakin 记载了关于成人的颅内压正常的脑积水，1965 年 Adams 提出了 NPH 的概念。NPH 主要症状是步态不稳、记忆力障碍和尿失禁。近期记忆丧失是 NPH 最明显的特点。NPH 患者常表现为呆滞，自发性或主动性活动下降，谈话、阅读、写作、爱好和创造性减弱，对家庭不关心、淡漠或冷淡，孤僻，工作效率差。多数 NHP 患者的症状呈进行性逐渐发展，有些在病情出现后，其病程为数月或数年。

第 2 节　按病变部位分类

传统上，临床医生习惯于按病变部位将痴呆分为皮质性痴呆和皮质下痴呆。在大脑中主要的病理学分布基础上，可以对导致痴呆的渐进性脑病进行有效的经验性分类。其分类如下：皮质性痴呆、皮质下痴呆、皮质和皮质下混合性痴呆、多病灶性痴呆。

一、皮质性痴呆

皮质性痴呆主要类型：阿尔茨海默病、额颞叶变性及酒精性脑病。

1. 阿尔茨海默病　是一种皮质性痴呆，其中最早的症状通常是记忆力衰退。

2. 额颞叶变性　是一种皮质性退行性疾病，与阿尔茨海默病相关，与额叶和颞叶外侧萎缩相关。

3. 酒精性脑病　可见额叶和边缘系统都受到酒精滥用的损害，因此酗酒者可能表现出内侧或前皮质综合征，或两者皆有。

二、皮质下痴呆

皮质下痴呆类型较多，主要为 VaD，发病机制比较复杂，是多种脑血管疾病的结果。皮质下痴呆的发生因血管病变的性质和部位而异。另外，皮质下痴呆还包括锥体外系病变、脑积水、脑白质病变等。一些疾病主要影响皮质结构与相对保留的大脑皮质。这些疾病包括帕金森病、亨廷顿病和渐进性核上性麻痹等退行性疾病。类似的症候群也发生在脑皮质的白质被多个梗死破坏或被拉伸和损伤时，可作为反复慢性头部创伤和脑积水的结果。

三、皮质和皮质下混合性痴呆

皮质和皮质下混合性痴呆同时具备皮质性痴呆和皮质下痴呆的特点，包括多发梗死性痴呆、感染性痴呆、中毒和代谢性脑病，还包括脑外伤后和硬膜下血肿痴呆等。

1. 血管性脑病　反复中风导致神经症状和认知障碍不断累加。这类疾病颅脑影像学资料多能提供多处梗死或出血的证据，一般诊断不难。当血管病变主要影响皮质下白质时，可以发生典型的皮质下动脉综合征，即皮质下动脉硬化性痴呆，表现为缓慢进行性痴呆，记忆、认知障碍，情感和人格改变，表情淡漠，妄想，轻度神经错乱，反复发生神经系统局灶性症状，可出现偏瘫、肢体无力、失语等。血管性脑病通常是渐进性的，且绝大多数病例缺乏明确的卒中病史。

2. 皮质基底核退化症　是一种罕见的疾病，表现为皮质神经心理综合征（失用症），主要有意念性失用、意向运动性失用、运动性失用和特殊类型失用四种类型，常常叠加在基底神经节紊乱的皮质性痴呆和神经症状上。神经症状和失用症的严重程度，反映了皮质和皮质下部位的病理不对称分布。

四、多病灶性痴呆

多病灶性痴呆是由于各种原因（如脑血管病、炎症、脱髓鞘）引起的累及脑内多个部位的脑病，临床症状因累及部位功能的不同而表现各异，常表现为各种心理、神经功能的缺陷，包括小脑综合征、皮质性失明、感觉运动障碍、肌阵挛、癫痫发作、进行性嗜睡、心理障碍。本病多数容易迅速出现，进展较快。

第3节　按起病及发展缓急分类

以神经退行性疾病为主的痴呆为隐匿性起病和慢性进展性病程；少数痴呆表现为急性（数天）、亚急性（数周或数月）起病和快速进展性病程，临床上习惯称为快速进展性痴呆。

一、快速进展性痴呆

近年来“快速进展性痴呆”（rapidly progressive dementias，RPD）成为关注焦点。RPD 主要表现为起病相对急、病情进展快，通常指在数天（急性）、数周或数月（亚急性）发展为痴呆。RPD 可能的病因归结为“VITAMINS”，依次序分别代表血管性（vascular）、感染性（infectious）、中毒和代谢性（toxic-metabolic）、自身免疫性（autoimmune）、转移癌/肿瘤（metastases/neoplasm）、医源性/先天性代谢缺陷（iatrogenic/inborn error of metabolism）、少数神经变性疾病（neurodegenerative）及系统性/癫痫（systemic/seizures）引起的痴呆。

克雅病（CJD）是由朊病毒引起的人类中枢神经系统感染性、传染性的退行性疾病，是快速进展性痴呆最为常见的类型，病程常在两年以内，通常一年内死亡。除快速进展的认知障碍外，CJD 常常具有肌阵挛、视觉或小脑障碍、锥体/锥体外系症状、无动性缄默等临床特点，脑电图可具有典型周期性三相波，脑脊液 14-3-3 蛋白阳性，MRI 存在两个以上皮质“缎带征”和（或）尾状核/壳核样异常增高信号。

此外，急性脑血管病、急性病毒性脑炎病史提示可能存在脑实质受损，也可短期内导致认知功能减退；副肿瘤综合征的边缘系统脑炎及非血管性脑膜炎在快速进展性痴呆中则较少见。

二、慢性痴呆

多数神经退行性痴呆均表现为慢性病程，如阿尔茨海默病、路易体痴呆、额颞叶痴呆、帕金森病痴呆等。

部分血管性疾病所致的认知障碍也是慢性过程，如脑小血管病、脑淀粉样血管病

（cerebral amyloid angiopathy，CAA）等。

药物所致认知功能损害多为一个比较慢长的过程。能引起认知损害不良反应的药物有抗胆碱能药、β-受体阻滞剂、抗抑郁药、抗精神病药、抗癫痫药、H_2受体阻滞剂及多巴胺受体阻滞剂等。

甲状腺切除术病史（提示甲状腺功能减退症）、胃切除术病史（提示维生素 B_{12} 缺乏）、颅脑外伤史、HIV 感染高危因素、酗酒及吸烟习惯等均提示其所致痴呆多为慢性痴呆。

第 4 节　按治疗效果分类

按照各种疾病对治疗的反应不同，可将痴呆分为不可治性（或不可逆性）痴呆和可治性（可逆性）痴呆，前者包括变性病痴呆（如阿尔茨海默病）和部分其他原因导致的痴呆（如克雅病），后者主要包括可治疗的神经系统疾病（如脱髓鞘性疾病）或系统性疾病导致的痴呆（如甲状腺功能减退症、维生素缺乏症等）。几乎所有的神经退行性及绝大部分血管性导致的痴呆为不可逆性痴呆。可治性痴呆约占所有痴呆的 10%。由正常颅压脑积水、甲状腺功能减退、维生素缺乏等因素导致者多可经积极有效治疗而逆转，有些甚至可以完全恢复。由感染、炎症、肿瘤、外伤、中毒、代谢异常等因素引起者也多可经有效治疗而稳定或部分缓解。

一、不可逆性痴呆

1. 神经退化性疾病　包括阿尔茨海默病、路易体痴呆、额颞叶痴呆、帕金森病痴呆、亨廷顿病性痴呆、朊蛋白病等。其中，朊蛋白病进展快，预后差。这些疾病现阶段病因仍未完全明确，难以逆转，但积极的药物和非药物治疗能改善症状及延缓其进展。

2. 永久性脑实质病变　包括创伤性脑损伤、脑血管疾病造成的脑损伤及缺氧性脑病等。尤其是中、重度脑损伤可导致神经元不可逆损害，认知障碍常呈进行性加重。

二、可逆性痴呆

1. 与代谢异常相关　代谢性疾病（如甲状腺功能减退症、脑垂体功能异常、低血糖、低血钠、肝性脑病和肾衰竭等）导致的认知障碍，病因明确，通过积极地治疗（如补充甲状腺素、纠正低血糖状态、调节电解质平衡等）均可纠正其认知障碍。

2. 与药物相关　虽然药物所致的持续性认知功能障碍并不常见，但不可否认很多药物都可以引起认知功能改变，常见的包括抗胆碱能药、苯二氮䓬类镇静催眠药、抗精神病药、抗抑郁药、抗惊厥药、麻醉药、部分降压药、抗肿瘤药及抗关节炎药等。因此，老年人用药应当更加谨慎，尽量避免使用相关药物，最大程度减轻药物对认知功能的影响。

3. 与中毒相关　重金属中毒，有机磷中毒，有机溶剂中毒，甲醇、乙醇或一氧化碳中毒都可以造成认知损害，在日常生活中应该避免。

4. 中枢神经系统感染　包括脑炎、神经性梅毒、艾滋病等。其中，脑炎、神经性梅毒坚持早期规范地治疗效果好，艾滋病目前还无法治愈。

5. 与自身免疫功能异常相关　多发性硬化、急性脱髓鞘脑白质脑炎、自身免疫性脑炎等，通过积极治疗大部分预后良好。

6. 与营养不良相关　各种原因引发的营养不良，均可能导致认知障碍，如维生素 B_1 缺乏、维生素 B_{12} 缺乏和叶酸缺乏等。在营养不良得到纠正后，认知功能多可恢复。

7. 与脑实质病变相关　卒中、慢性硬膜下血肿、脑创伤、脑肿瘤和正常颅压脑积水等，可以通过积极的内、外科干预从而改善认知功能。

8. 与精神情绪障碍相关　精神分裂症和抑郁症均可导致认知障碍。忧郁或生活中发生重大变故，可影响人的生理和心理健康，引起认知功能减退。

第5节　按严重程度分类

临床上，依据痴呆患者的神经心理学检测结果和（或）功能损害程度，可将患者分为轻度痴呆、中度痴呆和重度痴呆。这种分类方法主要用于帮助对疾病的诊断、病程和预后评估、治疗试验及患者的生活照料者的决策。

1. 轻度痴呆　此阶段患者往往只有性格改变和短期记忆衰退，基本日常生活能力保留，具有某些使用工具的能力，如处理财务、乘车、做家务、使用家电等。照料者不应给予过度的照顾，而主要是督促患者料理好生活，使之尽可能长时间、较大程度地维持独立生活的能力。

2. 中度痴呆　此阶段患者认知功能逐渐减退，日常生活能力降低，需要照料者帮助患者应对生活中的各种障碍。建议照料者协助患者进行简单、有规律的生活自理，培养患者的自信心和安全感，陪同患者完成力所能及的任务。

3. 重度痴呆　此阶段患者丧失了生活自理能力，完全依赖于照料者。照料者需要关注患者口腔、营养、排泄等基本生理功能，避免压疮、吸入性肺炎、深静脉血栓等卧床并发症，尽量让患者保持舒适。

（邓永涛　吕　洋）

参 考 文 献

贾建平. 2016. 中国痴呆与认知障碍诊治指南. 2版. 北京：人民卫生出版社：195-197.

中国老年医学学会认知障碍分会认知障碍患者照料及管理专家共识撰写组. 2016. 中国认知障碍患者照料管理专家共识. 中华老年医学杂志，35（10）： 1051-1060.

Mahajan S，Appleby B S. 2017. Comprehensive and methodical：diagnostic and management approaches to aapidly progressive dementia. Curr Treat Options Neurol，19（11）：40.

Sun J H，Tan L，Yu J T. 2014. Post-stroke cognitive impairment：epidemiology，mechanisms and management. Ann Transl Med，2（8）：80.

第三章　老年期痴呆的流行病学

老年期痴呆指老年人出现持续时间较长的智力损害，表现为记忆、计算、思维、定向力、情感障碍及人格改变，并出现社会活动能力和自身活动能力的减退。老年期痴呆严重危害人群健康，目前其死亡率仅次于心血管病、肿瘤和卒中，是老年人死亡的第四大死因。据统计，我国老年期痴呆患病率为2%～5%，高龄人群可达到10%～20%。其主要临床类型包括AD和VaD。

目前我国人口老龄化程度正日益加重。流行病学研究显示，在60～90岁的老年人中，老年期痴呆患病率随年龄的增大呈指数增大。因此，加强痴呆的流行病学研究，根据其危险因素采取针对性的预防措施，对保护老年人身心健康、提高整体国民素质，有着重大意义。

一、发　病　率

国内的研究显示，65岁以上老年人中，原发性痴呆的发病率为12.1‰，AD的发病率为8.2‰，VaD的病率为3.1‰，并且年龄每增加5岁，AD的发病率约增加1.06倍，而男女发病率无显著差异。痴呆患病率农村高于城镇；非文盲老年人痴呆发病率低于文盲老年人。

国外的研究也发现65岁以上的老年人中痴呆发病率随着年龄的增长呈指数上升。全球数据Delphi一致性评估得出全球痴呆发病率为7.5‰，发病率随着年龄的增长呈指数增长，从60～64岁的1‰到90岁以上的70‰。

二、患　病　率

（一）地域分布

我国对痴呆的患病率研究较早，20世纪80年代末，张明园等在上海以DSM-Ⅱ对55岁以上的5055人进行调查，结果表明55岁以上和65岁以上AD的患病率分别为1.5%和2.9%。李淑然等对北京某城区1593名60岁以上的老年人进行了患病率的调查，痴呆诊断标准为DSM-Ⅳ和ICD-10，结果显示60岁以上老年人痴呆患病率为2.51%，男女之间差别无统计学意义。其中文盲老年人中痴呆患病率为3.69%，接受过6年以上教育的老年人痴呆患病率为1.95%。低收入人群中的患病率为5.41%，中高人群为2.21%。郭秀娥等对我国10个地区的痴呆流行病学数据进行Meta分析，发现60岁以上老年人中AD平均患病率为3.05%，并且发现尽管各研究得出痴呆患病率不同，但均有患病率随年龄增加而上升的趋势，女性患病率比男性高。张振馨等采用统一的诊断标准和调查程序在北京、上海、成都、西安4个城市对55岁及以上人群进行分层、多级、整群抽样研究，结果显示65岁以上老年人以DSM-Ⅳ为标准的AD患病率男性为3.4%，女性为7.7%，总患病率为5.9%。赖世隆等对广州市区75岁以上人群的调查表明，DSM-Ⅲ定义的AD患病率为7.49%，女性的患病率约为男性的5倍。中国南、北方的AD患病率分别为2.0%和1.2%。周东丰等对中国北方一个山区 16 095 名 50 岁以上老年人进行的流行病学调查，以 DSM-Ⅳ为诊断标准，总体痴呆患病率为 5.26%，50～54 岁、55～74 岁和 75 岁以上老年人的痴呆患病率分别为 0.89%、3.43%和 8.19%。AD 的患病率与教育水平相关，小学、中学和更高教育程度的患病率分别为 2.61%、0.94%和 0.56%。2014 年贾建平等的一项研究表明，我国大陆患病率为 3.2%～9.9%，我国台湾患病率为 2.0%～4.4%。此外，近年来我国的患病率显著上升，由 2008 年的 2.3%～4.6%上升至 2011～2013 年的 5.1%～9.9%。2016 年袁晶、张振鑫等的一项研究显示，区域差异主要与 VaD 相关，北部与南部风险比为 3.59，相比于 AD，东部与西部风险比为 1.55。上述报道都显示我国不同地区痴呆患病率差异较大，波动范围为 0.8%～7.5%，并随年龄的增加而升高。女性的患病率为男性的 2～5 倍。

发展中国家之间的痴呆患病率差别较大。调查显示亚洲国家的痴呆总患病率为 2.7%～21.1%。非洲国家 65 岁以上的老年人中痴呆患病率为 5.93%。拉丁美洲国家的痴呆患病率差异也很大，为 1.8%～11.5%。一个痴呆研究小组对 11 个发展中国家 14 960 名 65 岁以上的老年人进行了现况调查，结果显示患病率差异较大，根据 DSM-Ⅳ诊断标准，印度和秘鲁的患病率最低，不到 1%，古巴则为 6.4%，该结果也发现欠发达国家的知情人相对不愿意报道认知功能减退和社会功能的损害，因此这些地区的痴呆患病率可能在一定程度上被低估了。

大量研究显示，发达国家的痴呆患病率比发展中国家高。欧美地区关于痴呆的流行病学研究较多，痴呆的患病率比较接近。例如，欧洲、北美报道的患病率为 6.6%～15.8%。对 11 个欧洲国家的研究数据进行的 Meta 分析显示合并患病率为：65～69 岁为 2.6%，70～74 岁为 6%，75～79 岁为 11.6%，80～84 岁为 23.6%，85～89 岁为 33%，90 岁以上则高达 52.9%；年龄标化后的痴呆患病率为 6.4%。

综上所述，目前世界范围内痴呆患病率的研究都不一致，尤其是发展中国家的患病率明显低于发达国家患病率。针对该问题，国际阿尔茨海默病协会召集了国际专家小组，对全球范围内的患病率数据进行了 Delphi 一致性评估，结果表明，全球范围 60 岁以上痴呆患病率为 3.9%，其中非洲 1.6%，东欧 3.9%，中国 4.0%，拉丁美洲 4.6%，西欧 5.4%，北美洲 6.4%。该结果也提示发展中国家痴呆患病率比发达国家低。但近年来我国研究表明，我国人口的痴呆发病率已与欧洲和美国相当。

（二）人群分布

1. 老年人群　国内外的研究都表明痴呆是一种增龄性综合征，因此年龄越大，痴呆的患病率越高，其患病率均随年龄增长呈指数升高，年龄每增加 5 岁患病率增加 1.06%。

2017 年美国利用 2010 年美国人口普查和芝加哥健康与老龄项目的最新数据进行了一项基于人群的老年人健康状况的研究，研究表明：①2017 年美国总人口中 AD 患病率约为 10%；②AD 患病率随年龄增长而增高：65～74 岁为 3%，75～84 岁为 17%，大于 84 岁为 32%；③AD 人群中，根据年龄统计，65 岁以下约占 4%，65～74 岁约占 16%，75～84 岁约占 42%，大于 84 岁约占 38%，由此可以得出，75 岁以上的老年人在 AD 人群中所占比例约为 80%（图 3-1）。

2. 性别　痴呆性别患病率的报道尚不统一，有研究显示 AD 的患病率女性显著高于男性，而 VaD 的患病率男性多于女性，因此总患病率差异不大。但也有研究表明整体而言，女性痴呆患病率是男性的 2 倍，这可能与女性寿命较长、雌激素水平下降、受教育程度较低有关系。

根据弗雷明汉心脏研究中心的数据，按年龄和性别对受试者患 AD 的终身风险（即受试者在剩余寿命中的累计发病率）进行了评估，得到的结论是，45 岁的女性患 AD 的终身风险约为 19.5%，相比之下，男性约为 10.3%；65 岁的女性和男性 AD 终身风险均略升高，女性约为 21.1%，男性约为 11.6%（图 3-2）。由此可以得出，女性患 AD 终身风险约为男性的两倍。

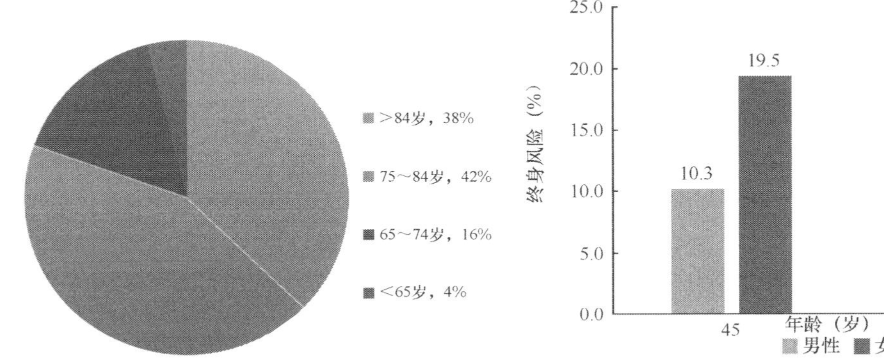

图 3-1　2017 年美国 AD 人群的年龄分布图

图 3-2　45 岁和 65 岁人群，男性和女性的 AD 终身风险比较

3. 受教育水平低的人群　越来越多的研究显示受教育水平低与痴呆之间的联系。例如，Qiu 等的研究发现受教育水平低者（小于 8 年）AD 发病的相对危险度（RR 值）为 2.6（95%CI：1.5～4.4），痴呆发病的 RR 值为 1.7（95%CI：1.1～2.6）。

4. 具有痴呆家族史的人群　痴呆有家族聚集性，家族史是痴呆比较肯定的危险因素。一级亲属有痴呆或严重精神病史者，AD 的患病风险显著高于对照人群。与对照组相比，AD 患者一级亲属的患病风险增加，RR 值为 1.5，AD 的同胞较其父母的发病风险更高（RR 值分别为 1.8 和 1.2）；不同种族中，白人及西班牙 AD 患者一级亲属的患病风险显著增高（RR 值分别为 2.0 和 1.5）；与男性相比，女性亲属的患病风险更高（RR 值为 1.5）。因此，痴呆的家族史可用于对 AD 患者的家庭成员进行患病风险的评估。

5. 携带 ApoE ε4 等位基因的人群　载脂蛋白 E（ApoE）为 ApoE 受体和低密度脂蛋白（LDL）受体配基，在脂蛋白代谢中起着重要作用。人类 ApoE 结构基因位点上有 3 个常见的共显性等位基因 ε2、ε3 和 ε4。近年研究发现，ε4 等位基因不仅是冠心病、动脉粥样硬化的一种易感因子，而且也是迟发性家族性 AD 和散发性 AD 的诱因。欧洲人中 2% 存在 ε4，其发生 AD 的比例是非 ε4 携带者的 3～4 倍。ApoE ε4 可以增加发展为 AD 的风险，降低发病年龄，使发病年龄提前 10～15 年。

（三）疾病谱分布

AD 的患病率随着年龄增长而增加，并且目前全世界的总体 AD 负担较大。估计全球有 4700 万人罹患痴呆。在美国，2011 年有 480 万 65 岁以上的个体存在临床 AD，其中 65～74 岁者为 70 万，75～84 岁者为 230 万，85 岁及以上者为 180 万。预计到 2050 年，这一数字在美国将升至 1380 万，而全世界则超过 1.3 亿。在世界上大多数国家，痴呆的年龄标准化患病率为 5%～7%。

VaD 是第二常见的痴呆形式，仅次于 AD。在北美洲和欧洲，VaD 占痴呆病例的 10%～20%。一项病理学人群研究估计，大脑微梗死灶占人群痴呆归因危险度的 33%，65 岁以上人群的 VaD 估计患病率为 1.2%～4.2%。欧洲一项人群队列协作研究显示，65 岁以上人群的 VaD 汇总估计患病率为 1.6%。患病率随着年龄十分位数的增加而依次增加，90 岁以上的人群中，男性的患病率增加至约 3.6%，而女性为 5.8%。在加拿大，VaD 和整组的血管性认知障碍具有与上述情况相似的年龄趋势；血管性认知障碍的患病率由 65～74 岁人群的 2.0%增加至 85 岁及以上的 13.7%。

DLB 是以痴呆和帕金森综合征为主要临床表现的神经变性痴呆。与 AD 一样，DLB 患病率随着年龄增长而增加，通常累及 50～60 岁或以上的个体，就诊时的平均年龄为 75 岁。

我国现有的 PD 患者数约 200 万，其中，PDD 的患病率为 30%～40%。近年国外的研究发现，18.9%～36.0%新近诊断为 PD 的患者存在认知障碍，每年约有 10%的 PD 患者出现认知障碍，最终发展为 PDD 者高达 80%。PD 患者发生痴呆的危险性显著增加的结论已被广泛认同。Aarsland 等采用严格的纳入和排除标准，系统分析了此前有关 PD 和 PDD 患病率研究，共 12 项研究 1767 例患者，结果显示 PD 发生痴呆率为 24%～31%。该分析同时显示，在痴呆人群中 PDD 为 3%～4%，预测大于 65 岁人群中 PDD 发生率为 0.2%～0.5%。

混合性痴呆（mixed dementia，MD）是具有两种以上疾病特征的痴呆，如 AD 合并 VaD。许多痴呆的流行病学研究将 MD 病例与 AD 或 VaD 包括在一起，使有关 MD 的信息减少，尸检研究则可证实有些临床分类为单纯 AD 或 VaD 的病例其实为 MD。医学研究委员会认知功能与老龄研究机构（MRCCFAS）在一项前瞻性研究中对 209 例患者进行尸检，结果显示，AD 病理和血管病理是导致认知减退的主要病理，但大多数患者两者同时存在。在尸检病例系列研究中发现，有 AD 病理改变的患者中 34%～50%存在血管病理改变。诊断为 VaD 的患者中约 1/3 在尸检时将发现 AD 病理改变。虽然如此，在许多病理学研究中 MD 患病率范围仍为 0～55%不等，这很可能与健康理念、地理因素、人群分布，尤其可能与概念差异有关，真正的患病率可能为 20%～40%。

三、患病率变迁

近年来，大量研究表明，AD 和认知障碍中与年龄相关的患病率在逐渐下降。美国明尼苏达州、伊利诺伊州和印第安纳州做了基于社区的流行病学研究，以及全国健康调查及退休人员的调查，收集了 1～20 年的数据。结果发现明尼苏达州的队列认知障碍患病率略有下降，在全美健康调查中明确显示了通过神经心理测试所得到的认知障碍患者显著减少。但是，在亚洲和经济欠发达地区，痴呆和认知障碍的患病率急剧攀升。这些数据显示了社会经济状况、受教育水平等公共预防措施的有效性，需在我国大力推行公众健康教育和提升文化教育水平。

在基于人群的队列中，高血压、糖尿病和胰岛素抵抗、血脂异常及心脏疾病与 VaD 具有不同程度的相关性。卒中和痴呆对成年大脑构成重大威胁，并具有相同的可治疗危险因素。高收入国家的卒中发病率一直在下降，与更好的风险因素控制相一致。以前的证据表明饮食、运动、认知训练和血管风险监测可以改善或维持高危老年人的认知功能。因此，导致改善相关危险因素初级预防策略可同时降低痴呆风险。另外，鉴于脑血管疾病是痴呆的重要原因，卒中发生率下降可进一步促进痴呆发病率的下降。

2015 年加拿大的一项研究显示，随着时间的推移，痴呆发病率下降。在 2002～2013 年，基于安大略省健康保险计划、安大略省药物获利数据库、全国门诊报告系统的数据，收集了几乎全部安大略省 25 岁以上居民的临床信息，统计分析后得出卒中和痴呆发病率均呈下降的趋势，按照年龄和性别标准化后，卒中和痴呆发病率分别下降了 32.4%和 7.4%（图 3-3）。

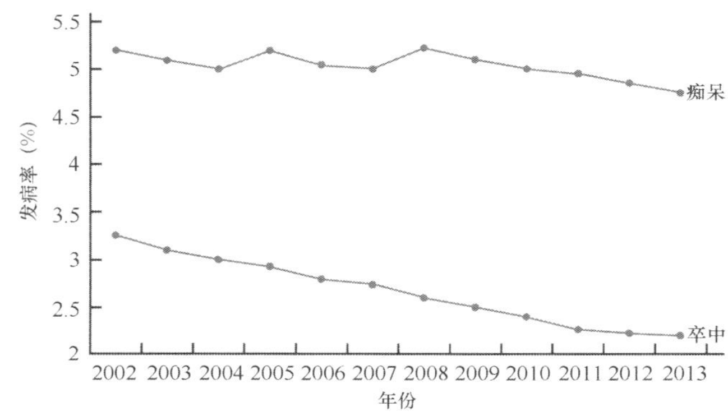

图 3-3 2002～2013 年安大略省卒中和痴呆的发病趋势

韩国的一项 Meta 分析显示，痴呆患病率没有显著增加的趋势，仅从 2005 年的 7.3%上升到 8.7%。1995 年以后，AD 发病率上升，2000 年以后 VaD 发病率下降。AD/VaD 比率从 20 世纪 90 年代初的 1.96 增加到 2010 年的 4.13，与全球的比例相似。

四、可控危险因素

1. 代谢综合征和痴呆 代谢综合征是一组由遗传与环境因素共同作用的临床综合征，是以肥胖、高血压、高血糖、血脂代谢紊乱等多种代谢异常聚集于某一个体的病理生理学现象。代谢综合征是多重心血管危险因素的聚积，并通常伴有认知功能的下降，因此可能也与痴呆的发生有关。多项研究显示代谢综合征患者更易发生认知损害。然而由于目前缺乏随机干预试验研究，无法完全排除混杂因素的作用，因此代谢综合征是否是痴呆的病因尚不清楚。

2. 吸烟和痴呆 关于吸烟与痴呆的研究，目前流行病学研究有不同的结果。前瞻性研究的结果多认为吸烟者患痴呆的危险性较不吸烟者高，且与 ApoE ε4 等位基因有关，而病例对照研究的结果则倾向于吸烟对痴呆有保护作用。

3. 饮酒和痴呆 饮酒与老年期痴呆的关系现在仍有争论。

4. 血管因素和痴呆　临床流行病学研究表明，血管危险因素（如高血压、心脏病、糖尿病和高脂血症等）不仅是 VaD 的危险因素，也是 AD 的危险因素，各种血管因素可通过影响血管内皮功能和脑血流而引起痴呆。近年来，许多大规模临床流行病学研究发现，在有血管危险因素的人群中，痴呆的发病率和患病率均高于无血管危险因素的人群。这些因素包括高血压、心脏病、糖尿病、脑血管病、高脂血症、肥胖、血栓性疾病、偏头痛、高纤维蛋白原血症、高血黏度、高同型半胱氨酸血症、摄入过多饱和脂肪酸、吸烟和酗酒等，其中高血压、心脏病和动脉粥样硬化是最重要的危险因素。因此，早期实施积极干预措施，对于预防和控制痴呆具有极为重要的意义。

（李雪冰　吕　洋）

参考文献

韩恩吉，王翠兰. 2011. 实用痴呆学. 济南：山东科学技术出版社，2011.

Bachman D L，Wolf P A，Linn R T，et al. 1993. Incidence of dementia and probable Alzheimer's disease in a general population The Framingham Study. Neurology，43（3 Pt 1）：515.

Chen R，Hu Z，Wei L，et al. 2011. Incident dementia in a defined older Chinese population. Plos One，6（9）：e24817.

Edland S D，Rocca W A，Petersen R C，et al. 2002. Dementia and Alzheimer disease incidence rates do not vary by sex in Rochester，Minn. Archives of Neurology，59（10）：1589.

Kim Y J，Han J W，So Y S，et al. 2014. Prevalence and trends of dementia in Korea：a systematic review and meta-analysis. Journal of Korean Medical Science，29（7）：903-912.

Li S Q，Guthridge S L，Eswara A P，et al. 2014. Dementia prevalence and incidence among the Indigenous and non-Indigenous populations of the Northern Territory. Medical Journal of Australia，200（8）：465-469.

Lo G D，Smith K，Fenner S，et al. 2016. Incidence and predictors of cognitive impairment and dementia in Aboriginal Australians：a follow-up study of 5 years. Alzheimers & Dementia，12（3）：252-261.

Pei J J，Giron M S T，Jia J，et al. 2014. Dementia studies in Chinese populations. Neuroscience Bulletin，30（2）：207-216.

Peters R. 2012. Blood pressure，smoking and alcohol use，association with vascular dementia. Experimental Gerontology，47（11）：865-872.

Prince M，Acosta D，Ferri C P，et al. 2012. Dementia incidence and mortality in middle-income countries，and associations with indicators of cognitive reserve：a 10/66 dementia research group population-based cohort study. Lancet，380（9836）：50.

Reynolds K，Gu D，Muntner P，et al. 2003. Geographic variations in the prevalence，awareness，treatment and control of hypertension in China. Journal of Hypertension，21（7）：1273.

Rocca W A，Petersen R C，Knopman D S，et al. 2011. Trends in the incidence and prevalence of Alzheimer's disease，dementia，and cognitive impairment in the United States. Alzheimers & Dementia，7（1）：80-93.

Russ T C，Batty G D，Hearnshaw G F，et al. 2012. Geographical variation in dementia：systematic review with meta-analysis. International Journal of Epidemiology，41（4）：1012.

Sharifi F，Fakhrzadeh H，Varmaghani M，et al. 2016. Prevalence of dementia and associated factors among older adults in Iran：National Elderly Health Survey （NEHS）. Archives of Iranian Medicine，19（12）：838-844.

Smith K，Flicker L，Lautenschlager N T，et al. 2008. High prevalence of dementia and cognitive impairment in Indigenous Australians. Neurology，71（19）：1470-1473.

Sposato L A，Kapral M K，Fang J，et al. 2015. Declining incidence of stroke and dementia：coincidence or prevention opportunity?. JAMA Neurology，72（12）：1529.

White L. 2009. Brain lesions at autopsy in older japanese-American men as related to cognitive impairment and dementia in the final years of life：a summary report from the honolulu-asia aging study. Journal of Alzheimers Disease，18（3）：713-725.

Wimo A，Jonsson L，Winblad B. 2006. An estimate of the worldwide prevalence and direct costs of dementia in 2003. Dementia & Geriatric Cognitive Disorders，21（3）：175.

Wu Y T，Brayne C，Matthews F E. 2015. Prevalence of dementia in East Asia：a synthetic review of time trends. International Journal of Geriatric Psychiatry，30（8）：793-801.

Wu Y T，Lee H，Norton S，et al. 2014. Period，birth cohort and prevalence of dementia in mainland China，Hong Kong and Taiwan：a meta-analysis. International Journal of Geriatric Psychiatry，29（12）：1212-1220.

Yuan J，Zhang Z，Wen H，et al. 2016. Incidence of dementia and subtypes：a cohort study in four regions in China. Alzheimers & Dementia，12（3）：262.

第四章　老年期痴呆的病因学

老年期痴呆是老年期（发达国家是 65 岁，发展中国家是 60 岁）常见的一种慢性进行性以大脑智能损害为主要特征的衰退性疾病，表现为记忆、计算、思维、语言、定向力和情感障碍及人格的改变，并出现社会活动能力和日常生活能力的减退。上述表现可持续 4～6 个月或以上，而且大部分不可逆转。老年期痴呆是一系列痴呆疾病的总称，病因各异，本章节主要阐释老年期常见痴呆的病因及危险因素。

一、阿尔茨海默病的病因及危险因素

阿尔茨海默病的病因至今尚未完全清楚，一般认为 AD 是一种基因与环境因素相互作用的复杂的异质性疾病，现从以下几个方面进行概述：

1. 遗传因素与 AD　对于家族性阿尔茨海默病（FAD）而言，遗传因素是明确的主要致病原因。目前已明确与 FAD 有关的基因有 21 号染色体的淀粉样蛋白前体蛋白基因（APP）、1 号染色体的早老素-2 基因（PS-2）、14 号染色体的早老素-1 基因（PS-1）。其中，PS-1 基因突变占 75%～80%，APP 基因突变占 15%～20%，PS-2 基因突变不足 5%。它们能直接作用增加 Aβ42 产生、淀粉样蛋白形成。然而，占 AD 绝大多数的散发性阿尔茨海默病（SAD）的发病原因至今不明。从病因上来说，SAD 可能与老化和环境因素关系更为密切，但也与遗传有关，这些遗传因素可能是多个微效基因联合作用所致。载脂蛋白 E（ApoE）基因定位于 19 号染色体，具有多态性，ε2、ε3、ε4 等位基因分别编码 E2、E3、E4 异构体，其中 ε2 被认为具有抗 AD 作用，而 ApoE ε4 等位基因作为易患基因能增加 SAD 的发病风险，该等位基因的纯合子使 AD 的风险增加 15 倍，而杂合子则增加 3 倍。ApoE ε4 可以促进 β-淀粉样蛋白（amyloid β-protein，Aβ）的形成，降低 Aβ 清除，使乙酰胆碱合成减少并促进 Tau 蛋白高度磷酸化。随着近年来基因组学的进展，通过对病例基因多态性的大数据分析，筛选出一些与 SAD 发病密切相关的基因，而且这些基因大多与特定的病理生理过程有关，如与胆固醇代谢有关的 ApoE 基因，与免疫应答有关的补体受体 1（CR1）、CD33 抗体、髓细胞触发受体 2（TREM2）等基因，以及与细胞内吞作用有关的桥连整合因子 1（BIN1）、磷脂结合网格蛋白装配蛋白（PICALM）等基因。此外，目前在 AD 病例中发现大量的单核苷酸多态性（single nucleotide polymorphisms，SNPs），但是这些 SNPs 在 AD 发病中的作用大多没有得到功能学验证。已有研究表明，微小 RNA（microRNA）与 AD 的发病机制密切相关，microRNA 在 AD 及基因翻译表达中扮演着重要角色。目前，表观遗传学及线粒体 DNA（mtDNA）损伤等遗传因素在 AD 发病过程中的作用也得到越来越多的关注，但是相关研究还处于早期阶段，尚须进一步讨论与证实。

2. 人口学因素与 AD　人口学因素包括年龄、性别、受教育水平和家族史等。年龄是 AD 的一个首要危险因素，随着年龄的增长，AD 的发病率逐渐增加。此外，女性发病率高于男性是 AD 的一个重要的流行病学特征，这可能与女性的平均寿命长、性激素水平差异和受教育水平等相关。很多流行病学调查结果显示，受教育水平低与 AD 发病有关，可能与受教育水平较高的人进入老年后有较大的“知识储备”或能更好地完成流行病学调查设计的试验相关。此外，AD 家族史是 AD 肯定的危险因素之一。

3. 血管因素与 AD 有研究表明，在部分患者中存在显著的 AD 与脑血管病叠加的现象。常见的血管性危险因素如高血压、高脂血症、动脉粥样硬化、糖尿病、高同型半胱氨酸血症等均可增加 AD 的发病风险。此外，脑血管病事件如短暂性脑缺血发作（TIA）和脑梗死可加快 AD 的进展。血管因素尤其是小血管疾病与 AD 的退行性变之间的关系及作用机制是错综复杂、相互关联的。

4. 其他因素与 AD 除以上危险因素外，还发现其他一些与 AD 发病相关的危险因素，如内分泌代谢因素（胰岛素抵抗和雌激素等）、脑外伤、吸烟、阻塞性睡眠呼吸暂停等。

二、血管性痴呆的病因及危险因素

1. 引起血管性痴呆（VaD）的直接病因 VaD 病因的核心是脑血管病变，主要是缺血性卒中、出血性卒中和脑部缺血、缺氧等。神经影像学和病理学已证实，脑血管病变是 VaD 的重要原因，尤其是脑小血管病变正逐渐受到重视，脑小血管病变是导致包括 VaD 在内的年龄相关性认知障碍的主要病因。

2. 与 VaD 有关的危险因素 VaD 的危险因素可分为四大类：人口学因素、动脉粥样硬化因素、脑成像危险因素和遗传危险因素。

（1）人口学因素与 VaD：人口学因素包括年龄、种族、性别和受教育水平。Corrada 等调查认为，65 岁以上人口中 VaD 患病率显著增加。Kokmen 等调查发现，在 34 岁以上人口中，年龄每增加 5 岁，VaD 发病率增加约 1 倍。虽然对亚洲人的研究报道不一致，但 VaD 似乎在非洲和亚洲更为流行。对 VaD 性别差异的研究结果不一，但主要的结论是男性的发病风险高于女性。Lane 等认为受教育水平越高，VaD 发病率越低，高学历可能是 VaD 的保护因素，但这是否是高等教育与高收入或职业类型相关的结果还有待确定。

（2）动脉粥样硬化因素与 VaD：动脉粥样硬化因素包括高血压、吸烟、心肌梗死、糖尿病和高胆固醇血症。一项研究报道高血压和心脏病患者的 VaD 风险增加 3 倍。血浆总胆固醇升高，低密度脂蛋白胆固醇尤其是氧化修饰过的低密度脂蛋白胆固醇的升高，均可增加 VaD 发生的风险。Rusanen 及 Zhou 等均证实吸烟是 VaD 的危险因素，吸烟指数越高，危险系数越高，大量饮酒亦会增加老年人患 VaD 的风险。

（3）脑成像危险因素与 VaD：脑成像危险因素包括脑萎缩、白质改变（如脑白质疏松）和脑梗死。卒中后 VaD 的危险因素包括梗死的位置（如左侧梗死的可能性更大、“关键部位”梗死和双侧梗死）、由梗死引起的组织丢失的体积和复发性卒中等。

（4）遗传危险因素与 VaD：目前脑血管疾病的几个单基因形式都已经被证实，其中较为明确的是伴皮质下梗死及白质脑病的常染色体显性遗传性脑动脉病（cerebral autosomal dominant arteriopathy with subcortical infarcts and leukoencephalopathy，CADASIL）和遗传性淀粉样变脑出血-荷兰人型（hereditary cerebral hemorrhage with amyloidosis-Dutch type，HCHWA-D）。Notch3 基因是 CADASIL 的缺陷基因，定位于第 19 号染色体短臂，其突变可导致血管平滑肌细胞变性，从而导致一系列病理学改变。HCHWA-D（一种出血性卒中和痴呆的综合征）是由 APP 基因突变导致的淀粉样蛋白在软脑膜动脉和皮质小动脉的血管壁上的异常沉积。此外，ApoE ε4 等位基因对脑淀粉样蛋白变性、腔隙性梗死和白质病变都有显著的影响，可能是皮质下脑血管病的独立危险因素。最近的一个荟萃分析对纳入的 44 项研究（2481 病例和 7490 对照）进行分析发现 ε4 等位基因携带者的 VaD 风险显著增加，且与种族不相关。对氧磷酶 1（PON1）的两个多态性（Q192R 和 L55M）在印度和法国人群中发现与 VaD 的高风险相关，但在欧洲其他人群中并未得到证实。亚甲基四氢叶酸还原酶（MTHFR）及转化生长因子-β_1（TGF-β_1）多态性与 VaD 在亚洲人种中发现相关性，且在之后的欧洲人种中得以证实。其中 MTHFR 的基因多态性可导致高同型半胱氨酸血症，可能是导致 VaD 的发病基因。

三、路易体痴呆的病因及危险因素

路易体痴呆（DLB）的病因及发病机制目前尚不清楚。某些基因突变与 DLB 和 PDD 有关，如 α-突触核蛋白基因的点突变或重复突变导致常染色体显性 PD。还有几个 DLB 和 PDD 的危险基因，其中最突出的就是菊糖脑苷脂酶（GBA）基因，GBA 的单一突变与 DLB 及伴随认知障碍风险增加的 PD 变异体相关。与 PDD 相比，PD 具有更高的 GBA1 杂合子频率（PD：PDD=3.5%：2.9%），而在普通人群中是 0.4%。然而，不是所有 PD 相关基因都增加这种风险，例如，LRRK2 突变导致的常染色体显性 PD 则无认知障碍。另外还有少量的基因已被识别为是 DLB 而不是 PDD 的风险基因，包括 ApoE ε4。AD 的病理遗传学和 DLB 在一定程度上重叠，ApoE ε4 基因型在散发性 DLB 中是过表达的，而 ApoE ε2 等位基因似乎能预防保护 DLB 及 SAD。DLB 的其他遗传风险包括 SNCA 和 LRRK2 的基因突变。SCARB2 和 GBA 的基因突变能特定增加 DLB 的发病风险，导致发病年龄较小。MAPT 和 COMT 的基因突变在 PDD 中也得到了不同的关注。除了遗传修饰以外的 DLB 其他危险因素仍有待发现。此外，农药暴露、脑外伤和黑色素瘤病史在很多 PD 患者中出现，这些可能亦是 PDD 和 DLB 的危险因素。

四、额颞叶痴呆的病因及危险因素

尽管 50%～60%的额颞叶痴呆（FTD）被认为是散发性病例，但基因突变是引起 FTD 的主要危险因素。

1. 环境因素与 FTD　目前关于 FTD 的环境危险因素的研究很少。回顾性病例对照研究发现脑外伤能增加 FTD 的发病风险。虽然反复的脑震荡已经与慢性创伤性脑病的进行性神经精神病症状、认知缺陷和额颞叶病理 Tau 沉积有关，但是孤立性脑震荡或轻度脑损伤与慢性创伤性脑病和其他形式 FTD 的关系还不是很清楚。

2. 遗传因素与 FTD　约有 40%的 FTD 表现为常染色体显性遗传，其中行为变异型额颞叶痴呆（bvFTD）和流行性非流利性失语（PNFA）是 FTD 中最常见的遗传表型，而 SD 几乎都是散发性。已证实了与 FTD 相关的一些基因变异，如微管相关蛋白 Tau（MAPT）、颗粒蛋白前体（PGRN）、TARDNA 结合蛋白 43（TARDBP）、含缬酪肽蛋白（VCP）、动力蛋白激活蛋白 1（DCTN1）、肉瘤融合蛋白（FUS）和带电荷的多囊泡体蛋白 2B（CHMP2B）基因变异及跨膜蛋白 106B（TMEM106B）变异和 C90RF72 六核苷酸重复扩增。虽然 GRN 被认为具有年龄依赖性，但 C90RF72、GRN 和 MAPT 的基因变异为完全外显。超过 80%

的遗传性 FTD 归因于 C90RF72、GRN 和 MAPT 的基因变异，其中 C90RF72 和 GRN 变异是遗传性 Tau 阴性额颞叶变性 FTD 的主要原因，而 MAPT 变异几乎是所有的遗传性 Tau 阳性 FTD 的原因。C90RF72 变异也是遗传性 MND 的最常见原因。CHMP2B 和 VCP 的基因变异是遗传性 FTD 的罕见原因，占病例的 1%以下。VCP 变异能引起额颞叶变性的病理表现、遗传性包涵体肌病和 Paget 骨病的临床三联征。TMEM106B 已经被证实可以保护和延迟带有 GRN 和 C90RF72 基因变异 FTD 患者的发病。此外，基因变异可能在大约 6%没有 FTD 家族史的患者中发现。

（江春梅　刘　洲）

参考文献

杜蘅，袁晓东. 2017. 阿尔茨海默病病因及发病机制研究进展. 山东大学学报（医学版），55（10）：21-27.

Alam R，Tripathi M，Mansoori N，et al. 2014. Synergistic epistasis of paraoxonase 1 （rs662 and rs85460） and apolipoprotein E4 genes in pathogenesis of Alzheimer's disease and vascular dementia. Am J Alzheimers Dis Other Demen，29（8）：769-776.

Bednarska-Makaruk M E, Krzywkouski T, Graban A, et al. 2013. Paraoxonase 1(PON1)gene-108C>T and p.Q192R polymorphisms and arylesterase activity of the enzyme in patients with dementia. Folia Neuropathol，51：111-119.

Berge G, Sando S B, Rongve A, et al. 2014. Apolipoprotein E ε2 genotype delays onset of dementia with Lewy bodies in a Norwegian cohort. J. Neurol. Neurosurg. Psychiatry，85：1227-1231.

Bertram L，Lill C M，Tanzi R E. 2010. The genetics of Alzheimer disease：back to the future. Neuron，68：270-281.

Bertram L，Tanzi R E. 2012. The genetics of Alzheimer's disease. Prog Mol Biol Transl Sci，107：79-100.

Bras J，Guerreiro R，Darwent L，et al. 2014. Genetic analysis implicates APOE. SNCA and suggests lysosomal dysfunction in the etiology of dementia with Lewy bodies. Hum. Mol. Genet，23：6139-6146.

Carrasquillo M M, Belbin O, Hunter T A, et al. 2010. Replication of CLU, CR1, and PICALM associations with Alzheimer's disease. Arch Neurol，67（8）：961-964.

Chatterjee P，Roy D. 2016. Insight into the epigenetics of Alzheimer's disease：a computational study from human interactome. Curr Alzheimer Res，13（12）：1385-1396.

Corrada M M，Brookmeyer R，Berlau D，et al. 2008. Prevalence of dementia after age 90：results from the 90 + study. Neurology，71（5）：337-343.

Dantoine T F, Drouet M, Debord J, et al. 2002. Paraoxonase 1 192/55 gene polymorphisms in Alzheimer's disease. An N Y Acad Sci，977：239-244.

Finch N，Carrasquillo M M，Baker M，et al. 2011. TMEM106B regulates progranulin levels and the penetrance of FTLD in GRN mutation carriers. Neurology，76（5）：467-474.

Finger E C. 2016. Frontotemporal dementias. Continuum：lifelong learning in neurology，22（2 Dementia）：464-489.

Gao Y Z, Zhang J J, Liu H, et al. 2013. Regional cerebral blood flow and cerebrovascular reactivity in Alzheimer's disease and vascular dementia assessed by arterial spinlabeling magnetic resonance imaging. Curr Neurovasc Res，10（1）：49-53.

Gorelick P B. 2004. Risk factors for vascular dementia and Alzheimer disease. Stroke，35：2620-2622.

Haight T J, Landau S M, Carmichael O, et al. 2013. Dissociable effects of Alzheimer disease and white matter hyperintensities on brain metabolism. JAMA neurology，70（8）：1039-1045.

Helbecque N，Cottel D，Codron V，et al. 2004. Paraoxonase 1 gene polymorphisms and dementia in humans. Neurosci Lett，358：41-44.

Honig L S，Tang M X，Albert S，et al. 2003. Stroke and the risk of Alzheimer disease. Arch Neurol，60：1707-1712.

Hyun C H，Yoon C Y，Lee H J，et al. 2013. LRRK2 as a potential genetic modifier of synucleinopathies：interlacing the two major genetic factors of Parkinson's disease. Exp Neurobiol，22：249-257.

Ibanez P，Lesage S，Janin S，et al. 2009. French Parkinson's disease genetics study group. Alpha-synuclein gene rearrangements in dominantly inherited parkinsonism：frequency，phenotype，and mechanisms. Arch Neurol，66（1）：102-108.

Iemolo F，Duro G，Rizzo C，et al. 2009. Pathophysiology of vascular dementia. Immunity & Ageing，6（13）：1-9.

Kalkonde Y V，Jawaid A，Qureshi S U，et al. 2012. Medical and environmental risk factors associated with frontotemporal dementia：a case-control study in a veteran population. Alzheimers Dement，8（3）：204-210.

Kim S，Kim M J，Kim S，et al. 2015. Gender differences in risk factors for transition from mild cognitive impairment to Alzheimer's disease：a CREDOS study. Compr Psychiatry，62：114-122.

Kim Y，Lee C. 2006. The gene encoding transforming growth factor β_1 confers risk of ischemic stroke and vascular dementia. Stroke，37：2843-2845.

Kubota T，Matsumoto H，Kirino Y. 2016. Ameliorative effect of membrane-associated estrogen receptor G protein coupled receptor 30 activation on object recognition memory in mouse models of Alzheimer's disease. J Pharmacol Sci，131（3）：219-222.

Lane E M，Paul R H，Moser D J，et al. 2011. Influence of education on subcortical hyperintensities and global cognitive status in vascular dementia. J Int Neuropsychol Soc，17（3）：531-536.

Le Ber I. 2013. Genetics of frontotemporal lobar degeneration：an up-date and diagnosis algorithm. Rev Neurol（Paris），169（10）：811-819.

Leblanc G G，Meschia J F，Stuss D T，et al. 2006. Genetics of vascular cognitive impairment the opportunity and the challenges. Stroke，37：248-255.

Li L，Willets R S，Polidori M C，et al. 2010. Oxidative LDL modification is increased in vascular dementia and is inversely associated with cognitive performance. Free Radic Res，44（3）：241-248.

Liu C C，Kanekiyo T，Xu H，et al. 2013. Apolipoprotein E and Alzheimer disease：risk，mechanisms，and therapy. Nature reviews Neurology，9（2）：106-118.

Liu H，Yang M，Li G M，et al. 2010. The MTHFR C677T polymorphism contributes to an increased risk for vascular dementia：a meta-analysis. J Neurol Sci，294：74-80.

Mansoori N，Tripathi M，Luthra K，et al. 2012. MTHFR（677 and 1298）and IL-6-174 G/C genes in pathogenesis of Alzheimer's and vascular dementia and their epistatic interaction.Neurobiol Aging，33（5）：1003.e1-1003. e8.

Mata I F，Samii A，Schneer S H，et al. 2008. Glucocerebrosidase gene mutations：a risk factor for Lewy body disorders. Arch Neurol，65（3）：379-382.

Matthew B，Snyder H M，Carrillo M C，et al. 2015. Summary of the evidence on modifiable risk factors for cognitive decline and dementia：a population-based perspective. Alzheimers Dementia，11：718-726.

Mollenhauer B，Rochester L，Chen-Plotkin A，et al. 2014. What can biomarkers tell us about cognition in Parkinson's disease? Mov Disord，29（5）：622-633.

Mott M，Pahigiannis K，Koroshetz W. 2014. Small blood vessels：big health problems：National Institute of Neurological Disorders and stroke update. Stroke，45（12）：e257-e258.

Najem D，Bamji-Mirza M，Yang Z，et al. 2016. Aβ-induced insulin resistance and the effects of insulin on the cholesterol synthesis pathway and Aβ secretion in neural cells. Neurosci Bull，32（3）：227-238.

Nalls MA，Duran R，Lopez G，et al. 2013. A multicenter study of glucocerebrosidase mutations in dementia with Lewy bodies. JAMA Neurol，70：727-735.

Osorio R S，Gumb T，Pirraglia E，et al. 2015. Sleep-disordered breathing advances cognitive decline in the elderly. Neurology，84：1964-1971.

Peila R，Yucesoy B，Johnson V，et al. 2007. A TGF-β_1 polymorphism association with dementia and neuropathologies：the HAAS. Neurobiol Aging，28：1367-1373.

Podlesniy P，Llorens F，Golanka E，et al. 2016. Mitochondrial DNA-differentiates Alzheimer's disease from Creutzfeldt-Jakob disease. Alzheimer's dement，12（5）：546-555.

Posner H B，Tang M X，Luchsinger J，et al. 2002. The relationship of hypertension in the elderly to AD，vascular dementia，and cognitive function. Neurology，58：1175-1181.

Reddy P H，Tonk S，Kumar S A，et al. 2017. A critical evaluation of neuroprotective and neurodegenerative MicroRNAs in Alzheimer's disease. Biochem Biophys Res Commun，483（4）：1156-1165.

Reitz C，Mayeux R，Brayne C. 2011. Epidemiology of alzheimer disease. Nat Rev Neurol，7（3）：137-152.

Reitz C，Mayeux R. 2014. Alzheimer's disease：epidemiology，diagnostic criteria，risk factors and biomarkers. Biochemical pharmacology，88（4）：640-651.

Rohrer J D，Guerreiro R，Vandrovcova J，et al. 2009. The heritability and genetics of frontotemporal lobar degeneration. Neurology，73（18）：1451-1456.

Roman G C. 2005. Vascular dementia prevention：a risk factor analysis. Cerebrovasc Dis，20（Suppl 2）：91-100.

Rosso S M，Landweer E J，Houterman M，et al. 2003. Medical and environmental risk factors for sporadic frontotemporal dementia：a retrospective case-control study. J Neurol Neurosurg Psychiatry，74（11）：1574-1576.

Rusanen M，Kivipelto M，Quesenberry C P Jr，et al. 2011. Heavy smoking in midlife and long-term risk of Alzheimer disease and vascular dementia. Arch Intern Med，171（4）：333-339.

Schapira A H. 2015. Glucocerebrosidase and Parkinson disease：recent advances. Mol Cell Neurosci，66（pt A）：37-42.

Sidransky E，Nalls M A，Aasly J O，et al. 2009. Multicenter analysis of glucocerebrosidase mutations in Parkinson's disease. N Engl J Med，361（17）：1651-1661.

Skrobot O A，Mcknight A J，Passmore P A，et al. 2016. A validation study of vascular cognitive impairment genetics meta-analysis findings in an independent collaborative cohort. J Alzheimers Dis，53：981-989.

Srivatsal S，Cholerton B，Leverenz J B，et al. 2015. Cognitive profile of LRRK2-related Parkinson's disease. Mov Disord，30（5）：728-733.

Stern R A，Daneshvar D H，Baugh C M，et al. 2013. Clinical presentation of chronic traumatic encephalopathy. Neurology，81（13）：1122-1129.

Sun J H，Tan L，Wang H F，et al. 2015. Genetics of vascular dementia：systematic review and meta-analysis. J Alzheimers Dis，46：611-629.

Tsuang D，Leverenz J B，Lopez O L，et al. 2013. APOE ε4 increases risk for dementia in pure synucleinopathies. JAMA Neurol，70（2）：223-228.

Zeng L，Zou Y，Kong L，et al. 2015. Can Chinese herbal medicine adjunctive therapy improve outcomes of senile vascular dementia? Systematic review with meta-analysis of clinical trials. Phytother Res，29：1843-1857.

Zhou S，Zhou R，Zhong T，et al. 2014. Association of smoking and alcohol drinking with dementia risk among elderly men in China. Curr Alzheimer Res，11（9）：899-907.

Zuliani G，Ble A，Ianca R，et al. 2001. Genetic polymorphisms in older subjects with vascular or Alzheimer's dementia. Acta Neurol Scandin，103：304-308.

第五章　老年期痴呆的病理生理学

第 1 节　记忆障碍的病理生理改变

记忆是指通过学习，将学到的知识或技能编码、巩固、储存，以及随后读出的神经活动过程，是人脑对经历过事物的识记、保持、再现或再认，是进行思维、想象等高级心理活动的基础。记忆通常通过学习而获得，学习是获得新信息的过程，其结果就是记忆。也就是说，在学习了某样东西后，记忆便形成了，记忆必须在一段时间内维持。

本节分为四部分，第一部分为记忆产生的过程；第二部分为记忆的分类，阐述记忆的一些基本概念；第三部分为记忆与遗忘症，由脑损伤、手术或创伤疾病引起的记忆缺陷称为遗忘症，这里讲述内侧颞叶、科尔萨科夫综合征和阿尔茨海默病所引发的遗忘症及其原因；第四部分为记忆痕迹细胞，由于记忆痕迹和记忆提取是近年来兴起的热门研究领域，因此总结近年来记忆痕迹细胞研究的最新进展加以介绍。

一、记忆产生的过程

人类对记忆的研究始于 19 世纪末，德国实验心理学家艾宾浩斯采用无意义的节省法来评价学习和记忆的效果，发现了著名的遗忘曲线。传统的观点将记忆描述为识记、保持和再认与再现的过程。从 20 世纪 50 年代开始，由于信息加工认知心理学对记忆研究的快速发展，人们对记忆系统有了许多新认识。20 世纪 60～80 年代，认知心理学家倾向于把记忆分为感觉记忆、短时记忆和长时记忆。20 世纪 80 年代开始，研究者在短时记忆的基础上发展了工作记忆与参考记忆，还将长时记忆分为陈述性记忆与非陈述性记忆，前者称为外显记忆，后者又称为内隐记忆。来自动物、人类脑损伤和神经成像等的研究表明，脑内可能存在着与这些记忆类型相对应的相互分离的功能系统。

通常我们可以将记忆分为三个主要阶段：

1. 编码　是对输入信息的处理和储存，分为两个阶段：获取和巩固。获取是对感觉通路和感觉分析阶段的输入信息进行登记；巩固是生成一个随时间的推移而增强的表征。

2. 存储　是获取和巩固的结果，代表了信息的长久记录。

3. 提取　是通过利用所储存的信息创建意识表征或执行习得的行为，如自动化的动作。

根据信息维持的时间长短，可以将记忆分为感觉记忆、短时记忆和长时记忆。感觉记忆的维持时间以毫秒和秒计算，例如，我们可以记起某人刚刚说的话，即使我们当时并没有注意去听。短时记忆是指那些维持几秒至几分钟的记忆，这类记忆可能包括当我们急于拨打一个接线员刚刚提供的电话号码时的记忆。长时记忆是按照天或者年来计量的，如一个发生在童年时期或者上周的事件。

二、记忆的分类

1. 感觉记忆、短时记忆和长时记忆　感觉记忆（又称瞬时记忆或感觉登记）是客观刺激的作用停止后，感觉信息在极短时间内的保存。感觉记忆的容量较大，但保存的时间极短，大部分信息因来不及加工而迅速消退，只有一部分信息会通过加工进入短时记忆。视觉的感觉记忆也称为图像记忆，听觉的感觉记忆也称为声像记忆，这两类感觉记忆的保存时间相差较大。Sperling 于 1960 年采用快速呈现视觉字母的部分报告法发现，感觉记忆的信息只能储存几百毫秒。通过改变刺激间的时距或者能够消除感觉记忆内容的掩蔽刺激的研究显示，视觉感觉痕迹在 500 毫秒就可能消失，而声像记忆的保存时间要长至 10 秒。当你在观看世界杯时，最后的关键时刻仍然是平局，这时你的父亲进入你的房间开始自言自语，但是你并没有注意。突然间，你听到他大声说“我的话你一个字都没有听进去!”，但你可以相当准确地说出你父亲最近说的一句话。那些语言声音信息就好像萦绕在你脑海里的回声，即使在你并未刻意注意的时候也存在。这种记忆即称为感觉记忆。

短时记忆是感觉记忆向长时记忆过渡的中间阶段，是一种对信息进行暂时存储的容量有限的记忆，保持的时间从数秒到数分钟。复述是短时记忆保存信息的有效方式，可以促进感觉记忆和短时记忆向长时记忆的转化。短时记忆的编码方式以言语听觉形式为主，也存在视觉和语义编码。一般认为，短时记忆的加工需要选择性注意的参与，如果出现新异刺激和其他任务的干扰，短时记忆就会被中断，自然消退也会导致短时记忆的遗忘。

长时记忆是存储时间在几分钟以上直至终生的记忆。长时记忆的容量极大，储存着个人几乎所有的经验和知识。长时记忆内容中大部分源于短时记忆，也有信息未经短时记忆存储，直接进入长时记忆，脑损伤患者的研究为此提供了较多的证据。1969 年，英国的 Shallice 和 Warrington 报道了一例大脑外侧裂周边脑区损伤的患者 K.F.，其数字广度为 2，而正常人一般为 5～9，但这位患者的长时记忆能力却完好无损。1999 年 Markowitsch 等报道了一例有类似脑损伤的患者 E.E.，其言语产生和阅读理解都正常，但其在被要求根据听觉指令移动塑料块，如“在摸到黑色的三角形后把绿色的正方形放在黄色的圆形后面”时出现了错误，表明短时记忆能力受损，而长时记忆正常。

2. 工作记忆　是一个对信息进行暂时性加工和储存的能量有限的记忆系统。工作记忆中储存的信息可能来自于感觉记忆的感觉输入，但也可能从长时记忆中提取。Baddeley 等于 1974 年提出了一个由中央执行器、语音环路和视空间模板组成的工作记忆模型。工作记忆借用了短时记忆对信息暂时存储的概念，但强调对当前任务相关信息的在线加工，因此可以考察动物和人类完成复杂认知操作任务（如语言理解、学习、思维和行动的计划与执行等）的加工机制。

3. 陈述性记忆与非陈述性记忆　认知心理学家将长时记忆分成陈述性记忆和非陈述性记忆两个大类。陈述性记忆是对时间和事实的记忆，一般可以用语言直接加以表述，又称外显记忆，Tulving 于 1972 年又将陈述性记忆分为情节记忆和语义记忆。情节记忆是有关事件发生的时空特性的记忆，如自己曾在某时到某地旅行过。由于情节记忆具有个人的性质，也可以称为自传式记忆。语义记忆是对一般或普遍知识或规律的记忆，与它们存在的时间、地点无关，如某个公式、定理或概念等的记忆，以及我们对牛顿发现万有引力这一事实的记忆。可见，语义记忆不受个人经验因素的影响，因而与情节记忆是相分离的。

非陈述性记忆是一些难以用语言直接进行意识性描述的记忆，具有自动的或反射的性质，又称内隐记忆。我们在完成一项任务时，以前的经验有助于任务的完成，但我们并不需要有意识地回忆这些经验，这些记忆统称为非陈述性记忆，如程序性记忆、启动效应、经典条件反射和非联合型学习等。

三、记忆与遗忘症

遗忘是记忆一个特殊功能。人类的感官接收的信息非常多，而遗忘使得人只保留重要的信息，以减轻大脑空间压力。一个事件是否被遗忘，跟与其联系的很多因素有关，但普遍认为，记忆是主动的，遗忘是被动的，即人能主动选择记住某事，却不能选择去忘记某事。依遗忘类型可分成：顺行性失忆症和逆行性失忆症。顺行性失忆症是指短时记忆无法转变为长时记忆的疾病，此类患者的记忆无法维持。逆行性失忆症的患者则是失去了回忆及追溯既往资讯的能力，此疾病的严重程度因病例而有所差异，有些逆行性失忆症的患者仅失去一部分记忆，有些则可能失去几十年记忆。这两类失忆症可能同时存在于同一患者的身上。

由脑损伤、疾病或心理创伤引起的记忆缺陷统称为遗忘症。遗忘症可以包含学习新事物能力的缺失或先前知识的丧失，或两者皆有。遗忘症可以对工作记忆、短时记忆和长时记忆能力造成不同程度的影响。因此，通过研究遗忘症，我们能够同时从功能和神经水平更多地了解有关记忆的组织形式。

1. 遗忘症与内侧颞叶　在 20 世纪 40 年代末至 50 年代初，外科医生倾向于使用神经学手段治疗神经性和精神性疾病，包括前额叶切除术、杏仁核切除术和颞叶切除术，这些手术程序打开了一扇通往人类大脑功能的窗口。通常在很偶然的情况下，它揭示了人类认知的重要基本原则。其中一个与记忆相关的手术是内侧颞叶包括海马的切除，因此我们先讲述 H.M.的故事，这在记忆史上具有里程碑意义。1933 年，7 岁的 H.M.被一辆自行车撞倒，头部撞伤，3 年后他开始有轻微的癫痫发作，16 岁生日那天，他遭受了首次大发作，此后癫痫便更为频繁，平均一天 10 次小发作，一周一次大发作。大量的抗癫痫药物并没有控制病情，因此医生考虑脑部手术进行根治。当时的研究没有能提供定位证据，但是很多神经病学家认为许多癫痫性抽搐源于大脑的内侧颞叶。同时，人们越来越明确可以采用手术切除产生抽搐的脑区来治疗癫痫患者，所以专家决定在那里做一个试验性手术来缓解其症状，于是 1953 年，William Scoville 医生为 27 岁的 H.M.做了双侧内侧颞叶切除手术（包括双侧海马），术后患者的癫痫得到了有效控制，发作频率明显减少，但是他无法形成新的记忆，如无法记住术后照顾他的人的脸孔与名字，也无法储存记忆，会立刻忘记几分钟前发生的事，但保有手术前的记忆，智力测验中等以上。

H.M.在手术后保留了正常的短时记忆、感觉记忆和工作记忆。就像很多其他的遗忘症患者一样，H.M.拥有正常的数字广度能力，表现为他能较好地在工作记忆中保存一系列的数字，但是和普通被试者不同的是，如果数字记忆广度测试要求他形成新的长时记忆，他的表现很差。也就是说，他的数字广度无法通过练习来扩大，其被干扰的部分是从短时记忆向长时记忆的信息转换。患者 K.F.，其数字广度低于正常水平（短时记忆和工作记忆），但有着正常的长时记忆能力，与 H.M.显示了完全相反的模式。患者 K.F.是大脑外侧裂周边区皮质受到损伤而不是内侧颞叶，而 H.M.的情况是手术损伤仅限于内侧颞叶。

内侧颞叶区域包括了杏仁核、海马、内嗅皮质和海马旁回皮质。执行手术的 Scoville

的原始报道显示 H.M.的双侧海马全部被切除了，Scoville 显示这相当于大约 8cm 的组织被切除，从海马的前部点到内侧颞叶后侧。虽然从对 H.M.的研究中所得的结论不会改变，但是后来的磁共振成像显示他被切除的组织比原来想象的要少。海马的损伤是否阻断新的长时记忆信息？患者 R.B.在一次心脏搭桥手术中发生了缺血性事故（脑血流量降低）后丧失了记忆，Larry Squire 研究了他的记忆能力。R.B.有着类似于 H.M.的严重顺行性遗忘，他无法形成长时记忆，同时有倒退 1～2 年的逆行性遗忘。后来在对 R.B.的尸检时发现，他的海马虽然是被完整地保留了下来，但组织学分析表明，他每侧海马的 CA1 区锥体细胞都有广泛损伤，严重影响了整个海马的长时记忆功能。

由于 H.M.记忆缺陷的严重性和选择性，在他身上的发现改变了一直以来人们对大脑和记忆的许多看法。在 H.M.之前，我们对记忆的研究主要集中在大脑皮质，认为记忆与其他知觉和认知功能在解剖学上不可分离，而 H.M.的受损部位却在皮质以下，他完好无损的知觉和认知功能与严重受损的记忆显示了二者存在明显的分离。从此，确定了海马在记忆加工中的核心地位。

2. 科尔萨科夫综合征和间脑遗忘症 内侧颞叶并不是唯一受人们关注的人类记忆区域，遗忘症同样可以由其他大脑区域的损伤造成。例如，间脑的中线结构损伤同样与遗忘症有关，其主要结构是丘脑背内侧核团和乳头体。这些位于中线的皮质下区域的损伤可能是卒中、肿瘤、由慢性酒精中毒引发的新陈代谢问题及外伤所致。在 19 世纪后半叶，俄国的神经精神病学家 Korsakoff 报道了一种和酒精中毒相关的顺行性和逆行性遗忘，称为科尔萨科夫综合征，这是一种由于长期酗酒所造成体内维生素缺失（特别是维生素 B_1）而引发的大脑损伤。患有科尔萨科夫综合征引发的遗忘症和内侧颞叶损伤所引发的很相似。两种遗忘症患者都是丧失陈述性记忆，而保留非陈述性记忆。

3. 阿尔茨海默病 20 世纪初，德国精神病医师 Aloysius Alzheimer 描述了一个在法兰克福的 51 岁女性患者，她有着严重的短时记忆丧失，并在 1906 年去世前的 5 年间，其认知功能逐渐减退。患者去世后经过尸检发现，她的大脑中存在着淀粉样蛋白和神经原纤维缠结，这就是阿尔茨海默病（AD）。AD 影响了几百万美国人，约 1/4 的超过 85 岁的老年人患有 AD，并且由于老年人数量的上升，这种疾病已经变成了一种“流行”病。AD 导致大范围的神经恶化，现在普遍认为与经历正常老化过程的普通人相比，AD 患者的海马退化速度更快，并且在内侧颞叶有作为 AD 标志的斑块和神经原纤维缠结聚集。在 20 世纪 90 年代，Clifford 发现海马随着 AD 的加重而变化，并且有着较薄海马的人会出现较重程度的痴呆。

四、记忆痕迹细胞

记忆是储存在大脑中的，但储存的形式究竟是“记忆痕迹理论”还是“突触可塑性理论”，在 20 世纪饱受争议。直到近期发现记忆痕迹细胞和记忆环路，这两个理论才得以整合。近年来认为，学习和记忆是突触发生形态和功能改变的结果，这些改变发生在大脑储存记忆的部位。在过去的研究中，研究人员运用分子基因、电生理和光遗传学等技术识别和检测到了一类特异性的在学习过程中被激活的细胞，称之为记忆痕迹细胞，而且这些细胞有其特定的环路和连接。研究人员通过标记和操控这些记忆痕迹细胞可以唤回原有的记忆。对记忆痕迹细胞的有效操控和记忆提取方面的研究进展，使得一些在外伤性损伤、压力或如 AD 等神经退行性疾病之后通常出现的逆行性遗忘有望获得新的治疗。

1. 记忆痕迹细胞的定义和鉴别　“记忆痕迹”一词最早是由德国科学家 Richard Semon 在 20 世纪初提出的，他当时提出这一理论基于的两个基本假设用现在的术语可以总结为记忆储存和记忆提取。目前对记忆痕迹的认识，是通过学习引起的持续的物理和化学变化，此变化也是新记忆形成的基础。记忆储存在记忆痕迹细胞中，而记忆痕迹细胞是指通过学习激活的一类特异性的神经元群体，并且具有持久的细胞变化，它可以被原始刺激激活从而唤回原始记忆。记忆痕迹细胞并不代表记忆本身，它只是记忆产生的必要的物理基础。要鉴别某一类细胞是记忆痕迹细胞，需遵循以下四个条件：①持续性：它是由特定经验或事件导致的持续性变化；②再兴奋性：它有被再激活或再兴奋的可能；③内容性：它可以反映记忆编码过程中发生的内容，并预测后续记忆提取中可能恢复的内容；④休眠性：它在记忆编码和提取两个活动过程之间可能存在休眠状态。针对记忆痕迹细胞的鉴别标准不仅使我们在研究中能更准确地揭露出记忆痕迹细胞，还可以让我们在随后的实验中更好地观察、消除或表达记忆痕迹。

2. 记忆痕迹细胞在大脑中的定位　早期 Karl Lashley 等为了定位大脑中的记忆痕迹细胞，在啮齿类动物的大脑皮质区造成不同程度的损害，试图找到每个病变区与动物行为之间的联系。近些年研究人员运用转基因、光遗传学、药物遗传学等技术并将这些技术与动物的行为学相结合，得到了一些重要的研究成果。从大脑解剖学的角度上来说，大脑的海马、前额叶皮质、嗅球、杏仁核、伏核、感觉皮质及压后皮质等脑区均有记忆痕迹细胞的存在。同时，对于某一特定记忆而言，它相关的记忆痕迹可能并不局限某一脑区，而是同时分布于几个不同的部位甚至是相互联系的。例如，与恐惧记忆相关的记忆痕迹细胞同时分布于海马、杏仁核和前额叶皮质等部位。探究记忆痕迹细胞在大脑中的具体定位，可以使研究人员更准确地操控记忆痕迹细胞，并探索各脑区之间可能存在的相互联系。

3. 记忆环路的研究　大脑中的记忆痕迹并不局限于单个脑区或者某类记忆痕迹细胞，而是由广泛分布的神经元网络组合组成。记忆痕迹细胞在特定的神经元环路中相互连接形成记忆环路，这些环路界定了不同类型的记忆。记忆环路中每个不同的部位可能储存不同的内容，这些部位相互联系，形成了一个完整的记忆痕迹通路。不同的记忆环路之间也会相互作用，从而产生真实的记忆内容。

记忆储存的早期标准模型指出，通过学习产生的短期记忆只形成并存储于海马内，随着时间的推移，逐渐转移到新皮质内成为远期记忆并被永久存储。但最新研究发现，记忆是在海马和大脑皮质中的长期储存区同时形成的。这一长期储存区定位于大脑的额叶皮质，且随着时间在功能、结构和生理上逐渐成熟，而海马的痕迹细胞随着时间的推移逐渐沉默。这一研究为在记忆巩固过程中传统的记忆神经回路的功能性重组提出了新的见解，为记忆的巩固提供了一个全面的神经回路机制。

4. 记忆提取研究方法　对记忆痕迹细胞和环路的认识，为记忆的提取提供了理论基础。目前分子生物学、遗传学、光遗传学等方法被运用于记忆的研究中，使我们可以看见并操作一些特定的脑区和特异性的细胞群体。特别是光遗传学这一技术的发展，为记忆的研究提供了新的技术方法。目前已有实验将光遗传学技术应用于动物实验，并取得了重大进展。Liu 等首先对在进行恐惧实验时小鼠海马中被激活的细胞进行了标记，随后在新的环境中用光遗传学技术重新激活这些被标记的细胞，结果发现小鼠产生了冰冻样行为，唤起了小鼠的恐怖记忆。Steve Ramirez 等发现用光遗传学技术激活在压力诱导的抑郁模型中的阳性细胞，可抑制小鼠的抑郁样行为。这些结果表明光遗传学技术可以有效操控记忆痕迹细胞。

利用光遗传学技术在记忆提取方面的研究也有了突破性的进展。AD 是一种年龄相关的神经退行性病变，该疾病早期记忆衰退主要局限于情绪记忆，海马在其中起着至关重要的作用。然而还不能确定早期 AD 发生的遗忘是由于情景信息编码和整合的破坏，还是记忆存储信息提取功能的损害。Dheeraj 等采用早期 AD 转基因鼠模型，证实了早期 AD 发生的记忆损害只是长时程记忆的损害，这一损害类似于利用蛋白质合成抑制剂造成的损害，说明早期 AD 鼠和正常小鼠一样能够形成新型记忆，只是这些记忆在一段时间之后无法被提取出来。继而研究人员利用光遗传学技术激活小鼠海马齿状回的记忆痕迹细胞，结果发现小鼠的记忆得到了恢复，说明在光遗传学技术的帮助下，早期 AD 鼠储存在大脑中的记忆可以被提取。这一科研成果从严格意义上来说是第一次证明了早期 AD 发生的遗忘是由于记忆提取功能的损害，而不是记忆储存过程的损害，即在 AD 的早期阶段，记忆仍然储存在大脑中，只是无法提取而已。尽管目前光遗传学技术还不能应用于人类机体，但其研究成果为开发新型疗法和技术来逆转 AD 早期记忆缺失症状提供了新的可能。

5. 总结　记忆痕迹和记忆提取是近年来兴起的热门研究领域，在记忆编码的过程中，有一类神经元被激活，这一类细胞被称为记忆痕迹细胞。近年来大量的研究证实了记忆痕迹细胞的存在，这些细胞可以被标记，并在随后的研究中被操作和重新激活，就可以唤起之前完整的记忆，这称为记忆提取。记忆痕迹细胞的持续变化是学习的结果，记忆痕迹储存在由记忆痕迹细胞组成的环路中，构成了记忆的基本组成部分，而不同的记忆痕迹细胞和环路及其联系构成了记忆的复杂性。有许多研究试图发掘出大脑记忆过程的秘密，虽然已经取得了部分成果，然而直到目前仍有很多未知。

（余维华）

第 2 节　痴呆的神经病理学

神经退行性疾病的特点是进展性的神经元功能障碍，伴有特定部位神经元的持续性丢失，通常由于疾病不同，涉及不同的解剖损害位置。因此，选择性的神经易损性是神经退行性疾病的一个特征。这种神经元损伤与凋亡、氧化应激、线粒体功能障碍有关。值得注意的是，神经退行性疾病的临床表现依赖于受损部位，而非神经病理学特征。例如，引起黑质神经元损害的无论是路易小体、过度磷酸化的 Tau 蛋白，还是血管损害，都可以造成黑质神经元的大量丢失，从而临床表现为帕金森样症状。本节主要讲述与年龄相关的退行性痴呆的神经病理学损害，如阿尔茨海默病、额颞叶变性、路易体痴呆、帕金森病相关痴呆。

神经退行性疾病的病理学特点表现为错误折叠的蛋白质聚集（可能具有神经毒性）。例如，淀粉样蛋白 β 失去其天然结构，形成纤维丰富的 β 折叠，沉积在细胞外是阿尔茨海默病特征性的病理改变。通常，根据与受累部位错误折叠蛋白的性质进行神经退行性疾病的分类（表 5-1）。

表 5-1　神经退行性疾病的主要蛋白沉积

疾病	蛋白沉积	特征形式	定位
阿尔茨海默病	Tau（3R，4R）	NFT、NT	神经元胞体、突起
	Aβ（1-40，1-42）	Aβ 斑块	细胞外
	Aβ（1-40，1-42）+Tau（3R，4R）	神经炎性斑块	Aβ 细胞外，Tau 突起
路易体疾病			
帕金森病及相关痴呆	α-突触核蛋白	LB、LN	神经元胞体（LB）、突起（LN）
路易体痴呆	α-突触核蛋白	LB、LN	神经元胞体（LB）、突起（LN）
多系统萎缩		GCI	胶质细胞的细胞质
额颞叶变性			
皮克病	Tau（3R，4R）	皮克小体	神经元胞体
皮质基底核变性	Tau（4R）	星形胶质细胞斑块	星形胶质细胞远端
进行性核上性麻痹	Tau（4R）	球状 NFT	神经元胞体
	Tau（4R）	丛生星形胶质细胞	星形胶质细胞的胞体
神经原纤维缠结为主性痴呆	Tau（3R，4R）	NFT、NT	神经元胞体（LB）、突起（LN）
FTLD-TDP	TDP-43	NCI（NII）	神经元细胞质和细胞核
FTLD-UPS	泛素	NCI（NII）	神经元细胞质和细胞核
FTLD-FUS	FUS 蛋白	NCI（NII）	神经元细胞质和细胞核
FTLD-ni	未知	未知	未知

注：3R：3 个重复；4R：4 个重复；FTLD：额颞叶变性；GCI：胶质细胞胞质包涵体（glial cytoplasmic inclusion）；LB：路易小体；LN：路易体突起；NCI：神经元细胞质包涵体；NFT：神经原纤维缠结；NII：神经元核内包涵体；NT：神经纤维线

1. 阿尔茨海默病　是最为常见的神经退行性疾病，其病理诊断依赖于 Aβ 斑块、神经原纤维缠结、神经炎性斑块的半定量和拓扑结构分析。其他的病理损害包括脑血管的淀粉样变、颗粒空泡变性、神经元和突触丢失。大体解剖可以发现特征性的内嗅皮质、海马、杏仁核和嗅球萎缩，伴有颞下回、额上回、额中回萎缩，以及由脑萎缩导致的脑室扩大和皮质变薄。这些萎缩与 Tau 蛋白病理学相关，与 Aβ 的沉积关系不大。随着疾病进展，阿尔茨海默病的病理损害逐渐加重，其分层模式如下：

（1）按照神经原纤维累及的部位分期：Ⅰ～Ⅱ期累及内嗅皮质，Ⅲ期累及海马，Ⅳ期累及颞叶皮质，Ⅴ～Ⅵ期累及枕叶皮质和其他新皮质区域。

（2）按照脑实质 Aβ 斑块沉积的进展分期：1 期累及新皮质，2 期累及内嗅皮质和海马，3 期累及纹状体和间脑，4 期累及脑干，5 期累及小脑和其他脑干核。其中，4～5 期与痴呆的临床症状相关。

2. 路易体病　包括路易体痴呆和帕金森病相关痴呆。其病理特征为神经元细胞和突起的路易小体。路易小体是由 α-突触核蛋白聚集而成，分为两种类型：一是经典型，为球形细胞质包涵体，直径 8～30μm，含透明嗜酸性核，同心层状带和窄浅染晕，常见于黑质、蓝斑核和迷走神经背核的色素神经元；二是皮质型，为嗜酸性，呈圆形或肾形，棱角分明，无晕，可见于异体皮质区。

路易体痴呆和帕金森病相关痴呆在临床和病理上具有相似之处，一般认为帕金森病相关痴呆是在帕金森样症状出现在痴呆前一年以上，神经病理学发现路易体痴呆纹状体 Aβ 沉积显著多于帕金森病相关痴呆，但是，尸解结果显示部分临床诊断的帕金森病相关痴呆是路易体痴呆或者帕金森病叠加阿尔茨海默病，因此，临床上区分路易体痴呆、帕金森病相关痴呆存在一定难度。大体解剖显示路易体痴呆的大脑可以表现为正常，也可以发生类似阿尔茨海默病的脑萎缩。黑质可以从正常到苍白的色素沉着，蓝斑通常为无色素的白斑。路易体痴呆的特征是大脑新皮质丰富的路易小体和路易体突起，特别是扣带回和边缘系统（包括内嗅皮质和海马）。

路易体病的病理损害分层模式如下：

（1）根据 α-突触核蛋白沉积的发展顺序分期：1 期影响到延髓核（如迷走神经背侧运动核）；2 期影响到脑桥（蓝斑）；3 期影响到中脑（黑质）；4 期影响到内嗅皮质和海马；5～6 期影响到新皮质。

（2）根据 α-突触核蛋白沉积部位的严重程度分为脑干优势型、边缘型、弥漫型、杏仁核优势型路易体痴呆。

3. 多系统萎缩（multiple system atrophy，MSA）　是一种散发性的神经退行性疾病，临床上以帕金森样症状、小脑性共济失调、自主神经功能障碍、皮质脊髓束征为主要表现。该病最先累及纹状体-黑质和橄榄-脑桥-小脑结构，大体解剖可以发现小脑和脑桥基底部明显萎缩，萎缩的壳核、黑质和蓝斑都表现为褪色。多系统萎缩的特征性病理改变为胶质细胞质包涵体，即少突胶质细胞中的 α-突触核蛋白的细胞质包涵体，这种变化与髓鞘损耗相关。此外，α-突触核蛋白也可以沉积在少突胶质细胞和神经元细胞质及细胞核。

4. 额颞叶变性（FTLD）　在大体上通常显示额颞叶明显的萎缩。显微镜下特点是细胞包涵体，其主要成分包括 Tau 蛋白、TDP-43、肉瘤融合基因编码的蛋白（FUS）、泛素、神经丝蛋白、嗜碱性物质（嗜碱性包涵体）；这些包涵体可以单独沉积，也可以多种同时沉积。因此，根据蛋白质聚集体的不同，可以分为 FTLD-Tau、FTLD-TDP-43、FTLD-UPS、FTLD-FUS、无包涵体的 FTLD 等亚型，以下对常见 Tau 蛋白亚型的病理学改变进行讨论。

（1）皮克病（Pick’s disease，PiD）是一种少见的额颞叶痴呆亚型（小于 5%），大部分患者表现为行为异常和进展性非流利性失语。特征性的大体变化是严重的局限性的额叶、颞叶的萎缩，有时会累及顶叶，但是，运动和感觉皮质、颞上回后 2/3 和枕叶通常保留；同时，脑干和小脑是正常的。显微镜下可以发现萎缩区域、深部皮质和脑干神经元丢失和胶质增生，尤其是单胺能核团。皮克病的神经病理标志是皮克小体，即富含 3R Tau 蛋白、圆形的、嗜银神经元细胞质包涵体，通常出现在海马 CA1 区锥体细胞，CA2-4 区和海马下托很少受累。

（2）皮质基底核变性（corticobasal degeneration，CBD）临床表现多样，最具特征性的表现是皮质基底核综合征，即非对称性运动不能-强直性帕金森样症状和皮质征（失用、肌张力障碍、肌阵挛），但是额叶型痴呆症状也很常见。其病理变化也变异很大，典型的大体改变为皮质脑回的不对称性萎缩，以额上回和顶叶矢状窦旁区为主；大体上也可发现苍白球红棕色变，黑质丧失黑色素，蓝斑正常。显微镜下特征性改变为皮质、白质、基底核、丘脑、脑干的神经丝和星形胶质细胞 4R Tau 蛋白沉积；但是，其特有的病理改变为星形胶质细胞斑块，表现为星形胶质细胞远端 4R Tau 蛋白沉积，而胞体没有此蛋白沉积。星形胶质细胞斑块主要在皮质，也可以在尾状核和壳核。此外，膨胀神经元亦为 CBD 的一个病理特征。

（3）进行性核上性麻痹（progressive supranuclear palsy，PSP）的临床特征是对称性帕金森样症状、严重姿势不稳和核上性眼肌麻痹。通常首先累及基底核、丘脑底核、黑质，病理变化通常在小脑齿状核很严重，伴有小脑上脚明显萎缩。特征性的病理损害为脑干核、Meynert 基底核中 4R Tau 蛋白为主的球状神经原纤维缠结（neurofibrillary tangles，NFT），其他区域的 NFT 为火焰状，星形胶质细胞成簇状改变。

（4）嗜银颗粒病（argyrophilic grain disease，AGD）是最常见的散发性 Tau 蛋白病，平均起病年龄 80 岁，大体解剖显示脑部相对正常，仅有轻度额颞叶皮质萎缩，疾病晚期可有周围回严重萎缩。4R Tau 蛋白呈逗号或晶粒状，沉积在内侧颞叶树突，特别是在海马 CA1 区的 Ammon 角和前下脚。此外，4R Tau 蛋白也可沉积在少突胶质细胞。

（5）神经原纤维缠结为主性痴呆（neurofibrillary tangle dominant dementia，NFTD）占晚发性痴呆 5%～7%，临床特点包括起病年龄晚（80 岁），病程短（5 年），认知障碍相对轻，几乎无 ApoE ε4 基因型。特征性的病理改变为含有 3R Tau 和 4R Tau 蛋白的神经原纤维缠结，75%的病例无 Aβ 病理改变或者非常轻微局限。

5. 淀粉样脑血管病（cerebral amyloid angiopathy，CAA）　是一种刚果红物质沉积在脑膜和皮质内动脉、小动脉、毛细血管和静脉的淀粉样血管病，罕见静脉沉积，也称为刚果红淀粉样血管病，分为遗传性和散发性两种类型。遗传性是由于基因突变引起的（如胱抑素 C 基因），散发性更为常见，但并不总是和阿尔茨海默病同时并存的，很多 CAA 患者并没有阿尔茨海默病。CAA 是老年人非外伤性脑出血的危险因素，CAA 亦可导致微出血，较为严重的微出血是认知障碍的独立危险因素。最近的研究显示，CAA 是老化相关的认知减退、颅内出血相关的认知减退、阿尔茨海默病及其他痴呆的独立危险因素。

CAA 的组织病理学改变过程如下：最初阶段，β-淀粉样蛋白（Aβ）沉积在血管壁外部；随着严重程度增加，Aβ 沉积于血管壁各层，伴平滑肌细胞的丢失；在非常严重的阶段，血管结构被破坏，但内皮细胞保存。CAA 常呈现片状分布，主要影响软脑膜和新皮质脑区的血管，枕叶受累最严重，其次是额叶、颞叶或顶叶。

根据以上各种神经退行性痴呆的病理学特点，我们知道每种退行性痴呆都有其独特的病理特点和特征性蛋白沉积。但是，临床实际中，尸解研究数据发现病理学改变可能存在交叉现象。如阿尔茨海默病的特征是 Aβ 和 Tau 蛋白，但 43%的病例具有路易体痴呆的 α-突触核蛋白，超过 20%的病例有严重脑血管病变。路易体痴呆的特征是 α-突触核蛋白，但是 95%病例有 Aβ 沉积，55%病例有 Tau 蛋白，75%有不同程度的脑血管损害，图 5-1 表示病理重叠的状况。

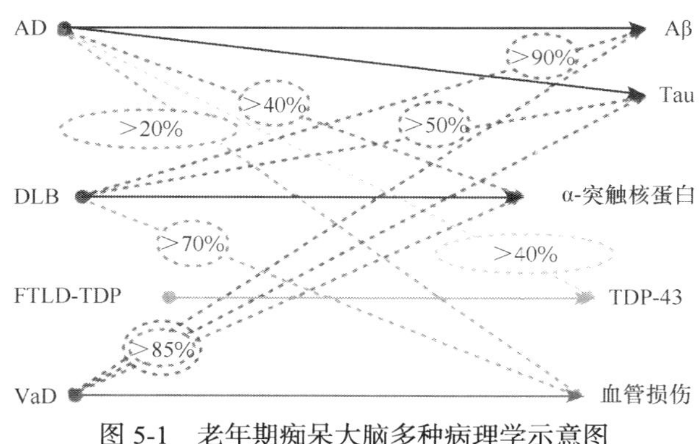

图 5-1　老年期痴呆大脑多种病理学示意图

（吕文齐　吕　洋）

第 3 节　痴呆的神经化学

各种类型痴呆的发生，都和神经递质的变化密切相关，其中涉及胆碱能系统、谷氨酸系统、γ-氨基丁酸（GABA）、5-羟色胺、去甲肾上腺素、多巴胺和神经肽等多种递质的综合作用（表 5-2），不同的递质变化，在不同的痴呆类型、痴呆阶段和痴呆症状中起到不同的作用，了解这些递质系统在痴呆中的病理生理变化，对我们学习、研究、治疗痴呆，都有重要意义。

表 5-2　老年期常见神经退行性痴呆的神经递质变化

	乙酰胆碱	谷氨酸	GABA	5-羟色胺	去甲肾上腺素	多巴胺	神经肽
AD	下降	下降	下降	下降	下降	下降	下降
VaD	下降	–	–	–	–	下降	–
DLB	下降	下降	–	下降	下降	下降	–
PDD	下降	下降	–	下降	下降	下降	–
FTD	–	下降	–	下降	–	下降	下降

1. 乙酰胆碱　胆碱能系统由基底前脑（包括构成新皮质胆碱能投射的 Meynert 的间隔核、对角带和基底核）产生，支配包括海马在内的大脑皮质的所有区域，以及丘脑的网状核。脑干胆碱能神经元（发自脑桥和背侧核）支配丘脑和小脑。虽然高度胆碱能的壳核和尾状核不接受这种支配，但其具有内在的胆碱能神经元（大纹状体中间神经元）。所以乙酰胆碱在各类型的痴呆的认知功能损害中起到重要的作用。

在 AD 疾病发生的早期，就已经存在胆碱功能障碍，包含基底前脑的胆碱能核区，在成年人的大脑中的体积逐渐减小，而在 AD 患者中，早期会出现基底核的后部分减小，发展至后期，整个基底前脑胆碱能区都会发生明显的减小。此外，AD 的胆碱功能障碍，并不仅仅局限于基底前脑，甚至会超出基底前脑的投影范围。同样，在 VaD 中，也存在胆碱能神经的缺陷，主要是因为胆碱能投射或神经纤维功能的缺血破坏，而不是胆碱能神经元的大量丢失，而在 DLB 和 PDD 中，胆碱能的缺失一般比在 AD 中更明显，尤其是在疾病的早期。表现为突触前皮质的活动，以及纹状体和从脚桥核向丘脑的投射。但在 FTD 中，乙酰胆碱能系统没有变化，故而在治疗中，乙酰胆碱酯酶（acetylcholinesterase，AChE）通常没有帮助。

2. 乙酰胆碱能受体　在人脑（M1-5）中表达了多种毒蕈碱 G 蛋白连接的乙酰胆碱（acetylcholine，ACh）受体（muscarinic acetylcholine receptors，mAChRs），最常见于皮质区 M1、M2（广泛分布）。离子型烟碱性 ACh 受体（nicotinic acetylcholine receptors，nAChRs）分为两个主要亚型：由 α7 亚基和异聚受体组成的同源受体。这些同源受体含有 α4 和 β2 亚基，其中 α2 亚基群在皮质中，α6 和 β3 群体在纹状体中。

在 AD 中，海马的胆碱能受体有明显减少，皮质 M1 受体与 G 蛋白的偶联被抑制。随着痴呆程度的加重和神经病理变化，偶联被抑制的程度也随之增加。皮质的 M2 受体相对减少可能和精神症状有关。通常 nAChRs 在海马和新皮质中也缺乏。这些受体由于 α4 和 β2 损失，引起 AD 皮质异质性 nAChR 的减少。α4、β2 神经元嗜酸性受体消失发生在 AD 早期。皮质和海马 α7 受体也可能存在缺陷。而且 α7 受体可能与 β-淀粉样蛋白相互作用，与淀粉样斑块共定位。在高 Aβ 的区域，α7 结合可能增加。CHNRA7 基因的遗传变异与 AD 中的妄想症状相关，而且和 AD 的风险也有关系。

VaD 中，鲜有研究发现胆碱能受体的缺陷。但是 α4、β2 烟碱受体在背侧丘脑和右尾状核皮质区减少，枕叶楔叶区增加。

在 DLB 中，与 α4 和 β2 亚基的皮质结合减少，这一点和 AD 一样，但与 AD 不同的是 DLB 中的 nAChRs 缺失与皮质的减少之间存在着明显的相关性。皮质 α4、β2 缺失可能引起认知功能的减退。对于有意识障碍的患者，神经递质系统必须能够支持更高级别的意识水平。当胆碱能广泛缺失时，高浓度的烟碱受体可使微小的递质波动引起意识和注意力的变化。具有近期幻觉病史的 DLB 患者枕叶的 α4、β2 结合相对较高。皮质 α7 受体在 DLB 中是否普遍减少也可能和幻觉有关。纹状体中的 nAChRs，特别是 α6、α4、β2 和 β3（含亚型），在 DLB 与 PD 中的减少幅度较在 AD 中大。nAChRs 的丢失发生在黑质纹状体退化的较早阶段。相反，在 DLB 的丘脑中，nAChRs 一般不减少（PD 有减少）。DLB 丘脑网状核的基底前脑胆碱能神经元支配的区域，也有 α7 受体结合减少（与 AD 相同）。M1 受体在 DLB 颞叶和顶叶皮质中上调，在 PDD 和 DLB 的额叶皮质中比在 AD 中更高。DLB 颞叶皮质的这种上调可能导致妄想。纹状体 M1 受体结合减少，与 D2 受体平行（M1 和 D2 主要分布在相同的纹状体向外苍白球投射的神经元上）。而在 FTD 中，胆碱能系统一般是正常的。

3. 谷氨酸　谷氨酸是皮质和海马中主要的兴奋性神经递质。谷氨酸能系统复杂，具有不同的再摄取转运蛋白类型，多受体亚型（NMDA、AMPA、红藻氨酸和代谢型 mGluR），亚基和亚基剪接变体，以及许多常见的内源性分子（如 Mg^{2+}、Zn^{2+}和多胺）。一组基因编码形成 AMPA 选择性受体的亚基（GluR1-4），两组编码海苏酸选择性亚基（GluR5-7），两组编码 NMDA 选择性亚单位（NMDAR1 和 NMDAR2A-D）。

此外，神经元和神经胶质在谷氨酸盐传播中起重要作用。除了由于神经元损失导致的总谷氨酸传递减少之外，再摄取系统也受到损害。受损的再摄取可以减少谷氨酸从突触的清除，减少 NMDA 受体介导的长时程增强（long-term potentiation，LTP）的产生，从而导致认知障碍。升高的局部谷氨酸浓度也可能导致过度的谷氨酸受体活化和钙介导的兴奋毒性细胞死亡。

在 AD 中，早期便有海马和内嗅皮质中谷氨酸能神经元的丧失。谷氨酸受体也相应出现变化。

代谢型谷氨酸受体一共有三组：Ⅰ组（mGluR1，mGluR5）；Ⅱ组（mGluR2，mGluR3）；Ⅲ组（mGluR4，mGluR6，mGluR7，mGluR8）。

在 AD 中，突触前 mGluR2 亚型在海马区减少，在早期阶段的前额皮质中突触后组Ⅰ代谢型谷氨酸受体减少。

NMDA 受体结合在海马和额叶皮质中降低。海马和额叶皮质中的 NR1 亚单位密度也降低。NR2B 和 NR2A 亚基类型在易出现 AD 病理变化的脑区减少。在 AD 中，海马回下角的 AMPA 与红藻氨酸受体结合减少，CA1 区的 AMPA 减少而红藻氨酸受体数量不变。在中度至重度 AD 中，易发生阿尔茨海默病病理改变的区域，海马中 AMPA 受体 mGluR1 和 mGluR2/3 亚基密度下降，而 mGluR1 RNA 在齿状回中减少。皮质中红藻氨酸结合增加或没有变化。在海马中，尽管 NR1、NR2B 和 mGluR2 亚基有明显的神经元丢失和减少，其他亚基的保留被解释为对存活神经元中的选择亚基的补偿性上调，并在兴奋和抑制之间维持某种平衡。

在 FTD 中，AMPA 受体在颞叶和额叶中都降低，NMDA 也有所减少，但红藻氨酸受体并没有减少。

兴奋性氨基酸在基底神经节回路的几个成分之间传递，很可能会影响到 PDD 和 DLB，而兴奋性氨基酸在神经退行性疾病的发生发展过程中起着重要作用。在 PD 中，丘脑底核输出的增加是该疾病神经化学病理的一部分。

4. γ-氨基丁酸（γ-aminobutyric acid，GABA） 是一种抑制性神经递质。虽然 90%的海马神经元是谷氨酸能的，但其余的 10%主要是 GABA 能的，无论是通过谷氨酸过量传导或谷氨酸神经元丢失或 GABA 神经元的损失，还是两种系统的受体变化，抑制和兴奋性传播之间的平衡受到威胁，可能导致行为障碍和癫痫发作。

GABA 传递由两种主要类型的受体介导。GABA-A 受体是负责快速抑制传递的配体门控氯离子通道受体。GABA-A 受体受苯二氮䓬类调制，并且包含许多可能类型亚基的五聚体组合（至少 20 个基因编码用于不同亚基）。GABA-B 受体是介导缓慢抑制性传递的 G 蛋白偶联突触前和突触后受体。

GABA 系统的改变主要发生在 AD 中，而且是在疾病的后期阶段。GABA 皮质（额叶和颞叶）水平的降低与抑郁有关，血浆 GABA 水平的升高与严重 AD 中的抑郁和冷漠相关。

GABA 系统和 GABA-A 受体是 AD 中的潜在靶标，用于解决兴奋性/抑制性失衡，减少淀粉样蛋白病理改变及治疗行为和心理症状。

但在其他类型痴呆中，GABA 系统的改变并不明显，但是苯二氮䓬类药物常应用于治疗各类型的痴呆的失眠和焦虑症状。

5. 5-羟色胺（5-hydroxytryptamine，5-HT） 其功能变化，发生在几乎所有类型的痴呆中。

在早发 AD 中，皮质 5-羟色胺转运体（5-HTT）减少，与认知障碍和疾病严重程度有关。5-HT 能系统的改变可能导致神经精神症状，如精神病、侵略和进食过量。海马整体的损失与抑郁有关，也与攻击性有关。5-HT（1B/1D）的减少与认知功能下降有关。5-HT2A 受体在 AD 早期的广泛性减少是在其他 5-HT 缺乏之前发生的，也见于健忘型 MCI。5-HT6 受体的丢失是明显的，与攻击性行为相关。

DLB 纹状体和皮质中的 5-HT 减少。5-HT 转运体在 DLB 和 PDD 的颞叶和顶叶的结合减少了约 70%，而在 PD 的壳核中 5-HT2A 受体减少了 50%，5-HT2A 受体在 DLB 和 PDD 的颞叶皮质也减少了。DLB 患者的行为和心理症状与更多的 5-HT 的神经功能保护有关。

FTD 中，由于 5-HT 能缺陷，患者通常有刻板的强迫行为、冲动和对嗜食等症状。拮抗 5-HT1A 受体可能是一种有用的治疗方法。

6. 去甲肾上腺素 AD 患者大脑中的去甲肾上腺素（norepinephrine，NA）系统存在缺陷，扣带回、无名质、壳核、下丘脑、内侧核和苍白球的 NA 减少。在大多数 AD 病例中，去甲肾上腺素能蓝斑神经元数量也减少。有证据表明，存活的神经元可能通过酪氨酸羟化酶 mRNA 和树突发芽得到补偿，NA 转换增加。在海马中，受体 α1D 和 α2C 减少。痴呆的行为和心理症状，如攻击性和躁狂，可能与 AD 的 NA 活性增加或肾上腺素受体超敏有关。β-肾上腺素能受体阻滞剂可能有疗效，使用受体阻滞剂治疗可以降低 AD 的发生率。

在 PD 中，有报道显示蓝斑的退化和去甲肾上腺素的减少，并认为这与心境障碍和微妙的认知改变的症状有关，这种变化在 PDD 中比在 PD 和在 DLB（相当于 AD）中更广泛。蓝斑神经元损伤与认知减退相关，有证据表明在 AD 和 DLB 中剩余的蓝斑神经元损失有所补充。在 AD 和 DLB 中，海马中的 α1D 和 α2C 肾上腺素能受体 mRNA 都降低。额叶皮质 DLB 中 α2 肾上腺素受体密度略有增加。去甲肾上腺素系统的变化发生在边缘区可能会导致抑郁症和行为症状，发生在皮质区会引起认知功能减退，发生在基底神经节会引起运动障碍；但是这些关系还需要进一步研究。在 DLB 中，壳核中去甲肾上腺素的含量大大降低，这可以减轻帕金森病的症状。

在 FTD 中，蓝斑一般保存完好。在皮克病中蓝斑神经元的数目有所下降。脑脊液中去甲肾上腺素水平与攻击性行为呈正相关。去甲肾上腺素受体拮抗剂 Idazoxan 可以改善注意力、语言流利性和计划性。

7. 多巴胺 虽然多巴胺受体在整个生命过程中不断下降，并可能在认知功能的逐渐减退中发挥一定作用，但在 AD 中，没有明显的多巴胺缺失，也没有明显的黑质神经元丢失，纹状体多巴胺浓度或受体丢失，但随着 AD 发病年龄的增加，伏隔核多巴胺转运蛋白结合也有所下降。这很可能是由于阿尔茨海默病的病理和基底神经节和脑干核团的萎缩，和（或）广泛的胆碱能紊乱。在 AD 中胆碱能的损失，由此产生的多巴胺和乙酰胆碱之间的失衡可能是精神病的一个基础。

VaD 也有多巴胺能功能的破坏。豆状核血管的特殊脆弱性，可能引起纹状体功能受损。

DLB 患者与 PD 一样，纹状体黑质的多巴胺减少是帕金森病的基础，在 DLB 中，黑质神经元密度降低，后纹状体和尾核中多巴胺浓度都有降低，多巴胺输入减少也可能会导致 DLB 患者的运动障碍。PD 中会出现补偿性变化，如多巴胺周转增加和 D2 受体上调。这种代偿性变化可能会抑制纹状体神经元的过度活动。在 DLB 中，纹状体和丘脑的 D2 受体密度都有下降。在多巴胺浓度较低的环境中，较高的 D2 受体会放大微小的递质变化，导致意识和注意力的变化。颞叶皮质 D2 密度的降低会引起认知功能下降，但与幻觉或妄想无关。所以神经抑制药可能对路易体痴呆患者的认知功能产生有害影响。

基底神经节参与黑质细胞损失可能是帕金森病出现症状的原因。FTD 中纹状体多巴胺浓度和转运蛋白结合严重丧失。FTD 萎缩的好发部位——颞叶和额叶，可接受较强的多巴胺能输入，而皮质中多巴胺不足将可能导致抑郁症和痴呆的非运动性特征。多巴胺能系统的改变可能导致 FTD 中的攻击性。

8. 神经肽 Y（neuropeptide Y，NPY） 可能有保护神经的作用，因为它抑制谷氨酸释放，因此 NPY 和 NPY 受体可以作为治疗靶点。在 AD 和 FTD 的脑脊液、血浆和海马中 NPY 和生长抑素减少。在 FTD 脑脊液中生长抑素、抗利尿激素和促肾上腺皮质激素释放因子的水平较低。大脑皮质/海马的生长激素水平和免疫反应性降低与疾病的严重程度及认知缺陷相关。在 FTD 中，生长抑素和神经肽 Y 的浓度与兴奋、应激和不安有关。

（熊　磊　吕　洋）

参考文献

Banerjee G，Carare R，Cordonnier C，et al. 2017. The increasing impact of cerebral amyloid angiopathy：essential new insights for clinical practice. J Neurol Neurosurg Psychiatry，88（11）：982-994.

Braak H，Alafuzoff I，Arzberger T，et al. 2006. Staging of Alzheimer disease-associated neurofibrillary pathology using paraffin sections and immunocytochemistry. Acta Neuropathologica，112：389-404.

Braak H，Del T K. 2011. The pathological process underlying Alzheimer's disease in individuals under thirty. Acta Neuropathologica，121：171-181.

Braak H，Thal D R，Del T K，et al. 2011. Stages of the pathologic process in Alzheimer disease：age categories from 1 to 100 years. Journal of Neuropathology and Experimental Neurology，70：960-969.

Deisseroth K. 2015. Optogenetics：10 years of microbial opsins in neuroscience. Nature Neuroscience，18（9）：1213.

Dening T，Thomas A. 2013. Oxford textbook of old age psychiatry. 2ed. Pergamon：Oxford University press.

Dickson D W，Ahmed Z，Algom A A，et al. 2010. Neuropathology of variants of progressive supranuclear palsy . Current Opinions in Neurology，23：394-400.

Dickson D W. 2009. Neuropathology of non-Alzheimer degenerative disorders. International Journal of Clinical and Experimental Pathology，3：1-23.

Erkkinen M G，Kim M O，Geschwind M D. 2017. Clinical neurology and epidemiology of the major neurodegenerative diseases. Cold Spring Harb Perspect Biol，10（4）：a033118.

Francis P T. 2009. Biochemical and pathological correlates of cognitive and behavioural change in DLB/PDD. Journal of Neurology，256（3）：280-285.

Gore F，Schwartz B C，Brangers B C，et al. 2015. Neural representations of unconditioned stimuli in basolateral amygdala mediate innate and learned responses. Cell，162（1）：134-145.

Hainsworth A H，Minett T，Andoh J. et al. 2017. Neuropathology of white matter lesions，blood-brain barrier dysfunction，and dementia. Stroke，48（10）：2799-2804.

Iii H L R，Dudai Y，Fitzpatrick S M. 2007. Science of memory. New York：Oxford University Press.

Jellinger K A，Attems J. 2007. Neurofibrillary tangle-predominant dementia：comparison with classical Alzheimer disease. Acta Neuropathologica，113：107-117.

Jellinger K A，Lantos P L. 2010. Papp-Lantos inclusions and the pathogenesis of multiple system atrophy：an update. Acta Neuropathologica，19：657-667.

Jellinger K A. 2013. Challenges in the neuropathological diagnosis of dementias. International Journal of Neuropathology，1：8-52.

Josselyn S A，Köhler S，Frankland P W. 2015. Finding the engram. Nature Reviews Neuroscience，16（9）：521-534.

Kalaitzakis M E，Walls A J，Pearce R K，et al. 2011. Striatal Aβ peptide deposition mirrors dementia and differentiates DLB and PDD from other parkinsonian syndromes. Neurobiology of Disease，41（2）：377-384.

Kitamura T，Ogawa S K，Roy D S，et al. 2017. Engrams and circuits crucial for systems consolidation of a memory. Science，356（6333）：73.

Kotagal V，Müller M L，Kaufer D I，et al. 2012. Thalamic cholinergic innervation is spared in Alzheimer disease compared to parkinsonian disorders. Neuroscience Letters，514（2）：169.

Kouri N，Whitwell J L，Josephs K A，et al. 2011. Corticobasal degeneration：a pathologically distinct 4R tauopathy. Nature Reviews Neurology，7：263-272.

Lacor P，Wadhwani A，Shah N，et al. 2011. Synapse disruption in AD brain：Evidence for early pathological clustering of the group I metabotropic glutamate receptor 5-Alzheimer's & Dementia：the journal of the alzheimer's association. Alzheimers & Dementia the Journal of the Alzheimers Association，7（4）：S703-S703.

Leverenz J B，Hamilton R，Tsuang D W，et al. 2008. Empiric refinement of the pathologic assessment of Lewy-related pathology in the dementia patient. Brain Pathology，18：220-224.

Liu X，Ramirez S，Pang P T，et al. 2012. Optogenetic stimulation of a hippocampal engram activates fear memory recall. Nature，484（7394）：381-385.

Marner L，Frokjaer V G，Kalbitzer J. 2012. Loss of serotonin 2A receptors exceeds loss of serotonergic projections in early Alzheimer's disease：a combined [11C]DASB and [18F]altanserin-PET study. Neurobiology of Aging，33（3）：479.

Matthews F E，Chatfield M，Brayne C，et al. 2009. Epidemiological pathology of dementia：attributable-risks at death in the Medical Research Council Cognitive Function and Ageing Study. PLoS Medicine，6：e1000180.

Mcclelland J L. 2013. Incorporating rapid neocortical learning of new schema-consistent information into complementary learning systems theory. Journal of Experimental Psychology General，142（4）：1190.

McKeith I G，Dickson D W，Lowe J，et al. 2005. Diagnosis and management of dementia with Lewy bodies：third report of the DLB Consortium . Neurology，65：1863-1872.

O'Brien J T，Colloby S，Fenwick J，et al. 2004. Dopamine transporter loss visualized with FP-CIT SPECT in the differential diagnosis of dementia with Lewy bodies. Archives of Neurology，61（6）：919.

Ohkawa N，Saitoh Y，Suzuki A，et al. 2015. Artificial association of pre-stored information to generate a qualitatively new memory. Cell Reports，88（2）：261-269.

Price D L，Rockenstein E，Ubhi K，et al. 2010. Alterations in mGluR5 expression and signaling in Lewy body disease and in transgenic models of alpha-synucleinopathy—implications for excitotoxicity. Plos One，e14020.

Ramirez S，Liu X，Macdonald CJ，et al. 2015. Activating positive memory engrams suppresses depression-like behavior. Nature，522（7556）：335-339.

Reijmers L G，Perkins B L，Matsuo N，et al. 2007. Localization of a stable neural correlate of associative memory. Science，2007，317（5842）：1230.

Roy D S，Arons A，Mitchell T I，et al. 2016. Memory retrieval by activating engram cells in mouse models of early Alzheimer's disease. Nature，531（7595）：508.

Ryan T J，Roy D S，Pignatelli M，et al. 2015. Memory. Engram cells retain memory under retrograde amnesia. Science，348（6238）：1007-1013.

Saito Y. 2002. Severe involvement of ambient gyrus in dementia with grains. Journal of Neuropathology and Experimental Neurology，61：789-796.

Selkoe D J. 2002. Alzheimer's disease is a synaptic failure. Science，298（5594）：789.

Tayler K K，Tanaka K Z，Reijmers L G，et al. 2013. Reactivation of neural ensembles during the retrieval of recent and remote memory. Current Biology，23（2）：99-106.

Thal D R，Rüb U，Orantes M，et al. 2002. Phases of A beta-deposition in the human brain and its relevance for the development of AD. Neurology，58：1791-800.

Tonegawa S，Liu X，Ramirez S，et al. 2015. Memory engram cells have come of age. Neuron，87（5）：918.

Tsang S W, Lai M K, Kirvell S, et al. 2006. Impaired coupling of muscarinic M1 receptors to G-proteins in the neocortex is associated with severity of dementia in Alzheimer's disease. Neurobiology of Aging, 2006, 27 (9): 1216-1223.

Yu W, Mechawar N, Krantic S, et al. 2012. Upregulation of astrocytic α7 nicotinic receptors in Alzheimer's disease brain- possible relevant to amyloid pathology. Molecular Neurodegeneration, 7 (S1): 1-2.

Zajamilatovic S, Keene C D, Montine KS, et al. 2006. Selective dendritic degeneration of medium spiny neurons in dementia with Lewy bodies. Neurology, 66 (10): 1591-1593.

Zelikowsky M, Hersman S, Chawla M K, et al. 2014. Neuronal ensembles in amygdala, hippocampus, and prefrontal cortex track differential components of contextual fear. Journal of Neuroscience, 34 (25): 8462.

分论篇

第六章 阿尔茨海默病

第1节 阿尔茨海默病的概述

阿尔茨海默病（AD）是一种进行性发展的致死性神经退行性疾病，临床表现为认知和记忆功能不断恶化，日常生活能力进行性减退，并有各种神经精神症状和行为障碍。AD是老年人中最常见的神经系统退行性疾病，其临床特点是隐袭起病，逐渐出现记忆力减退、认知障碍、行为异常和社交障碍，通常病情呈进行性加重，逐渐丧失独立生活能力，发病后10～20年因并发症而死亡。它是最常见的老年痴呆症，其发病率随年龄增长急剧增高。由于AD患者伴有不同程度的记忆缺失、认知障碍，生活不能自理，不但严重影响患者本身的生活质量，还给家庭和社会带来沉重的负担。因此AD是当今公认的医学和社会学难题，已引起各国政府和许多研究人员的广泛重视。

历史发展至今天，回首百余年的历程，AD研究已经从早期简单的临床观察和单一的病理染色发展到目前运用包括分子神经病理学、神经生物学、分子遗传学、神经影像学、神经流行病学等在内的多种研究手段，进入了针对其病因、病理学特征、发病机制、临床表现、生物标志物及治疗进行全面研究的崭新阶段，并在上述领域取得了一系列重要的研究进展，极大地推进了对AD发病机制的认识，以及临床诊断与治疗水平的提高。

在20世纪60年代，科学家发现认知能力下降与大脑中的老年斑块和神经原纤维缠结的数目之间有着密切关系。为此，医学界正式承认AD是一种疾病，而不是衰老的正常组成部分。在20世纪70年代，AD的研究取得了长足的发展，在病理生理机制研究上硕果累累，集中于研究AD的易感基因，以及一些药物被批准用于治疗该疾病后认知功能的改善。在过去的10年里，科学家们发现环境因素、遗传因素及其他风险因素是AD患者脑内的斑块和神经原纤维缠结形成的重要原因。虽然AD的早发和迟发相关的特异性基因已被确定，但遗传风险因素本身不能完全解释其原因。因此研究人员正在积极探索环境和生活方式可能在本病的发展中扮演的角色。目前，已有很多药物通过美国食品和药物管理局（FDA）的批准用于AD的临床治疗。然而，AD仍然是无法治愈的疾病。目前使用的药物只是治疗症状，而不是治疗疾病的原因，只能减缓认知能力下降的进展。有关AD的诊断仍在探索中，有关AD的治疗研究也不是很清晰。随着科学技术的进步，AD研究成果也将会层出不穷，对于AD防治方案的制订也将逐渐清晰起来。

（一）AD的发现及命名

在1906年11月4日的第37届德国西南精神病学年会上，来自德国的病理学家Alois Alzheimer公布了一位1901年由家人陪同前来就诊的51岁已婚妇女Auguste Deter的病历。Auguste Deter有严重的记忆障碍，毫无根据地怀疑丈夫的忠诚，讲话困难并且很难理解别人对她说的话。她的症状迅速恶化，短短几年就卧床不起，最后于 1906 年春天因为压疮和肺炎导致的重度感染去世。

Alois Alzheimer 首次在 Auguste Deter 的脑组织中发现小血管里布满了脂肪沉积物，坏死的脑细胞和异常的沉积物充满了四周，大脑严重萎缩，尤其是大脑皮质部分。Alois Alzheimer 医生 1906 年发表的对 Auguste Deter 的研究结果，于 1907 年被收录进了医学文献。1910 年，著名的精神病学家 Emil Kraepelin 提议将此病命名为阿尔茨海默病。由于早期“阿尔茨海默病”概念的模糊和研究方法的局限，近年一些研究发现，当时报道的一些 AD 病例中可能混入了额颞叶痴呆、克雅病等其他痴呆类型。

虽然 AD 以德国心理学家 Alzheimer 命名，但 Alois Alzheimer 的同事 Emil Kraepelin 对于 AD 的识别也发挥了重要作用。通过孤立和组合相关临床症状，Kraepelin 第一次描述了 AD 是一个独特的疾病过程，使得德国心理学家 Alzheimer 第一次感悟到 AD 患者脑内病理生理的独特性。

在 20 世纪初期，对于 AD 的了解或治疗，并没有多少进展；直到 20 世纪末，才有突破性的研究结果。起初，在 AD 首次诊断的患者中，45～65 岁被标记为“早老性痴呆”。在 20 世纪 70～80 年代，AD 的诊断只是针对 65 岁以上的患者；而现在的 AD 识别和诊断，可出现在 30 岁的年轻患者。

（二）AD 的主要研究历史事件

AD 的主要研究历史事件如表 6-1 所述。

表 6-1　AD 的主要研究历史事件

时间	事件描述
1864 年 6 月 14 日	Alois Alzheimer 在德国出生；德国心理学家/病理学家
1906 年 4 月 8 日	AD 的第一例患者：Auguste Deter 为第一例被记录的 AD 患者（在 1950 年之前）
1906 年 11 月 25 日	Alois Alzheimer 首次报道 AD：Alois Alzheimer 描述了患者 Auguste Deter：明显记忆丧失，毫无根据地怀疑和其他严重的心理变化，并在尸检时发现脑萎缩和异常沉积斑
1910 年 3 月 22 日	AD 的正式命名：Emil Kraepelin（德国精神病学家，曾与 Alois Alzheimer 一起工作的同事）在他的“精神病学（第八版）”一书中首次命名了“阿尔茨海默病”
1915 年 12 月 19 日	Alois Alzheimer 逝世
1932 年	Schottky 首次报道常染色体显性遗传性 AD 病例，1940 年 Van Bogaert、1946 年 Essen Moller 相继报道 FAD 病例等
1963 年	电子显微镜观察发现双螺旋细丝样物质组成神经原纤维缠结
1964 年	电子显微镜观察发现淀粉样蛋白纤维组成老年斑
1974 年 10 月 7 日	美国国家老化研究院成立：首个支持 AD 研究的机构
1976 年	Davies 和 Maloney 提出胆碱能缺陷学说
1980 年 4 月 10 日	国际阿尔茨海默病协会成立：阿尔茨海默病协会是一个非营利志愿健康组织，重点支持阿尔茨海默病研究。Jerome H. Stone 为协会的创始主席
1983 年 11 月	世界阿尔茨海默病月：美国国会指定 1983 年 11 月为第一个国家阿尔茨海默病月
1984 年 3 月 24 日	Aβ 蛋白的识别：George Glenner 和 Cai'ne Wong 发现的脑血管淀粉样蛋白，称为 β-淀粉样蛋白（Aβ）。Aβ 是 AD 患者的大脑内斑块的主要成分，是引起神经元损伤的主要罪魁祸首

续表

时间	事件描述
1986 年 1 月 14 日	Tau 蛋白的识别：研究人员发现 Tau 蛋白是神经原纤维缠结病理标志的关键组成部分
1987 年 5 月 7 日	首个治疗 AD 药物进入临床研究：阿尔茨海默病协会协助 NIA 和 Warner-Lambert 制药公司[现在被称为辉瑞（Pfizer）]，发起了他克林（Tacroline）临床试验，这是第一个专门针对 AD 治疗的药物
1989 年	Goate 等克隆 APP 基因并定位于第 21 号染色体
1990 年	George 等发现 AD 的遗传异质性
1991 年	Goate 等在家族性 AD 病例中发现 APP 基因错义突变
1993 年 1 月 24 日	第一个由 FDA 批准治疗 AD 的药物——他克林：1993 年第一个由 FDA 批准治疗 AD 的药物——他克林上市。他克林是非选择性可逆性 AChE 抑制剂，易透过血-脑屏障，除可抑制 AChE 外，也可直接作用于 M 受体和 N 受体，可促进 ACh 释放，抑制单胺氧化酶。临床研究表明，该药可改善轻度 AD 患者的临床症状
1994 年 11 月 5 日	里根总统被诊断为 AD 患者：在给美国人民的公开信中，里根总统宣布已被诊断患有阿尔茨海默病
2001 年 1 月 6 日	FDA 批准加兰他敏用于 AD 的治疗：加兰他敏可改善记忆，可提高思考和记忆能力或减缓 AD 患者的认知功能损害过程
2003 年 6 月 18 日	AD 遗传学研究拉开帷幕：从发展为 AD 患者的家系中收集血液样本，寻找与 AD 发病相关的新的风险基因
2003 年 9 月 17 日	国际老年痴呆协会中国委员会设立每年的 9 月 17 日为中国的“中华老年痴呆防治日”
2008 年 7 月 12 日	“AD 研究和治疗进展国际组织（International Society to Advance Alzheimer Research and Treatment）”成立：为了进一步加强全球 AD 社区研究工作，阿尔茨海默病协会创建了“AD 研究和治疗进展国际组织”，这是第一个也是唯一的专业协会，致力于 AD 和痴呆的研究
2011 年 1 月 4 日	奥巴马签署 AD 国家防治工程行动：建立第一个框架式的国家战略规划：在多个方面，包括 AD 研究、呵护 AD 患者，以立法的形式解决 AD 的危机
2012 年 5 月 24 日	由 FDA 批准治疗 AD 的药物——Cognex 停止对 AD 患者的临床使用

（蔡志友　杨庆军　赵宇辉）

第 2 节　阿尔茨海默病的病因学

目前，全世界有数千万的人正在遭受着 AD 的折磨。随着全球老龄化的加速，AD 已经成为关注热点。据专家估计，我国 AD 患病人数已超过 500 万，预计到 2040 年我国痴呆患者达 2250 万。《中国财政政策报告 2010/2011》指出，2011 年以后的 30 年里，中国人口老龄化将呈现加速发展态势，到 2030 年中国将成为全球人口老龄化程度最高的国家。AD 的死亡率高，仅次于心血管疾病、脑血管疾病、癌症。同样，AD 的致残率也高。因此，AD 将成为 21 世纪威胁人类健康的严重疾病之一。

一、阿尔茨海默病的患病率

流行病学数据提示在非洲和亚洲的某些社区中 AD 患病风险比起西方国家要低一些。居住在美国印第安纳州波利斯市的年龄在 65 岁及以上的非裔美国人中，25%的人都有可以测定出现认知问题。这提示生活方式对于患 AD 的风险有很大的影响。EURODEM（欧洲痴呆流行病学和预防社区协调活动组）仅仅根据诊断为 AD 的病例计算出了这些患病率。以下的因素使得精确估计患有痴呆的人数很困难：许多患有痴呆的人从未接受过 AD 的诊断，估计并不包括那些痴呆早期尚未诊断的病例。65～69 岁的人群患病率为 2%，而 85～89 岁的人患病率可增加到 22%。

据估计，目前有 540 万美国人患有 AD，其中包括 20 万小于 65 岁的年轻患者。预计到 2050 年，美国 AD 新发病例每秒 33 个，或每年有 100 万新发病例，AD 的发病率将达到 1100 万到 1600 万。估计美国有 80 万 AD 患者（1/7）独自居住，高达一半患者无人照顾。美国人口中的非高加索人种的患病百分率增加迅速。到 2050 年大于 65 岁的美国人的患病率将会从现在的 16%增加到 34%。

有关中国的 AD 患病率在报道上差别较大。20 世纪 80 年代末，在上海近 50 万人群中以整群抽样的方法，对其中 55 岁以上 5055 人进行的调查结果表明，55 岁以上和 65 岁以上 AD 的患病率分别为 1.0%和 2.0%。对广州市区 75 岁以上人群的调查表明 AD 患病率为 7.49%，女性的患病率约为男性的 5 倍。张振馨等对中国东北、西北、东南、西南 4 个地区 3960 万人群进行分层、多级、整群抽样研究，经加权调整抽样误差后的结果显示，55 岁以上人群的 AD 患病粗率合计为 2.0%，65 岁以上为 3.5 %。

我国流行病学资料表明，目前南方地区 65 岁以上老年人痴呆患病率为 3.9%，北方地区为 6.9%。其中，北京地区第四次人口普查数字表明北京地区痴呆患病率为 8.7%。我国 60～69 岁人群中老年痴呆病的发病率为 2.3%，70～79 岁为 3.97%，80 岁以上为 20%～32%。

二、阿尔茨海默病的发病率和死亡率

AD 的发病率随着年龄的增长而成倍上升，在整个人群当中，发病率平均为 4.2%。年龄每增长 5 岁，AD 的发病率增长约 1 倍。在 65 岁以上的人群中 AD 的发病率约为 5%；85 岁以上，AD 的发病率增加到 25%；而 95 岁以上的人群当中高达 60%。也有人认为 95 岁以上人群的 AD 发病率是下降的，因为 95 岁以上的人群数量和统计数据较少，故尚不能定论。

流行病学大规模综述性研究结果提示痴呆在中国被严重低估。最新研究数据显示，1990 年中国痴呆患者为 368 万，2010 年已达到 919 万。1990 年中国 AD 患者为 193 万，2010 年达到 568 万。2010 年中国的 AD 患者人数已跃居世界第一位。

1990～2010 年关于痴呆或 AD 的中文和英文的研究文献，评价了 9 个年龄组的患病率、发病率和痴呆的标准化死亡率，并据此分析了 1990 年、2000 年及 2010 年的数据。总体数据显示，340 247 例痴呆患者中有 6357 例 AD 患者。1990 年 65～69 岁年龄段各种类型痴呆的患病率为 1.8%，而在 95～99 岁年龄段的患病率为 42.1%；2010 年，65～69 岁年龄段的患病率为 2.6%，而在 95～99 岁年龄段的患病率为 60.5%。痴呆的发病率每 1000 人每年为 9.87 例，AD 的发病率为每 1000 人每年为 6.25 例，VaD 的发病率为每 1000 人每年为 2.42 例，其他类型痴呆发病率为每 1000 人每年为 1.20 例。通过检索 1032

例痴呆患者及 20 157 例健康对照者，随访 3～7 年发现，1032 例痴呆患者及 20 157 例健康对照者的平均的标准化死亡率为 1.94∶1。

三、阿尔茨海默病的病因学

从现有的流行病学资料来看，AD 可能是一组异质性疾病，在多种因素（包括生物和社会心理因素）的作用下才发病。虽然 AD 的神经病理学，特别是分子生物学研究有了很大进展，为 AD 的病理生理和病因学研究奠定了基础，但仍处于探索阶段，AD 的病因尚远未阐明。流行病学研究分析 AD 的危险因素，为寻找病因提供了线索，但危险因素并非病因。从目前研究来看，AD 的可能因素和假说多达 30 余种，如年龄、家族史、性别（女性比男性发病率高）、头部外伤、受教育水平低、甲状腺疾病、母亲育龄过高或过低、感染等，都是同一个问题不同侧面的探讨，可能都是正确的，并不互相排斥。从目前研究来看，AD 的发病可能存在不同原因，下列因素与 AD 发病有关：

1. 年龄　AD 是最常见的与年龄相关的痴呆性疾病。随着人类平均寿命的增长，AD 患者不断增多。AD 早年发病的类型只占 2%～7%的病例，通常是由遗传性基因突变所引起。AD 的发病率随年龄的增长而增加，年龄是 AD 最危险的因素。

2. 遗传　绝大部分的流行病学研究都提示，家族史是 AD 的危险因素。某些患者的家属中患同样疾病的概率高于一般人群。进一步的遗传学研究证实，本病可能是常染色体显性基因所致。痴呆与遗传有关是比较肯定的，但遗传的作用到底有多大还很难肯定。多数报道提示 AD 存在家族聚集现象，AD 与一级亲属阳性家族史的关系也比较肯定。对载脂蛋白 E（ApoE）基因型在人群中分布频率的研究，进一步支持遗传因素对 AD 的发病作用。已经证明 ApoE 的等位基因 ε4 是 AD 的重要危险因素。ApoE ε4 基因出现的频率在家族性和散发性 AD 患者中都明显增高。ApoE ε4 基因在尸解证实的 AD 患者中出现的频率为 40%左右，而在正常对照人群中约为 16%，携带 1 个 ε4 等位基因患 AD 的危险是普通人群的 2～3 倍，而携带 2 个 ε4 等位基因患 AD 的危险约为普通人群的 8 倍。现在已经清楚 ApoE ε4 等位基因并不是 AD 发病的必备因素，它对 AD 发病的预测作用还有待前瞻性研究来证实。

3. 饮酒和吸烟　可以使 AD 早发。在 AD 发病危险因素中饮酒和吸烟是最重要而且是可以预防控制的危险因子。大量饮酒和吸烟可以相互作用，其协同加强作用，促使 AD 的早期发病。若能降低饮酒和吸烟量或使其戒除，便可以明显地推迟 AD 的发病，从而降低正好在那个年龄阶段发病的患者人数。

4. 女性　目前，女性患病率高于男性，但女性的寿命长于男性，而 AD 的发生与年龄密切相关，故这种现象可能与女性的寿命相对较长有关系。

5. 血管性因素　有研究表明，高血压、高胆固醇水平、动脉粥样硬化、心脑血管疾病、糖尿病都可能与 AD 的发生有关。

6. 生活方式　饮茶、参加社会活动可能对 AD 的发病起保护作用，而重大不良生活事件可能是危险因素。

7. 躯体疾病　甲状腺疾病、免疫系统疾病、癫痫、偏头痛等，曾被作为 AD 的危险因素研究。经研究发现有甲状腺功能减退史者，患 AD 的相对危险度为 2.3；AD 发病前多有癫痫发作史；偏头痛或严重头痛史与 AD 无关。不少研究发现抑郁症病史，特别是老年期抑郁症病史是 AD 的危险因素。最近的一项病例对照研究认为，除抑郁症外其他功能性精神障碍（如精神分裂症和偏执性精神病）也与AD有关。比较早年中枢神经系统感染史（如脑炎、脑膜炎、疱疹病毒感染），以及家畜接触史、食用动物脑史等未能证明这些因素与AD有关。曾经作为AD危险因素被研究的化学物质有重金属盐、有机溶剂、杀虫剂、药品等。铝的作用一直备受关注，因为动物实验显示铝盐对学习和记忆有影响；流行病学研究提示痴呆的患病率与饮水中铝的含量有关。法国一项痴呆患病率研究的初步结果报道，铝是AD的患病危险因素，但进一步分析后又否认了此结果。此后有多项研究未能证实铝是AD的危险因素。对重金属接触史（包括接触铝）的人进行病例对照研究也没有发现哪一种重金属与AD有关。可能由于铝或硅等神经毒素在体内的蓄积，加速了衰老过程。铝虽然是一种神经毒性物质，但就已有的研究看，它还不能作为AD的患病危险因素。

8. 头部外伤 在此指伴有意识障碍的头部外伤。脑外伤作为AD危险因素已有较多报道。临床和流行病学研究提示严重脑外伤可能是某些AD的病因之一。就目前资料来看，头部外伤可能是AD的一个危险因素，但还不能肯定。

9. 受教育水平 受教育水平越低，发病的可能性越高。受教育水平低多指受教育年限低于6年者。这可能与早期的文化教育增加了大脑的功能性储备有关，因为功能性储备的增加可能延缓AD的出现。受教育水平低与痴呆的患病率增高有关的报道越来越多。我国上海报道痴呆和AD的患病率受教育水平低者为6.9%，受教育年限大于6年者为1.2%。意大利一篇流行病学调查也有类似发现。多数流行病学研究都是采用二阶段筛查检查法，即对筛查阳性的患者再进行诊断性检查，这样受教育水平低的人可能在筛查阶段认知测验得分低，容易进入诊断性检查阶段并诊断为痴呆，使得患病率增高，而事实上这些人可能根本就没有认知功能减退。认为这是由受教育水平低者本身生物学特征所决定，而并非教育问题，而且教育与社会经济状况有关，进一步使这个问题复杂化了。张明园等在筛查时根据筛查对象的文化程度不同，采用不同的筛查分界值，避免了这种系统误差，结果显示受教育水平低者痴呆的患病率仍较高。此后有数项研究证实了这一结果。受教育水平与AD的病因联系仍不太清楚，可能的解释是早年的教育训练促进了皮质突触的发育，使突触数量和脑储备增加，因而推迟了痴呆的诊断时间。这一假说得到了一些临床观察的支持，例如，受教育水平较高的AD患者，即使在晚期仍可保留一些认知功能，他们从确定诊断到病死的病程相对较短。

10. 其他 免疫系统的进行性衰竭、机体解毒功能削弱及慢性病毒感染等，以及丧偶、独居、经济困难、生活颠簸等社会心理因素可成为AD的发病诱因。工作环境常接触到的工业溶剂、铅、杀虫剂、除草剂、油漆、电磁场、铝等，以及营养成分缺乏、血清维生素B_{12}和叶酸的缺乏、母亲怀孕时的年龄等均可成为AD的发病诱因。

（蔡志友　杨庆军　赵　宇　赵宇辉）

第3节　阿尔茨海默病的病理生理学

到目前为止，AD发病的分子机制依然不清楚，根据实验研究提出了很多学说，如Aβ学说、Tau蛋白代谢异常学说、神经元轴突转运障碍学说、代谢综合征学说、自由基损伤学说、钙离子通道受损学说、炎症反应学说及胆碱能损害学说等。随着研究的不断深入，有的学说得到了许多科学家的认同。下面主要介绍下列几种学说：

一、Aβ 学 说

AD 的病因和发病机制迄今尚不十分明确，其中最重要的机制是 Aβ（β-淀粉样蛋白）学说，即 Aβ 的生成和沉积是 AD 发病机制的中心环节。该学说认为，Aβ 在大脑皮质和海马神经元外沉积并缓慢形成老年斑，引起神经胶质细胞炎症反应、突触功能异常和大量神经元消失，引起脑萎缩、神经结构和功能严重破坏。

Aβ 是由淀粉样前体蛋白（amyloid precursor protein，APP）经过一系列蛋白水解过程产生的。Aβ 是 APP 连续水解产生的约 4kDa 的 β-皱褶层结构的含 36～43 个氨基酸的多肽。APP 由 21 号染色体上的 APP 基因编码，含有多个功能区的复杂的 I 型跨膜糖蛋白，广泛存在于全身各组织细胞膜上，在脑组织中表达最高。APP 是 AD 患者脑内主要病理标志性蛋白之一，它的形成、沉积和降解启动和贯穿了 AD 的整个病理过程。APP 可以被至少 3 种酶加工，其切割途径可分为 α-分泌酶途径和 β-分泌酶途径。在分泌酶途径中 APP 首先被 β-分泌酶裂解，然后在 γ-分泌酶作用下，切割丙氨酸 713 和苏氨酸 714 之间的位点产生 Aβ42。Aβ42 是由 42～43 个氨基酸组成的蛋白质片段，主要位于 AD 患者脑内；若在缬氨酸 711 和异亮氨酸 712 之间进行酶切割则形成 Aβ40。Aβ40 是由 40 个氨基酸组成的蛋白质片段，正常老年人和 AD 患者脑内均存在。Aβ42 和 Aβ40 为 Aβ 的两种成分，虽然细胞产生的 Aβ40 远比 Aβ42 多，但 Aβ42 更易聚集形成淀粉样蛋白，是形成老年斑的主要成分，提示它在 AD 发病机制中占有更重要的作用（图 6-1）。

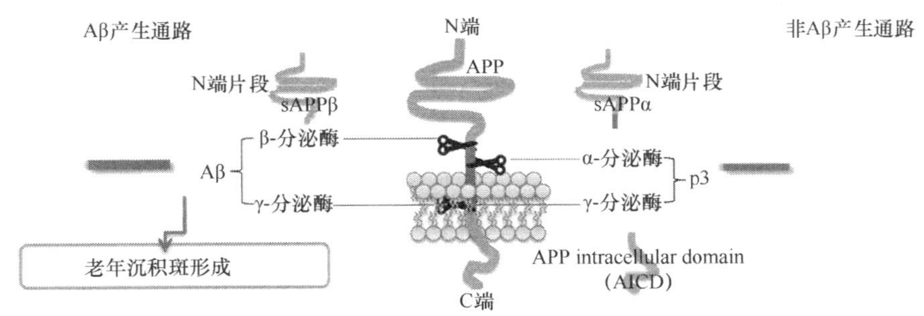

图 6-1　APP 的代谢途径及 Aβ 的形成

目前证实 APP 的突变是 Aβ 沉积的原因之一。大部分 APP 突变体的突变位点集中或者靠近 α-分泌酶、β-分泌酶、γ-分泌酶的正常酶切位点，通过增强 APP 被 β-分泌酶、γ-分泌酶的水解过程而促进 Aβ 的产生。并发现已克隆出的 PS1 和 PS2 基因可以直接影响 γ-分泌酶的活性，改变 APP 代谢。CHF5074 则是一种 γ-分泌酶调节器，可减少 Aβ42 和 Aβ40 的产生。研究表明，AD 患者脑内的野生型 Tau 蛋白的神经原纤维缠结很可能是在 Aβ 代谢发生改变以后发生的，也就是说，在 AD 病理发生过程中，APP 代谢过程的改变先于 Tau 蛋白的改变。越来越多的证据表明，体内降解和清除机制的遗传变异可能增加了迟发型 AD 发病的危险性。迟发型 AD 患者与 10 号染色体上一个基因位点有明显的连锁不平衡现象，携带 10 号染色体上该基因的迟发型 AD 患者外周血中 Aβ 的水平明显升高。

1. α-分泌酶代谢途径　即非淀粉样蛋白形成途径，是 APP 的主要代谢途径。在 Aβ 序列的第 16～17 位氨基酸之间，APP 经 α-分泌酶水解产生 10kDa 的可溶性的 N 端片段（sAPPα）和跨膜片段（C83 或 CTFα，含 83 个氨基酸的 C 端片段）；后者经 γ-分泌酶从中间切割产生 3kDa 的 p3（即 Aβ17-42）和 AICD（APP intracellular domain）。由于分解部位在 Aβ 分子内，故产生的两个片段都不含完整的 Aβ，不具备形成淀粉样沉淀的能力。

sAPPα 参与神经发生、胚胎发育，具有神经保护作用可降低脑外伤后神经元的损害，并能改善认知功能。AICD 对神经发生具有负调节作用，也具有神经保护功能。关于 p3 与 CTFα 的作用目前仍不清楚，但最近有研究提示 p3 可能也有神经保护作用。

ADAM 家族与 α-分泌酶有着密切的关系。ADAM 家族成员包括肿瘤坏死因子-α 转换酶（tumour necrosis factor-α convertase，TACE 或称 ADAM17）、ADAM9 和 ADAM10。当 ADAM 作用于 APP 时，其氨基酸序列的切割位点与 α-分泌酶一致。如应用 TACE 酶抑制剂或 TACE 基因敲除的小鼠对 TACE 进行研究，发现 TACE 能减少 sAPPα 的生成。

2. β-分泌酶代谢途径　即淀粉样蛋白形成途径，是 APP 代谢的次要途径（仅占总代谢的 10%）。在 Aβ 序列的第 1 位氨基酸部位，APP 经 β 位-APP 裂解酶（β-site amyloid precursor protein-cleaving enzyme-1，BACE-1）水解，产生 12kDa 的可溶性的 N 端片段（sAPPβ）和跨膜片段（C99 或 CTFβ）；后者与膜相连，在跨膜区 Aβ 序列的第 40/42 位氨基酸部位经 γ-分泌酶的蛋白水解产生 Aβ 和 AICD。Aβ40 和 Aβ42 是 Aβ 的两种主要成分，细胞产生的 Aβ40 远远多于 Aβ42（9∶1），但 Aβ42 易于聚集形成淀粉样蛋白，对其周围的突触及神经元具有毒性作用。此外，γ-分泌酶的活性会影响 β-分泌酶的表达，介导氧化应激诱导的 BACE-1 的表达，使 Aβ 过度生成。

因此，选择性地提高 α-分泌酶的活性或降低 β-分泌酶、γ-分泌酶的活性都可以减少 Aβ 的生成，成为治疗 AD 的策略。但是，激活 α-分泌酶是减少 Aβ 生成的间接途径，且它的激活需要通过激活神经递质受体系统来完成。激活 α-分泌酶同时也会激活 β-分泌酶途径，它引起神经递质受体激活对机体造成的影响不容忽视，在实际操作中较困难。虽然 β-分泌酶直接参与 Aβ 形成，但目前报道的 β-分泌酶抑制剂不多，且多为肽类，能否通过血-脑屏障发挥作用尚不清楚；另外，β-分泌酶广泛分布于体内各种细胞，其酶解催化区域大，对体内环境影响较大。寻找特异性的抑制剂难度大。最近研究表明抑制 γ-分泌酶活性能降低 Aβ 产生、减少氧化应激、增强线粒体活性，使细胞凋亡易感性降低。故抑制 γ-分泌酶被认为是治疗 AD 的重要靶点。

3. γ-分泌酶水解途径　目前对 γ-分泌酶的研究报道很多，其在 APP 产生的 C99 或 C83 片段多肽的跨膜中间区域进行裂解，并产生 Aβ40、Aβ42 和 p3。γ-分泌酶对 APP 的作用决定 Aβ40 和 Aβ42 的生成比例。正常情况下脑组织主要生成 Aβ40，而在 AD 时 Aβ42 升高。研究发现，γ-分泌酶是一个多蛋白复合物，包括早老素（presenilin，PS）、呆蛋白（nicastrin，NCT）、Aph-1 和 Pen-2，这些蛋白都具有水解 γ-分泌酶底物的功能。NCT 是一个一型跨膜糖蛋白，由 709 个氨基酸组成，与 PS 结合后形成一个高分子量复合蛋白质，并参与 PS 对 APP 及 Notch 信号的加工。实验证明，PS、NCT、Aph-1 和 Pen-2 这 4 个蛋白质如结合在一起，可以形成一个稳定的 PS，并能促进 γ-分泌酶的活性提高，同时还能增加完整的糖基化 NCT 的蛋白质表达；反之，如以上 4 个蛋白质中只有 3 个蛋白质相结合（任意 3 个），都不能增加 γ-分泌酶对 APP 的降解活力。这表明 PS、NCT、Aph-1 和 Pen-2 的结合有助于提高 γ-分泌酶的活性。

4. Aβ级联反应学说　Aβ在脑内沉积是AD病理改变的中心环节，可引发一系列病理过程，这些病理过程又进一步促进Aβ沉积，从而形成一种级联式放大反应。Aβ级联反应学说认为引起AD病变的发生可能是由于遗传/基因的突变或其他环境因素或未知因素，这些因素导致Aβ降解减少或直接影响Aβ的清除功能；Aβ水平增加，其结果又使Aβ寡聚体形成和积聚。增多的Aβ在脑内沉积形成老年斑的核心。这些积聚的Aβ可启动一连串复杂的、无法停止的、多步骤的连锁反应，包括：①对神经突触产生作用和影响，逐渐形成弥散的Aβ沉积斑，即神经炎症斑；②激活小胶质细胞，激发小胶质细胞和星型胶质细胞参与炎性反应活动，出现胶质增生，引发炎性反应；③损害线粒体引起能量代谢障碍，氧自由基生成过多，导致氧化应激损害；④激活细胞凋亡途径，介导细胞凋亡；⑤激活蛋白激酶，促进Tau蛋白异常磷酸化，最终形成细胞内的以Tau蛋白为主的神经原纤维缠结；⑥Aβ还可以损害胆碱能神经元，引起乙酰胆碱系统的病变。

在AD患者中，Aβ对突触的损伤是显而易见的。突触和轴突的损伤可以导致认知障碍。人类的学习和记忆需要神经元相互之间进行信息交换，因此，突触和轴突在人的学习和记忆能力中起到重要作用。在AD发生早期阶段，海马和新大脑皮质细胞的突触密度明显减少。突触的功能丧失发生在AD的早期阶段，如果这时能够很好地保护突触功能，可以减缓AD的恶化，也可以保护大脑的认知功能。一旦突触功能丧失，几乎没有机会可以阻止AD的恶化，所以保护突触的功能可能成为早期阶段治疗AD的关键。

因此，级联反应学说主要是指一个不断积累、不断恶化、互相链接破坏的过程。当在某种特定条件下患者大脑清除Aβ能力下降，导致Aβ聚集沉积，使大脑中形成更多不溶性斑块，进一步导致广泛的神经元和突触功能异常，以及引起选择性的神经元死亡、神经介质丧失，所有这些病理一旦启动则互相链接、不断恶化，最终导致痴呆的发生。

但Aβ沉积是否是AD发病的起始环节目前仍有争议。有研究发现淀粉样斑块出现早于神经原纤维缠结和神经元丢失，但另有研究发现AD病理改变最早出现在内嗅区，在没有Aβ沉积的情况下，此处可出现神经原纤维缠结。

（周志强　蔡志友　杨庆军）

二、Tau蛋白学说

神经原纤维缠结是AD的另一个特征性的病理学改变，过度磷酸化的微管相关蛋白——Tau蛋白构成了其主要成分。Tau蛋白是一种低分子量的微管相关蛋白，它主要位于神经元的轴突。Tau蛋白的正常功能是促进并稳定微管聚合。微管是神经元的骨骼支架，也是胞体与树突及胞体与轴突之间的重要运输工具。自从发现Tau蛋白是组成AD神经原纤维缠结（NFT）的双股螺旋细丝（paired helical filaments，PHFs）的主要成分后，Tau蛋白即成为一个研究的热点。

NFT是AD的特征性病变，由异常超微结构的PHFs和束状细丝（straight filament，SF）组成，主要成分是PHFs。蛋白化学与分子克隆研究表明，PHFs由异常或过度磷酸化的微管相关蛋白——Tau蛋白组成，以不溶性及对蛋白酶的抗性为其主要生化特点。此外泛蛋白（ubiquitin）也参与PHFs的组成。Aβ和Tau蛋白是AD研究及药物开发的两个重要靶点。随着近期一些以Aβ为靶点的药物临床研究宣告失败，越来越多的研究组将焦点转向 Tau 蛋白。研究发现，患者的脑中 NFT 的数量与 AD 患者的痴呆严重程度呈正相关（图 6-2），因此 Tau 蛋白的异常或过度磷酸化是 AD 发病机制中的一个核心环节。Tau 蛋白学说是研究者们根据 AD 的特征性病变——NFT 发病机制学说。NFT 主要由过度磷酸化的 Tau 蛋白构成，Tau 蛋白对微管功能的维持具有重要意义。Tau 蛋白发生异常修饰，如过度磷酸化、异常糖基化等，将导致神经元发生退行性病变甚至死亡，最终导致记忆力减退、认知功能下降等痴呆症状。

1. Tau 蛋白的生理学功能　人类 Tau 蛋白基因位于染色体 17q21 上，至少含有 16 个外显子，经 mRNA 的选择性剪接，能产生 6 种以上的 Tau 蛋白亚型，而翻译后的修饰更是增加了这些蛋白亚型的复杂性。Tau 蛋白是一种主要的微管相关蛋白，通常存在于轴突，被认为在微管的装配中起到始动和稳定的作用，病理状态下，Tau 蛋白与细胞骨架分子肌动蛋白相互作用，介导了树突棘形状及突触可塑性的变化。

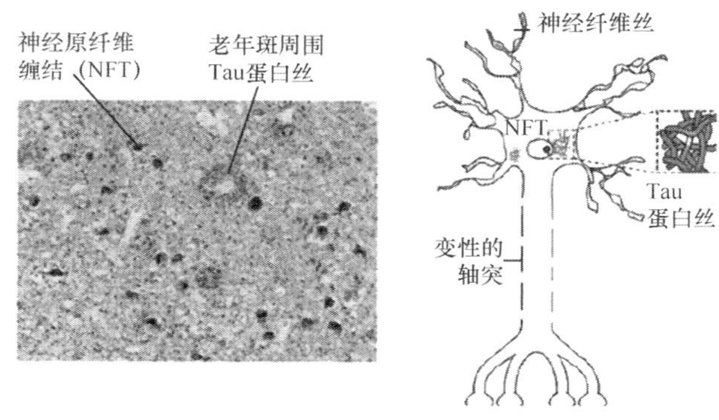

图 6-2　AD 中的 NFT

Tau 蛋白的主要功能包括两个方面：一是促进微管的形成，Tau 蛋白结合的微管蛋白可作为微管组装早期的核心，进而促进其他微管蛋白在此核心上延伸聚集形成微管；二是保持微管的稳定性，在成人脑中 Tau 蛋白存在 6 种同工异构体，每个 Tau 蛋白的异构体都有靠近 C 端的 3 个或 4 个与微管结合的重复区，其中具有 4 个重复区的 Tau 蛋白（4R Tau）比只有 3 个重复区的 Tau 蛋白（3R Tau）与微管结合能力强。

2. Tau 蛋白的磷酸化　Tau 蛋白微管结合能力主要是由丝氨酸与苏氨酸指导的磷酸化来调节。这是 Tau 蛋白结合微管能力的最重要机制。在正常生理状态下，神经元的 Tau 蛋白磷酸化处于相当低的水平。近年来研究发现，除了磷酸化以外，Tau 蛋白其他的修饰包括糖基化、泛素化、硝化和蛋白酶解。其他的后翻译调节也会对 Tau 蛋白与微管异常聚集和解离平衡有直接调节作用（图 6-3）。

在神经生化层面上，尽管受到多种因素的调控，Tau 蛋白的磷酸化或过度磷酸化仍是维持正常生理功能或在神经系统疾病发生中的主要环节。Tau 蛋白的磷酸化促进着微管的组装，异常或过度磷酸化则通过降低 Tau 蛋白与微管的结合、稳定能力而干扰了其正常的生理功能；相反，由于病理性 Tau 蛋白所导致的功能缺失又能够被去磷酸化所恢复。激酶和磷酸酶之间的失衡是导致过度磷酸化的关键因素。调控激酶和磷酸酶活性从而达到减少 Tau 蛋白引发的神经退行性改变目的，成为有潜在临床应用价值的研究热点。

Tau 蛋白具有 30 个以上的磷酸化位点，大量的脯氨酸和非脯氨酸指向性激酶在体外试验中经证实能够磷酸化 Tau 蛋白，包括糖原合酶激酶-3（glycogen synthase kinase-3，GSK-3）、Cdk5、胞外信号调控激酶-2（ERK2）、微管亲和力调控激酶（MARK）、蛋白激酶 A（PKA）、应激激活蛋白激酶（SAPK）家族、Ca^{2+}/钙调节蛋白依赖性激酶Ⅱ和酪蛋白激酶Ⅰ、酪蛋白激酶Ⅱ等。研究发现，这些酶的过度表达和活性的增强，会使 Tau 蛋白高度磷酸化和聚集，进而导致神经元脱失和神经变性的发生。如应用锂剂抑制这些酶的活性，可以抑制 GSK-3（图 6-4），并减少 Tau 蛋白的过度磷酸化，降低聚集性不可溶性 Tau 蛋白的水平。

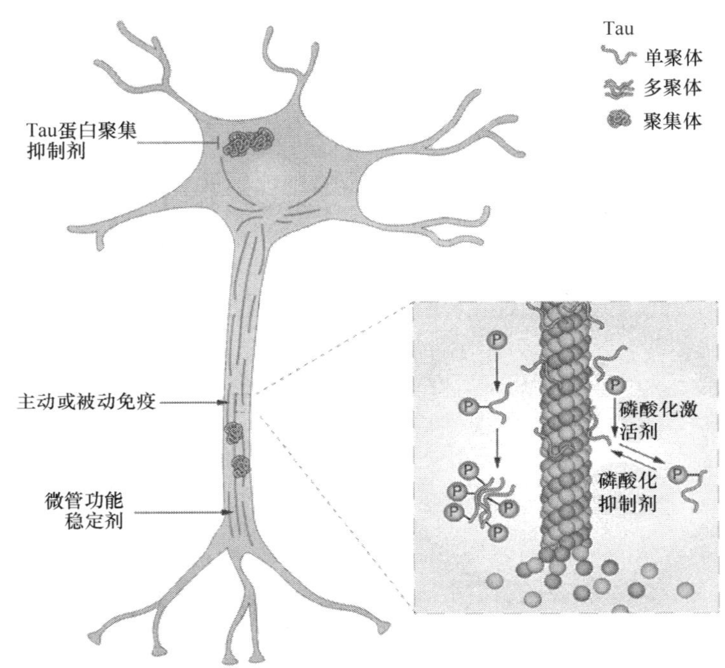

图 6-3　Tau 蛋白存在于神经元中的可溶性单体、低聚物和不溶性聚集体（神经原纤维缠结）

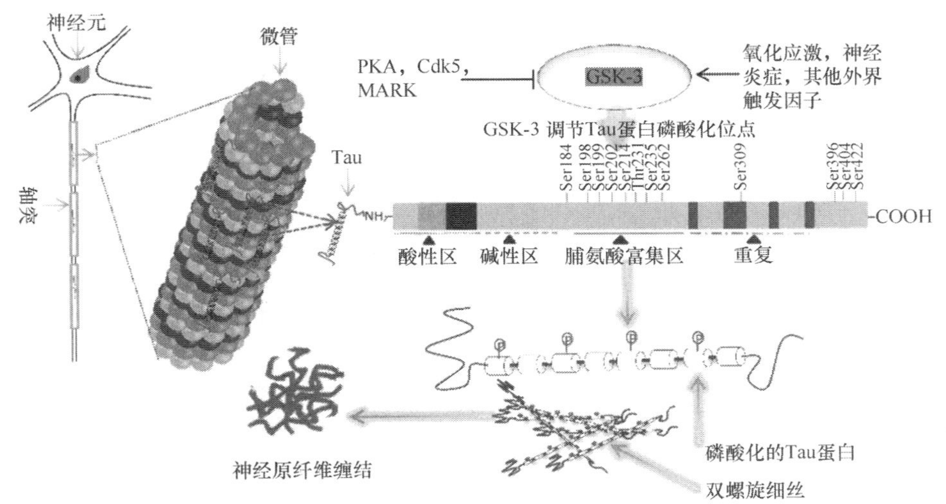

图 6-4　GSK-3 调节 Tau 蛋白磷酸化示意图

Tau 蛋白磷酸化，磷酸化的 Tau 蛋白从微管中分解分离，从而导致 Tau 蛋白聚集到成对螺旋丝的积累，最终形成 NFT；GSK-3 参与了富含脯氨酸区和羧基末端区域的 Tau 蛋白磷酸化

3. Tau 蛋白异常磷酸化对细胞的毒性作用 Tau 蛋白的生物学活性是维持其功能的基础。正常的 Tau 蛋白的生物学功能主要体现在：①与微管蛋白结合组装成微管；②与已经组装形成的微管结合以维持其稳定性。这两种活性可分别通过测定 Tau 蛋白与微管蛋白的混合液在 350nm 处光吸收值的改变、负染电子显微镜技术观察微管的组装及 Tau 蛋白与紫杉酚催化生成的微管的结合能力而检测。异常磷酸化的毒性作用是：①使 Tau 蛋白上述生物学活性降低或丧失；②AD 样 P-Tau 除其本身丧失生物学活性外，还可与微管蛋白竞争和正常 Tau 结合或从已经形成的微管上夺取 Tau 蛋白；③AD 样磷酸化 Tau 蛋白（P-Tau）还可结合高分子质量的微管相关蛋白（high molecular weight-MAP，HMW-MAP）-1 和 HMW-MAP-2，并从已形成的微管上夺取 HMW-MAP，从而使微管解聚并最终崩溃。有趣的是 PHFs-Tau 中的大部分异常磷酸化位点都存在于大鼠及人类胎儿脑 Tau 蛋白分子中。然而，在胎儿脑中的 Tau 蛋白虽然以过度磷酸化形式存在，但仍保持其完好的生物学活性和功能，这一特性与 AD 样 P-Tau 和 PHFs-Tau 迥异，其机制尚不清楚。

4. Tau 蛋白异常糖基化的细胞毒性 将 PHFs-Tau/NFT 与糖苷酶在 37℃保温 30 分钟，再进行负染电子显微镜检查，发现经糖苷酶处理的样品其螺旋结构消失，形成更加紧密、伸展束状的纤维丝结构；束状纤维丝中单个纤维丝的直径为（2.5±0.5）nm。单纯去糖基化作用不能恢复 Tau 蛋白的生物学活性，也不能显著增加 Tau 蛋白从 PHFs/NFT 结构中释放，然而，去糖基化后再用蛋白磷酸酶处理可使 PHFs/NFT 释放的游离 Tau 蛋白量比单纯用蛋白磷酸酶去磷酸化所释放的 Tau 蛋白量显著增高。可见：①AD 患者的脑损伤至少在体外是可以逆转的；②Tau 蛋白的异常磷酸化在 PHFs/NFT 的形成及稳定性维持中均起作用，而 Tau 蛋白的糖基化作用则主要与 PHFs 结构的稳定性，尤其是 PHFs 结构中螺旋的周期性维持有关。糖基化作用可引起分子间的广泛交联，还可能引起氧化应激。氧化应激状态产生的氧自由基可影响细胞的信息传递，并产生细胞毒性。

5. Tau 蛋白异常糖化 AD 患者脑中 Tau 蛋白被异常糖化。糖化是指蛋白质分子自身的—NH_3 与细胞内糖类物质的醛基经氧化形成 Shiff 's 碱，再经分子内重排而形成不溶性、抗酶解且不可逆的交联体——晚期糖化终产物（advanced glycation end products，AGE）的过程。Tau 蛋白分子中含赖氨酰残基约占其氨基酸总量的 10%，所以富含—NH_3，极易形成 AGE。AGE 的形成可促进 PHFs 转变成 NFT，导致神经元不可逆损害。在体外将重组 Tau 蛋白与葡萄糖一起保温，已经成功获得糖化的 Tau 蛋白。

6. Tau 蛋白异常泛素化 PHFsⅡ-Tau 被泛素化（ubiquitination），这种修饰不存在于 C-Tau 及 AD 样 P-Tau 和 PHFsⅠ-Tau 样品中。泛素是一个由 76 个氨基酸残基组成的多肽，通过其 C 端甘氨酸与靶蛋白的 N 端氨基结合。正常情况下，靶蛋白与泛素结合后通过泛素蛋白酶体途径被降解。若泛素降解途径功能异常或被降解的蛋白质结构改变，与泛素结合的靶蛋白不能被降解清除，则在细胞中积聚形成包涵体，导致细胞退变死亡。AD 患者脑中泛素含量明显增高，并主要存在于 PHFsⅡ/NFT 中。PHFsⅡ-Tau 的泛素化修饰可能是机体试图对其进行降解清除的一种代偿反应。

7. Tau 蛋白异常截断作用 是指 Tau 蛋白 N 端或 C 端被酶切除而使其分子变短的过程。体外实验显示，截断后的 Tau 蛋白容易形成二聚体，并失去其生物学活性。Tau 蛋白的截断作用还参与小脑颗粒细胞的凋亡过程。最近对 AD 患者尸检发现，Tau 蛋白的截断现象参与了 AD 患者脑内 NFT 的形成过程。而在体外实验中，Tau 蛋白的截断片段可促进神经元凋亡。

8. Tau 蛋白的异常硝化　最近，在 AD 患者 NFT 和 Tau 蛋白包涵体中发现了异常的硝化的 Tau 蛋白，提示 Tau 蛋白的硝化可能参与 AD 的病理过程。在体外用强的氧化剂——过氧亚硝酸盐处理 Tau 蛋白可导致 3-硝基酪氨酸（3-nitrotyrosine，3-NT）免疫反应性，并形成 SDS 和热稳定的寡聚体。此高规则聚积物双酪氨酸键稳定，而且这种 3-NT 修饰的 Tau 蛋白在 AD 患者脑内及脑脊液中异常增高。Tau 蛋白含有 5 个酪氨酸位点，分别是 Tyr18、Tyr29、Tyr197、Tyr310 和 Tyr394。体外使用过氧亚硝酸盐硝化 Tau 蛋白时，发生硝化的酪氨酸位点主要是 Tyr18 和 Tyr29，这些位点的硝化可抑制 Tau 蛋白聚积。但在 AD 患者脑内 Tau 蛋白的硝化位点及性质尚不清楚。

9. Tau 蛋白的多胺化　多胺化指在谷氨酰胺转移酶的作用下，蛋白酪氨酸位点的组胺和谷氨酰胺位点结合，从而导致不溶性和对抗蛋白酶解的高分子质量复合物形成的反应。已有报道，体外及原位的谷氨酰胺转移酶均可使多胺与 Tau 蛋白结合。多胺化不影响 Tau 蛋白与微管结合的能力，但可降低 Tau 蛋白被 Ca^{2+}活化的中性蛋白酶降解的敏感性。从 AD 患者脑内分离的 PHFs 对谷氨酰胺转移酶的免疫反应呈阳性，表明该酶可能在 PHFs 形成中起重要作用。体外实验证明，谷氨酰胺转移酶处理的重组人 Tau 蛋白可形成丝状结构。

Tau 蛋白为磷蛋白，其生物活性由其磷酸化程度来调控，过度磷酸化的 Tau 蛋白可降低其稳定性及与微管结合的能力。在病理状态下，Tau 蛋白与微管结合的平衡被破坏。Tau 蛋白过度磷酸化，并从轴突微管上解离下来，形成聚集，异常的 Tau 蛋白最终沉积并聚集在神经元的微丝中形成 NFT。NFT 与 AD 患者脑中海马神经元的丢失和突触退化的数量及患者认知功能的减退程度有关，NFT 的变化反映了 AD 的严重程度。Tau 蛋白过度磷酸化可丧失其促微管组装的生物学功能，导致细胞骨架的破坏、丝状物形成和神经缠结、轴突运输损害，进而导致突触蛋白失去功能和神经退行性病变。

在 AD 患者脑中，最早发现的变化是 Tau 蛋白的过度磷酸化，Tau 蛋白总量明显增高，异常或过度磷酸化的 Tau 蛋白的增加尤为突出。根据磷酸化状态、生物学活性和是否聚合形成 PHFs，将 AD 患者脑中的 Tau 蛋白分为三种：AD-Tau、AD-P-Tau 和 PHFs-Tau。AD-Tau 可溶于水，其磷酸化程度和生物学活性类似于正常 Tau 蛋白。AD-P-Tau 是异常或过度磷酸化的 Tau 蛋白，没有生物学活性，但未聚合成 PHFs。PHFs-Tau 是从神经原纤维缠结中提取的异常或过度磷酸化的 Tau 蛋白。AD-P-Tau 占异常 Tau 蛋白的 40%，能阻断正常 Tau 蛋白和其他微管相关蛋白的联系，一方面可引起微管解聚，另一方面可使过度磷酸化的 Tau 蛋白自身聚集形成 PHFs 和直纤维丝。这使脑中受累神经元的微管结构广泛被破坏，正常轴突转运受损，引起突触丢失和神经元功能损伤，发生神经退行性改变。AD 患者脑中 Tau 蛋白的异常或过度磷酸化的机制被广泛研究，目前认为，Tau 蛋白磷酸化程度是体内多种蛋白激酶的磷酸化和蛋白磷酸酶脱磷酸化两种作用平衡的结果。

可见，Tau 蛋白通过多种异常修饰参与 AD 的发病过程（图 6-5）。因此积极干预 Tau 蛋白的这些异常改变对防治 AD 及其他神经原纤维变性疾病有重要的指导意义。

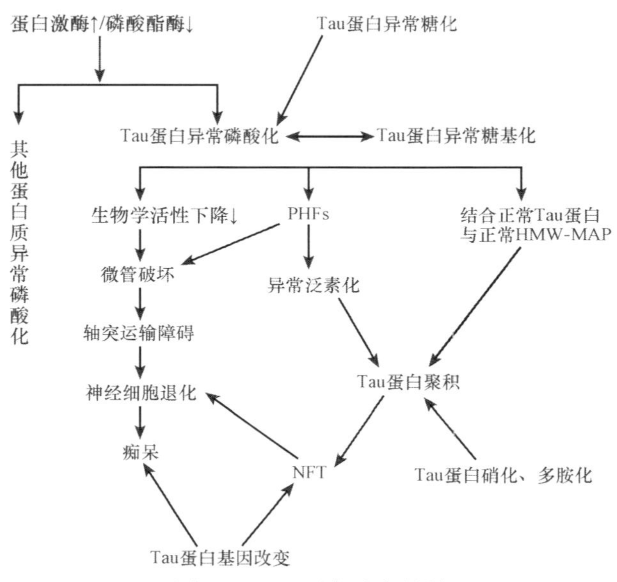

图 6-5　Tau 蛋白异常学说

10. Tau 蛋白介导 Aβ 的神经毒性　Tau 蛋白水平的下降不论是对细胞水平还是对转基因小鼠都可以抑制 Aβ 的神经损伤。Sofola 等在表达突变体 Aβ42 的 AD 模型果蝇中发现，内源性的果蝇 Tau 蛋白被人为减少以后可以减轻 Aβ 的神经毒性。这些结果表明 Aβ 是 Tau 蛋白的上游分子，它的神经毒性作用对于 Tau 蛋白有很强的依赖性。有研究发现 APP 的突变可引发 AD 患者的 Aβ 聚集而形成 Aβ 斑块和 NFT，但是单独的 Tau 蛋白突变引发的 NFT 却既不能引起 Aβ 斑块也不能引发 AD。但是，也有不同的研究结果。李建军等应用蛋白磷酸酯酶抑制剂——冈田酸在大鼠侧脑室内注射，发现 Tau 蛋白过度磷酸化可以增加脑部淀粉样蛋白的沉积。研究发现与分化有关的 Tau 蛋白和 Cdk-5 调控了 Aβ 的毒性，分化和未分化神经元会对 Aβ 出现截然相反的反应。所以推测可能只有含有高水平 Tau 蛋白的细胞才会对 Aβ 的神经毒性具有易感性，这可能就是为什么 Aβ 对神经元的毒性比对其他细胞高的原因。研究还发现 Tau 蛋白可以通过调节 Src 家族的酪氨酸激酶 Fyn 来介导 Aβ 的毒性，减少 Tau 蛋白可以阻止过度表达 Aβ 的 AD 转基因模型小鼠的认知障碍，而过度表达 Fyn 则可以增强这种 AD 鼠的认知障碍。神经元电生理检测也证明 Aβ、Tau 蛋白和 Fyn 联合抑制了神经元功能。而且经 Tau 蛋白基因敲除的 APP 转基因小鼠的认知障碍则不出现，进一步说明 Aβ 可能通过 Tau 蛋白发挥其神经毒性作用。作为 AD 的两个重要致病蛋白，Aβ 和 Tau 蛋白的相互作用及与其他病理过程之间的关系也会受到越来越多的关注和更深入的研究。神经退变过程的复杂性使得对 AD 的治疗及研究显得尤为棘手。

总而言之，神经原纤维缠结的主要蛋白成分是过度磷酸化的 Tau 蛋白。当磷酸化酶和磷酸激酶失去正常的生理平衡受或其他因素的影响时，Tau 蛋白发生过度磷酸化，然后脱离与微管结合，形成过多的游离 Tau 蛋白并且错误折叠聚集，不能履行 Tau 蛋白促进并稳定微管聚合的功能，导致神经元轴突的转运功能障碍。当超过机体的清除能力后，Tau 蛋白单体和寡体先形成 Tau 蛋白原纤维，直纤维丝或双股螺旋细丝，再聚集形成神经原纤维缠结，这称为 Tau 蛋白病变。病理性 Tau 蛋白具有过度的磷酸化、溶解性降低、3R/4R 比例改变的特点，这些可促使 Tau 蛋白进一步集聚，减少 Tau 蛋白与微管的结合能力，从而降低轴突转运，导致神经元功能丧失，甚至死亡。

NFT 是 AD 主要的病理特征之一，与 AD 病程的发生发展相关，但是现今的众多研究却不能解释 NFT 是否为 AD 发生的原因，同时也不能解释 NFT 是否是引起 AD 患者认知功能下降的病理因素。虽然对 Tau 蛋白的研究在不断地深入，同时重视程度也在不断地增加，但是 Tau 蛋白参与 AD 病程的机制极其复杂，参与了多种途径的调控，同时，许多途径的调节和作用存在纵横交错。在正常状态时，Tau 蛋白规则的聚集是维持微管结构稳定的重要因素，而在病理状态时，Tau 蛋白会发生异常的修饰，使微管结构失去稳定，并异常聚集形成双股螺旋细丝，最终形成 NFT。这一系列复杂的过程，并没有完全研究透彻，也没得到确切的证实。故 Tau 蛋白导致 AD 病程发生发展的具体作用机制并未得到完全清楚的解释，这是研究 AD 的一大难点。一直以来，研究 AD 致病机制的重点都在 Aβ，认为它是 AD 发生发展中的重要因素，然而，诸多研究表明，AD 与 Tau 蛋白过度磷酸化的相关性似乎更大。

AD 的治疗也是人类目前所面临的另一大难题。目前，许多治疗 AD 药物的研究已进入到临床研究阶段，但均因各种原因以失败告终。众多的治疗方法和方案均还停留在实验研究阶段，故有待进一步研究和探索。

（王 玮 刘 浩 蔡志友 杨庆军 赵宇辉）

三、神经炎症与阿尔茨海默病

越来越多的基础研究资料表明神经炎症是 AD 的核心发病机制，尤其是 AD 患者脑内慢性炎症，越来越被学者们重视和强调。首先，神经炎症与 Aβ 互为因果，甚至神经炎症决定了 Aβ 病理生理过程。其次，神经炎症也与 Tau 蛋白过度磷酸化互为因果，在一定程度上神经炎症决定了 NFT 的形成。神经炎症伴随了 AD 的全程。

大量研究资料表明炎症在 AD 的发病机制中的核心地位。尤其脑内的慢性炎症不仅是 Aβ 产生和沉积、老年斑（SP）形成的主要病理生理机制，而且也是 Tau 蛋白高度磷酸化、NFT 病变、神经元变性及乙酰胆碱含量显著减少的主要因素。炎症破坏突触可塑性是 AD 认知功能损害的直接推动者。炎症具有双刃剑作用，炎症反应又可以去除组织细胞碎片、有害蛋白质和受损神经元释放的毒性物质，甚至通过分泌神经营养因子等以促进神经元的修复。炎症反应对 AD 有利，小胶质细胞的活化对 Aβ 具有吞噬和清除作用。更值得注意的是，对非甾体抗炎药物临床试验失败的反思，更进一步揭示了炎症在 AD 中的生物学作用是双重的，既有防御抑制损伤的一面，又有促进神经损伤的一面。然而，炎症在 AD 中具体作用机制和利弊，仍不明确，尚待进一步研究。炎症有双刃剑作用，在我们谈论炎症在 AD 的病理生理机制时，往往忽略了其保护作用。所以，本部分就目前国内外对炎症在 AD 发病机制中的作用进行总结，结合炎症的保护作用和 AD 抗炎临床研究证据，分析和展望炎症在 AD 发病机制中的角色。

1. 炎症在 AD 发病机制中的核心地位证据 炎症是机体对外来刺激产生的一种病理反应过程，症状表现为局部的红肿热痛，病理检查可发现有大量炎症细胞（如粒细胞、巨噬细胞）的局部浸润和组织坏死。在这一过程中，炎症细胞因子主要包括白细胞介素（interleukin，IL）、肿瘤坏死因子（tumor necrosis factor，TNF）、干扰素（interferon，IFN）、集落刺激因子（colony stimulating factor，CSF）、趋化因子、淋巴细胞产生的淋巴因子、单核巨噬细胞产生的单核因子等，它们在免疫系统中起着非常重要的调控作用，如白细胞介素-1（IL-1）、白细胞介素-6（IL-6）、肿瘤坏死因子-α（TNF-α）等可促进炎症细胞的聚集、活化，以及炎症介质的释放，加重炎症症状。在 AD 中都可检测到上述细胞因子的水平升高。用某些细胞因子给 AD 动物模型注射，可直接诱导炎症现象，这些实验充分证明细胞因子在 AD 炎症过程中的重要促进作用。

（1）炎症和 Aβ 沉积的相互作用：炎性反应是 Aβ 产生和沉积的核心病理机制，主要表现为 IL-1、IL-6 和 TNF-α 等炎性因子在 AD 中促进了 Aβ 的产生和 SP 的形成。

IL-1 包括 IL-1α 和 IL-1β,前者主要位于细胞内或表达于细胞表面,发挥分泌信使功能，后者则释放到细胞外，通过作用于其他细胞而发挥作用。在 AD 中，IL-1β 的过度表达促进了 Aβ 的沉积和 SP 的形成。研究也表明 IL-1β 的过度表达可能发生于 SP 早期，可通过蛋白激酶 C（protein kinase C，PKC）、Cdk5/p25、GSK-3β、p38-MAPK、NF-κB 等途径促进 APP 的合成和分泌裂解，从而进一步促进 Aβ 的产生和沉积，因此 IL-1 的过度表达在 SP 早期形成过程中起决定作用。

在中枢神经系统中,IL-6 主要由神经元和胶质细胞合成,IL-6 的生物学活性是通过 IL-6 受体介导的。基础研究证明 IL-6 不仅可以促进神经元上调表达 β-APP，同时也可以上调 β-分泌酶的表达（BACE），导致 Aβ 生成与沉积异常增加，从而诱发 AD。

TNF-α 是主要由单核细胞和巨噬细胞（星形胶质细胞、小胶质细胞等）产生的细胞因子，具有 IL-1 和其他细胞因子的特性，主要作用是调节免疫细胞的功能。越来越多的研究表明，TNF-α 在 Aβ 生成过程中起着重要的推动作用。小胶质细胞 TNF-α 的过度表达可以导致类似于 AD 的 Aβ 积聚，而且也有资料表明 Aβ 的产生依赖于肿瘤坏死因子受体信号通路。

Aβ 沉积引起的脑内慢性炎症反应可能是 AD 发病的核心病理机制之一。一方面 Aβ 本身担当了炎症的直接触发剂的角色，另一方面 Aβ 沉积使得神经胶质细胞活化。在 AD 炎症过程中，小胶质细胞则是其最主要的炎症细胞，小胶质细胞被 Aβ 激活，释放大量致炎性细胞因子和神经元毒性介质，从而诱发脑内炎症反应，导致神经元损伤、死亡。Aβ 持续存在，小胶质细胞被持续激活释放炎性细胞因子，导致炎症持续发生的恶性循环，最终导致 AD 的发生和发展。AD 患者脑内细胞因子水平持续增高，主要由于激活状态的小胶质细胞产生。

（2）炎症是 NFT 形成的催化剂：NFT 和 SP 是 AD 的两大病理特征。NFT 在神经元胞体以及轴突和树突内形成神经原纤维包涵体，其内的基本成分是双螺旋状或长为 15nm 的直的神经原纤维。这些神经原纤维由一大类蛋白质构成，包括微管蛋白、Tau 蛋白、泛素、中间细丝蛋白和聚糖类，其中最主要的成分是磷酸化的不溶性 Tau 蛋白。正常情况下，Tau 蛋白位于轴索和神经元胞体中，多与细胞内微管上的微管蛋白相结合，呈可溶性，有促进微管的聚合和稳定的作用。而 AD 发病时，Tau 蛋白呈现过度磷酸化，从微管上解离，由可溶性的 Tau 蛋白变为不溶性的 Tau 蛋白，进而形成双螺旋状或直的神经原纤维，导致神经原纤维缠结。

大量资料已经证实炎症因子可以促使 Tau 蛋白呈现过度磷酸化，AD 患者脑内炎症因子表达水平与 Tau 蛋白病变有着密切的相关性。给 *3xTg*-AD 转基因鼠腹腔注射脂多糖（LPS）可诱发神经炎症，APP 未受影响，但是 Tau 蛋白呈现过度磷酸化，而且进一步证实 Tau 蛋白过度磷酸化是通过 p25 片段明显增多诱发 Cdk5 激活这一途径实现的。研究也表明炎症诱导的 Tau 蛋白过度磷酸化可以通过激活 GSK-3β 这一机制实现。同时，Tau 蛋白过度磷酸化和 NFT 也是 AD 患者脑内炎症的引发促进者。

（3）炎症是 AD 患者神经元变性的杀手：胆碱能系统功能缺陷与 AD 密切相关，AD 患者脑内隔区、Meynert 基底核等部位的胆碱能神经元变性明显减少。以 IL-1β 和 TNF-α 为代表的炎性细胞因子参与许多神经病理过程，包括脑缺血引起急性神经变性、AD 等的慢性神经变性。AD 患者脑内慢性炎症首先通过氧化应激途径成为胆碱能神经元变性的杀手，其次加速了正常神经元的凋亡，促进了 AD 患者脑内神经元的大量丢失。同时 AD 患者脑内炎症和神经变性使得游离于神经元之外的 AChE 活性相对显著提高，ACh 大量水解，使皮质 ACh 活性进一步降低。ACh 减少的程度与 AD 患者认知功能损害的严重性呈正相关，最终导致学习记忆能力缺陷的表现。

大量证据表明脑老化和神经变性伴随着神经元内钙稳态的失调和细胞钙调节能力的降低而发生。近年来钙代谢及其体内平衡与老化及神经系统退变性疾病之间有着密切的联系。神经炎症不仅可以通过氧化应激参与 AD 线粒体变性，也可以通过影响神经元内钙稳态的失调和细胞钙调节能力的降低，参与 AD 患者的神经变性过程。

（4）炎症破坏突触可塑性是 AD 患者认知功能损害的直接推动者：突触可塑性是学习和记忆的基础，其最直接的证据是突触传递长时程增强（LTP）现象。LTP 在神经功能可塑性方面起了重要的作用，是学习记忆的电生理基础。LTP 被认为可直接反映突触水平信息储存过程，学习记忆同海马神经元突触可塑性密切相关，因此，LTP 被用来作为评价海马神经元突触可塑性的重要指标。AD 患者的早期临床表现是单纯的记忆功能损伤，认知障碍进行性加重，并出现神经退行性改变。突触功能障碍及缺失是发生于 AD 患者的早期病理过程，是 AD 疾病过程中的重要神经病理改变之一。新皮质、海马联合区的突触的完整性受损、可塑性异常、密度下降被认为是 AD 患者认知障碍的发病基础。研究发现持续的炎症可导致突触的可塑性下降，是 LTP 受损的直接推动者。分子生物学证据表明突触素和微管相关蛋白-2（microtube-associated proteins-2，MAP-2）均是突触结构可塑性的重要指标，当发生脑内炎症的病理性损伤时，突触素和 MAP-2 的表达下降，是记忆、认知功能损害的机制之一。炎症也可以下调记忆蛋白 cAMP 效应元件结合因子（cAMP response element binding，CREB），影响 LTP 的功能维持和长时程记忆的形成。同时，在 AD 疾病发展中 Aβ 产生和沉积诱发的炎症是突触结构改变的促发原因之一。突触的结构尤其是树突棘是突触可塑性的基础，大量研究发现神经炎症与神经元突触和树突棘结构的改变并存，且神经炎症发生后可观察到有突触和树突棘数量、密度的下降。

2. 炎症在 AD 中的脑保护作用证据　众所周知，炎症是指具有血管系统的活体组织对各种损伤因子的刺激所发生的一种以防御反应为主的基本病理过程，是机体对于刺激的一种防御反应。通常情况下，炎症是有益的，是人体的自动防御反应。在 AD 患者脑内存在大量炎症特性，如炎性细胞因子及趋化因子增加、损伤部位活化的小胶质细胞积聚等。AD 的神经炎症反应主要由不溶性 Aβ 沉积而成，与 Aβ 激活小胶质细胞和星形胶质细胞然后引起神经元退行性病变有关。小胶质细胞可聚集在含 SP 的细胞外发挥吞噬功能以降低 Aβ 的沉积，这种作用说明了神经炎症对 AD 的有利方面。同时炎症反应可以去除组织细胞碎片、有害蛋白质和受损神经元释放的毒性物质，甚至可通过分泌神经营养因子等以促进神经元的修复，这些作用均有利于受损神经元的存活及功能上的恢复。

许多研究报道指出炎性细胞因子的表达增多是具有神经保护性的，属防御反应范畴。也有很多的研究认为小胶质细胞活化和炎症反应对 AD 有利，研究证实小胶质细胞的活化对 Aβ 具有吞噬作用。最近研究发现在 APPswe/PS-1dE9 AD 动物模型中，慢性 IL-1β 介导的神经炎症并没有诱导显著的神经变性，反而降低了 Aβ 的产生和减缓了 SP 的形成。

因此，也有学者推测炎症细胞因子在 AD 脑中的生物学作用是双重的，既有防御抑制损伤的一面，又有促进神经损伤的一面，主要取决于炎性细胞因子表达量的多少，也取决于它们所诱导的继发性反应和反应产物的表达量的多少。

3. 对非甾体抗炎药物临床药物试验失败的反思 大量研究证实神经炎症在 AD 发病机制的核心地位是非甾体抗炎药物临床应用的理论依据。研究发现长期使用非甾体抗炎药（non-steroidal anti-inflammatory drugs，NSAIDs）可以降低 AD 的发病率。而且也认为 NSAIDs 降低 AD 发病率的机制主要是 NSAIDs 抑制小胶质细胞活化和其炎症因子的表达。

但是最近几年临床研究结果却与实验研究的期望相反。有的学者提出 NSAIDs 预防 AD 的机制可能与其抗炎作用无关，而可能与 NSAIDs（如舒林酸、吲哚美辛等）能够降低 AD 的主要病理因素 Aβ 有关。也有报道长期使用 NSAIDs 并没有显示出对 AD 病理的显著改善。阿司匹林是临床最常用的 NSAIDs，虽然对防治心脑血管病的效果已经被公认，但对 AD 患者并不有利，不能改善和延缓对 AD 患者的认知功能损害程度，反而可增加 AD 患者消化性溃疡发生和严重上消化道出血的风险，可增加自发性脑出血的风险，故不主张推荐用于治疗 AD 患者。使用普通 NSAIDs——萘普生和 COX-2 抑制剂——罗非昔布未能延缓 AD 的进程，反而加速了 Aβ 的沉积和 SP 的形成。研究也证明大剂量服用 NSAIDs 的人发生痴呆的风险比小剂量服用 NSAIDs 或者是没有服用 NSAIDs 的人要高。

NSAIDs 在治疗 AD 临床药物试验上的失败也提醒人们思考炎症在 AD 发病过程的真实作用。机体器官功能的正常运行无时无刻不与炎症有关，炎症是病理过程，更是生理过程必需的。AD 炎症基础理论的提出多是建立在大量的基础实验上，大多数是外源性因子引发的急性实验，这与 AD 的慢性神经变性过程是不匹配的。NSAIDs 在治疗 AD 临床药物试验上的失败也在一方面提示炎症也许不是 AD 的核心病理生理机制。

鉴于 AD 是年龄相关性疾病，老化和年龄被认为是“程序机制”疾病，那么 AD 能否也可以被认为是与“程序机制”理论有关？慢性炎症理论似乎是老化和 AD 的共同通路，能否揭示慢性炎症和“程序机制”理论之间的联系成为 AD 研究的一个突破。

4. 展望 现代生物医学关于 AD 的炎症机制相关研究及防治策略可谓面面俱到，正反有别，论据论证洋洋洒洒，各家自圆其说。关于NSAIDs在治疗AD患者过程中的作用，一个个被运用，又一个个被否定。如何揭开炎症在AD发病机制中的真实作用，有待进一步思考。揭开炎症在AD发病机制中真实的作用机制，将会使所有有关AD的炎症理论和治疗策略变得豁然清楚。

（蔡志友　杨庆军　赵　宇　赵宇辉）

四、氧化应激与阿尔茨海默病

AD的病因和病理改变十分复杂，受基因调控和多种因素影响。目前，越来越多的研究表明，氧化应激（oxidative stress，OS）在AD的发生发展中起关键性的作用，是AD的重要致病因素之一，且与前面几种假说也有密切联系。

1. 氧化应激与自由基　OS是指机体在内外环境有害刺激的条件下，体内产生活性氧自由基（reactive oxygen species，ROS）和活性氮自由基（reactive ntrogen species，RNS）所引起的细胞和组织的生理和病理反应。机体在遭受各种有害刺激时，体内高活性分子（如ROS和RNS）产生过多，氧化程度超出氧化物的清除，氧化系统和抗氧化系统失衡，从而导致组织损伤。ROS有超氧阴离子（$\cdot O_2^-$）、羟自由基（$\cdot OH^-$）和过氧化氢（H_2O_2）等；RNS有一氧化氮（NO）、二氧化碳（CO_2）和过氧亚硝酸盐（$\cdot ONOO^-$）等。由于它们可以直接或间接氧化或损伤DNA、蛋白质和脂质，可诱发基因的突变、蛋白质变性和脂质过氧化，故被认为是人体衰老和各种重要疾病（如肿瘤、心脑血管疾病、神经退行性疾病、糖尿病等）最主要的危险因子，是人类健康的大敌。

OS的概念源于人们对衰老过程研究的认识。早在1956年英国学者Harmna首次提出自由基衰老学说，该学说认为自由基攻击生命大分子造成组织细胞损伤，是引起机体衰老的根本原因，也是诱发肿瘤等恶性疾病的重要起因。1990年美国衰老研究权威Sohal教授指出了自由基衰老学说的种种缺陷，并首次提出氧化应激的概念。

原子在轨道或最外层各携带两个电子。如果轨道上仅有一个电子，则这个电子被称为不成对的，任何有不成对电子的原子或分子被称为自由基。在机体内的自由基常以氧或氮的形式存在，即氧自由基和氮自由基。而ROS指的是化学性质比氧活泼的含氧活性物质的统称，包括氧自由基及其歧化产物如H_2O_2。

所有需氧有机体都能产生自由基，主要在线粒体产生。细胞每天利用10^{13}个O_2，其中呼吸分子氧的1%将形成$\cdot O_2^-$，因此每天每个细胞大约产生10^{11}个自由基。正常的情况下，机体活性氧产生和抗氧化防御系统之间存在着平衡。一旦这种平衡被破坏，活性氧自由基增多，产生大量氧化分子，细胞活性被破坏，则出现氧化应激。自由基增多是氧化应激的主要原因。生理状态的自由基可以刺激细胞生长，一旦自由基产生和清除的平衡状态被打破，自由基堆积，对机体造成氧化损伤，导致组织损伤，则产生各种不良的后果。

脑组织相对其他组织，更易受到自由基攻击，其原因是：①脑组织的糖代谢效率较高，对氧的需求最高，线粒体氧化磷酸化产生能量的同时也产生大量的氧自由基；②脑神经元的膜结构由高浓度的不饱和脂肪酸组成，较易发生过氧化；③脑组织中高含量的铁、铜、锰等过渡金属，构成脑内过氧化的物质基础；④脑神经元中谷胱甘肽（GSH）含量较低，使大脑的清除自由基和抗氧化能力较差；⑤由于存在血-脑屏障，故脑内产生的大量氧自由基不能及时扩散到血液进行有效的清除，同时脑内的抗氧化物也不能得到及时的补充，且受损的神经元难以再生。因此，脑组织更易发生氧化应激损伤。

2. AD 患者脑组织过氧化证据　近年来，对 AD 患者的脑组织进行氧化终产物的相关研究发现，氧化应激可造成生物活性分子（如脂质、蛋白质、糖类、核酸等）氧化修饰，使之丧失原有结构和功能。

（1）脂质过氧化：为氧化应激增强后发生的活性氧族（ROS）氧化生物膜的过程，即 ROS 与生物膜的磷脂、酶和膜受体相关的多不饱和脂肪酸的侧链及核酸等大分子物质起脂质过氧化反应形成脂质过氧化产物，如丙二醛（malondialdehyde，MDA）和 4-羟基壬烯酸（4-hydroxynonenal，4-HNE）。MDA 与 4-HNE 作为脂质过氧化活动的特异性标志物导致了细胞膜的流动性和通透性发生改变，最终导致细胞结构和功能的改变。研究显示，AD 患者的神经原纤维缠结中存在大量 4-HNE，经 4-HNE 修饰后的 Tau 蛋白更倾向于形成神经原纤维缠结。

（2）蛋白质氧化：是指蛋白质经 ROS 直接诱导、经与氧化应激生成的副产物进行反应而间接诱导所发生的共价改变。AD 的蛋白质氧化主要分为羰基化和硝化。ROS 还可通过金属催化氧化等方式氧化蛋白质侧链的赖氨酸、精氨酸、脯氨酸和苏氨酸等残基，使之最后转变成醛基，生成蛋白质羰基衍生物。蛋白质还可与脂质过氧化和非酶糖基化过程中产生的活性羰基类物质反应，生成蛋白质羰基加合物。蛋白质羰基化的测定被认为是鉴定蛋白质氧化应激、衰老、生理障碍和 AD 的有效方法。轻度认知功能损害（MCI）患者是 AD 高危人群。研究表明，MCI 患者已经显露出受到了氧化损伤，与正常人相比，MCI 的生化指标（如 8-羟嘌呤、8-羟基-2-脱氧鸟嘌呤核苷、2,6-二氨基-4-羟基-5-甲酰胺嘧啶、5-羟基半胱氨酸、4,6-二氨基-5-甲酰胺嘧啶、4-HNE、3-NT 和蛋白质羟基化等水平）均显著增加，而血浆中非酶类抗氧化剂水平和抗氧化酶的活性却明显降低。

在 AD 患者的海马区和前脑皮质，磷酸丙糖异构酶（TPI）大量硝化。硝化的 TPI 绑定 Tau 蛋白单体，诱导 Tau 蛋白聚集形成成对的螺旋丝。在 AD 患者脑中，蛋白质硝化显著增加，与一氧化氮合酶（nitric oxide synthase，NOS）水平增加相一致，表明硝化在阿尔茨海默病中起作用。

（3）DNA 与 RNA 的过氧化：DNA 和 RNA 氧化是通过 8-羟基脱氧鸟苷（8-hydroxy-2′-deoxyguanosine，8-OHdG）和 8-羟基鸟苷（8-hydroxyguanosine，8-OHG）标志物来显示，这些标志物定位在 Aβ 和 NFT 上。ROS 会攻击核酸，导致 DNA-蛋白质的交联，攻击脱氧磷酸骨架导致碱基的释放和双链裂解，最终直接对嘌呤和嘧啶进行修饰，导致 DNA 的突变。AD 患者中 DNA 链断裂增加，一开始被认为是细胞凋亡的一部分，现在被广泛认为是 DNA 链的氧化损伤，与神经元和神经胶质细胞的核酸的自由基增加是一致的。Lovell 等将 5 例 MCI 患者、5 例晚期 AD 患者和 5 名正常人的海马/海马回分别制成切片，免疫染色后发现轻度认知损害患者和晚期 AD 患者海马中的 8-OHG 的含量比正常人明显升高。

3. 氧化应激参与 AD 特征性病理改变　AD 的病理变化主要表现为以细胞外 Aβ 沉积

为核心的 SP 或神经炎斑（neuritic plaque，NP）的形成、神经元细胞质内出现 NFT 及由凋亡引起的区域性神经元细胞死亡等。SP 主要是由 Aβ 的过度沉积而形成。NFT 是由许多互相缠绕的细丝形成的成对螺旋状结构组成，其主要成分是过度磷酸化的微管相关蛋白 Tau 蛋白。大量的研究表明，氧化应激参与了这 3 种特征性的病理损害。

（1）氧化应激与 Aβ：AD 的主要病理特征之一是以细胞外 Aβ 沉积为核心的 SP。体内的 Aβ 是 APP 异常代谢的产物。Aβ 是一种含有 39～42 个氨基酸的多肽，其中约 90%为 Aβ1-40，其余 10%是 Aβ1-42 和 Aβ1-43，该 10%中大部分为 Aβ1-42。寡聚态 Aβ1-42 含有 42 个氨基酸，更易集聚，更不易降解，毒性也更大。非聚集状态的 Aβ 对机体无损伤作用，但当它形成聚集状态后，则具有神经毒性和血管内皮毒性。大量研究显示，包含 42 个氨基酸的 Aβ1-42，其第 35 位氨基酸对 Aβ 相关神经毒性起关键作用。该氨基酸所起的作用主要取决于其通过 1-电子链氧化产生自由基副产物。然后与 H-原子在不饱和脂质酰基进行自由基链反应。因此，增加自由基介导的脂质过氧化物和蛋白质过氧化物，成为 4-HNE 生成的机制。此外，Aβ 肽的碳端含有蛋氨酸残基，是 Aβ 神经毒性的主要来源，能形成 ROS，促进氧化反应和过氧化物形成，而氧化产物一旦形成，又能促使可溶性 Aβ 转变成不溶性 Aβ，导致 SP 的产生。

Aβ 在脑内积聚可以导致氧化应激的产生，而氧化应激也可促进 Aβ 在脑中的积累，加速 AD 的发病。研究发现，抗氧化剂可以保护原代及克隆的神经元免受 Aβ 的毒性损伤，这也从另一面反映了 Aβ 的毒性产生与氧化应激损伤密切关联。Tamagno 等发现，具有 β-分泌酶活性的天冬氨酸蛋白酶（β-site APP cleaving enzyme，BACE）受氧化应激产物 4-HNE 的调节，4-HNE 介导 BACE 的诱导，伴随着含有 Aβ 的膜相关性 C 端片段比例的升高，从而使 Aβ 产生增多。用抗氧化剂维生素 E 短期处理，BACE 和脂质过氧化物的产生则明显减少。如前所述，氧化应激时，Aβ 可被糖基化，使得 Aβ 更易聚集，且对于蛋白酶的水解和巨噬细胞吞噬作用的抵抗也有所增强，加速了 SP 的形成。

此外，Aβ 诱导产生的 ROS 可破坏细胞膜，促使脂质过氧化和膜蛋白损伤。在神经元和神经胶质细胞膜上存在有高级糖基化终产物受体（RAGE），是 Aβ 的特异性受体，RAGE 与 Aβ 结合后，通过活化核因子-κB（nuclear factor kappa B，NF-κB）的转录能触发自由基的产生，阻断 RAGE 能抑制自由基的产生和 Aβ 的聚集。Aβ 与神经元或内皮细胞膜表面的 RAGE 结合导致细胞内氧化应激增强，从而导致细胞功能损害或死亡。

如上所述，氧化应激与 Aβ 相互作用，相互促进，共同加剧 AD 病程的进展。

（2）氧化应激与 NFT：神经元细胞质内出现的 NFT 是 AD 的另一个主要病理特征。NFT 由许多互相缠绕细丝形成的双股螺旋细丝（paired helical filaments，PHFs）组成，其主要成分是过度磷酸化的微管相关蛋白——Tau 蛋白。Tau 蛋白是一种细胞内蛋白，可维持神经元微管的稳定性。氧化应激与 NFT 的产生十分密切。研究表明，Tau 蛋白的磷酸化可被氧化应激上调，Tau 蛋白与神经纤维可被氧化应激的产物（如 4-HNE 和其他具有细胞毒性作用的羰基化合物）所修饰，导致蛋白的聚集。ROS 可以使钙稳态失调，大量内流的钙使 Ca^{2+}依赖性蛋白激酶（如 PKC 等）及钙调蛋白激酶（如钙/钙调素依赖性蛋白激酶等）过度活化，致使蛋白激酶与蛋白磷酸酶的比例失衡，从而促进 Tau 蛋白的异常磷酸化。免疫组化也证明，AD 患者的 NFT 中存在 4-HNE，而 4-HNE 修饰后的 Tau 蛋白更有助于形成 NFT。

（3）氧化应激与细胞凋亡：大量研究资料提示，AD 患者脑中有大量神经元丢失，而神经元丢失的原因之一与凋亡机制密切相关。与健康人相比，在 AD 患者和 MCI 患者的外周血单核细胞中的凋亡信号因子 Sod1 和 Bax 的 mRNA 有明显升高。在将 ROS 信号转入细胞核的过程中，氧化应激激活的蛋白激酶（stress-activated protein kinase，SAPK）通路发挥核心作用。c-Jun 氨基端激酶（c-Jun N -termfinal kinases，JNK）/SAPK1 和 p38 /SAPK2 是两种主要的 SAPKs。ROS 及其效应物 RNS 可激活 JNK 和 p38，调节 caspase-3 和 p53 引起蛋白水解和细胞凋亡。

4. 金属离子、氧化应激与 AD 许多金属离子（如 Cu^{2+}、Fe^{3+}、Ca^{2+}、Zn^{2+}等），在人体的生理及新陈代谢（包括神经细胞代谢）过程中起到重要作用。铜和铁对脑的发育和维持神经系统正常的生理功能极其重要。铜和铁是还原态的金属，在很多酶中都有很重要的催化活性，在生物体内是受严密调控的，以免其过量地诱导 ROS 的产生而对细胞产生损害。铜、铁主要通过 Fenton 反应诱发氧化应激，产生 ROS，造成 DNA、线粒体和细胞膜的氧化损伤，促进 AD 的进展。铜是多种酶的辅助因子，参与金属蛋白酶复合物的形成，参与电子转运和多巴胺神经介质传递，介导细胞内信号通路。铁通过催化自由基的产生促进氧化应激反应，加剧 Aβ 的毒性作用。

（1）Cu^{2+}参与 AD 发病的氧化应激：Cu^{2+}是一种具有氧化还原活性的金属离子。人们研究发现在人类大脑中有非常少的 Cu^{2+}存在，但却有非常重要的功能。Cu^{2+}可进入血-脑屏障，对 Aβ 的聚集表现出双向调制作用：微酸性 pH 下，诱导不溶性 Aβ 化合物的聚集；在中性及碱性 pH 下，抑制 Aβ 聚集，在生理 pH（7.4）和适当的浓度比（Cu^{2+}/Aβ=4 左右）条件下，Cu^{2+}对 Aβ 聚集表现出强烈的抑制效应。Aβ 上有 Cu^{2+}结合位点，Aβ 与 Cu^{2+}结合后，可以将 Cu^{2+}还原为 Cu^{+}，同时产生过氧化氢，促进 Fenton 反应的发生，使脑组织产生氧化损伤。Bayer 等的研究发现，Aβ 前体蛋白在 AD 中有调节 Cu^{2+}稳态的作用。体外试验发现 Aβ 前体蛋白及过量产生的 Aβ 能促使 Cu^{2+}从细胞内移至细胞外，造成细胞内 Cu^{2+}的缺乏，这种细胞内 Cu^{2+}的缺乏可导致继发性，可溶性超氧化物歧化酶（SOD-1）活性降低，促使 AD 的形成和发展。

（2）Fe^{3+}参与 AD 发病的氧化应激：大量证据表明，过渡金属离子，特别是 Fe^{3+}，作为生物分子氧化损伤的催化剂，是引起氧化应激的一个重要因素。Fe^{3+}除了参与体内活性氧的产生外，自身在氧化还原过程中与氧结合所形成的复合物也能引起脂质过氧化、DNA 损伤、各种蛋白和非蛋白中巯基的氧化，并改变细胞内 Ca^{2+}的浓度。Fe^{3+}与其他过渡金属离子（如 Cu^{2+}、Cr^{2+}、Cd^{2+}、Pb^{2+}、Hg^{2+}、Ni^{2+}和 V^{2+}）一样，可以引起对神经、肝和肾的毒性作用。Aβ 的亲水性 N 端的 3 个组氨酸残基（His-6、His-13 和 His-14）和 1 个酪氨酸残基（Try-10）都具有绑定铁的能力。绑定到这些位点的铁通过 Fenton 反应产生 H_2O_2，诱导 Aβ 聚集组氨酸残基的修饰可以减少 Fe^{3+}，诱导 Aβ 聚合。SP 通过激活的小胶质细胞或星形胶质细胞导致细胞因子 IL-1、IL-6 和 IL-8 合成和释放，间接有助于 ROS 的产生和铁从铁蛋白中释放，引起大量的 ROS 从激活的巨噬细胞中释放。铁蛋白的释放可导致体内脂质氧化。赵保路等研究了在转染 Aβ 基因细胞和线虫模型中 Aβ 蛋白与铁相互作用引起的氧化应激损伤机制。结果发现，转染了 Aβ 基因的 SH5Y 细胞和线虫模型增加了铁含量和氧化应激损伤，包括细胞内 ROS、Ca^{2+}和一氧化氮水平增加，SOD 和抗氧化水平降低。而且用 Fe^{2+}处理转染 Aβ 基因的细胞和线虫模型，可使其铁含量和氧化应激损伤比正常细胞明显增加。正常细胞在 Fe^{2+}的浓度很高时才表现出损伤迹象。Ham 等研究表明 AD 的患者 Aβ40 和 Aβ42 可以使血红素加氧酶-1（HO-1）中 mRNA 和蛋白增加，从而促进线粒体铁沉积，引起线粒体损伤，诱导神经元凋亡，引起 AD。

（3）锌代谢参与 AD 发病的氧化应激：正常调节下，Zn^{2+}能够调节 α-分泌酶活性，促使 APP 产生具有神经营养作用的分泌型的 APP（sAPPα），当体内锌浓度超载时，β-分泌酶和 γ-分泌酶占据主导作用，水解 APP 产生 Aβ，Aβ 聚集导致 AD 发生。脑内 Zn^{2+}大量聚集是晚期 AD 的一个显著特征，是痴呆严重程度的重要标志之一。AD 患者脑内 Zn^{2+}的作用具有两面性。Zn^{2+}通过与 Aβ 蛋白中 3 个组氨酸配体结合诱导 Aβ 蛋白低聚体形成。应用金属自显影技术可发现 Zn^{2+}大量聚集在 Aβ 老年斑内，尤其是在神经炎性斑块的 Aβ 核心和失营养状态的神经元突起中富集。Cuajungco 等认为锌通过与铜（或铁）竞争和提供锌沉淀诱导的空间障碍来实现其保护作用。在这里，锌通过改变 Aβ 的构型到一定程度，使铜（或铁）离子不能到达其金属结合位点。铜不能与 Aβ 结合阻止了铜与 Aβ 的相互作用，也阻止了受 Cu-Aβ 调节的 H_2O_2的产生。在体外，加入过量的 Zn^{2+}（相对于 Cu^{2+}或 Fe^{3+}结合的 Aβ）能阻止 H_2O_2的产生。而且，在生理 pH 条件下，锌诱导的 Aβ 沉淀比铜诱导的更密集、更难重新溶解。这种相互作用可使 Aβ 结构性地聚集以阻止氧化还原活性金属的相互作用。锌还与铜或者铁竞争性结合 Aβ，从而阻止铜或铁与 Aβ 的结合，减少过氧化氢和自由基的产生。经研究发现，AD 患者脑内结合了 Cu^{2+}的 Aβ 寡聚体产生的氧化应激可促进 Zn^{2+}释放，诱导 Aβ 的进一步聚集、沉积，形成成熟的毒性相对较小的 Aβ 高聚物，从而对神经元具有一定的保护作用。而 Aβ 进一步沉积可能削弱 Aβ 寡聚体与 Cu^{2+}和 Fe^{2+}结合后参与自由基损害引起神经变性的过程，所以 Zn^{2+}可能在 AD 发病过程中具有一定的积极作用。

自从德国 Alois Alzheimer 医生公布了第一例 AD 病例以来，我们对 AD 的了解、认识逐渐深入。综上所述，AD 患者的氧化应激水平增加，抗氧化系统的能力下降，ROS 增加，诱发蛋白质、脂质、DNA、RNA 的氧化，使得 SP、NFT 形成，线粒体功能障碍。而 SP、NFT、线粒体功能的障碍又进一步加重氧化应激。如此形成一个恶性的循环，使得疾病呈渐进性发展。

5. 抗氧化应激及其对 AD 的防治　尽管氧化应激在 AD 发病机制中的作用已获共识，相关研究也取得较大进展，但对疾病本身仍缺乏有效预防、治疗及延缓进展的方法，因此寻找针对性的防治已成迫切需求。

（1）生理性抗氧化剂：包括维生素 A、维生素 C、维生素 E、β-胡萝卜素、谷胱甘肽、超氧化物歧化酶（SOD）、谷胱甘肽过氧化物酶（GPX）等，都是机体抗氧化的主要成分，病理状态下可代偿性合成增多，但其总量及功能不足时能导致自由基生成增多。

研究显示在对轻、中度 AD 患者使用维生素 E、维生素 C 和 α-硫辛酸（ALA）进行联合抗氧化治疗 16 周后，其淀粉样蛋白和 Tau 蛋白相关的脑脊液标志物并没有改变，简易精神状况检查结果显示认知功能呈恶化趋势，但脑脊液中 F2-isoprostane（脑内氧化应激水平的标志）水平显示轻度下降。研究同时显示大剂量的辅酶 Q_{10}（CoQ_{10}）对于改善脑脊液（CSF）标志物也没有任何益处。也有大量研究发现维生素 E 水平下降与记忆受损显著相关，增加维生素 C 和维生素 E 摄入可改善记忆功能。Dysken 等以 613 名患轻度至中度 AD 的美国老兵为研究对象，这些患者平均年龄为 79 岁，分为 4 个对照组，使其服用不同药物。经过 2 年跟踪后发现，服用大剂量维生素 E 的患者出现日常生活技能下降的时间比其他患者晚大约 6 个月，说明维生素 E 可能有助于延缓轻度至中度 AD 的发展。

目前认为，长期适量补充维生素 C 或维生素 E 对 AD 患者的认知功能的改善是有益的，早期应用可延缓 AD 进展。

（2）天然抗氧化剂：研究表明黄酮类、异黄酮类、多酚类、芪类化合物、甘草水提取物、姜黄素、烟碱等天然抗氧化剂可改善 AD 患者的认知功能。Zhao 等从棉花的花瓣中提纯制成了有效成分——草花总黄酮。通过对草花总黄酮有效部分及其黄酮类化合物进行抗氧化活性和乙酰胆碱酯酶活性的研究，发现该有效成分及其黄酮类化合物不仅具有清除自由基的抗氧化活性，而且也具有一定的乙酰胆碱酯酶抑制活性，同时发现草花总黄酮及部分黄酮类化合物还具有保护氧化应激引起的 PC12 细胞损伤作用。木黄酮是大豆异黄酮的有效成分，亦可升高谷胱甘肽，此外还可拮抗 Aβ 诱导的氧化应激。木黄酮易于透过血-脑屏障，可能会发挥更强的神经保护作用。茶多酚是从绿茶中提取的多酚类化合物，按其化学结构可分为儿茶素、黄酮及黄酮醇类、花白素和花青素、酚酸类和缩酚酸类。其中表没食子儿茶素没食子酸酯（EGCG）是茶多酚中主要成分，含酚性羟基最多，抗氧化能力最强。Choi 等发现，EGCG 可减轻 Aβ 诱导的海马神经元的损害，保护神经元免受自由基损伤。烟碱是烟草的主要成分之一，研究表明它也可用于治疗 AD，其机制与拮抗 Aβ 和金属离子相互作用介导的 ROS 生成、减少 Aβ 沉积、抑制 MAPK 通路减少 NF-κB 和 c-Myc 合成并最终抑制 iNOS 减少 NO 和 RNS 生成、抑制神经元凋亡等相关。此外作为烟草主要成分的烟碱，由于其有害作用远大于有益作用，因此不推荐通过吸烟预防 AD。

有研究认为银杏含有黄酮类成分，能够改善血液循环、增加血液灌流，其抗氧化的特性，更能制衡体内有害的化学物质，并增加中枢神经系统所获取的氧气及养分。不过，法国的 Bruno Vellas 等在 5 年内针对 2854 名 70 岁以上的老年人进行研究，将受试者分成两组，使其中一组固定每日服用 120mg 的银杏叶补充剂，另一组人只是给予安慰剂，来观察受试者的记忆、大脑功能和是否有痴呆情形出现。5 年后，在服用银杏叶补充剂组和服用安慰剂组，各有 4%及 5%的人被诊断罹患 AD，研究人员也没有发现两组受试者在死亡、其他疾病或卒中的发生上有显著的差异，证明银杏叶补充剂似乎没效。

（3）化学合成抗氧化剂：是指非天然存在、可化学合成的具有抗氧化功能的化合物。与天然抗氧化剂相比，化学合成抗氧化剂具有作用靶点明确的特点，其作用部位常可精确至某个关键分子。Jitka 等对芴化合物附加了一种特殊的分子——硝基氧自旋标志物[可发出被可供电子顺磁共振（EPR）检测的特殊信号]，从而使其活性在 EPR 光谱中更加显著。自旋标记的芴化合物对 Aβ 的阻断比未标记的芴化合物更加有效。此外，硝基氧具有抗氧化能力，可清除造成神经元损伤并引起炎症的氧自由基，从而更好地保护神经元，可特异性地破坏 Aβ，从而阻断阿尔茨海默病的发生。Othman Ghribi 等在研究中给兔子喂食高胆固醇的饮食，使兔子脑部积累 Aβ，然后，再给予兔子去铁酮（一种铁螯合剂），可发现兔子血浆中的铁含量减少，大脑中的 Aβ 和 Tau 蛋白的磷酸化水平也恢复到正常水平。表明用铁螯合剂治疗能抑制高胆固醇饮食诱导的 AD 病理，其机制为去铁酮可减少 Aβ 的生成，降低 Tau 蛋白的磷酸化水平。但铁螯合剂对 ROS 水平没有影响，这可能是高剂量的去铁酮或去铁酮联合一种抗氧化剂的综合疗法可以防止活性氧的产生，更充分抑制了高胆固醇饮食对 AD 病理的有害影响。

（4）抗氧化作用的激素：目前用于 AD 研究和治疗的激素类抗氧化药物主要为雌激素和褪黑激素（melatonin，MT）。

雌激素主要由卵巢和胎盘产生，具有促进女性性器官发育和第二性征出现等作用。老年女性的 AD 发病增多据认为与女性绝经后雌激素水平下降有关。雌激素作为人体内的一种天然的抗氧化剂，可以抑制 Aβ 单体聚集成寡聚体而延缓 AD 发病、减轻 AD 症状。此外，雌激素还可以抑制细胞膜磷脂的过氧化和氧化应激引起的神经元变性、改善血流、保护神经元和修复受损的神经元，从而减轻 AD 的症状。

褪黑激素是一种与 5-羟色胺相似的生物胺，在体内由松果体和视网膜产生，其活性随衰老进程而减退。它具有亲脂性，能穿过脂质膜，是很强的抗氧化剂和自由基清除剂。Furio 等的回顾性研究发现，对轻度认知损害患者进行 9～18 个月的 MT 治疗之后，发现其认知功能有了明显的提高；而 Gehrman 等在一个随机双盲试验中没有发现外源性补充 MT 的有益作用。

综上所述，氧化应激学说在 AD 的发病机制中处于重要地位，与 Aβ 沉积说、Tau 蛋白理论、炎性损伤说、金属离子中毒说等均紧密关联。氧化应激不仅是 AD 的早期事件，而且在 AD 进展的各期均表现显著。因此，采取积极的抗氧化措施当可获得良好地预防、延缓和治疗 AD 的效果。基于氧化应激的关键地位，如何获得循证医学证据以评价抗氧化治疗是否能够预防 AD 显得更加重要。对 65 岁以上高危人群，适当增加富含天然抗氧化剂食物的摄入可能有助于预防或延缓 AD 的发生。

6. 展望 生物氧化中的氧化还原反应是人体最基本的生化反应，氧化应激亦是人体一种最基本的保护机制。ROS 和氧化应激是一把“双刃剑”，产生过多，作用不当的确可以引起细胞凋亡和组织损伤，诱发多种疾病。但我们体内还有强大的抗氧化系统，如超氧化歧化酶（SOD）、过氧化氢酶（CAT）、谷胱甘肽过氧化酶（GSH-PrX）等，可以及时快速清除体内过剩的 ROS。在正常生理条件下，体内氧化和抗氧化系统保持动态平衡，既保证正常氧化应激反应，又防止 ROS 对人体的危害。只有在 ROS 生成过盛，抗氧化酶表达不足，氧化和抗氧化平衡失调，ROS 不能及时清除而在体内大量积蓄时，才会引起细胞和组织的损伤，危害人体的健康。

同时，氧化应激和抗氧化不单纯是一种生化反应，更有着极其复杂的细胞和分子机制，包括膜氧化、线粒体代谢、内质网应激、细胞核的重构、DNA 损伤修复、基因转录表达、泛素和泛素化、自吞和溶酶体、细胞外基质、信号传递、蛋白折叠等多重的细胞和分子改变。氧化应激和抗氧化的平衡调节是人体维持内环境稳定和正常生理功能的一个基本的调节体系，亦是人体自我保护、抗御疾病的重要机制。目前，对氧化应激在 AD 中的作用和机制我们还很不了解，还需要不断深入研究。尤其对于 AD 的抗氧化应激治疗的失败，更让我们再度思考氧化应激在 AD 中的真实作用。我们不应该人为地妄加干预，滥用“抗氧化”干预 AD。那样，既不能治病，相反还会伤害身体，甚至危害生命。我们需要科学全面地认识氧化应激在 AD 中的作用，甚至维护、促进 AD 的氧化应激/抗氧化平衡，延缓 AD 进程，以期增进健康。

（杨文明 赵宇辉）

五、突触减少，神经传导速度减低

突触是神经元接受、整合和传递信息的结构和功能单位。神经元通过突触连接形成的复杂的神经网络，是实现学习、记忆、语言和思维等高级脑功能及对其他系统和器官生理活动进行调控的结构基础。突触损害和认知障碍之间存在密切的相关性。可溶性 Aβ、高度磷酸化的 Tau 蛋白与突触损害存在密切的联系。除了神经元和突触丢失外，学习和记忆相关脑区的少突胶质细胞的损害、脱髓鞘和轴突变性进而导致神经传导障碍在 AD 的发生发展中也起关键作用。

1. 突触基本结构 神经元是一种高度特化的细胞，是大脑处理信息的基本单元。神经元主要由胞体、树突、轴突组成，以胞体为主体，向周围延伸出许多不规则树枝状纤维结构，是神经元之间形成的连接结构，是神经信号传递的基本单元。神经元间信息的处理与传递主要发生在突触附近。当神经元胞体通过轴突传到突触前膜的脉冲幅度达到一定强度（即超过其阈值电位）后，突触前膜将向突触间隙释放神经传递的化学物质。突触有两种：兴奋性突触和抑制性突触；前者产生正突触后电位，后者产生负突触后电位。AD 的发生发展与突触变性密切相关，AD 的 β-淀粉样蛋白沉积与 Tau 蛋白过度磷酸化形成神经原纤维缠结的病理现象在突触附近产生交互作用。

（1）神经元的基本结构和功能：神经系统主要由神经元和神经胶质细胞组成。在大脑中尽管神经胶质细胞在数量上大约为神经元的 9 倍，但神经元才是接受外界刺激、进行信息传递和处理的功能单位。根据生理功能，神经元可分为：①感觉神经元（sensory neuron）：又称传入神经元，其胞体主要位于脑脊神经节内，其树突的末梢分布在皮肤和肌肉等处，其接受刺激，将刺激传向中枢。②运动神经元（motor neuron）：又称传出神经元，其胞体主要位于脑、脊髓和植物神经节内，它把神经冲动传给肌肉或腺体，产生效应。③中间神经元：介于前两种神经元之间。动物越进化，中间神经元越多。人类神经系统中的中间神经元约占神经元总数的 99%，构成中枢神经系统内的复杂网络。神经元是高度极化的细胞，尽管其形态多种多样，但都可分为胞体和突起两部分。神经元的突起分为接受刺激信号的树突和释放神经信号的轴突。

1）细胞膜：是维持神经元胞体和突起完整性的亚细胞器。神经元的细胞膜是连续完整的细胞膜，并且是可兴奋膜，它在接受刺激、传播神经冲动和信息处理中起重要作用。神经元细胞膜的性质决定于膜蛋白的种类、数量和结构。有些膜蛋白构成离子通道，直接影响膜内外多种离子的转运；有些膜蛋白是膜受体，可与相应的化学物质结合，有信号转导作用。神经元的信号传递通常是通过树突膜或胞体膜接受刺激信息、轴突膜（轴膜）传导神经冲动来实现的。大多数的离子通道的开启和关闭是受控制的。有些通道是受电刺激而开放的，称电位门控通道，受电刺激或化学物质的控制；有些是当化学物质与受体结合时才开放的，称化学门控通道。一般来说，轴突突起膜的离子通道是电位门控通道，而树突膜和细胞体膜的离子通道是化学门控通道。

2）胞体：是细胞的营养和代谢中心。神经元的胞体常见的形态为星形、锥体形和圆球形等。神经元胞体的中央有一个大而圆的细胞核，其中异染色质少且多位于核膜内侧，常染色质较多且分散在核的中部，核仁大而明显；细胞质含有较发达的粗面内质网、游离核糖体、微丝、神经丝和微管及高尔基复合体，此外还含有溶酶体、脂褐素等。粗面内质网常呈现规则的平行排列，游离核糖体分布于其间，呈嗜碱性颗粒，称尼氏体（Nissl bodies）。尼氏体的数量直接代表神经元蛋白质合成的旺盛程度。在神经元细胞质内存在直径为 2～3μm 的丝状纤维结构的神经原纤维。神经原纤维交织成网，并向树突和轴突延伸，可达到突起的末梢部位。神经原纤维是由直径约为 10nm 的管状结构的神经丝和直径约 25nm 的神经微管集聚成束所构成。微丝是神经元是最细的丝状结构，直径约 5nm，长短不等，集聚成束，交织成网，广泛分布在神经元胞体和突起内，具有收缩作用。神经丝、微管、微丝这三种纤维，构成神经元的细胞骨架，参与物质运输，为神经元（包括代谢产物和离子）的物质输送提供通路。

3）树突：树突的结构与胞体的细胞质基本相似，靠近胞体的树突包含尼氏体和一部分高尔基体。树突细胞质中的细胞器主要是微管和微丝，这赋予了树突具有可塑性调节的能力。在树突分支上常见许多棘状的小突起，称树突棘。大部分树突棘内含有提供能量的线粒体、与物质运输和降解相关的内体和溶酶体。另外，树突棘内还含有滑面内质网（SER）和多核糖体，这些树突棘可能参与了结合及转运相关蛋白的合成和 Ca^{2+}的存储和释放。富含肌动蛋白的细胞骨架以一定的组织方式维系着树突棘的形状，树突棘中细胞骨架的动态变化可以调节树突棘的结构和形态。树突棘是神经元之间形成突触的主要部位。电镜下可见树突棘内有 2～3 层滑面内质网形成的板层，板层间有少量致密物质，称此为棘器。树突棘的数量及分布因不同神经元而异，并可随功能而改变。在大脑皮质锥体细胞的树突上，树突棘数量最多而明显。树突的功能主要是接受刺激。树突和树突棘使神经元的接受面大为扩大。

4）轴突：通常自胞体发出，呈细索状。胞体发出轴突的部位常呈圆锥形，称轴丘，轴丘内不含由平行排列的粗面内质网和其间的游离核糖体组成的尼氏体。轴突的长短不一，短者仅数微米，长者可达 1 米以上。轴突一般比树突细，全长直径较均一。轴突末端常有分支，称轴突终末。轴突终末膨大呈杯状或球状的突触小体。轴突表面的细胞膜称轴膜，内含的细胞质称轴质。轴质内有大量微管和神经丝，此外还有微丝、线粒体、滑面内质网和一些小泡等。微管与神经丝均很长，沿轴突长轴平行排列。微丝较短，主要分布于轴膜下，常与轴膜相连，构成轴质中的网架结构。另外，轴突内不含尼氏体和高尔基复合体，因此轴突内不能合成蛋白质。轴突更新所需成分及神经递质合成所需的蛋白质，需在胞体内合成后转运到轴突及其终末。轴突的主要功能是在轴膜上传导神经冲动、在轴突内进行物质的运输和在轴突终末释放神经递质。轴突起始段轴膜的电兴奋性阈较胞体或树突低得多，故轴丘常常是神经元发生冲动的起始部位，最后传递至轴突终末。神经元胞体内新合成的微管、微丝和神经丝组成的网架缓慢地移向轴突终末进行轴突内的物质运输称轴突输送。神经元胞体内合成的轴突所需的蛋白质、含神经递质的囊泡等由胞体向轴突远端输送，而轴突终末摄取的物质（蛋白质、小分子物质或由邻细胞产生的神经营养因子等）逆行输向胞体。微管在轴突输送中起重要作用，微管与轴质中的动力蛋白或驱动蛋白相互作用，可推动小泡向一定方向移动。此外微丝也与轴突输送作用有关。被运输至突触终末的囊泡在神经冲动作用下通过胞吐的途径释放到轴突外。

（2）突触的基本结构和功能：通常一个神经元含有一个到多个树突，而轴突只含有一条。在神经系统中，大量神经元通过轴突终末与树突或胞体连接，形成神经回路。这种神经元轴突与树突或树突与树突之间形成的连接结构称为突触。突触是由突触前膜、突触间隙和突触后膜三部分构成。根据冲动传导的介导方式不同，突触可分为化学突触和电突触。化学突触的突触前细胞借助化学信号（神经递质），将信息转送到突触后细胞；电突触则借助于电信号传递信息。在哺乳动物中进行突触传递的几乎都是化学突触，通常所说的突触特指化学突触。

突触是神经元之间在功能上发生联系的部位，也是信息传递的关键部位。当轴突末梢与另一神经元的树突或胞体形成突触时，往往先形成膨大的突触扣。当神经冲动传到突触前末梢时，突触前膜中的 Ca^{2+}通道被触发开放，Ca^{2+}顺浓度差流入突触扣。在 Ca^{2+}的作用下突触囊泡与突触前膜融合后裂口，将内含的神经递质通过这种胞吐的途径外排到突触间隙。被释放的递质扩散，通过突触间隙到达突触后膜，并与位于后膜中的受体结合，形成递质受体复合体，触发受体改变构型后导致离子通道开闭状态的改变，特定离子得以沿浓度梯度流入或流出突触后膜。这种跨膜离子流动所携带的净电流变化导致突触后膜去极化兴奋性突触后电位（EPSP）或突触后膜超极化变化抑制性突触后电位（IPSP）。

1）突触前膜：是膨大的轴突末梢（6～7nm），在突触前膜胞质内聚集了富含神经递质的突触囊泡，以及一些微丝、微管、线粒体和滑面内质网等细胞器。突触囊泡的包装、存储和释放与突触体素、突触素（synapsin，SYN）和小泡相关膜蛋白（vesicle associated membrane protein，VAMP）等三种蛋白有关。突触体素是突触小泡上 Ca^{2+}的结合蛋白，当神经兴奋传导至突触时，内流增加的 Ca^{2+}与突触体素结合。突触素是神经元的磷酸化蛋白，有调节神经递质释放的作用。小泡相关膜蛋白（VAMP）是突触小泡膜的结构蛋白，可能对突触小泡代谢有重要作用。Ca^{2+}通道使介导胞外 Ca^{2+}进入突触前膜，是神经递质释放的关键步骤。进入突触前膜的 Ca^{2+}的数量直接影响了突触前膜递质的释放水平。突触前膜富集了 N-型 Ca^{2+}通道、Q-型 Ca^{2+}通道。不同类型的 Ca^{2+}通道在神经元突触中可能有表达特异性，如有研究发现，海马 CA3 和 CA1 神经元间的突触传递是由 N-型 Ca^{2+}通道和 Q-型 Ca^{2+}通道介导的，而不是 L-型 Ca^{2+}通道和 P-型 Ca^{2+}通道。

2）突触间隙：是位于突触前、后膜之间的细胞外间隙，宽为 20～30nm。突触间隙中充满了电镜观察下电子致密的物质，其成分包括细胞外基质成分、含糖胺多糖、受体的胞外段、参与信号转导的蛋白质，以及突触前、后膜上参与细胞连接的细胞黏附分子等，这些化学成分对突触结构的稳定或神经递质由前膜移向后膜的传递起到重要的作用。

3）突触后膜：是与突触前膜相对应部分的突触后神经元增厚（20～50nm）的胞体膜或树突膜，是由大量神经递质受体和骨架蛋白密集所形成的特殊结构，在电镜下呈现突触后致密带。突触后膜成分包括接受特定神经递质的受体、与受体激活相关的胞内信号转导途径相关蛋白、与受体在突触后定位相关的细胞骨架成分、调节受体活性的酶及控制突触后兴奋的离子通道等。突触后膜的作用是接受突触前膜释放的神经递质信号并将其传递到静息状态的突触后神经元。一般来说，一个神经元上同时存在兴奋性突触及抑制性突触；但同一神经元上的这两种突触存在空间上的异质性，兴奋性突触一般形成于树突分支的远端，而抑制性突触则在树突的近侧及神经元胞体上。神经递质受体、信号分子及支架蛋白等组成的复合物形成突触后致密带（postsynaptic density，PSD），PSD 物质是树突棘中最重要的细胞器，被认为是突触后信号转导的特化细胞器。而其中的受体是突触后特化结构中的核心成分，执行神经递质的接受和信号启发功能。

（3）突触标记蛋白：突触上有许多结构和功能蛋白表达。其中突触素、生长相关蛋白-43（growth-associated protein43，GAP43）和突触后致密物-95（postsynaptic density 95，PSD95）是三种典型的突触相关蛋白。突触素和 GAP43 主要分布在突触前膜；PSD95 主要位于突触后结构中。突触素在突触形成、联系建立及重建过程中具有重要作用；GAP43 在突触新的连接形成、神经发育及生长锥形成的时期表达量增加，同时这些过程伴随着轴突的生长，进一步增加生长相关蛋白表达。PSD95 具有参与调节神经递质的分泌、积聚及相应受体的生物功能。这些突触标志物常用于评估各类神经系统疾病过程中突触的损害情况。

（4）突触可塑性：相对于神经元胞体和其他结构而言，突触在结构和功能上具有更强的可塑性，在学习和记忆形成中起重要的作用。突触可塑性指突触不断变化的传递效能（长时程增强/长时程抑制）和形态结构（如 PSD 增厚或变薄）。众所周知，长时程增强（long-term potentiation，LTP）和长时程抑制（long-term depression，LTD）是学习和记忆活动的细胞水平的生物学基础；而且突触可塑性具有神经元活性依赖性，在很大程度上反映了脑整体功能的可塑性。由此可见，突触可视为中枢神经系统中最小的功能单位，突触可塑性是学习、记忆、语言和思维等高级脑功能及对其他系统和器官生理活动进行调控的结构基础。

（5）生理性增龄性突触丢失及其机制：突触丢失是脑衰老和包括 AD 在内的神经退行性疾病的共同病理变化。生理性增龄性突触丢失的确切机制尚不完全清楚，可能包括以下几个方面：①突触相对于神经元其他结构而言，距离胞体的距离越远，由此导致依赖于神经元胞体合成并经轴浆运输的各类细胞器，如线粒体和各类大分子物质，越易缺乏，所以自我修复能力差。②作为神经信息传递的结构基础，突触较神经元其他部位具有更高的代谢水平，可产生更多活性氧，加上突触部位自身合成抗氧化酶系和自由基清除剂等活性物质的能力较弱，更易发生氧化应激损害。③突触是兴奋性神经递质谷氨酸合成、释放、再摄取和清除的主要场所，也是各种原因导致的谷氨酸兴奋毒性状态下最先受到累及的结构。

2. AD 进程中突触丢失及其机制　相对于正常衰老，AD 进程中的突触丢失及其程度更加明显。广泛的突触丢失是 AD 患者认知功能发生不可逆性损害的分子病理基础。最初人们认为 AD 患者突触丢失和认知障碍主要是由于 Aβ 斑块沉积改变所致。但是随后的研究证据表明，AD 患者脑内斑块聚集与突触丢失及痴呆的进程没有关联性。进一步研究发现可溶性 Aβ 具有突触毒性和认知损害作用。在啮齿类动物脑内注射可溶性 Aβ 寡聚体，可以导致行为损伤、树突棘丢失和 LTP 抑制。表达人型突变型 APP 和早老素的模型动物在未出现明显斑块形成之前，就表现出明显突触丢失，进一步证实导致突触功能障碍的原因是可溶性 Aβ 而非 Aβ 斑块。

有关 Aβ 突触毒性作用可能包括以下几种途径：①影响谷氨酸神经递质作用。NMDA 受体是 Aβ 诱导 LTP 抑制所必需的；Aβ 寡聚体导致 AMPA 受体和 NMDA 受体内吞而使 LTD 加强。②钙平衡失调。Aβ 可以激活钙调磷酸酶，提高胞内 Ca^{2+}浓度，进而导致线粒体的 ATP 合成、线粒体通透性转变孔道的开放等功能异常。③Aβ 也能诱导非凋亡 caspase 活化从而导致 LTD 增强和突触丢失。④同时激酶 Cdk5 的巯基亚硝化也被证实可促进 Aβ 导致突触丢失。上述因素存在交互作用，最终导致突触功能障碍和丢失。

除了可溶性 Aβ，高度磷酸化 Tau 蛋白对突触也有损害作用。有关 Tau 蛋白病变模型的研究显示存在突触素蛋白表达水平下降、树突棘萎缩和突触丢失，并且这些病理改变发生在明显神经原纤维缠结形成之前。这一结果提示，对突触具有毒性作用的是可溶性 Tau 而不是其聚集物。在神经元培养中，可溶性 Tau 蛋白错误着位的树突表现出明显的棘丢失，也提示可溶性 Tau 蛋白可以导致突触功能损伤。另外，在小鼠皮质下注射可溶性 Tau 蛋白可以导致海马树突棘的减少，再次证实可溶性 Tau 蛋白在突触丢失中的作用。但是 Tau 蛋白对突触损害的具体分子机制还有待于进一步研究。

3. AD 与突触变性　AD 是慢性进行性中枢神经系统退行性变导致的痴呆，我们对 AD 在病理上的经典认识主要围绕大脑内神经元细胞外富含 Aβ 的老年斑沉积、细胞内大量的神经原纤维缠结及神经元丢失展开。然而，AD 发病进程中的一些早期的病理现象越来越引起研究者的注意，特别是突触变性在 AD 发生发展过程中越来越引起研究者的注意。

（1）AD 与突触结构改变：AD 患者的突触改变与 AD 病情程度相关，皮质和海马突触连接的丧失是 AD 患者脑内一个突出的神经病理学改变。突触连接的丢失在疾病的早期即可出现，以海马结构的齿状回分子层最严重。在 AD 患者脑中，突触数量减少较神经元丧失更显著，并且还伴有突触病理性的变化。对 AD 患者的检查，无论是尸体解剖脑组织电镜观察，还是突触体素定量分析，均提示 AD 患者脑组织中存在不同程度的突触丧失，以海马齿状回外分子层最为严重，而在海马的其他区域和新皮质区程度较轻，推测可能是内嗅皮质神经元输入信号下降的结果。进一步的研究发现，AD 早期就存在突触病理改变，出现在老年斑、神经原纤维缠结及神经元死亡之前。动物实验研究也发现，在大鼠海马定位注射 Aβ40 后，在电子透射显微镜下可见，海马神经元和神经毡水肿；部分神经元固缩，核染色质边集；线粒体肿胀、畸形，嵴断裂、溶解；突触小泡体积变小、变少，突触结构不完整、数量明显减少。在转 APP 基因 AD 模型大鼠中，也能发现相似的突触结构变性。因此，突触变性及丧失可能是 AD 痴呆的结构基础。

（2）AD 与突触蛋白改变：突触体素在突触前囊泡运输中起到重要的作用，突触体素通过轴突运输形式被运输至神经终末，并结合到小型囊泡膜上。突触体素帮助囊泡离开网状细胞骨架，移向突触前膜并与之融合。突触体素介导了 Ca^{2+}依赖性的神经递质（乙酰胆碱和谷氨酸等）的释放过程。突触体素是突触终末特异性标志物，其数量能反映神经元突触密度。通过动物实验发现，在 Aβ40 海马定位注射 AD 模型大鼠中，海马突触体素和突触数量均有所减少；同样地，在转 APP 基因 AD 模型小鼠中，小鼠组皮质和海马出现突触素、PSD95 蛋白及 shank1 蛋白表达均减少。这些现象提示，AD 病理发展过程中构成神经元突触结构的分子物质发生了变性，继而可能影响突触结构的完整性和突触的正常功能。Tau 蛋白、Aβ 及产生 Aβ 的相关蛋白可能在突触正常生理功能中起到一定作用。已有研究表明，Aβ 不仅与突触可塑性有关，还与小突触的体积有关。另有研究发现，地松鼠冬眠期间 Tau 蛋白磷酸化水平上升，暗示 Tau 蛋白磷酸化在生理功能中所起的作用。除了间接调节突触功能，Tau 蛋白可能直接与 Fyn 激酶作用在 PSD 上调节 NMDA 受体功能，但至今不清楚这类功能属正常生理功能还是病理异常。

4. 神经传导速度减低

（1）有髓纤维的基本结构：有髓纤维是神经元轴突形成的一种特化结构。有髓纤维外被神经胶质细胞的细胞膜形成的呈同心圆排列的螺旋膜板层，称为髓鞘。除了近神经元胞体处和轴突终末以外，轴突其余部分均被多个髓鞘所包裹。相邻髓鞘之间存在轴突裸露区，称为郎飞结。郎飞结两侧的轴突和神经胶质细胞之间形成隔状连接，称为结旁区。

（2）有髓纤维的分类：根据所在的位置不同，有髓纤维可分为两种：周围神经系统的有髓纤维和中枢神经系统的有髓纤维。前者由施万（Schwann）细胞形成，后者由少突胶质细胞形成。与施万细胞相比，少突胶质细胞突起末端的扁平薄膜可以分别包卷多个轴突，从而在很大程度上提高了有髓纤维的形成效率，并减少了脑的总体积。虽然这两种类型的有髓纤维在化学组成和结构上略有不同，但是它们在轴突传导兴奋性冲动的过程中均执行相同的功能。

（3）影响神经传导速度的因素：①轴突直径：动作电位的传导是通过局部电流实现的。轴突直径粗时，电阻明显下降（在无髓纤维，电阻与直径的平方成反比），因而形成的局部电流影响范围大；邻近静息膜电位达到阈电位水平所需的时间短，所以传导速度快。此外，不同直径的神经纤维膜上 Na^+通道密度不同。越粗的无髓神经纤维，其膜上 Na^+通道的密度越高。当它们开放时，沿 Na^+通道进入膜内的电流越大，故动作电位的形成及传导速度都快。②髓鞘：脊椎动物的许多神经纤维都包有髓鞘，这是动作电位传导速度增加的重要原因，比单纯增加纤维的直径更有效。髓鞘富含磷脂，具有高电阻、低电容的特性。而郎飞结区无髓鞘，并有密集分布的电压门控 Na^+通道，很容易发生去极化并达到阈电位，从而产生动作电位。髓鞘的这种结构和功能特性使得动作电位在郎飞结之间以 120m/s 的速度呈跳跃式传导，从而极大地加速了神经冲动的传导速度，并且有效地节约了由此所需的跨膜离子运动的总数和 ATP 消耗。

（4）AD 进程中轴突损伤：在形态学上，主要为学习和记忆相关脑区轴突的脱髓鞘、溃变及由此引发突触数量的减少和变性。在功能学上，除了表现为动作电位的传递障碍，还表现为细胞器、囊泡、蛋白质等轴浆运输功能障碍。以上各环节相互联系、相互促进引发的神经元之间兴奋传导障碍，进而使患者出现认知障碍的临床表现。

如上所述，髓鞘是保证轴突高效快速传导神经冲动的基础，正常情况下，轴突的电压依赖性 Na^+只位于郎飞结处，而在髓鞘包裹的轴膜处含量非常少。脱髓鞘后的轴膜缺乏 Na^+通道，而结旁区有大量的 K^+通道，在这种情况下，轴突的动作电位传导将被阻断。为了对抗这一过程，脱髓鞘的轴突处代偿性增加 Na^+通道的表达，由此导致动作电位传导时大量的 Na^+进入轴突。此后，轴突通过动用 Na^+-K^+-ATP 酶清除过多的 Na^+，保持正常的 Na^+梯度。因此，在动作电位传导的瞬间，轴突中出现骤然的 ATP 浓度急剧下降，使轴突能量失衡。当 ATP 的水平下降到一定阈值并伴随着轴突内 Na^+浓度的增加，将会导致 Na^+/Ca^{2+}交换的翻转、谷氨酸和其他神经递质的释放，使轴突内出现 Ca^{2+}超负荷，而触发一系列的细胞事件，如线粒体功能障碍、酶过度激活和氧自由基的形成等，最终导致轴突变性。因此，脱髓鞘除了直接影响轴突的传导作用以外，也使轴突内外离子稳态破坏，导致轴变损伤。

轴突损伤将会破坏神经元线粒体、突触囊泡，以及蛋白质和其他各种物质的正常轴浆运输。线粒体在神经元胞体合成，沿着轴突顺行运入轴突或者逆行运回胞体。因此，正常的线粒体功能不仅取决于线粒体的完整性，更依赖轴突对线粒体的稳定运输和精确定位。AD 病程中观察到的神经元胞体线粒体的聚集高度、轴突线粒体的减少、线粒体被自噬体的降解及突触囊泡的减少均提示轴浆运输的障碍。

微管不仅是细胞骨架的主要成分，也是细胞运输的主要装置。细胞中的细胞器、囊泡、蛋白质和 mRNA 被“马达蛋白”携带着，在微管上穿梭。微管的聚合和解聚依赖 Ca^{2+}的存在和微管相关蛋白的调控。微管相关蛋白（microtubule associated proteins, MAP）包括 MAP-1、MAP-2 和 Tau 蛋白。MAP-2 在树突中大量表达，而 Tau 蛋白主要集中在轴突，具有促进微管组装的作用。微管聚合的调控是通过一系列蛋白激酶和磷酸化酶调节磷酸化的 Tau 蛋白的量而实现的。AD 病理进程中由于 Tau 蛋白的过表达和高度磷酸化干扰微管的正常聚合和解聚及降低“马达蛋白”对微管的亲和力，从而破坏了线粒体和突触囊泡的轴浆运输，进而影响了正常神经传导所依赖的 ATP 和神经递质的合成。

（5）AD 进程中少突胶质细胞的损伤：在 AD 病理进程中，多种因素可以导致少突胶质细胞的功能障碍。髓鞘的崩解与年龄高度相关，随着年龄的增加，髓鞘对基因和环境的易感性增加，而逐渐崩解。大量的研究表明髓鞘崩解始于中年，在衰老进程中加速，是认知功能减退和包括 AD 在内的神经退行性疾病的基础。髓鞘的崩溃和少突胶质细胞功能障碍的出现甚至早于淀粉样蛋白和 Tau 蛋白的磷酸化。此外，髓鞘的崩解可以促进有毒性的 Aβ 寡聚体的形成，Aβ 寡聚体又可以损伤更多的髓鞘，从而导致恶性循环，加剧了 AD 的病理进程。研究表明 Aβ 可以通过氧化应激、炎性细胞因子释放及细胞凋亡等多种途径导致少突胶质细胞功能障碍甚至死亡。不仅如此，Aβ 还可以通过影响少突胶质细胞前体细胞的正常分化和髓鞘碱性蛋白的表达与分布而损伤少突胶质细胞的成熟和髓鞘的再形成、修复功能。此外类似于神经元内 Tau 蛋白的高度磷酸化和神经原纤维缠结等事件也发生在少突胶质细胞中。由此可见，Aβ 对少突胶质细胞具有直接毒性作用，从而在 AD 的病理进程中发挥重要作用。

（6）神经传递相关的离子稳态的破坏：离子稳态在神经元的生理活动中发挥重要作用。神经递质的释放、突触后动作电位的形成、神经冲动的传递及细胞内的信号级联反应的发生等均依赖于神经元细胞及突触内外正常的离子浓度，以及其所形成的电势差。Aβ 可以导致多种离子转运体、通道及交换子的结构和功能损害，从而导致脑内 Na^+、K^+及 Ca^{2+}离子稳态破坏，影响神经传递。

5. 总结 总之，突触和神经传导障碍是 AD 进程中认知功能损害的病理生理基础。Aβ 是导致突触、轴突和髓鞘结构与功能损害的主要原因。进一步明确保护轴浆运输和少突胶质细胞功能的分子机制，将有助于发现 AD 的治疗新靶标。

（肖　明　黄汉昌　姜招峰）

六、神经递质异常

进行性认知功能损害是 AD 的特征性临床表现。其主要病理生理基础是各种原因导致的大脑皮质和海马等脑区 Aβ 聚集及其系列继发性病理损害机制，包括氧化应激、线粒体能量代谢异常、细胞内 Ca^{2+}超载、胶质炎性反应、血-脑屏障和微血管损害，导致的神经元变性坏死、突触丢失、轴突变性和神经递质异常等，进而出现学习、记忆、思维和语言等功能障碍。本章将对此依次介绍，本部分主要是有关神经递质方面。在 AD 患者脑内，各个神经递质系统均发生了改变，多数神经递质总体上呈减退态势，其中胆碱能系统改变最为明显。神经递质的适度减低可能是整个机体活力的一种适应性反应，但在 AD 的病理情况下，神经递质的改变超出了正常范围，调控功能失常，临床上则表现为认知和记忆的全面减退。

1. 神经递质　对于大多数神经元而言，神经元之间的信息传递是靠化学物质——神经递质介导的。经典意义上的神经递质是由突触前神经元合成并释放到突触间隙的化学物质，其与突触后细胞膜上的特异性受体结合，继而影响突触后神经元的膜电位，从而完成突触信号的传递过程。近年来的研究发现，脂溶性气体分子——一氧化氮（NO）也可以在神经元间传递信息，其能自由透过细胞膜而无须与膜上的受体结合。

（1）递质能神经元：神经元是高度特化的细胞，不同特化的神经元具有分泌不同的神经递质或者神经调质（神经肽）的能力。作为协助突触信号传递的分子，神经调质本身不具有递质活性，大多与 G 蛋白偶联受体结合后诱发突触前或突触后电位，不直接引起突触后生物学效应，但能调节神经递质在突触前的释放及突触后细胞的兴奋性，调节突触后细胞对递质的反应。根据神经元释放的神经递质或神经调质，还可将其分为胆碱能神经元、胺能神经元、肽能神经元、氨基酸能神经元。研究发现，多种神经递质在神经元中存在共存现象，即一个神经元能分泌多种神经递质，但是不同的神经递质包装在不同的突触囊泡中。

（2）神经递质类型及功能：目前已经发现的神经递质超过 100 多种。脑内的神经递质按照作用后果可分为离子型和代谢型两类。其中离子型神经递质按照电位变化可分为兴奋型和抑制型两类。神经递质按化合物种类分为生物原胺类、氨基酸类、肽类、其他类型（如 NO、腺苷、花生四烯乙醇胺等）神经递质。生物原胺类神经递质是最先发现的一类，包括多巴胺（DA）、去甲肾上腺素（NE）、肾上腺素（E）和 5-羟色胺（5-HT）等。氨基酸类神经递质包括 γ-氨基丁酸（γ-aminobutyric acid，GABA）、甘氨酸、谷氨酸（glutamic acid，Glu）、组胺和乙酰胆碱（ACh）等。肽类神经递质包括内源性阿片肽、P 物质、神经加压素、胆囊收缩素（CCK）、生长抑素、血管加压素和缩宫素等。神经递质并非散状性地分布在突触前膜胞体内，而是被包装在不同的囊泡中。脑中常见的神经递质包括乙酰胆碱、γ-氨基丁酸、5-羟色胺、多巴胺、去甲肾上腺素、肾上腺素、褪黑激素等。谷氨酸是脑与脊髓中最常见的神经递质，几乎 90%的兴奋性突触是以谷氨酸作为神经递质的。γ-氨基丁酸是脑中最常见的抑制性神经递质，超过 90%的抑制性突触以 γ-氨基丁酸作为神经递质（甘氨酸是脊髓中最常见的抑制性神经递质）。乙酰胆碱是神经肌肉连接处的神经递质，在中枢神经系统中乙酰胆碱也是很重要的一种兴奋性神经递质。多巴胺在脑中有多种重要功能，包括运动行为的调节，动机与情绪激发相关的快感等；帕金森病与多巴胺不足有关，精神分裂症与较高水平的多巴胺有关。5-羟色胺在中枢神经有部分合成，具有调节食欲、睡眠、体温、记忆与学习、情绪、行为等功能。

（3）神经递质的输送

1）突触囊泡传递：当轴突末梢与另一神经元的树突或胞体形成化学突触时往往先形成膨大突触扣。突触扣包含数量众多的直径在 30～150nm 的球形小泡——突触囊泡，还含有较多的线粒体。神经递质储存于突触囊泡内。突触囊泡类型：①球形囊泡：是直径为 20～60nm 的电子透明小泡，其中含有兴奋性非肽类神经递质，如 ACh 和氨基酸类递质等。②颗粒囊泡：囊泡内含有电子密度高的致密颗粒，按其颗粒大小又可分为两种：小致密性囊泡，直径为 30～60nm，通常含胺类神经递质如肾上腺素、去甲肾上腺素等；

大致密性囊泡，直径可达 80～200nm，所含的神经递质为 5-羟色胺或脑啡肽等肽类。③扁平囊泡：囊泡长径约为 50nm，呈扁平圆形，其中含有抑制性神经递质，如 γ-氨基丁酸等。各种神经递质在胞体内合成并被包装成囊泡，通过囊泡包裹形式被快速顺向运输到轴突末端，使大量球形囊泡聚集在轴突终末。

2）神经递质的释放：突触前膜释放神经递质的过程被称为胞吐或胞裂外排。当神经冲动抵达末梢时，末梢产生动作电位，突触前膜 Ca^{2+}通道开放，因此 Ca^{2+}由细胞膜外进入突触前膜内。突触前膜区域升高的 Ca^{2+}介导一定数量的包含神经递质的囊泡与突触前膜紧贴融合，囊泡与突触前膜黏合处出现破裂口，囊泡内递质及其他内容物被释放到突触间隙内。Ca^{2+}由胞外向胞内的转移水平对神经递质的胞裂外排起到很重要的作用，Ca^{2+}是囊泡膜与突触前膜融合的必要因素，Ca^{2+}的转移数量直接关系到神经递质的释放量。减少细胞外 Ca^{2+}的浓度，则使递质释放受到抑制；而增加细胞外 Ca^{2+}的浓度则增加递质释放水平。Ca^{2+}可能通过以下有两方式促进突触囊泡与突触前膜的融合：①降低轴突细胞质的黏度，有利于突触囊泡的迁移。②消除突触前膜内的负电位，以利于囊泡与突触前膜接触而发生融合。

3）神经递质的清除：被释放到突触间隙的神经递质在执行突触信息传递效应后应存在终止的途径，以防止突触后神经元接受长期应激信息。神经递质的突触传递作用可通过以下途径中止：首先是再回收抑制，即通过突触前膜载体（转运体蛋白）的作用将突触间隙中多余的神经递质回收至突触前神经元并储存于囊泡；其次是酶解，即通过突触间隙的神经元扩散至突触外周被其他神经元或星形胶质细胞吸收、酶解成代谢物的形式储存或利用；另外，突触间隙可能存在一些特异性的酶，可以迅速降解神经递质。一些常见的神经递质系统及其介导的神经效应见表 6-2。

表 6-2　一些常见神经递质系统

神经递质	突触后效应	前体物质	合成限速步骤	清除机制
乙酰胆碱	兴奋性	胆碱、乙酰辅酶 A	胆碱乙酰转移酶	乙酰胆碱酯酶
谷氨酸	兴奋性	谷氨酸盐	谷氨酰胺酶	转运体
γ-氨基丁酸	抑制性	谷氨酸	谷氨酸脱羧酶	转运体
甘氨酸	抑制性	丝氨酸	磷酸丝氨酸	转运体
儿茶酚胺类	兴奋性	酪氨酸	酪氨酸羟化酶	转运体和酶解
5-羟色胺	兴奋性	色氨酸	色氨酸羟化酶	转运体、单胺氧化酶
组胺	兴奋性	组氨酸	组氨酸脱羧酶	转运体
神经多肽	兴奋性、抑制性	氨基酸	合成与转运	蛋白酶解

2. AD 与神经递质损伤

（1）中枢胆碱能异常：ACh 是中枢神经系统中分布很广的神经递质，胆碱能神经元广泛分布在前脑、纹状体、边缘系统及脑干中。ACh 主要参与机体心血管活动、摄食、饮水、睡眠、觉醒、感觉和运动的调节。研究发现 ACh 对学习和记忆也有调节作用，某些神经疾病和老年健忘症等都与脑内 ACh 的含量有关。ACh 由胆碱和乙酰辅酶 A 在胆碱乙酰转移酶（choline acetyltransferase，ChAT）的催化作用下合成，ChAT 是胆碱能神经元所特有的，故其也是该神经元的特异性标志物。释放到突触间隙的 ACh 与其受体（acetylcholine receptor，AChR）结合传递神经冲动后，迅速被乙酰胆碱酯酶（AChE）水解成胆碱和乙酸。突触后膜含有特异的 AChR，包括烟碱型乙酰胆碱受体、蕈毒碱型乙酰胆碱受体。研究表明，大鼠获得训练后，皮质、海马 ACh 和胆碱转移酶（ChT）升高，拟胆碱能药物或海马隔区内移植胆碱能胎胚组织均改善学习和记忆功能；相反，抗胆碱能药物或损伤胆碱能基底核则破坏学习记忆功能。

1）胆碱能变性：胆碱能神经元在中枢神经系统内分布极为广泛。基底前脑的胆碱能神经元主要位于 Meynert 基底核、Broca 斜角带核和隔核。其合成的 ACh，可经投射纤维输送至大脑皮质和海马。ChAT 是生成 ACh 的限速酶，常被作为胆碱能神经元的标志物。AChE 是 ACh 的水解酶，主要分布于海马，其次是顶叶和枕叶。

胆碱能损伤在 AD 中起了重要作用。病理学研究提示，基底前脑等部位胆碱能标志的改变与 AD 痴呆的严重性相平行，AD 患者脑部 ACh 明显缺乏，AChE 和 ChAT 活性降低，特别是海马和颞叶皮质部位。ACh 的含量会随着年龄的增加而下降，正常老年人比自己年轻时下降 30%，而老年痴呆患者下降更为严重，可达 70%～80%。ChAT 和 AChE 活性反映了胆碱能神经元的活性，胆碱能调节大脑皮质和海马中神经生长因子（nerve growth factor，NGF）的合成与释放。Aβ 的沉积会增加 AChE 的表达，在 AD 患者的大脑中神经原纤维缠结和老年斑内 AChE 活性显著升高，造成乙酰胆碱神经递质的异常。当投射到皮质和海马的 ACh 减少时，皮质和海马的 NGF 释放减少，使其营养作用得不到发挥，并进一步导致 Aβ 的沉积和神经原纤维缠结的形成，产生恶性循环的 Aβ 毒害作用。毒蕈碱受体激动剂（RS86）增强了 APP 的非淀粉样水平途径，提升了老年大鼠脑区 ACh 的释放水平，提高了大鼠的行为能力。

胆碱能系统主要与学习相关。在 AD 的发病过程中，胆碱能神经元丢失，AChE 和 ChAT 活性减低，进而导致学习、记忆等衰退，这被认为是 AD 的主要临床特征。ACh 是中枢神经的主要的神经递质之一，在学习和记忆过程中起着重要作用，ChAT 是合成 ACh 的主要限速酶，研究发现在 AD 患者脑中的 ChAT 数目下降，并且发现其与 Aβ 含量成正比。将 Aβ 注入到大鼠的基底巨细胞核后，大鼠皮质细胞的 ACh 释放明显减少，其胆碱功能传递功能的损伤可能是造成大鼠工作记忆衰退的原因。体外实验也发现，拟胆碱药能缓解 Aβ 的神经毒性，目前 AChE 抑制剂仍是 AD 的主要治疗药物。但是近二十多年来，临床上用拟胆碱能药物对 AD 患者进行了大量的治疗观察，拟胆碱药物对 AD 的治疗作用非常局限，拟胆碱药物对轻度 AD 的症状有一定的缓解作用，但对中度、重度 AD 并没有显著的治疗作用。究其原因，除了中枢胆碱能神经系统出现病理改变外，可能与 AD 患者其他递质系统（如去甲肾上腺素能、5-羟色胺能、谷氨酸能等神经系统），也有损害有关。

AD 基底前脑的胆碱能神经元丢失，伴随着 ACh 的合成、储存、释放减少，从而导致以记忆和认知障碍为主的多种临床表现。研究表明，ACh 的改变区域有选择性。额叶和顶叶皮质中胆碱含量降低 40%～50%，维持某些亚型胆碱能受体功能的胆固醇也较常人大为降低。在 AD 患者脑中，颞中回、顶叶和额叶皮质及海马中的 ChAT 活性明显低下，而在脑干、小脑、中央前后回和枕叶皮质其水平正常。AChE 的变化一般落后于 ChAT，因此在 AD 发病初期，由于 ChAT 异常所致合成减少的 ACh，仍被正常的 AChE 分解，致使突触间 ACh 含量的减少。随着病程的进展，AChE 活性降低，特别是在脑内起主要作用的 G4 型 AChE 活性减低尤其明显。AChE 在老年斑和胆碱能神经元丢失区域染色增强，在 Aβ 沉积区及其周围其酶活性增强。它们以不对称性结构存在，具有胶原样的尾部，从而促进 Aβ 生成，形成 Aβ 沉积。

根据药理学反应特性不同，可将胆碱能受体分为 M 受体（muscarinic receptor）和 N 受体（nicotinic receptor）。M 受体属于 G 蛋白偶联受体，是由第二信使介导的受体家族，分 5 个亚型，即 M1～M5。N 受体是五聚体受体，属于离子通道偶联的受体家族，主要调控细胞内外 Na^+、K^+和 Ca^{2+}的流动，其激活后主要通过对膜电位的调节而影响细胞功能活动。17 种亚基组成了 N 受体，其中参与中枢神经系统不同 N 受体构成的有 12 种亚基，分别是 α2～α9 和 β2～β5。在中枢神经系统中主要表达 α4 和 β2 两种 N 受体亚型，在与年龄相关的神经退行性改变过程中出现的亚型改变最明显的是 α4 亚型 N 受体。

各型胆碱能受体在 AD 患者脑中的变化有所不同。M1 受体、M2 受体、M3 受体均可以选择性地作用于淀粉样前体蛋白（APP），使非 Aβ 生成增多，而 M1 还可以使 PC12 细胞的 Tau 蛋白脱磷酸化。故 M 受体可影响 AD 病程中的 Tau 蛋白高度磷酸化和神经原纤维缠结生成。AD 病程中主要发生变化的 M 型受体是 1 型和 2 型，1 型是突触后受体，主要参与调节 ACh 效应；2 型是突触前受体，主要抑制 ACh 的释放。M1 型在脑中的密度无明显变化，而 M2 型则显著下降，主要原因是 M1 受体主要位于突触后膜，不受胆碱神经原纤维退变的影响，而 M2 受体主要位于突触前膜，受胆碱能神经原纤维退变的影响大。尽管 AD 患者脑中 M1 受体数量未发生明显变化，但它与 G 蛋白的偶联受到影响，额叶皮质中与 G 蛋白偶联的 M1 型 ACh 受体呈显著减少，与高亲和力激动剂的结合能力下降。解偶联的程度与 AD 患者额皮质蛋白激酶 C 活性和 *N*-甲基-*D*-天冬氨酸受体（*N*-methyl-*D*-aspartate receptor，NMDAR）密度降低有关，与痴呆症状的严重程度也相关。另外发现 AD 患者脑中 M3 受体数量无变化，M4 受体数量增加。

N 受体是 Aβ 的高亲和力结合位点，Aβ 能阻断 nACh 受体激动剂与海马神经元上 nACh 受体的结合。AD 患者脑内 N 受体数量下降显著，可达 40%～70%，在部位方面以大脑皮质和海马最显著，在亚型方面以 α4、β2 最为显著。有研究者推测，N 受体主要在 MCI 向 AD 的转变过程中发生丢失。在蛋白质水平的对比测定中，与同龄的对照组相比，AD 患者颞叶 N 受体的 α3、α4 亚单位减少；海马的 α3、α4、α7 亚单位也有所减少。对 AD 患者尸解的脑组织标本进行 mRNA 检测，结果提示 AD 患者脑中 N 受体的缺陷主要体现在转录后水平。

2）胆碱能变性的机制：AD 患者胆碱退行性变的机制尚未完全阐明。Aβ 的神经毒性作用、NGF 异常、脑血流量改变及炎症反应等原因导致了基底前脑胆碱能神经元丢失，并进一步导致了皮质投射区神经元 ACh 递质减少。

Aβ 在 AD 的发病机制中占据中心地位，AD 转基因鼠模型证实，Aβ 沉积可引起胆碱能神经元损害。首先，Aβ 可促使神经元释放胆碱至细胞外，使得 ACh 的合成因细胞内胆碱耗竭而受阻。其次，Aβ 通过损伤线粒体、引起内质网功能障碍、损伤突触等途径在细胞内扰乱细胞的正常结构和功能，并在细胞外活化小胶质细胞，使之释放大量炎性介质，导致胆碱能神经元变性坏死。

基底前脑中有 99%的胆碱能神经元同时表达高亲和力 NGF 受体。基底前脑胆碱能神经元支配的靶区，如大脑皮质和海马都有高浓度的 NGF mRNA 表达，可以合成 NGF，经基底前脑胆碱能神经元的轴突摄取，逆行运输至胞体，对其神经元的存活、损伤修复及轴突的再生发挥重要作用。相关研究结果提示，AD 患者基底前脑胆碱能神经元功能丧失与 NGF 受体减少密切有关。此外，尸检发现 AD 患者基底前脑的 NGF 水平下降，而皮质和海马的 NGF 蛋白水平并未降低，说明从皮质和海马到基底前脑神经元的 NGF 运输出现障碍，使基底前脑的神经元缺乏神经营养作用，难以修复机械和化学因素所导致的神经元损伤。当 NGF 缺失时，其靶神经元 Aβ 形成通路会被激活，Aβ 生成增多并聚积在细胞内外，从而引起细胞凋亡。而在大鼠 AD 模型和人类 AD 脑组织中，轴突缺陷都比 AD 相关的病理表现更早出现，轴突运输障碍会加重轴突受损并促进 Aβ 沉淀、老年斑的形成和 AD 的发展。

动脉粥样硬化可导致脑灌注不足，是痴呆发病的高危因素。在多数 AD 病例中，神经变性与血管损伤共存并相互作用，加速认知功能减退；血流的减少会消极地影响记忆和学习所必需的蛋白质的合成。而 AD 患者的认知功能减退与脑微血管功能损伤也存在关联。一方面缺血低氧使葡萄糖氧化受阻，丙酮酸生成减少，造成 ACh 的合成原料乙酰辅酶 A 减少，ACh 合成减少。同时 ACh 参与各类脑血管舒张反应，故在有血管损伤时，胆碱能系统的损害进一步减少了皮质下缺血敏感区血流，而血流减少又加重胆碱能系统损害，形成了恶性循环。另一方面，损伤的胆碱能神经元释出 AChE，脑组织中可溶性 AChE 水平增高，导致 ACh 水平进一步下降，加重学习和记忆功能缺损，而 AChE 诱导的细胞凋亡又加重了胆碱能神经元损害。

此外，在 AD 患者的脑组织中，Aβ 大量沉积，激活星形胶质细胞和小胶质细胞，并促进其释放促炎因子和 NO，从而引起炎症级联反应。另外，NO 可以直接扰乱线粒体的正常功能，还参与了氧自由基对神经元的损伤。

（2）谷氨酸与 γ-氨基丁酸异常：谷氨酸是脑内非常重要的兴奋性神经递质，大部分的兴奋性中枢神经元是谷氨酸能的。谷氨酸不能透过血-脑屏障，因此在大脑内存在谷氨酸的生成和水解微循环环境。突触前谷氨酸能神经元吸收由星形胶质细胞分泌的谷氨酸的前体物质（谷氨酰胺）后，线粒体的谷氨酰胺酶将谷氨酰胺催化生成谷氨酸，合成好的谷氨酸被包装成突触囊泡。另外，神经元内三羧酸循环过程中也可以通过转氨作用合成谷氨酸。通过突触前膜附近和星形胶质细胞膜上的谷氨酸转运体进行清除。突触间隙的谷氨酸被突触前神经元吸收后重新包装成谷氨酸突触囊泡；而经星形胶质细胞吸收后谷氨酸在谷氨酰胺合成酶的作用下重新生成谷氨酰胺。谷氨酸的生理代谢过程见图 6-6。

谷氨酸受体分为两类：一类为离子型受体，包括 *N*-甲基-*D*-天冬氨酸受体（NMDAR）、海人藻酸受体（KAR）和 AMPA 受体（AMPAR），这类与离子通道偶联，形成受体通道复合物，介导快速的信号传递；另一类为代谢型受体（mGluRs），它与膜内 G 蛋白偶联，这类受体被激活后通过由 G 蛋白效应酶、第二信使等组成的信号转导系统，产生较缓慢的生理反应。谷氨酸对突触可塑性调节被认为是重要的学习和记忆的神经化学基础。过量的谷氨酸会导致兴奋毒性，引起靶细胞的死亡。

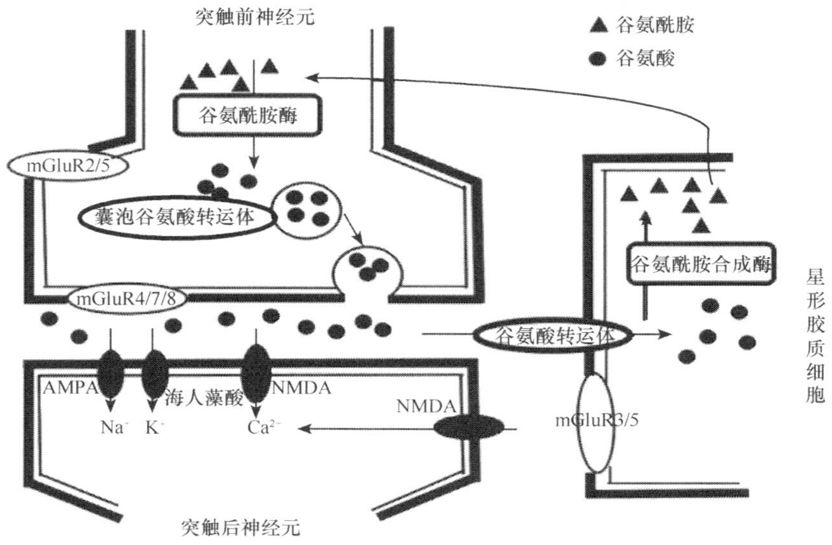

图 6-6 生理条件下神经元谷氨酸代谢

γ-氨基丁酸是脑和脊髓中一种重要的抑制性神经递质（另外，甘氨酸也是脊髓中的一种抑制性神经递质）。γ-氨基丁酸不是组成蛋白质的氨基酸，而是神经元所特有的。γ-氨基丁酸是由谷氨酸经谷氨酸脱羧酶作用下生成的。γ-氨基丁酸的释放和清除机制与谷氨酸类似，存在突触前神经元的吸收和突触周围星形胶质细胞的代谢分解途径。γ-氨基丁酸在星形胶质细胞内经线粒体转氨酶作用，生成谷氨酰胺。γ-氨基丁酸的生理代谢过程见图 6-7。

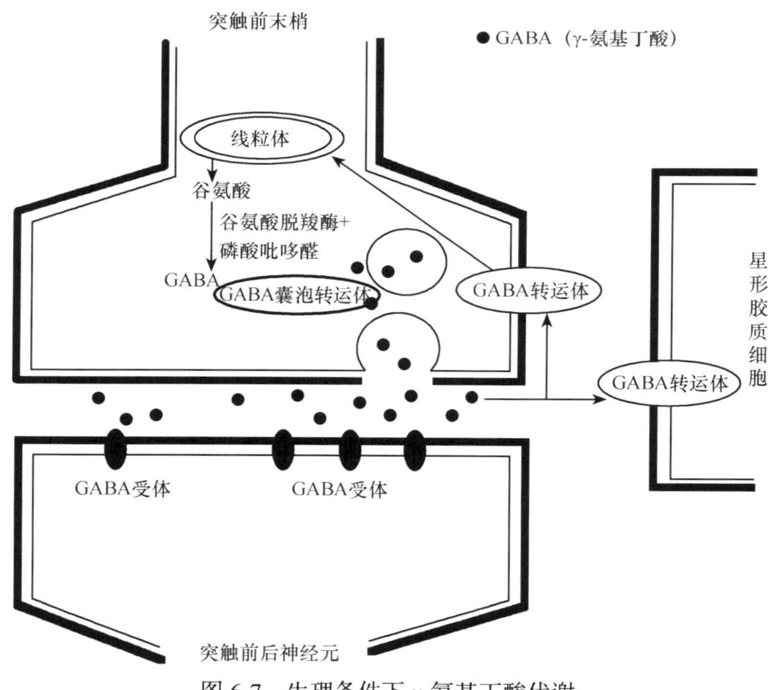

图 6-7 生理条件下 γ-氨基丁酸代谢

除了基底前脑胆碱能神经元受损之外，在AD患者脑组织可以见到萎缩的球状谷氨酸能末梢，且这些萎缩的神经元分布接近Aβ斑块，提示了皮质与皮质之间及皮质向海马投射的谷氨酸通路的严重损伤。谷氨酸是神经系统中最重要的兴奋性神经递质，主要储存于突触前末梢内，在中枢神经系统广泛分布，但从新皮质到后脑含量逐渐减少。谷氨酸受体的mRNA表达几乎在所有神经元都存在，但以海马、大脑皮质及小脑的含量最丰富。谷氨酸及谷氨酸受体在中枢神经系统功能中起着重要的作用，参与了神经元的兴奋性突触传递，调节脑多种形式的学习和记忆。

1）谷氨酸转运体异常：谷氨酸转运体可分为两种类型：高亲和力的兴奋性氨基酸转运体（excitatory amino acid transporters，EAATs）和低亲和力的囊泡谷氨酸转运体（vesicular glutamate transporters，VGLUTs）。其中，EAATs为维持正常的兴奋性突触的转运及受体激活所必需，分为5个亚型，即EAAT1～EAAT5；VGLUTs的功能是特异性地将突触囊泡外的谷氨酸转运至突触囊泡内，分为3个亚型，即VGLUT1～VGLUT3。谷氨酸经囊泡上VGLUTs摄取后，主要储存于突触的囊泡内；释放后则通过突触受体的介导而起效；发挥作用后很快被位于星形胶质细胞和神经元细胞膜的EAATs所终止。谷氨酸转运体的功能紊乱是包括AD在内的许多神经系统疾病进展的重要环节。

在对血小板和成纤维细胞的研究中，老年人较年轻人的谷氨酸摄取能力下降，EAAT1表达减少；而在AD患者中，上述表现更加明显。在正常皮质锥体细胞内，EAAT1很少出现，但在AD患者皮质锥体细胞内，EAAT1与Tau蛋白共同出现。此外，在老年斑附近的海马组织中表达EAAT2下降。在AD小鼠模型中，EAAT1和EAAT2表达均减少，但mRNA水平却与正常小鼠相类似，这提示EAATs的损伤发生在转录后水平。另外，EAAT3蛋白表达的减少也为研究所证实。

VGLUT1和VGLUT2是谷氨酸能神经的特异标志物，它们的表达变化能够反映神经退行性疾病谷氨酸能神经末端的完整性。在AD病程早期，前额叶皮质区未出现大量神经元丢失，但已出现VGLUT1和VGLUT2表达下降。VGLUT1和VGLUT2的大量丢失大幅度降低了谷氨酸能传递的强度，从而通过使该区域和其他皮质及皮质下区域失去正常的功能联系，对认知和语言等复杂的神经精神活动产生破坏性作用。

2）谷氨酸受体异常：谷氨酸受体可分为离子通道型受体（ionotropic glutamate receptors，iGluRs）和代谢型受体（metabotropic glutamate receptors，mGluRs）。iGluRs包括NMDA受体、AMPA受体（α-amino-3-hydroxy-5-methyl-4-isoxa-zolep-propionate receptor，AMPAR）和KA受体（kainic acid receptor，KAR）；根据氨基酸序列的同源性、激动剂的选择及信号传导途径的不同，可将mGluRs分为三组，Ⅰ组为mGluR1和mGluR5；Ⅱ组为mGluR2和mGluR3；Ⅲ组为mGluR4、mGluR6、mGluR7和mGluR8。不同的谷氨酸受体亚型对APP具有不同的调节作用，mGluRs能调节APP的加工过程，使APPs的分泌增多，Aβ的生成降低；而iGluRs虽能使神经元退化，但不能调节APP的分解过程。故AD可能是大脑皮质和海马的谷氨酸能神经元受损、谷氨酸传递及mGluRs的功能障碍促使Aβ在这些区域沉积的结果。mGluRs影响APPs的分泌是通过Ⅰ组mGluRs的信号途径实现的，Ⅰ组mGluRs在AD的发病中可能起重要作用。由于mGluR5在大脑皮质和海马中表达高，mGluR1表达很低，故进一步推测mGluR5是大脑皮质和海马神经元中增强APPs分泌的主要因素。

谷氨酸受体不仅参与快速兴奋性突触传递，还可调节递质的释放，诱发和维持 LTP、LTD 等事件，与学习、记忆等行为密切相关。但是谷氨酸受体的过度激活可致神经元的退化、衰老和死亡。这种兴奋性毒性与 AD 的发生发展联系密切。LTP 是由谷氨酸通过 NMDA 受体所介导的。NMDA 受体广泛分布于颅内，并在与学习和记忆密切相关的海马和大脑皮质分布密度最高。NMDA 受体控制 Ca^{2+}向神经元内的流动。生理条件下，NMDA 受体的离子通道被 Mg^{2+}阻断。病理状态下，谷氨酸转运及再摄取功能下降，谷氨酸大量释放，且其摄取能力下降，致使突触间隙中谷氨酸浓度持续升高，NMDA 受体过度兴奋，引起去极化，Cl^-、Na^+及水内流，导致细胞渗透性溶解；同时，因去极化激活膜电位依赖式 GluR，使大量 Ca^{2+}内流，细胞内 Ca^{2+}超载，激活磷酸肌醇环路，破坏细胞的超微结构，使神经元变性死亡。

一般认为 NMDA 受体的过度激活是损伤的关键，但 AMPA 受体与 AD 的联系也被一系列研究所揭示。mGluR2（+）AMPA 受体激活引起的去极化解除了 Mg^{2+}对 NMDA 受体的阻断，因而对 NMDA 受体诱导的 LTP 有“允许作用”。AMPA 受体在突触呈高度动态表达，其在静息突触（即静息状态下只有 NMDA 受体反应而无 AMPA 受体反应的突触）的插入能加快兴奋的突触传递，是 LTP 能够长期维持的关键。在突触后膜，AMPA 受体的插入能诱发和维持 LTP，促进学习和记忆行为，而 AMPA 受体从突触后膜移除是 LTD 的重要环节。突触后膜 AMPA 受体缺失不仅可致 LTP 的诱发和维持障碍，还可致树突棘减少和 NMDA 受体缺失，均与认知障碍的发生有关，这种缺失可能是 Aβ 诱导突触受损和认知障碍的中间环节。进一步研究表明，Aβ 直接或间接地干扰 AMPA 受体在突触后膜的插入和定位，促进 AMPA 受体的胞吞和酶解，从而干扰 LTP 的诱发和维持，导致认知障碍。此外，早期研究表明，谷氨酸毒性可致 Tau 蛋白基因过表达，AMPA 受体参与了这一过程。新近的研究提示，包括 AMPA 受体在内的谷氨酸受体介导的兴奋性中毒可促使 Tau 蛋白的异常磷酸化，参与 AD 时神经原纤维缠结的形成过程。

在 AD 病理条件中，大脑内聚集的 Aβ 可能对谷氨酸代谢循环造成影响，主要体现在以下三个方面：①Aβ 增加谷氨酸能神经元释放谷氨酸的水平；②Aβ 抑制星形胶质细胞对谷氨酸的吸收；③Aβ 影响谷氨酸受体表达水平及活性。由于 NMDA 可使 Ca^{2+}经电压依赖的离子通道进入突触前终末，激活 Ca^{2+}依赖的囊泡融合，因此 AD 早期 NMDA 含量增多，进而增强谷氨酸的释放。星形胶质细胞产生的谷氨酸转运体 EAAT2 表达水平与 APP751/770 mRNA 水平呈负相关，这表明 APP 可能会调节 EAAT2 的水平和功能，由此影响星形胶质细胞对谷氨酸的吸收。谷氨酸转运体的含量变化会出现在早期 AD 中，前额皮质和顶叶皮质谷氨酸转运体 VGLUT1 和 VGLUT2 水平减少，皮质和海马区 EAAT1 和 EAAT2 表达水平减少。有研究表明 Aβ 在含有 VGLUT1 和 VGLUT2 末梢处的积累要多于不含该转运体的末梢。病理条件下谷氨酸能系统成分的含量变化见表 6-3。

表 6-3　病理条件下谷氨酸能系统成分变化

谷氨酸能系统成分	脑中的变化情况
VGLUT1	细胞死亡和病理发生之前蛋白水平减少
VGLUT2	细胞死亡和病理发生之前蛋白水平减少

续表

谷氨酸能系统成分	脑中的变化情况
GLAST/EAAT1	早期临床阶段蛋白水平减少
GLT-1/EAAT2	早期临床阶段蛋白水平减少
谷氨酰胺合成酶	含量减少
NMDA 受体	MCI 阶段蛋白水平增加
NR1	蛋白水平减少
NR2A-B	蛋白水平减少
NR2C-D	没有影响
AMPA 受体	AD 早期含量增加
海人藻酸受体	受体结合力减弱
mGluR1	蛋白水平减少
mGluR2	蛋白水平增加

（3）5-羟色胺能系统改变：5-羟色胺能系统，特别是 5-羟色胺（5-HT），作为神经递质，在学习和记忆中起到重要的作用。5-HT 能系统的这些功能主要是通过它与胆碱能系统、γ-氨基丁酸能系统或谷氨酸能系统之间的相互作用来介导的。中枢神经系统的 5-HT 能神经元主要分布于低位脑干，向前脑和新皮质投射。5-HT 能神经元聚集分布的中缝核区域是 AD 病理中神经原纤维缠结形成及神经元丢失的重要部位。

目前已发现的 5-HT 受体有 7 类 15 种亚型，即 5-HT1 A-F、5-HT2 A-C、5-HT3、5-HT4、5-HT5 A-B、5-HT6 和 5-HT7，与 AD 相关的受体主要有 5-HT1A、5-HT2A、5-HT2C、5-HT3、5-HT4、5-HT6 和 5-HT7。研究表明，增强 5-HT 的活性能够改善正常老龄人群和 AD 患者的记忆，而由 5-HT 消耗所引起的脑内 5-HT 水平下降则损害了他们的记忆。值得注意的是，5-HT 水平的变化也同时影响着脑内 5-HT 受体的表达。这提示 5-HT 受体可能参与了老龄和 AD 状态下的学习和记忆的调节。而记忆的形成和老化过程本身也能够调节 5-HT 受体的表达，记忆形成过程需要 5-HT 受体的向下调节，但是 5-HT 受体的进一步减少可能与记忆障碍有关。5-HT 受体随着脑衰老和 AD 进程的进展而减少进一步支持这一推测。这些证据都提示 5-HT 能系统对学习和记忆的调控具有重要的作用，并与 5-HT 受体的表达密切相关。

（4）去甲肾上腺素能系统改变：蓝斑是脑内合成去甲肾上腺素（noradrenaline，NA）及去甲肾上腺素合成酶的主要部位，蓝斑内去甲肾上腺素能神经元轴突投射到海马、内嗅皮质、前额皮质等部位。NA 在脑内不仅是一种神经递质，而且是内源性抗炎因子，对维持中枢局部微环境起重要作用。蓝斑内神经元丢失是 AD 的病理特征之一。蓝斑内神经元丢失的死亡数目与 Aβ 沉积、神经原纤维缠结和痴呆程度呈正相关。动物模型表明，NA 或去甲肾上腺素 β-受体协同剂可以抑制 Aβ 所致的海马炎症反应。在 AD 中，去甲肾上腺素能神经元损害，则其抑制血-脑屏障通透性增加、炎性细胞活化和炎性分子表达的功能被弱化。

蓝斑内去甲肾上腺素能神经元减少，引起其轴突投射区域的 NA 水平减低，引起脑毛细血管内皮间的蛋白构成改变，紧密连接减弱，血-脑屏障渗透性增加。同时，邻近 Aβ 斑块和神经原纤维缠结的毛细血管基膜增厚和小胶质细胞被明显激活，导致血-脑屏障对血源性蛋白的通透性增加，促进 AD 病理过程的发生发展。

蓝斑内神经元丢失及投射区域减少，导致脑内 NA 的水平降低，炎性分子 MHC-Ⅱ、ICAM-1、诱导型一氧化氮合酶（inducible nitric oxide synthase，iNOS）等表达上升，小胶质细胞激活，促进或启动脑内炎症反应；同时 AD 患者脑内炎症反应可以损伤投射区 NA 神经末梢，进而引起蓝斑内去甲肾上腺素能神经元损伤和丢失，形成恶性循环。此外，促炎因子（如 CCL2 和 IL-1）的释放可进一步加剧 Aβ 的沉积。Aβ 沉积激活小胶质细胞引起的炎性反应可能是 AD 的核心病理机制。

（5）NO：近年来的研究发现，NO 是一种新型的神经递质。NO 能自由透过细胞膜而无须与膜上的受体结合，其在包括神经系统在内的全身都能起到信息传递的作用。NO 是目前所知最强的血管舒张因子和收缩因子，不仅对心血管系统有调节作用，而且还参与包括中枢神经系统在内的生理和病理过程。NO 在细胞内由一氧化氮合酶（NOS）催化精氨酸而生成。在人体内 NOS 的同工酶有三种亚型，即正常状态下表达的神经元型一氧化氮合酶（nNOS）和内皮型一氧化氮合酶（eNOS）及在损伤后诱导表达的诱导型一氧化氮合酶。nNOS 通常在突触后神经内表达，因此 NO 被认为是突触后神经元影响突触前神经元的反向信号分子。在中枢神经系统中，NO 促进其他神经递质的释放，调节突触可逆性过程，参与学习和记忆的脑高级功能活动。有研究发现，海马 CA1 区神经元内释放 NO，并通过增强谷氨酸的释放量，兴奋 NMDA 受体，参与突触长时程增强作用。

3. 其他　AD 患者脑内尚有其他多种神经递质及其受体减少，如多巴胺、γ-氨基丁酸、生长抑素、血管加压素、促肾上腺皮质激素释放激素和 P 物质等。

4. 总结　在 AD 患者脑内，各神经递质系统改变的时间、范围、形式，以及它与相关病理改变和临床症状之间的关系仍未完全阐明。AD 患者脑内神经递质的改变与其痴呆的严重程度之间无明显关系。也就是说痴呆越严重，其脑内神经递质并不一定降得越低。与神经递质含量改变相比，AD 患者脑组织内各种神经递质之间的平衡可能更为重要。神经递质改变是否具有足够的灵敏度和特异度以作为临床早期筛查的工具，也值得研究者进一步探索。

（肖　明　黄汉昌　姜招峰）

第 4 节　阿尔茨海默病的临床表现

阿尔茨海默病（AD）通常是隐袭起病，持续进行性智能衰退而无缓解，停止进展的平稳期即使有也极罕见。AD 患者的高级认知功能相继丧失，以及行为和神经系统功能障碍发生的时间顺序，是临床上诊断 AD 的重要线索。AD 的临床现象学按特殊演变过程发展，早期出现语言、结构和记忆障碍；随之失语、失用和失认阶段，后期人格相对完整，运动异常直至病的后期才出现。AD 的临床诊断主要依据其特殊的临床演变过程，即其独特的神经心理学缺陷模式。

Cummings 等将 AD 的临床过程按实用分为 3 个阶段。记忆障碍几乎总是本病的最突出的首发症状，尤其是遗忘（记住新知识的缺陷），判断能力下降，患者不能对问题进行推理，早期有结构和语言障碍。对工作及家务漫不经心，空间和时间定向障碍亦常早期出现，患者在他熟悉的环境中迷路，尽管他仍能做已熟悉的日常工作，但他对任何新的要求都暴露出能力不足。早期人格相对完整，情感淡漠和多疑常为早期症状。精神症状，如抑郁、视和听幻觉、错认综合征等多见。中期则出现失语、失用、失认、失算，判断和概括能力下降。此时，初期的情感淡漠变为不安，并频繁走动，偶有尿失禁。晚期智能全面严重衰退。运动障碍至晚期也明显出现，强直痉挛、肌阵挛、癫痫，成为屈曲性四肢瘫，最后出现大、小便失禁。

1. AD 的临床表现　AD 3 个阶段的主要临床表现见表 6-4。

表 6-4　AD 3 个阶段的主要临床表现

项目	临床表现
第 1 阶段（病期 1～3 年）	
记忆力	学习新知识有障碍，远期回忆损害
视空间	技能图形定向障碍，结构障碍
语言	列述一类名词能力差，命名不能
人格	情感淡漠，偶然易激惹或悲伤
运动系统	正常
脑电图（EEG）	正常
CT	正常
第 2 阶段（病期 2～10 年）	
记忆力	近及远记忆力明显损害
视空间	技能构图差，空间定向障碍
语言	流利性失语
计算力	失算
运用	能力意念运动性失用
人格	漠不关心，淡漠
运动系统	不安
EEG	背景脑电图为慢节律
CT	正常或脑室扩大和脑沟变宽
第 3 阶段（病期 8～12 年）	
智能	严重衰退
运动	四肢强直，屈曲姿势
括约肌	大、小便失禁
EEG	弥漫性慢波
CT	脑室扩大和脑沟变宽

2. AD 的核心症状

（1）记忆障碍：AD 的记忆障碍以记住新知识能力受损和远期回忆困难为特点。遗忘出现于本病的早期阶段，并且几乎常是患者家属或同事发现的第一个智能障碍。如果近记忆丧失不是最早观察到的症状之一，则诊断 AD 可疑。在排除了遗忘的其他原因，并在心理学测验中智商与记忆商相差大时（即在智能下降前记忆功能已明显下降）支持 AD 的临床诊断。有时找词困难和命名障碍可在记忆变化之前发生。记忆缺陷的神经心理学研究表明：这些患者在输入信息上有困难，信息从短时记忆中很快消失，信息的储存和远记忆也受到损害，提示对回忆无帮助。

记忆障碍为 AD 的初发症状，既有遗忘记忆新知识的缺陷，与皮质功能有关；又有健忘远记忆缺陷，回忆过去已记住过的信息的能力，与皮质下功能障碍有关。即首先是近记忆力受损，随之远记忆力也受损，最终远、近记忆力均有障碍，使日常生活受到影响。患者还可有虚构现象，这与他学习记忆能力有障碍有关，并与患者不能监视自己的回答或不能纠正自己的错误有关。

（2）认知障碍：认知功能是指患者熟练运用知识的能力，包括语言和非语言技能，记住新知识的能力和从丰富的知识库中追忆知识的能力，如计算能力、解释谚语（抽象概括）能力、判断事物之间的相似性与差别（分析和运用知识的能力）等。熟练使用知识的能力明显丧失对诊断痴呆有决定意义。非言语的认知功能比言语功能的衰退急速、早期。认知障碍在 AD 的早期就出现，失算、判断力差、概括能力丧失、注意力分散、左右失认和集中力差可早期开始，随病情发展愈发明显。主动性、解决问题能力、个人之间交往技能、逻辑和推理都进行性受损，智能缺陷合并认知损害，最后较高智能完全丧失。

（3）失语：语言改变是皮质功能障碍的敏感指标，而语言障碍的特殊模式有助于诊断本病。失语是 AD 的常见特征性症状，在其他原因的痴呆中不常见，应作为诊断依据之一。在自发语言中，首先表现的明显异常是找词困难和冗赘、空洞的口语，列名受损，命名不能，渐至错语症明显，词义错语首先发生，失语于病的晚期出现。口语理解进行性受损，复述功能相对保留直到晚期才受损。AD 的自发语言与 Wernicke 失语或经皮质感觉性失语、流利性错语非常相似。口语量减少，不发生 Broca 失语或经皮质运动性失语的非流利性无文法口语。语言的句法和发音相对地保留至晚期，而语义方面则进行性损害。随着痴呆的发展，语言的社交和实用内容也逐渐受损。患者交谈能力受损害后，对方常不能从其谈话中理解其连贯的思路。阅读理解受损，但读出声音（朗读）可相对保留，直到病程很晚期才受累。失语性失写和书法退步与自发谈话障碍同时发生。病中期和晚期，可有各种明显的重复说话障碍，如模仿语言为患者重复检查者对其说的词和词组；重语症为患者重复自己说的词和词组；词尾重复症为患者重复词的最后一部分。这些在语言进一步恶化时均可出现。至晚期，声音减低到发出的重复声音听起来不似语言，最终可发生完全缄默。AD 患者的语言障碍特点及语言变化模式证明，语言丧失不是全脑性退化，并且不是所有语言功能同时受损。整个过程中，语言的实质性和实用性部分进行性损害，而句法性和语言性成分相对不受损。进行性变化按预期次序发生，不同疾病阶段患者的语言特征不同，也分为 3 个阶段（表 6-5）。

表 6-5　AD 口头语言的进行性变化

阶段	语言障碍变化特点
Ⅰ	空洞冗赘的自发语言；列名困难；轻度命名不能
Ⅱ	命名不能；错语症；理解障碍；WA 或 TSA 的流利性失语，难于从事交谈
Ⅲ	错语与字靶无关；重复语言、模仿语言、词尾重复症；构音障碍（不可理解的声音）；最后缄默（哑口无言）

（4）视空间技能障碍、失认及失用：在 AD 早期视空间技能即受损，比其他痴呆的视空间障碍严重。如不能临摹图形，不能做结构性作业、连线测验和摆积木、拼图等。检查 AD 患者的失认和失用是很困难的，困难在于与患者由于失语、视空间障碍和遗忘所造成的无能的区别上。但尽管如此，失认和失用仍是 AD 病的特征。有近 1/3 的患者有视觉失认、面貌失认、体像障碍、视空间失认、地理失定向等。患者容易在熟悉的环境中迷路，如在家邻近的地区中外出而找不到回家的路，或在家中找不到自己的居室，在医院的病房中去厕所后找不到自己的床位等，均因环境定向障碍所引起，并随病情进展而加重。AD 患者可出现多种失用：结构失用、穿衣失用、意念运动性失用、意念性失用、步行失用、失用性失写等。

3. AD 的伴随症状　AD 的特征性功能障碍有两类，其一为认知功能损害，表现为记忆、语言、视空间技能、失认、失用等，为 AD 的核心症状；其二为精神病症状，包括幻觉、妄想、心境障碍、行为障碍及社会功能障碍，为 AD 的伴随症状。除对 AD 的认知功能损害进行研究外，探讨 AD 伴发的思维、心境、行为障碍已越来越引起重视。幻觉、妄想、睡眠、情绪、行为、人格障碍等是痴呆临床症状的组成部分，又常常是求治的目的，在诊断痴呆时不应忽视。

（1）妄想：痴呆患者由于容易忘记物品的放置位置，因此认为物品被窃；有些患者由于失认而认为自己的家不属于自己，常要求回家，或认为自己的配偶或亲人系别人装扮；少数患者认为配偶不忠。痴呆患者的妄想往往不系统，结构不严密，时有时无。

（2）幻觉：各种幻觉都可出现，但以幻视多见。常见的幻视是看见偷窃者或入侵者，看见死去的亲人等。偶尔，在没有幻视的情况下可听到偷窃者或死去的亲人说话，也可有其他言语性幻听。

（3）情感障碍：大约 1/3 的痴呆患者伴有抑郁。尽管痴呆患者抑郁症状比较常见，但真正符合抑郁发作标准的患者很少，尤其是中、重度痴呆患者。轻度痴呆时，焦虑比较常见，患者可能担心自己的工作能力和生活能力，还可能担心自己的钱财、生命等。痴呆较重时，情感平淡或淡漠日趋明显。

（4）攻击行为：包括语言攻击和身体攻击两类。痴呆患者最常见的攻击行为是抗拒为其料理生活，如洗澡、穿衣等。常见的躯体攻击行为有咬、抓、踢等。虽然痴呆患者可出现多种攻击行为，但造成严重伤害的事件极少见。

（5）活动异常：痴呆患者因认知功能减退，可出现多种无目的或重复的活动，如反复搬移物品、收拾衣物，将贵重物品收藏在不恰当的地方。不少患者出现“徘徊症”，表现为整天不停漫步，或跟随照料人员，或晚间不恰当地要求外出等。有些患者表现活动减少、呆坐。

（6）饮食障碍：主要表现为饮食减少、体重减轻。约一半的住院痴呆患者有营养不良。也有一些患者饮食不知饱足，饮食过多，导致体重增加。还有极少数患者出现嗜异食，吃一些常人不吃的东西。

（7）生物节律改变：正常老年人睡眠时间有减少，慢波睡眠减少和白天疲劳。在痴呆患者身上，这些变化特别明显，表现为晚上觉醒次数增加。随着痴呆的进展，快眼动睡眠减少，白天睡眠增加，最后睡眠节律完全打乱。患者的行为异常在傍晚时更明显，称为日落综合征。

（8）性功能障碍：男性患者常有性功能减退。偶尔，患者可有不适当的性行为和性攻击行为。

4. AD 的早期识别 如果注意到早期征兆，即可早期识别阿尔茨海默病。

（1）记忆力下降：早期记忆轻度下降，刚刚发生的事或说过的话“扭头就忘”、过去的事情可以回忆起来。

（2）定向障碍：多在记忆力下降的基础上发生，如不知今天是几号、星期几，出门后找不到自己的家（迷路）。

（3）语言障碍：找词和命名困难，不能讲完整的句子，对语言的理解、书写和复述也有障碍，说话重复，反复、多次地讲同一件事或询问同一个问题。

（4）不能执行做一些简单的动作，如梳头、穿衣等，完成日常家务变得困难。

（5）精神和行为变化：患者可出现幻觉、妄想、易激惹、攻击行为（语言和行动）、焦虑、抑郁、病态搜集无价值物件等。

（6）抽象思维困难：判断能力受损，过高估计自己的能力和地位，或过低估计某些活动的危险，算账、理财困难。

（7）人格改变：脾气、个性的显著改变，固执、自私，不讲卫生，不修边幅，以及对陌生人不适当的过度亲密等。

第 5 节　阿尔茨海默病的辅助检查

阿尔茨海默病（AD）的发病率和患病率伴随席卷全球的人口老龄化而迅速攀升，AD 患者严重的智力衰退和语言能力障碍等导致患者交流困难、生活不能自理，还因精神行为异常而“无情地”折磨亲人和照料者。目前对临床确诊的 AD，特别是中、重度 AD 还无特效治疗方法。故痴呆的早期诊断和干预成为各国学者近年来探索的热点。由于临床前期 AD 患者没有痴呆临床症状或仅有轻度认知和行为减退，故临床上早期诊断特别困难而主要借助于实验室诊断。常用的 AD 辅助检查项目主要包括神经心理学测验、血液学检查、脑脊液生物学检测、基因检测、脑电图检查、诱发电位检查、神经影像学检查等。

一、神经心理学测验

AD 为慢性进行性神经变性疾病，以认知功能损害、日常生活能力进行性下降及神经心理症状和精神行为异常为主要特征。临床诊断主要依据病史、体检、实验室检查和辅助检查结果进行综合分析得出，确诊则有赖于脑神经病理检查。在临床诊断标准中，需要心理测验和量表检查帮助诊断，病情严重程度的判断，治疗效果的判断也主要依赖一系列的量表。

（一）神经心理学评估

神经心理学评估用于AD诊断是近年来的研究热点，全面的神经心理学评估量表不仅有利于筛查AD，同时还有助于实现对AD的早期诊断和鉴别诊断，并进行早期干预。随着社会老龄化，认知障碍和痴呆患者日益增多，神经心理评估已经成为神经科临床和科研中的重要工具。认知障碍和痴呆的神经心理学表现可以分为认知功能损害、日常生活能力减退、行为和精神症状三部分，临床和研究中，神经心理评估主要针对这三部分内容进行。

1. 认知功能评估 包括总体认知、记忆、语言、执行和视空间结构能力，其中语言是人类特有的复杂认知心理活动，与其他认知功能之间存在密切的相互关系。目前用于认知功能损害和痴呆筛查的量表主要包括简易精神状况检查（mini-mental state examination，MMSE）、蒙特利尔认知评估量表（Montreal cognitive assessment，MoCA）、阿尔茨海默病评定量表认知分表（Alzheimer's disease assessment scale-cognitive subscale，ADAS-cog）、Mattis痴呆评估量表（Mattis dementia rating scale，DRS）等，这些量表在认知功能评估中具有很强的语言依赖性，难以用于失语患者。

首先AD患者进行筛查量表检查，对认知功能进行全面、快速检测。如MMSE，内容简练，测定时间短，易被老年人接受，是目前临床上测查本病智能损害程度最常见的量表。该量表总分值数与受教育水平有关，若文盲≤17分，小学程度≤20分，中学程度≤22分，大学程度≤23分，则说明存在认知功能损害。进一步详细神经心理学测验包括定向力、感应力、注意力、记忆力、执行功能、语言、思维、情感、运用和视空间能力等各项认知功能的评估。如ADAS-cog是一个包含11个项目的认知能力成套测验，专门用于检测AD严重程度的变化，但主要用于临床试验。

2. 日常生活能力评估 AD患者由于智力逐渐下降，所以日常生活能力逐渐减退。日常生活能力的下降是痴呆综合征的主要表现。在诊断中应通过评价日常生活能力明确患者的需要。根据量表通过与患者和看护者的交谈来评测一般功能和操作活动等两类功能。常用的量表包括AD协作研究日常生活能力（activities of daily living，ADL）量表、社会活动功能量表（FAQ）、进行性病情恶化评分（PDS）和痴呆残疾评估表（DAD）等。

ADL量表可用于评定患者日常生活功能损害程度。该量表内容有两部分：一是躯体生活自理能力量表，即测定患者照顾自己生活的能力（如穿衣、脱衣、梳头和刷牙等）；二是工具使用能力量表，即测定患者使用日常生活工具的能力（如打电话、乘公共汽车、自己做饭等）。后者更易受疾病早期认知功能减退的影响。ADL量表主要用于老年期痴呆患者日常生活能力评定，为制订护理和康复方案及评定药物疗效和康复训练效果的重要参考指标。最常用的是Lawton和Pody等1969年制订的，由6项“躯体自理量表”（physical self-maintenance scale，PSMS）及8项“工具性日常生活活动能力量表”（instrumental activities of daily living scale，IADL）组成。

3. 痴呆的行为和精神症状评估 痴呆的行为和精神症状（behavioral and psychological symptoms of dementia，BPSD）是痴呆的症状之一，包括幻觉、妄想、偏执、猜疑、无故尖叫、无目的徘徊、情绪焦虑或抑郁、安静不下来、淡漠、易发脾气、冲动伤人、行为有失检点等一系列症状。患者可以同时出现多种精神行为症状，也可以只表现一种。

评估 AD 的行为和精神症状主要包括阿尔茨海默病行为病理评定量表（BEHAVE-AD）、神经精神症状问卷（NPI）和 Cohen-Mansfield 激越问卷（CMAI）等，常需要根据知情者提供的信息基线评测，不仅能发现症状的有无，还能够评价症状频率、严重程度、对照料者造成的负担，重复评估还能监测治疗效果。Cornell 痴呆抑郁量表（CSDD）侧重评价痴呆的激越和抑郁表现，15 项老年抑郁量表可用于 AD 抑郁症状评价。而 CSDD 灵敏度和特异性更高，但与痴呆的严重程度无关。

（二）临床中经常使用的量表

临床中所使用的量表可以分为两类，一类用于疾病筛查、诊断和鉴别诊断；另一类用于评价。后者又分为认知、日常生活能力、精神行为等几个方面。

1. 用于疾病筛查和诊断的量表

（1）MMSE：是最具有影响的认知功能筛查工具，在国内外被广泛使用，具有敏感性好，易操作等优点。MMSE 信度良好，联合检查的组内相关系数为 0.99，相隔 48～72 小时重测，组内相关系数可达 0.91。MMSE 具有相当高的平行效度，与 Blessed 痴呆量表、长谷川痴呆量表、ADL 量表及 Pfeffer 功能活动量表的相关系数也较高，与韦氏智力量表的平行效度也比较好。MMSE 在痴呆筛查诊断中的敏感度为 92.5%，特异度为 79.1%。但 MMSE 量表也有其缺点：①受教育水平的影响大，受教育水平高的老年人可能会出现假阴性，受教育水平低的老年人可能会出现假阳性，对轻度认知损害的检出不敏感；②记忆力检查如命名测验过于简单；③受语言的影响大，使用方言者可能会出现假阳性；④语言项目占绝大部分，非语言部分项目少。

（2）长谷川痴呆量表（Hasegawa dementia scale，HDS）：于 20 世纪 80 年代初引入我国，曾在 WHO 讲习班中介绍，因其操作方便，中日两国文化背景相仿，因而在我国使用较多。其评分简单，不受文化程度影响，敏感性和特异性较高，是筛选阿尔茨海默病较理想的工具。

（3）常识-记忆力-注意力测验（information-memory-concentration test，IMCT）：又名 Blessed 痴呆量表，由 Blessed 等于 1968 年编制，是一种常用的筛查认知障碍的短小工具。主要检查近记忆、远记忆和注意力，这些能力常在痴呆早期即受累，测验敏感性较好。经改良的中文版共 25 项，涉及常识、定向、记忆力、注意力。其中 10 项与 MMSE 完全一样。量表内部一致性良好。IMCT 与 MMSE、长谷川痴呆量表的平行效度良好（r=0.86 及 0.66，P＜0.001）。

（4）画钟测验（clock drawing test，CDT）：对顶叶和额叶损害敏感，常用于痴呆的筛查。画钟测验从正常人中检出阿尔茨海默病患者的敏感度为 86.0%，特异性为 96.0%。

（5）世界卫生组织老年成套神经心理测验（World Health Organization-battery of cognitive assessment instrument for elderly，WHO-BCAI）：由听觉词汇学习测验、分类测验、语言测验、运动测验、视觉辨认功能测验、数字连线测验和结构能力测验等 7 项分测验构成。其特点是专门针对老年人编制，难度适中，适用于不同国家和文化背景的老年人。国内由上海市精神卫生中心老年科引进并完成了中国常规模型的制订。经临床应用，其诊断阿尔茨海默病的敏感度为 85.7%，特异度为 92.8%。

（6）韦氏记忆量表（Wechsler memory scale，WMS）及其中国修订本：WMS 反

映受试者记忆功能的概况和各方面记忆的特点，分甲乙两个平行版本，由 7 个分测验组成，在我国的修订本中又增加了 3 个分测验。主要测查长时记忆、时空定向、注意力、短时记忆、图形视觉记忆、图画视觉记忆、语言联想记忆、触知和空间知觉记忆、言语理解记忆等。

（7）Hachinski 缺血指数量表（Hachinski ischemic scale，HIS）：是 1975 年由 Hachinski 制订的主要用于血管性痴呆和阿尔茨海默病的鉴别诊断量表。Rosen 曾对量表的计分做了修改，称为“改良的局部缺血性量表”。HIS 由 13 个项目组成，来源于临床实践经验。需要综合病史、症状、体征和辅助检查结果等内容进行综合评定。此量表鉴别两种痴呆，敏感度可达到 90.0%，特异性为 98.8%。

以上测试和量表主要用于阿尔茨海默病的诊断和鉴别诊断。其中以 MMSE 和 Hachinski 缺血指数量表最为常用，前者主要用于筛查和痴呆严重程度的判断，后者主要用于鉴别诊断。

2. 用于评价的量表

（1）评价认知的量表

1）ADAS-cog：由 Rosen 等修订，用于评估 AD 的认知功能，既可辅助诊断，又可评价疾病的进展。

A. 内容：认知行为量表包括定向、语言、结构、观念的运用、词语即刻回忆与词语再认，共 11 题，费时 15～30 分钟，满分 70 分。对 AD 患者，检测者之间的信度为 0.99，间隔 1 个月再测相关性 0.92。

B. 优点：ADAS-cog 覆盖了 NINCDS-ADRDA 和美国 DSM-Ⅳ有关痴呆诊断标准要求检测的主要认知领域，包括记忆障碍、失语、失用、失认，是目前应用最广泛的抗痴呆药物临床试验的疗效评价工具。通常将改善 4 分（相当于月平均自然下降分数）作为治疗显效的判断标准。

C. 缺点：不适合极轻度和极重度的患者；没有检测执行功能障碍的项目，与 MMSE 一样，对额叶功能障碍者不够敏感，不能用于鉴别诊断；部分项目需要受试者有一定的阅读书写能力，故研究中健康老年人与 AD 患者均需要选择受教育水平在小学文化以上者。此量表现在是用于轻、中度痴呆治疗药物的疗效评估的最常用量表。

2）加利福尼亚痴呆行为问卷（CDBQ）：由 Victoroff 主持制订，是一个照料者评定的量表，能全面评价痴呆患者的行为障碍。整个量表有 81 个条目。国内对其中文版本进行了信度和效度研究，内部一致性为 0.78～0.89，与 BPRS 的平行效度为 0.36。

3）Sandoz 老年临床评定量表（SCAG）：由 Shader 编制于 1974 年，根据 BPRS 改变而成。它原是为 Sandoz 药厂设计，主要目的是用来评定老年精神病患者治疗前后的症状的变化。由 18 个项目组成，加上总体印象共 19 项。本量表曾多次用于药理学研究，能较敏感地反映治疗前后精神行为症状的改变。

（2）日常生活能力评估：ADL 量表：1969 年由 Lawton 和 Brody 制订，主要用于评定受试者日常生活能力。ADL 量表共分 14 项，评分为四级：①自己完全可以做；②有些困难；③需要帮助；④根本不能做。64 分为满分，总分 16 分完全正常，大于 16 分有不同程度功能下降。单项分 1 分为正常，2～4 分功能减退，有 2 项或 2 项以上 3 分或总分 22 为临界值，提示功能有明显减退。

日常生活能力评估种类甚多，迄今已有多种版本。ADL 量表主要用于老年期痴呆患者日常生活能力评定，为制订护理和康复方案及评定药物疗效和康复训练效果的重要参考指标。最常用的是 Lawton 和 Pody 等 1969 年制订的，由 6 项 PSMS 及 8 项 IADL 组成，评定内容包括打电话、购物、备餐、做家务、洗衣、使用交通工具、服药和自理钱财。其在痴呆诊断中的敏感度为 82.5%，特异度为 89.1%。该量表项目细致，简明易懂，便于询问。但 ADL 受多种因素（如年龄，视、听、运动功能障碍，躯体疾病，情绪低落等）的影响，因此对 ADL 量表结果的解释应慎重。

（3）行为和精神症状（BPSD）的评估：对痴呆患者精神与行为症状进行评定可以为治疗效果提供比较客观的依据。常用的量表有：

1）BEHAVE-AD：目前在国际上已被广泛采用。由 Reisberg 等 1987 年编制，编制时借鉴了简明精神病评定量表（BPRS）、汉密尔顿抑郁量表的内容。比较简短，包括症状评定和总体评定两部分，症状部分含 25 个症状，归为 7 类，即偏执和妄想、幻觉、攻击、活动异常、昼夜节律紊乱、情感障碍、焦虑和恐惧。对每项症状按 4 级评分。总体部分评定精神行为症状的严重程度。该量表能比较全面、有效地评定痴呆患者的行为和精神症状。国内进行了中文版本的信度和效度研究，重测信度为 0.96，与 BPRS 相比的平行效度为 0.475。

2）CMAI：评价患者的激越行为，共评定 29 个与激越有关的行为症状的发生频率，评定的时间段是过去 2 周，从无到每小时数次共分为 7 级。国内信度和效度研究也表明，中文版的信度和效度较好。

3）CDBQ：由 Victoroff 主持制订，可以全面评价痴呆患者的行为障碍。由照料者来评定，整个量表有 81 个条目，评定患者近 1 个月的行为表现，按症状持续时间从无到有共分为 5 级。国内对其中文版本进行了信度和效度研究，内部一致性为 0.78～0.89，与 BPRS 的平行效度为 0.36。

4）SCAG：由 Shader 编制于 1974 年，根据 BPRS 改变而成。多次用于药理学研究，能较敏感地反映治疗前后精神行为症状的改变。主要目的是用来评定老年精神病患者治疗前后症状的变化。内容由 18 个项目组成，加上总体印象共 19 项，评分按从无到有分为 7 级。

5）神经精神症状问卷（the neuropsychiatric inventory，NPI）：根据对照料者的一系列提问来评分，NPI 评价包括妄想、幻觉、激越、抑郁、焦虑、淡漠、欣快、脱抑制行为、易激惹、异常动作、夜间行为紊乱、饮食异常 12 个痴呆常见的精神行为症状。评定症状的发生频率和严重程度。病情严重程度按轻、中、重 3 级评分，另外，该量表要求评定照料者的心理痛苦，按 6 级评分评定。

涉及 AD 的神经心理测试和量表繁多，但真正能良好应用于临床试验还需慎重选择，需要考虑信度、效度及使用的方便性等各个方面。临床试验中的疗效评价至少应包括认知和总体评价两个部分，并尽可能进行日常生活活动能力和精神行为的评价。进行疗效评价时，可以使用以上量表，也可以使用其他经过验证的量表。

二、实验室生物学检测

分子生物学的发展，为 AD 实验室诊断提供可能。很多学者致力寻找 AD 的生物标志物，以期尽可能早的对 AD 做出正确诊断。理想的生物标志物应比临床诊断更具特异性和敏感性。实验室生物学检查，作为 AD 诊断的一部分，是确定该疾病所不可或缺的检查项目。实验室生物学检测主要包括基因检测，血液、脑脊液和尿液生物标志物检测。这些生物标志物的检测有望早期探查 AD。

基因检测：早发型常染色体显性遗传 AD 较少见，其中 14 号染色体上早老素 1（PS1）基因突变是最常见的 FAD 的原因。其次是 21 号染色体上淀粉样前体蛋白（APP）基因和早老素 2（PS2）基因位。PS1、PS2 及 APP 基因突变分析只适用于发病年龄早，且有家族史的患者。因此基因突变筛选应限于典型的进行性，变性性痴呆的早发家系内。ApoE 是目前研究较多的基因，其 ε4 等位基因对晚发性、散发性 AD 是强烈的危险因子。在 AD 诊断有怀疑时，ε4 等位基因阳性预言值在 94%～98%；在病程早期 ε4 等位基因可增加 AD 诊断的 5%～10%的可信性。ApoE 检测可用于早期痴呆及怀疑 AD 诊断时，但不作为单独诊断使用。基因检测可为诊断提供参考。APP、PS1、PS2 基因突变在家族性早发型 AD 中占 50%。载脂蛋白 ApoE ε4 基因检测可作为散发性 AD 的参考依据。

血液学检查：认知障碍可能和一系列的代谢、感染和中毒因素有关。通过血液检查有助于识别痴呆原因和伴发的疾病，筛查危险因素。必须做如下检查：红细胞沉降率、细胞计数、电解质、钙代谢、葡萄糖、肾和肝功能、甲状腺功能、维生素 B_{12}、梅毒、人免疫缺陷病毒（HIV）的血清学检查。美国精神科协会（APA）指南中认为血常规、电解质、钙代谢、肾功能和肝功能、维生素 B_{12}、甲状腺功能是关键的项目；毒理学、梅毒血清学、红细胞沉降率、HIV 检测、血清同型半胱氨酸是可选项目：主要用于发现存在的伴随疾病或并发症、发现潜在的危险因素、排除其他病因所致痴呆。

由于获取脑脊液属于有创操作，患者不易接受，因此血液生物标志物逐渐引起人们的重视。多数研究表明，AD 早期阶段血液 Aβ40、Aβ42、Tau 水平没有明显改变，也有试验得出相反结果，因此血液中 Aβ 和 Tau 能否作为 AD 早期诊断的生物标志物还需进一步研究。有研究者检测了正常人和 AD 患者血浆内的 120 种分泌型信号蛋白，发现其中 18 种蛋白，如白细胞介素-3、白细胞介素-11、白细胞介素-1α 及巨噬细胞集落刺激因子等的浓度在轻、中度 AD 患者体内发生了显著变化，这些因子在鉴别 AD 和非 AD 患者方面有一定价值。

脑脊液生物标志物：目前较为常用的主要有 β-淀粉样蛋白 1-42（Aβ1-42）、总 Tau 蛋白（T-Tau）、磷酸化 Tau 蛋白（P-Tau）、特异位点磷酸化 Tau（包括 P-Tau231、P-Tau181）。AD 患者脑脊液中 T-Tau、P-Tau、特异位点磷酸化 Tau 均升高，脑脊液 Aβ42 降低。T-Tau 和 Aβ42 的特异性较差；P-Tau 提高了诊断 AD 的特异性，其中 P-Tau231 鉴别 AD 和额颞叶痴呆的敏感性和特异性较高，P-Tau181 鉴别 AD 和路易体痴呆的特异性较高。有研究表明，AD 患者脑脊液中分泌型钙离子依赖的磷脂酶 A2（sPLA2）的活性和视锥蛋白样蛋白 1（VLP-1）的浓度变化能反映 AD 的早期病变，可能成为 AD 早期诊断的生物标志物。

脑脊液检测项目主要包括：

（1）脑脊液细胞计数、蛋白质、葡萄糖和蛋白电泳分析：血管炎、感染或脱髓鞘疾病疑似者应进行检测。快速进展的痴呆患者应行 14-3-3 蛋白检查，有助于朊蛋白病的诊断。

（2）脑脊液 β-淀粉样蛋白、Tau 蛋白检测：AD 患者的脑脊液中 β-淀粉样蛋白（Aβ42）水平下降（由于 Aβ42 在脑内沉积，使得脑脊液中 Aβ42 含量减少），总 Tau 蛋白或磷酸化

Tau 蛋白升高。这些生物标志物可用于支持 AD 诊断，但鉴别 AD 与其他痴呆诊断时特异性低（39%～90%）。

（3）有人发现 AD 脑脊液乙酰胆碱水平减低，且与痴呆程度显著相关。脑脊液去甲肾上腺素水平尚不能区别 AD 与正常人，但晚期 AD 的脑脊液和血液去甲肾上腺素比中期 AD 和正常人显著升高。多数报道脑脊液 5-羟色胺代谢产物（5-HIAA）水平低，脑脊液生长抑素比对照组显著低。加压素、促甲状腺素释放激素、促性腺激素释放激素水平低。

尿液生物标志物：研究表明，大多数 AD 患者尿液中 AD 相关神经丝蛋白（AD7c-NTP）的水平升高，其水平与痴呆的严重程度成正比。与 Tau 蛋白和 Aβ 相比，AD7c-NTP 在疾病早期阶段即能检测到，可能更适合作为 AD 早期诊断的标志物。

三、神经电生理检查

脑电图（EEG）：AD 的常规 EEG 可显示与年龄相关的脑电减弱表现，即对称性的枕部优势节律减慢，波幅降低。AD 的 EEG 表现为 α 波减少、θ 波增高、平均频率降低的特征。但 14%的患者在疾病早期 EEG 正常。AD 可有以下改变：EEG 脑电波的平均频率有轻度减慢；枕部节律变慢，波与波的比值降低；功率的相对值和绝对值都增加，光反射受损。EEG 用于 AD 的鉴别诊断，可提供朊病毒蛋白感染的早期证据，或提示可能存在中毒-代谢异常、暂时性癫痫性失忆或其他癫痫疾病。

诱发电位：反复检测诱发电位可作为动态观察病情严重程度和进展快慢的手段之一，且有助于早期诊断。

（1）P300（事件相关电位）：AD 的 P300 潜伏期明显延迟，达两个标准差，且与 MMSE 评分呈显著负相关。AD 患者的 P2 和 P3 波幅也明显下降或升高，同时靶刺激 P3 的缺失率也升高。AD 患者的 P300 各记录点的结果基本一致。AD 患者与 VaD 患者 P300 研究结果显示差异不明显。

（2）CNV（伴随负反应）：是一种稳定电位偏转，也能反映 AD 患者的认知减退和脑功能的变化。由于在检测 CNV 的过程中，需患者作按键反应，因此能监测患者配合的程度，同时能检测患者的 RT。

（3）MMN（事件相关电位）：Pekkonen 报道 9 例 AD 患者的 MMN 面积随着刺激间隔的增加显著减少。

（4）SEP（体感诱发电位）：老年性痴呆患者 SEP 某些成分，如 P100 的延迟，反映了双侧皮质区活性受体有某种干扰。当传导通路不畅通时，大量神经元失活，突触数目减少，故神经传递速度明显下降。

（5）VEP（视觉诱发电位）：Straumanis 和 Vissen 对老年性痴呆进行闪光 VEP 测定，发现中潜伏期波幅增大和长潜伏期波峰延长。痴呆的严重程度与 VEP 潜伏期延迟有一定的相关性。

（6）ABR（脑干诱发电位）：AD 患者 ABR Ⅰ～Ⅴ波间的中枢传导明显延长，AD 患者两脑半球反应差别上明显大于正常老年人。

（7）AEP（听觉诱发电位）：比 EEG 在监测痴呆方面更有价值，AEP 比 EEG 能提供更特异的信息。在皮质和脑干受损时，AEP 中短潜伏期波峰是异常的。在变性损害导致的痴呆中，AEP 仅有晚期复合波潜伏期延长。AD 患者的 AEP，各记录部位的潜伏期指标均见延迟，波幅下降；发现 AD 患者认知功能与 AEP 潜伏期 P1、N1、N2 呈负相关。诱发电位结合 MMSE，能反映认知功能和脑功能的变化，反复检测诱发电位可作为动态观察病情严重程度和进展快慢的手段之一，且有助于早期诊断。

四、神经影像学检查

AD 临床症状明显时患者基本都处于中晚期，故早期诊断 AD 尤为关键。神经影像学是早期诊断 AD 的有效工具。随着医学影像学革命浪潮的到来，其对 AD 的准确诊断和早期发现已经具有不可替代的价值，使得早期干预和治疗成为可能，而且先进的影像检查手段必将为 AD 的研究带来更加广阔的空间。

长期以来，结构性影像技术如 CT、MRI 在记忆障碍疾病的诊断上一直起支持性作用，但视觉和局域容积的评价远远不能满足临床需要。21 世纪是功能代谢和分子影像的世纪，医学影像模式发生很大转变，AD 的影像诊断已从单纯的形态解剖转向与功能代谢相结合，近年分子影像诊断也得到迅速发展，功能性成像技术如 SPECT、PET、功能 MRI 等，它们各具特点，分别用于显示解剖结构、评价脑功能和代谢、显示分子标志物等，在疾病早期就可能发现微小的病理变化，为早期诊断 AD 提供了可能性。

1. CT AD 早期的 CT 改变主要是皮质萎缩、脑沟增宽；中晚期还表现有脑室扩大。海马是 AD 累及的主要结构，但是 CT 难以准确显示海马萎缩，且对脑白质的改变敏感性不高，所以逐渐被 MRI 所取代。

2. MRI 在所有影像学手段中，MRI 对脑解剖结构的显示最清晰，分辨率最高，可清楚区分脑的灰质和白质，显示痴呆患者脑沟增宽加深、脑室扩大的情况，并可在任意方向直接断层，进行脑内结构（如海马、杏仁核等）的线性、面积和体积测量，为评价患者的脑萎缩状况提供精确指标。

3. 结构性脑成像 主要包括 MRI 和 CT。退行性痴呆性疾病最常见的形态学改变是脑萎缩。

（1）定性分析：根据视觉印象可将脑萎缩分为不同的程度，通常分为极轻度、轻度、中度和重度。

（2）定量分析：任何脑结构的测量都会受到多种偏倚的影响。脑结构影像学为早期诊断 AD 提供可能。研究表明，海马结构萎缩是 AD 早期敏感的诊断指标。结构性神经影像学检查包括常规 CT、MRI，检查和脑萎缩的测量。常规 CT 和 MRI 检查有助于评价脑萎缩的程度及排除其他导致痴呆的原因。MRI 的 T_1WI 用来评价脑结构变化，自旋回波长 TR 成像（T_2WI 和 FLAIR）用来评价脑内异常信号的改变。在 AD 诊断中，CT 和 MRI 最常见的表现为颞叶内侧的萎缩，特别是杏仁核、海马、海马旁回。MRI 冠状成像比 CT 更容易评估海马区的变化。脑萎缩测量运用 MRI 测量的易实施性和准确性都优于 CT。目前，半自动阈值跟踪技术是最广泛应用的 MRI 容积测量技术。但是，对 MRI 图像的解释易受个人主观影响，缺乏一致性，且脑室扩大和脑沟增宽也可出现在正常老年人中，并不是痴呆的唯一征象。如需准确评价痴呆患者症状的严重程度，MRI 便略显不足，且对痴呆等原发性神经变性疾病做出早期诊断价值有限。

4. 功能性脑成像　脑功能影像学检查有助于观察AD患者主要的病理学特征——神经元丢失、神经原纤维缠结沉积、胆碱能耗竭、老年斑等，有助于理解其病理生理机制。由于大脑局部病变早期常表现为血流及代谢活动改变，后期才有结构变化，故脑功能影像学有助于辨认 AD 早期病理变化。功能性脑成像是用放射性标志物来分析大脑糖代谢或脑血流，从而间接反映神经元的活动。

目前常用的两种核医学方法是 PET 和 SPECT。大脑局部病变先是代谢活动的降低，继而引起血流的改变，最后才是结构的变异，所以要早期发现大脑局部的变化，首先应观察到代谢活动的改变，于是 SPECT 成为早期诊断 AD 的重要方法。然而，SPECT 在发现早期 AD 方面似乎不如 PET 敏感，有两项研究发现，大约 1/3 的轻度 AD 患者的脑血流灌注正常。用 PET 研究 AD 患者的静息脑代谢和脑血流。绝大多数研究显示，AD 患者的全脑糖代谢和血流降低，在顶颞叶的联络皮质中降低最明显，代谢降低的程度为 30%～70%，顶颞叶代谢降低通常是双侧性的，额叶联络皮质的代谢降低通常较轻，但在晚期病例则很明显。患者的感觉运动皮质、视觉皮质、基底核和小脑的代谢值与正常对照组无显著性差异。SPECT 检查比较简便、易行。绝大部分的研究都证实 AD 的双侧颞顶叶血流灌注下降，可伴有或不伴有轻度额叶灌注下降。有相当一部分人左、右半球灌注不对称，甚至单侧颞顶叶血流灌注下降。大部分对严重 AD 患者的 PET 显示患者的额叶血流降低，但不是特异性的。

在 AD 患者的胆碱能神经元突触的乙酰胆碱能活性降低的基础上，已有用特异的 PET 和 SPECT 配体来测量活体中胆碱能受体分布的预初研究。一项研究显示，M 胆碱受体随年龄增加而有减少，但 AD 和伴痴呆的帕金森病减少明显。另一项初步研究显示，AD 的颞顶叶皮质的 N 胆碱受体减少。

用 MRI 来测量脑血流是正在发展中的技术，称为功能性磁共振成像技术（fMRI）。fMRI 可显示动态动脉血流影像。有报道 fMRI 和 PET 检测到的痴呆患者的脑灌注异常非常相似，两者的一致率可达 78%。fMRI 要依靠声呐成像技术和钆造影剂。fMRI 可与认知功能检查同时进行，即所谓的认知激活试验。认知激活试验有望在不久的将来用于临床，但仍有许多实际操作和方法学问题有待解决。1999 年有人报道用磁共振显微镜技术（MRM）能探查到尸解标本的老年斑，并已开始用于活体研究。可以相信这一技术的发展将会对 AD 的诊断、病程观察和疗效评价带来革命性的变化。

磁共振波谱（MRS）是一种能够测量活体脑内某些化学物质的功能性成像技术，目前还不可能广泛用于临床，但将来的使用价值是很大的。MSR 主要对 ^{1}H 质子和 ^{31}P 感兴趣。^{1}HMRS（质子磁共振波谱）可产生一个含肌醇、*N*-乙酰天冬氨酸（NAA）、胆碱和肌酐的光谱。这些化学物质可提供神经元脱失、细胞膜磷脂和细胞能量代谢的信息。NAA 信号最能反映神经元的情况，因为胶质组织不含这种氨基酸，因此，可间接测量神经元数量。用 MRS 检查测量 NAA 波谱峰值与肌酐峰值的比率可计算局部脑区神经元脱失数。对 AD 研究发现，患者的额、顶、顶叶的联络皮质内 NAA 与肌酐的比率明显降低。

（蔡志友　杨庆军　赵宇辉　丁　立）

第 6 节　阿尔茨海默病的诊断及鉴别诊断

一、诊　　断

迄今为止，AD 的诊断仍然以临床病史、临床表现和神经心理学检查为核心诊断证据。AD 的诊断标准几经演变，到目前为止，没有一个理想的 AD 诊断标准能够满足 AD 在临床上的确诊。

为了便于学习记忆，我们把 AD 的诊断标准人为地分为：美国诊断标准、欧洲诊断标准和中国诊断标准。

美国诊断标准：1984 年 NINCDS-ADRDA 诊断标准（应用最广泛的 AD 临床诊断标准）；2007 年修订的 NINCDS-ADRDA 诊断标准；2011 年 NIA-AA 诊断标准。

欧洲诊断标准：2014 年 IWG 诊断标准。

中国诊断标准：2012 年 AD 临床诊断标准的中国化。

（一）美国诊断标准

1. 1984 年 NINCDS-ADRDA 诊断标准

1984 年美国国立神经病学与语言障碍、卒中和阿尔茨海默病及相关疾病研究院（NINCDS-ADRDA）制订的 NINCDS-ADRDA 诊断标准是第一个国际公认的 AD 诊断标准，是应用最广泛的 AD 临床诊断标准。

最初采用的 AD 诊断标准：美国精神障碍诊断和统计手册修订第Ⅳ版（DSM-Ⅳ-R）的标准（现在修订为 DSM-Ⅴ）及 1984 年 NINCDS-ADRDA 诊断标准。

NINCDS-ADRDA 诊断标准：诊断过程两步法，首先要诊断的是痴呆，然后逐个排除能够导致痴呆的所有其他疾病之后才能考虑 AD 可能性大的诊断；通过尸检发现老年斑和神经原纤维缠结后确诊（表 6-6）。

美国精神障碍诊断和统计手册修订第Ⅳ版（DSM-Ⅳ-R）：首先明确是否存在痴呆。

（1）认知障碍表现在以下两个方面

1）记忆障碍（包括近和远记忆障碍）

近记忆障碍：表现为基础记忆障碍，通过数字广度测验至少三位数字表现为辅助记忆障碍，间隔 5 分钟后不能复述三个词或三件物品名称。

远记忆障碍：表现可以是不能回忆本人的经历或一些常识。

2）认知功能损害至少具备下列一项

失语：除经典的各类失语症外，还包括找词困难，表现为缺乏名词和动词的空洞语言，类比性的命名困难表现在 1 分钟内能说出动物的名称数，痴呆患者常少于十个，且常有重复。

失用：包括观念运动性失用及运动性失用。

失认：包括视觉和触觉性失认。

抽象思维或判断力损害：包括计划、组织、程序及思维能力损害。

（2）上述两类认知障碍明显干扰了其职业和社交活动，或与个人以往相比明显减退。

（3）病程特点为逐渐起病，持续减退。

（4）上述认知缺陷并非由下列原因：其他能导致记忆和认知进行性缺陷的中枢神经

系统情况（如脑血管病、帕金森病、亨廷顿病、脑肿瘤、硬膜下血肿等）。

（5）这些缺陷并非由谵妄所致。

（6）上述损害不能用其他的精神及情感性疾病来解释（如抑郁症、精神分裂症等）。

表 6-6 1984 年 NINCDS-ADRDA 诊断标准

依据诊断方法和把握度分三类：确诊的 AD（definite AD）、很可能的 AD（probable AD）和可能的 AD（possible AD）

➢ 确诊的 AD 诊断标准

- 临床符合很可能的 AD 标准，且有病理学证据

➢ 很可能的 AD 诊断标准

- 临床检查有痴呆，并由神经心理检查确定
- 认知功能有两方面或更多的损害，进行性恶化
- 无意识状态改变
- 40～90 岁间起病，常在 60 岁之后
- 能够排除其他系统性疾病和其他器质性脑病所致的记忆障碍
- 支持很可能的 AD 诊断标准

  特殊认知功能的进行性衰退（如失语、失用、失认）

  影响日常生活能力及行为的改变

  家族中有类似患者

  实验室检查结果：腰穿脑压正常；脑电图正常或无特异性的改变，如慢波增加

  CT 或 MRI 证实有脑萎缩，且随诊检查有进行性加重
- 排除很可能的 AD 诊断标准

  突然及卒中样起病

  病程早期出现局部的神经系统体征，如偏瘫、感觉障碍和视野缺损等

  发病或病程早期出现癫痫或步态异常
- 为研究方便，可分为下列几型

  家族型

  早发型（发病年龄<60 岁）

  21-三体综合征

  合并其他变性病，如帕金森病等

➢ 可能的 AD 诊断标准

在发病或病程中缺乏足以解释痴呆的神经、精神及全身性疾病

痴呆合并全身或脑部损害，但不能把这些损害解释为痴呆的病因

无明确病因的单项认知功能进行性损害

可能的 AD 从患者行为、临床和神经心理测验发现其认知减退。排除谵妄（delirium）、嗜睡（drowsiness）、僵直（stupor）、昏迷（coma）等能足以解释痴呆的神经、精神及全身性疾病对认知功能的影响。痴呆的诊断以患者的行为表现为核心，不强调社会或职业功能受损。

1984 年 NINCDS-ADRDA 诊断标准不足之处：所包含的神经心理学测试可能并不适用于临床，对可能的 AD（possible AD）过度诊断。缺乏区别于其他类型痴呆的特征性描述，标准中不包括 MRI、PET 及脑脊液检查。在所有 AD 患者中，记忆缺陷常常是早期的认知

缺陷，记忆问题泛化，不去探讨更早的指标。1984 年 NINCDS-ADRDA 诊断标准缺乏 AD 的遗传学信息。

2. 2007 年修订的 NINCDS-ADRDA 诊断标准

1984 年 NINCDS-ADRDA 诊断标准运用了 20 余年，这期间 AD 的生物基础研究有突飞猛进的发展，MRI、PET、脑脊液检查等新的检查手段不断涌现，使得一些生物标志物，包括 MRI 示内侧颞叶萎缩，PET 可见颞顶叶脑血流下降及脑脊液中 Aβ 和 Tau 蛋白的异常改变等对 AD 的早期诊断提供了可能。旧标准的诊断思路是先确定痴呆，再确定类型，旧的标准似乎与时代不相符。1984 年 NINCDS-ADRDA 诊断标准没有明确的生物标志物，确诊的依据只能是来自于病理学的证明。因此，2005 年由 Dubois 和 Scheltens 发起的包括国际上 15 名 AD 研究领域专家共同讨论总结后，在 2007 年提出了更符合 AD 研究现状，以促进 AD 的早期干预为目的新的 AD 研究用诊断标准（表 6-7）。

表 6-7　2007 年修订的 NINCDS-ADRDA 诊断标准

➢ 很可能的 AD：A+B、C、D 或 E 中至少一个核心症状
1. 核心症状
早期、显著的情景记忆障碍，包括以下特点：逐渐出现的进行性的记忆功能下降，超过 6 个月；客观检查发现显著的情景记忆损害，主要为回忆障碍，在提示或再认试验中不能显著改善或恢复正常；情景记忆障碍可在起病或病程中单独出现，或与其他认知改变一起出现
2. 支持特征
（1）存在内颞叶萎缩 MRI 定性或定量测量发现海马结构、内嗅皮质、杏仁核体积缩小（参考同年龄人群的常模）
（2）脑脊液生物标记异常 Aβ 1-42 降低、T-Tau 或 P-Tau 增高，或三者同时存在
（3）PET 的特殊表现：双侧颞叶糖代谢减低；其他有效的配体，如 1-{6-[（2-^{18}F-氟乙基）-甲氨基]-2-萘基}-亚乙基丙二氰（^{18}F-FDDNP）预见 AD 病理的改变
（4）直系亲属中有已证实的常染色体显性遗传突变导致的 AD
➢ 排除标准
病史：突然起病，早期出现下列症状：步态不稳、癫痫、行为异常
临床特点：局灶性神经系统症状体征：偏瘫、感觉缺失、视野损害，早期的锥体外系体征，其他疾病状态严重到足以解释记忆和相关症状
非 AD 痴呆：严重的抑郁，脑血管病，中毒或代谢异常（要求特殊检查证实），MRI 的 Flair 或 T_2 加权像内颞叶信号异常与感染或血管损害一致
➢ 确定标准
临床和组织病理（脑活检或尸检）证实为 AD，病理须满足 NIA-Reagan 标准；临床和遗传学（染色体 1、14、21 突变）证实为 AD
2007 年修订的 NINCDS-ADRDA 诊断标准强调早期诊断，确定了早期临床特征和生物标志物。2007 年 NINCDS-ADRDA 诊断标准在一定程度上依赖影像和脑脊液检查等辅助检查，引入了客观证据；诊断中认可了 AD 遗传学的价值；2007 年 NINCDS-ADRDA 诊断标准的特异性使其不再使用可能的 AD（possible AD）这一层次的诊断，取消了神经心理学评估，增加了影像学和脑脊液检查，同时适用于科研及临床

3. 2011 年 NIA-AA 诊断标准

美国国家衰老研究所（National Institute of Aging，NIA）和阿尔茨海默病学会

（Alzheimer's Association，AA）成立一个专家组对 1984 年版 AD 的诊断标准进行修订，于 2011 年 4 月 19 日发表于 Alzheimer's & Dementia，简称为 NIA-AA 诊断标准。NIA-AA 诊断标准保留了 1984 年版很可能的 AD（probable AD）痴呆诊断的大体框架，吸收了过去 27 年临床应用经验，其最大亮点是将 AD 视为一个包括轻度认知损害（MCI）在内的连续的疾病过程，并将生物标志物纳入到 AD 痴呆的诊断标准中。

NIA-AA 诊断标准分为 3 个部分：AD 所致痴呆（dementia due to AD）诊断标准、AD 所致轻度认知损害（MCI due to AD）诊断标准和临床前 AD 诊断标准（preclinical AD）。AD 诊断仍主要依靠患者临床表现（表 6-8）。

表 6-8　2011 诊断标准

➢ 临床前 AD 的诊断标准
临床前 AD 是 AD 的最早阶段，该阶段诊断标准基于从临床痴呆前开始的 AD 特征性生物事件顺序假说，认为 Aβ 聚集或脑淀粉样变性病是目前 AD 最早的可测定的阶段之一
指南将临床前 AD 分为以下 3 个阶段
阶段 1：无症状的脑淀粉样变性病
阶段 2：淀粉样蛋白阳性＋突触功能失调和（或）早期神经变性的证据
阶段 3：淀粉样蛋白阳性＋神经元变性证据＋轻微认知功能减退
➢ AD 所致轻度认知损害的诊断标准
（1）AD 所致 MCI 的核心临床诊断标准
1）对认知改变的担忧：这种对认知变化特别是与本人先前水平比较所发现变化的担忧可能来源于患者，也可是知情者或有经验医生。而过去标准是患者主诉并需有知情者证实
2）一个或多个认知区域的损害可以发生在多个认知功能区域，具体包括记忆、执行、注意力、语言及视空间功能；其中情景记忆损害常见于那些逐渐向 AD 痴呆进展的 MCI 患者
3）保持日常生活的独立性
4）没有痴呆，病情较轻，不存在严重影响社会或职业能力的证据
（2）AD 所致 MCI 的标志物诊断标准
1）高度提示 AD 所致 MCI 可能的生物标志物：一个 Aβ 类标志物阳性和一个神经元损伤类标志物阳性
2）中度提示 AD 所致 MCI 可能的生物标志物：一个 Aβ 类标志物阳性，无神经元损伤类标志物或无法进行检测，或者一个神经元损伤类标志物阳性，而 Aβ 类标志物没有或无法进行检测
3）生物标志物信息不明确的情况结果模棱两可（既不是明确的阳性也不是明确的阴性）或者生物标志物检测结果相互矛盾。这一类也包括了没有做生物标志物检测的患者
4）提示 MCI 不可能归因于 AD 的生物标志物，Aβ 类生物标志物和神经元损害类标志物都是阴性。明确的 Aβ 沉积或神经元损害证据不存在的情况强烈提示 MCI 不是归因于 AD
➢ AD 所致痴呆的诊断标准：
（1）痴呆（所有原因）的核心临床诊断标准：由于痴呆临床综合征可由多种原因导致，所以新标准首先列举了所有病因痴呆的核心临床诊断标准。当具备以下认知或行为症状时可以诊断为痴呆
1）日常工作及一般活动能力受损，并且
2）生活功能和执行能力较先前水平降低，并且
3）无法用谵妄或其他严重的精神疾病来解释

续表

4）认知损害可由以下方式发现或诊断：①病史采集（来自患者本人和知情人）；②客观的认知评价（床旁精神状态检查或神经心理学测试）

5）认知或行为受损至少包括以下功能中的两项：①学习及记忆新信息的功能受损；②推理及处理复杂任务的能力受损、判断力受损；③视空间能力受损；④语言功能受损（说、读、写）；⑤人格或行为举止改变

（2）很可能的 AD 诊断标准（核心临床标准）：符合痴呆的诊断标准，并且具备以下特征

1）隐袭起病，症状在几个月或几年内渐进发展，而不是在几个小时或几天内突然发生；并且

2）通过报告或观察有明确的认知功能减退的病史；并且

3）通过病史和检查发现明显的认知受损，表现为以下 2 种类型之一

A. 遗忘症状：AD 痴呆最常见表现。症状包括学习能力及最近所学信息的回忆能力受损。还应至少具备一项前面定义的其他认知领域的功能损害

B. 非遗忘症状：①语言障碍；②视觉障碍；③执行功能障碍

4）具有以下情形不应使用很可能的 AD 诊断

A. 存在时间上与认知损害发生或加重相关卒中疾病，或存在多发或广泛的梗死或严重的白质高信号负荷

B. 是路易体痴呆（DLB）的突出特征

C. 是行为变异型痴呆（bvFTD）的突出特征

D. 是语义变异型原发性进行性失语或非流利型/语法缺失变异型原发性进行性失语

E. 用其他伴随的神经系统疾病或影响认知功能的药物使用能够解释

（3）可能的 AD 核心临床标准

1）非典型病程：符合 AD 痴呆认知损害的特征，或者突然发病或是缺少充分的病史或客观认知测试结果肯定认知功能的进行性减退

2）混合表现：符合 AD 的核心临床标准，但存在以下情形：①有证据显示有共存的脑血管疾病，存在与认知障碍发生或发展存在时间关联的卒中史；或存在多发或广泛梗死或严重白质高信号负荷；②存在 DLB 的特征；③其他神经疾病、非神经疾病或影响认知的药物使用能够解释

（4）不太可能是 AD 的痴呆

1）不符合 AD 痴呆的临床诊断标准

2）具备以下任何一项：①尽管符合很可能的或可能的 AD 痴呆的临床诊断标准，但有足够证据得到以下替代诊断，如 HIV 痴呆、亨廷顿痴呆或者其他罕见的与 AD 重叠的痴呆；②尽管符合可能的 AD 痴呆的临床诊断，但 Aβ 或神经元损伤相关生物标志物均是阴性的患者

根据以上生物标志物检测结果的表现形式和确定性水平的不同，将 AD 所致 MCI 的诊断分为以下四个等级：①符合核心临床诊断标准的 MCI；②中等可能的 AD 所致 MCI；③高度可能的 AD 所致 MCI；④不可能的 AD 所致 MCI（表 6-9，表 6-10）。

表 6-9　纳入生物标志物的 MCI 诊断标准

诊断类别	AD 病因生物标志物的可能等级	Aβ（PET 或脑脊液）	神经元损伤（Tau、FDG、sMRI）
符合核心临床诊断标准	MCI 不明确	矛盾/不确定/未检测	矛盾/不确定/未检测
中等可能的 AD 所致 MCI	中等	阳性	未检测
		未检测	阳性

续表

诊断类别	AD 病因生物标志物的可能等级	Aβ（PET 或脑脊液）	神经元损伤（Tau、FDG、sMRI）
高度可能的 AD 所致 MCI	最高	阳性	阳性
不可能的 AD 所致 MCI	最低	阴性	阴性

注：AD：阿尔茨海默病；Aβ：β-淀粉样蛋白；PET：正电子发射计算机体层扫描术；FDG：氟脱氧葡萄糖；SMRI：结构性磁共振成像；MCI：轻度认知损害

表 6-10 AD 痴呆诊断标准配合生物标志物的使用

诊断分类	AD 病因可能的生物标志物	Aβ（PET 或 CSF）	神经元损伤（CSF Tau、PDG-PET、sMRI）
很可能的 AD 痴呆			
基于临床诊断标准	情况不详	还没有、有冲突或不确定	还没有、有冲突或不确定
具有三种不同证据水平的	中间	还没有或不确定	阳性
AD 病理生理进程	中间	阳性	还没有或不确定
	高	阳性	阳性
可能的 AD 痴呆（非典型临床表现）			
基于临床诊断标准	情况不详	还没有、有冲突或不确定	还没有、有冲突或不确定
具有 AD 病理生理进程证据	高，但并不能排除第二种病因	阳性	阳性
不太可能是 AD 的痴呆	最低	阴性	阴性

（二）2014 年 IWG 诊断标准

从 2007～2014 年，欧洲国际工作组（International Working Great，IWG）及美国国家老龄问题研究所-阿尔茨海默病协会历经 8 年修订，在 NINCDS-ADRDA 诊断标准和 NIA-AA 诊断标准基础上，推出了 AD 的 2014 年 IWG-2 诊断标准。2014 年 IWG-2 诊断标准通过更好地定义临床表型及将生物标志物整合进诊断进程中，从而全面覆盖疾病各个时期（从无症状到最严重痴呆阶段）。

2014 年 IWG-2 诊断标准分别详细阐述了典型 AD、非典型 AD、混合性 AD 及 AD 的临床前阶段的特异诊断标准（表 6-11）。

表 6-11 2014 年 IWG 诊断标准

➢ 典型 AD 的 IWG-2 诊断标准（任何时期的 A 加 B 两方面）
（1）特异临床表型：存在早期及显著情景记忆障碍（孤立的或伴随有其他认知和行为改变，提示为轻度认知损害或痴呆综合征），包括下述特征：
1）患者或知情者诉有超过 6 个月的逐步进展的记忆能力下降
2）海马类型遗忘综合征的客观证据，基于 AD 特异检测方法：通过线索回忆和控制编码测试等发现情景记忆能力显著下降
体内 AD 病理改变的证据（下述之一）
A. 脑脊液中 Aβ1-42 水平的下降及 T-Tau 或 P-Tau 蛋白水平的上升
B. 淀粉样 PET 成像，示踪剂滞留增加

续表

C. AD 常染色体显性突变的存在（常携有 PSEN1、PSEN2、APP 突变）

（2）典型 AD 排除标准（补充检查：如血液检查、脑 MRI 以排除其他导致认知紊乱或痴呆的疾病，或伴发病症）

1）病史：①突然发病；②早期出现下述症状：步态障碍、癫痫、行为改变

2）临床特征：①局灶性神经特征；②早期锥体外系体征；③早期幻觉；④认知波动

3）其他足以出现记忆及相关症状的严重疾病：①非 AD 痴呆；②重度抑郁；③脑血管疾病；④中毒、炎症、代谢紊乱，这些均需要特异的检查；⑤同感染或血管损伤一致的，内侧颞叶 MRI-FLAIR 或 T_2 信号改变

（3）中度及重度痴呆阶段海马遗忘综合征可能难于鉴定，体内 AD 病理证据中足以存在痴呆综合征的相关特点

➢ 非典型 AD 的 IWG-2 诊断标准（任何时期的 A 加 B 两方面）

（1）特异临床表型（下述之一）

1）AD 后皮质异常

A. 枕颞叶异常：早期、主要及进展性视理解功能或（目标、符号、单词、脸）的视觉辨认能力异常

B. 双顶叶异常：早期、主要及进展性视觉空间能力障碍，Gerstmann 综合征、巴林特综合征、肢体失用症或忽视的特点

2）AD 的进行性失语：早期、主要及进展性的单词检索或句子重复能力受损

3）额叶异常：早期、主要及进展性行为改变，包括相关的初级冷漠或行为失控，或认知测试时主要执行能力受损

4）AD 唐氏综合征改变：唐氏综合征患者中发生的以痴呆为特征的，早期行为改变及执行能力障碍

（2）体内 AD 病理改变的证据（下述之一）

1）脑脊液中 Aβ1-42 水平的下降以及 T-Tau 或 P-Tau 蛋白水平的上升

2）淀粉样 PET 成像，示踪剂滞留增加

3）AD 常染色体显性突变的存在（常携有 PSEN1、PSEN2、APP 突变）

（3）非典型 AD 的排除标准（补充检查：如血液检查、脑 MRI 以排除其他导致认知紊乱或痴呆的疾病，或伴发病症）

1）病史：①发病突然；②早期或普遍的情景记忆障碍

2）其他足以出现记忆及相关症状的严重疾病：①重度抑郁；②脑血管疾病；③中毒、炎症、代谢紊乱

➢ 混合性 AD 的 IWG-2 诊断标准[（1）加（2）两方面]

（1）临床及生物标志物的 AD 证据（两者均要满足）

1）海马型遗忘综合征或非典型 AD 的临床表型之一

2）脑脊液中 Aβ1-42 水平的下降及 T-Tau 或 P-Tau 蛋白水平的上升；淀粉样 PET 成像中示踪剂滞留增加

（2）混合病理的临床和生物标志物证据：心血管疾病（条件均需满足）

1）卒中或局灶神经学特征的病史记录

2）下述一个或多个 MRI 证据：相应的血管病变、小血管病、腔隙性梗死、脑出血

（3）路易体病（条件均需满足）

1）下述之一：锥体外系症状、早期幻觉或认知波动

2）通过 PET 扫描显示多巴胺转运体异常

➢ AD 临床前阶段的 IGW-2 诊断标准

（1）无症状高危 AD 的 IWG-2 诊断标准（A 加 B 两方面）

1）缺少特异临床表型的存在（均要满足）

A. 无海马型遗忘综合征

B. 无任何非典型 AD 的临床表型

2）体内 AD 病理改变证据（下述之一）

续表

A. 脑脊液中 A β 1-42 水平的下降及 T-Tau 或 P-Tau 蛋白水平的上升

B. 纤维状淀粉样 PET 滞留增加

（2）症状前 AD 的 IWG-2 诊断标准（1）加（2）

1）缺少特异的临床表型（两者均需要满足）

A. 无海马遗忘综合征类型

B. 无任何非典型 AD 的临床表型

2）经证实的 AD 常染色体突变的存在（PSEN1、PSEN2、APP 或其他基因）

3）AD 的诊断主要是根据提示性的临床图片，随后利用生物标志物进行确认或排除

A. 关于临床图片，有三种情况

- 典型病例（80%～85%的病例）：情景记忆障碍（称为海马类型遗忘综合征，即使有线索也很难记住一张单词表）
- 非典型病例（15%～20%的病例）：大脑皮质的后部萎缩或失语，或前额叶脑损伤（会导致行为问题）
- 临床前状态：无症状高危（患者没有症状，但是在科学研究期间偶然发现有积极的生物标志物）和症状发生前（具有一个基因突变）

B. 下面 2 个生物标志物之一是必需的

- 在脑脊液中（通过腰椎穿刺获得）：脑蛋白水平异常（Aβ 减少和 Tau 蛋白增加）
- 在大脑中（通过 PET 检查）：影像学检查提示淀粉样蛋白示踪剂的保留升高

另外，在任何条件或疾病任何阶段，对 AD 的诊断依赖于病理生理学标志物

（三）2012 年 AD 临床诊断标准的中国化

田金洲等在评述几种 AD 诊断标准的基础上，重点对 AD 临床诊断标准的中国化进行了解读。2012 年制订了中文版 AD 临床诊断标准（表 6-12）。

表 6-12　AD 临床诊断标准（中文版）

1. 记忆或认知功能损害逐渐出现 6 个月以上，且进行性恶化
2. 神经：心理学测评证实存在显著的情节记忆损害，如延迟故事回忆（DSR）不同年龄分界值：50 岁及以上者＜15.5 分、65 岁及以上者＜11.5 分、75 岁及以上者＜9.5 分，平均＜10.5 分
3. 精神状态检查或神经心理学测评提供认知功能损害的客观证据，如 MMSE 不同教育程度分界值：文盲≤17 分、小学程度≤20 分、中学程度≤22、大学程度≤23 分
4. 工作或日常生活能力受损，如 IADL 得分≥16 分
5. 整体状态评价：为轻度痴呆及以上，如临床痴呆评分（CDR）得分≥0.5 分
6. 神经影像学证据：海马体积缩小，如 MRI 显示左侧海马体积≤1.96cm^3，右侧海马体积≤2.01cm^3；或内侧颞叶萎缩，如内侧颞叶萎缩评定量表（MTA-scale）75 岁以下者≥2 分，75 岁以上者≥3 分
7. 除外其他病因：认知功能损害发生或加重在明确的卒中后 3 个月内，或存在多发梗死或严重白质高信号等血管性痴呆的典型特征；或具有波动性认知功能损害、形象生动的视幻觉及自发的帕金森综合征等路易体痴呆的核心特征；或具有行为变异和额叶和（或）前颞叶明显萎缩等额颞叶痴呆的突出特征；或其他可逆原因如激素或代谢异常，甲状腺功能减退或叶酸/维生素 B_{12} 缺乏；或谵妄或其他精神及情感疾病，如精神分裂症、抑郁症

表 6-12 中诊断标准沿用了以往从痴呆综合征到 AD 的两步诊断法和排除其他病因的诊

断策略，临床诊断程序有 3 个步骤：第一，是确定痴呆综合征；第二，是判断痴呆程度；第三，是鉴别痴呆原因。其中第 1 条至第 3 条明确是否存在认知功能损害；第 4 条判断认知功能损害的程度是否足以影响到了工作或日常生活，以确定痴呆综合征的诊断。第 5 条则是对整体状态的评定，要求达到轻度痴呆及以上程度。第 6 条是利用 MRI 鉴别是否为 AD 病因。第 7 条则是除外标准，包括非 AD 痴呆和引起痴呆的其他可逆原因。

2012 年阿尔茨海默病临床诊断标准（中文版）除了考虑其敏感性和特异性外，重要的是它们在我国语言、文化和社会背景下的适应性。此临床诊断标准是一个记忆、认知、功能、影像、生化等多参数联合使用的 AD 操作性诊断标准。它沿用了以往从痴呆综合征到 AD 的两步诊断法和排除其他病因的诊断策略，痴呆诊断主要通过病史、临床表现、认知或神经心理学测验来判断，AD 病因则主要借助 MRI 结构影像学技术来分析，筛查 AD 的敏感性是 83.23%，特异性是 88.61%，阳性预测价值为 72.56%，阴性预测价值为 94.59%，能够较好的甄别正常认知、轻度认知损害和轻度 AD，适用于中文背景下的 AD 临床诊断和筛查。

二、鉴 别 诊 断

（一）轻度认知损害

轻度认知损害（MCI）是 AD 患者的高危人群，指有记忆障碍和（或）损害轻度的其他认知障碍，但个体的社会职业或日常生活功能未受影响，亦不能由已知的医学或神经精神疾病解释，是介于正常老化与轻度痴呆之间的一种临床状态。每年有 10%～15% 的 MCI 转化为临床 AD，而正常老年人群每年仅 1%～2%发展为 AD。

1. MCI 的临床诊断标准有不同版本 常用的有：

（1）Petersen 提出的标准：①以记忆障碍为主诉，且有知情者证实；②总体认知功能正常；③日常生活能力正常；④与年龄和教育程度不相符的记忆障碍；⑤未达到痴呆诊断。从临床上看，MCI 的记忆障碍与早期 AD 相似，如果患者表现为延迟记忆障碍且不被语义线索所改善，则考虑诊断为 MCI。

（2）美国神经病学学会提出的 MCI 推荐标准：①排除痴呆和其他可引起脑功能障碍的医学或神经心理状态；②记忆力下降的主诉；③记忆和总体认知分级情况评价：总体衰退量表（CDS=2 或 3）或临床痴呆量表（CDR=0.5），记忆测查分值在年龄和教育匹配对照组 1.5SD 以下，MMSE 至少 24 分或 Mattis 痴呆评价量表（DRS）至少 123 分。

2. MCI 的分型 目前 MCI 的分型也不统一，Petersen 等认为 MCI 主要存在 3 种亚型，①遗忘型（MCI-amnestic），以记忆障碍为主，其他认知领域相对完整，即 Petersen 提出的诊断标准中所描述的 MCI，此亚型以高比例发展为 AD，但并非全部。②复合型（MCI-multiple domains slightly impaired），累及多个认知领域的轻度障碍，不一定包括记忆，其严重程度达不到痴呆标准，可进展为 AD 或其他疾病。③单一型（MCI-single nonmemory domain），累及单个非记忆认知领域的障碍。Huang C 等根据 MCI 转化为 AD 的危险程度分为进展型 MCI（progressive mild cognitive impairment，PMCI）和稳定型 MCI（stable mild cognitive impairment，SMCI），其中进展型 MCI 很大一部分属于遗忘型 MCI。对进展型 MCI 的诊断有助于临床上进行早期干预治疗以延缓病情进展，并最终预防 AD 的发生。

3. MCI 的神经影像学改变

（1）结构影像学改变：随着 MRI 的发展，采用 MRI 技术测量大脑内侧结构如颞叶、海马及脑室等对 MCI 有一定帮助。Csernansky 等的研究表明左侧海马外侧带（相当于 CA1 带）的内部变形是非痴呆老年人发生 AD 痴呆的早期预测因素。Devanand 等用 MRI 对 139 例 MCI 患者的海马和内嗅皮质测定随访平均 5 年的研究表明：海马和内嗅皮质的体积越小，MCI 转化为 AD 的危险性就越大，结合海马和内嗅皮质 MRI 测定与年龄和认知障碍的类型提高了预测 MCI 向 AD 转化的准确度而有潜在的临床应用价值。

（2）功能影像学改变：功能影像学的一些检查手段对 MCI 甚至 MCI 的更早期阶段患者进行筛查比结构影像学更敏感；在对 MCI 患者的诊断及其干预治疗以延缓和阻止 AD 的发生等方面也较结构影像学价值更大。临床上较常用的功能影响学检查有 PET、fMRI、SPET 等。Gary 等注射一种能与老年斑、神经原纤维缠结和 Tau 蛋白结合的分子 FDDNP 后接受 PET 检查，与注射 FDG 比较。结果显示：对照组 FDDNP-PET 结合的总体值（额叶、顶叶、扣带回和额区的平均值）低于 MCI 组，而 MCI 组又低于 AD 组（$P<0.001$）。FDDNP-PET 结合对各组的鉴别力优于通过 FDG-PET 检查代谢情况或 MRI 结果，FDDNP-PET 扫描可将 MCI 与 AD 区分开来。

关于记忆过程中脑功能激活的 fMRI 的研究表明：熟悉刺激出现可以使海马功能泛化激活，用 fMRI 可以检测海马功能泛化激活损害，而海马泛化损害可能是有海马萎缩的行为学标记和以后出现记忆损害危险的早期标记。Chaorui 等用 ^{99m}Tc（HMPAO）SPECT 对 MCI 患者的研究表明：PMCI 患者在情节记忆、视空间技能和总体认知功能方面的障碍较 SMCI 患者更严重；语义记忆和注意力与左前额叶相对局部脑血流呈负相关。该研究表明，MCI 的临床异质性表现在心理学模式和 CBF 的不同，结合 SPECT 和神经心理学测验可预测 MCI 患者以后痴呆的发展情况。

4. MCI 神经生物学指标

（1）基因标记：载脂蛋白 E（ApoE）是一种糖蛋白，ApoE 等位基因在老年人中可作为一种预测迟发性 AD 发生的重要危险因子。Reiman 等研究表明：ε4 基因携带量与每个脑区的 CMRgl 减低相关，该基因的携带量越多则 CMRgl 减低越明显，AD 发生的危险性就越大，其发病的时间就越早。

（2）生物标志物：Aβ 是 AD 患者老年斑的主要成分；Aβ 和 Tau 蛋白是检测 MCI 和 AD 患者及监测 MCI 进展的重要指标。Hampel 等的研究结果显示：MCI 组脑脊液 Tau 蛋白含量增高则脑脊液 Aβ1-42 浓度降低；这两个标志物鉴别 PMCI 的准确性都相当高，Aβ1-42 的敏感性为 59%，特异性为 100%；而脑脊液 Tau 蛋白的敏感性为 83%，特异性为 90%。脑脊液 Aβ1-42 对预测 MCI 是否向 AD 转化的特异性很高，还可区分患者属于进展型 MCI 还是稳定型 MCI。

（二）血管性痴呆

血管性痴呆（VaD 或 VD）是指由各种脑血管疾病引起的脑功能障碍而产生的一种获得性智能损害综合征，是一种慢性的进行性疾病。其临床表现除神经系统定位损害的症状和体征外，尚有系列异常的神经心理症状和精神行为，已成为继 AD 后的第二大痴呆疾病。VaD 病因复杂，症状表现多样，临床诊断存在一定困难。

虽然现有的 VaD 诊断标准仍存在较多的缺陷和问题，但在 VaD 和 AD 的鉴别诊断方面具有一定的敏感度和特异度。有助于临床上对两者的区分，为治疗和预防提供依据。VaD 一般有脑血管病史，而 AD 发病隐匿，进展缓慢，一般没有明确的脑血管病史，以记忆损害为核心症状，早期一般无神经系统局灶体征。Hachinski 缺血指数量表（表 6-13）可用于两者的鉴别，因其操作方便、可信度较高，在临床上被广泛应用。

表 6-13　Hachinski 缺血指数量表

项目	是	否
突发急性起病	2	0
阶梯式恶化	1	0
波动式病程	2	0
夜间谵妄	1	0
人格相对保持完整	1	0
抑郁	1	0
躯体不适叙述	1	0
情感失控	1	0
高血压病史	1	0
卒中史	2	0
动脉硬化	1	0
局灶神经症状	2	0
局灶神经体征	2	0

注：缺血指数=所有分数总和，诊断：>7 分为血管性痴呆；4～7 分为混合性痴呆；<4 分为变性病性痴呆（Alzheimer 等）

Hachinski 缺血指数量表和上述 VaD 诊断标准对区分单纯 AD 和 VaD 相对敏感，但对鉴别混合性痴呆不敏感。由于部分 VaD 患者缺乏典型的临床表现，如急性起病、阶梯式进展、波动性病程、脑卒中史、局灶性神经症状和体征等，故 Hachinski 缺血指数量表对 VaD 的误诊率较高。随着对痴呆临床研究的进一步深入，AD 与 VaD 的鉴别诊断越来越困难。越来越多的证据表明，VaD 与 AD 有密切的联系，两者有共同的危险因素，病理改变相互重叠。据加拿大健康与年龄研究工作组报道，生前被诊断为 VaD 的患者占所有痴呆患者的 29%，但尸检结果却表明，单纯的 VaD 比例很小，少于 4%。这些矛盾之处说明用目前标准诊断的 VaD 可靠性很差。同样，AD 的误诊率也很高。尸检资料表明，AD 患者同时存在脑血管病者占 18%。另有研究证明，混合性痴呆的比例高达 40%以上，比其他任何一种痴呆都多见，可见血管因素无论在 VaD 还是在 AD 发病中均有重要作用。目前已有大量证据表明，AD 的重要病理变化包括小血管疾病和微梗死，以至淀粉样血管病几乎存在于所有 AD 中，这些病理变化均可作为老年斑和神经原纤维缠结的病理变化之外引起认知障碍的独立因素。基于这些发现，一些学者提出 AD 是一种未被认识的脑血管病，但是 AD 与 VaD 的发病机制是否完全相同，两者的诊断标准是否需要修改，临床如何鉴别 AD、VaD 和混合性痴呆，仍需进一步深入研究探讨。

（三）额颞叶痴呆

额颞叶痴呆（FTD）是一组以行为和人格改变、失语为特征性表现的疾病。根据美国的流行病学调查和病理学分类，FTD 是仅次于 AD、DLB 的第 3 种痴呆类型。

FTD 主要包括额颞叶痴呆行为异常型或额叶型（即狭义的额颞叶痴呆）、语义性痴呆和进行性非流利性失语共 3 种临床综合征。

1. FTD 行为异常型　以伴有执行能力损害的个性和行为异常为突出表现。亦可出现语言障碍，但通常不是突出表现，可能被个性改变等更显著的临床症状所掩盖。个性改变和社交失范是最主要的临床表现，在疾病早期即出现并贯穿整个病程。感知力、视空间能力、运用和记忆功能相对保留。少数 FTD 行为异常型患者尚可表现有奇特的幻视和帕金森综合征，机制不明。另有少数患者符合 FTD 行为异常型诊断标准，但在相当长的时间内病情不进展，称为缓慢进展型 FTD。在视空间短时记忆，词语的即刻、延迟，线索记忆和再认，内隐记忆，注意力持续性测验中，FTD 患者的表现优于 AD 患者，而威斯康星卡片分类测验（WCST）、Stroop 测验、连线测验 B 等执行能力则相反，其测验成绩较 AD 者差。FTD 记忆缺损的模式属于额叶型遗忘。尽管认知测验可以区分大多数 AD 与 FTD，但是单一的神经心理学测验表现并不足以诊断 FTD，而非认知症状，如自知力缺乏、人际交往失范、反社会行为或淡漠、意志缺失等，鉴别 AD 与 FTD 比认知测验更为敏感。

2. 语义性痴呆　以语义记忆损害出现最早且最严重，MRI 表现为下外侧颞叶皮质严重萎缩而颞叶内侧即海马系统（包括海马、海马旁回和内嗅皮质）结构相对正常；AD 则以弥漫性脑萎缩为主，不存在颞叶皮质的局限性萎缩。因此，颞极和颞叶下外侧萎缩程度是语义性痴呆与 AD 的影像学鉴别诊断特征。语义性痴呆患者主要表现为找词困难、物品常识丧失和理解障碍，还可出现不同程度的面孔失认；也可出现行为异常，但其特征有别于 FTD 行为异常型。语义性痴呆患者以颞叶萎缩为主，根据萎缩严重程度，还可进一步分为左颞叶型和右颞叶型；行为异常主要出现在右颞叶型语义性痴呆患者。

3. 进行性非流利性失语　是一种基于语言损害的痴呆，以语言表达不流畅、语法错误和电报式语言为主要表现。至少在发病的最初 2 年，语言的进行性损害是唯一明显的受损领域。语言能力的标准化神经心理学测验有助于早期识别原发性进行性失语（PPA）。行为和人格改变在进行性非流利性失语中极为罕见，可以此区别 FTD 行为异常型和语义性痴呆。进行性非流利性失语进展至晚期，常出现锥体外系症状与体征，有时会使临床医师的诊断变更为皮质基底核综合征（CBS）。

FTD 诊断标准：FTD 的诊断较为困难，65 岁前发病，一级亲属阳性类似病史，早期出现人格和社交能力的丧失等非认知性行为改变，影像学异常以额叶或前颞叶为主，应考虑 FTD 的诊断。不支持诊断的特征有急性发作，与外伤有关，早期表现为严重的记忆障碍、视空间障碍、肌阵挛、锥体束损害、小脑性共济失调，影像学检查提示中央后部为主的结构与功能损害或多灶性损害，实验室检查提示脑代谢或炎性病变等。

FTD 主要与 AD 鉴别，症状在病程中出现的时间次序和影像学特征为两者的主要鉴别点。AD 通常早期出现遗忘、视空间定向力和计算力受损，智能改变，社交能力相对保留；而 FTD 早期表现明显的人格改变、言语障碍和行为障碍，记忆力障碍轻，空间定向力相对保留，日常生活能力障碍重于 AD。并且 FTD 常合并运动障碍、语言障碍，痴呆的进展也更为迅速。影像学上 AD 显示广泛脑萎缩，FTD 则显示局限性额颞叶萎缩，顶枕叶皮质常不受累。PET 研究显示，FTD 患者左侧脑岛、左侧额下回和双侧额中回的糖代谢明显低于 AD 患者，而后者糖代谢在颞中回下降更明显。

（四）路易体痴呆

路易体痴呆（DLB）是仅次于 AD 的第二常见神经变性性痴呆，临床表现为波动性认知障碍、以视幻觉为主的精神症状和帕金森综合征。DLB 既有 AD 所具有的认知功能损害，又有帕金森病样的运动迟缓，在临床工作中很容易被误诊。路易小体曾被认为是帕金森病的神经病理标志。由于染色方法的进步，人们发现路易小体不仅存在于脑干黑质，还广泛存在于皮质、杏仁回、扣带回、岛叶、内嗅皮质、颜叶及其他皮质下区域。过去被认为是原发性帕金森病同时具有明显痴呆症状的患者，被从原发性帕金森病中分离出来，称之为DLB。

DLB 的起病形式无特异的规律性。早期可能以帕金森病样症状起病伴有轻度的认知障碍，或以认知障碍为主要表现。进行性痴呆是诊断 DLB 的必备条件，而波动性认知障碍、视幻觉和帕金森综合征构成 DLB 的核心症状。

AD 与 DLB 均有认知障碍，但 AD 的认知功能是全面减退，早期的记忆力减退突出，随后计算力、定向力、抽象思维能力、语言能力等认知功能全面减退，锥体外系损害症状多在病程的晚期出现。AD 的认知障碍症状呈进行性加重，一般没有明显的波动性。疾病的早期很少出现幻觉，幻觉多出现于病程的 6 年左右。而 DLB 回忆及再认功能均相对保留，而言语流畅性、视觉感知及操作任务的完成等方面损害更为严重。

（五）帕金森病痴呆

帕金森病痴呆（PDD）是指帕金森病（PD）患者的认知功能损害达到痴呆的程度。目前，PD 患者的痴呆是否直接由 PD 的病理生理改变引起还很难确定，尤其是 PDD 与 DLB 的关系尚存在较多争议。临床通常采用痴呆症状与 PD 的运动障碍出现的时间关系对 PDD 和 DLB 进行区分：认知障碍发生于 PD 运动症状出现 1 年以后者诊断为 PDD，认知障碍和运动症状在 1 年内先后出现或同时出现者，则诊断为 DLB。

PDD 与 AD 鉴别要点：

（1）执行力：PDD 患者执行能力障碍突出，语义和语音流畅性均损害，语音流畅性损害更明显；而 AD 患者疾病晚期出现执行力障碍，且症状不如 PDD 明显，AD 患者语义流畅性损害明显。

（2）记忆力：PDD 患者以检索型记忆障碍为主，AD 患者以编码型记忆障碍为主，且早期即出现记忆障碍。

（3）语言：PDD 患者以找词困难常见，但语言功能保持；AD 患者语言障碍明显，可表现为失语、错语等。

（4）视空间：PDD 患者视觉分辨力、物体形状辨别等视空间能力受损明显，AD 患者不如 PDD 明显。

（六）其他

1. 亨廷顿病（Huntington disease，HD）　为常染色体显性遗传病，1872 年由 George Huntington 首先报道，Huntington 最初描述本病的最主要特征为遗传性进行性神经变性病，以异常运动和精神障碍为特点。现在仍以异常运动、痴呆和家族史三联征为本病的临床特点。因 HD 的异常运动——舞蹈症常为首发的突出的临床特点，因此曾将本病命名为亨廷顿舞蹈病；因其病程呈进行性发展又将其称为慢性进行性舞蹈病或遗传性舞蹈病。近 20 年来，已报道包括随意和不随意的其他异常运动增多，因此再次称其为 HD。痴呆为本病的另一突出症状，ICD-10 在器质性精神障碍痴呆的分类中，称其为亨廷顿病性痴呆。

HD 的认知障碍具有皮质下痴呆的特征，即记忆损害、认知缓慢、淡漠和抑郁。与皮质性痴呆如 AD 不同的是无失语、失用和失认。认知功能损害在 HD 的早期即可出现。但记忆损害的模式与 AD 早期所见遗忘不同。AD 患者是记住新信息的能力首先破坏，而对旧信息的回忆相对保留。HD 患者对记住近期材料和回忆远期的信息同样困难。仔细分析记忆损害发现最初记住新信息仅有轻度损害，而将信息作修饰以便有效储存则有明显困难，回忆有明显损害。

2. 正常颅压性脑积水（normal-pressure hydrocephalus，NPH） 是一种脑室虽扩大，而脑脊液压力正常的交通性脑积水综合征。Hakin 记载了关于成人的颅内压正常的脑积水，1965 年 Adams 提出了正常颅压性脑积水的概念。以步态或平衡障碍、认知功能减退、尿失禁三联征为主要临床特征，影像上表现为脑室扩大，而脑脊液压力正常，经脑脊液分流后可以改善症状的综合征。

NPH 一般缓慢隐袭起病，以进行性智能减退、共济失调步态和尿失禁三大主征为特点。进行性智能减退是 NPH 的一个重要的临床特征，在数周至数月之间逐渐出现并发展的。早期出现的轻微的认知与行为改变不易被发现，常常被忽视。NPH 的认知障碍以额叶功能障碍为主，属于皮质下痴呆。早期出现轻度健忘，继之出现思维、动作缓慢，主动言语减少，注意力不集中，淡漠。晚期严重者可出现缄默、重度运动功能减退，表现为明显的痴呆症状。目前关于 NPH 认知障碍的解剖定位尚不清楚，有研究者将其归咎于额叶纹状体系统，还有人认为涉及脑室附近的投射纤维。较之 AD，NPH 的额叶症状更为突出，如注意力低下，而记忆和定位损害相对较轻。由于 NPH 的认知减退症状与有些疾病如 AD 等以认知障碍为主要表现的疾病症状有重叠，在辨别上存在一定困难，但 NPH 的认知障碍通过适当的治疗手段是有望得到恢复或终止其进展的，所以应注意识别。

3. 感染性疾病引起的痴呆

（1）克雅病（Creutzfeldt-Jakob disease，CJD）：又称皮质-纹状体-脊髓变性、亚急性海绵状脑病或传递性海绵状脑病，1920 年 Creutzfeldt 和 1921 年 Jakob 首次报道该病。近年研究发现 CJD 是由朊病毒蛋白（prion protein，PrP）感染所致的一种中枢神经系统（CNS）变性疾病，具有传染性和致死性，是快速进展性痴呆（rapidly progressive dementia，RPD）的常见原因之一，人群发病率百万分之一。依据发病形式、家族史及有无被朊病毒蛋白感染的机会，通常分为散发型 CJD（sCJD）、变异型 CJD（vCJD）、家族遗传性 CJD（gCJD）及医源性 CJD（iCJD），其中以散发性最为常见。

在临床中凡遇到中年起病，迅速进展的痴呆，合并共济失调、视力障碍，应高度怀疑 CJD 的可能，并与 AD、麻痹性痴呆、艾滋病痴呆综合征、OPCA、肌阵挛性癫痫、进行性核上性麻痹、弥散性 Lewy 小体性痴呆、皮质基底核变性等疾病鉴别，尽早行头部 MRI 弥散加权像、脑电图及脑脊液 14-3-3 蛋白检查，以免漏诊和误诊。

（2）麻痹性痴呆（general paresis of insane，GPI）：是晚期神经梅毒中最严重的一种类型，临床以进行性痴呆、精神行为异常为主要特点。梅毒螺旋体感染机体数月后即侵入神经系统，但多数患者常迟至数年甚至数十年后方出现神经系统损害表现。当梅毒螺旋体进入中枢神经系统后，无症状期为 3～45 年，平均 15 年，出现症状的年龄为 30～60 岁，35～45 岁尤为多见。

最先出现的为精神症状，早期主要表现为智能的减退。一般是慢性隐匿进展，开始时不为人所注意，可首先表现为判断力的下降。逐渐发展为记忆力明显减退，注意力不集中，工作能力下降，情绪不稳定，自制力丧失，不注意整洁和个人卫生，后天所获得的优良品质逐步丧失，变得极端自私自利，最后发展到完全痴呆。

麻痹性痴呆由于精神表现不一，临床可分以下四型：①单纯痴呆型：此型最常见。病程较长，进展缓慢，主要是智能逐步衰退，工作能力降低，记忆力、计算力均明显下降，自己幼年所熟悉的基本技能和知识也都忘记。②夸大型：此型的症状很突出，患者终日情绪高涨、欣快，有各种夸大妄想，如认为自己是超人、多才多艺、力大无穷、拥有百万家财、高呼自己对人类有很大贡献。此型自动缓解的倾向较大，预后较好。③抑郁型：此型患者终日愁眉不展，时时哭泣，甚至号啕大哭。④其他类型：以情绪激动为主者为躁狂型，有卒中样发作；遗有偏瘫、失语、偏盲等局灶性神经系症状者，称 Lissauer 型；合并脊髓痨者称脊髓痨-麻痹痴呆；由先天性梅毒引起的称幼年型痴呆。以上各型如不经过应有的治疗，最终均可发展成完全痴呆，没有精神活动，患者可终日卧床不起，大、小便失禁，类似植物人，只有夸大型，有时可自动缓解。

可有癫痫发作，为局限性，小发作或大发作，并常出现癫痫持续状态；患者可发音不清，伸出的舌及手震颤，可出现偏瘫、失语、偏盲等局部脑症状，瞳孔常缩小，不等大，对光反应丧失，调节反应存在，称之为阿-罗瞳孔（Argyll- Robertson's pupil），各腱反射常亢进，且经常不对称，阳性掌颌反射和锥体束征均常见。晚期可见唇周围肌肉震颤，可合并主动脉炎，其合并脊髓痨者步态如马蹄状（即高抬腿、重踏地、步行不稳）步态，并有跟腱反射丧失和排尿障碍。

本病潜伏期长、起病隐袭，可累及神经系统各组织、各部位，临床表现复杂多样，且缺乏特异性症状及体征，又无诊断金标准，再者患者及家属多数会隐瞒不洁性史或吸毒史，故临床医师在工作中应提高警惕性。尤其对不明原因、呈进行性恶化的痴呆，且出现精神情感障碍的患者，均应询问有无冶游史、皮肤性病史，并积极筛查血清梅毒抗体，以提高 GPI 的诊断率。并及时予以青霉素治疗，以减轻神经系统症状，减缓或阻止痴呆进展，提高患者的生活质量。

（3）艾滋病痴呆综合征（AIDS dementia complex，ADC）：亦称 HIV 相关性痴呆、HIV 脑病、HIV-1 相关性认知/运动综合征，是 HIV 最常见且最严重的神经系统并发症，但是国内尚缺少关注。ADC 以认知障碍、运动能力减退和行为改变为特征。该病主要发生在 HIV 感染的进展期，此时 $CD4^+$细胞计数相对较低（$CD4^+<200/mm^3$）。ADC 的功能障碍的进展多变，被认为是一种严重的并发症，预示患者将在 1 年内死亡。

早期患者的临床表现轻微或不典型，随着病情进展，大多数患者可逐渐出现认知、运动和行为异常。

典型的认知障碍为渐进性健忘、专注困难、淡漠、倦怠和对一切事物失去兴趣。神经心理检测显示提取性记忆缺失，无法处理获取的知识，心理运动速度和思维过程障碍。然而，患者常对自身认知障碍有清醒的认识，且不伴有失语症和失用症。注意力和计算能力也不受影响。借此可与皮质性痴呆相鉴别。

典型运动障碍表现为书写困难，站立不稳，东西容易从手中脱落。步态异常是相对早期症状。姿势性震颤较常见，偶尔会出现肌张力改变和手足徐动症。皮质下肌阵挛相对罕见。这些症状提示基底神经节损害。早期查体无明显异常，少数可出现快速眼动睡眠和四肢运动损害，以及弥漫性反射亢进。进展期患者可出现渐进性肌张力增高，特别是位于下肢末端，且常与阵挛、前叶松弛征和反射亢进相关。这些体征往往反映 HIV 脊髓损伤。部分患者以脊髓损害为主，表现为严重下肢轻瘫而认知功能损害轻微。临床特征包括痉挛性下肢轻瘫伴累及膀胱的感觉性共济失调。感觉神经病变可与运动损害同时发生。病变很少累及上肢。神经系统定位体征往往提示中枢神经机会性感染，而非痴呆症。

目前，ADC 的最佳治疗似乎是高活性抗逆转录病毒治疗（HAART）。其中，齐多夫定是被了解最多，或许也是治疗 ADC 最有效的药物。发达国家自从应用 HAART 以来，其 HIV 相关的神经系统病变及中枢神经系统的机会性感染已显著减少。然而，ADC 仍然是一个重要的公共卫生问题，特别是在那些抗病毒药匮乏的发展中国家。正因如此，目前 HIV 正成为全世界继 AD 和 VaD 后的又一主要的痴呆原因。

4. 桥本脑病（Hashimoto's encephalopathy，HE） 是一种比较少见的以血清甲状腺抗体水平增高、持续性或波动性神经和精神功能缺陷及对糖皮质激素治疗反应良好为特征的综合征，通常患者甲状腺功能正常或仅有轻度甲状腺功能减退。

根据临床表现不同，HE 大致分为两种类型：一种为血管炎型，表现为复发缓解病程，反复的卒中样发作，如轻偏瘫、失语、共济失调，一般仅有轻度的认知功能损害；另一种为缓慢进展型，起病隐袭，老年患者多见，以进行性认知障碍、癫痫及行为异常为主要特点。

因 HE 是一种自身免疫性疾病，故其治疗主要是免疫调节治疗。绝大多数学者认为 HE 对激素较敏感，应用后可有显著效果。对于激素治疗效果差、有类固醇激素使用的禁忌证或使用后出现明显不良反应者，可联合使用细胞毒性药物、血浆置换或大剂量免疫球蛋白治疗。

5. 其他 AD 尚需与酗酒、一氧化碳中毒、颅内肿瘤、严重的叶酸和维生素 B_{12} 缺乏、慢性药物中毒等引起的痴呆综合征相鉴别。

（杨文明　张荣信　蔡志友　杨庆军）

第 7 节　阿尔茨海默病的治疗

AD 是老年人当中引起痴呆最常见的疾病。20 世纪中叶以来，随着世界人口老龄化的发展，AD 的防治已成为全球关注热点。当前治疗本病方法多样，主要包括药物疗法和非药物疗法。药物疗法的目的是改善 AD 患者的认知、精神行为和功能方面的症状。非药物疗法主要是心理-社会-环境治疗，此外针刺疗法也被广泛使用。所有疗法的目标最终都是为了改善 AD 患者症状，最大限度地保留 AD 患者的功能水平，延缓疾病进展，从而提高患者的生活质量，减少家庭的照料负担。

尽管 AD 已经被发现了一个多世纪，但至今 FDA 批准在临床上应用的治疗药物仍仅有四种胆碱酯酶抑制剂和美金刚，且这些药物也仅仅能够提供对症治疗而并不能改变疾病的病理过程。近几年，对于针对疾病的修饰性治疗研究正在兴起，但由于 AD 病因的复杂性和多重发病机制的参与，要研发出真正临床有效的治疗药物实际上非常的困难。加之临床上 AD 的诊断经常被耽误，许多患者诊断后并没有接受治疗或接受的药物治疗剂量并不充足。2008 年国际 AD 联盟发起一个全球改善对此病认识的共识，它强调了对此病早期诊断与合理治疗的重要性。但是，至今合理治疗的确切定义仍不明确。

目前，药物治疗中只有乙酰胆碱酯酶抑制剂（acetylcholinesterase inhibitors，AChEI）中的多奈哌齐、利斯的明和加兰他敏及谷氨酸 *N*-甲基-*D*-天冬氨酸（*N*-methyl-*D*-aspartate，NMDA）受体拮抗剂的美金刚被 2010 年由欧洲神经病学联盟（European Federation of Neurological Societies，EFNS）发布的 AD 诊疗指南及 2007 年由美国精神病学会（American Psychiatric Association，APA）发布的 AD 指南一致推荐为 AD 的一线治疗药物，无论是从病理机制还是临床大量的研究均验证了疗效的有效性和安全性。AChEI 治疗轻度、中度 AD 患者的认知和非认知症状有效（Level A），也有研究支持 AChEI 用于重度 AD 患者的治疗。美金刚治疗中、重度 AD 患者认知和非认知症状有效（Level A），非认知症状（激越、妄想）的治疗效果优于其他症状（Level B），指南指出有的研究显示美金刚也可用于轻度 AD 患者的治疗。此外，EFNS 及 APA 指南还指出，联合 AChEI 和美金刚治疗比单独应用 AChEI 可让患者更有效获益，两者联合有相互增效的作用。其他可能缓解病情的方法有抗炎药物（如非甾体抗炎药），抗氧化、清除自由基药物（如维生素 E、维生素 C 等），降压药物、降脂药物（如他汀类药）、降糖药物（如吡格列酮、二甲双胍等），雌激素，脑代谢增强剂（包括尼麦角林、吡拉西坦、茴拉西坦等）等，尚无结论统一、强有力的循证医学证据表明这些药物可以改善 AD 症状，其预防作用也有待于进一步证实。此外，如何降低 AD 的重要病理特征 Aβ 和过度磷酸化的 Tau 蛋白在脑内的水平也是治疗 AD 的重要策略之一。但该类药物研究多处于早期阶段，时至今日尚无靶向作用于 Aβ 及 Tau 蛋白的药物成功上市。作为治疗 AD 的新技术干细胞移植和基因疗法，目前同样处于试验研究阶段，真正应用于临床，还有许多技术上、伦理等方面的困难需要克服，从基础研究到临床应用仍有一定的距离。

长期的临床实践证明，如果把中医辨证施治的整体治疗与西药的靶向治疗结合起来，不仅能改善 AD 患者的症状，而且能标本同治，更加有利于延缓疾病发展。近年来，大量的临床与实验研究证实中医药在针对 AD 的调节神经递质及脑内蛋白质含量、抗神经炎症和氧化应激反应、改善脑能量代谢、减少神经元的丢失、抑制细胞凋亡等神经生物机制方面均有一定的作用。中医药在治疗 AD 上显现出了多靶点、不良反应低的优势。但中医药在 AD 的研究中也存在许多亟须改善的方面：如对 AD 的诊断缺乏明确的标准，实验动物研究未采用统一的 AD 病变的模型，临床研究缺乏遵循循证医学研究手段的大样本、多中心的研究资料等。

非药物疗法即主要是心理、社会、环境治疗。广义的心理、社会、环境治疗的具体任务包括与患者及其家人建立和保持适当的治疗关系；进行诊断性评估，及时制订个体化治疗方案；精神状况评估和监测，根据病情发展及时调整治疗策略；安全评估和干预；对患者和家属的疾病知识教育等。狭义的心理、社会、环境治疗是针对某个或某类具体的行为、情感或认知症状而实施的治疗，目的是尽可能地提高生存质量和保留功能水平。此类治疗主要着重于患者、照料者、环境在治疗中的相互作用，充分考虑患者的需要，为患者提供个性化的治疗及护理方法，这些均有利于减轻 AD 患者的认知、生活能力及精神行为症状，有助于提升患者的心理状态，同时也为家属提供了许多行之有效的照料手段，从而有利于提高患者的生活质量。

一、针对 Aβ 治疗

AD 的重要病理特征是老年斑和神经原纤维缠结。老年斑的主要组成物质是 Aβ，而神经原纤维缠结主要由过度磷酸化的 Tau 蛋白组成。当前的研究明确了 Aβ 是 AD 的致病物质，它具有高度聚集能力，经神经元产生分泌后，会迅速聚集，形成可溶状态的寡聚体，然后进一步聚集形成 Aβ 纤维而沉积在脑内。Aβ 在脑内过度产生和沉积，引起神经元凋亡和突触功能紊乱、隔-海马胆碱能神经系统损害、Tau 蛋白过度磷酸化和继发炎性反应，导致神经元变性死亡，最终产生痴呆。Aβ 的神经毒性在 AD 病理学中发挥了关键作用，是 AD 的核心致病物质，也是 AD 防治最为重要的靶点。因此，如何降低脑内 Aβ 水平成为防治 AD 的重要策略。目前，主要作用于 Aβ 的药物研究主要集中在以下几方面：

（一）抑制 Aβ 生成

Aβ 来源于 β-淀粉样前体蛋白（APP）的水解。正常情况下，APP 可由 2 条途径、3 种分泌酶（α、β、γ）裂解。一条是非淀粉样蛋白途径，主要由 α-分泌酶参与，APP 氨基酸序列第 687 位裂解形成大量可溶性 sAPPα，后者可降低细胞内 Ca^{2+}浓度，促进神经元发育，从而改善学习和记忆功能；另一条是淀粉样蛋白途径，APP 在 β-分泌酶、γ-分泌酶的共同作用下生成 Aβ40 和 Aβ42，当溶解度极低的 Aβ42 在神经元细胞间积聚达到一定量时即形成 Aβ 斑块。因此抑制 Aβ 生成可通过增强 α-分泌酶的活性或降低 β/γ-分泌酶的活性来完成。

1. α-分泌酶激动剂 目前研究发现去解聚素金属蛋白酶（ADAM）家族成员：ADAM9、ADAM10 和 ADAM17 为 α-分泌酶成员，具有 α-分泌酶活性。丛琳研究发现，调控 ADAM9 基因表达启动子区多态性对散发性 AD 具有保护作用，由此推断 ADAM 家族可能是治疗 AD 的新途径。另外，有研究发现 M_1 胆碱能受体激动剂 AF102B 可增强 α-分泌酶活性，从而减少患者脑脊液中 Aβ 水平。与 PLC 偶联的 5-羟色胺受体激动剂可增加 AD 模型小鼠皮质的 sAPP 水平。Colciaghi 等发现，银杏叶标准提取物 EGb761 可通过影响 α-分泌酶活性提高大鼠脑内 sAPPα 释放，降低 Aβ 的形成，起到保护神经元的作用。

法国 Exonhit 公司开发的 etazolate （EHT0202）是一种口服小分子药物，该药可选择性调节 γ-氨基丁酸受体并抑制磷酸二酯酶 4，从而能刺激 α-分泌酶的活性，增加 sAPPα 的生成。一项多中心随机双盲安慰剂对照Ⅱa 期临床研究中，159 例轻度至中度 AD 患者随机服用 etazolate 或安慰剂。结果发现数例剂量依赖性撤药和中枢神经系统不良反应，其安全性有待进一步评价，但其耐受性良好。Aphios 公司开发的抗癌药物 bryostatin-1 通过激活蛋白激酶 C 刺激 α-分泌酶，促进 sAPPα 的分泌，AD 动物试验提示其作用较好，该药正在计划进行Ⅱ期临床研究。美国 ProteoTech 公司和（天津）天士力制药共同开发的口服小分子抗 AD 药物 Exebry-1 获 FDA 批准进入Ⅰ期临床研究，该药具有多种活性，除作用于 Tau 蛋白和抗炎外，还能调节 α-分泌酶和 β-分泌酶活性，抑制 Aβ 的产生。

2. β-分泌酶抑制剂 β-分泌酶（又称为 β 位的 BACE-1）是催化 Aβ 蛋白产生的限速酶，是 AD 病理的关键因素。动物试验表明，抑制 β-分泌酶能减少 Aβ 产生且不对其他生理功能产生严重不良影响，因此 BACE-1 抑制剂是较为理想的 AD 治疗靶点。第一代 β-分泌酶抑制剂主要是基于其底物设计的多肽类似物，虽然抑制作用强但不易透过血-脑屏障。第二代 β-分泌酶抑制剂的开发主要针对第一代抑制剂药物分子结构中的氨基酸残基进行结构改造，以耐水解酶和能提高膜通透性的类药基团取代，以增加其血-脑屏障通透性同时保留原化合物抑制 β-分泌酶的活性；非肽类 BACE-1 抑制剂也有开发，其抑制活性虽不如肽类抑制剂，但生物利用度、稳定性及血-脑屏障通透性均有所提高。

2012 年 7 月，卫材公司在加拿大举行的 2012 年 AD 协会国际会议（AAIC）上公布了新的 BACE-1 抑制剂 E2609 的两项Ⅰ期临床研究结果。一项为随机、双盲、安慰剂对照、单剂量递增研究，纳入 73 例健康成年志愿者，分为 9 个组，口服剂量在 5～800mg/d，研究结果显示，与用药前相比，5mg/d 组血浆 Aβ 浓度下降了 52%，800mg/d 组下降了 92%。研究中各剂量组均耐受良好，最常见不良反应是头痛和头晕。另一项为多种口服剂量递增研究，纳入 50 例健康成年志愿者，分为给予本品 25mg/d、50mg/d、100mg/d、200mg/d 及安慰剂组，治疗 14 天后初步中期分析显示，与给药前相比，给药 14 天后血浆 Aβ 百分比显著下降，且差异具有统计学意义；与对照组相比，本品 25mg/d、50mg/d、100mg/d、200mg/d 组血浆 Aβ 分别下降 46.2%、61.9%、73.8%和 79.9%；同时脑脊液中 Aβ 显著减少，并呈剂量依赖性。上述研究显示，E2609 可通过抑制 BACE-1，从而防止 Aβ 的产生。

2012 年 4 月，默沙东公司在新奥尔良举行的第 64 届美国神经医学会（AAN）年会上公布了其新型口服 BACE-1 抑制剂 MK-8931 的Ⅰ期临床研究结果。该研究纳入 40 例健康成年志愿者，为随机、双盲、对照研究。研究结果显示，与用药前相比，本品使受试者脑脊液 Aβ 浓度降低了 92%，同时耐受性良好，无严重不良事件及停药。最常见不良反应为轻度至中度的短暂头痛、鼻塞、头晕。

3. γ-分泌酶抑制剂和 γ-分泌酶调节剂　γ-分泌酶也是 AD 药物研发的热点之一。研究发现，通过抑制 γ-分泌酶，减少 β 淀粉样前体蛋白 APP 的裂解来降低 Aβ 的生成，可以有效预防和治疗阿尔茨海默病。然而，γ-分泌酶参与体内多个信号转导通路，其抑制剂影响包括 Aβ42 在内的多种蛋白质。其中跨膜 Notch 受体在胚胎发育和细胞分化中具有重要作用，一旦其裂解受到抑制会引起人体胃肠道、胸腺及脾功能发生异常。这是 γ-分泌酶抑制剂在临床前和临床试验中引起多种毒副作用的主要原因。礼来公司开发的小分子 γ-分泌酶抑制剂 semagacestat（LY-450139）能降低 AD 动物的脑脊液及血清中的 Aβ 水平，并对 AD 患者血清中的 Aβ 水平有剂量依赖性抑制作用。Ⅱ期临床研究提示，其可使 AD 患者血液中 Aβ40 水平至少降低 50%。令人失望的是，本品Ⅲ期临床研究中未观察到显著的治疗作用，且可能加快患者认知功能的丧失，因此相关临床研究于 2010 年 9 月终止。百时美施贵宝公司的 avagacestat（BMS-708163）Ⅰ期临床研究显示，健康志愿者脑脊液中 Aβ 水平明显降低，Coric 等进行的一项旨在评估 BMS-708163 治疗轻度至中度 AD 患者的安全性和耐受性的随机、双盲、安慰剂对照的Ⅱ期临床研究显示 25mg/d、50mg/d 耐受性良好，但该公司在评估了有关 avagacestat 所有察到的疗效数据后认为其不值得推进至Ⅲ期临床开发。另外，默克公司的 MK-0752、辉瑞公司的 PF-3084014 和惠氏公司的 begacestat（GSI-9531）等几个品种开发也已终止。此外，凯西制药的 CHF 5074 目前处于Ⅱa 临床研究，卫材公司的 E2012 和 E2212 均尚处于Ⅰ期临床研究。

γ-分泌酶调节药能调节 γ-分泌酶裂解 APP 的活性，而不会对 Notch 受体产生作用。一些非甾体类抗炎药如布洛芬、吲哚美辛等可以调节 γ-分泌酶活性，使 Aβ42 减少，对体内 Notch 受体代谢没有任何影响。Wilcock 等在 Tarenflurbil 的Ⅱ期临床试验中发现该药物对于轻度 AD 患者有积极的治疗效果，但在 2 个Ⅲ期临床试验中均没有显著疗效。目前还有 2 种 γ-分泌酶调节剂正在进行临床试验，均显示出较好的安全性。然而，这些候选药物存在的问题包括血-脑屏障透过率低，动物长期服用后脑内淀粉样斑块的数量未发生改变。

虽然 α-分泌酶激动剂能减少 Aβ 的生成，但由于作用广泛，对神经元受体的影响较大，因此并不是目前首选的分泌酶靶点。而 β-分泌酶、γ-分泌酶参与众多底物的代谢过程，简单地抑制其活性会干扰神经元的正常生理功能而产生严重不良反应。因此如何提高抑制剂的特异性，是今后研究的一个重要方向。

（二）促进 Aβ 清除

由于清除脑内 Aβ 不会干扰细胞生理代谢过程，因而此类药物比分泌酶抑制剂具有更好的安全性。

1. 促进 Aβ 降解的药物 中性内肽酶（NEP）是作用于此环节的重要靶点之一，而且是可同时降解可溶性低聚物形式和单体形式 Aβ（尤其是 Aβ1-42）的肽酶，对于细胞外和细胞内 Aβ 都能降解，尤其是对分泌后的 Aβ 的降解具有更为重要的意义。Saito 等筛选了近 50 多种化合物，包括神经肽、神经递质、生长因子和细胞因子等，最后发现只有生长抑素（SST）能显著升高 NEP 水平。SST 的上调能使 NEP 水平也随之上调，后者上调对于 AD 的预防和治疗具有重要意义。因此，SST 受体激动剂作为一个药物开发靶点具有重要意义。Sandoval 等动物研究显示，SST 受体激动剂 NNC 26-9100 可降低学习与记忆相关脑部区域 Aβ1-42 水平。生长抑制素释放剂 FK962，可以增强小鼠的认知能力，在 2006 年就进入了Ⅱ期临床试验，但由于没有显著疗效而被放弃。此外，胰岛素降解酶（insulin degrading enzyme，IDE）在 Aβ 的降解过程中也有一定作用。现已有研究者利用高通量筛选发现了多种小分子 IDE 激活剂。由于 Aβ 降解过程涉及多种酶，因此单一作用于某种酶可能无法有效促进 Aβ 的降解，这是此类药物研发需要考虑的问题之一。

载脂蛋白在 Aβ 代谢和转运过程中起主要的作用。尽管它们不易透过血-脑屏障，它们可调控 Aβ 在中枢与周围神经之间的运动。载脂蛋白 E ε4（ApoE ε4）可使 Aβ 从血液至脑内含量增加。这种转运是受体调控的，在此过程中低密度脂蛋白受体相关蛋白（LRP）起关键性作用。随着年龄增长，LRP 的表达逐渐减少而使 Aβ 流出受损，造成脑内 Aβ 滞留。因此，LRP 抗体可减少 Aβ 从脑内的外流，而经外周给予可溶性 LRP 可增加 Aβ 外流，这可作为 AD 治疗的潜在策略。糖化作用终末产物受体（RAGE）是一种能与 Aβ 高亲和结合的多配体受体，Aβ 与血-脑屏障上的 RAGE 相结合从而可促进 Aβ 进入中枢神经系统从而引起炎性反应和神经元死亡。AD 患者 RAGE 的表达是增加的。PF-04494700 是一种应用于人的口服小分子 RAGE 拮抗剂。Ⅰ期临床试验显示：该药具有可接受的安全性，但Ⅱ期实验却是失败的。如果能制备出一种用作诱饵受体的可溶性

RAGE 类似物来减少配体的结合是一种非常有效的方法。对转基因鼠的研究已经发现，可溶性受体融合物具有显著的效果。一种如此的可溶性 RAGE 受体分子 TTP4000 目前正在进行Ⅰ期临床研究。FPS-ZM1 是一种最新在研的新型多模式特异性 RAGE 受体。对它的研究结果显示：该成分具有明显的血-脑屏障清除能力，可减少淀粉样蛋白的沉积和改善转基因鼠的认知及脑血管参数。

一些蛋白酶可以降解 Aβ 斑块，它们包括纤溶酶、肾胰岛素残基溶酶、胰岛素降解酶、内皮缩血管肽转换酶、血管紧张素转换酶和金属基质蛋白酶 9。AD 患者因 Aβ 集聚而使 Aβ 降解酶水平下降。组织纤维蛋白溶酶原激活物可激活纤溶酶。但纤维蛋白溶酶原激活物抑制剂 1 可阻滞这种作用。转基因动物实验证据显示：纤维蛋白溶酶原激活物抑制剂 1 可减少血浆及脑内 Aβ 水平和通过病毒载体转运基因表达而增加肾胰岛素残基溶酶水平。多肽激素生长抑素可通过肾胰岛素残基溶酶激活来调节 Aβ 清除。脑内生长抑素随年龄的增加而减少，故应用生长抑素或其类似物以肾胰岛素残基溶酶作为靶点对 AD 进行治疗也不失为一种治疗选择。目前，尽管有许多蛋白酶抑制剂临床可用，但是它们的临床应用仍需要进一步的临床评价。

2. 抑制 Aβ 聚集药物　研究表明铜、锌等金属离子能诱导 Aβ 蛋白沉积，寻找亲和能力合适的螯合剂作用于过渡金属离子，从而减少 Aβ 蛋白低聚物的形成。氯碘羟喹（clioquinol，CQ）为金属离子螯合剂，动物实验结果表明模型大鼠口服 9 周 CQ 能减轻 AD 症状。虽然其不良反应影响了其进一步的应用，但是以 CQ 为母体的新型金属离子螯合剂正在研究当中。Cu/Zn 螯合剂 PBT-1，Ⅱ期临床试验中显示其对于中、重度 AD 患者有显著疗效，但由于其中含有毒性较大物质而影响其临床进一步研究。Cu/Zn 螯合剂 PBT-2，是一种金属蛋白衰变分子，针对早期 AD 患者开展Ⅱ期临床试验研究显示，人体耐受性好，可降低脑脊液中 Aβ 水平。

Tramiprosate 是一种可结合于单体 Aβ 的糖胺聚糖，它可阻止 Aβ 寡聚化和凝集。Ⅱ期临床试验结果显示，长期使用 Tramiprosate 的安全性良好，并可以减少脑脊液中的 Aβ42，但其在Ⅲ期临床试验中未显示出明显效果，已被停止试验。但随后对数据的分析发现 Tramiprosate 可能具有疾病修复效果，它可对记忆、运用技能和语言等多方面产生结构域特异性的认知功能改善。容积磁共振成像也发现，治疗组患者海马萎缩明显减轻。但是该药对 Tau 蛋白代谢的作用并不太清楚，有研究发现，它可导致预想不到的 Tau 蛋白凝集，故对该药的应用提出了警示。

抗氧化剂褪黑激素可能也具有抗 Aβ 凝集的成分。给过度表达 Aβ 的转基因鼠注射褪黑激素可减少老年斑聚集。然而，这种结果是褪黑激素的直接效果，还是继发于其抗氧化和抗炎的效果并不十分清楚。

钙结合微丝蛋白（gelsolin）是一种肌动蛋白结合蛋白，它是肌动蛋白丝组合与分解的关键性调节剂。在细胞内，钙结合微丝蛋白存在于细胞质和线粒体内，而在细胞外，它存在于血浆和脑脊液中。AD 患者血浆钙结合微丝蛋白水平减少，且与下降率呈正相关。实验证据显示：钙结合微丝蛋白可结合 Aβ，抑制 Aβ 原纤维化，溶解已经形成的原纤维并加速它的移出。因此，该药可能是 AD 治疗的另一类候选药物。

（三）Aβ 免疫疗法

Aβ 免疫疗法是通过提升机体抗 Aβ 抗体的水平，通过抗原抗体的特异性结合及相关效应，清除脑内沉积的 Aβ，以达到抑制病程发展的目的。该疗法主要包括主动免疫和被动免疫。目前全球有多种 Aβ 免疫疗法处于临床研究中。

1. 主动免疫 应用 Aβ42 全肽或其亚单位疫苗经一定的途径和程序进行免疫接种，以产生特异性的抗 Aβ 抗体，继而与内源性 Aβ 形成抗原-抗体复合物，可被激活的吞噬细胞清除，从而促进 Aβ 清除。1999 年 Elan 公司的 Schenk 等用 Aβ1-42 对转基因鼠进行主动免疫产生了高滴度的抗 Aβ 抗体，阻止了转基因鼠认知功能的减退。该方法也尝试运用于临床试验，80 名健康成年志愿者和部分家族性 AD 患者应用疫苗 AN1792 成功免疫，但接受该治疗的患者中有 18/300 例（6%）患者出现了亚急性无菌性脑膜脑炎，而安慰剂组未出现类似的病例，使得此项研究就此搁浅。研究人员对参与试验的患者进行 6 年的随访，发现 Aβ 接种能产生抗 Aβ 抗体并能有效将之清除，但并不能改善患者认知功能，也不能延长生存时间。该试验中自身免疫性脑膜脑炎的原因可能在于 Aβ 作为自身抗原，激活了自身反应性 T 细胞，导致 T 细胞浸润到脑组织而产生炎症。目前进入临床试验的还有疫苗 CAD-106、ACC-001、ACI-24、UB-311、V-950 已经在早期临床研究之中，模拟 Aβ 部分结构的短肽分子也在研究之列。

2. 被动免疫 将特异性单克隆抗 Aβ 抗体经适宜途径直接导入体内，进入体内的抗体清除 Aβ。被动免疫对人体自身免疫系统要求较低，用于老年患者的治疗可避免由于免疫系统功能低下而疗效降低。辉瑞公司进行了采用抗 Aβ 抗体的Ⅲ期临床试验，结果表明该药物并不能改善或延缓 AD 病情进展，且引起了血管源性脑水肿和微血管出血等不良反应；该公司的另外一项免疫治疗临床试验由于未达到预期的疗效也宣告终止。此外，礼来公司也宣布 solanezumab 在治疗轻度至中度 AD 患者的Ⅲ期临床研究中，认知功能和运动功能改善两个方面均未达到主要临床终点。但在对所得数据的二次分析中发现，本品可减缓患者认知功能减退，但仅限于轻度 AD 患者，常见不良反应包括嗜睡、皮疹、全身乏力和心绞痛。百特医疗公司研发的 Gammagard，是静脉注射用免疫球蛋白，属天然抗体。研究发现其可以干预 Aβ 的低聚反应及纤维化，还能保护神经元免受 Aβ 多肽的毒性。Ⅱ期临床研究证实，Gammagard 可改善 AD 患者的认知功能，现已进入Ⅲ期临床研究。

AD 是多病因致病的疾病，Aβ 蛋白在其病理过程中起着关键作用，所以加快以 Aβ 蛋白为靶点的药物开发显得很有必要。虽然时至今日尚无靶向作用于 Aβ 的药物成功上市。但我们相信随着 Aβ 相关机制认识的不断深入，抗 Aβ 治疗必将成为治疗 AD 的有效手段之一。

二、乙酰胆碱酯酶抑制剂

AD 发病机制尚不清楚，胆碱能损伤假说为目前普遍接受的假说之一。该假说认为 AD 患者的脑内出现明显的胆碱能神经元丢失，导致突触部位乙酰胆碱（acetylcholine，ACh）含量减低，特别是皮质和海马、前脑 Meynert 基底核和隔区等部位更为突出。大量的动物实验和临床研究证明，胆碱能系统和记忆、学习能力密切有关。因此提高 AD 患者脑中的 ACh 含量，促进胆碱能神经功能的药物成为研究重点。胆碱酯酶抑制剂（cholinesterase inhibitors，ChEI）抑制 ACh 活性，延缓 ACh 水解的速度，提高突触间隙 ACh 的水平，延长 ACh 对脑内胆碱受体的作用时间，从而提高患者的胆碱能神经功能，发挥对 AD 的治疗作用。FDA 目前只批准了 4 种治疗 AD 的乙酰胆碱酯酶抑制剂，即他克林（tacrine）、多奈哌齐（donepezil）、利斯的明（rivastigmine）和加兰他敏（galantamine）。其中，他克林目前已基本弃用。另外 3 个 AChEI 药物是目前治疗 AD 的一线药物。

一项对多奈哌齐、利斯的明和加兰他敏的 26 项临床研究进行了系统综述，经 Meta 分析表明：对于患者认知功能的改善，三者疗效相当；但就总体功能的改善而言，多奈哌齐和利斯的明优于加兰他敏；然而，对于行为能力，多奈哌齐的疗效则优于利斯的明。此外，多奈哌齐不良反应发生率是 3 个药物中最低的。

AChEI 治疗 AD 最常见的不良反应：恶心、呕吐、腹泻、头晕和体重减轻。短期来看，AChEI 耐受性相当好，但与安慰剂相比，其至少发生一次不良反应的概率及发生严重胃肠道不良反应的概率均稍高于安慰剂。此外，一项针对多奈哌齐、利斯的明和加兰他敏安全性和耐受性比较研究显示，与接受利斯的明和加兰他敏治疗的患者相比，接受多奈哌齐治疗的患者因不良反应中止治疗的概率及胃肠道不良反应发生率更低，而非胃肠道（中枢神经系统和心血管系统）不良反应 3 个药物均较少发生且类型相似，从中不难看出多奈哌齐较另外两个药物有更好的依从性。

1. 他克林　为非选择性可逆性抗胆碱酯酶药，由美国华纳-兰伯特公司研制，是 1993 年第一个获 FDA 批准用于治疗 AD 的药物。它可延缓胆碱能神经元分泌的 ACh 降解而提高脑皮质内 ACh 的水平。由于它具有高度脂溶性，因此极易透过血-脑屏障。该药物除了具有抑制胆碱酯酶的作用外，还可以直接作用于胆碱能毒蕈碱型受体（M 受体）及烟碱型受体（N 受体），且对 M 受体的亲和力是对 N 受体亲和力的 100 倍，治疗量的本品可与 30% 以上 M 受体结合。此外，本品还可以促进 ACh 的释放，该作用可被非选择性毒蕈碱型受体拮抗剂阿托品抑制。临床试验表明大剂量应用他克林可以明显改善轻、中度 AD 患者的认知功能。本品的半抑制率[half maximal（50%）inhibitory concentration（IC）of a substance，IC_{50}]≤4μmo1/L，半衰期（$T_{1/2}$）为 2～4 小时，因此需每日给药 4 次。本品服用时主要不良反应为无症状转氨酶升高，易出现肝功能异常、消化道不适症状，因此他克林目前很少用于临床治疗。

2. 多奈哌齐　由卫材公司研制，1996 年获得 FDA 批准治疗 AD，为第二代中枢性 ChEI。该药是一种具有高度选择性可逆性 ChEI，主要通过抑制皮质和海马回的 AChE 活性，提高患者脑中 ACh 的水平，从而改善认知障碍及海马萎缩的进程。多奈哌齐是上述 4 种药物中唯一一个可用于轻、中、重度 AD 治疗的药物，口服吸收良好，且不受性别、年龄等影响，代谢缓慢，$T_{1/2}$ 为 70 小时，故临床上每日仅需用药 1 次，血药浓度 3～4 小时可达峰值，治疗开始后 3 周血药浓度可达稳态。血浆中 95%的多奈哌齐与血浆蛋白结合，并最终以原型由尿液排泄（50%）或由细胞色素氧化酶 P450 系统进行代谢分解（50%）。建议初始量为 5mg/d，就寝前服用。1 个月后可增至 10mg/d。

多奈哌齐目前主要用于轻、中度 AD 患者的治疗，其不良反应发生率低，被公认为治疗轻、中度 AD 的“金标准”药物。一项旨在观察多奈哌齐疗效和安全性的多中心、双盲、随机、安慰对照的临床研究中，将纳入的轻、中度 AD 患者随机分为口服多奈哌齐 5mg 组、10mg 组和安慰剂组。在治疗 12 周、18 周、24 周时 5mg 组和 10mg 组患者的 ADAS-cog

得分均较安慰剂患者有显著改善，且 10mg 组较 5mg 组改善更大（24 周时 5mg 组的 ADAS-cog 减少了 0.67 分，10mg 组减少了 1.06 分）而安慰剂组认知功能明显恶化。CIBIC-plus 评估的总体印象在接受治疗 12 周、24 周后 5mg 组和 10mg 组均较安慰剂组出现统计学差异，但停药 6 周后，症状恶化，最终与安慰剂组无差别。最常见的不良反应是胆碱能类的不良反应，如腹泻、恶心和呕吐，但这些均是短暂且轻微的。这一试验说明多奈哌齐是一种耐受性良好的药物，可以改善轻、中度 AD 患者的认知和整体功能。

近年来已有相关临床试验关注于多奈哌齐在中、重度 AD 患者中的疗效，但结论并不一致。由 Eisai 发起的一项大型试验，对中、重度 AD 患者使用多奈哌齐，在初期阶段 23mg/d 与 10mg/d 的比较中未发现优越性，但事后分析宣称有显著性差异。比起 10mg/d，服用多奈哌齐 23mg/d 有 3 倍还高的胃肠道不良反应，因此不仅 23mg/d 增加了不可预知的胃肠道不良反应，还不能提供临床益处，而且每天 23mg/d 的多奈哌齐费用大约是 10mg/d 的 10 倍。2006 年 Farlow 等的一项随机、双盲、对照试验研究中患者被分为高剂量多奈哌齐组（23mg/d）和常规剂量多奈哌齐组（10mg/d）进行总体功能和认知功能的疗效比较。结果显示，高剂量多奈哌齐组在认知功能方面的疗效明显优于常规剂量多奈哌齐组，但在总体功能方面的疗效，两者无明显差异。同时，该研究的一项事后分析中还提示，高剂量多奈哌齐组与常规剂量的多奈哌齐组相比，其对语言功能的改善更明显。

此外，Lu 等对 756 名 MCI 患者进行了为期 3 年的多奈哌齐和维生素 E，双盲、安慰剂对照的药物试验研究，结果显示，患有抑郁的 MCI 患者服用多奈哌齐比服用维生素 E 或安慰剂在 1.7 年及 2.2 年时进展为 AD 的比例低，差异具有统计学意义。由此可见多奈哌齐治疗可延缓 MCI 中的抑郁患者发展为 AD 的进程。由此作者推断多奈哌齐似乎调整了由抑郁症状引起 AD 的危险因素。

3. 利斯的明 又名重酒石酸卡巴拉汀。由瑞士诺华公司研制，于 2000 年获得 FDA 批准，属于第二代 AChE 抑制剂。利斯的明是一种可逆性非竞争性 AChEIs，同时也是一种丁酰胆酯酶 BChE 抑制剂，具有高度的组织选择性，主要作用于大脑皮质和海马区。在 AD 早期，AChE 活性降低，BChE 活性轻度增高，随着病情进展，BChE 活性显著提高，利斯的明可双重抑制胆碱酯酶活性。此外，在药代动力学方面，利斯的明还是一种长效的 ChEIs，可抑制酶活性长达 10 小时，口服吸收迅速，但有首过效应，血药浓度 1 小时达峰值，易受食物影响，与食物同服后可使血药浓度峰值延后 90 分钟。血浆中 40%的利斯的明与血浆蛋白相结合，$T_{1/2}$ 为 1～2 小时，1 天后达稳态血浆浓度。90%卡巴拉汀经肾脏排泄，且无代谢产物蓄积，它对中枢神经系统的作用较对外周神经系统的作用强，耐受性好，无肝毒性。在推荐的剂量范围内本品的抑制作用具有剂量的依赖性，主要用于轻、中度 AD 的治疗。本品推荐初始剂量为 1.5mg/次、2 次/日，2 周后增加到 3mg/次、2 次/日，再逐渐增加到 4.5～6mg/次，但间隔至少为 2 周。不良反应少且轻微，有恶心、呕吐、腹泻等，服药一段时间后自行消失。另外，利斯的明还是首个也是唯一一个获准用于治疗由帕金森病所致轻、中度痴呆的药物。其缓释贴片是各种抗 AD 药物中首个开发的经皮给药制剂品种，由于其最大血药浓度降低因而胃肠道不良反应显著降低。

一项旨在观察卡巴拉汀透皮贴剂安全性、耐受性、有效性的临床研究在 2007 年进行。

1195 名 AD 患者进行为期 24 周，随机、双盲、双模拟的对照试验。将 AD 患者随机分为卡巴拉汀透皮贴剂 9.5mg/24h 组、17.4mg/24h 组、卡巴拉汀胶囊（6mg/次，2 次/日）组或安慰剂组。治疗 24 周后分别根据 ADAS-cog 量表和 ADCS-CGIC 量表对患者的认知功能和总体功能进行评估，结果显示 3 组使用卡巴拉汀的患者在认知功能和总体功能方面疗效均优于安慰剂组。卡巴拉汀贴剂组效果略优于胶囊制剂组，透皮贴剂低剂量（9.5mg/24h）组与高剂量（17.4mg/24h）组疗效及耐受性无明显差异，但高剂量组可能更早显效。而透皮贴剂组的恶心、呕吐等不良反应与安慰剂相比在统计学无显著性差异。

在临床实践中发现，卡巴拉汀透皮贴剂途径有利于剂量调整，提高药物依从性，让更多患者在短期内达到卡巴拉汀的最大推荐治疗量。

4. 加兰他敏　由希雷公司与强生公司合作开发，属于第二代 AChE 抑制剂，于 2001 年获得 FDA 许可用于治疗 AD。其最早是从石蒜科植物中提取的一种生物碱，为 AChE 的竞争性、可逆性抑制药，具有高度选择性，不仅可以抑制 AChE，延长 ACh 的作用时间，还可调节脑内烟碱样受体进而增加 ACh 释放。主要用于改善轻、中度 AD 患者的认知功能。口服吸收快，$T_{1/2}$ 为 5～6 小时，故临床用药多为每日 2～3 次。

2006 年的一项观察性、多中心研究显示加兰他敏具有很好的安全性和耐受性，可以较好地改善轻、中度 AD 患者的认知功能和精神行为。Burns 等 2007 年以重度 AD 患者为对象（MMSE：5～12 分）进行的一项随机、双盲、安慰剂对照研究显示，加兰他敏（24mg/d）在认知功能，尤其是记忆、执行功能和视空间能力等方面的改善优于安慰剂，而在日常生活能力方面，虽然结果提示加兰他敏对患者的运动功能有一定改善，但对总体生活能力的疗效与安慰剂无明显差异。另外，还有研究显示加兰他敏可以减少轻、中度 AD 患者的语言重复，这可能是一个治疗有效的临床症状；还可以改善注意力不集中情况，同时认为改善的注意力也许对 AD 患者认知功能有肯定的效果。

5. 小结　至今已经有 4 种 ChEI 被研制应用。他克林是第一个批准应用于临床上治疗 AD 的 ChEI，但因为其高发的肝毒性作用等，目前该药临床上已经弃用。目前仍在临床上应用于治疗轻、中度 AD 的另外三种 ChEI 分别是多奈哌齐、加兰他敏和利斯的明。多奈哌齐属于选择性可逆性 ChEI，它也用于治疗重度 AD 患者。利斯的明属于 AChE 和丁基 ChEI。加兰他敏除具有抑制胆碱酯酶活性外，还可刺激烟碱型 AChR 而发挥治疗作用。尽管至今多项临床研究和 Meta 分析已经证实了这 3 种药物的临床疗效，但是其疗效持续的时间至多仅维持 12～24 个月，长期观察发现它们并不能减慢患者认知功能减退的速率。此外，临床上因不同医师的认识与处方习惯的不同，对这类药物的使用方法也不尽相同。但这类药物因具有明显的量-效关系，通常在患者诊断明确后即须开始应用，并根据患者对药物的耐受情况递增药物剂量，但对于理想的起始治疗时机仍存有争论。尽管该治疗仅可改善临床症状，但是 ChEI（多奈哌齐、加兰他敏和利斯的明）因具有明显改善日常生活能力、行为功能和认知功能的作用，已经广泛地在临床上用于治疗轻度和中度 AD。

迄今为止治疗 AD 的药物的研究和开发着眼于维持退化的胆碱能神经元的功能为主要方向之一，其中又以 ChEI 的研究为重点。然而胆碱能药物治疗 AD 只能缓解其症状，不能减轻神经元的退化，也不会对疾病的进程有所改善。因此开发能延缓 AD 疾病过程的新药才是可选的最佳方案。

三、谷氨酸受体拮抗剂

谷氨酸是脑中最常见的兴奋性神经递质，对学习、记忆过程具有重要影响，其浓度增加或神经节对谷氨酸敏感性增强均可增加 NMDA 受体、AMPA（α-氨基-3-羟基-5-甲基-4-异噁唑）受体与谷氨酸结合，引起电压调控性钙通道开放或激活磷酸肌醇环路，使细胞内钙超载，导致神经元损伤、凋亡。NMDA 受体介导的兴奋性谷氨酸毒性在淀粉样蛋白诱导的神经元死亡中发挥重要作用。美金刚作为一种低中度亲和力、非竞争性、强电压依赖性的 NMDA 受体阻断剂，不仅可以阻断谷氨酸递质系统异常激活的神经毒性作用，保护神经元，而且抑制谷氨酸系统病理性激活导致的背景噪音，保留正常的生理性信号传递，维持长时程增强效应（LTP）的生成，而不影响谷氨酸参与正常学习和记忆等生理作用。因此寻找拮抗 NMDA 受体的药物将有利于保护脑神经和治疗 AD。由礼来公司于 1968 年首先合成的盐酸美金刚（memantine）是 FDA 于 2003 年 10 月 16 日批准的首个也是唯一一个用于中、重度 AD 治疗的 NMDA 受体拮抗剂。

盐酸美金刚还可通过促进大脑皮质和边缘系统的脑源性神经营养因子（brain derived neurolrophic factor，BDNF）mRNA 的表达及增加 BDNF 受体亚型 trκB（此亚型为盐酸美金刚的结合部位），从而增加 BDNF 的含量，增强其对神经元提供的保护作用，改善记忆功能。此外，美金刚还可通过另外两条途径发挥神经保护作用，对 5-HT3 受体的非竞争电压依赖性抑制作用（IC_{50}：0.2mol/L）和对烟碱型胆碱受体的抑制作用（IC_{50}：6.6mol/L）。但近年也有研究显示，盐酸美金刚的神经保护作用可能涉及其他的作用机制，但目前还无明确定论，有待进一步研究。

盐酸美金刚口服给药，开始剂量为 5mg/d，以后逐渐增加剂量，直至 20mg/d（2 次/日）。本品口服吸收良好，且不受食物、年龄、性别影响，在治疗剂量范围内呈线性药代动力学特征。口服给药 3～8 小时血药浓度达到峰值，$T_{1/2}$ 为 60～80 小时。血浆蛋白结合率 45%，57%～82%以原型，其余以代谢产物 *N*-3,5-二甲基-葡萄糖醛酸苷、6-羟基美金刚和 1-亚硝基-脱氨基美金刚形式经尿液排泄，这 3 种代谢物也有较低的 NMDA 受体阻滞剂活性。99%以上美金刚经肾排泄。肾功能正常的志愿者总体清除率为 170ml/(min·1.73m^2)；对于老年人，不论肾功能正常或减退，肌酐清除率与美金刚的总体肾清除率显著相关。肾清除率受尿液 pH 影响，尿液 pH 为 8 时，肾清除率下降 80%。因此，在用药过程中，提高尿液 pH 会导致美金刚的蓄积，而酸化尿液可加快美金刚的排出。目前盐酸美金刚在临床上的常用口服剂量为 20mg/d，其稳定血药浓度为 70～150ng/ml，这在健康人群和痴呆人群中无明显差别。

目前，美金刚治疗轻度 AD 是否有效仍存在争议。由 Peskind ER 等进行了一项应用盐酸美金刚治疗那些不能耐受 ChEI 的轻、中度 AD 患者的有效性和安全性的临床研究，治疗 24 周后结果显示，与安慰剂相比，盐酸美金刚在认知、总体评估方面具有改善作用且耐受性良好。该试验结果支持盐酸美金刚治疗轻、中度 AD 是有效和安全的。而 2011 年的一篇关于盐酸美金刚治疗轻度 AD 的系统评估纳入 3 项遵循循证医学原则的临床试验共 431 名轻度 AD 患者，分析结果显示，无论是认知终点或是其他终点盐酸美金刚治疗组和安慰剂组均无显著性差异。文章结论认为尚无证据证明美金刚治疗轻度 AD 有效。因此多个 AD 指南中均未将盐酸美金刚作为轻度 AD 治疗药物予以推荐。

盐酸美金刚作为首个应用于治疗中、重度 AD 的临床药物，临床研究已证实其安全、有效、耐受性好，对患者的认知功能、日常生活能力、精神行为症状方面均有改善作用，且能使照顾者负担有所减轻。但其与 ChEI 联和使用，如多奈哌齐、加兰他敏等效果如何，尚有待于进一步研究。

四、非甾体抗炎药抑制炎症相关治疗

流行病学研究的结果证实长期使用非甾体抗炎药（nonsteroidal anti-inflammatory drugs，NSAIDs）的关节炎患者 AD 的发病率显著降低，并且服用此类药物能延缓 AD 的病程。在 AD 患者脑内，环氧化酶（cyclo-oxygen-ase，COX）-2 表达增加与 Aβ 水平具有高度一致性，而且 COX-2 与含 NFT 的神经元共存，说明 COX-2 在神经元内的表达增加，可能导致神经元死亡。非甾体抗炎药降低 AD 发病率的机制认为主要是大剂量的 NSAIDs 通过抑制 COX-2 的表达与酶的活性，阻断前列腺素介导的炎症反应通路，从而抑制局部炎症反应。此外，非甾体抗炎药还对小胶质细胞活化和炎症因子表达有影响，研究发现长期使用非甾体抗炎药可以显著降低 AD 患者的星形胶质细胞和小胶质细胞的活化。但是最近几年有大量实验研究发现非甾体抗炎药预防 AD 的机制可能与其抗炎作用无关，而与非甾体抗炎药能够降低 AD 的主要病理因素 Aβ42 有关。Steven CV 等在一项研究中发现布洛芬可以通过降低血清 Aβ 水平延缓 AD 发病。一些研究认为部分非甾体抗炎药（如舒林酸、吲哚美辛等）可以通过抑制 Rho-Rho 激酶（Rho-Rho associated kinase，RhoROCK）信号通路改变 PS-1 构象而影响 γ-分泌酶活性减少 Aβ42 的产生，另有研究发现 NSAIDs 能激活过氧化物酶体增殖物激活受体（PPAR）-γ 的表达，PPAR-γ 的过表达可以下调 APP 的表达和 Aβ 的分泌，其机制可能与 β-分泌酶的启动子位点有 PPAR-γ 结合位点有关，非甾体抗炎药可以通过激活 PPAR-γ 下调 β-分泌酶的表达，可减少 Aβ 的产生。

但是最近的研究却发现非甾体抗炎药并不能降低 AD 患者 Aβ 的产生，一些随机对照临床研究也发现 NSAIDs 并不能延缓 AD 患者病情的进展。临床试验证实口服 COX-2 抑制剂塞来考昔（50mg/次、200mg/次和 400mg/次，2 次/日）对 AD 患者脑脊液中 Aβ 的水平没有影响，并且多个随机对照的临床研究证实 COX-2 拮抗剂罗非考昔和低剂量的萘普生与安慰剂相比并不能延缓轻、中度 AD 患者病情的进展，此外，在治疗组中还出现乏力、头晕、高血压和一些较严重不良事件。阿司匹林是临床最常用的非甾体抗炎药，其防治心脑血管病的效果已经被公认，最近的研究也没有显示出它对 AD 患者有利，反而增加 AD 患者出血的风险，故不主张用于治疗 AD 患者。因此到目前为止，现有证据尚不能有力地证实非甾体抗炎药可以改善 AD 症状，预防作用也有待于进一步证实。

近年来关于 AD 神经炎性反应的研究取得了一些进展，同时也提出了更多的问题。有关炎性反应与 AD 间的关系、抗炎药物对 AD 的治疗等方面的研究还不成熟，仍需进一步探索。

五、清除自由基和抑制氧化应激相关治疗

氧化应激与 AD 发病的各个环节都有联系，且与 AD 病理特征的形成关系十分密切，

不难发现氧化应激在 AD 致病过程中起着非常重要的作用。抗氧化类药物既可以抑制 Aβ 沉积，又可以减轻 Aβ 诱导的氧化损伤，显示出较好的治疗效果，从而延缓或减轻 AD 病程的发展，是 AD 的重要治疗途径之一。减少自由基生成、增加自由基的清除或提高细胞的生化修复来减少其对细胞造成损害的抗氧化剂除了兼具抗氧化作用的金属螯合剂、钙离子拮抗剂、非甾体抗炎药等药物外，目前应用于 AD 研究中的抗氧化药物还包括：

1. 维生素 E 能清除自由基，具有很强的抗氧化作用，在体内可保护其他易被氧化的物质（如不饱和脂肪酸、维生素 A 等），减少过氧化脂质的生成，还可通过影响炎症反应、延缓衰老和提高机体免疫力等机制来发挥作用。研究表明维生素 E 可预防化学诱导的 AD 模型小鼠学习记忆能力损伤，可能机制与提高超氧化物歧化酶活性、降低脂质过氧化产物含量、降低 AChE 活性、降低脑组织中 Aβ、转录因子 NF-κB 的表达等相关。

一项回顾性研究从 130 例患者中选出 40 例研究多奈哌齐联合维生素 E 治疗的效果，并从 CERAD 数据库中选择非治疗病例进行对照研究，结果显示联合治疗组的认知功能下降率较低。但是一项关于维生素 E 抗氧化作用的临床 Meta 分析发现，其中两篇有循证医学证据的文章评估了维生素 E 治疗 AD 的疗效和预防 MCI 向 AD 的转化治疗作用，临床观察 2 年，最后得出结论是维生素 E 治疗 AD 无效，也不能延缓 MCI 发展成 AD 的速度。该 Meta 分析在 2012 年进行了更新，它包含 3 项有循证医学证据的临床研究。在第一项的临床观察中作者报道了 2000IU/d 维生素 E 对一些 AD 患者有效。第二项关于维生素 E 治疗 AD 的研究结果显示相较于安慰剂组，治疗后 6 个月后维生素 E 降低了患者的氧化应激标志物水平，但 MMSE 评分没有显著差异。第三项研究主要观察 2000IU/d 维生素 E 对 MCI 转化为可能或很可能的 AD 过程的效果。结果表明，769 名参与者总共有 214 名受试者发展为 AD，212 名受试者发展为可能或很可能的 AD。维生素 E 组与安慰机组相比，在从 MCI 转化为 AD 的可能性方面无显著差异。由此作者得出结论，目前尚无令人信服的证据表明维生素 E 有益于 AD 的治疗或 MCI 向 AD 发生转化。

2. 维生素 C 又称抗坏血酸，是一种水溶性抗氧化剂。研究证实 AD 患者脑内维生素 C 浓度比非痴呆者低，从而推测维生素 C 可能会影响 AD 的发生。在动物体内、体外研究中均已证明单独和联合口服维生素 C 和维生素 E 可以降低氧化性 DNA 损伤。2005 年 Boothby 等进行了一项评估维生素 C 和维生素 E 单用或联合应用对 AD 发生的预防或治疗效果的 Meta 分析，其中包含的一项前瞻性观察研究中 4740 人联合应用 400IU/d 维生素 E 和 500mg/d 维生素 C 达 3 年以上，AD 的患病率（OR 0.22；95% CI：0.05～0.60）和发病率（HR 0.36；95% CI：0.09～0.99）均减少，但这一结果与另一项前瞻性观察结果相矛盾，该研究纳入 980 名受试者，他们均服用维生素 C 和维生素 E，4 年之后发现维生素 C 和维生素 E 在降低 AD 的发生率方面无效，同时该 Meta 分析还显示维生素 E≥400IU/d 服用 1 年以上会增加全因死亡率。另外，大量试验结果表明，维生素 E 剂量≥400IU/d 服用 6.9 年，先前存在血管疾病或糖尿病的患者增加了心力衰竭的发生率，且其他方面无益处。Shelly 等报道维生素 E 和维生素 C 单用或合用 5.5 年以上均不会降低痴呆或 AD 的发生风险。因此我们认为虽然一些研究证据表明维生素 C 有可能减少 AD 的发生，但研究结果并不一致，因此目前暂不宜长期服用维生素 C 来预防或治疗 AD。

3. 司来吉兰 是一种可逆性选择性单胺氧化酶 B 抑制剂。研究证实 AD 脑内海马区单胺物质浓度升高，单胺物质对认知功能影响很大。从药理作用机制上，司来吉兰可以抑制单胺物质氧化，提高记忆力，具有神经保护作用。2003 年 Jacqueline Birks 等进行的一项 Meta 分析包含了 17 项司来吉兰平行或交叉安慰剂对照的临床研究，所有研究均观察了司来吉兰在认知方面的疗效，另外有 12 项研究还观察了行为和情绪方面的作用。观察期限为 3～105 周，患者人数为 10～341 人，患者年龄范围为 63～83 岁。研究观察评定量表包括认知功能、情感状态、日常生活能力和整体功能状态。结果显示司来吉兰治疗 AD 患者 4～6 周后，日常生活活动能力方面和记忆方面有改善，而对情绪状态和整体功能方面则无疗效。而治疗 3 个月后，各种量表评定均无显著差异。最后作者得出结论认为没有证据能够表明司来吉兰为 AD 患者能够带来临床益处。

4. 褪黑素（melatonin，MT）　是松果体分泌的一种神经内分泌激素，具有十分强大的抗氧化应激作用，其清除自由基的能力是维生素 E 的 2 倍、谷胱甘肽的 4 倍、甘露醇的 14 倍。MT 通过直接或间接途径清除自由基，起到神经保护的作用。MT 可以明显减少星型胶质细胞产生的反应性氧化物，增加 Aβ 注入鼠的淋巴细胞和肝细胞中的自由基清除酶如超氧化物歧化酶、过氧化氢酶和谷胱甘肽过氧化物酶的水平。免疫组织化学的研究显示，MT 可以阻止 Aβ 注入鼠的大脑皮质中神经胶质酸性蛋白和肝及大脑皮质细胞中的转录因子 NF-κB 的激活。临床试验证实其可以改善 AD 患者的睡眠质量，减缓认知障碍的进一步发展，是一种很有潜力的脑保护剂。该药不良反应少，患者耐受性好。

一项多中心随机双盲、安慰对照的临床研究观察了褪黑素对 AD 伴睡眠障碍患者的有效性和安全性。157 例 AD 伴睡眠障碍患者纳入本次观察研究，随机分为服用褪黑素缓释剂 2.5mg/次组、褪黑素 10mg/次组和安慰剂组。2 个月后客观睡眠质量评定方面褪黑素的 2 个治疗组较安慰剂组有所改善，但无统计学意义，并且 AD 患者的照料者主观睡眠质量评定方面褪黑素缓释剂 2.5mg/次组较安慰剂组有改善，但是最后结论为依据客观评定参数褪黑素治疗 AD 患者伴失眠障碍无效。

5. 姜黄素（curcumin）　是从姜科姜黄属植物姜黄、莪术、郁金等的根茎中提取出来的一种黄色小分子植物多酚，为二酮类化合物。姜黄素是一种天然的抗氧化剂，其含有的酚性羟基可以直接捕获或清除自由基，其自由基清除能力甚至高于维生素 E。体外实验表明，姜黄素能够清除自由基，并使大脑大分子免于脂类及蛋白质过氧化反应造成的损害。此外，姜黄素还可通过与 Cu^{2+}、Fe^{2+}结合形成复合物，降低金属离子所引起的氧化损伤及 Aβ 的聚集，从而起到预防 AD 的功能，并且形成的 Cu^{2+}姜黄素复合物也具有一定的清除大脑内自由基的功能。有研究指出，姜黄素可以上调转录因子红系衍生核因子相关因子（Nrf）2 的表达，使得一些编码细胞保护蛋白及抗氧化酶的基因表达量上升，从而达到神经保护的作用。

姜黄素耐受性良好，作为一种抗氧化剂已见于相关临床随机双盲安慰对照试验报道，在 Baum 等的一项随机安慰对照研究中因观察时间、观察终点指标不同和样本数少，得出的结论并不令人十分满意。目前由 Ringman 等和美国老年学会牵头分别正在进行姜黄素治疗轻度到中度 AD 和 MCI 的临床Ⅱ期双盲安慰对照研究，结果值得期待。

6. α-硫辛酸　是 1951 年由 Reed 首次从猪肝中分离出来的天然产物，它作为辅酶参与三羧酸循环中 α-酮酸的氧化脱羧反应。最初 α-硫辛酸被列为维生素类，但随后的研究发现，人和动物均能自行合成。多年来，对它的认识一直停留在其能量代谢方面的作用。而今，大量的研究工作转向 α-硫辛酸的抗氧化作用及其在多种疾病中的预防和治疗作用中。α-硫辛酸可以通过与过渡金属螯合来抑制羟自由基的产生，同时对活性氧进行清除，从而增加还原型谷胱甘肽的水平。另外，可下调包括肿瘤坏死因子在内的氧化还原敏感的促炎蛋白的表达，同时诱导一氧化氮合酶的产生；还可清除脂质过氧化产物如羟基壬烯酸及丙烯醛，可通过对胆碱乙酰基转移酶的激活及增加葡萄糖的摄取产生更多的乙酰辅酶 A，从而使 ACh 的产生增加。一项对小鼠的开放性记忆试验表明 α-硫辛酸对老龄化小鼠的疗效较年幼小鼠好。另一项研究表明，α-硫辛酸不仅能保护神经系统，还能促进神经再生。Hage 等在 2007 年发表的一项研究结果显示，通过 12 个月的治疗，AD 患者给予 600mg/d 的 α-硫辛酸时，患者的认知功能稳定，MMSE 及 ADAS-cog 评分稳定，同时经过 48 个月的样本扩大试验后发现，α-硫辛酸的应用使 MMSE 及 ADAS-cog 评分的下降速度明显变缓。

7. 辅酶 Q 是生物体内广泛存在的脂溶性醌类化合物，不同来源的辅酶 Q 其侧链异戊烯单位的数目不同，人类和哺乳动物是 10 个异戊烯单位，故称辅酶 Q10。辅酶 Q 在体内呼吸链中质子移位及电子传递中起重要作用，它是细胞呼吸和细胞代谢的激活剂，也是重要的抗氧化剂和非特异性免疫增强剂。但据现有证据可以推断，辅酶 Q 与维生素 E 在抗氧化作用方面有协同作用，其机制可能是通过还原维生素 E 在清除自由基时产生的 α-生育酚酰基自由基，节约和再生维生素 E 而起抗氧化作用的。

2012 年 Galasko DR 等进行的一项双盲，安慰对照临床试验将符合纳入标准的轻度到中度 AD 患者随机分为维生素 E 800IU/d+维生素 C 500mg/d+α-硫辛酸 900mg/d（简称 E/C/ALA）的治疗组、辅酶 Q 400mg/次（3 次/日）的治疗组或安慰剂组。观察指标为认知功能（MMSE）、日常生活功能力（ADL）及脑脊液生物标志物。治疗 16 周后，结果显示各项治疗药物均耐受性良好，但 E/C/ALA 组在 MMSE 分数方面出现加速下滑情况，潜在的安全性值得关注。脑脊液中 Aβ42、Tau 蛋白和 P-Tau 蛋白水平在 3 组之间无显著性差异。脑脊液中另一个氧化应激标志物 F2-异前列烷水平在 E/C/ALA 组平均下降 19%，但在其他两组则维持不变。在 E/C/ALA 组出现脑脊液中 F2-异前列烷水平降低表明在大脑中氧化应激水平下降。由此作者得出结论抗氧化剂并不影响 Aβ42 或 Tau 蛋白病理相关的脑脊液生物标志物水平。这种疗法引起认知功能下降加速，因此如果将来进行长期的临床试验需要更加谨慎的评估。

大量的临床和实验证据表明，Aβ 神经毒性及其诱导的氧化应激在 AD 的发病机制中具有重要作用，一方面自由基等产物直接或间接造成神经元损伤，另一方面 Aβ 诱导的氧化应激反应又可以加速 APP 水解，使 Aβ 产生增多，神经毒性作用增强。抗氧化类药物可以通过多种途径抗氧化损伤，降低 Aβ 神经毒性，从而保护神经元。因此，积极探索和开发抗氧化类药物，对 AD 的治疗具有积极意义。

六、中药提取物和中成药治疗

1. 银杏叶提取物（EGb761） 含有机酸、银杏萜和黄酮类物质。相关研究表明银杏叶提取物具有抑制 β 淀粉样蛋白对神经元和突触的毒性作用，保护脑部的神经元功能和突触间联系；此外还可以增加脑组织的血液供应，加强脑组织的供氧供能，保护神经的 ATP 酶活性，消除自由基，防止过氧化物在脑组织内的蓄积，抑制其对神经元线粒体和核糖体等亚细胞器的损害，从而延缓脑组织的衰老，改善 AD 患者脑神经功能。一项 24 周的随机、双盲对照研究将轻度到中度 AD 患者随机分成三组：银杏叶提取物 160mg/d，多奈哌齐 5mg/d 和安慰剂组。评价指标为 MMSE 和临床总体印象量表。结果显示银杏叶提取物和多奈哌齐对轻度至中度 AD 患者疗效无显著性差异。

2. 石杉碱甲（huprrzine A） 是从中药千层塔中分离得到的有效单体，是一种可逆、高效的选择性胆碱酯酶抑制剂，具有易通过血-脑屏障，口服生物利用度好，药效时间长，且在治疗剂量下未发现 AD 患者有明显的外周胆碱能毒副作用，是我国开发的最为成功的治疗 AD 患者的药物。对 AChE 的抑制作用强度和作用时间优于毒扁豆碱、加兰他敏及他克林。相关研究发现该药具有多靶点的作用，除抑制 AChE 活性外，还可通过抗氧化应激和抗细胞凋亡途径对神经元产生保护作用，对多种实验性记忆损害均有改善作用。任晓蕾等进行的一项评估石杉碱甲治疗轻、中度 AD 的有效性和安全性的 Meta 分析结果显示石杉碱甲能有效改善和提高轻、中度 AD 病患者的记忆及认知功能，和对照组相比具有显著性差异，发表偏倚影响较小。在药物安全性方面，石杉碱甲组较安慰剂组更易产生一些不良反应，但多为轻度不良反应，对治疗影响不大。

3. 金思维（GETO） 主要由菟丝子、枸杞子、桑葚、全瓜蒌、竹沥、酒大黄、肉苁蓉等组成，具有化痰补肾、通腑降浊作用。相关研究显示 GETO 能有效调节 APPV717I 转基因小鼠 Aβ 生成和清除平衡，并减少 Aβ 在脑内的沉积，可增强乙酰胆碱转移酶活性及其依赖的神经生长因子，增加海马区胆碱的重吸收。田金洲等进行了一项为期 24 周的随机双盲平行对照临床研究显示，金思维提取物治疗前驱型 AD（遗忘型 MCI）患者 201 例，ADAS-cog 分值与基线比较下降了 4.19 分（95% CI：−5.74～2.63），与多奈哌齐组比较无统计学差异，显示了其良好的疗效。

七、行为和精神症状的治疗

长期以来，人们关注的通常是 AD 患者的认知功能，如记忆力、智能和语言能力，而痴呆的行为精神症状（BPSD），即偏执、情绪不稳定、无目的漫游、攻击、破坏和吵闹等行为，往往被忽视。事实上，BPSD 决定了患者、照料者的生活质量，其治疗理应引起高度重视。

BPSD 的治疗目的是减轻患者症状，增加患者、家属或照料者的舒适度和安全性。BPSD 的治疗分药物治疗和心理治疗，临床主要应用药物治疗。治疗时应明确症状类型，以便选择合适的药物。随着 AD 的进展，精神症状可能加重或减轻，应根据病情变化相应地增加或减低剂量，更换药物或停药。

药物治疗痴呆的 BPSD 的几条原则：①治疗一定要针对靶症状，切忌无的放矢或盲目用药；②以最小有效量治疗；③根据病情变化动态调整药物剂量，如症状加重适当加量，症状减轻或消失适当减药或酌情停药；④起始剂量要小，剂量调整的幅度要小，间隔的时间要长；⑤始终警惕药物的不良反应及药物之间的相互作用。

抗精神病药物大致可以分为典型（第一代）抗精神病药物（FGA）和非典型（第二代）抗精神病药物（SGA），主要用于治疗精神病性症状，如幻觉、妄想、冲动、攻击行为等。常用的 FGA 有氯丙嗪、奋乃静、氟哌啶醇、氯普噻吨和舒必利等；SGA 主要有氯氮平、利培酮、奥氮平和喹硫平等。对照试验显示传统的抗精神病药比安慰剂有效，但是不良反应相对较多，锥体外系反应和迟发性运动障碍都可能加重患者的失用症状和原有的帕金森综合征，抗胆碱能不良反应可加重认知功能损害及原有的心脏疾病，过度镇静和直立性低血压易使患者跌倒和骨折，因此 FDA 不赞成用传统的抗精神病药治疗 AD 的 BPSD。

抑郁是 AD 患者的常见表现，有效抗抑郁治疗能改善患者的认知功能和生活质量。伴抑郁的 AD 患者即使不符合重度抑郁诊断标准也应考虑药物治疗。

各种抗抑郁药的疗效差异不大，有效率多在 70%～80%，但不良反应差别很大。三环类和四环类抗抑郁药通常有明显的抗胆碱和心血管系统不良反应，包括视物模糊、口干、心悸、尿潴留、麻痹性肠梗阻、加重或诱发老年患者的闭角性青光眼、直立性低血压及心脏传导阻滞等，AD 患者应慎用。

有研究显示舒肝解郁胶囊对老年痴呆小鼠具有治疗作用，而且研究发现舒肝解郁胶囊治疗老年期抑郁症疗效确切，起效明显，不良反应少。从中医药理论角度讲，舒肝解郁胶囊能够镇静、抗疲劳，对抑郁症有良好的治疗效果。因此，舒肝解郁胶囊对抗 AD 抑郁治疗具有积极的作用。

八、可能对 AD 有益的其他药物

目前，FDA 批准治疗 AD 的药物只有 2 大类 5 种，分别为 ChEI（他克林、多奈哌齐、加兰他敏、利斯的明）和 NMDA 受体拮抗剂（美金刚）。但这些药物均只是在一定程度改善 AD 患者症状。AD 病因复杂，影响发病因素众多，除了之前论述的相关药物之外，研究人员发现其他一些药物对 AD 患者症状也具有改善作用，但其疗效还需要更多的循证医学证据来证明。

（一）降压药物

1. 血管紧张素转换酶抑制剂和血管紧张素-1 受体阻滞剂 目前研究证实脑内存在独立的肾素-血管紧张素系统（renin-angiotensin system，RAS），并在脑内发现了几乎所有的 RAS 成分，它们影响正常的神经可塑性和学习记忆等认知功能。Savaskan 等通过免疫组化的方法研究发现 AD 患者大脑顶叶皮质血管紧张素转换酶（angio-tensin-converting enzyme，ACE）、血管紧张素Ⅱ（angiotensinⅡ，AngⅡ）和血管紧张素受体 1（angiotensin receptor 1，AT1）表达水平增加，皮质血管周围的 AngⅡ和 ACE 活性增强，该研究表明 AD 患者脑内 RAS 在发病过程中被激活，这在另外的一些研究中也同样得到证实。RAS 被激活后，脑内 ACE 和 AngⅡ表达增加，增加的 AngⅡ将增强对 ACh 的释放产生抑制作用，增加的 ACE 会使参与 AD 发病的缓激肽、脑磷脂、P 物质、神经减压素等物质水平升高，这一改变可以直接损害 AD 患者的认知功能。

Kumaran 等进行的动物实验研究发现血管紧张素转换酶抑制剂（angiotensin converting enzyme inhibitors，ACEI）能改善胆碱能神经元功能障碍，提高动物学习记忆能力。而 Takeda 等发现血管紧张素受体阻滞剂（angiotensin receptor blockers，ARB）能够改善 AD 转基因小鼠学习记忆能力。一些临床试验研究也发现通过对 RAS 的干预可以降低 AD 发病率，延缓 AD 患者的认知功能损害，改善 AD 患者的症状，提高生活质量。Ohrui 等对 162 例使用 ChEI 治疗的轻、中度 AD 患者进行了为期 1 年的随访调查，其中合用培哚普利或卡托普利（可以透过血-脑屏障）的 51 例，合用依那普利或咪达普利（不能透过血-脑屏障）53 例，合用钙拮抗剂（硝苯地平或尼伐地平）58 例，结果与其他两组相比，培哚普利或卡托普利组患者的 MMSE 评分降低明显延缓。另一项研究将伴有原发性高血压的 AD 患者随机分为替米沙坦组和氨氯地平组，分别在治疗前和治疗 24 周后评估患者的认知水平，并用 ELISE 方法检测患者脑脊液的 Aβ1-42、IL-1β 和 TNF-α 水平，结果发现两者的降压效果疗效相当，无显著性差异，替米沙坦组较氨氯地平组可以延缓脑脊液的 Aβ1-42 增多，降低 IL-1β 和 TNF-α 水平，在 MMSE、ADAS-cog 方面改善也有显著性差异，能够较好地改善伴有原发性高血压的 AD 患者的认知水平。但 Khachaturian AS 等对 3000 例以上老年患者应用降压药物的结果进行了分析，其结论与此不同。在经过年龄、性别、受教育水平、胆固醇含量、糖尿病、心肌梗死和中风等因素矫正后，β-受体阻断剂和利尿药组 AD 的发病危险最低（矫正后危险比分别为 0.53 和 0.61），其次为钙拮抗剂，ACEI 可轻度增加 AD 的发病率（最高，危险比近 1.13）。因此此类药物用于 AD 的治疗还需要进一步研究，目前暂不推荐用于本病的治疗。

2. 尼莫地平　在正常情况下，细胞膜具有将细胞内的钙离子泵出细胞外的功能，从而维持内环境的稳定。AD 患者这一功能受损，Kuwako 等研究揭示大鼠海马神经过度表达 APP 导致谷氨酸盐介导的细胞内钙离子的积聚，脑内钙蛋白酶异常增高，使细胞内钙离子超载，造成神经元的损伤和凋亡。钙离子拮抗剂通过阻断钙通道或者拮抗钙蛋白酶，减少因钙内流所致的神经元的损伤和凋亡，从而改善患者认知功能。

尼莫地平（nimodipine）是第二代双氢吡啶类拮抗剂，能有效调节细胞内钙离子浓度，易透过血-脑屏障，对抗脑血管收缩和局部缺血，防止神经元的变性和死亡。对 2492 例受试者的结果分析显示，尼莫地平组老年临床评定量表评分显著改善，其中临床综合印象评分和认知功能评分改善最显著。安全性终点分析显示，尼莫地平安全性良好，其脑血管不良事件发生率低于安慰剂组。该荟萃分析的结论：尼莫地平治疗可使血管性认知功能损害患者和（或）AD 患者受益，且安全性良好。目前缺乏单独应用尼莫地平治疗 AD 的循证医学证据，因此多数 AD 治疗指南未予推荐。

（二）降糖药物

越来越多的研究提示糖尿病与 AD 发病相关。大样本的研究发现糖尿病患者发生 AD 的风险是非糖尿病患者的 1.6～2 倍，在非痴呆的人群中，糖尿病患者的认知、记忆、视空间功能也低于非糖尿病人群。Rita 等通过对 2574 例样本观察发现 2 型糖尿病患者患 AD 的危险性增加，2 型糖尿病和载脂蛋白 E（ApoE）基因 ε4 联合，危险性更强，同时具有两个危险因素的患者大脑皮质和海马的 NFT 和 SP 的数量明显增多。另有研究表明糖尿病不仅与 AD 发生相关，且可以加快 AD 患者认知功能下降的速度。其机制尚不清楚，可能是糖尿病引起动脉硬化和血管病变，造成脑灌注不足；高血糖加快其他原因引发的细胞死亡，促进 Aβ 的细胞毒性；糖异常代谢产物降低蛋白的可溶性，通过蛋白间交联作用促进 Aβ 沉积和异常 Tau 蛋白形成，加重氧化应激等 AD 病理过程；胰岛素和胰岛素样生长因子促进神经元生长，胰岛素受体通过上调海马处胰岛素受体 mRNA 参与记忆，但 AD 患者脑内胰岛素信号传递异常。

1. 二甲双胍　作为糖尿病患者特别是肥胖患者的首选药物之一，已在国际、国内各个指南中均被推荐为 2 型糖尿病治疗的一线基础用药。然而最近相关研究显示二甲双胍对 AD 的关键病理产物产生作用，这为 AD 的治疗提供了一个新的途径。胰岛素可以调节神经元 Aβ 代谢，降低其在神经元细胞内的积累。Chen 等研究发现在胰岛素缺乏情况下，二甲双胍可引起神经元细胞 BACE-1 转录，Aβ 产生增加。虽然二甲双胍和胰岛素对 Aβ 作用相反，但当两者合用时，二甲双胍可以提高胰岛素降低 Aβ 的效果。另外，二甲双胍在大脑中具有活性已得到论证。PP2A 是大脑中主要的 Tau 蛋白磷酸酯酶，它负责从 Tau 蛋白中移除磷酸基群。AD 患者该酶活性减低，Kickstein 等研究发现二甲双胍通过提高 PP2A 的功能，预防了 Tau 蛋白磷酸基的积累，而这正是 AD 发病的关键点之一。

2. 利拉鲁肽 2010 年由 FDA 批准上市的胰高血糖素样肽-1（GLP-1）类似物利拉鲁肽是一种长效的用于 2 型糖尿病的治疗药物。Han 进行的实验研究发现该药物通过上调大鼠大脑中的 GLP-1 信号，保护了空间记忆能力，延长了晚期突触长时间增强（late-phase long-term potentiation，L-LTP）的持续时间，并且还激活 cAMP 信号通路，与对照组相比 cAMP 含量几乎增加了一倍，从而较好地改善了模型鼠的记忆和学习功能。而 McClean 的研究中给 AD 小鼠腹腔注射利拉鲁肽，在该模型中观察到利拉鲁肽可以防止记忆损伤，大脑皮质和致密核总体的 β-淀粉样蛋白斑计数分别减少了 40%～50%，而可溶性淀粉样蛋白寡聚体的水平分别降低了 25%，炎症反应减少，齿状回的神经元数目增加。这些结果表明利拉鲁肽在预防或治疗 AD 方面作用较大。然而 GLP-1 类似物利拉鲁肽作为一种新的治疗策略还需要进一步的临床研究来证实其对 AD 的防治作用。

3. 吡格列酮 多项研究表明，胰岛素可调节 β-淀粉样蛋白（Aβ）和 Tau 蛋白的代谢，而且大脑中胰岛素及血糖水平异常也可导致 AD 的形成。还有研究发现随着脑老化可能伴随胰岛素信号传导通路功能失常，导致中枢神经内 Aβ 的积聚和 Tau 蛋白的异常磷酸化，引发 AD。目前以改善胰岛素信号传导通路作为 AD 的治疗成为研究的热点，过氧化物酶体增殖激活受体 γ（PPARγ）可增强胰岛素的敏感性，改善胰岛素信号转导通路，噻唑烷二酮类药物可激活 PPARγ，从而改善胰岛素信号转导通路。一项旨在观察吡格列酮对 AD 患者安全性的双盲、随机安慰对照临床研究中，主要观察指标为不良反应，次要指标为吡格列酮对患者的日常生活能力、精神行为症状，以及整体功能的影响。治疗 18 个月后结果显示，与安慰剂相比，外周性水肿是吡格列酮组主要的不良反应，这与吡格列酮的已知不良反应是一致的。对临床疗效的探索性分析显示吡格列酮无显著治疗效果。而 Sato 等进行了一项随机、开放对照临床试验，纳入 42 名轻度 AD 伴 2 型糖尿病患者，随机分为吡格列酮组（15～30mg/d）和安慰对照组，治疗 6 个月后，结果显示吡格列酮组认知功能和顶叶的脑血流均得到改善，而这种改善在对照组中并没有出现。对照组的血浆 Aβ40/42 水平升高，但吡格列酮组却无显著变化，且耐受性良好。

（三）降脂药物

研究表明高胆固醇血症是导致 AD 发病的重要危险因素之一，其机制可能是体内高胆固醇水平会直接干扰类淀粉样蛋白前体的代谢，过量产生 Aβ 和 SP；导致动脉粥样硬化，从而造成管腔狭窄，影响脑细胞血氧供应。目前应用降脂药物治疗 AD 临床试验研究的主要是他汀类药物，但实验结果并不完全一致，因此在各项 AD 治疗指南中提出现有证据尚不支持他汀类药物用于 AD 的治疗。

1. 阿托伐他汀 在第一个关于他汀类药物治疗 AD 的延长试验（the Alzheimer's disease cholesterol-lowering treatment，ADCLT）中，98 例轻、中度 AD 患者随机分为服用 80mg/d 阿托伐他汀组和安慰剂组治疗 1 年，其间无剂量调整。主要观察指标为 ADAS-cog、临床总体印象变化量表，次要指标包括 MMSE、老年抑郁量表、NPI，第三项观察指标包括总胆固醇、低密度脂蛋白胆固醇和极低密度脂蛋白胆固醇水平。在 ADCLT 实验中接受阿托伐他汀治疗的患者与安慰剂组患者相比，其体内胆固醇水平降低，且每一项临床观察指标均有肯定效果，老年抑郁量表、ADAS-cog 在 6 个月时有显著性差异，在 12 个月时评估 ADAS-cog、临床总体印象变化量表和 NPI 同样具有显著性差异。而 Feldman 应用阿托伐他汀/多奈哌齐对 AD 进行治疗的一项实验（LEADe）中，640 名轻、中度 AD 患者在服用 ChEI 多奈哌齐 10mg/d 至少 3 个月的基础上，随机分为不做剂量调整服用阿托伐他汀 80mg/d，或安慰剂治疗 18 个月，结果接受阿托伐他汀治疗的患者低密度脂蛋白水平下降了 50%，与安慰剂相比 ADAS-cog 得分提升，但并无统计学意义。

2. 辛伐他汀 Sano 等在一项旨在观察辛伐他汀是否可减缓 AD 进程的随机、双盲、安慰对照的研究中，患者服用 6 周辛伐他汀 20mg/d，然后在之后的 16.5 个月中服用辛伐他汀 40mg/d。主要观察指标为 ADAS-cog，次要指标为临床总体印象、认知及行为改变。在 18 个月的研究期结束之后发现辛伐他汀可以降低脂质水平，但 ADAS-cog 或次要观察指标均无显著改变。该项研究为辛伐他汀 40mg/d 不能减缓轻到中度 AD 患者的 ADAS-cog 得分下降提供了Ⅰ级证据。而一项 26 周随机、双盲、安慰剂对照试验纳入 44 名 AD 患者，治疗组接受辛伐他汀 80mg/d 治疗，结果表明辛伐他汀并没有显著改变脑脊液中 Aβ40 和 Aβ42 的水平，但治疗组 MMSE 下降幅度低于对照组。事后分析显示，辛伐他汀能够显著下降轻度 AD 患者脑脊液中的 Aβ40 水平，同时伴 24S-羟基胆固醇的降低。

（四）脑代谢增强剂

AD 患者存在代谢障碍，其脑血流量、耗氧量及葡萄糖代谢率明显低于正常同龄人。脑代谢增强剂可以促进脑神经元对氨基酸、磷脂及葡萄糖的利用，从而增强患者的反应性、兴奋性和记忆力，达到改善临床症状的目的。尽管此类药物应用时间较长，但其疗效至今未被阐明，在各类 AD 治疗指南中均未予推荐。

1. 尼麦角林（nicergoline） 为半合成的麦角生物碱，具有 α1-受体阻滞作用，能扩张脑血管，增加脑血流量；改善脑细胞能量代谢，增加血氧和葡糖糖的摄取和利用；能抑制神经元突触 AChE 活性，提高纹状体内 ACh 浓度，具有胆碱能作用。一项纳入 14 项循证医学证据的系统综述证实，尼麦角林治疗 AD 和慢性脑血管病引起的认知和行为症状具有肯定的疗效，60mg/d 具有良好的安全性和耐受性。但缺少更加有利的临床试验证据证实该药可单独用于 AD 的治疗。

2. 脑活素（cerebrolysin） 是一种从猪大脑中提取的多种氨基酸混合物的水溶液，其具有与内源性神经营养因子相似的药效学作用，可直接通过血-脑屏障进入脑神经元，促进神经细胞蛋白质合成，使已损失但未变性的神经元恢复功能；同时可加速葡萄糖通过血-

脑屏障的运转速度，改善脑能量供应，增加腺苷酸环化酶的活性，从而有利于改善患者记忆功能。一篇系统综述包含了 6 项随机双盲安慰剂对照试验，评估了脑活素治疗 AD 临床疗效，初步结果显示其在改善临床总体印象方面的作用优于安慰剂，但对日常生活能力和认知功能方面与安慰剂无统计学差异，因此还需要更多的临床试验来证明脑活素对 AD 的治疗作用。

3. 吡拉西坦、奥拉西坦、茴拉西坦　吡拉西坦（piracetam）、奥拉西坦（oxiracetam）、茴拉西坦（aniracetam）有着相似的药理作用，能够调节代谢型谷氨酸受体和 AMPA 型谷氨酸受体，并具有增强胆碱能传递的作用，促进脑代谢，从而改善认知功能下降的相关症状。虽然有吡拉西坦、茴拉西坦、奥拉西坦治疗轻度和中度 AD 的随机、双盲、安慰对照的临床研究证实其有效性，但这些研究质量均不高。

4. 阿米三嗪/萝巴新　是一种由阿米三嗪（almirtine）和萝巴新（raubasine）组成复方制剂的抗缺氧药，通过阿米三嗪提高肺部血液带氧量，从而增加动脉氧分压和动脉血氧饱和度，提高脑组织氧浓度。萝巴新具有改善微循环作用，两药配合，可使脑组织血氧浓度提高且作用持久。但迄今为止，尚无循证医学证据证明应用该药物治疗 AD 的有效性。

5. 胞磷胆碱　作为细胞膜结构成分磷脂尤其是卵磷脂生物合成的必需物质，可通过血-脑屏障，激活神经元膜磷脂的生物合成，从而增加脑代谢，调节不同神经递质（如 ACh）的水平。一项随机双盲安慰对照试验纳入 30 例轻度和中度 AD 患者，使用胞磷胆碱（1000mg/d）治疗 12 周后，评价指标 ADAS-cog 优于对照组，且携带 ApoE ε4 者的疗效更好。但该项试验样本量较少，证据并不充分，尚需要更加有利的证据来证明其疗效。

（五）雌激素

流行病学研究表明，女性 AD 患者明显多于男性，AD 的发病可能与雌激素（estrogen）的缺乏有关。一些研究表明雌激素可减少 Aβ 的沉积，促进 APP 分解；抑制 Tau 蛋白高度磷酸化；增加 AD 患者胆碱乙酰化转移酶的活性及 ACh 水平；可间接作用于星形胶质细胞和小胶质细胞，抑制其介导的炎症反应；增加脑的能量代谢等方面作用。一篇系统综述包括了 7 项试验，共纳入 351 例女性 AD 患者，雌激素治疗仅有短暂的改善记忆功能的作用，大于 3 个月的治疗无效，某些研究中激素治疗组的总体评估还差于安慰剂组。且一些研究发现长期应用激素治疗还会增加患者患子宫内膜癌、卵巢癌、乳腺癌、冠心病、卒中、静脉血栓等的危险。因此，雌激素对于 AD 的防治还存在争议，还不能大规模的应用于临床。

（六）促性腺激素（GnRH）

各种研究已经报道了继发于生殖再生能力衰退而产生的 AD 和体内激素失衡之间的关系。睾酮、雌激素与孕酮等激素均具有神经保护的作用。但是它们的体内水平随着年龄的增长而减少。另一方面，促黄体激素（LH）却随着年龄的增加而增加并可能加重 AD 的病理过程。尽管激素的作用并不十分直接与明显，但是它对 AD 的发病具有明显的作用。激素替代疗法（HRT）的作用比较矛盾。有研究报道，预先应用 HRT 干预可减少女性 AD 发病的风险。并且有报道称应至少事先应用 10 年以上方才有效。另一项研究报道，应用小剂量雌激素可减少 AD 发病的危险，尤其这对于 ApoE ε4 的亚组人群更加有效。给予男性 AD 患者睾酮治疗可改善认知功能和生活质量。尽管周期性雌激素与孕酮治疗，促黄体激素和卵泡刺激素依然是维持升高的。故促性腺激素水平的调节较个体激素本身更有价值。促性腺激素拮抗剂亮丙瑞林（leuprolide）可减轻 AD 转基因鼠的认知功能减退和减少 Aβ 沉积。在Ⅱ期临床试验中，该药可改善女性患者的认知功能。目前，一种该药的缓释片正在进行Ⅲ期临床验证，其结果尚未揭晓。

（七）神经节苷脂

单唾液酸四己糖神经节苷脂（ganglioside）是神经元细胞膜的组成部分，可以保护细胞膜不受损伤。AD 患者大脑组织中胆碱能神经分布区域神经节苷脂的含量显著下降，近年来的研究表明神经节苷脂参与了 AD 病理过程，补充该物质能抑制淀粉样蛋白的形成。一篇双盲安慰剂对照研究选择了 12 例可能的 AD 患者，经过 12 周神经节苷脂治疗，结果显示组间无明显差异。另一项研究用神经节苷脂脑室内注射，配合认知功能训练治疗早发型 AD，经过 12 个月治疗，患者的病情得到了改善。因此还需要更多的临床研究来证实其临床疗效。

（八）生长因子

胆碱能神经元呈生长因子（NGF）敏感和依赖性。因此，在对神经变性疾病的治疗中常采用神经生长因子注射以维持神经形成与细胞存活，可减慢受试者认知功能的下降。PET 影像也证实脑的功能活动增加。病毒介导的基因转运技术也正在发展，CERE-110 是一种基于腺病毒的 NGF 基因转运载体，经立体定向技术导入该基因载体在动物实验中已经成功。对于人的Ⅱ期临床试验也正在进行之中。最近，一种更为先进复杂的 NGF 转运模式已经出现，这种新的细胞包囊生物转运技术可将能产生 NGF 的人类细胞株立体脑功能定位地植入相应的脑区内。这种包囊是一种半通透膜，它允许在靶区域内使营养物内流和 NGF 的外流。它的植入与回收均是安全的，并且一年后仍可发现持续的 NGF 的分泌。

上述药物对 AD 患者症状同样具有一定的改善作用，但其疗效还需要更多的循证医学证据来证明。相信随着人们对 AD 发病机制的深入研究，未来会有更多高疗效、低不良反应的新药出现并应用于临床。

九、非药物疗法

非药物疗法着重于患者、照顾者和环境在治疗中的相互作用，借助于一些手段或措施最大限度地保持 AD 患者的功能水平，提高其生活质量。该疗法主要包括心理疗法、饮食疗法、环境疗法、认知疗法、刺激疗法等，此外针灸疗法也有一定的治疗作用（该部分在中医中药治疗篇中已做介绍）。这些干预措施也为 AD 患者家属提供了很多行之有效的护理和照料手段。

（一）认知疗法

中枢神经系统随年龄增加出现相应的结构和功能改变，与老年人认知功能下降有关。

一些研究结果提示认知训练可以为认知障碍患者提供干预措施，大脑在记忆方面仍然具有可塑性。该方法适用于轻度认知损害患者和轻度AD病患者，包括记忆、益智、策略等三项训练内容。

1. 记忆训练 可反复让患者辨认熟悉的生活场景，如卧室、厕所等；反复手把手地教患者做一些力所能及的家务，如整理床铺、擦桌子、扫地等；可根据患者的病情、受教育水平及往日的喜好，设立记忆任务和通过Loci记忆法训练。记忆任务包括顺叙数字、倒叙数字、图形记忆、词组记忆、数字运算等。而Loci记忆法是训练被试者产生和保持视觉空间想象，然后指导他们将想象的场景和所要记的目标或名字结合起来。其原理是通过学习记忆法掌握简单的策略方法，包括形象和视觉联想。Cipriani 等评估了一个以计算机为基础的认知训练计划。在这个计划中，MCI患者和多系统萎缩症患者作为老年性痴呆患者的对照。这个认知训练包括刺激学习新知识和从语义记忆中回收信息的练习。结果显示，MCI患者表现出行为记忆力的提高和精神运动功能学习的增强；与之相对的老年性痴呆患者表现出口头流畅性、执行能力等整体认知状态上的提高。多系统萎缩症患者则不受认知训练的影响。

2. 益智训练 可根据老年人的不同兴趣爱好，选择适合自己的活动进行锻炼，如围棋、象棋、扑克等棋牌类活动或听音乐、绘画、书法、读书看报等。可制订活动时间表，有规律、定时、定量进行锻炼。Sattler等应用前瞻性研究将受试对象按参加读书读报、职业培训等益智类活动的频率作为影响因素，观察MCI或AD在正常人群中发生情况，结果于2012年发现适量益智类活动训练者MCI或AD发病率低于非暴露人群，因此适当的读书、读报等益智类活动能够改善老年人的认知状态。

3. 策略训练 老年人常常不能选择有效的策略，而且在记忆任务中也不会不断调整策略。好的记忆策略常常能够达到事半功倍的效果，这就要求不同事情运用不同策略，如想象、联系、分类等。Clare 等进行了一项评估早期老年性痴呆患者是否可通过策略训练提高面容和姓名联想记忆力的试验。结果显示，患者在面容和姓名联想记忆方面有重大的提高，并且在试验结束后仍可以保持9周。后续的研究证实这种提高在随后的数年内仍然保持得很稳定。Noonan 等进行的一项简单的随机对照研究提示，在老年性痴呆患者中策略性的学习可以使患者将相似的名字记忆得更清楚。

（二）回忆疗法

回忆疗法是通过诱导患者回忆可引起并保持正性情感反应的事件，从而为其提供刺激、快乐及社会互动，对于专业照料者则是确认了每个患者生活的历史和场景。此法可以分期进行，既可以是单个患者也可以是一组患者，但都经常（应至少每星期一次）应用个人相片或纪念物、新闻剪报及旧的录音带等作为激发手段，让患者谈论自己过去的经历或历史事件，从而增强其对生活的体验。该疗法是目前较为流行的针对痴呆状态的社会心理干预措施之一。一项循证医学系统综述评估了回忆的作用。该综述包括了5项研究，其中4项研究有可用资料，包括144位受试者。结果表明，患者的认知功能和情绪有明显改善，但效应仅是使用ChEI的1/5，因此回忆训练不能替代药物治疗，仅可作为辅助方法。

（三）确认疗法

确认疗法是由 Naomi Feil 提出的和老年认知障碍或痴呆患者进行沟通交流的方法。这种方法通过与患者的交流，使对方的意见被承认、尊重（不管听者是否真正同意内容），这是他们感情的真实体现，而不要使患者感到被边缘化或被排斥，从而减少对患者的不良刺激。此疗法的关键是要“同意”他们，但也可以通过交流让他们去做一些他们没有意识到已经改变的事情。如一位患者说，她需要打一个电话给她的祖母（事实上他的祖母已去世），可以说“好”；一位老年人说他需要找汽车钥匙，照顾者不要提及他没有汽车或他不开汽车很多年了，可以和他一起找找看。但 Neal 等针对确认疗法进行的一项荟萃分析的结论为没有明确的证据证明这种方法对痴呆患者有效。该疗法可以应用于单个患者或在群组环境中，且可以与其他活动（如音乐或按摩）相结合。其主要优势在于恢复患者自我价值感，降低其退缩行为的程度，提高患者与外界沟通和相互作用的能力，缓解压力和焦虑。

（四）环境疗法

AD 患者所生活的环境会影响他们的生活质量和行为，不适当的生活环境可能激发异常的行为症状，从而加重照料者负担。对于在一个不安全的居住环境中徘徊的患者来说，使用化学药品进行束缚有可能会进一步加重症状，并伴有其他不良反应。因此为 AD 患者设置一个安全舒适的环境是很有必要的。Gitlin 等进行的一项关于居家环境干预对痴呆患者日常生活功能和照料者的烦躁影响的随机对照试验表明，与常规治疗对照组相比，经过职业治疗人员环境调整的痴呆患者 3 个月后，工具性日常生活能力得到改善（$P = 0.030$），并且可以让照料者感到工作更有效（$P = 0.038$），减少了他们的不安情绪（$P = 0.049$）。在患者所处环境布置一般应做到：①家庭式氛围；②应配合患者长期记忆相对保留的特点，尽量使家庭装修风格同数十年前相似；③视野应开阔，无遮挡，能很好地观察到患者在居住区的活动；④使患者拥有自己的独立空间，并尽可能提供更多的隐私空间；⑤应保证患者活动区域尽可能安全，如路面应防滑、环境应整洁；⑥如果患者存在徘徊症状，应隐藏出口或使出口的门不易打开。总之，一个安全、舒适、安静的环境会对患者的行为障碍有一定的改善作用。

（五）刺激疗法

该疗法通过为患者安排丰富多彩的日间活动，从听觉、嗅觉、触觉、味觉、视觉等多个方面刺激患者感官，从而减慢其病情发展速度，提高其生活质量。活动的安排最好可以使患者能将目前的活动与自己以往记忆中的活动联系起来，这样他们参加活动的积极性就会大为提高。

1. 音乐刺激　又称为音乐疗法。该疗法具有坚实的理论基础，在欧美国家已成为一个独立和成熟的学科。痴呆患者即使在其他认知功能都已退化的情况下，通常还保留了对音乐的反应能力。音乐治疗师利用这一点，用患者以往喜欢的老歌，往往能激发患者对以前生活的许多回忆。此外，学习新歌曲也可以刺激和改善患者的短时记忆。痴呆患者通常伴有语言功能减退，而音乐刺激可能会对此有所改善。研究表明，音乐刺激能改善大脑皮质功能，使大脑供血供氧增加，较好地调节自主神经功能。此外，一项短期的随机对照试验显示，尽管音乐刺激没有改善痴呆患者的神经精神问卷评分，但其中的妄想、激越、焦虑、淡漠、夜间行为异常等单项症状得到了明显改善。

2. 芳香疗法 主要指利用芳香植物（如薄荷、薰衣草、玫瑰等）提取的精油来改善AD 患者的精神行为障碍。但目前该疗法在改善痴呆患者的精神行为症状方面的研究结果并不一致。Snow 等的研究并不支持芳香物质的嗅觉刺激会改善痴呆患者的行为症状。而一项随机交叉对照试验纳入 70 例老年性痴呆患者，采用 CMAI 进行测评，3 周治疗后结果显示芳香疗法（薰衣草）明显改善了患者的 CMAI 表评分。因此，还需要更多的证据来证明该疗法的作用。

3. 光照疗法 指利用光照刺激来改善痴呆患者的一些临床症状，如睡眠障碍、抑郁情绪等。有研究发现早晨的光照刺激可能改善痴呆患者的睡眠质量，缩短睡眠潜伏期，增加睡眠时间。另有一项研究发现光照疗法的反应可能与性别有关，如接受早晨光照的女性痴呆患者抑郁症状可能会减少，但这一结果可能是受试者的个体因素而非治疗方案产生的作用，目前认为光照治疗对痴呆患者伴随的抑郁症状很可能没有治疗作用。此外，虽然光照治疗安全性较好，但也有应用该种治疗出现激越症状加重的报道。

4. 触觉疗法 指主要通过按摩、触摸等手段来改善痴呆患者的认知、情绪状态。对于中、重度的 AD 患者，某些运动功能减退，行动不便，如果不及时加以锻炼，其运动能力将进一步减低，以至患者最后只能卧床，这不仅增加了患者感染的风险，加速了其生理功能衰退的速率，也加重了家属的护理负担。利用按摩的手法可以加速局部的血液循环，营养神经供氧肌肉，改善其运动功能。其手法主要采用按法、摩法、推法、拿法、擦法、搓法、揉法、振法、拍击法、捏法等的综合方法，部位可按循经、穴位、疼痛点等综合选择。另外，和患者拥抱、给患者按摩的过程等刺激也有利于患者的情绪平稳。

除这些疗法之外，还有饮食疗法，如适量食用香蕉有利于保持快乐、平和的情绪，有利于改善痴呆患者的抑郁等不良情绪；开心疗法，如给患者讲笑话、和患者玩耍等活动增加患者的感官刺激。

（六）非侵入性脑刺激

调节大脑皮质活动的非侵入性脑刺激技术包括经颅磁刺激和直接经颅电流刺激。经颅磁刺激和直接经颅电流刺激都可以通过改变自主神经活动来瞬时性地影响个体的行为。Cristina Solé-Padullés 等进行的一项研究证实，高频率的重复经颅刺激对记忆功能障碍的老年人和神经心理记忆测试表现很差的个体具有一定的积极作用。这研究将重复经颅刺激和功能磁共振技术结合起来，证实了对双边额前皮质的离线刺激可以改善患者的行为活动，但是安慰剂组却表现的不明显。Boggio 等探索阳极直接电流刺激对老年性痴呆患者长期记忆力的效果，发现对左额皮质和颞皮质实施一过性的直接电流刺激，患者的视觉记忆力得到了改善；对颞皮质反复的直接电流刺激也能够改善患者的视觉记忆力。更重要的是，记忆力的改善可以在实验结束后持续 4 周。但该疗法的长期效应还有待进一步验证。

目前，已得到循证医学证据表明对 AD 具有治疗作用的手段比较局限，疗效尚不能令人满意。非药物治疗的干预措施，作为药物治疗的一个有益补充，尽管一些研究已经证实非药物的干预措施在一定程度上能够改善 AD 患者的认知、精神行为等症状，但目前还没有关于非药物疗法的大样本随机对照研究，其效应还有待于进一步观察。

十、预　　防

AD 从临床前阶段发展为轻度认知损害，直至最终出现痴呆症状是一个持续发展的渐进性过程，其病理改变往往在几十年前就已出现。这种改变具有不可逆性，因此预防比治疗更加重要。预防的关键是要识别痴呆的危险因素和处于疾病早期的症状。一方面，要定期进行体检，使高危因素尽早得到诊治；另一方面，如出现认知功能下降等方面症状要及早进行干预，做到早发现和早治疗，使病情得到及时有效地控制。

痴呆的预防包括三个层次的预防，即三级预防。一级预防是指预防认知功能正常的个体未来发生认知障碍，即对于认知正常人群或高危人群采取相应措施以延缓认知障碍的发生。二级预防是指预防已经发生轻度认知损害但非痴呆的对象发展成为痴呆患者。三级预防是防止病情进一步恶化及并发症的出现。主要是通过使用药物、认知训练等方法控制病情，延缓疾病进展。以下内容主要讲述一级预防和二级预防。

（一）一级预防

AD 有些危险因素（如年龄、性别、遗传基因等）无法改变，而有些危险因素，如血管性危险因素（如高血压、高胆固醇血症、吸烟、糖尿病、心房颤动和肥胖等），生活方式，心理状态，头部外伤等是可以改变的。服用抗高血压药、非甾体抗炎药、他汀类药物，激素替代治疗，高等教育，锻炼及参与社会益智活动等是 AD 发病保护性因素。针对认知功能未下降但伴有多个 AD 风险因素的个体进行干预性治疗属于一级预防。

1. 祛除血管性危险因素

（1）降压治疗：高血压作为心脑血管疾病的危险因素在目前已得到公认，同时在 AD 的研究中发现，高血压对 AD 的发生发展有促进作用。一项关于抗高血压药与 AD 关系的研究对 5 种常用抗高血压药[包括利尿剂、血管紧张素受体阻滞剂（ARB）、血管紧张素转换酶抑制剂（ACEI）、钙通道阻滞剂（CCB）和 β-受体阻滞剂（BB）]与 AD 的发病风险进行了相关性分析。结果表明，在认知正常的受试者中，应用利尿剂、ARB 和 ACEI 均可使 AD 的发生风险下降，在已经存在 MCI 患者中，仅有利尿剂能够使 AD 的发生风险下降。该研究纳入了 2248 例患者，所有患者年龄均在 75 岁以上，其中认知正常者 1928 例，存在 MCI 的患者 320 例，利用 Cox 比例危险模型校正混杂因素后，中位随访＞6.1 年。结果显示，利尿剂、ARB、ACEI、CCB 和 BB 应用率分别为 15.6%、15.6%、15.1%、14.8%和 20.5%。在 2248 例受试者中，有 290 例（13%）进展成 AD。在认知正常的受试者中，利尿剂、ARB、ACEI、CCB 和 BB 应用者的突发 AD 痴呆的危险比分别为 0.51、0.31、0.50、0.62 和 0.58；而在 MCI 受试者中，仅利尿剂应用与 AD 痴呆风险下降相关（危险比为 0.38）。但 PROGRESS 的试验研究中联合使用培哚普利和吲达帕胺的卒中患者痴呆事件的风险下降无统计学意义，但减少了认知功能下降的风险。一项更新的循证医学综述结论认为尚无确切证据表明应用降压药物可以降低没有明显脑血管病的高血压患者的痴呆或认知损害的发生率。

（2）降血糖治疗：相关研究表明糖尿病不仅与 AD 发生相关，且可以加快 AD 患者认知功能下降的速度。其机制尚不清楚。但应用降血糖药是否可以降低 AD 的发病率已在研究之中。Li 等随机抽取了我国台湾地区的居民健康保险研究资料库中 1 000 000 人队列的数据集，随机确定了 71 433 例糖尿病患者与 71 311 名非糖尿病受试者匹配。以是否发生 AD 为主要观察终点。经过最长 11 年的随访发现糖尿病患者 AD 的发生率显著高于非糖尿病患者（0.48%对比 0.37%，$P<0.001$）。经过 Cox 比例风险回归模型分析，糖尿病患者患 AD 的风险比（hazard ratio，HR）为 1.76（95%CI：1.50～2.07，$P<0.001$）。在调整潜在风险因素和糖尿病诊断持续时间之后，结果显示口服降糖药物无论是单药治疗，或联合疗法均与 AD 的风险相关。然而，应用胰岛素的联合治疗也会导致 AD 的风险增加（HR=2.17，95%CI：1.04～4.52，P=0.039）。因此得出结论使用降血糖药并不能降低罹患 AD 的风险。

（3）调节血脂治疗：高胆固醇血症是导致 AD 发病的又一重要危险因素。流行病学调查也表明高胆固醇及饱和脂肪酸的摄入会提高患 AD 的风险。一些研究者观察了应用调血脂药尤其是他汀类药物是否可以降低 AD 的发病风险。Etminan 等通过检索 MEDLINE 和 EMBASE 数据库文献，对 7 个观察性研究数据进行了分析，结果显示与未接受调血脂药的患者相比，接受调血脂药患者认知功能损害的相对危险率为 0.62，但无统计学意义（95%CI：0.28～1.38），服用他汀类药物患者认知功能损害的相对危险率为 0.43，统计学分析有显著性差异（95%CI：0.31～0.62）。由此作者得出结论他汀类药物与痴呆患病率低有关。然而却有随机对照研究得出了相反的结论。一项为期 5 年的心脏保护研究登记了 20 536 名年龄在 40～80 岁的对象，或有冠心病高风险、接受降压治疗、有糖尿病，或有闭塞性非冠脉疾病，接受他汀类药物治疗或安慰剂治疗，将认知功能下降和痴呆作为次要终点，5 年后并未发现调节血脂治疗能降低痴呆的发病风险。因此，McGuinness 认为等具有血管风险因素人群接受他汀类药物治疗并不能降低认知功能损害和痴呆的风险。

（4）降低同型半胱氨酸水平治疗：目前研究已表明，高同型半胱氨酸血症是冠状动脉疾病、脑血管疾病、外周血管疾病独立的危险因素，然而在 AD 的发病过程中，高同型半胱氨酸血症同样对其发生、发展都起到了促进作用。另有研究证实同型半胱氨酸的水平和 AD 的严重程度呈正相关。一般来说，降低同型半胱氨酸水平主要依靠叶酸、维生素 B_{12} 和维生素 B_6。Kwok 和 Vicari 作为项目牵头人分别进行的 2 项中长期随机对照临床试验提示，叶酸、维生素 B_6、维生素 B_{12} 在能使 AD 患者血清同型半胱氨酸平均浓度下降的基础上，并不能显著减缓认知功能下降的速度。目前尚无相关临床研究从正面证实降低同型半胱氨酸（homocysteine，Hcy）水平可以预防 AD 的发病。

2. 改变生活方式

（1）合理膳食：研究显示，科学合理的膳食有助于预防痴呆。其中地中海式饮食（Mediterranean diet，MeDi）是目前备受推崇的饮食之一。MeDi 源于西班牙、意大利等地中海地区，由清淡而富含营养的食物组成，包括水果、蔬菜、坚果、豆类、谷类，适量鱼类、肉类、禽类和乳类产品，食用油以菜籽油和橄榄油为主，用餐时辅以适量葡萄酒。近期，意大利学者前瞻性研究报告揭示 MeDi 可缓解认知功能减退，从而减少 AD 的发生。红酒富含黄酮类（花青素、黄烷醇等）与非黄酮类（白黎芦醇、五倍子酸）等多酚类物质。黄酮类具有抗氧化作用，能抑制 Aβ 形成、DNA 和线粒体损伤及 Tau 蛋白异常聚集导致的神经元凋亡。白藜芦醇是 Sirturns 的天然激活剂。Sirtuins 是一种抗衰老酶，对寿命延长、细胞凋亡起着调控作用。蔬菜、水果和全谷类食物作为维生素、矿物质、膳食纤维的重要来源，有助于保持肠道功能，提高免疫力及降低患肥胖、糖尿病、心脑血管疾病等慢性病的风险。减少以上相关疾病，能够降低罹患 AD 的风险。

有研究发现铝可以导致脑组织神经原纤维缠结和老年斑形成，在动物实验和 AD 患者中也发现神经原纤维缠结有铝的蓄积。因此，我们在日常生活中最好不要长期服用含铝高的食物：少吃或不吃使用含铝食品添加剂制作的粉丝、油饼、油条、糕点、面包及饼干等食物；正确使用铝制品炊具等。

诸多研究结果表明，节制饮食是延缓衰老的良好方法，而长期饱食会导致大脑早衰。人们饱食后，胃肠道循环血量增加，造成大脑血液供应相对不足，从而使脑细胞生理代谢受到影响，引起记忆力下降等症状。同时中医认为脾胃乃后天之本，气血生化之源，节制饮食可保护脾胃，从而使脑髓得充，延缓大脑衰老。因此节食也有利于预防痴呆。

（2）加强体育锻炼：坚持规律的体力活动能有效抑制衰老所导致的认知障碍。加拿大健康和衰老研究报道，规律运动的老年人比不运动的老年人患 AD 的风险更低，而且体力活动水平的增加和认知障碍与痴呆风险的降低也有关联，进行更高水平体力活动的老年人患 AD 的风险减半。同时，体力活动的量比体力活动的形式更重要。Nemati 等将 273 名 55 岁以上的老年人根据体力活动水平分为不活动组和活动组，活动组又进一步分为专业组和非专业组，对他们进行 MMSE 评分。调查结果显示，活动组的 MMSE 评分显著高于不活动组，而专业组和非专业组受试者的 MMSE 评分则无显著性差异。澳大利亚的老龄化脑健康研究将 170 名记忆力减退或患有轻度认知损害的研究对象分为运动组和对照组。根据美国运动医学会（ACSM）体力活动推荐指南，运动组每周至少应进行 150 分钟中等强度运动，因此，运动组受试者每次进行 50 分钟的步行或其他中等强度有氧运动，每周 3 次，持续 6 个月；对照组保持原有的习惯生活。研究结果显示，运动组的认知评分略有提高，而对照组的认知功能按照正常速度老化下降，而且在干预结束 12 个月后，运动组的认知评分仍较高。运动延缓 AD 发病的可能机制包括改善脑部血液供应，增强神经系统的功能，如促进神经元再生，增加海马回体积、突触发生及减少 β-淀粉样蛋白沉积。然而，关于痴呆老年人进行体力活动的强度、频率、时间和类型等，目前还缺乏明确统一的结论，还需要进一步深入研究不同类型体力活动对老年人的具体影响如哪些体力活动对老年人的认知功能作用最佳，哪些体力活动对延缓 AD 的发展最有效等。

（3）保持社交联系：研究结果表明，保持丰富的社会关系可能会降低痴呆的风险。瑞典的一个长期人口研究项目结果显示，晚年持续频繁地参加社会或生产活动与痴呆较低的发生率显著相关。而较少或有限的社交活动则可增加痴呆风险 60%（95%CI：1.2～2.1）。此外，抑郁症可能也是 AD 的危险因素之一。而以社会交往为主体的社会支持系统对抑郁的防治也有非常重要的作用。

3. 戒烟　相关研究显示吸烟具有基因依赖性，对 ApoE ε4 基因携带者有保护性，但对非 ApoE ε4 基因型者为危险因素，可增加 20%患 AD 的危险性。虽然尚无足够证据得出吸多少烟会增加痴呆风险的结论，但吸烟似乎可以增加 AD 和认知功能下降的风险。尼古丁成瘾性所导致的生理和心理方面原因减少了戒烟的初步成功率。联合使用尼古丁替代品和戒烟药物（安非他酮或伐尼克兰），辅以心理治疗利于戒烟。

4. 头部创伤　头颅外伤导致 AD 尚无明确定论，虽然头颅外伤不能直接导致 AD，但它可以通过与某些危险因素基因共同作用而增加 AD 的风险，并且其损伤的严重程度与 AD 的发病呈正相关。头部外伤史伴意识丧失 1 小时或以上的人患痴呆的风险增加。一项纳入了 15 个病例对照研究的荟萃分析研究发现 AD 患者中均有过多次颅脑外伤史。因此，预防 AD 应避免发生头部外伤。可以在驾驶时使用安全带，进行撞击性运动时佩戴头盔，并尽量减少跌倒的危险。如：①尽量减少台阶、门槛，在经常活动的地方不堆放杂物；②固定地毯，卫生间加防滑垫，保持居室地面干燥；③加强照明，卧室和走道留夜灯，室内光线均匀、柔和等。

5. 正确的中医调理　中医认为，肾主骨生髓，脑为髓海。肾精充足，则精力充沛，记忆力增强，肢体强劲；肾精不足，则记忆力下降，失眠多梦，萎靡不振。因此补益肾精可有效地预防老年性痴呆的发生，可常服大枣、枸杞子、黄精、山药、刺五加等或中成药六味地黄丸、杞菊地黄丸、刺五加片等，以补肾益精，延缓脑衰老。有研究表明，每天艾灸神阙、关元、肾俞、足三里可有效地改善衰老症状，每天灸时对准穴位，距离皮肤 1～2cm，以皮肤有温热感而无痛为度，每穴灸 10～15 分钟，每天一次，长期坚持，可有效地对抗衰老，对于老年性痴呆的预防和康复有很大的帮助。此外，有研究表明，耳穴的压丸法可以有效地改善衰老症状，提高老年痴呆患者的记忆力，延缓病程的发展，对于痴呆的康复和预防有着积极的作用。取穴时一般以心、肝、脾、肺、肾、额、皮质下、神门为主穴，每周更换耳贴 2～3 次，患者平日可自行按压，每次 1 分钟即可。利用按摩，配合导引或气功也可治疗老年痴呆。患者或患者家属也可每日自行按摩以下穴位：双侧风池、翳风、委中、足三里、涌泉及百会、印堂、命门。每穴按摩 1～2 分钟，双侧穴位可同时按摩，每天 1～2 次。长期坚持，不仅可以预防痴呆，也可起到强身健体之功效。

（二）二级预防

对 MCI 患者这方面研究最多。Raschetti 等对 ChEI（包括多奈哌齐、利斯的明和加兰他敏）治疗 MCI 的实验进行了系统评估，结果显示治疗组 2 年、3 年的转化率与安慰组无显著差异。还有大样本实验结果显示银杏叶提取物对预防 MCI 向 AD 转化为阴性结果；而非甾体抗炎药罗非考昔对 MCI 患者也未能延迟其 AD 发病。目前还没有肯定的可供推荐的痴呆二级预防方案，反而有证据表明 ChEI、维生素 E、银杏叶提取物和抗炎药无明显帮助。

我国已经逐步进入老龄化社会，AD 的发病率日益增多，势必加重社会负担。应以“治未病”的态度，提倡保持积极的心态，以健康的生活方式，中西医并重预防高危人群发展为 AD。

（韩景献　蔡志友　杨庆军　赵宇辉）

参 考 文 献

陈贵海，尹世杰，周江宁. 2003. 突触改变与 Alzheimer’s 病发病的关系. 中华神经科学杂志，36（3）：228-230.

陈生弟，王刚. 2010. AD 的昨天、今天和明天：痴呆研究的历史、现状与展望. 中国现代神经疾病杂志，10（2）：147-150.

程琦，程晓娟，姜国鑫. 2007. 我国阿尔茨海默病流行病学研究. 内科理论与实践，2（2）：71-74.

冯涛. 2009. 阿尔茨海默病和其他类型痴呆诊断的国际指南解读与研究进展. 中国实用内科杂志，29（9）：801-804.

韩杰，张昱，许晶. 2001. 阿尔茨海默病的临床神经心理学测验. 现代康复，5（5）：72-73.

缪飞，吴志远. 2010. 阿尔茨海默病及血管性认知损害的神经影像学研究进展. 中国现代神经疾病杂志，10（3）：307-310.

石庆丽，韩利坤，袁春，等. 2013. 阿尔茨海默病的影像学研究进展. 中国康复理论与实践，19（4）：354-359.

田金洲，时晶，魏明清，等. 2012. 阿尔茨海默病临床诊断标准的中国化. 中国医学前沿杂志（电子版），4（10）：1-6+91.

王珲，唐荣华，朱文珍，等. 2007. 阿尔茨海默病功能性神经影像学的研究进展. 中华老年心脑血管病杂志，9（11）：790-792.

王澎伟，梁庆成，吴云. 2013. 雌激素在阿尔茨海默病中神经保护作用机制的研究进展.卒中与神经疾病，20（1）：59-61，52.

王荫华. 2003. 阿尔茨海默病的危险因素. 中华神经科杂志，36（6）：477-479.

吴江. 2005. 神经病学. 北京：人民卫生出版社.

吴月峨，宋成成，李婷婷，等. 2009. 阿尔茨海默病治疗的研究进展. 承德医学院学报，26（1）：100-103.

肖世富. 2005. 神经心理测验和评定量表在阿尔茨海默病的应用及价值.中国现代神经疾病杂志，5（3）：137-140.

杨云霞，包定元，包旭，等. 2004. 以 Tau 蛋白为靶点治疗阿尔茨海默病的药物发展. 四川生理科学杂志，26（4）：152-155.

Ahmed T，Gilani A H，Hosseinmardi N，et al. 2011. Curcuminoids rescue long-term potentiation impaired by amyloid peptide in rat hippocampal slices. Synapse，65（7）：572-582.

Aliev G，Obrenovich M E，Smith M A，et al. 2003. Hypoperfusion，Mitochondria failure，Oxidative Stress，and Alzheimer Disease. J Biomed Biotechnol，2003（3）：162-163.

Aliev G，Priyadarshini M，Reddy V P，et al. 2014. Oxidative stress mediated mitochondrial and vascular lesions as markers in the pathogenesis of Alzheimer disease. Curr Med Chem，21（19）：2208-2217.

Aliev G. 2011. Oxidative stress induced-metabolic imbalance，mitochondrial failure，and cellular hypoperfusion as primary pathogenetic factors for the development of Alzheimer disease which can be used as a alternate and successful drug treatment strategy：past，present and future. CNS Neurol Disord Drug Targets，10（2）：147-148.

Almeida C G，Tampellini D，Takahashi R H，et al. 2005. Beta-amyloid accumulation in APP mutant neurons reduces PSD-95 and GluR1 in synapses. Neurobiol Dis，20（2）：187-198.

Aluise C D，Robinson R A，Beckett T L，et al. 2010. Preclinical Alzheimer disease：brain oxidative stress，abeta peptide and proteomics. Neurobiol Dis，39（2）：221-228.

Anderson J J，Holtz G，Baskin P P，et al. 2005. Reductions in β-amyloid concentrations in vivo by the γ-secretase inhibitors BMS-289948 and BMS-299897. Biochem Pharmacol，69（4）：689-698.

Ansari M A，Scheff S W. 2010. Oxidative stress in the progression of Alzheimer disease in the frontal cortex. J Neuropathol Exp Neurol，69（2）：155-167.

Arendt T，Stieler J，Strijkstra A M，et al. 2003. Reversible paired helical filament-like phosphorylation of tau is an adaptive process associated with neuronal plasticity in hibernating animals. J. Neurosci，23（18）：6972-6981.

Arikanoglu A，Akil E，Varol S，et al. 2013. Relationship of cognitive performance with prolidase and oxidative stress in Alzheimer disease. Neurol Sci，34（12）：2117-2121.

Arvantitakis Z，Wilson R S，Bienias J L，et al. 2004. Diabetes mellitus and risk of Alzheimer disease and decline in cognitive function. Arch Neurol，61（5）：661-666.

Avila J. 2006. Tau phosphorylation and aggregation in Alzheimer's disease pathology. FEBS Lett，580（12）：2922-2927.

Barghorn S，Davies P，Mandelkow E. 2004. Tau paired helical filaments from Alzheimer's disease brain and assembled in vitro are based on beta-structure in the core domain. Biochemistry，43（6）：1694-1703.

Bartzokis G，Lu P H，Mintz J，et al. 2007. Human brain myelination and amyloid beta deposition in Alzheimer's disease. Alzheimers Dement，3（2）：122-125.

Bartzokis G. 2011. Alzheimer's disease as homeostatic responses to age-related myelin breakdown. Neurobiol Aging，32（8）：1341-1371.

Beel A J，Sanders C R. 2008. Substrate specificity of gamma-secretase and other intramembrane proteases. Cell Mol Life Sci，65（9）：1311-1334.

Behrendt G，Baer K，Buffo A，et al. 2013. Dynamic changes in myelin aberrations and oligodendrocyte generation in chronic amyloidosis in mice and men. Glia，61（2）：273-286.

Belarbi K，Schindowski K，et al. 2013. Early Tau pathology involving the septo-hippocampal pathway in a Tau transgenic model：relevance to Alzheimer's disease. Curr Alzheimer Res，6（2）：152-157.

Bell K F, Bennett D A, Cuello A C. 2007. Paradoxical upregulation of glutamatergic presynaptic boutons during mild cognitive impairment. J. Neurosci, 27 (40): 10810-10817.

Bellucci A, Luccarini I, Scali C, et al. 2006. Cholinergic dysfunction, neuronal damage and axonal loss in TgCRND8 mice. Neurobiol Dis, 23 (2): 260-272.

Bentham P, Gray R, Sellwood E, et al. 2008. Aspirin in Alzheimer's disease(AD2000): a randomised open-label trial. Lancet Neurol, 7 (1): 41-49.

Blennow K, Zetterberg H. 2013. The application of cerebrospinal fluid biomarkers in early diagnosis of Alzheimer disease. Med Clin North Am, 97 (3): 369-376.

Bliss T V, Collingridge G L, Morris R G. 2003. Introduction. Long-term potentiation and structure of the issue. Philos Trans R Soc Lond B Biol Sci, 358 (1432): 607-611.

Boggio P S, Valasek C A, Campanhã C, et al. 2011. Non-invasive brain stimulation to assess and modulate neuroplasticity in Alzheimer's disease. Neuropsychol Rehabil, 21 (5): 703-716.

Bonda D J, Wang X, Perry G, et al. 2010. Oxidative stress in Alzheimer disease: a possibility for prevention. Neuropharmacology, 59 (4-5): 290-294.

Brookmeyer R, Johnson E, Ziegler-Graham K, et al. 2007. Forecasting the global burden of Alzheimer's disease. Alzheimers Dement, 3 (3): 186-191.

Brown M S, Ye J, Rawson R B, et al. 2000. Regulated intramembrane proteolysis: a control mechanism conserved from bacteria to humans. Cell, 100 (4): 391-398.

Buchhave P, Zetterberg H, Blennow K, et al. 2010. Soluble TNF receptors are associated with Aβ metabolism and conversion to dementia in subjects with mild cognitive impairment. Neurobiol Aging, 31 (11): 1877-1884.

Butterfield D A, Boyd-Kimball D. 2004. Amyloid β-peptide(1-42) contributes to the oxidative stress and neurodegeneration found in Alzheimer disease brain. Brain Pathol, 14 (4): 426-432.

Butterfield D A, Di Domenico F, Barone E. 2014. Elevated risk of type 2 diabetes for development of Alzheimer disease: a key role for oxidative stress in brain. Biochim Biophys Acta, 1842 (9): 1693-1706.

Butterfield D A, Galvan V, Lange M B, et al. 2010. In vivo oxidative stress in brain of Alzheimer disease transgenic mice: requirement for methionine 35 in amyloid β-peptide of APP. Free Radic Biol Med, 48 (1): 136-144.

Butterfield D A, Swomley A M, Sultana R. 2013. Amyloid β-peptide(1-42)-induced oxidative stress in Alzheimer disease: importance in disease pathogenesis and progression. Antioxid Redox Signal, 19 (8): 823-835.

Cahir M, Ardis T, Reynolds G P, et al. 2007. Acute and chronic tryptophan depletion differentially regulate central 5-HT1A and 5-HT2A receptor binding in the rat. Psychopharmacology, 190 (4): 497-506.

Cai Z, Yan L J, Ratka A. 2013. Telomere shortening and Alzheimer's disease. Neuromolecular Med, 15 (1): 25-48.

Cai Z, Zhao B, Ratka A. 2011. Oxidative stress and β-amyloid protein in Alzheimer's disease. Neuromolecular Med, 13(4): 223-250.

Cai Z, Zhao Y, Zhao B. 2012. Roles of glycogen synthase kinase 3 in Alzheimer's disease. Curr Alzheimer Res, 9 (7): 864-879.

Cao C, Arendash G W, Dickson A, et al. 2009. Abeta-specific Th2 cells provide cognitive and pathological benefits to Alzheimer's mice without infiltrating the CNS. Neurobiol Dis, 34 (1): 63-70.

Cao L, Schrank B R, Rodriguez S, et al. 2012. Aβ alters the connectivity of olfactory neurons in the absence of amyloid plaques in vivo. Nat Commun, 3 (2): 1009.

Castellani R J, Moreira P I, Perry G, et al. 2012. The role of iron as a mediator of oxidative stress in Alzheimer disease. Biofactors, 38 (2): 133-138.

Chen Q S, Kagan B L, Hirakura Y, et al. 2000. Impairment of hippocampal long-term potentiation by Alzheimer amyloid beta-peptides. J Neurosci Res, 60 (1): 65-72.

Chen Y, Zhoua K, Wang R, et al. 2009. Antidiabetic drug metformin (GlucophageR) increases biogenesis of Alzheimer's amyloid peptides via up-regulating BACE1 transcription.Proc Natl Acad Sci U S A, 106 (10): 3907-3912.

Chohan M O, Iqbal K. From tau to toxicity: emerging roles of NMDA receptor in Alzheimer's disease. J Alzheimers Dis, 10 (1): 81-87.

Christoffersen M, Woodward E M, Bojesen A M, et al. 2012. Effect of immunomodulatory therapy on the endometrial inflammatory response to induced infectious endometritis in susceptible mares. Theriogenology, 78 (5): 991-1004.

Cipriani G，Bianchetti A，Trabucchi M. 2006. Outcomes of a computer-based cognitive rehabilitation program on Alzheimer's disease patients compared with those on patients affected by mild cognitive impairment. Arch Gerontol Geriatr，43（3）：327-335.

Cissé M，Halabisky B，Harris J，et al. 2011. Reversing EphB2 depletion rescues cognitive functions in Alzheimer model. Nature，469（7328）：47-52.

Clare L，Wilson B A，Carter G，et al. 2003. Cognitive rehabilitation as a component of early intervention in Alzheimer's disease：a single case study. Aging Ment Health，7（1）：15-21.

Clark T A，Lee H P，Rolston R K，et al. 2010. Oxidative stress and its implications for future treatments and management of Alzheimer Disease. Int J Biomed Sci，6（3）：225-227.

Cole S L，Vassar R. 2008. The role of amyloid precursor protein processing by BACE1，the β-secretase，in Alzheimer disease pathophysiology. J Biol Chem，283（44）：29621-29625.

Collins S J，Sanchez-Juan P，Masters C L，et al. 2006. Determinants of diagnostic investigation sensitivities across the clinical spectrum of sporadic Creutzfeldt-Jakob disease. Brain，129（Pt 9）：2278-2287.

Cramer P E，et al. 2012. ApoE-directed therapeutics rapidly clear β-amyloid and reverse deficits in AD mouse models. Science，335（6075）：1503-1506.

Crimins J L，Pooler A，Polydoro M，et al. 2013. The intersection of amyloid beta and tau in glutamatergic synaptic dysfunction and collapse in Alzheimer's disease. Ageing Res Rev，12（3）：757-763.

Csernansky J G，Wang W，Swank J，et al. 2005. Preclinical detection of Alzheimer's disease：hippocampal shape and volume predict dementia onset in the elderly. Neuroimage，25（3）：783-792.

Cummings J L，Dubois B，Molinuevo JL，et al. 2013. International Work Group criteria for the diagnosis of Alzheimer disease. Med Clin North Am，97（3）：363-368.

D'Amelio M，Cavallucci V，Middei S，et al. 2011. Caspase-3 triggers early synaptic dysfunction in a mouse model of Alzheimer's disease. Nat Neurosci，14（1）：69-76.

Davis K L. 2002. NSAID and Alzheimer's disease；possible answers and new questions. Mol Psychiatry，7（9）：925-926.

de Figueiredo J M. 2002. Methodological aspects of comparative research in the epidemiology of Alzheimer disease. Am J Geriatr Psychiatry，10（4）：373-385.

Dennis N A，Hayes S M，Prince S E，et al. 2008. Effects of aging on the neural correlates of successful item and source memory encoding. Journal of Experimental Psychology，34（4）：791-808.

Desai M K，Guercio B J，Narrow W C，et al. 2011. An Alzheimer's disease-relevant presenilin-1 mutation augments amyloid-beta-induced oligodendrocyte dysfunction. Glia，59（4）：627-640.

Desai M K，Sudol K L，Janelsins M C，et al. 2009. Triple-transgenic Alzheimer's disease mice exhibit region- specific abnormalities in brain myelination patterns prior to appearance of amyloid and tau pathology. Glia，57（1）：54-65.

Devanand D P，Pradhaban G，Liu X，et al. 2007. Hippocampal and entorhinal atrophy in mild cognitive impairment：prediction of Alzheimer disease. Neurology，68（11）：828-836.

Dewachter I，Van Leuven F. 2002. Secretases as targets for the treatment of Alzheimer's disease：the prospects. Lancet Neurol，1（7）：409-416.

Doecke J D，Laws S M，Faux N G，et al. 2012. Blood-based protein biomarkers for diagnosis of Alzheimer disease. Arch Neurol，69（10）：1318-1325.

Dubois B，Epelbaum S，Santos A，et al. 2013. Alzheimer disease：from biomarkers to diagnosis. Rev Neurol（Paris），169（10）：744-751.

Dubois B，Feldman H H，Jacova C，et al. 2007. Research criteria for the diagnosis of Alzheimer's disease：revising the NINCDS-ADRDA criteria. Lancet Neurol，6（8）：734-746.

Dubois B，Feldman H H，Jacova C，et al. 2014. Advancing research diagnostic criteria for Alzheimer's disease：the IWG-2 criteria. Lancet Neurol，13（6）：614-629.

Emre M，Aarsland D，Brown R，et al. 2007. Clinical diagnostic criteria for dementia associated with Parkinson's disease. Mov Disord，22（12）：1689-1707.

Farr S A，Ripley J L，Sultana R，et al. 2014. Antisense oligonucleotide against GSK-3β in brain of SAMP8 mice improves learning and memory and decreases oxidative stress：involvement of transcription factor Nrf2 and implications for Alzheimer disease. Free Radic

Biol Med，67：387-395.

Feldman H H，Doody R S，Kivipelto M，et al. 2010. Randomized controlled trial of atorvastatin in mild to moderate Alzheimer's disease：LEADe. Neurology，74（12）：956-964.

Fioravanti M，Flicker L. 2001. Efficacy of nicergoline in dementia and other age associated forms of cognitive impairment. Cochrane Database Syst Rev，（4）：CD003159.

Fontana Gasio P，Kräuchi K，Cajochen C，et al. 2003. Dawn-dusk simulation light therapy of disturbed circadian rest-activity cycles in demented elderly. Exp Gerontol，38（1-2）：207-216.

Forestier A，Douki T，De Rosa V，et al. 2015. Combination of abeta secretion and oxidative stress in an Alzheimer-like cell line leads to the over-expression of the nucleotide excision repair proteins DDB2 and XPC. Int J Mol Sci，16（8）：17422-17444.

Fraller D B. 2013. State of the science：use of biomarkers and imaging in diagnosis and management of Alzheimer disease. J Neurosci Nurs，45（2）：63-70.

Fukumoto H，Cheung B S，Hyman B T，et al. 2002. Beta-secretase protein and activity are increased in the neocortex in Alzheimer disease. Arch Neurol，59（9）：1381-1389.

Gackowski D，Rozalski R，Siomek A，et al. 2008. Oxidative stress and oxidative DNA damage is characteristic for mixed Alzheimer disease/vascular dementia. J Neurol Sci，266（2）：57-62.

Gareia-Lara J M，Aauilar-Navarro S，Gutiemez-Robledo L M，et al. 2010. The metabolic syndrome，diabetes，and Alzheimer's disease. Rev Invest Clin，62（4）：343-349.

Gasparova Z，Stara V，Janega P，et al. 2014. Pyridoindole antioxidant-induced preservation of rat hippocampal pyramidal cell number linked with reduction of oxidative stress yet without influence on cognitive deterioration in Alzheimer-like neurodegeneration. Neuro Endocrinol Lett，35（6）：454-462.

Geldmacher D S，Fritsch T，McClendon M J，et al. 2011. A randomized pilot clinical trial of the safety of pioglitazone in treatment of patients with Alzheimer disease.Arch Neurol，68（1）：45-50.

Gella A，Durany N. 2009. Oxidative stress in Alzheimer disease. Cell Adh Migr，3（1）：88-93.

Giacobini E，Gold G. 2013. Alzheimer disease therapy-moving from amyloid-β to tau. Nat Rev Neurol，9（12）：677-686.

Gitlin L N，Corcoran M，Winter L，et al. 2001. A randomized，controlled trial of a home environmental intervention：effect on efficacy and upset in caregivers and on daily function of persons with dementia. Gerontologist，41（1）：4-14.

Giuliani F，Vernay A，Leuba G，et al. 2009. Decreased behavioral impairments in an Alzheimer mice model by interfering with TNF-alpha metabolism. Brain Res Bull，80（4-5）：302-308.

Gluck M A，Myers C E，Nicolle M M，et al. 2006. Computational models of the hippocampal region：implications for prediction of risk for Alzheimer's disease in non-demented elderly. Curr Alzheimer Res，3（3）：247-257.

Goedert M，Klug A，Crowther R A. 2006. Tau protein，the paired helical filament and Alzheimer's disease. J Alzheimers Dis，9（3）：195-207.

Goedert M，Spillantini M G. 2006. A century of Alzheimer's Disease. Science，314（5800）：777-781.

Gong P，Vetrivel K S，Nguyen P D，et al. 2010. Mutation analysis of the presenilin 1 N-terminal domain reveals a broad spectrum of gamma-secretase activity toward amyloid precursor protein and other substrates. J Biol Chem，285（49）：38042-38052.

Gu F，Zhu M，Shi J，et al. 2008. Enhanced oxidative stress is an early event during development of Alzheimer-like pathologies in presenilin conditional knock-out mice. Neurosci Lett，440（1）：44-48.

Guardia-Laguarta C，Pera M，Lleo A. 2010. Gamma-secretase as a therapeutic target in Alzheimer's disease. Curr Drug Targets，11（4）：506-517.

Hampel H，Teipel S J，Fuchsberger T，et al. 2004. Value of CSF β-amyloid1-42 and tau as predictors of Alzheimer's disease in patients with mild cognitive impairment. Molecular Psychiatry，9：705-710.

Han W，Ji T，Mei B，et al. 2011. Peptide p3 may play a neuroprotective role in the brain. Med Hypotheses，76（4）：543-546.

Han W N，Hölscher C，Yuan L，et al. 2013. Liraglutide protects against amyloid-βprotein-induced impairment of spatial learning and memory in rats. Neurobiol Aging，34（2）：576-588.

He G，Luo W，Li P，et al. 2010. Gamma-secretase activating protein is a therapeutic target for Alzheimer's disease. Nature，467（7311）：95-98.

Helzner E P，Lueheinaer J A，Searmeae N，et al. 2009. Contribution of vascular risk factors to the progression in Alzheimer disease.

Arch Neurol, 66 (3): 343-348.

Heneka M T, Nadrigny F, Regen T, et al. 2004. Locus ceruleus controls Alzheimer's disease pathology by modulating microglial functions through norepinephrine. Proc Natl Acad Sci USA, 107 (13): 6058-6063.

Herman A M, Khandelwal P J, Rebeck GW, et al. 2012. Wild type TDP-43 induces neuro-inflammation and alters APP metabolism in lentiviral gene transfer models. Exp Neurol, 235 (1): 297-305.

Hernandez F, Lucas J J, Avila J. 2013. GSK3 and tau: two convergence points in Alzheimer's disease. J Alzheimers Dis, 33 (1): S141-144.

Hickman S E, Barrick A L, Williams C S, et al. 2007. The effect of ambient bright light therapy on depressive symptoms in persons with dementia. J Am Geriatr Soc, 55 (11): 1817-1824.

Hillmann A, Hahn S, Schilling S, et al. 2012. No improvement after chronic ibuprofen treatment in the 5XFAD mouse model of Alzheimer's disease. Neurobiol Aging, 33 (4): 833.e839-833.e850.

Hogervorst E, Yaffe K, Richards M, et al. 2009. Hormone replacement therapy to maintain cognitive function in women with dementia. Cochrane Database Syst Rev, (1): CD003799.

Hsieh H, Boehm J, Sato C, et al. 2006. AMPAR removal underlies Abeta-induced synaptic depression and dendritic spine loss. Neuron, 52 (5): 831-843.

Huang C, Wahlund L O, Almkvist O, et al. 2003. Voxel- and VOI- based analysis of SPECT CBF in relation to clinical and psychological heterogeneity of mild cognitive impairment. Neuroimage, 19: 1137-1144.

Hynd M R, Scott H L, Dodd P R. 2004. Glutamate-mediated excitotoxicity and neurodegeneration in Alzheimer's disease. Neurochem Int, 45 (5): 583-595.

Ismailov R M. 2013. Erythropoietin and epidemiology of Alzheimer disease. Alzheimer Dis Assoc Disord, 27 (3): 204-206.

Ittner L M, Ke Y D, Delerue F, et al. 2010. Dendritic function of tau mediates amyloid-beta toxicity in Alzheimer's diease mouse models. Cell, 142 (3): 387-397.

Jacob C P, Koutsilieri E, Bartl J, et al. 2007. Alterations in expression of glutamatergic transporters and receptors in sporadic Alzheimer's disease. J Alzheimers Dis, 11 (1): 97-116.

Jaturapatporn D, Isaac M G, McCleery J, et al. 2012. Aspirin, steroidal and non-steroidal anti-inflammatory drugs for the treatment of Alzheimer's disease. Cochrane Database Syst Rev, 2: CD006378.

Jaworski T, Lechat B, Demedts D, et al. 2011. Dendritic degeneration, neurovascular defects, and inflammation precede neuronal loss in a mouse model for tau-mediated neurodegeneration. Am J Pathol, 179 (4): 2001-2015.

Jean L, Thomas B, Tahiri-Alaoui A, et al. 2007. Heterologous amyloid seeding: revisiting the role of acetylcholinesterase in Alzheimer's disease. PLos One, 2 (7): e652.

Ji C, Song C, Aisa H A, et al. 2012. Gossypium herbaceam L. extracts ameliorate disequilibrium of IL-1RA/IL-1β ratio to attenuate inflammatory process induced by Amyloid β in rats. Curr Alzheimer Res, 9 (8): 953-961.

Jicha G A, Rentz D M. 2013. Cognitive and brain reserve and the diagnosis and treatment of preclinical Alzheimer disease. Neurology, 80 (13): 1180-1181.

Jo D G, Arumugam T V, Woo H N, et al. 2010. Evidence that gamma-secretase mediates oxidative stress-induced beta-secretase expression in Alzheimer's disease. Neurobiol Aging, 31 (6): 917-925.

Julian J, Dharmaraj N, Carson DD. 2009. MUC1 is a substrate for gamma-secretase. J Cell Biochem, 108 (4): 802-815.

Kalinin S, Feinstein D L, Xu H L, et al. 2006. Degeneration of noradrenergic fibres from the locus coeruleus causes tight - junction disorganisation in the rat brain. Eur J Neurosci, 24 (12): 3393-3400.

Kamenetz F, Tomita T, Hisech H, et al. 2003. APP processing and synaptic function. Neuron, 37 (6): 925-937.

Kashani A, Lepicard E, Poirel O, et al. 2008. Loss of VGLUT1 and VGLUT2 in the prefrontal cortex is correlated with cognitive decline in Alzheimer disease. Neurobiol Aging, 29 (11): 1619-1630.

Khachaturian A S, Zandi P P, Lyketsos CG, et al. 2006. Antihypertensive medication use and incident Alzheimer disease: the Cache County Study. Arch Neurol, 63 (5): 686-692.

Kickstein E, Krauss S, Thornhill P, et al. 2010. Biguanide metformin acts on tau phosphorylation via mTOR/protein phosphatase 2A (PP2A) signaling. Proc Natl Acad Sci U S A, 107 (50): 21830-21835.

Kim T, Vidal G S, Djurisic M, et al. 2013. Human LilrB2 is a b-amyloid receptor and its murine homolog PirB regulates synaptic plasticity in an Alzheimer's model. Science, 2013. 341 (6152): 1399-1404.

Kimberly W T, LaVoie M J, Ostaszewski B L, et al. 2003. Gamma-secretase is a membrane protein complex comprised of presenilin, nicastrin, Aph-1, and Pen-2. Proc Natl Acad Sci U S A, 100 (11): 6382-6387.

Kitazawa M, Cheng D, Tsukamoto M R, et al. 2011. Blocking IL-1 signaling rescues cognition, attenuates tau pathology, and restores neuronal beta-catenin pathway function in an Alzheimer's disease model. J Immunol, 187 (12): 6539-6549.

Kitazawa M, Oddo S, Yamasaki T R, et al. 2005. Lipopolysaccharide-induced inflammation exacerbates tau pathology by a cyclin-dependent kinase 5-mediated pathway in a transgenic model of Alzheimer's disease. J Neurosci, 25 (39): 8843-8853.

Kitazawa M, Trinh D N, LaFerla FM. 2008. Inflammation induces tau pathology in inclusion body myositis model via glycogen synthase kinase-3beta. Ann Neurol, 64 (1): 15-24.

Koffie R M, Hashimoto T, Tai HC, et al. 2012. Apolipoprotein E4 effects in Alzheimer's disease are mediated by synaptotoxic oligomeric amyloid-β. Brain, 135 (7): 2155-2168.

Koleske A J. 2013. Molecular mechanisms of dendrite stability. Nat Rev Neurosci, 14 (8): 536-550.

Korczyn A D. 2011. Commentary on "Recommendations from the National Institute on Aging-Alzheimer's Association workgroups on diagnostic guidelines for Alzheimer's disease". Alzheimers Dement, 7 (3): 333-334.

Kosenko E A, Solomadin I N, Tikhonova L A, et al. 2014. Pathogenesis of Alzheimer disease: role of oxidative stress, amyloid-β peptides, systemic ammonia and erythrocyte energy metabolism. CNS Neurol Disord Drug Targets, 13 (1): 112-119.

Kukar T L, Ladd T B, Bann M A, et al. 2008. Substrate-targeting gamma-secretase modulators. Nature, 453 (7197): 925-929.

Kumaran D, Udayabanu M, Kumar M, et al. 2008. Involvement of angiotensin converting enzyme in cerebral hypoperfusion in duced anterograde memory impairment and cholinergic dysfunction in rats. Neuroscience, 155 (3): 626-639.

Lage J M. 2006. 100 years of Alzheimer's disease (1906-2006). J Alzheimers Dis, 9 (3): 15-26.

Lampon N, Hermida-Cadahia E F, Riveiro A, et al. 2012. Association between butyrylcholinesterase activity and low-grade systemic inflammation. Ann Hepatol, 11 (3): 356-363.

Lanz T A, Karmilowicz M J, Wood K M, et al. 2006. Concentration-dependent modulation of amyloid-β in vivo and in vitro using the γ-secretase inhibitor, LY-450139. J Pharmacol Exp Ther, 319 (2): 924-933.

Lanz T A, Wood K M, Richter K E, et al. 2010. Pharmacodynamics and pharmacokinetics of the gamma-secretase inhibitor PF-3084014. J Pharmacol Exp Ther, 334 (1): 269-277.

Laurén J, Gimbel D A, Nygaard H B, et al. 2009. Cellular prion protein mediates impairment of synaptic plasticity by amyloid-β oligomers. Nature, 457 (7233): 1128-1132.

Lazarov O, Morfini G A, Pigino G, et al. 2007. Impairments in fast axonal transport and motor neuron deficits in transgenic mice expressing familial Alzheimer's disease-linked mutant presenilin. J Neurosci, 27 (26): 7011-7020.

Lee D C, Rizer J, Selenica M L, et al. 2010. LPS- induced inflammation exacerbates phospho-tau pathology in rTg4510 mice. J Neuroinflammation, 7 (1): 56.

Lee J T, Xu J, Lee J M, et al. 2004. Amyloid-beta peptide induces oligodendrocyte death by activating the neutral sphingomyelinase-ceramide pathway. J Cell Biol, 164 (1): 123-131.

Lesne S, Koh M T, Kotilinek L, et al. 2006. A specific amyloid-beta protein assembly in the brain impairs memory. Nature, 440 (7082): 352-357.

Li W, Zhang J W, Lu F, et al. 2012. Effects of telmisartan on the level of Aβ1-42, interleukin-1β, tumor necrosis factor α and cognition in hypertensive patients with Alzheimer's disease. Zhonghua Yi Xue Za Zhi, 92 (39): 2743-2746.

Li Z, Moore A B, Tyner C, et al. 2009. Asymmetric connectivity reduction and its relationship to "HAROLD" in aging brain. Brain Res, 129 (5): 149-158.

Liang Z, Liu F, Iqbal K, et al. 2009. Dysregulation of tau phosphorylation in mouse brain during excitotoxic damage. J Alzheimers Dis, 7 (3): 531-539.

Lin P W, Chan W C, Ng B F, et al. 2007. Efficacy of aromatherapy (Lavandula angustifolia) as an intervention for agitated behaviours in Chinese older persons with dementia: a cross-over randomized trial. Int J Geriatr Psychiatry, 22 (5): 405-410.

Liu X, Wu Z, Hayashi Y, et al. 2012. Age-dependent neuroinflammatory responses and deficits in long-term potentiation in the hippocampus during systemic inflammation. Neuroscience, 216 (22): 133-142.

Lohmann C, Krischke M, Wegener J, et al. 2004. Tyrosine phosphatase inhibition induces loss of blood–brain barrier integrity by matrix metalloproteinase-dependent and-independent pathways. Brain Res，995（2）：184-196.

López-Arrieta J M，Birks J. 2002. Nimodipine for primary degenerative，mixed and vascular dementia.Cochrane Database Syst Rev，（3）：CD000147.

Lopez-de-Ipina K，Alonso J B，Travieso C M，et al. 2013. On the selection of non-invasive methods based on speech analysis oriented to automatic Alzheimer disease diagnosis. Sensors（Basel），13（5）：6730-6745.

Lucci B，Lorusso L. 2007. Gaetano Perusini （1879-1915）：his contribution to the description of Alzheimer's disease. Med Secoli，19（1）：327-335.

Lue L F，Kuo Y M，Beach T，et al. 2010. Microglia activation and anti-inflammatory regulation in Alzheimer's disease. Mol Neurobiol，41（2-3）：115-128.

Malloy P，Tremont G，Grace J，et al. 2007. The frontal systems behavior scale discriminates frontotemporal dementia from Alzheimer's disease. Alzheimers Dement，3：200-203.

Manenti R，Tettamanti M，Cotelli M，et al. 2010. The neural bases of word encoding and retrieval：a fMRI-guided transcranial magnetic stimulation study.Brain Topogr，22（4）：318-332.

Marigliano V，Gualdi G，Servello A，et al. 2014. Olfactory deficit and hippocampal volume loss for early diagnosis of alzheimer disease：a pilot study. Alzheimer Dis Assoc Disord，28（2）：194.

Masliah E，Alford M，Mallory M，et al. 2000. Abnormal glutamate transport function in mutant amyloid precursor protein transgenic mice. Exp Neurol，163（2）：381-387.

Masliah E，Crews L，Hansen L. 2006. Synaptic remodeling during aging and in Alzheimer's disease. J Alzheimers Dis，9（3）：91-99.

Matousek SB，Ghosh S，Shaftel SS，et al. 2012. Chronic IL-1β-mediated neuroinflammation mitigates amyloid pathology in a mouse model of Alzheimer's disease without inducing overt neurodegeneration. J Neuroimmune Pharmacol，7（1）：156-164.

Matsumura A，Emoto M C，Suzuki S，et al. 2015. Evaluation of oxidative stress in the brain of a transgenic mouse model of Alzheimer disease by in vivo electron paramagnetic resonance imaging. Free Radic Biol Med，85：165-173.

Mayeux R. 2006. Genetic epidemiology of Alzheimer disease. Alzheimer Dis Assoc Disord，20（3 Suppl 2）：S58-62.

Mayeux R，Stern Y. 2012. Epidemiology of Alzheimer disease. Cold Spring Harb Perspect Med，2（8）：137-152.

McArthur J C，Haughey N，Gartner S，et al. 2003. Human immunodeficiency virus-associated dementia：an evolving disease. J Neurovirol，9：205-212.

McClean P L，Parthsarathy V，Faivre E，et al. 2011. The diabetes drug liraglutide prevents degenerative processes in a mouse model of Alzheimer's Disease. J Neurosci，31（17）：6587-6594.

McGeer E G，McGeer P L. 2010. Neuroinflammation in Alzheimer's disease and mild cognitive impairment：a field in its infancy. J Alzheimers Dis，19（1）：355-361.

McKinley R A，Bridges N，Walters C M，et al. 2012. Modulating the brain at work using noninvasive transcranial stimulation. Neuroimage，59（1）：129-137.

Mecocci P. 2004. Oxidative stress in mild cognitive impairment and Alzheimer disease：a continuum. J Alzheimers Dis，6（2）：159-163.

Millecamps S，Julien J P. 2013. Axonal transport deficits and neurodegenerative diseases. Nat Rev Neurosci，14（3）：161-176.

Min S S，Quan H Y，Ma J，et al. 2009. Chronic brain inflammation impairs two forms of long-term potentiation in the rat hippocampal CA1 area. Neurosci Lett，456（1）：20-24.

Mitew S，Kirkcaldie M T，Halliday G M，et al. 2010. Focal demyelination in Alzheimer's disease and transgenic mouse models. Acta Neuropathol，119（5）：567-577.

Miyamoto E. 2006. Molecular mechanism of neuronal plasticity：induction and maintenance of long-term potentiation in the hippocampus. J Pharmacol Sci，100（5）：433-442.

Mondragon-Rodriguez S，Perry G，Luna-Munoz J，et al. 2014. Phosphorylation of tau protein at sites Ser（396-404） is one of the earliest events in Alzheimer's disease and Down syndrome. Neuropathol Appl Neurobiol，40（2）：121-135.

Mondragón-Rodríguez S，Trillaud-Doppia E，Dudilot A，et al. 2012. Interaction of endogenous tau protein with synaptic proteins is regulated by N-methyl-D-aspartate receptor-dependent tau phosphorylation. J. Biol. Chem，287（38）：32040-32053.

Moreira P I，Siedlak S L，Aliev G，et al. 2005. Oxidative stress mechanisms and potential therapeutics in Alzheimer disease. J Neural Transm，112（7）：921-932.

Morin-Brureau M，Lebrun A，Rousset M C，et al. 2011. Epileptiform activity induces vascular remodeling and zonula occludens 1 downregulation in organotypic hippocampal cultures：role of VEGF signaling pathways. J Neurosci，31（29）：10677-10688.

Nau J Y. 2013. Alzheimer disease：diagnosis before time? Rev Med Suisse，9（396）：1604-1605.

Neal M，Briggs M. 2003. Validation therapy for dementia. Cochrane Database Syst Rev，（3）：CD001394.

Noonan K A，Pryer L R，Jones R W，et al. 2012. A direct comparison of errorless and errorful therapy for object name relearning in Alzheimer's disease. Neuropsychol Rehabil，22（2）：215-234.

Ohrui T，Tomita N，Sato-Nakagawa T，et al. 2004. Effects of brain-penetrating ACE inhibitors on Alzheimer disease progression. Neurology，63（7）：1324-1325.

Okada K，Kurita A，Takase B，et al. 2009. Effects of music therapy on autonomic nervous system activity，incidence of heart failure events，and plasma cytokine and catecholamine levels in elderly patients with cerebrovascular disease and dementia. Int Heart J，50（1）：95-110.

Okochi M，Tagami S，Yanagida K，et al. 2013. Discovery and characteristic of surrogate marker for Abeta42 production-possibility of diagnosis marker as pre-Alzheimer condition. Seishin Shinkeigaku Zasshi，115（3）：245-252.

Ondrejca T，Klyubin I，Hu NW，et al. 2010. Alzheimer's disease amyloid β-protein and synaptic function. Neuromolecular Med，12（1）：13-26.

Opazo P，Sainlos M，Choquet D，et al. 2012. Regulation of AMPA receptor surface diffusion by PSD-95 slots. Curr Opin Neurobiol，22（3）：453-460.

Panza F，Solfrizzi V，Frisardi V，et al. 2009. Disease-modifying approach to the treatment of Alzheimer's disease：from alpha-secretase activators to gamma-secretase inhibitors and modulators. Drugs Aging，26（7）：537-555.

Park K M，Bowers W J. 2010. Tumor necrosis factor-alpha mediated signaling in neuronal homeostasis and dysfunction. Cell Signal，22（7）：977-983.

Patil R B，Piyush R，Ramakrishnan S. 2013. Identification of brain white matter regions for diagnosis of alzheimer using diffusion tensor imaging. Conf Proc IEEE Eng Med Biol Soc，2013：6535-6538.

Penzes P，Cahill M E，Jones K A，et al. 2011. Dendritic spine pathology in neuropsychiatric disorders. Nat Neurosci，14（3）：285-293.

Perez-Garcia G，Meneses A. 2008. Memory formation，amnesia，improved memory and reversed amnesia：5-HT role. Behavioural Brain Research，195（1）：17-29.

Perlson E，Maday S，Fu M，et al. 2010. Retrograde axonal transport：pathways to cell death? Trends Neurosci，33（7）：335-344.

Perry G，Cash A D，Smith MA. 2002. Alzheimer disease and oxidative stress. J Biomed Biotechnol，2（3）：120-123.

Plosker G L，Lyseng-Williamson K A. 2005. Memantine：a pharmacoeconomic review of its use in moderate-to-severe Alzheimer's disease. Pharmacoeconomics，23（2）：193-206.

Pohanka M. 2014. Alzheimer s disease and oxidative stress：a review. Curr Med Chem，21（3）：356-364.

Postuma R B. 2013. Comment：epidemiology of dementia with Lewy bodies--the Alzheimer-Parkinson overlap. Neurology，81（9）：838.

Pratico D，Clark C M，Liun F，et al. 2002. Increase of brain oxidative stress in mild cognitive impairment：a possible predictor of Alzheimer disease. Arch Neurol，59（6）：972-976.

Querfurth H W，LaFerla F M. 2010. Alzheimer's disease. N Engl J Med，362（4）：329-344.

Rnicke R，Mikhaylova M，Rnicke S. et al. 2011. Early neuronal dysfunction by amyloid b oligomers depends on activation of NR2B-containing NMDA receptors. Neurobiol. Aging，32（12）：2219-2228.

Rabinovici G D，Wang P N，Levin J，et al. 2006. First symptom in sporadic Creutzfeldt-Jakob disease. Neurology，66（2）：286-287.

Raglio A，Bellelli G，Traficante D，et al. 2008. Efficacy of music therapy in the treatment of behavioral and psychiatric symptoms of dementia. Alzheimer Dis Assoc Disord，22（2）：158-162.

Ran I，Laplante I，Lacaille JC. 2012. CREB-dependent transcriptional control and quantal changes in persistent long-term potentiation in hippocampal interneurons. J Neurosci，32（18）：6335-6350.

Reiman E M，Raichle M E. 2005. Correlations between apolipoprotein E ε4 gene dose and brain- imaging measurements of regional hypometabolism. PNAS，102（23）：8299-8302.

Reitz C，Brayne C，Mayeux R. 2011. Epidemiology of Alzheimer disease. Nat Rev Neurol，7（3）：137-152.

Reitz C，Mayeux R. 2014. Alzheimer disease：epidemiology，diagnostic criteria，risk factors and biomarkers. Biochem Pharmacol，88（4）：640-651.

Renner M，Lacor P N，Velasco P T，et al. 2010. Deleterious effects of amyloid beta oligomers acting as an extracellular scaffold for mGluR5. Neuron，66（5）：739-754.

Resende R，Moreira PI，Proenca T，et al. 2008. Brain oxidative stress in a triple-transgenic mouse model of Alzheimer disease. Free Radic Biol Med，44（12）：2051-2057.

Rita P，Beatriz L，Rodriguez J，et al. 2002. Type 2 diabetes，APOE gene，and the risk for dementia and related pathologies. Diabetes，51（4）：1256-1262.

Rodrigue K M. 2013. Contribution of cerebrovascular health to the diagnosis of Alzheimer disease. JAMA Neurol，70（4）：438-439.

Roe C M，Rentz D M. 2013. Alzheimer disease：before the diagnosis. Neurology，80（13）：e148-149.

Ronicke R，Mikhaylova M，Ronicke S，et al. 2011. Early neuronal dysfunction by amyloid beta oligomers depends on activation of NR2B-containing NMDA receptors. Neurobiol Aging，32（12）：2219-2228.

Rowe C C，Villemagne V L. 2013. Amyloid imaging with PET in early Alzheimer disease diagnosis. Med Clin North Am，97（3）：377-398.

Sano M，Bell K L，Galasko D，et al. 2011. A randomized，double-blind，placebo-controlled trial of simvastatin to treat Alzheimer disease. Neurology，77（6）：556-563.

Sato T，Hanyu H，Hirao K，et al. 2011. Efficacy of PPAR-γ agonist pioglitazone in mild Alzheimer disease.Neurobiol Aging，32（9）：1626-1633.

Sattler C，Toro P，Schönknecht P，et al. 2012. Cognitive activity，education and socioeconomic status as preventive factors for mild cognitive impairment and Alzheimer’s disease. Psychiatry Res，196（1）：90-95.

Savaskan E，Hock C，Olivieri G. 2001. Cortical alternations of angiotensin converting enzyme，angiotensin 2 and AT1 receptor in Alzheimer’s dementia. Neurobiol Aging，22（4）：541-546.

Schindler S D，Graf A，Fischer P，et al. 2002. Paranoid delusions and hallucinations and bright light therapy in Alzheimer's disease. Int J Geriatr Psychiatry，17（11）：1071-1072.

Schmitt J A，Wingen M，Ramaekers J G，et al. 2006. Serotonin and human cognitive performance. Curr Pharm Des，12（20）：2473-2486.

Scott HA，Gebhardt FM，Mitrovic AD，et al. 2011. Glutamate transporter variants reduce glutamate uptake in Alzheimer’s disease. Neurobiol Aging，32（3）：553.e1-553.e11.

Secades J J. 2011. Citicoline：pharmacological and clinical review，2010 update.Rev Neurol，52 Suppl 2：S1-S62.

Selivanova A，Winblad B，Dantuma NP，et al. 2007. Biogenesis and processing of the amyloid precursor protein in the early secretory pathway. Biochem Biophys Res Commun，357（4）：1034-1039.

Selkoe D J. 2002. Alzheimer’s disease is a synaptic failure. Science，298（5594）：789-791.

Seppala T T，Louhija U M，Appelberg B，et al. 2013. Comparison between clinical diagnosis and CSF biomarkers of alzheimer disease in elderly patients with late onset psychosis：Helsinki Old Age Psychosis Study （HOPS）. Am J Geriatr Psychiatry.

Serneels L，Van Biervliet J，Craessaerts K，et al. 2009. Gamma-secretase heterogeneity in the Aph1 subunit：relevance for Alzheimer’s disease. Science，324（5927）：639-642.

Shah S，Lee S F，Tabuchi K，et al. 2005. Nicastrin functions as a gamma-secretase-substrate receptor. Cell，122（3）：435-447.

Shankar G M，Li S，Mehta TH，et al. 2008. Amyloid-beta protein dimers isolated directly from Alzheimer’s brains impair synaptic plasticity and memory. Nat Med，14（8）：837-842.

Sheng Z H，Cai Q. 2012. Mitochondrial transport in neurons：impact on synaptic homeostasis and neurodegeneration. Nat Rev Neurosci，13（2）：77-93.

Silvestrini M，Pasqualetti P，Baruffaldi R，et al. 2006. Cerebrovascular reactivity and cognitive decline in patients with Alzheimer disease. Stroke，37（4）：1010-1015.

Simons M，Schwärzler F，Lütjohann D，et al. 2002. Treatment with simvastatin in normocholesterolemic patients with Alzheimer’s disease：a 26-week randomized，placebo-controlled，double-blind trial. Ann Neurol，52（3）：346-350.

Simpson J E，Ince P G，Haynes L J，et al. 2010. Population variation in oxidative stress and astrocyte DNA damage in relation to Alzheimer-type pathology in the ageing brain. Neuropathol Appl Neurobiol，36（1）：25-40.

Small G W. 2006. PET of brain amyloid and Tau in mild cognitive impairment. N Engl J Med，355：2652-2663.

Smith M A，Nunomura A，Lee H G，et al. 2005. Chronological primacy of oxidative stress in Alzheimer disease. Neurobiol Aging，26（5）：579-580.

Smith M A. 2006. Oxidative stress and iron imbalance in Alzheimer disease: how rust became the fuss! J Alzheimers Dis, 9 (3): 305-308.

Snow L A, Hovanec L, Brandt J. 2004. A controlled trial of aromatherapy for agitation in nursing home patients with dementia. J Altern Complement Med, 10 (3): 431-437.

Snyder E M, Nong Y, Almeida C G, et al. 2005. Regulation of NMDA receptor trafficking by amyloid-beta. Nat. Neurosci, 8 (8): 1051-1058.

Sokolow S, Luu S H, Nandy K, et al. 2012. Preferential accumulation of amyloid β in presynaptic glutamatergic terminals (VGLUT1 and VGLUT2) in Alzheimer's disease. Neurobiol. Dis, 45 (1): 381-387.

Solé-Padullés C, Bartrés-Faz D, Junqué C, et al. 2006. Repetitive transcranial magnetic stimulation effects on brain function and cognition among elders with memory dysfunction. A randomized sham-controlled study. Cerebral Cortex, 16 (10): 1487-1493.

Sparks D L, Sabbagh M N, Connor D J, et al. 2005. Atorvastatin for the treatment of mild to moderate Alzheimer's disease: preliminary results. Arch Neurol, 62 (5): 753-757.

Spires-Jones T L, Hyman B T. 2014. The intersection of amyloid beta and tau at synapses in Alzheimer's disease. Neuron, 82 (4): 756-771.

Stokin GB, Lillo C, Falzone T L, et al. 2005. Axonopathy and transport deficits early in the pathogenesis of the Alzheimer's disease. Science, 307 (5713): 1282-1288.

Strub R. 2003. Vascular dementia. South Med J, 96 (4): 363-366.

Svennerholm L, Bråne G, Karlsson I, et al. 2002. Alzheimer disease-effect of continuous intracerebroventricular treatment with GM1 ganglioside and a systematic activation programme. Dement Geriatr Cogn Disord, 14 (3): 128-136.

Swomley A M, Forster S, Keeney J T, et al. 2014. Abeta, oxidative stress in Alzheimer disease: evidence based on proteomics studies. Biochim Biophys Acta, 1842 (8): 1248-1257.

Taepavarapruk P, Song C. 2010. Reductions of acetylcholine release and nerve growth factor expression are correlated with memory impairment induced by interleukin-1beta administrations: effects of omega-3 fatty acid EPA treatment. J Neurochem, 112 (4): 1054-1064.

Takashima A. 2010. Tau aggregation is a therapeutic target for Alzheimer's disease. Curr Alzheimer Res, 7 (8): 665-669.

Takeda S, Sato N, Rakugi H, et al. 2008. Improvement of cognitive decline and cerebrovascular dysfunction in a mouse model of Alzheimer's disease by the angiotensin receptor blocker, olmesartan. Alzheimers Dement, 4 (4): T479.

Tanzi R E. 2005. The synaptic Aβ hypothesis of Alzheimer disease. Nat Neurosci, 8 (8): 977-979.

Tapiola T, Pennanen C, Tapiola M, et al. 2008. MRI of hippocampus and entorhinal cortex in mild cognitive impairment: a follow-up study. Nrurobiol Aging, 29 (1): 31-38.

Teipel S J, Grothe M, Lista S, et al. 2013. Relevance of magnetic resonance imaging for early detection and diagnosis of Alzheimer disease. Med Clin North Am, 97 (3): 399-424.

Thoonsen H, Richard E, Bentham P, et al. 2010. Aspirin in Alzheimer's disease: increased risk of intracerebral hemorrhage: cause for concern? Stroke, 41 (11): 2690-2692.

Tong G, Castaneda L, Wang J S, et al. 2010. A study of evaluate the effects of single oral doses of BMS-708163 in the cerebrospinal fluid of healthy young men. Alzheimers Dement, 6 (11): S143.

Tsang S W Y, Lai M K P, Kirvell S, et al. 2006. Impaired coupling of muscarinic M1 receptors to G-proteins in the neocortex is associated with severity of dementia in Alzheimer's disease. Neurobiol Aging, 27 (9): 1216-1223.

Tsolaki M, Pantazi T, Kazis A. 2001. Efficacy of acetylcholinesterase inhibitors versus nootropics in Alzheimer's disease: a retrospective, longitudinal study.J Int Med Res, 29 (1): 28-36.

van der Flier W M, Ossenkoppele R, van Berckel B N, et al. 2013. Early diagnosis of Alzheimer disease: the role of positron emission tomography (PET). Tijdschr Gerontol Geriatr, 44 (4): 190-191.

Vitolo O V, Sant'Angelo A, Costanzo V, et al. 2002. Amyloid β-peptide inhibition of the PKA/CREB pathway and long-term potentiation: reversibility by drugs that enhance cAMP signaling. Proc Natl Acad Sci U S A, 99 (20): 13217-13221.

Wang J Z, Wang Z H, Tian Q. 2014. Tau hyperphosphorylation induces apoptotic escape and triggers neurodegeneration in Alzheimer's disease. Neurosci Bull, 30 (2): 359-366.

Wang Z C, Zhao J, Li S. 2013. Dysregulation of synaptic and extrasynaptic N-methyl-D-aspartate receptors induced by amyloid-beta.

Neurosci Bull，29（6）：752-760.

Wei W，Nguyen L N，Kessels H W，et al. 2010. Amyloid beta from axons and dendrites reduces local spine number and plasticity. Nat Neurosci，13（2）：190-196.

Wei Z H，He Q B，Wang H，et al. 2007. Meta-analysis：the efficacy of nootropic agent Cerebrolysin in the treatment of Alzheimer's disease.J Neural Transm，114（5）：629-634.

Weitz T M，Town T. 2014. Microglia in Alzheimer's Disease：it's all about context. Int J Alzheimers Dis，2012：314185.

Wilkinson B L，Cramer P E，Varvel NH，et al. 2012. Ibuprofen attenuates oxidative damage through NOX2 inhibition in Alzheimer's disease. Neurobiol Aging，33（1）：197.e121-197.e132.

Wischik C M，Harrington C R，Storey J M. 2014. Tau-aggregation inhibitor therapy for Alzheimer's disease. Biochem Pharmacol，88（4）：529-539.

Wolfe M S. 2002. Secretase as a target for Alzheimer's disease. Curr Top Med Chem，2（4）：371-383.

Woods B，Spector A，Jones C，et al. 2005. Reminiscence therapy for dementia. Cochrane Database Syst Rev，（2）：CD001120.

Wright J W，Harding JW. 2004. The brain angiotensin system and extracellular matrix molecules in neural plasticity，learning，and memory. Prog Neurobiol，72（4）：263-293.

Wright J W，Reichert J R，Davis C J，et al. 2002. Neural plasticity and the brain renin-angiotensin system. Neurosci Biobehav Rev，26（5）：529-552.

Yan M H，Wang X，Zhu X. 2013. Mitochondrial defects and oxidative stress in Alzheimer disease and Parkinson disease. Free Radic Biol Med，62（9）：90-101.

Zafrilla P，Mulero J，Xandri J M，et al. 2006. Oxidative stress in Alzheimer patients in different stages of the disease. Curr Med Chem，13（9）：1075-1083.

Zawia N H，Lahiri D K，Cardozo-Pelaez F. 2009. Epigenetics，oxidative stress，and Alzheimer disease. Free Radic Biol Med，46（9）：1241-1249.

Zhao D，Watson J B，Xie C W. 2004. Amyloid β prevents activation of calcium/calmodulin-dependent protein kinase Ⅱ and AMPA receptor phosphorylation during hippocampal long-term potentiation. J Neurophysiol，92（5）：2853-2858.

Zhou W W，Lu S，Su Y J，et al. 2014. Decreasing oxidative stress and neuroinflammation with a multifunctional peptide rescues memory deficits in mice with Alzheimer disease. Free Radic Biol Med，74：50-63.

第七章　血管性痴呆

第 1 节　血管性痴呆的概述

一、血管性痴呆的概念

血管性痴呆（vascular dementia，VaD 或 VD）是指脑血管病变引起的脑损害所致的痴呆，包括缺血性或出血性脑血管病（cerebrovascular disease，CVD）或是心脏和循环障碍等原因引起的脑组织低灌注而引起缺血、缺氧脑损害，以认知功能损害为特征的慢性进行性疾病。由于缺血性脑血管病占脑血管病 80%，因此，习惯上 VaD 指缺血性脑血管病引起的痴呆。其主要临床表现为认知、理解、计算、定向、思维、语言和记忆功能降低。近年来，研究普遍认为脑动脉硬化引起的脑血流量下降，是引起 VaD 的主要因素。根据国内外研究报道，VaD 是迄今为止，唯一可以防治的痴呆，具有一定的可逆性。

65 岁以上人群中痴呆的患病率大约为 5%，其中 AD 占全部痴呆的 50%，VaD 占 20%左右，AD 合并 VaD 占 10%～20%。我国进入老龄化社会，也成为脑血管疾病高发的国家之一。脑血管病是人类致残和死亡的主要原因之一，而 VaD 在世界范围内已成为继心脏病、癌症之后第 3 位致死性疾病，严重威胁老年人的身心健康，并给家庭、社会及国家带来沉重的经济负担。因此，积极防控 VaD 的危险因素，提倡健康的生活方式，降低 VaD 的发病率，有着重要的社会意义，因此越来越多的学者，将研究方向投向该领域。

目前有学者提出了血管性认知障碍（vascular cognitive impairment，VCI）的概念。VCI 是由血管危险因素（如高血压、糖尿病和高血脂等）、显性脑血管病（如脑梗死和脑出血等）或非显性脑血管病（白质疏松和慢性脑缺血）引起的从 MCI 到痴呆的一大类综合征，包括血管 MCI 到 VaD 的全过程，包含前驱症状期（非血管性痴呆）和临床症状完全表现期（血管性痴呆）。研究指出：多数 VCI 最终可能发展为 VaD，如果能早期诊断，VaD 仍有防治的可能。其中，存在认知障碍但未达到痴呆诊断标准的即为 VCI-ND（vascular cognitive impairment non-dementia）；认知障碍影响日常生活达到痴呆标准为 VaD。

随着社会发展和人口的老龄化，脑血管病的发病率逐年升高，其中，卒中是单病种致残率最高的疾病。据调查，因卒中死亡人数 2005 年达 570 万，2015 年约为 650 万，预测 2030 年为 780 万（图 7-1）。VaD 已严重影响了患者和家属的生活质量，也对社会和家庭造成了沉重的负担。

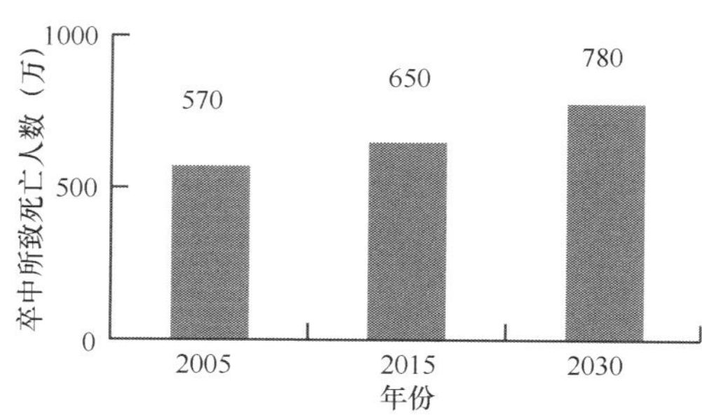

图 7-1　全球卒中所致死亡趋势

对 VaD 的认识：Kraepelin 等在 1896 年提出了“动脉硬化性痴呆”的概念。Hachinski 等在 1974 年提出了“多发梗死性痴呆”（multi-infarct dementia，MID）的概念，与传统的脑功能不全相区别，并提出 HIS，以后的 VaD 标准均以之为基础。1985 年 Loeb 提出适用广泛的 VaD 概念；VCI 的概念最早是于 1990 年在重新认识 VaD 概念的基础上提出的，旨在及早发现脑血管病变导致的认知变化，进行早期干预，以延缓甚至阻止痴呆的发生。1993 年 Hachinski 和 Bowler 建议抛弃原先的 VaD 概念，用 VCI 来替代。因为 VaD 诊断存在以下缺陷：①明显是由于 AD 所造成的记忆障碍也被定义为 VaD；②认知障碍需要达到一定程度 VaD 诊断才能成立，妨碍了早期诊断。而 VCI 涵盖了从轻到重的血管性认知功能损害，它是指由脑血管病危险因素（如高血压、糖尿病和高血脂等）、显性脑血管病或非显性脑血管病引起的从 MCI 到痴呆的一大类综合征。根据临床表现，VCI 分为三个亚型：未达到痴呆的早期 VCI，即 VCI-ND、VaD 和混合性痴呆（mixed dementia，MD）。Sachdev 等考虑到很多由于血管性因素造成的既有痴呆，也有认知功能下降的患者，于 1999 年提出了血管性认知障碍疾病（vascular cognitive disorders，VCD）的概念，包括由脑血管因素引起的以认知功能损害为特征的各种综合征和疾病，主要类型包括 VCI、VaD 和混合性痴呆（AD+VaD）（表 7-1）。

表 7-1　VCD 的分类

VCD	描述
VCI	等同于认知功能损害无痴呆型（CIND）和血管性轻度认知损害（vascular MCI）
VaD	血管性痴呆，定义为执行控制功能的受损，并发展为日常生活能力的受损
AD+VaD	早已经存在的 AD，因卒中而加重（等同于卒中前痴呆）

迄今为止虽然 VCI 的概念得到了广泛的认同，但是 VaD 这一概念仍然存在；在 2006 年，美国国立神经系统疾病与卒中研究所（NINDS）与加拿大卒中网络（CSN）就联合发布了 VCI 的统一标准，定义 VCI 为由血管或血管相关因素引起的认知功能损害，可单独发生或与 AD 合并出现，这为 VCI 的规范化防治迈出了重要的一步。正如 Aggarwal 等在 2007 年指出，VaD 是与脑血管损伤相关的 VCI 综合征中的痴呆亚型。上述概念的提出基于人们对于 VaD 认识的不断深入。目前 VaD 被认为是异质性的临床疾病实体，基于不同脑血管病亚型有着不同血管性病理生理过程。

随着 VCI 在国际上的重视程度日益增加，我国在 VCI 领域的发展也紧随国际的步伐，2007 年 12 月在《中华神经内科杂志》上正式发表了《血管性认知功能损害的专家共识》，认为 VCI 概念的提出具有重要的意义：①痴呆是严重的、多不可逆转的认知功能损害，用痴呆诊断就不能发现有认知功能损害但非痴呆的患者，而这些患者是二级预防和治疗的重点，故使用 VCI 有重要的早期发现和干预的意义。②VCI 患者的神经心理学改变以执行功能损害最为突出，而非目前痴呆诊断标准所强调的记忆损害。因此，对 VCI 的诊断应强调任何认知领域损害都重要，强调额叶功能和皮质下功能损害会增加诊断的敏感和特异性。③VCI 的起病、临床表现和病程差异很大，因而诊断 VCI 必须强调有血管危险因素或血管事件，而局灶体征、突然发病、阶梯或波动样病程及与已知卒中的时间关系并不是诊断所必需的。④应用 VCI 概念有重要的预防意义，因为引起各种认知功能损害的血管性危险因素是可以被识别和控制的。

2006 年 10 月在南非开普敦举行的第 6 届世界卒中联合大会上发表世界卒中日宣言，其中第 5 条明确指出：临床上（无症状）卒中是临床卒中的 5 倍，并且可以影响思维、情绪和人格，因此我们要识别 VCI 和 AD，并管理卒中、VCI 和 AD 的相同危险因素，这说明卒中后认知功能损害是需要高度重视的。一项研究汇总多项长期随访认知障碍的分析显示：卒中后 3～6 个月患者认知障碍发生率 20%左右，累积发生率逐年升高（3.0%）。急性卒中 3 个月内有 24%～55%患者出现至少 1 个认知领域的损害，6 个月内 72.7%患者有认知功能损害，1 年内仍有 69.8%患者有认知功能损害。来自于 2007 年的意大利社区老年研究，在 7930 名老年人中调查了痴呆和非痴呆老年人的认知功能损害的发生率。结果表明，有卒中史的老年人中，75～79 岁年龄段的痴呆发生率达到 20%；有卒中史的老年人发生痴呆的危险是无卒中者的 3.7 倍；在年龄小于 75 岁的老年人中则更明显，有卒中史的老年人发生痴呆的危险是无卒中者的 6.6 倍。卒中会增加老年人发生痴呆和认知功能损害无痴呆的风险，并加速认知功能损害无痴呆向痴呆发展。还有另外一项来自哥伦比亚大学医院的纵向随访研究。入选包括 334 例卒中后 3 个月未发生痴呆的患者和 241 例没有卒中史的其他患者，中位随访 21.9 个月，每年使用神经、神经心理学和功能的评估方法进行随访。痴呆的粗发病率在卒中组大约为 8.49 病例/（人・年），而对照组仅为 1.37 病例/（人・年），卒中组约是对照组的 6 倍，痴呆发生的相对危险度为 4.4（95%CI：2.20～8.85）。我国卒中后认知功能损害发生率高达 80.9%，其中认知功能损害非痴呆组发生率为 48.91%，痴呆组发生率为 32.05%。卒中使发生痴呆的相对危险度升高 3.7 倍，61～74 岁老年人卒中危险度升高至 6.6 倍，并使痴呆的发生提前近 10 年。可见，VCI 是痴呆防治的关键靶点，必须引起足够的重视。2014 年 7 月，国际血管行为和认知障碍学会（International Society of Vascular Behavioural and Cognitive Disorders，VASCOG）发布了 VCI 的诊断标准共识。VASCOG 标准细化了脑血管病证据存在的种类和严重程度，补充了无脑血管事件史者的支持性特征，较 AHA/ASA 标准更具有操作性。

二、血管性痴呆的研究历史事件

VaD 的研究历史事件具体详见表 7-2。

表 7-2　VaD 的研究历史事件

1672 年	Thomas Willis 首先认识到卒中后出现的痴呆
1894 年	Otto Binswanger 报道第一例 Binswanger 病例
1896 年	在 Emil Kraepelin 的精神病学中，第一次将动脉硬化性脑损害与老年性痴呆和梅毒性精神错乱导致的麻痹性痴呆区分开来
1899 年	科学研究首次表明，动脉硬化性痴呆和老年性痴呆是不同的综合征
1907 年	血管性痴呆（VaD）这一概念由 Marie 和 Otto Binswanger 首次提出，Binswanger 指出循环障碍启动血管性痴呆改变
1962 年	Jerzy Olszewski 回顾 Binswanger 原始报道，提出了“皮质下动脉硬化性脑病”病名
1969 年	Mayer-Gross 等进一步描述了脑动脉硬化所致血管性痴呆，1970 年将其定义为“动脉硬化性痴呆”（arteriosclerotica dementia）
1974 年	Vladimir C. Hachinski 等提出多发性脑梗死性痴呆（multi-infarct dementia，MID）的概念，用以描述脑血管病后的认知功能损害，此后一度成为 VaD 代名词
1985 年	Carlo Loeb 提出适用广泛的 VaD 概念

续表

1992 年	WHO 颁布的《ICD-10 精神及行动障碍分类》中统一了 VaD 的命名；ADDTC 痴呆标准中，VaD 作为独立病名进行分类
1993 年	Vladimir C. Hachinski 和 John V. Bowler 首次提出了血管性认知障碍（vascular cognitive impairment，VCI）的概念；NINDS-AIREN 诊断标准中规定 VaD 定义及诊断内容
1996 年	提出皮质下缺血性血管性痴呆（subcortical ischemic vascular dementia，SIVD）的概念。实际上，SIVD 是 VCI 的亚型。目前，SIVD 和皮质下血管性痴呆的内涵基本相同，以前者应用更多。ICD-10 标准描述的 SIVD 主要指大脑半球深部白质缺血病变而致的痴呆。SIVD 分为 3 种类型：腔隙状态、关键部位梗死性痴呆和皮质下动脉硬化性脑病
2005 年	Didier Leys 等提出“卒中后痴呆”的概念
2006 年	美国神经病学会及加拿大卒中网（National Institute of Neurological Disorders and Stroke-Canadian Stroke Network）使 VCI 概念统一 Canadian Stroke Network Réseau Canadien contre les accidents cérébrovasculaires
2014 年	VASCOG 标准的提出，细化了脑血管病证据存在的种类和严重程度，补充了无脑血管事件史者的支持性特征

（罗　燕　付剑亮　胡跃强）

第 2 节　血管性痴呆的病因及发病机制

一、血管性痴呆的流行病学

鉴于 VaD 诊断标准的不统一，研究所用方法学和人口学特征的不同，目前没有一致的 VaD 流行病学资料。在不同的临床研究中，VaD 患病率从 4.5%到 39%不等。总的趋势是随着年龄的增加，VaD 的患病率会逐渐增加，到 2020 年，VaD 的患病人数将会成倍增加（图 7-2）。

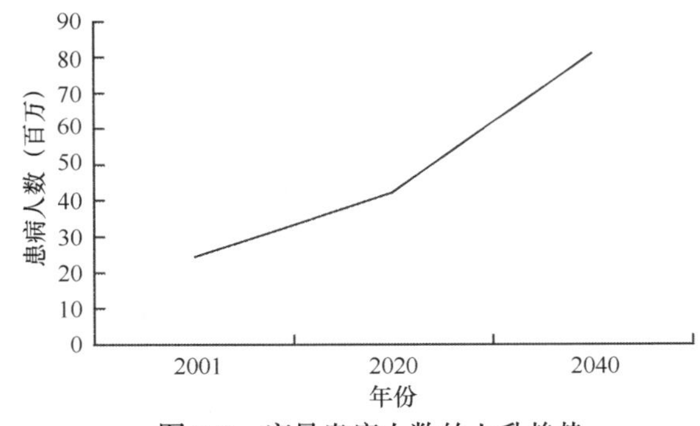

图 7-2　痴呆患病人数的上升趋势

卒中后 6%～41%的患者会发生认知障碍，对于部分有血管性危险因素的患者也会发生认知障碍。来自于记忆门诊的数据，VaD 的患病率是 4.5%～39%，而基于人口学的系列研究，VaD 患病率是 8%～15.8%，年龄标准化发病率为 0.42～2.68，随着年龄逐渐增加。

从世界范围看，AD 的发病率高于 VaD，发达国家痴呆患病率高于发展中国家。2001 年，60.1%的痴呆人群集中在发达国家，2040 年将上升为 71.4%。而在中国、印度、拉丁美洲等地区，痴呆患病人数快速增加。

欧洲的临床流行病学研究结果，从 65～69 岁到 80 岁以上，VaD 患病率分别为 2.2%和 16.3%，每年发病率从（20～40）/10 万增加到（200～700）/10 万；美国 VaD 的患病率从 0.2% 到 19.1%不等；与之相反的是，随着人口寿命的增加和生活方式的改变，日本 VaD/AD 的患病率从 2∶1 下降到目前的 1∶1，而且 85 岁以上老年人 VaD 的发病率从 5.3%下降到 3.9%。来自日本精神病医院的系列解剖学资料显示，VaD 的患病率为 23.6%～35%。单纯 VaD（没有大脑的连续病理改变）的患病率为 5%～78%，单纯 AD 仅见于少数患者，74%～93%患者表现为 AD 样病理改变叠加有血管病变，9%～28%的患者叠加有路易体病的病理改变。在 70～90 岁年龄组，VaD 的患病率是 13%～44.8%，而 AD 的患病率是 23.6%～57%，混合性痴呆的患病率是 2%～86%。中国 2008 年的数据，65 岁以上老年人 AD 的患病率为 4.8%，VaD 的患病率为 1.1%，随着年龄增加，AD 的患病率从 0.5%至 35%，而 VaD 的患病率以 4%的比例递增至 90 岁以后患病率逐渐下降。一连续的解剖系列研究，对 1700 例老年痴呆患者进行分析，AD 和混合性痴呆患者随年龄逐渐增加，而 80 岁以后单纯 VaD 的患病率逐渐下降（图 7-3）。

（1）VaD 国内流行病学：老龄化社会的国际标准是 60 岁以上的人口占总人口比例达到 10%，或 65 岁以上人口占总人口的比例达到 7%。2000～2007 年，中国 60 岁以上老年人口由 1.26 亿增加到 1.53 亿，占总人口的比例从 10.2%提高到 11.6%，占全世界老年人口的 21.4%，跟欧洲 60 岁以上老年人口总数大体相当。初步估计 2020 年老年人口数将达到 2.4 亿，占总人口数的 17.17%；预测至 2050 年，老年人口总数将超过 4 亿，会将老龄化水平推进到 30%以上。人口老龄化使得老年疾病成为重要的社会和医学问题，其中认知障碍几乎是出现最早、最普遍的症状，也是脑血管疾病中最隐匿的表现。

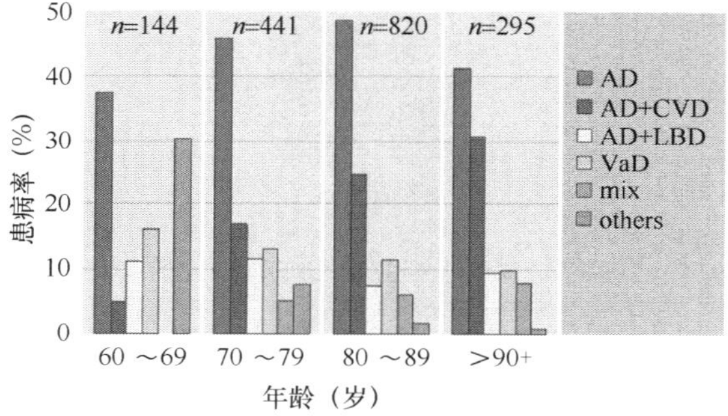

流行病学研究表明，我国 65 岁以上的北方城镇居民老年认知障碍的患病率为 6.9%，85 岁以上人群认知障碍的患病率为 30%。老年人所占人口比重逐年增加，老年认知障碍的发病率日益增高。张振馨等 2001 年对北京城乡 5913 名 55 岁以上居民进行的调查表明，痴呆的患病率为 4.2%，其中 VaD 的患病率为 1.5%。

对我国 9 家医院，共 784 名主诉因记忆减退或痴呆的就诊患者的临床研究结果进行汇总分析后发现，有 10.8%的患者为 VaD，65.9%的患者为 AD，但是大部分的研究结果是在现代影像学技术作为痴呆检查手段广泛应用前得出的，由此可能低估了痴呆群体中 VaD 的比例。30%的神经科就诊患者有认知功能损害（MMSE 低于 24 分），其中 22.2%推测由血管性因素引起。

上海报道 65 岁以上人群 VaD 和 AD 的年发病率分别为 0.33%和 0.74%，患病率为 1.26%和 2.90%；北京统计的 65 岁以上人群 VaD 和 AD 的患病率则分别为 1.37%和 1.85%。

我国台湾近年报道 65 岁以上 VaD 的患病率为 0.9%，低于 AD。

我国香港统计 70 岁以上 VaD 的患病率为 18%，也明显低于 AD。

有研究表明，VaD 中多发梗死性痴呆这一类型，指脑动脉硬化或高血压基础上发生的脑梗死所导致的痴呆，占 VaD 的 39.4%。

随着社会步入老龄化，老年性痴呆成了严重危害老年人健康、影响其生存质量的常见疾病。国内多个中心城市用相同的痴呆调查工具和方法对≥55 岁人口进行痴呆患病率调查，报道的痴呆患病率为 2.7%～7.3%，差异仍较大。

（2）VaD 国外流行病学：欧洲 11 个国家的联合研究（EURODEM）是迄今最大的研究，报道结果显示欧洲的 60 岁以上老年人痴呆的患病率为 1.0%～32.2%，其中 VaD 的患病率为 1.6%。

在欧洲社区人群调查中发现，男性的患病率要普遍高于女性，其中包括了合并血管因素的 VaD 患者，并且在不同的研究中男性患病率随年龄的变化要高于女性。在 60 岁以上人群中，男性的患病率为 2.6%，女性的患病率为 2.1%；70～79 岁人群中，男性的患病率为 3.2%～4.8%，女性的患病率为 2.2%～2.9%；80～89 岁人群中，男性的患病率为 3.5%～16.3%，女性的患病率为 2.8%～9.2%。

美国 NIH 神经流行病学多中心的一项研究结果显示，60 岁以上老年人发生缺血性脑血管病后存活的患者，约有 26.3%并发痴呆。美国 65 岁以上社区人群调查中发现，VaD 患病率为 2.8%。其中在纽约进行的针对缺血性卒中患者痴呆的发病率为 26.3%，是无卒中病史的对照组的 9 倍。

瑞典的一项入组了 460 位 70～79 岁老年人的前瞻性调查发现：重度 VaD 的年发病率男性为 1000/10 0000，远高于女性的 100/100 000（70～75 岁，观察 5 年）和 630/100 000（75～79 岁，观察 4 年）。

在日本，VaD 是引起痴呆最常见的原因，大于 65 岁的居民中超过 50%的痴呆综合征是由 VaD 引起。在日本另一项研究中，有卒中病史的患者痴呆的患病率为 27.2%，而对照组仅为 3.4%。

在亚洲和许多发展中国家，VaD 的发病率呈直线上升趋势，VaD 患者饱受痛苦的折磨，严重影响到个人的生活质量。据国外资料报道，VaD 是迄今为止唯一可防治疾病，若早期有效干预，具有可逆性。

二、血管性痴呆的危险因素

随着社会日益老龄化，老年性痴呆的绝对及相对发病率均明显增加。由于 VaD 是目前唯一可以预防的痴呆，因而其危险因素的确定非常重要。血管性危险因素（高血压、糖尿病等）和行为学特征（肥胖、运动减少等）等都可以导致血管性疾病，继而引发血管性认知障碍。

（一）不可以干预的危险因素

1. 社会人口学因素　研究表明，年龄、受教育水平、性别（男）、种族与 VaD 有相关性。

（1）年龄：是 VaD 的不可控制性独立危险因素，VaD 的发生与年龄呈正相关，调查发现，65 岁以上人口 VaD 患病率显著增加，每增长 5 岁，患病率增加 1 倍。还有研究发现年龄是卒中相关性痴呆的潜在危险因素。随着年龄的增长，包括执行功能及记忆等在内的大脑认知功能慢慢退化，大脑体积及脑白质的完整性也发生改变，主要表现为脑萎缩及脑白质变性。尸检也发现，VaD 患者的脑血管病理改变随着年龄的增长而加重。这与脑循环调节机制的功能失调有关，在老年患者中，脑血管和血-脑屏障发生改变，通过改变脑细胞微环境的动态平衡和提高易感区域对缺血、缺氧的敏感性来损伤大脑功能。普遍认为年龄对 VaD 的作用是通过多方面影响的，例如，脑的自身调节、细胞的新陈代谢、血-脑屏障及自主功能方面的老化改变使脑血管易于受到损害，而脑损害的累积效应也是原因之一。另外，在老龄化的进程中，涉及氧化应激、自由基清除能力减弱、线粒体功能下降及潜在有害蛋白质的积累，所有这些都可破坏神经元细胞膜的完整性，使代谢功能紊乱，甚至神经元死亡，导致老年人的认知功能下降。

（2）受教育水平：国内外许多研究发现，痴呆的发生与受教育水平呈负相关，受教育水平高是痴呆的保护因素。在国内所做的一项大型研究中，老年患者受教育水平越高，其认知障碍程度越轻，VaD 的发生率也越低。对 36 例 VaD 患者进行 MMSE 评分及 MRI 检查，结果显示受教育水平低者皮质下高信号体积较大，MMSE 评分较低；受教育水平高者皮质下高信号的体积越小，MMSE 评分越高，说明受教育水平高可能是痴呆的保护因素。可能机制是随着年龄的增长，大脑神经元退行性变性急剧加速，导致智能下降，而教育过程可能增加了脑血流量，同时也增加了神经活动所需的氧和葡萄糖，降低神经元对毒素的敏感性，防止自由基等损伤神经元，从而对脑细胞起保护作用，降低 VaD 的发病率。早期发育时如果缺少教育的刺激，可能会导致神经突触数量减少，较高的教育水平能增加神经元突触之间的联系。

（3）性别：一些研究发现相较于女性，男性有更高的 VaD 的发病趋势，但差异并不显著。

（4）种族和人种：黑种人的 VaD 和 AD 的发病率均较高。VaD 在俄罗斯、日本与中国发病率高于 AD，而欧洲与北美洲以 AD 多见。

2. 遗传因素 随着现代影像学技术、基因技术及组织病理学的发展，人们更加深入地认识到除血管损害的因素外，遗传因素也起着重要的作用。目前研究发现，载脂蛋白 E（apolipoprotein E，ApoE）基因、Notch 3 基因、Cystatin C 基因、芳香硫酸酯酶假性缺陷（aryl sulphatase apseudo deficiency，ASA-PD）基因、ICAM-1 中的 K469E 基因及 pon 2 等基因自身的突变及与其他因素相互协同作用，可能是 VaD 发生的分子机制。

（1）载脂蛋白 E 基因：ApoE 是血浆中最重要的载脂蛋白之一，分别由等位基因 ApoE2、ApoE3、ApoE4 编码其变异体 ε2、ε3 和 ε4，各自以大约 8%、77%和 15%的频率出现。研究表明，ApoE 基因可能与 VaD 有关，VaD 患者的 ApoE 增多情况与 AD 患者相似。ApoE ε4 和 ApoE ε2 可升高血浆中胆固醇水平，促使淀粉样蛋白沉积在小血管而加速动脉硬化，是部分 VaD 患者的病因。由此可见，脑血管疾病和 ApoE4 对认知减退可能具有协同作用，即 ApoE ε4 是 VaD 的一个潜在的致病基因。

（2）Notch3 基因：Notch3 主要编码高度保守的跨膜受体，其编码的 Notch 信号通路对于决定胚胎发生、造血和神经干细胞分化起着至关重要的作用。当 Notch 被激活时，干细胞进行增殖；当 Notch 活性被抑制时，干细胞进入分化程序，发育为功能细胞；另外 Notch3 还与细胞内信号传递活动有关。最初认为 Notch3 是与 CADASIL 有关，研究人员已在 CADASIL 患者中发现 10 种不同 Notch3 基因错义突变。Notch3 是否突变的检测为

CADASIL 的诊断提供了新的方法。CADASIL 具有独特的临床和病理特点，特别是选择性的脑深部白质小动脉病变，慢性进行性痴呆既非动脉硬化性，又非淀粉样变性，使人们对传统的脑血管病的发病机制有了新的认识。Notch3 基因突变和血管病变有密切关系的揭示，从而进一步证实了遗传因素是参与 VaD 发病的重要因素。

（3）Cystatin C 基因：CST 3 是编码半胱氨酸蛋白酶抑制剂（Cystatin C）的一种基因型，可能与 AD 的发病有关。但是最近的研究报道，在 AD、VaD 和对照组患者中应用 PCR 和电泳的方法来确定 CST3 基因型，结果表明在 AD 患者中，CST3 与 ApoE4 等位基因相互作用并不明显。相反，在 VaD 患者中却可以明显观察到 CST3 和等位基因 ApoE4 的协同增效现象。由此表明，CST 3 可能与 ApoE4 相互作用而加速 VaD 的发生。

（4）ASA-PD 基因：异染性脑白质病变（metachromatic leukoencephalopathy，MLD）是一种由于缺少芳香硫酸酯酶（ASA）而引起的常染色体遗传病。缺乏 ASA 时，硫酸脑苷脂不能分解为脑苷脂和硫酸，使硫酸脑苷脂沉积在中枢和周围神经及其他组织，从而导致脑白质和周围神经的髓鞘形成不良。研究人员在对社会人群的调查中发现 35%VaD 患者出现 ASA-PD 基因突变的现象，而在 AD 患者中并未发现有此基因的突变。在痴呆患者的调查中，发现 18%VaD 患者和 16%AD 患者发生此基因的突变。脑组织标本的检验也显示，ASA-PD 突变的 VaD 患者占 60%，而 AD 患者仅占 34%，以上结果提示：ASA-PD 可能是 VaD 的一种危险的遗传因素。

（5）其他基因：除了上述与 VaD 相关的基因外，另外还发现细胞间黏附分子（intercellular adhesion molecule-1，ICAM）的一种基因型 K469E 及对氧酯酶（paraoxonase，PON）的基因 PON2 等分子都与 VaD 的发病有关系。但是需要注意的是，除了单基因遗传病以外，绝大多数疾病都是多基因多因素引发的。

（二）可以干预的危险因素

1. 吸烟 吸烟可以导致动脉粥样硬化，是脑血管病的危险因素。众多研究表明吸烟是 VaD 的危险因素。吸烟降低脑血流灌注，损害血-脑屏障（blood brain barrier，BBB），促进自由基的释放、脑白质病变等。此外，吸烟会增加心血管疾病的发生率，心血管疾病是 VaD 的危险因素。Meta 分析显示：每天吸烟 20 支的人患有 VaD 的概率比不吸烟者高 34%。由此可见，吸烟可从导致动脉粥样硬化、降低脑血流灌注、损害血-脑屏障、氧化应激、脑白质变性等多个层面导致 VaD。

2. 酗酒 关于饮酒的好处和坏处已经争论了好多年，而大量酗酒是认知障碍的一个明确的危险因素。尽管如此，一些纵向研究发现，相对于很少或从不饮酒的人群，酒精的摄入对认知功能有益。产生不同结论的原因可能在于酒精摄入量设定的不同，对整体功能和记忆、执行功能方面或许有不同的影响结果。

（三）血管性危险因素

具有较多血管性疾病危险因素者，容易发生 VaD，包括高血压、心肌梗死、糖尿病、高胆固醇血症等（图 7-4）。研究发现，VaD 患者的颈动脉内膜中层厚度、动脉粥样硬化斑块沉积的概率、血清中 LDL-胆固醇、脂蛋白和脂质过氧化物水平、小而密 LDL 出现概率与正常个体和 AD 患者相比明显增高。VaD 患者的颈动脉内膜中层厚度与 LDL 颗粒直径之间有明显的反比关系，表明它们是 VaD 独立的危险因素。其他可能与 VaD 有关的血管疾病危险因素还有血细胞比容升高、止血功能障碍等。

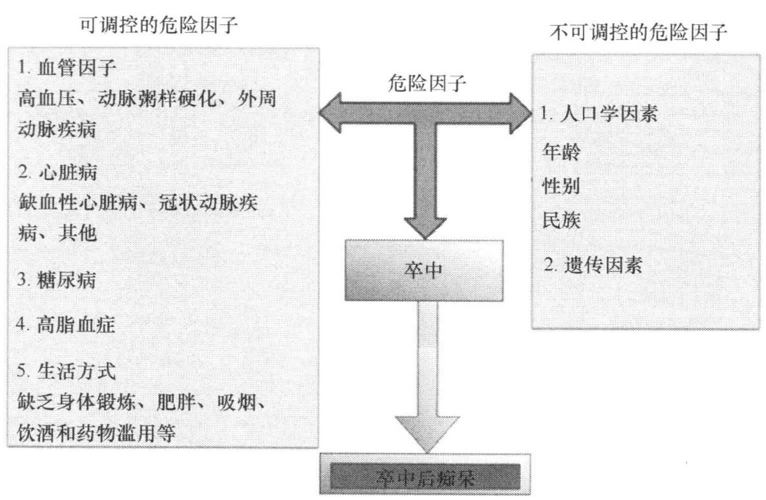

图 7-4 卒中后痴呆的危险因素

1. 高血压 是迄今为止脑血管病无可争议的、最为重要而且是可控的危险因素。众多证据证实高血压可以导致认知功能减退。

动物实验证据：在自发性高血压大鼠的动物研究实验中，自发性高血压大鼠的认知功能明显受损，尤其是在学习和记忆方面存在明显障碍。其原因可能为长期的高血压造成大鼠大脑额中回前部皮质及海马等部位的神经锥体细胞发生树枝状形态学改变，导致该部位的功能失调，而这些部位是学习和记忆的功能区。

对年龄在 65～85 岁的高血压患者 6 年的随访发现，高血压患者 VaD 的发生率为普通人的 2 倍，其认知障碍主要表现在执行功能方面。一项长达 32 年的前瞻性研究显示，在研究期间发展为痴呆的患者，其早期收缩压有较大幅度上升，而在大约发病前 6 年，其收缩压有较大幅度下降，这种变化趋势与 VaD 有很强的相关性，可能与血压波动引起脑组织灌注不足，继而导致脑损害及认知障碍有关。在一项队列研究中记录了平均年龄 70 岁人群中 20 年间的血压值，发现 50 岁左右血压增高与 70 岁左右认知功能下降具有相关性。由此可见，高血压是导致早期认知障碍的重要因素，而且高血压病程长短可能与 VaD 具有相关性。

高血压导致 VaD 的机制可能有以下几个方面：

（1）脑低灌注：长期高血压引起脑血管动脉粥样硬化或形成动脉瘤及微栓塞，使脑血流动力学发生改变，造成局部脑组织缺血、缺氧，最终导致神经元坏死和凋亡。

（2）脑白质病变：长期高血压会导致血管内皮断裂、平滑肌细胞脂质透明变性及纤维性坏死，导致血管狭窄；为保障脑血流，血压升高，形成恶性循环，最终导致小血管的破裂。颅内小动脉管壁的玻璃样变性，大脑皮质弥漫性小动脉硬化，可致多发性微栓塞形成腔隙性脑梗死（lacunar infarction，LI）和脑白质损伤（cerebral white matter damage，CMWD）。LI 可能与破坏基底核和前额叶背外侧皮质的神经联络，导致认知障碍。长期高血压是 CMWD 及 VaD 加重的重要危险因素，严重而持久的高血压可导致长穿通支变性，最终导致脑深部白质异常，而脑白质损伤则可阻碍皮质神经元投射纤维的生长，从而导致继发性神经元变性和萎缩；另外，额叶白质损伤会引起相应部位神经元代谢减退，导致心理活动失调，记忆无法有目的地实施，当病灶累及范围较大或出现多病灶时，系统受影响更大，发生记忆障碍会更严重。此外，慢性脑灌注不足会导致脑内蛋白质的合成受抑制，改变大脑神经元的可塑性和记忆的形成，最终导致认知障碍。

（3）血-脑屏障破坏：高血压引起脑血管和血-脑屏障发生改变，可能会通过改变脑细胞微环境的动态平衡和提高易感区域对缺血、缺氧性损伤的敏感性来损害大脑认知功能。由此可见，高血压从多个层面导致 VaD。

降压治疗能否防止认知功能下降和痴呆的发生，目前还没有统一的结论。关于降压药种类与认知功能的关系，许多随机对照试验发现：单独使用利尿剂、β-受体阻滞剂均无改善认知的作用。尤其是在脑肾上腺通路受损时（普萘洛尔可能有加重认知功能损害的作用，选择性 $β_1$-受体阻滞剂则可能略微改善认知功能）；血管紧张素转换酶抑制剂（ACEI）类降压药可阻止大脑降压肽的分解代谢，长期使用控制血压可以改善高血压引起的血管性认知功能损害；钙通道阻滞剂可维持细胞内钙稳态继而改善高血压者的认知功能，降低 VaD 的发病率，但硝苯地平例外，有报道它可能加重认知功能损害；而维拉帕米及二氢吡啶类降压药不仅可以显著改善高血压者的认知功能，还可以改善不伴高血压者的认知水平。因此，钙通道阻滞剂除降压途径外还可通过其他机制改善认知功能。高血压与 VaD 发病危险性增高显著相关，并暗示严格的降压治疗很重要，是阻止 VaD 发展的关键措施。抗高血压药物如钙通道阻滞药乐卡地平与尼群地平、血管紧张素转化酶抑制剂培哚普利与利尿药吲达帕胺的混合制剂及血管紧张素Ⅱ受体拮抗剂替米沙坦等对 VaD 具有明确的疗效。

由此可见，高血压从多途径多机制导致 VaD，合理地控制高血压，可降低 VaD 的发生。

2. 高脂血症　流行病学调查表明，高脂血症（尤其是高胆固醇血症）会增加患 VaD 的风险。有研究认为，高脂血症在 60～69 岁人群中是卒中后痴呆的危险因素。对 8845 名受试者进行回顾性分析发现，与胆固醇水平正常者相比，高胆固醇血症者发生痴呆的风险比为 1.29。HDL-C 和 LDL-C 与 VaD 的发生亦相关。通过对 4316 例居住在曼哈顿岛北部的年龄≥65 岁的老年人进行横断面和纵向研究，发现低水平的 HDL-C 和高水平的非 HDL-C 及高水平的 LDL-C 致使 VaD 风险增加。研究发现 VaD 患者中氧化的 LDL-C 增加，而且氧化修饰过的 LDL-C 水平与患者的认知功能呈负相关。

高脂血症导致认知功能减退的可能机制：①脑低灌注：高胆固醇血症可导致颈动脉等大动脉粥样硬化改变，引起血管内膜增厚，管腔内径变窄，脑内血流量减少，从而导致患者认知障碍及 VaD 的发生。血浆总胆固醇升高、HDL-C 降低、LDL-C 尤其是氧化修饰过的 LDL-C 的升高，均可增加 VaD 发生的风险，而降低血脂则可以有效降低 VaD 的发生概率。②血管内皮损伤：高脂血症被认为是诱导血管内皮损伤和功能障碍的主要因素，在 VaD 的发生、发展中发挥重要作用。研究表明脂质促进自由基的释放，加强氧化应激的损伤，损伤内皮细胞。内皮细胞损伤是形成血管粥样硬化的重要前提。③氧化应激：氧化应激在 VaD 的发生、发展中发挥着重要作用。研究表明血管内皮的损伤会加重氧化应激对神经元的损伤。抗氧化应激在预防 VaD 中起重要作用。④脑白质损伤：高胆固醇血症可引发微血管病变，持续的微血管病变会导致大脑白质的损伤，加上微血管病变本身血管内皮结构的损伤和功能的减退，使脑组织血流量降低，从而引起脑营养物质（氧和葡萄糖等）的减少，造成神经元的变性和坏死，甚至引起脑血管事件的发生，从而导致认知障碍的形成。⑤其他：高脂血症可以减少脂质类神经元的数量及降低皮质乙酰胆碱的水平。预防 VaD，降脂治疗刻不容缓。

3. 血糖异常　高血糖状态和低血糖状态造成的代谢性应激和高胰岛素血症的影响都是潜在的血管危险因素。越来越多的研究数据表明，糖尿病（尤其是 2 型糖尿病）与 VaD 存在着密切关系。

有研究表明，糖尿病患者患 VaD 的概率是非糖尿病患者的 1.27 倍。在英国的一项多中心研究中发现，糖化血红蛋白水平的升高也可能会增加患 VaD 的风险。据文献报道，2 型糖尿病患者发生的 VaD 的年龄更小，认知功能减退更快；糖尿病使患 VaD 的风险增加了。糖尿病和痴呆的关系还有病理组织学的证据。檀香山亚洲老龄化研究的尸检和影像研究结果显示，糖尿病患者与无糖尿病者相比，有更明显的脑淀粉样血管病、神经原纤维缠结以及海马萎缩。

糖尿病导致 VaD 的具体机制尚未完全清楚，多认为与微血管破坏、氧化应激、颅内高胰岛素状态、胰岛素抵抗、低血糖等有关。①微血管病变：长期高血糖使血小板黏附和血液凝固性增高，导致脑内小动脉血管基膜玻璃样变性，内皮细胞的损伤，影响脑内血流动力学、血管的反应性及自动调节功能，使脑血流减少，从而增加临床静息性脑梗死的发生。反复发生的静息性脑梗死和继发于微血管病变的腔隙性脑梗死，在 2 型糖尿病的神经影像学研究中可得到证实，表现为脑干及基底核区的腔隙性梗死和大脑半球弥漫性脑白质脱髓鞘改变，脑室系统的扩大，额中回、海马等处的萎缩，而这些部位是患者形成记忆和认知功能的重要部位。②自由基生成增多：体内高血糖状态会引起自由基的平衡破坏，产生过多的自由基（活性氧和 eNOS），减少 NO 的水平，导致血管内皮的损伤。③炎性反应：是 VaD 形成的重要机制之一。Ola 等研究表明高血糖状态会导致炎症因子的释放，如 TNF-α、IL-1β 和 IL-6。通过抑制炎症反应及减少内皮细胞损伤等，可减少糖尿病小鼠发生 VaD。④其他：由于糖尿病患者的血糖控制不良、血中糖化血红蛋白增高、胰岛素抵抗、氧化应激及炎性物质的生成等因素，使其脑组织内血糖、血脂及氨基酸的代谢发生紊乱，线粒体释放细胞色素 *c* 进入细胞质增加，激活凋亡相关蛋白终引起神经元坏死和凋亡而发生认知功能下降。

与高血糖相比，异常的血糖低下也会导致认知功能损害，急性或亚急性低血糖发作可导致认知功能减退。另外，2 型糖尿病患者过于严格的血糖控制所导致的低血糖状态也会加重认知功能损害。当糖尿病患者合并其他血管性因素，如高血压、高血脂等，则其患 VaD 的风险更高。

关于糖尿病与其他危险因素协同作用，有研究发现糖尿病合并极高收缩压（大于 180mmHg）者发展为 VaD 及 AD 的危险性都增加。糖尿病合并高血压与脑皮质萎缩显著相关。以人群为基础的流行病学研究发现，糖尿病与 ApoE4 基因有协同作用，携带 ApoE4 且合并糖尿病者的 AD 发病率大于单纯携带者，而非携带者是否患糖尿病与 AD 的发病率无关。

4. 高同型半胱氨酸血症　研究已普遍证实高同型半胱氨酸血症是心脑血管疾病的独立危险因素，也是 VaD 的重要危险因素。同型半胱氨酸（Hcy）是蛋氨酸代谢过程中的中间产物，其在体内不能合成，是由蛋氨酸去甲基生成的一种含硫氨基酸。Meta 分析证实 Hcy

与 VaD 有相关性，高同型半胱氨酸血症患者患有 VaD 的比例高，高同型半胱氨酸血症在痴呆患者中的检出率明显高于对照组。Ravaglia 等认为 Hcy 浓度＞15μmol/L 可作为 VaD 发生的独立危险因素。

Hcy 导致 VaD 的机制主要有以下几个方面：①血管内皮损伤：Hcy 水平增加可以使脑血管结构和功能发生改变，促进过氧化氢（hydrogen peroxide，H_2O_2）和活性氧的生成，造成血管内皮损伤，从而抑制血管的舒张功能。②破坏血-脑屏障：Hcy 可以增加 NADPH 氧化酶和活性氧的水平，并且能通过拮抗 GABA-A 受体来降低过氧化物氧化还原酶的水平，从而可以导致基质的退化和血-脑屏障的破坏。Hcy 可以通过拮抗 GABA-A 受体来增加金属蛋白酶活性和降低金属蛋白酶组织抑制剂，在高同型半胱氨酸血症患者中发现其大脑微动脉的渗透压发生改变，这也可能导致 VaD 的发生。③钙离子超载：Hcy 激活 *N*-甲基-*D*-天门冬氨酸受体（NMDAR）及亚型，引发钙离子超载和 ROS 的释放，促进凋亡，诱导神经元毒性对神经元产生损伤，导致神经元死亡；Hcy 代谢成 S-腺苷，抑制 S-腺苷分解，从而抑制单胺类神经递质的代谢、蛋白质及磷脂的甲基化，导致神经元的死亡。

5. 高尿酸血症和高胆红素血症　胆红素和尿酸为机体的代谢产物，具有抗氧化剂和抗炎等多种生物活性，与 VaD 有关。目前对于尿酸与胆红素与 VaD 的研究比较少。生理浓度的胆红素是一种内源性的抗氧化剂及自由基清除剂，可有效抑制 LDL 的氧化修饰，防止脂质过氧化，阻止内皮细胞增殖，防止动脉粥样硬化斑块形成和血管狭窄，胆红素还可以抑制胶原诱导血小板活化，减少血栓形成。生理浓度的尿酸也是一种有效抗氧化剂，尿酸与认知功能的关系密切，但报道结果不一。尿酸可以通过抗氧化作用对认知功能产生保护作用，也可以通过各种机制对血管造成损害，引起缺血性病变，最终导致认知障碍。

6. 心脏病　Meyer 等的研究显示，在认知障碍的患者中有心脏病病史的占 56.1%，远高于正常组的 24.5%。Liu 等研究表明，心脏疾病与 VaD 有关联性，且早期减轻心血管负担，可延缓痴呆的发生。Qiu 和 Fratiglioni 也认为降低心血管病的发病率，VaD 的发病率也会随之下降。心血管疾病的风险评分可以成为评价发生认知障碍风险性的指标，风险评分可以有助于评估发生 VaD 的风险，继而干预生活方式，降低认知障碍的发生。心脏疾病可以导致脑血流灌注降低，脑组织缺血、缺氧，细胞损伤，导致 VaD。

在心脏疾病中尤其以心房颤动（简称房颤）最为重要，房颤是脑栓子的主要来源，房颤引起的微栓子、微出血、脑灌注不足等，其引发卒中及卒中后痴呆的危险性远高于正常人，也是 VaD 的原因。最近一项关于 37 000 例老年患者[平均年龄（60.0±17.9）岁]的前瞻性研究显示，房颤是 VaD 的独立危险因素之一，有房颤且随访期超过 5 年的病例，其认知功能减退的发生率更高。房颤导致 VaD 的可能机制有房颤引起心排血量减少，导致全脑低灌注，进而造成脑白质损伤及神经元的变性甚至坏死。另外，在房颤过程中，左心房来的小栓子进颅内引起重要部位的脑栓塞，造成相应部位脑损伤而导致认知功能减退。有报道指出，有效控制房颤是预防痴呆的重要手段。房颤患者的认知障碍与抗凝不足和继发的脑血管事件存在明显相关，并且对 MMSE 检查出有认知障碍的房颤患者进行有效的抗凝治疗后，能显著降低脑血管事件的发生及改善患者的认知功能，从而降低 VaD 的发生率。

（四）其他与血管性痴呆相关的危险因素

抑郁症是一种常见的精神疾病，许多疾病的出现与抑郁症有关。一些研究表明 50%的痴呆患者患有抑郁症。通过前瞻性研究表明，65 岁以上的老年人患有抑郁症与以后发展为 VaD 密切相关，可能因为抑郁发作与卒中及额叶深部白质和基底核区血管性病灶的存在显著相关。卒中及额叶深部白质和基底核区血管病变易导致 VaD。

除了高血压、高脂血症、糖尿病、高同型半胱氨酸血症、心脏病、贫血、接触毒害化学物质等不同程度的和 VaD 发病相关。随着科学技术的进步，将会有更多的危险因素被发现，特别是对可控危险因素的及时发现和干预，可以减少 VaD 的发生。

（五）可以直接导致血管性痴呆的疾病

1. 卒中 VaD 病因的核心是脑血管病变，主要是缺血性卒中、出血性卒中、慢性脑缺血等。神经影像学和病理学已证实，脑血管病变是 VaD 的重要原因。有研究表明，65 岁以上的卒中患者中 25%～41%在卒中后 3 个月内发展为 VaD。VaD 发病与卒中部位、体积、病灶数目、次数及病程长短等有关。

关于病灶部位与认知障碍的关系，目前认为，额叶、海马、左侧大脑半球、尾状核、苍白球、左侧丘脑、内囊及辐射冠等部位的损伤与认知功能减退密切相关。一些关键部位的梗死很容易导致严重的认知障碍，例如，额叶、丘脑、左侧大脑半球、角回、额叶深部脑白质等，这些关键部位即使单一病灶亦可导致痴呆，因为这些部位与精神智能活动密切相关，卒中后引起相应部位的功能受损而导致认知障碍。近期有学者认为，小脑除了维持身体平衡协调运动功能外，很可能也有助于平衡、整合、稳定大脑认知功能，其损伤在 VaD 的发生中扮演了重要角色。虽然这一机制尚不清楚，但如果该假说成立，将为 VaD 的发病机制及治疗带来新的研究方向。

关于病灶体积与认知障碍的关系，目前认为脑梗死体积达到 $50cm^3$ 就可导致 VaD 的发生，这与大面积脑梗死同时累及皮质及皮质下组织引起大脑功能的全面衰退有关。较小的病灶若影响到关键部位，也可以导致血管性认知障碍。也有观点认为，病灶体积和认知障碍没有一致性。

另外，脑梗死灶数目越多，VaD 发生率越高，多发梗死可使皮质下白质投射纤维广泛受累，神经传导通路中断，引起 Papez 等重要环路的损害，最终导致记忆的受损和执行功能的减退。多次卒中使得病灶面积增大，损伤部位增多，进一步加重脑缺血、缺氧，从而导致认知功能下降。

有研究表明，脑血管病病程越长，发生 VaD 的概率越大，通过对卒中患者 24 年的分期追踪观察发现卒中后第 1 个月 VaD 发病率约 20.4%，随时间的延长，VaD 发病率逐渐升高，病程 4 年以上者发生 VaD 的概率增加了 28.1%。VaD 与脑血管病程的关系，尚缺乏大样本流行病学研究，需进一步研究。

2. 脑小血管病（small vessel disease，SVD） 小血管病变和微小血管病变所导致的认知障碍及 VaD 是近年来的研究热点。SVD 可引起脑白质及基底核区弥漫或局灶性缺血性损害，使额叶与皮质下的联系纤维受损，表现为以执行功能受损为主要特点的认知功能损害。画钟试验及词语流畅性试验对于识别此类认知功能损害具有较高的敏感性。SVD 是导致包括 VaD 在内的年龄相关性认知障碍的主要病因，由于脑小动脉的特殊解剖结构，SVD 在体内很难直接看见，因此神经影像学表现具有很大的临床价值。影像学主要表现为腔隙性脑梗死（lacunarinfarction，LI）、脑白质病变（white matter lesion，WML）、脑微出血（cerebral microbleeds，CMB）及血管周围间隙扩大（enlarged perivascular space，EPVS），四者可单独存在或同时存在。最新一项大型的病理学研究证实，年龄超过 75 岁者，小血管病的存在增加了 2 倍以上的痴呆风险。而 LI 及 WML 作为认知障碍的重要基础，与认知障碍有密切联系。

LI 分为无症状性和有症状性两种情况。无症状性 LI 又称静息性 LI，是指无明显卒中发作的症状，只在影像学检查偶然发现，其出现频率明显高于有卒中症状的脑梗死。此类型 LI 提示与临床长期预后不佳有关，同时也影响认知功能的下降。症状性 LI 也称为腔隙综合征，它除了可表现出局灶的神经功能损伤外，主要可引起以执行功能及信息处理速度为主的认知障碍。多项研究证实 LI 的数目和部位与血管性认知障碍有密切关联。Saczynski 等发现两个以上部位同时出现梗死，信息处理速度及执行功能降低；多个部位的多个梗死时，其认知功能进一步降低。而记忆下降与基底核区 LI 有关，丘脑部位的 LI 则导致 MMSE 得分，以及速度、运动控制及执行功能混合得分下降。其机制认为是 LI 破坏了与记忆、信息处理速度及执行功能相关的额叶-皮质下环路，从而降低了额叶皮质的连通性，最终是认知功能损害。

近年来人们认识到，脑白质疏松不仅是衰老过程的表现，而且增加了脑血管病发生的风险，成为 VaD 的一个独立危险因素。研究表明，仅仅小面积的脑白质疏松就可以对认知产生影响，还会引起其他的症状。WML 与痴呆及非痴呆患者的认知障碍均有关，其认知功能损害主要表现在信息处理速度减慢、主观记忆力及执行功能的障碍。WML 多分布于基底核及半卵圆中心区域，此处集中着大量与学习、记忆等认知功能相关的神经元及神经纤维，同时与额叶也存在联系。当脑白质病变时，上述区域大量的白质纤维的完整性被破坏，从而影响认知功能；其白质纤维损伤严重程度越大，认知障碍越明显。因此，WML 可作为认知障碍的早期预警信号。值得一提的是，在没有其他病变同时出现的情况下，WML 并不与全脑的认知功能下降相关，因此它不应作为痴呆的标志。此外，一些研究者认为扩大的血管周围间隙是小血管病的另外一种表现形式。一项回顾性分析表明，EPVS 的大小和数目与 WML 范围有关。Doubal 等研究发现 EPVS 与 WML 具有共同的危险因素。因 WML 与认知障碍具有相关性，故认为 EPVS 与认知障碍同样具有密切关系。

既往认为 CMB 作为一种亚临床损害，不会引起临床症状。同时一些研究证实 CMB 并非完全无临床症状，其与认知功能损害具有一定的相关性。CMB 数目增加，患者认知障碍的严重程度随之加重。特别是与既往有卒中病史患者的关系更为密切，这也提示积累效应的存在。组织病理学研究表明微出血灶包含含铁血黄素沉积、神经元凋亡及神经胶质细胞增殖，并有 LI 的存在。由此可见，CMB 可对神经认知功能产生影响。主要发生在额叶和基底神经节的 CMB 可能损伤神经传导纤维及神经递质皮质下环路，影响与认知有关的 NE 和 5-HT 神经递质导致患者的执行功能障碍。研究证实基底核、顶枕叶和颞叶的 CMB 患者的认知障碍可能与额叶皮质之间胆碱能通路的损伤有关。因此，CMB 可能是认知障碍的潜在血管病变的生物学标志。

由于年龄是 SVD 的一个主要危险因素，所以小血管病变及其导致的认知功能损害也有随着年龄增加而进展的可能，且这种进展不同于 VaD 阶梯式进展的特点。这可以解释某些血管性认知功能损害患者在无卒中及其他危险因素作用的情况下仍有进展的原因。长期无症状脑缺血使脑组织发生不可逆损伤可能也是引起认知障碍及痴呆发展的原因。一项研究显示，1015 例无症状脑缺血患者在 3.5 年的观察期内，其发生痴呆的风险增加了。脑缺血后，脑部相应区域会处于缺氧状态，而近年的研究结果已表明，低氧会导致 Tau 蛋白磷酸化、Aβ 沉积、BBB 功能失调及神经元变性等，从而导致 VaD 的发生。

总之，动脉粥样硬化源性血栓形成、动脉-动脉栓塞和心源性脑栓塞等可以导致大血管梗死；动脉粥样硬化、脂质透明样变、高血压、糖尿病、慢性肾脏病变、血管淀粉样病变、阻塞性呼吸睡眠综合征等可以导致小血管梗死；或者在多种危险因素作用下，丘脑、海马等关键部位梗死；上述情况都可以导致血管性认知障碍。有资料统计，血管性认知障碍患者中，20%～40%为大血管病变，40%～50%为小血管病变，约 10%为关键部位梗死（图 7-5）。

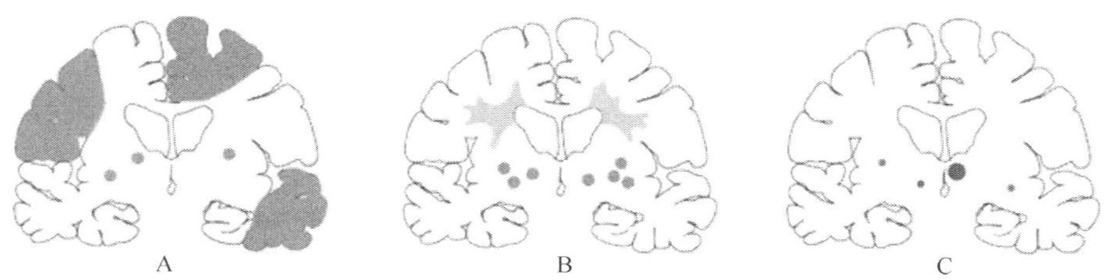

图 7-5　卒中后认知障碍与梗死部位和组织病理改变的关系

A. 大血管梗死；B. 小血管梗死；C. 关键部位梗死

3. 慢性肾疾病　Toyda 认为慢性肾疾病患者会出现 SVD，是 VaD 的独立风险因素。低肾小球滤过率与脑白质高信号强度具有相关性，且与 VaD 密切相关。胆红素和尿酸作为机体的代谢产物，具有抗氧化剂和抗炎等多种生物活性，与 VaD 有关。目前对于尿酸及胆红素与 VaD 的研究比较少。生理浓度的胆红素是一种内源性的抗氧化剂及自由基清除剂，可有效抑制 LDL-C 的氧化修饰，防止脂质过氧化，阻止内皮细胞增殖，防止动脉粥样硬化斑块形成和血管狭窄，胆红素还可以抑制胶原诱导血小板活化，减少血栓形成。生理浓度的尿酸也是一种有效抗氧化剂，尿酸与认知功能的关系密切，但报道结果不一。尿酸可以通过抗氧化作用对认知功能产生保护作用，也可以通过各种机制对血管造成损害，引起缺血性病变，最终导致认知障碍。

4. 周围血管病（peripheral vascular disease，PVD）　患者有注意和思维速度、执行功能、视觉空间能力及视觉记忆等认知方面的损害，并认为 PVD 患者发病的主要原因为动脉粥样硬化，动脉粥样硬化所致的脑血管病可能是引起认知障碍的根本原因。

三、血管性痴呆的发病机制

（一）神经生化机制

1. 胆碱能通路障碍　乙酰胆碱是胆碱的乙酰化衍生物，是至今发现的与学习记忆密切相关的一种神经递质，主要参与突触间，以及神经突触与肌肉间的信号传递。在神经元中，乙酰胆碱的合成主要在神经末梢进行，由胆碱和乙酰辅酶 A 在胆碱乙酰转移酶（choline acetyltransferase，ChAT）的催化作用下合成，由于 ChAT 存在于细胞质中，因此乙酰胆碱在细胞质中合成，合成后由小泡摄取并储存起来。它在突触间完成信息的传递后立即被乙酰胆碱酯酶水解，放出的胆碱被重吸收，因此具有迅速灭活的特点。乙酰胆碱性质不稳定，易被水解，因此除检测乙酰胆碱水平外，还可检测合成乙酰胆碱的关键酶 ChAT 来评价胆碱能情况。ChAT 在胆碱能神经元的细胞质中合成，与乙酰胆碱的分布几乎平行，是胆碱能神经元的特殊标志，常可以作为研究胆碱能神经元的标志或评估乙酰胆碱含量的间接指标。

海马环路胆碱能通路与大脑记忆及信息存储有着非常密切的关系。大脑反复缺血，脑内海马环路胆碱能通路受损，被认为是 VaD 发生的重要机制之一。大鼠的学习记忆过程伴有皮质和海马 ChAT 活性升高。参与记忆相关的大脑皮质、海马等部位的胆碱能通路受损，可能引起学习和记忆功能的缺陷，而这些部位胆碱能结构对缺血性损伤都较为敏感。大量研究表明胆碱能系统受损与 VaD 的发生有关。研究表明 VaD 患者脑脊液中乙酰胆碱酯酶活性与对照组比较明显降低。大鼠缺血再灌后乙酰胆碱浓度下降，含量减低，同时给予拟胆碱能药物可改善学习记忆功能。但是最近越来越多的研究表明，乙酰胆碱缺乏仅限于 VaD 并发 AD 患者。Sharp 等通过对 61 例有卒中或 VaD 患者的尸检脑组织的研究（13 例梗死性痴呆，8 例有卒中无痴呆，11 例皮质下梗死性痴呆，29 例 VaD 并发 AD）显示，VaD 并发 AD 患者的 ChAT 的活性显著减少，皮质下梗死和卒中患者的 ChAT 活性无明显变化，梗死性痴呆患者的 ChAT 水平有所升高。

而脑内的一些神经递质，包括毒蕈碱受体（muscarinic receptor，MChR）、烟碱受体（nicotinereceptor）、胰岛素样生长因子-1（insulin like growth factor 1，IGF-1）、神经生长因子（nerve growth factor，NGF）、促红细胞生成素（erythropoietin，EPO）、雌激素（estrogen）、生长抑素（somatostatin，SS）等因子通过影响中枢的胆碱能通路，从而参与了学习和记忆的过程，特别是与空间学习记忆能力密切相关，故有的学者将胆碱能突触称为“记忆突触”，胆碱能神经通路本身即参与构成记忆痕迹。隔核-海马的传导通路与空间识别、工作记忆有关，大细胞基底核-大脑皮质的传导通路与学习过程的调制、参照记忆有关。这些部位的损伤可导致皮质、海马及大细胞基底核细胞萎缩，胆碱能传导通路受损，从而引起胆碱能缺陷和学习记忆功能障碍。中枢胆碱能神经递质在海马 CA1、CA2、CA3 等区域与相应蛋白因子如 BDNF、NGF 因子共同影响着 VaD 的发生发展。因此 VaD 的记忆功能障碍与中枢胆碱能系统有着必然的联系。

然而，最近一项研究发现，运动皮质的中枢胆碱能损伤与单纯 VCI 而没有 VaD 的患者并没有明显相关性。这个结果与之前的研究也是一致的。

2. 突触及突触可塑性的改变　突触（synapse）是两个神经元之间或神经元与效应器细胞之间相互接触，并借以传递信息的部位（图 7-6）。突触一词首先由英国神经生理学家谢灵顿于 1897 年研究脊髓反射时引入生理学，用以表示中枢神经系统神经元之间相互接触并实现功能联系的部位。而后，又被推广用来表示神经与效应器细胞间的功能关系部位。Synapse 来自希腊语，原意是接触或接点。在光学显微镜下，可以看到一个神经元的轴突末梢经过多次分支，最后每一小支的末端膨大呈杯状或球状，称作突触小体。这些突触小体可以与多个神经元的胞体或树突相接触，形成突触。从电子显微镜下观察，可以看到，这种突触是由突触前膜、突触间隙和突触后膜三部分构成。由于接触部位的不同，突触主要可分为三类：①轴突-胞体式突触；②轴突-树突式突触；③轴突-轴突式突触。一个突触前神经元可与许多突触后神经元形成突触，一个突触后神经元也可与许多突触前神经元的轴突末梢形成突触。一个脊髓前角运动神经元的胞体和树突表面被 1800 个左右的突触小体覆盖。

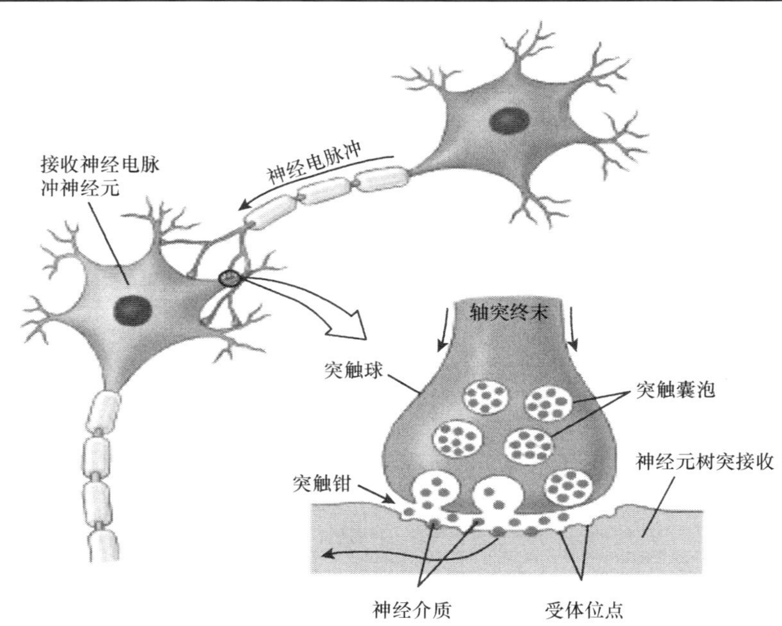

图 7-6　突触结构模式图

突触及突触传递对神经系统功能是必不可少的，突触结构的可塑性是学习记忆的神经生物学基础。近年来研究认为突触损伤与认知功能损害关系密切，神经元之间的接触点及突触的改变在血管性痴呆发病中的作用越来越受重视。在 VaD 发病早期，即存在突触结构和功能的损害。长时程增强（LTP）是指突触前纤维受到一个短暂的高频刺激后，突触传递效率和强度增加几倍且能持续数小时至几天的现象。主要存在于大脑皮质、小脑、海马区、边缘系统等脑区的 LTP 是突触可塑性的表现形式，对长时记忆有重要意义，也是学习与记忆正常进行的神经生物学基础。脑血管病引起脑缺血、缺氧性病变可导致突触可塑性改变，影响神经系统的发育、神经系统损伤后修复及学习记忆等，可能是 VaD 发病的重要机制之一。张艳玲等发现对双侧颈总动脉结扎造成慢性脑缺血动物模型，造模成功的 VaD 大鼠应用体视学方法和图像分析，对突触数密度、突触活性带长度、圆盘面积、表面密度和三种突触弯曲型比率进行分析认为，皮质及海马的突触超微结构及神经递质改变，引起学习记忆障碍，并与痴呆的严重程度相关。突触附近结构及功能的改变包括蛋白质、递质、离子、信使分子等都可能对突触产生影响，进而引起痴呆。

早在 1987 年，研究发现突触及突触蛋白的丢失在 AD 中起重要作用。随后人们对突触在其他的痴呆类型中的作用也产生了浓厚的兴趣，有研究报道与无痴呆的对照组相比较，VaD 的亚型 Binswanger 病中突触蛋白减少。目前研究较多的突触蛋白是突触膨体素、突触素、突触后致密结构组分（PSD-95）等。研究表明，突触损伤在 VaD 发病的早期即存在，且与其认知障碍密切相关。对 VaD 发病中突触可塑性的研究有利于进一步阐明其发病机制，从而更有效地对其进行防治。

3. 肾素-血管紧张素系统（renin-angiotensinsystem，RAS）　ACE 是 RAS 中的关键酶。ACE 基因通过对血管紧张素Ⅱ（AngⅡ）形成产生作用，造成血压相关的遗传性病理生理改变。已有研究证实，VaD 患者脑脊液中 AngⅡ含量显著增高，调控着疾病进程。大脑电生理实验表明：LTP 是学习、记忆、应答等的功能单位。脑海马齿状回 CA1 到 CA3 区具有 LTP 的激活效应，海马背侧后注入 AngⅡ可抑制 LTP 的产生；若注入血管紧张素Ⅱ受体拮抗剂氯沙坦（losartan），则可干预该效应，说明 AngⅡ的增高可干扰 RAS，进而影响学习及认知功能。血管紧张素受体阻断剂（angiotensin receptor blockers，ARBs）在早期也可与 ACEI 及利尿剂结合综合改善心脑血管功能，并调节 VaD 相关活性成分，达到治疗作用。

4. 慢性脑低灌注（chronic cerebral hypoperfusion，CCH） 大鼠动物模型是 VaD 的重要模型。该病理模型所致脑损害的病变程度与小胶质细胞的活化程度呈正相关。而小胶质细胞可刺激神经元，直接释放神经毒质、炎性因子如氧自由基、IL-1、TNF-α 等，造成脑白质内的免疫变化，形成大脑血管性病变；同时在 CCH 缺血低灌注期，海马 AT1 的表达明显上调，能通过此机制参与海马区神经元损害导致 VaD（图 7-7）。

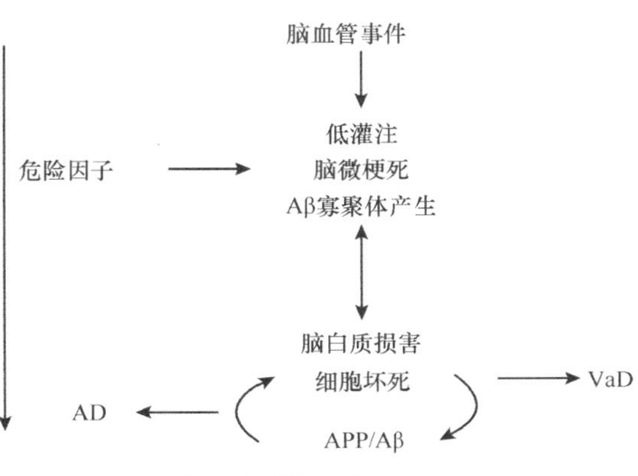

图 7-7 低灌注导致 AD 和 VaD 的模式图

5. 脑淀粉样血管病（cerebral amyloid angiopathy，CAA） 病理特点为 Aβ 在大脑皮质及血管壁中沉积，从而导致血管壁坏死、出血，最常见的包括皮质动脉、静脉和毛细血管。CAA 最常涉及软脑脊膜和皮质动脉、静脉和（或）毛细血管，以及海马、嗅区和扣带皮质、杏仁核等特殊区域的血管。下丘脑和小脑也会出现 CAA，最后脑干血管也会累及。APP 是一种广泛存在于全身组织细胞上的单次跨膜蛋白，因其经蛋白酶裂解后产生具有毒性作用的 Aβ 而广受关注，研究表明，严重的家族性的 CAA 可以是 Aβ 的沉积，也可以是其他蛋白质的沉积，例如，朊病毒蛋白和半胱氨酸蛋白酶抑制剂 C 等。CAA 与 AD 关系密切，也在某种程度上与 VCID 相关。家族性 APP 基因突变的人群更容易患 CAA。脑微出血是 CAA 的影像学特征，在磁共振 T_2 加权梯度回波脉冲序列能被探测到（图 7-8）。

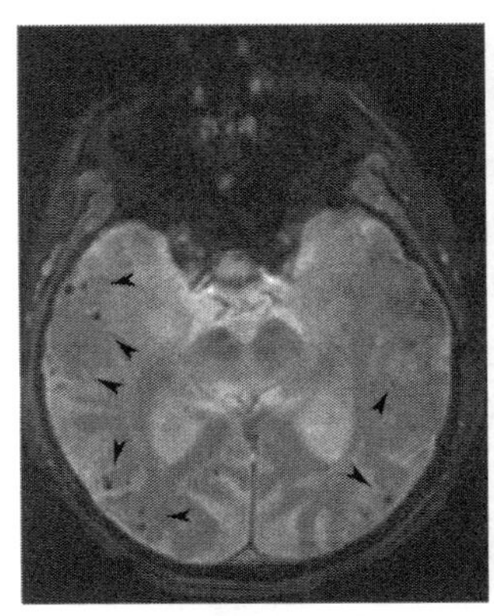
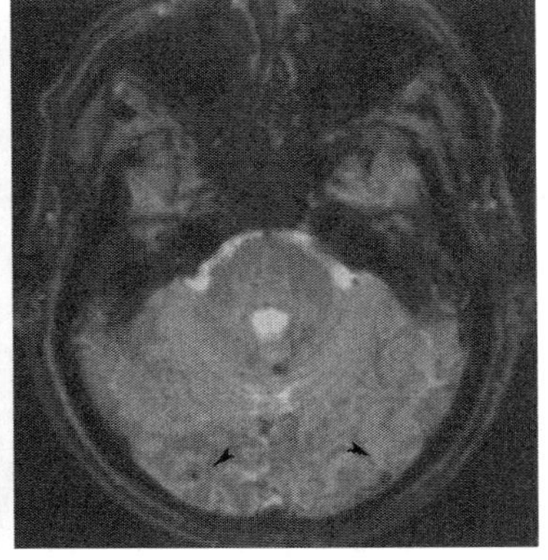

图 7-8 两例脑淀粉样血管病的患者，MRI 显示脑叶多发微出血（箭头）

CAA 常并发脑叶出血、脑微出血、腔隙性脑梗和脑白质病变，进而导致认知障碍。脑白质病变在 CAA 很常见，但与 CAA 不存在必然联系。CAA 引起的腔隙性脑梗死（直径

50～500μm）在常规 MRI 上是很难发现的。卒中后痴呆患者的脑微出血也很难发现，最近在一项有关记忆门诊的患者的研究中发现，患者脑微出血的发生率很高，VaD（65%）、AD（15%）、MCI（20%），这表明临床研究和神经病理学的观察是一致的，严重的 CAA 和脑皮质微出血与认知能力下降是密切相关的（图 7-9）。

6. 神经血管单元 2001 年 7 月，美国国立神经系统疾病与卒中研究所会议强调了内皮细胞、星形胶质细胞、周细胞、基膜、小胶质细胞、神经元及细胞外基质之间的动态相互作用，并将这一动态的结构复合体称为“神经血管单元”（neurovascular unit，NVU）。其中内皮细胞、血管基膜和星形胶质细胞终足构成血-脑屏障。

NVU 各细胞共同调节脑血流量及血-脑屏障物质交换，维持脑微环境的稳态。脑组织结构和功能的完整依赖于良好的血液供应，脑微循环系统通过对血流量的调节以应答神经活动的变化，确保神经元的能量供应而保持正常功能。当脑血流受阻而脑灌注压发生改变时，脑血管可通过复杂的调节机制保持脑血流量相对稳定，以维持脑组织的能量供应。在脑缺血等病理状态下，脑血流和脑灌注压发生障碍时，血-脑屏障的通透性常受损。此时血-脑屏障的开放可能并非单纯解剖结构上的变化，而是一种选择性的代偿机制，说明神经元与微血管相互关联不仅调节脑血流，并能调节血-脑屏障的通透性。在 NVU 的微细结构中，星形胶质细胞众多的分支及伪足包绕在脑微血管周围，将突触与可调节脑血流的内皮细胞偶联在一起，主要负责调节血流量满足大脑活动。如果没有足够的血液循环满足脑高活性区域的代谢需求，造成缺氧，会引起一连串的瀑布样反应刺激血管生成，进而增加血流量。此外，内皮细胞有复杂的内分泌和代谢功能，内皮细胞膜上存在特定受体，可以启动细胞内信号瀑布以应答各种机械和化学刺激，释放强效信号分子如一氧化氮、内皮素和前列腺素等，这些内皮介质对局部血流呈现调节效应。脑血管内皮细胞在血-脑屏障受损时也起到了非常关键的作用：位于内皮细胞上的紧密连接和转运蛋白可调节血液和神经元之间的大分子、离子、氨基酸、多肽、神经递质和其他信号分子的交换，从而通过血-脑屏障使营养物质转入到大脑，代谢产物转出。同时，这些高度协调的处理过程调节了脑血管网的血流动力学反应，维持了持神经活性和神经元功能（图 7-10）。

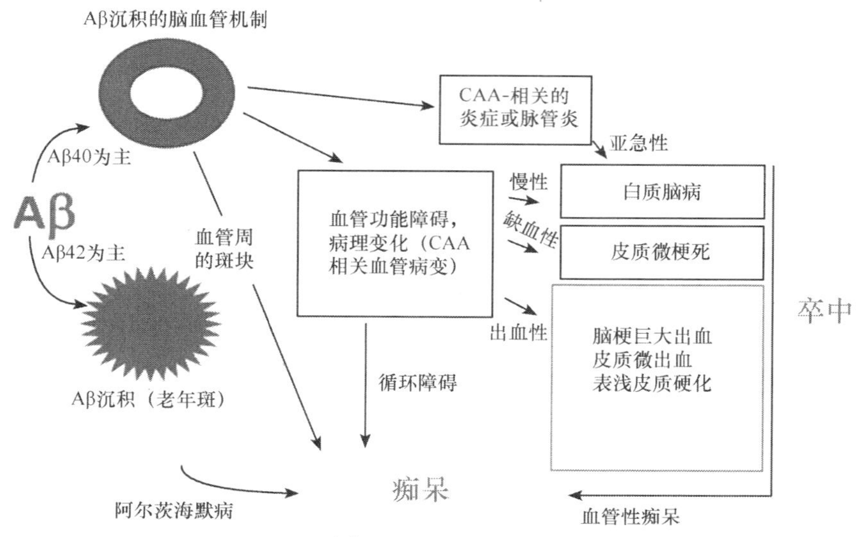

图 7-9 CAA 相关的疾病

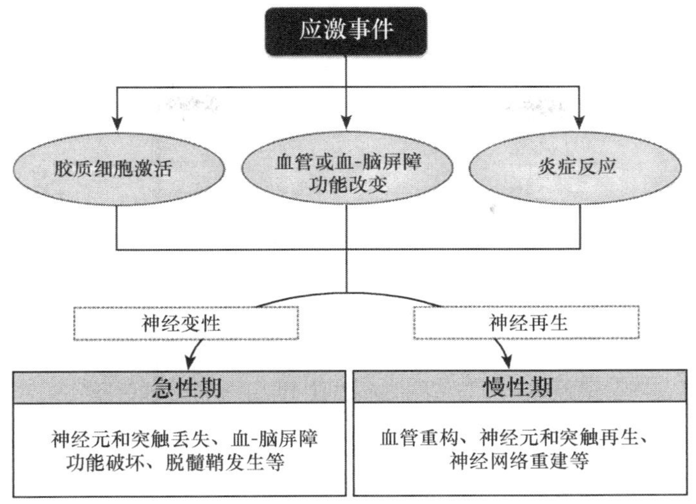

图 7-10　中枢神经系统病变病理改变模式图（包括胶质增生、血管结构改变、炎性反应等）

脑血管的老化对 NVU 产生了深远的影响，进而导致 VCI 和痴呆的发生。血管老化的常见要素包括大动脉结构和功能的变化，这通常与静息性脑小血管疾病相关。这些变化包括血管壁斑块沉积、血管壁厚度增加（动脉粥样硬化）和血管僵硬度增加（如动脉硬化或动脉粥样硬化）。虽然很多因素会导致血管壁增厚，然而在 20～90 岁的人群中，随着时间的推移，血管直径周期性变化根本原因在于搏动的血液减弱了血管壁沉积的胶原蛋白的弹性，逐渐增加了约 3 倍动脉内膜-中膜厚度。此外，其他因素如高血压和（或）动脉粥样硬化危险因素均可引起内膜增厚，从而进一步加重年龄相关变化的血管病变的严重程度。超声波可以用来测量颈动脉颅外段的厚度，研究已证明动脉厚度增加和认知能力下降密切相关。年龄相关性动脉硬化也与胶原蛋白和斑块在血管壁沉积相关，涉及参与血管结构机械调节通路的相关物质，包括整合蛋白、蛋白聚糖、腓骨蛋白-1 和聚束蛋白。颈动脉搏动传播速度是测量动脉硬化的一个可靠指标，并且传播速度的增加不仅与认知能力下降有关，也与白质疏松相关。静脉损伤可能在 VCI 也扮演了一定的角色，大鼠中静脉胶原性疾病与长期高血压密切相关，AD 患者脑室周围高信号和静脉病变存在一定的联系。胶原性疾病能扩张静脉，引起静脉功能不全和静脉渗漏，且脉搏波脑病影响脑静脉和毛细血管，导致脑血管病变、卒中和痴呆。因此，动脉和静脉功能障碍在痴呆发生中可能发挥重要作用，也为疾病的早期治疗和管理提供了更多依据。

（二）遗传机制

1. Notch3 基因和 ApoE　目前比较明确的 VaD 致病基因有 Notch3 基因和 ApoE。其中 Notch3 基因是 CADASIL 致病突变基因,也是最常见引起 VaD 的单基因突变。CADASIL 是具有明确遗传性的 VaD，在临床上以卒中病史和认知功能减退为特征。该病基因定位于 19P13.1，其重要区 Notch3 基因有异常突变，80%以上伴有痴呆，是一种明确遗传性的 VaD。突变位于 Notch 受体端的表皮生长因子（epidermal growth factor，EGF）样重复片段，突变后使 Notch 受体蛋白积聚，导致 Notch3 配体枯竭，Notch3 信号通路中断。

对来自 15 个 CADASIL 家庭的 62 例有或无症状的成员进行 Notch3 突变分析，并对其进行神经心理学测试和 MRI 检测，结论显示在 CADASIL 中腔隙性梗死是与认知功能减退关系最密切的 MRI 参数指标。通常认为是半胱氨酸效应变异引起 Notch3 蛋白错误折叠与聚合所致。

ApoE 是血浆中最重要的载脂蛋白之一，在脂类运输和代谢方面起重要作用。ApoE 是一种多态蛋白质，分别由 ε2、ε3、ε4 等位基因编码其变异体 E2、E3 和 E4，各自以大约 8%、77%和 15%的频率出现。ApoE 对胆固醇代谢起重要作用，可能通过增加胆固醇和低密度脂蛋白的水平，导致动脉硬化，使痴呆的危险性增加。已有研究证实 ApoE ε4 是 AD 发病的危险因素，ApoE ε3 和 ApoE ε4 可能会增加血管认知障碍的危险性。另有研究表明，VaD 患者的 ApoE 增多情况与 AD 患者相似。近期一项 Meta 研究显示，ApoE 基因多态性与中国人 VaD 相关，携带 ε4 等位基因的个体有发生 VaD 的倾向，ApoE 基因具有多态性，其与 VaD 的详细关联仍需进一步深入探索。

2. 与 VaD 相关的其他基因 N5,N10-亚甲基四氢叶酸还原酶的基因多态性可导致高同型半胱氨酸血症，可能是导致 VaD 的发病基因。此外，半胱氨酸蛋白酶抑制剂 C 其编码基因为 CST3，在 VaD 患者中 CST3 和 ApoE4 等位基因可有协同增效作用，加速 VaD 的发生。芳香硫酸脂酸假性缺陷基因可能是 VaD 的另一种潜在致病基因。K469E 基因（细胞间黏附因子的一种基因型）、PON2 基因（氧酯酶的基因型）、纤维蛋白原基因、内皮型一氧化氮合酶基因、血浆 α1 抗胰蛋白酶基因、脂蛋白脂酶基因、心房钠尿肽基因与脑血管病密切相关，也可能是 VaD 发病的潜在致病基因。脂质代谢基因 SAR1 同源物 B 多态性与 VaD 之间也可能有相关性。还有观点认为血管紧张素转化酶的 D/D 基因基因型与卒中发病有关，可能是 VaD 的危险因素，但也有研究对这一观点持反对意见。目前对于 VaD 危险因素相关基因的报道越来越多，卒中相关基因也可能与 VaD 的发病有关。

（三）分子机制

1. 海马 Ca^{2+}、钙调素（calmodulin，CaM）、钙调素依赖性蛋白激酶-Ⅱ（calmodulin dependent protein kinaseⅡ，CaMPKⅡ） 海马组织是参与学习和记忆功能的重要部位，其神经元内 Ca^{2+}、CaM 和 CaMPKⅡ与学习、记忆的关系已有较确切报道，Ca^{2+}是细胞内最重要的第二信使。Ca^{2+}代谢失调与退化性病理改变密切相关，卒中时神经元代谢紊乱，引起 Ca^{2+}超载，促使神经元发生不同程度损伤，是 VaD 发生的重要机制。Ca^{2+} 超载既是脑损伤的后果，也是脑进一步损害的始动环节。CaM 是细胞内最重要的钙感受器，它因能调节 Ca^{2+}的浓度影响各种细胞功能而得名。CaM 与 Ca^{2+}结合成 Ca^{2+}-CaM 发挥作用。Ca^{2+}和 Ca^{2+}-CaM 依赖的蛋白质磷酸化级联反应是 Ca^{2+}信号通路系统的重要下游事件。Ca^{2+}-CaM 结合物进一步激活 CaMPKⅡ，CaMPKⅡ亚静息状态时存在自身抑制区封闭催化部位而处于非活化状态，激活后 CaMPKⅡ迅速发生自身磷酸化，转变为非 Ca^{2+}依赖状态，此自身磷酸化可使 CaMPKⅡ保持先前激活 Ca^{2+}信号的信息，即使胞内 Ca^{2+}水平恢复到基础状态，仍维持催化活性，故 CaM 和 CaMPKⅡ的激活是记忆形成并存储的机制之一，可介导改善缺血引起的学习和记忆障碍。

CaMPKⅡ高表达于海马和大脑皮质的突触后致密物质中，它的激活可通过蛋白激酶途径把 NMDAR 介导的外界信号转入细胞核，诱导特定基因的表达，并且有研究认为 CaMPKⅡ信号转导途径可能是受体可塑性、学习记忆等复杂机制的主要组成部分。VaD 患者中CaMPKⅡ被异常激活，导致神经元损害出现认知障碍。何雨等的研究表明，CaMPKⅡ活性在 VaD 发生过程中有着特征性变化，当 CaMPKⅡ被异常激活时，打破了体内多种特异蛋白激酶的磷酸化和蛋白磷酸酯酶脱磷酸的平衡，进而造成神经微管结构破坏，引起神经元损伤，影响认知功能，因此通过调控 CaMPKⅡ活性的高低，可能改善 VaD 的病理变化。

2. 神经肽　是泛指存在于神经组织并参与神经系统功能作用的内源性活性物质，是一类特殊的信息物质。特点是含量低、活性高、作用广泛而又复杂，它既能以突触释放的方式实现调节作用，又能以非突触释放的方式对邻近或较远部位的靶细胞活性进行调节，在体内调节多种多样的生理和药理作用，如痛觉、睡眠、情绪、学习与记忆乃至神经系统本身的分化和发育都受神经肽的调节。

（1）内皮素-1（endothelin-1，ET-1）与降钙素相关基因肽（calcitonin gene related peptide，CGRP）：内皮素是 1988 年发现的具有强烈缩血管作用的多肽类物质，其广泛分布于心血管系统及中枢神经系统，由脑内胶质、血管内皮细胞分泌，目前认为是最强的缩血管肽。在卒中发病过程中，ET-1 加速钙内流，使神经元钙超载，并能刺激兴奋性氨基酸释放，加速神经元死亡，同时，ET 通过进一步收缩痉挛血管加重脑缺血，进而对脑神经元或神经胶质细胞造成伤害。

CGRP 是人和动物体内存在的新型内源性生物活性神经多肽，由 37 个氨基酸残基组成的，是一种强烈舒血管作用的神经肽，对血管有不同程度的扩张作用，它可逆转血管痉挛，改善血液循环，广泛分布于中枢和外周神经系统。它和 ET-1 的作用相反，可拮抗内皮素的作用，扩张脑血流，促进前列环素释放，发挥舒张血管的作用，它还可以直接作用于 CGRP 特异性受体，在缺氧状态下维持 Ca^{2+}稳态，直接保护神经元，并减轻脑损伤引起的脑水肿，抑制脑组织过氧化物丙二醛升高。也有研究发现 CGRP 可促进海马神经元的生长发育，而且对大鼠海马区域缺氧损伤具有明显的保护作用，延缓缺氧导致的突触功能不可逆损伤的发生。亦能促进内皮细胞的增殖，减轻内皮损伤后的炎性细胞释放反应，有利于损伤后的内皮屏障和保护作用的恢复重建，其扩血管作用下降可引起脑功能障碍。向楠等认为在 VaD 形成过程中 ET-1 含量增高，CGRP 含量降低，失去两者的平衡，是 VaD 发生的可能机制之一。

（2）精氨酸加压素（arginine vasopressin，AVP）：又称血管加压素、抗利尿激素，由下丘脑的视上核和室旁核细胞产生，储存于神经垂体，可调节颅内压和脑组织代谢，具有抗利尿、缩血管、加强记忆、参与体温及免疫调节等生理功能，并且是与学习记忆密切相关的神经肽。谷氨酸是诱导 LTP 的神经递质，而 AVP 可抑制突触前膜摄取 γ-氨基丁酸（GABA），增加 GABA 的效应，促进谷氨酸摄取，有利于谷氨酸依赖的 LTP 产生，具有明显增强记忆、减少遗忘的作用。有研究表明 AVP 参与记忆、巩固记忆和条件反射形成，具有神经调剂作用，能持续地抑制神经系统的兴奋性，是一种与学习、记忆密切相关的神经肽，参与识记、保持及条件反射形成。有研究称，AVP 类能改善蛋白质合成抑制剂对海马突触蛋白合成的抑制作用，并增强海马突触可塑性。大鼠 VaD 模型的大脑皮质和海马中 AVP 含量显著降低。孙美波等研究认为 VaD 患者中枢 AVP 含量的降低可能通过抑制其特异性受体的活性，影响学习、记忆相关的中枢神经递质代谢，导致 VaD 的发生、发展，说明 AVP 的变化在 VaD 发病中可能起重要作用。

3. 兴奋性氨基酸 兴奋毒性是指由于兴奋性氨基酸（excitatory amino acid，EAA）受体激活而引起的神经元死亡。EAA 包括谷氨酸、天冬氨酸、NMDA、红藻氨酸、喹啉酸等。EAA 的突触后膜受体分为 NMDA 受体、α-氨基-3-羟基-5-甲基-4-异恶唑丙酸（alphaamino-3-hydmxy-5-methyl- 4-isoxazole propionic acid，AMPA）受体、红藻氨酸受体、亲代谢受体及 L-2-氨基-4-磷丁酸受体。EAA 对神经元的作用是通过分布于中枢神经系统的 EAA 受体介导的。

EAA 作为中枢神经递质与学习记忆功能有关。目前认为脑缺血性损伤级联反应大多以能量衰竭和 EAA 毒性开始。脑缺血后脑组织中的氨基酸类递质代谢异常，EAA 释放过多，其中以谷氨酸释放最多，谷氨酸从突触前膜释放并在突触间隙堆积，使 NMDA 受体过度兴奋，进而介导细胞内 Ca^{2+}超载，导致 NO 合成过量、ROS 释放、细胞色素 *c* 及线粒体释放凋亡诱导因子（apoptosis inducing factor，AIF）的活性增强，产生神经元兴奋性毒性，诱发迟发性神经元死亡（delayed neuronal death，DND），进而参与 VaD 的过程。胞内钙超载同时会产生一系列病理反应，触发突触传递的长效改变，造成海马区 LTP 效应，引起突触间信息传递障碍，导致学习、记忆障碍，引发痴呆。脑损伤后，谷氨酸的产生是神经元受损的重要环节之一，降低病理状态下过高的谷氨酸含量，如使用兴奋性氨基酸抑制剂，对于神经元可产生保护作用。

4. 一氧化氮（nitric oxide，NO） 是人们熟知的小分子无机物，近年逐渐认识到其可通过环磷酸腺苷（cAMP）引起平滑肌细胞松弛而使血管舒张并广泛参与机体多种生理和病理过程，另外它在脑细胞和神经元中均起到调节作用。NO 的特点是迅速产生、迅速灭活，NO 由精氨酸氧化产生，由 NO 合成酶（NO synthase，NOS）催化完成。目前认为，在动物的中枢和外周突触中，突触前、后的功能是相适应的，在互相适应的过程中，突触后细胞可影响突触前末梢分化并在一定程度上控制其功能，这种逆行控制中的信使就有 NO，进而可介导 LTP，在诱导和维持 LTP 过程中发挥学习记忆功能。

NO 诱导和维持 LTP 的机制可能有几方面：①可通过影响 NO-cGMP-PKG 途径促进突触前递质释放，使蛋白激酶 G（PKG）处于持续激活状态，产生活性依赖性长时程递质释放增加；②通过突触后蛋白激酶 A（PKA）途径，影响 cAMP 反应元件（cAMP response element binding protein，CREB）等转录因子，参与 LTP 晚期过程；③通过神经元周围的胶质细胞和小神经元参与 LTP 的形成。研究表明，NOS 与影响学习记忆的钙通路密切相关，诱导型 NOS 上调和过表达是 VaD 的重要病理机制。据报道给大鼠腹腔注射 NOS 抑制剂，可损害大鼠学习记忆能力，而注射 NO 的合成原料可减轻这种损伤，脑组织 NOS 的持续性激活及一氧化氮含量的升高不仅参与缺血性脑损害，而且在痴呆形成中可能发挥重要作用。NO 通过何种途径诱导和维持 LTP 过程，参与 VaD 的发生，其确切机制尚待进一步研究。

5. 炎性反应 炎性机制在 VaD 的发病中的地位日益受到重视。炎症反应参与了脑白质损害的发生，在急性脑缺血后继发性神经损伤中起主要作用，以炎性细胞因子和 IL-1β 在缺血和再灌注引起炎症反应中的局部表达为特征。脑缺血和再灌注时，内皮细胞、神经元等在局部被激活，通过释放两种关键的炎性因子 TNF-α 和 IL-1β 触发炎症反应，引起其他细胞因子与炎性代谢产物一起促使白细胞迁移至组织损伤区，导致血管再闭塞，引发“无复流”现象。白细胞还可以产生蛋白水解酶和其他效应分子，引起神经元的直接损伤。研究表明，局灶性脑缺血和再灌注损伤时 IL-1βmRNA 表达及 TNF-α 水平增高，给予 TNF-α 和 IL-1β 拮抗剂对局灶性缺血模型具有保护作用。提示炎性机制可能在 VaD 的发病机制中起重要作用。

慢性脑缺血时小胶质细胞被激活，激活的小胶质细胞能够通过自分泌或旁分泌的方式分泌大量的生物活性因子（TNF-α、IL-3 等），通过不同的途径反馈性加重小胶质细胞的活化效应，此外还可以直接对神经组织产生各自的作用加重炎性反应，并且激活星形胶质细胞，导致恶性循环，促进神经元损伤；进而抑制神经元突触产生的长时程增强。有实验证明，在大鼠慢性脑缺血性脑损害时，在小胶质细胞活化早期抑制其活化反应，能减少细胞毒性作用和病理损害。

有研究发现痴呆患者的脑中存在活化的小胶质细胞、炎性介质、C 反应蛋白、补体因子等。还有研究证明患者血浆中的炎性标志物在出现痴呆临床症状之前就已经升高。在脑缺血和多发性梗死后认知功能损害的炎症发展过程中有炎性细胞和炎性介质的累积。发现 VaD 患者脑脊液中 IL-6 升高，并认为其可作为 VaD 的生物标志物。从而可见，炎性反应可能在 VaD 发病机制中起到重要作用。

6. 氧化应激 是引起血管性认知障碍的重要因素。脑缺血时会产生氧化应激过程，产生过量自由基。虽然检测 VaD 应激标志物的研究有限，但是有资料支持氧化应激在 VaD 中的作用，有许多研究检测到循环中的氧化应激的标志。VaD 受试者与年龄相匹配的对照组相比较，血浆中的维生素 C 水平减少。其他研究也报道 VaD 患者血浆中抗氧化剂微量元素维生素 E 减少。此外，VaD 患者与对照组相比较，外周血中丙二醛水平升高。也发现 8-羟-2-脱氧鸟苷和 8-羟鸟苷水平在 VaD 患者的脑脊液和尿液中的水平升高，导致 DNA 氧化损伤。另外几项研究表明，在缺血/再灌注模型中低灌注可促进 NADPH 氧化酶诱导生成活性氧，进而通过 toll 样受体激活炎性通路。反过来炎症又可进一步通过下调抗氧化防御系统加重氧化应激。这些研究表明至少总体上来说，在 VaD 中氧化应激水平有改变。

7. 其他机制 包括 Aβ、Tau 蛋白、神经纤维蛋白 SMI31 等。Aβ 是由 APP 通过蛋白酶途径裂解成长度为 39～43 个氨基酸的片段，是构成老年斑的主要成分。现已经证明 Aβ 具有神经毒性作用，即使细胞膜磷脂超氧化，进而抑制磷酸化过程并减少 ATP 形成及降低细胞的 pH，最终导致细胞损伤和死亡。研究表明，VaD 患者大脑中有大量 Aβ 沉积，主要为具有神经毒性的 Aβ42，可增加神经元对诸多损伤的敏感性，抑制海马 LTP。Weinstock 等研究证实 2-VO 造成的慢性缺血不仅导致海马 CA1 区锥体细胞的损伤，而且可使 APP 裂解异常，生成 Aβ。虽然缺血诱导产生 Aβ 进而导致老年斑形成的机制目前还不清楚。但研究表明，没有老年斑形成的 APP 转基因小鼠经缺血诱导产生的 Aβ 足以造成血管和认知功能损害。

Tau 蛋白是脑组织神经元骨架蛋白的一种，主要分布在神经元轴突中，其主要功能是促进微管的形成及保持微管的稳定性。在正常生理状态下，神经元 Tau 蛋白磷酸化处于相当低的水平，过磷酸化 Tau 蛋白可以形成神经原纤维缠结，从而阻止轴质流动和神经元的交联，进而引起神经元的退化与丢失。Muaketova-Ladinska 等发现老年患者脑组织缺血损伤会影响 Tau 蛋白的代谢或磷酸化修饰。

研究表明，Aβ 和 Tau 蛋白之间相互作用影响，最终导致神经元凋亡，从而造成患者临床症状加重。Rapoport 等研究发现，Tau 蛋自在 Aβ 纤维沉淀引起突触变形的机制中可能起关键性的作用，在 Tau 缺失神经元重组表达人类 Tau 蛋白，可使神经元对 Aβ 的毒性恢复敏感性。Hernandez 等则通过 Aβ 短期处理人神经母细胞瘤细胞，并检测周期素依赖性蛋白激酶-5（cyclin-dependent kinase 5，Cdk-5）作用的磷酸化位点 ser396/404，发现有 Tau 蛋白磷酸化，提示经 Aβ 诱导激活的 Cdk-5 途径能促进 Tau 蛋白的磷酸化。Henono 等对部分 VaD 患者的智能状况进行追踪观察后，发现原来无智能减退的患者，在第一次缺血发生后痴呆发病率可增加 50%，这种状态难以用梗死灶的范围或者部分来解释，认为是脑组织中 AD 样的组织学变化起到了重要作用。

Foster 等研究发现，选择性的区域内锥体细胞萎缩与 VaD 中的执行功能相关，VaD 的神经纤维蛋白 SMI31 比脑血管病后无 VaD 患者表达增加。

（李玉梅　付剑亮　胡跃强）

第 3 节　血管性痴呆的病理生理学

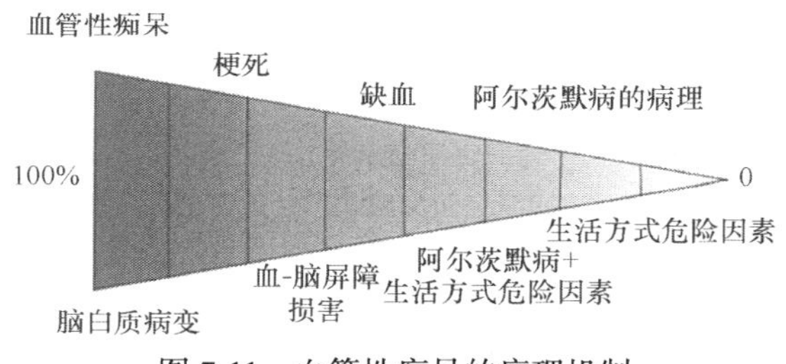

图 7-11　血管性痴呆的病理机制

VaD 和脑血管病有共同的危险因素，包括年龄、男性、糖尿病、高血压和心脏病等。VaD 的病因多样化，既有病灶直接损伤的因素，也有脑损伤后出现一系列的损伤级联反应。脑供血对大脑结构和功能完整性有重要作用，脑血管的改变会对认知功能有深远的影响。引起认知功能损害的血管改变多种多样，包括系统性损害影响全脑灌注或脑血管尤其是小动脉和小静脉的改变等。VaD 病理生理机制复杂，在多种危险因素的共同作用下，脑组织发生 AD 样病理改变和缺血（或梗死），导致 VaD 的发生（图 7-11）。

一、血管性痴呆的病理分型

1. 低灌注性痴呆　由心搏骤停、心律失常、心力衰竭或低血压注引起的全脑血流低灌注会引起脑功能障碍，并短暂或永久性损害认知。颈内动脉的重度狭窄或阻塞导致的脑缺血也会引起认知功能损害，即使没有缺血性病理损害的出现。痴呆也可在缺血状态下的弥漫性大脑损害或局限性大脑损害（因局部脑组织对缺血的选择性易感性所致）后出现。痴呆可能由继发于心搏骤停或严重低血压的脑缺血性损害，血液灌流交界区的缺血损害（如脑室周围白质部位的缺血性损害）导致。选择性、不完全性脑白质梗死是痴呆中血管性白质疾病的第二常见的类型，由大脑内动脉狭窄及交通循环不良所致，低血压发作所致的阵发性血流过低或灌流不足常与其伴行，通常表现为额颞叶痴呆。

2. 关键部位梗死性痴呆　是由重要皮质、皮质下功能区域的几个小面积梗死灶，有时甚至是单个梗死病灶所引起。最为人们所知的是双侧丘脑梗死导致的具额叶特征的痴呆，其他关键部位如角回、基底前脑-基底下丘脑结构、带状回的病灶也可导致痴呆。

3. 多发性脑梗死性痴呆（multiple infarct dementia，MID） 定义为大血管阻塞所导致的大面积梗死，尤其是多发生在内环状动脉或 Willis 环及其他主要大脑动脉上。

4. 脑白质疏松 目前为止，导致血管性认知障碍的原因中，最常见的是脑白质小血管损害。这些微血管改变引起不同的神经病理学损害，可以单独出现，更多的是在一个个体中同时发生。脑白质损伤包括空泡化、脱髓鞘、轴突丧失等，在影像学上称为脑白质疏松，大多与小血管病变有关。既可以是皮质性的，也可是皮质下的。皮质下梗死可出现在丘脑背内侧核、尾状核、额叶皮质和上述结构在脑白质的联系通路等部位。Binswanger 病（Binswanger disease，BD）是一种较为常见的小血管性痴呆，临床表现为进行性、隐匿性发展的痴呆，常伴明显的意志缺失，情感和行为改变（激越、易激惹、抑郁、欣快、情感失禁），注意力不集中，精神运动迟缓，假性延髓麻痹和一些皮质症状（如步态不稳、尿失禁、帕金森病等）。病理改变为脑室周围白质的广泛性脱髓鞘病变与多发性腔隙灶共存，伴星形胶质细胞增生。严重病理中，整个脑白质近乎消失，仅存未受损的短弓状纤维（图 7-12）。

5. 腔隙性脑梗死 是指大脑半球或脑干深部的小穿通动脉，在长期高血压的基础上，血管壁发生病变，导致管控闭塞，形成小的梗死灶。与心血管危险因素如高血压、糖尿病、高脂血症及吸烟显著相关。这些损害相应的病理改变包括小血管动脉粥样硬化斑块、血管壁透明物质沉积、血管壁纤维化改变导致血管硬化及微血管变形，以及血管壁完整性丧失、小动脉弯曲、基膜增厚、动脉周围间隙增大、毛细血管数量减少、出现线性血管（血管内皮丧失，仅存在一层基膜而无任何功能的毛细血管）等。发生在基底核和脑桥的多发性腔隙性脑梗死可出现假性延髓麻痹，额叶皮质的多发性腔隙性脑梗死可产生伴额叶体征的痴呆综合征。新的腔隙性脑梗死出现加速认知功能的下降，尤其影响到运动速度和执行能力。腔隙性脑梗死也出现在少见的遗传性因素导致的 VCI 和 VaD。其中得到广泛研究的是 CADASIL，其是由于 Notch3 基因突变引起。

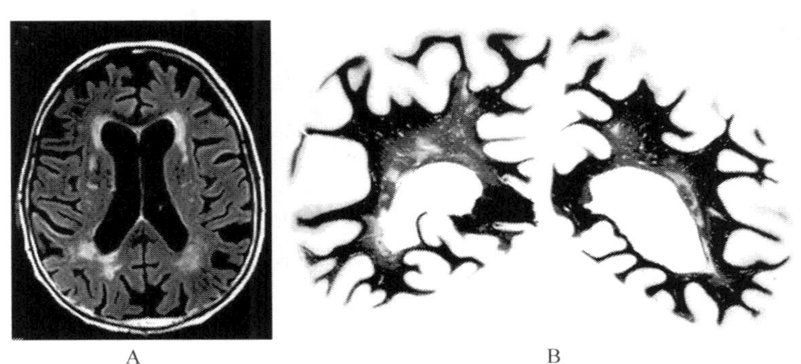

图 7-12 轻度认知损害（患者，女，78 岁）脑深部白质高信号融合成片

A. T_2 加权 FLAIR-MRI 成像；B. 多处白质脱髓鞘和腔隙性脑梗死（Kluver-Barrera 染色）

6. 微梗死及微出血 是认知障碍的独立预测因素，但与其他血管性病理改变有密切的联系，如白质疏松、腔隙性脑梗死、大梗死及出血，以及 CADASIL 和 AD 等。微梗死由血管性疾病引起，病理改变仅包括细胞坏死、空洞形成及炎症反应（星形胶质细胞增生、小胶质细胞增生、巨噬细胞滤过）。微出血是血液渗漏仅存在于血管周间隙，不损伤脑实

质。皮质微出血出现于 17%的痴呆患者，与 CAA 密切相关；而深部脑组织微出血的原因首先是血管性危险因素，其次则为脑白质疾病。

7. 出血性痴呆 这一类 VaD 亚型由出血和血管瘤所致，包括硬膜下出血、蛛网膜下腔出血和高血压性血管病变所致的血管破裂，血管瘤和血管炎引起的脑血管破裂。大多数病例呈现 VaD 的临床特点，但也有的病例临床表现类似原发性进行性痴呆。

8. CADASIL（伴有皮质下梗死和白质脑病的常染色体显性遗传脑动脉病） 是一种比较少见的 VaD 亚型，由位于 19 号染色体上的 Notch3 基因突变引起。在众多基因中，ApoE 引起了特别的关注。尽管 AD 患者中携带 ApoE4 等位基因的患者占总数的 65%～80%，也有很多证据显示 ApoE 4 是 AD 的一个主要危险因素，但关于它在 VaD 中扮演的角色仍有一些争议。近期有研究表明，VaD 患者的海马组织中出现 ApoE 的剪切物。有人提出，携带有一个或两个 ApoE 等位基因可能是 VaD 的一个危险因素，但没有其在 AD 中的作用那样明显（图 7-13）。

9. CAA 众所周知，脑血管的 Aβ 沉积或 CAA 与 VCI 密切相关。尽管有遗传性 CAA 的存在，但超过 90%的 CAA 出现在 AD 患者中。也有 50%～60%患有痴呆的老年人和 20%～40%未患痴呆的老年人存在 CAA。CAA 的主要危险因素为老龄，心血管危险因素起到的作用并不明显。CAA 是颅内微出血和大出血主要原因，这些出血主要发生于皮质。Aβ 沉积出现在脑血管的中膜和外膜，导致平滑肌和周细胞的退行性变。在严重的患者中，血管壁出现纤维素样坏死，血管出现特征性枪管样改变。

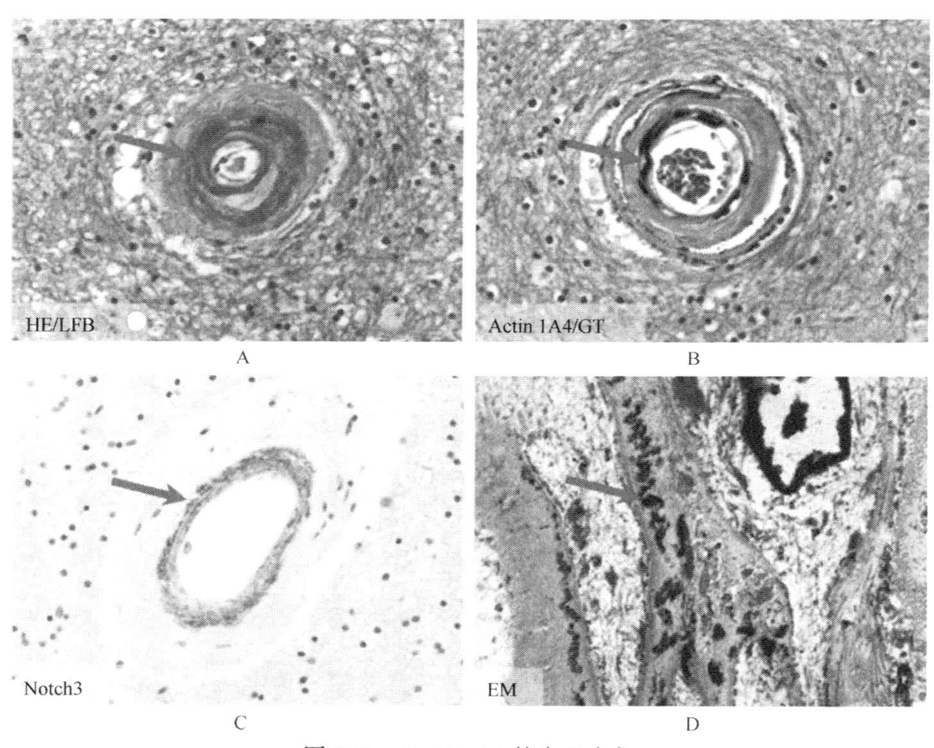

图 7-13 CADASIL 的病理改变

A. 脑皮质白质血管平滑肌细胞表面出现嗜锇颗粒沉积（HE/LFB 染色）；B. 平滑肌破坏（平滑肌肌动蛋白免疫组化染色）伴动脉硬化（Gomori trichrome 染色提示胶原蛋白增多）；C. 皮质下白质血管 Notch 3 受体外侧结构域异常沉积；D. 嗜锇颗粒沉积超微成像

10. 卒中后痴呆　卒中使痴呆患病的风险增加，约 30%的卒中患者在 3 年内会发生认知障碍。有研究者在 50 岁以下的患者中也发现了卒中和痴呆的关联，将近 50%的 50 岁以下卒中患者会在 10 年内发生认知功能损害。如前所述，由多动脉阻塞引起的多发性梗死及关键部位（如额叶和丘脑）的单一梗死都会损伤认知。然而，缺血性卒中也常常与前面提到的血管病理改变相关，增加血管负荷。

11. 混合性痴呆　患者既有 AD 的经典病变，又有脑血管病变。超过 50%的痴呆患者同时出现 AD 和脑血管损伤的混合性损害。病理改变包括 Willis 环及分支的粥样硬化、白质疏松、腔隙性脑梗死、微出血、微梗死及 CAA。研究发现，不同动脉供血区域之间的缺血性损害成为分水岭梗死，也出现在 AD 患者中，提示低灌注和 CAA 也参与 AD 的发病。血管性损害也出现于其他年龄相关神经退行性变，如海马硬化、额颞叶退行性变等，其与 AD 同时出现则是最常见的（表 7-3）。

表 7-3　VaD 的病理分型和特点

疾病表现	主要原因	靶血管及血管病理学	相应脑部损伤
低灌注性痴呆	1. 心搏停止 2. 低血压 3. 颈动脉闭塞	1. 大血管 ATS 2. 血管硬化	1. “分水岭”梗死 2. 皮质层状坏死 3. 不完全性脑白质梗死
关键部位梗死性痴呆	动脉闭塞	大中型血管	认知相关区域梗死，如大脑额叶、丘脑等
多发梗死性痴呆	多动脉闭塞（血栓性栓塞）	大中型动脉及细动脉	1. 多发大片梗死 2. 腔隙性脑梗死 3. 微梗死
脑白质损伤（脑白质疏松）及腔隙	1. 血管相关危险因素 2. CADASIL 及其他遗传因素	1. 小动脉（<300μm） 2. 小血管 ATS 3. 小动脉硬化 4. 血管壁透明样变性 5. 静脉胶原性疾病	1. 轴突损伤 2. 髓鞘脱失 3. 腔隙性脑梗死 4. 微梗死 5. 微出血
微梗死	1. CADASIL 2. CAA，AD 3. 血管相关危险因素	1. 小动脉（<300μm） 2. 小血管 ATS 3. 小动脉硬化	无肉眼下可见梗死
微出血与出血	1. CAA，AD 2. CADASIL 3. 血管相关性危险因素	1. 小动脉（<300μm） 2. 血管破裂	1. 血管周间隙小出血灶 2. 叶部或基底神经节出血
CADASIL	Notch 3 基因突变	1. 小动脉（<300μm） 2. 增厚的血管壁 3. 平滑肌细胞 GOM 4. 周细胞缺失	1. 脑白质损伤 2. 腔隙性脑梗死 3. 微梗死 4. 微出血 5. 脑萎缩
大脑淀粉样血管病	1. 遗传因素 2. 偶发性 3. AD	1. 动脉淀粉样沉积（<2mm），小动脉，毛细血管 2. 平滑肌变性 3. 血管破裂	1. 出血 2. 脑白质损伤 3. 微小阻塞 4. 微出血

续表

疾病表现	主要原因	靶血管及血管病理学	相应脑部损伤
卒中后痴呆	任何原因引起的缺血性卒中	1. 大中型血管 2. 血管周边免疫细胞	1. 无症状性梗死 2. 脑白质损伤 3. 腔隙性脑梗死 4. 神经元缺失 5. 脑萎缩
AD 与血管性痴呆并发	1. 散发性 2. 血管相关危险因素	大中型动脉和细动脉	1. AD 病理改变 2. 脑白质损伤 3. 腔隙性脑梗死 4. 微梗死 5. 微出血

注：ATS：动脉粥样硬化；GOM：颗粒状嗜高渗改变

二、血管性痴呆的病理生理机制

尽管脑血管疾病会引起病理损害，使认知功能损害，但是找到脑血管疾病在认知障碍和痴呆中所起到的确切的作用却是十分困难的，这显示了血管性病理损害的异质性本质，大血管粥样硬化、小血管粥样硬化（以及其他血管性疾病如脑淀粉样血管病）会引起皮质或皮质下梗死、亚梗死性缺血性损害（灰质微梗死和白质损害）及大、小脑血管出血（微出血）。所有这些病理损害可发生在整个脑组织的各个部位，导致 VaD 的发生（图 7-14）。

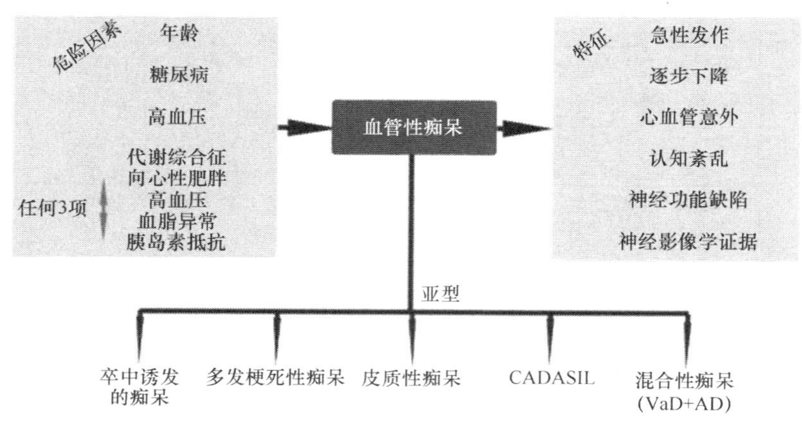

图 7-14　VaD 的危险因素、亚型和临床特征

在尸检研究中，即使进行前瞻性研究，把认知功能损害和死后病理表现关联起来也是有难度的。AD 有确定并可预测的疾病进展过程，但脑血管疾病却并非如此，至今仍没有关于疾病分期和诊断的一致性意见。因此不同研究在报道患者尸检中是否有多个脑血管疾病时，往往采用不同的标准。在大于 75 岁的人群中，脑血管性病理损害出现的最多，被认为可以引发轻微认知功能损害甚至痴呆。在轻度认知损害的患者中，小血管在 MRI 脑影像学检查表现为脑白质高信号性损害的小血管疾病，似乎在疾病发生中起到最重要的作用。但当患者不存在 AD 或其他神经性退行性病变时，需要有更多脑血管性病

理损害才会引发痴呆，因此单纯 VaD 在痴呆患者中的比例似乎要比我们从前认为的低很多，大概只占 10%，其中大部分患者有大的梗死。与其他主要神经退行性疾病一样，随着年龄和认知障碍严重程度的增加，脑血管疾病负荷逐渐增加。因此随着老龄化和痴呆严重程度增加，混合性脑病理损害越来越多，而单纯性病理损害的比例逐渐减少。在大于 80 岁的人群中，混合性痴呆则非常常见。因此当临床评估脑血管性疾病对痴呆发病所起到的作用时，如果患者影像学没有明显的梗死出现，或者不存在与认知功能损害的发生和发展有明确关联的病理损害，应当将血管性病理看作是对整体认知功能损害起到了一定作用，而不是当成主要的原因。

1. 病灶的直接损伤机制　VaD 是一个异质性疾病，由局灶、多灶或弥漫性血管性或缺血性损伤引起，涉及脑重要功能区和神经网络，伴有由基底核、丘脑、白质及额叶下损害引起的额叶和边缘区皮质结构传入神经阻滞，基底核-皮质、皮质-皮质和上行传导通路的损伤。其认知功能损害的模式与皮质及皮质下循环损伤模型引起的认知障碍相一致，伴有皮质下损害与皮质及海马损伤之间的相互作用。任意部位的白质损害影响脑前额部功能，与脑皮质而不是海马萎缩的关联更密切，后者更多见于 AD 而不是 VaD，增加痴呆风险，尤其是有腔隙性梗死的患者。由大血管和小血管疾病混合引起的小损害，可以损伤丘脑-皮质、纹状体-皮质及前额叶-基底核通路，影响认知、记忆和行为。近期关于腔隙性脑梗死对认知障碍影响的研究及脑缺血模型证实了皮质下前额叶循环损害导致的基底核灰质及白质的损伤及认知障碍之间的关系。

2. 胆碱能神经功能障碍　神经化学研究显示关键的神经递质系统异常，尤其是与弥散性白质损害有关的前额基底部胆碱能系统及其他影响中央辐射区域投射通路的血管性损害，导致广泛地向中央投射的胆碱能系统中断。由于胆碱能系统在调节脑血流中起到一定作用，胆碱能系统功能异常导致的脑血流降低及低灌注是 VaD 的重要发病机制。之前有研究显示，在多发梗死性脑病（multi-infarct encephalopathy，MIE）和 MIE/VaD 患者的海马中，ChAT 活性及 M 样受体都有明显降低，但是 N 样受体没有发生变化。在 AD 和 VaD 中 Meynert 基底核的神经元数量都有所减少，实验室及临床研究都观察到 VaD 中的胆碱能损害，与对照组及 VaD 患者相比，AD 及混合性痴呆（VaD+AD）颞叶皮质的胆碱乙酰转移酶活性有更明显的下降，但是在 CADASIL 中发现了严重的额叶和颞叶皮质胆碱能损害。作为对突触蛋白密度的反应，在 Binswanger 病的皮质发现突触小泡蛋白免疫反应性有所下降。VaD 中其他神经递质损害包括视上核和结节乳头体损害引起的血管紧张素和组胺的减少。由于基底核或白质腔隙性梗死引起的黑质纹状体多巴胺能系统损害可能会引起血管性或路易体性帕金森病（假性帕金森病）。

3. 炎性反应　脑缺氧会导致细胞死亡及微血管功能障碍，以血管炎性因子增多、内皮功能障碍、血管及血-脑屏障破损和神经炎性因子增多为标志。在 VaD 中，慢性缺血和血栓栓塞导致 CBF 下降、缺氧、氧化应激并引起炎症反应。炎症因素如基质金属蛋白酶（matrix metalloproteinases，MMPs）和微血管功能障碍降解血-脑屏障，增加血-脑屏障通透性，使白细胞介素（IL-1，IL-6）、MMPs（MMP2，MMP9）、TNF-α、TLR4（toll 样受体 4）及 C 反应蛋白等炎症因子透过血-脑屏障。进入脑后，这些炎症因子增加脑白质损害（脱髓鞘、轴突消失、少突胶质细胞退化），引起神经退行性病变及细胞死亡并增强神经胶质的炎症。神经胶质细胞分泌的炎症因子会通过损伤少突胶质细胞来加剧脑白质损害和脱髓鞘。而海马区炎症级联反应的结果则是损害神经发生、神经祖细胞增殖及突触的可塑性和树突棘的密度，继而发生以海马为基础的学习记忆缺损。

4. 氧化应激 低氧引发的氧化应激通过一氧化氮合酶途径、丙二醛增多、释放活性氧和自由基导致线粒体功能障碍（反之亦然）、神经损伤和凋亡。氧化应激引起抗氧化物质与活性氧簇的比率失调，损伤血管内皮细胞、胶质细胞及神经元，导致神经血管解偶联及进一步的脑血流减低。过多的活性氧物质会损伤线粒体功能，并进一步导致低氧和氧化应激。

5. 脑低灌注 脑深部白质神经束处于不同动脉供血区域的边缘，因此对供血不足尤其敏感。即使在健康的个体中，高碳酸血症作为强有力的血管舒张因子，也并不会增高反而降低脑室周围白质的脑血流，这表明上游扩张了的血管脑血流被分配到其他部位。这一发现强调了脑室周围白质血流动力学的不稳定性，即使不存在血管性损害。越来越多的证据表明血管性认知功能损害患者脑白质，血供降低。在疏松的脑白质组织中，静息血流减少，血管反应性降低。存在 VCI 危险因素如高血压及糖尿病的患者，脑及视网膜通过神经活动增加脑血流的能力降低。脑血管自我调节的损害，是脑白质对血压波动引起的损伤更加敏感。有趣的是，部分脑白质无明显改变的患者脑血流也出现下降，这提示脑血流的改变可能先于脑白质损害，并在脑白质损害的发生中起到作用。

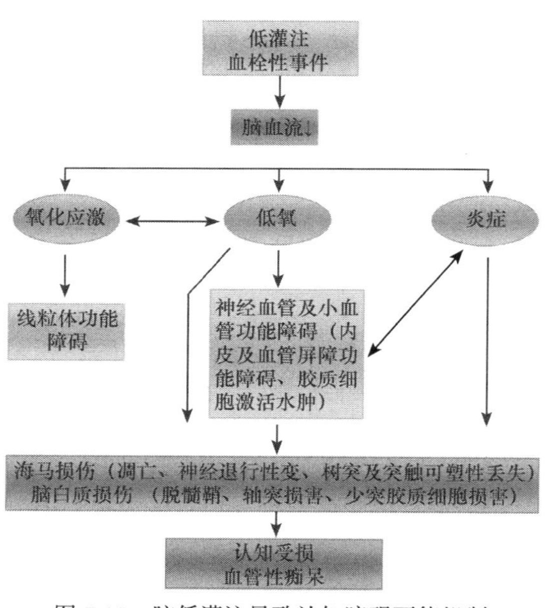

图 7-15 脑低灌注导致认知障碍可能机制

中枢白质由于血供有限及因自身处于深部脑组织使侧支血流不足，对低氧引起的损伤非常敏感。在 VaD，脑白质损伤就是由低氧诱导少突胶质细胞损害导致脱髓鞘而引起的。少突胶质细胞固缩死亡及少突胶质细胞祖细胞损伤都会减少或阻碍髓鞘再生。脱髓鞘延迟了神经信号传递，导致认知障碍（图 7-15）。

6. 神经血管网络与神经血管单元 脑血管在认知损害的病理中所扮演的重要角色，强调了血管结构和功能的重要性。由于能量需求高并缺乏能源储备，脑组织需要持续并调节完善的血流供应。大多数能量用于离子泵来维持和重建被突触活动所消耗的离子梯度。由于脑白质的突触数量较少，它的能量消耗及脑血流供应是灰质的 1/3。脑血管系统在发育、结构、功能方面与脑组织有密切的联系，他们的细胞组分共同构成了一个功能结构称为神经血管单元。由于与脑细胞之间的密切关系，脑血管具有与其他器官血管不同的特征。

Willis 环是由颈内动脉和基底动脉汇合在脑底形成的六边形动脉环。脑组织的血液即由 Willis 环的分支血管供应。从 Willis 环发出的主要血管即大脑前部、中部和后部的血管及它们的分支，形成充足的侧支循环并形成血管网覆盖脑表面（软脑膜动脉及细动脉）。软脑膜动脉表面有一层平滑肌细胞，包裹单层的内皮细胞。软脑膜血管的分支生长深入脑组织实质，使软脑膜下充盈着脑脊液的间隙延伸到更小的血管周围（血管周间隙或 Virchow-Robin 间隙）。受血管基膜和胶质界膜的限制，血管周间隙在清除废弃蛋白和多肽（如 Aβ）中起到重要作用。随着脑内细动脉到达脑实质深部，其直径逐渐变小（＜100μm），血管周围间隙消失，小血管基膜直接与星形胶质细胞形成的终足相沟通。在毛细血管中，平滑肌细胞被周细胞和在脑血管中尤其丰富的收缩细胞所替代，并参与血-脑屏障的发育和维持。

这种脑组织中从外向内的血管发育方式与其他器官不同，如肾脏和肝脏的血管发育是由内向外的，并将调节脑内血流的关键血管，软脑膜细动脉，置于脑实质之外。因此，血管的信号转导机制使软脑膜细动脉直径的变化与脑内血管系统相协调。这样的血管分布，另一个结果是穿通小动脉和小静脉的阻塞，不能有效地被侧支循环代偿。导致血流减少引起类似于小梗死的小缺血性损害。此外，前部动脉和中部动脉非重合部分的边缘发出长穿通动脉分支，供应脑深部白质区域，因此使深部白质区域对脑血流降低更敏感。此外，基底核和脑干由从 Willis 环直接发出的穿通小动脉和其邻近分支供血，致使这些血管更容易受到机械性改变如慢性高血压或大血管硬化的影响（图 7-16）。

大脑具有血管调节机制，保证了它充足的血供以满足其各种细胞对能量的需求。神经元活动消耗的能量在脑内占绝大部分，因此神经元活动是脑血流动力调节的主要决定因素。神经元、星形胶质细胞、微血管共同作用，通过多种分子作用机制，如离子、花生四烯酸代谢产物、一氧化氮、腺苷酸、神经递质、神经肽等，参与由激活引起的脑血流增加。脑血流改变是由血管活性物质调控的，引起血管收缩或舒张，而这些血管活性物质，则是由突触活动、星形胶质细胞、中间神经元，以及从基底前脑和脑干发出的传入神经投射。这些高度协调的信号共同作用于神经血管网络的特定部位，形成神经活动引发的血流动力学改变，具有高度的时间和空间精确性。因此，激活后的局部血流动力学改变，常被应用于功能影像学中来探测活体脑组织的神经活动。

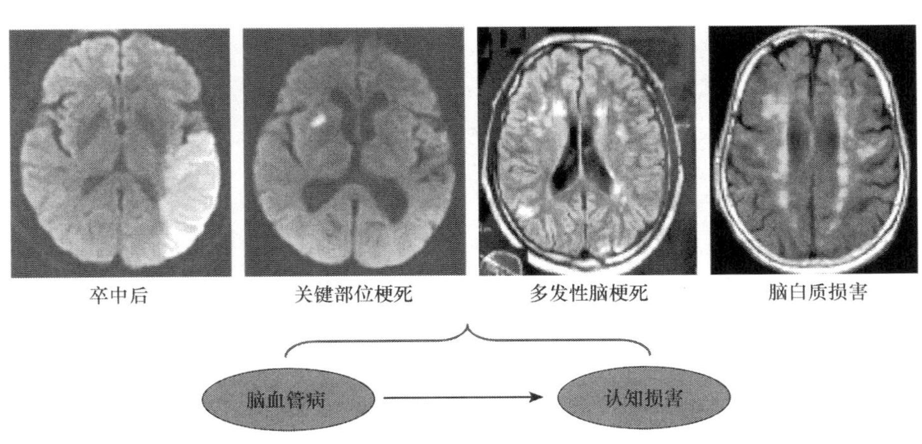

图 7-16　血管性认知损害相关脑部病变

与其他器官相同，脑血管内皮细胞在受到化学信号如神经递质、机械性作用等的刺激时，通过释放血管活性因子来调节血管紧张度。然而与其他器官不同的是，在大部分大脑区域中，血管内皮细胞之间通过闭锁蛋白和紧密连接蛋白形成的连接体相连接，防止血液和脑之间亲水性物质的双向交换，这也是血-脑屏障的一个重要特征。脑血管内皮细胞膜表面特化的转运蛋白控制着溶质的进出。例如，葡萄糖转运蛋白-1（glucosetransporter-1，GLUT-1）和氨基酸转运体调节葡萄糖和氨基酸转运入脑，然而外向转运蛋白如低密度脂蛋白受体相关蛋白-1（low density lipoprotein receptor related protein 1，LRP 1）、ABC 转运体（ATP-binding cassettee transporters）等，将药物和代谢副产物转运出脑，包括 Aβ 和乳酸盐。

血管平滑肌细胞在血压增高时会相应收缩（肌源性紧张），使在一定血压变化范围内，脑血流能维持相对稳定（脑血管自我调节）。自我调节使脑血管免于受到日常活动对动脉血压的影响，维持脑血流基线的稳定，在此基础上，神经血管偶联及内皮细胞的作用所产生的血流动力学改变引起脑血流的变化。这些神经血管调节机制共同作用，以保证脑组织得到充足的血液供应以满足各种细胞活动对能量的需求（图 7-17，图 7-18）。

综上所述，氧化应激、内皮及微血管功能障碍，以及炎症之间的恶性循环加剧了脑损伤。神经血管单元是一个概念模型，主要描述了脑神经元、血管和胶质细胞之间的功能联系及信号转导，很大程度上受到氧化应激和炎症之间的互相作用所导致的血-脑屏障破坏、水肿、神经血管解偶联、神经元损伤而发生功能紊乱。这些机制之间存在分子上的相互作用，共同导致脑功能失衡及神经血管单位解偶联。内皮损伤和血小板激活引起血小板黏附血管收缩或血栓形成血管阻塞，导致微血管损坏。这些损伤作用于给深层脑白质供血的大、小动脉，引起脑白质梗死（图 7-19）。

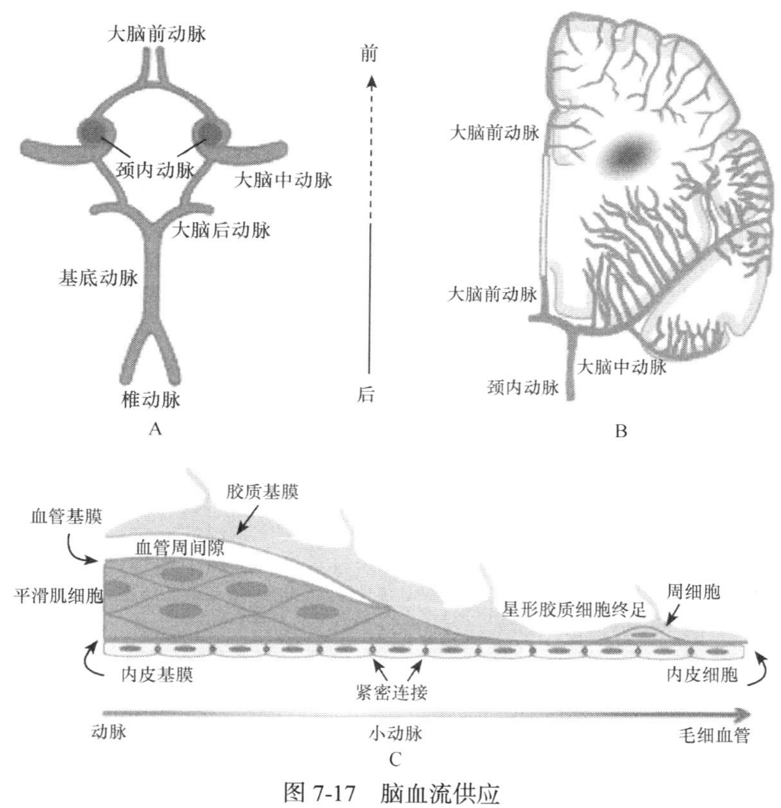

图 7-17 脑血流供应

A. Willis 环的组成；B. 脑的动脉供应；C. 模式图

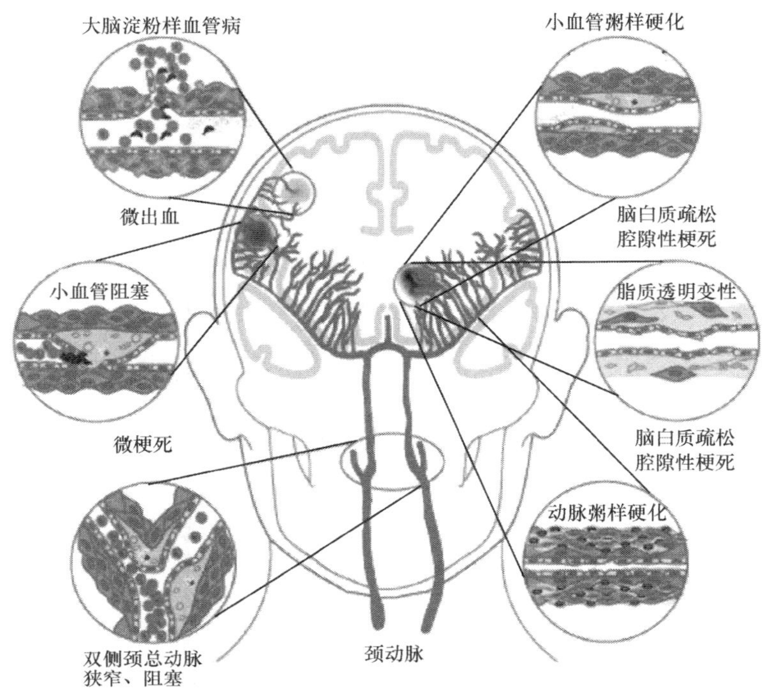

图 7-18　导致 VCI 的血管损害及它们对脑功能的影响

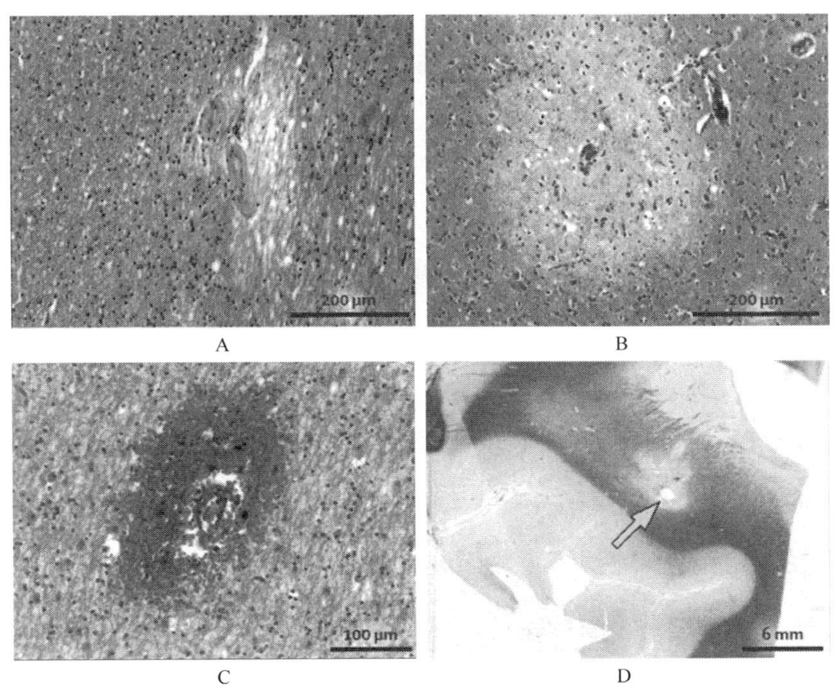

图 7-19　与血管性痴呆有关的血管病理改变

A. 扣带白质处的微梗死（100μm，苏木精伊红染色）；B. 额叶皮质微梗死（100μm，苏木精伊红染色）；C. 枕叶皮质微出血（100μm，苏木精伊红染色）；D. 箭头指示额叶白质腔隙性梗死及颜色淡化（100μm，固蓝染色）

（杜　宇　罗　燕　付剑亮）

第 4 节 血管性痴呆的临床表现

一、血管性认知障碍的临床表现

VCI 临床表现大致可概括为：血管病变、认知功能损害和神经系统局灶体征三部分。影像学显示，VCI 患者认知障碍和深部白质高信号密切相关，尤其是额叶白质和内囊，但是与大脑萎缩程度无关，这提示 VCI 基本属于皮质下型功能损害，患者的抽象思维、概念的形成和转换、精神灵活性、信息处理速度、对干扰的抑制等执行功能损害突出，而记忆能力相对保留，其原因可能是由于皮质下病变破坏了与执行功能相关的额叶-皮质下功能环路。但是也有不少研究提示 VCI 患者存在包括记忆障碍在内的多个认知领域损害。Loewenstein 等发现 VCI 患者早期和 AD 的前期——遗忘型轻度认知损害（amnestic mild cognitive impairment，aMCI）的患者在记忆力、执行能力、语言、视空间和运用能力的检查上没有区别，绝大部分 VCI 患者表现有记忆损害。虽然注意和执行功能障碍在卒中患者中常见，但是记忆障碍更加提示了 VCI 和痴呆。推测其原因可能是由于血管性病灶破坏了与记忆相关的海马-内侧颞叶-皮质下功能通路。另外，研究发现皮质下小血管病导致的额叶低代谢在引起执行功能障碍的同时，还与患者记忆力和总体认知能力的下降密切相关，所以，目前研究结果提示 VCI 的神经心理学特征与 AD 不同，且存在明显的异质性，认知功能损害可以累及执行功能和记忆能力等多个认知领域。

VaD 患者在认知领域中最常受累的是精神运动速度和额叶执行功能，VCI 患者的神经心理改变与 VaD 类似，但程度较 VaD 轻，概括、信息处理速度和工作记忆等方面的额叶执行功能损害较为突出，但是语言记忆能力相对完好。临床上 VCI 认知功能损害的特征是皮质下认知障碍合并皮质梗死导致的斑片状皮质性认知障碍。除了认知障碍，VCI 也常出现一些非认知功能表现。Rockwood 研究发现，VCI 患者对常见的行为症状是主动性下降（61%），其次是情绪低落（33%）。

依照 VCI 的病变程度不同，VCI 可分为轻、中、重三个等级，不同程度的 VCI 临床表现亦有所不同。

（1）轻度 VCI：急性起病与缓慢渐进性发病的 VCI 患者各占一半，患者注意力和执行能力障碍，而记忆力相对保留，可有行动和信息处理迟缓，其他的认知功能的变化依赖于个体的病理基础。也可出现精神症状如抑郁、情绪不稳、意志丧失、情感淡漠等。

（2）中度 VCI：患者主要表现为语言、记忆、视觉空间技能、情感、人格和认知（概括、计算、判断等）中有 1～2 项受损，但是其程度未达到目前痴呆的诊断标准。可有或无神经系统局灶体征。

（3）重度 VCI：是由血管因素或脑血管病引起的痴呆，脑内存在明显的病灶且多伴有较明显的神经系统局灶体征。

二、血管性痴呆的临床表现

根据受累部位、受累程度与疾病发作次数的不同，VaD 呈现出与 VCI 类似的复杂多变的症状和体征。大体上讲，该病的临床表现（图 7-20）主要包括两部分：①脑损害的相应症状和体征；②痴呆相关的记忆障碍和精神症状。

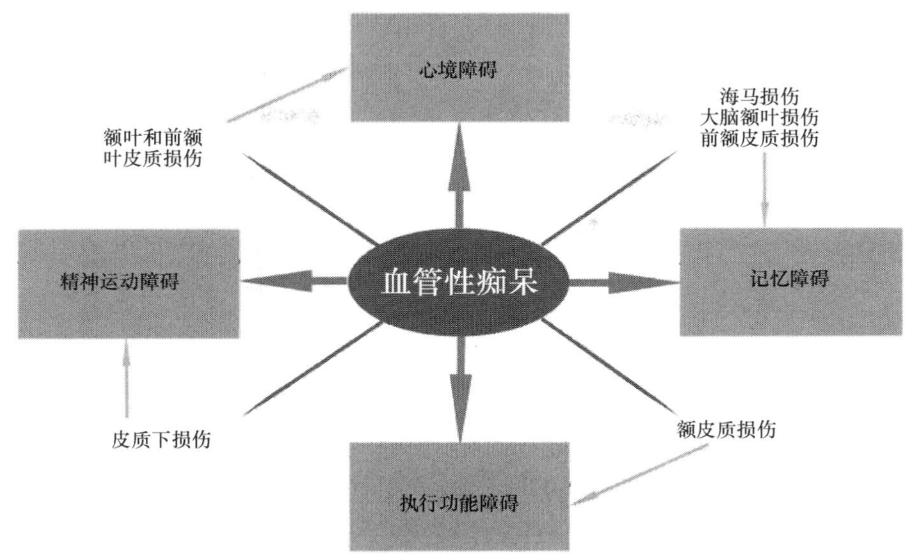

图 7-20　VaD 的临床表现

VaD 起病缓急不一，急性起病者：常为较大面积或关键部位病变造成，也可为多次反复发作后或者数次发作叠加后出现的疾病恶化。病情的暴发和恶化，很大程度上依赖于脑组织所遭受创伤的严重程度。如果脑组织严重缺血，比如作为严重卒中的结果，疾病将对患者带来迅速而严重的冲击，当思维和推理能力的改变与卒中明确相关时，这个状态有时称为卒中后痴呆。慢性起病者：如果是作为短暂性脑缺血发作或者隐匿性卒中的结果，随着损伤的积累，疾病的发展可能呈现出渐进性，此时的起病症状与其他类型的痴呆是类似的，比如近记忆力减退常常为首发症状，同时会伴有一定的情感、工作和生活能力障碍，但是人格保持良好。无论进展速度如何，进一步衰退之前，VaD 会经历一个稳定期。

（一）局部脑损害的相应症状和体征

根据卒中部位的不同，可出现不同的症状和体征。优势半球皮质病变可能出现：失语、失读、失用、失认、失算等。非优势半球皮质病变可能出现视空间觉障碍的症状。皮质下神经核团或传导束病变，可能出现相应的感觉和运动障碍及锥体外系体征，包括急性肌张力障碍，出现强迫性张口、伸舌、斜颈、呼吸运动障碍及吞咽困难；静坐不能；肌张力增高、面容呆板、动作迟缓、肌肉震颤、流涎等帕金森综合征样症状等，还可出现病理性脑干反射、情感障碍等假性延髓麻痹的表现。大脑后动脉受累后，可出现视幻觉、面容失认症、共济失调、震颤、手部痉挛、舞蹈-手足徐动症等。具体的受损部位及其临床表现如表 7-4 所示：

表 7-4　局部脑损害的相应症状和体征

	左侧	右侧
额叶皮质	找词困难、Broca 失语、注意力涣散、失抑制、右侧偏瘫	注意力涣散、左侧忽视、失抑制、左侧偏瘫、可无症状
基底核	失语、右侧偏瘫	左侧忽视、左侧偏瘫
颞叶*	失语	左侧忽视

续表

	左侧	右侧
顶叶	Wernicke 失语，计算困难	困惑、左侧忽视、可无症状
丘脑	失语、记忆力下降、失抑制、右侧感觉混乱	左侧忽视、记忆力下降、失抑制、左侧感觉混乱
枕叶	视野缺损、阅读障碍、困惑、躁动	视野缺损、困惑、可无症状
多发皮质下小血管卒中	认知功能减退、额叶/执行功能障碍、失抑制、失禁、虚弱、额叶步态	

注：*：中间颞叶（左侧或右侧）损伤时记忆力下降（左侧更容易产生语言信息缺陷，右侧非语言信息缺陷）

（二）痴呆相关的记忆障碍和精神症状

VaD 所导致痴呆的特点是：第一，早期呈现斑片状痴呆，记忆力减退较明显，但是人格保持相对完整。VaD 的早期症状可包括执行能力减退、迷路、语言能力减退、常见物体命名能力减退、淡漠、失认、人格改变和社交能力减退等。随着病情恶化，症状愈加明显，可能包括睡眠改变，半夜常醒来；执行能力减退，如准备食物、选择合适的衣服、骑车等活动的执行能力下降；近事遗忘；忘记日常生活事件，忘记自己是谁；幻觉、抑郁、躁动；幻想、争吵、暴力行为；读写能力障碍；判断力下降、危险识别能力丧失；用词错误、发音错误、说令人困惑的句子；离群索居等。第二，痴呆症状呈现可逆性，即智能障碍的严重程度可随脑血供的变化而出现一过性的好转或加重。

VaD 的症状跟其他类型的痴呆重叠很大，尤其是 AD。一次大的卒中之后可以突然起病，如果思维和推理能力的改变与卒中明确相关时，这个状态有时称为卒中后痴呆。如果发生于小卒中或者一系列卒中之后，VaD 患者思维过程的改变，可呈现出从基础功能水平开始的显著的阶梯状改变，而非渐进式的、稳定的衰退（通常见于 AD）。但是，VaD 也可以呈现与 AD 类似的渐进性改变。更有甚者，AD 和 VaD 一起发生。

值得注意的是，相比 AD 等其他类型痴呆，VaD 的认知改变更加多变，并且高度依赖于受血管病理学影响的特殊神经底物。有社区研究显示，VaD 和 AD 之间的神经精神病学特征存在大量重叠。当然，也有些症状并非如此，比如，抑郁和淡漠症状在 VaD 患者中表现尤为明显，然而幻觉则不是很常见。虽然 VaD 和 AD 的认知功能衰退速率差不多，但是预后变化很大；因为心脑血管疾病的原因，VaD 拥有更高的死亡率，平均生存时间是 3～5 年。

总的来说，VaD 患者的痴呆症状可大致分为以下方面：

1. 记忆力减退 是 VaD 早期常见症状，远记忆力障碍多在后期出现。VaD 患者随着记忆力减退，会逐渐出现注意力不集中，计算力、自发书写及抄写能力的下降。一些研究结果提示，不同程度的 VaD 在神经心理学方面会表现出相对规律的特点。轻度 VaD 患者常以计算力、短时记忆力、时间定向力、地点定向力、视空间能力、语言能力、书写能力减低为主。中度 VaD 患者表现为时间定向力、地点定向力、视空间能力继续降低，而计算力、短时记忆力、语言能力、书写能力较轻或无变化。重度 VaD 患者时间定向力、地点定向力、语言能力、书写能力、阅读理解能力降低，视空间能力较中度时相对不变，但较轻度时降低。

2. 执行功能异常 相同严重程度的 AD 和 VaD，前者的长时记忆延迟回忆障碍明显重于后者，而后者的执行功能障碍较前者严重，表现为心理运算速度迟缓，组织、计划、概括分类能力下降，这一现象在小血管性痴呆中更明显。执行功能的神经解剖基础是额叶-皮质下环路，由于小血管病变常导致皮质下白质和基底核区的腔隙性梗死灶及脑白质病变，使该环路受到破坏，从而易出现执行功能异常。

3. 精神行为异常　70%～90% VaD 患者在病程一段时间内会出现精神行为异常。临床研究表明，约半数以上 VaD 患者会出现睡眠障碍，表现为日间睡眠增加，夜间睡眠混乱。另有一部分患者出现“日落”现象，即患者在黄昏或是入夜时出现谵妄。在精神症状的表现上，VaD 患者发生抑郁、焦虑、欣快感的概率明显高于 AD 患者，而幻觉、妄想则明显低于 AD 患者。新近的一些研究结果显示，在不同病理基础的 VaD 亚型患者中，精神行为表现方面也存在差异。Rita Morett 等通过对 240 例 VaD 患者的临床观察发现，皮质下痴呆所表现的精神行为异常较多表现为身体疼痛或不适所展现的焦虑、淡漠、社交回避、认知功能减退和洞察力的缺失，而不表现为抑郁、激惹和自杀等。与之相对的 MID 则表现为恒定持久的抑郁、社交回避、认知功能减退、自杀、激惹、情感淡漠、幻觉和妄想等，其行为学改变也较皮质下痴呆的症状严重。

4. 日常生活活动能力减退　痴呆进展多以日常生活活动能力逐步衰退为特征。日常生活活动一般分为基本日常生活活动（或躯体性自理能力）和工具性日常生活活动两组。前者包括吃饭、排尿、洗澡、穿衣等，后者包括使用电话、管理财务、购物、做家务等更为复杂的日常活动。通常 VaD 患者首先表现为工具性日常生活活动的下降，随着病情加重，最后累及基本日常生活活动。

由于 VaD 是一种高度异质性的疾病，依据受累脑血管部位及其受累程度的不同，相应的精神、神经症状也不同，我们将根据不同的临床亚型分述其临床表现。

三、痴呆的分类

（一）梗死性痴呆

1. 多发梗死性痴呆（MID）　也被称为皮质血管性痴呆、卒中后痴呆，是指多个皮质梗死灶引起的痴呆综合征，是血管性痴呆最常见的类型，占 39.4%。MID 以突然起病、波动或阶梯样病程、局灶神经功能缺失（运动、感觉和视觉缺损，失语，其他皮质高级功能损害）为主。患者通常存在脑血管病高危因素，如高血压、糖尿病、高脂血症等，以及与多次缺血性卒中事件相关的局灶性神经系统体征，影像学检查显示有多发的梗死灶。

目前，关于 MID 的定义、病因、病理存在分歧。有些学者指出 MID 是指由多发的、较大脑动脉闭塞引起的脑内多个较大面积梗死所致，其神经病理学特点是多发的、大的梗死病灶，由栓塞或动脉粥样硬化斑块所致，累及大脑皮质和皮质下组织；而有些人认为 MID 不仅由较大的多发的脑梗死引起，还包括由脑的小动脉闭塞引起的多发腔隙性梗死，主要病理所见为多发的腔隙性梗死病灶，多位于皮质下区域，大脑皮质少见。由于后者特殊的病理性质与病变位置，现今研究者多把多发腔隙性梗死引起的痴呆作为 VaD 的临床或病理亚型之一，进行单独讨论。

典型的 MID 病例，发病年龄多在 60～75 岁，男性发病较女性多见。临床表现无特异性，因脑梗死位置、范围、数目不同，每个 MID 患者的认知功能损害程度和表现各异。

认知障碍呈阶梯式发展，可伴随脑梗死反复发生，发病可以突然、也可隐匿，每次发作后，可留下一些神经精神症状，并且症状逐渐叠加，直到发展为痴呆。其智能损害多呈斑片状（非全面认知障碍），与血管病变及脑组织的部位和体积有直接关系。MID 的认知障碍通常有记忆缺失、失语、失认等皮质功能障碍的表现。大脑中动脉区域以失语和忽略为主，大脑前动脉区域以无动性缄默和淡漠为主，后循环区域则以遗忘、失算和失认为主。部分也可出现精神运动迟缓、注意力不集中、犹豫不决、精神不振等皮质下痴呆表现。大面积脑梗死性痴呆多急性发病，病情严重，侥幸存活者大都会遗留严重的神经症状和体征，如瘫痪、卧床不起、失语、丧失工作能力，且痴呆多较严重。多发的皮质卒中与患者的症状和体征密切相关，且通常可被临床技术检测出，但是右侧颞叶和右侧顶叶皮质的卒中通常在进行痴呆相关检查时才被检测出来，常见的症状和体征包括注意力涣散、失语、去抑制、轻偏瘫、视力及其他感觉受损。

MID 与 AD 的鉴别诊断有一定难度，与单纯 AD 不同的是，MID 患者有多次缺血性脑卒中病史和由多发脑梗死引起的局灶神经功能缺损的症状和体征，如中枢性面舌瘫、偏瘫、偏身感觉障碍、肌张力增高、锥体束征、假性延髓麻痹和尿便失禁等。如优势半球病变，可能有失语、失读、失写、失算等症状。非优势半球病变可导致视空间障碍、体像障碍等症状。

2. 关键部位梗死性痴呆 是指脑重要部位梗死（几个小面积或单一梗死）引起的痴呆。特别是腔隙性梗死或栓子栓塞，当然高血压性脑出血也可以使关键部位遭受损伤。战略部位的小梗死往往可导致多个领域的认知功能损害，战略性梗死性痴呆的临床表现取决于受影响的脑区，包括注意力涣散、构音障碍、失语、失禁、偏瘫、协调丧失等。具有关键性的脑重要部位包括角回、内囊膝部丘脑等。

（1）角回梗死性痴呆：急性发作的流利型失语、视空间定向力障碍、失写及记忆丧失；主侧半球可有失读症，格斯特曼综合征（左右失认、手指失认、计算障碍）；病灶较小，CT 难以发现，易误诊为 AD。

（2）内囊膝部梗死性痴呆：表现为卒中后很快出现的急性混乱状态，伴波动性变化、注意力涣散、记忆丧失、情感淡漠、意志缺失和精神运动迟滞。双侧或单侧尾状核出血的患者具有执行功能损害、近期及远期记忆缺损、意志缺失、词语流畅性受损，但命名能力保留。

（3）尾状核背外侧段梗死性痴呆：可导致情感淡漠、运动减少。尾状核腹内侧段梗死可导致：失抑制、冲动行为。

（4）丘脑性痴呆：是指由丘脑局灶性梗死或病变引起的痴呆，是一种罕见的急性皮质下痴呆，不包括多发梗死性痴呆中存在的丘脑病变，双侧丘脑旁正中梗死是其发病基础。该类患者以精神症状为主，主要的临床表现有：①典型表现为突然起病，深度木僵或昏迷，持续数小时或数天，然后逐渐清醒，但表现为淡漠无欲，思维迟钝、缺乏主动性。部分患者先有短暂性复视，然后再出现意识障碍。②柯萨克夫综合征是本病最常见、最显著的特征。患者有遗忘症，常讲述一些并未发生过的事，有时是极为荒诞的经历，以此填补遗忘了的那段时间的经历。③由于伴发脑干病变，可出现眼球垂直注视困难及其他中脑、脑桥症状：垂直凝视麻痹与辐辏障碍，中脑间脑交界处的红核前区或内侧纵束受累可引起垂直凝视麻痹和辐辏麻痹，向下凝视麻痹几乎见于所有病例。④神经影像学显示双侧丘脑内侧腔隙性梗死。

左侧丘脑梗死患者遗留长期的记忆和智能障碍，右侧丘脑梗死则遗留与视空间功能有关的操作能力低下。丘脑性记忆障碍的特点是同时有顺行性遗忘及逆行性遗忘。逆行性遗忘可随着病情的好转而减轻，顺行性遗忘则不能完全恢复，学习能力的缺陷长期存在。丘脑梗死引起的遗忘在形式上可能与海马受损引起的遗忘有区别，前者具有较好的再认技能并对发现的线索具有较好的敏感性。当患者以淡漠和抑郁等精神活动减退为主要表现时，可能损害在丘脑前部；丘脑内侧部损害主要表现为情绪紊乱、意识障碍和视觉症状；丘脑外侧前部损害以失语和共济失调为主，而丘脑外侧后部损害主要为各种类型的感觉障碍。

丘脑梗死灶的部位及体积与认知障碍密切相关，尤其是丘脑前内侧病变。Swartz 等在认知神经病学诊断中心对 171 例丘脑梗死患者进行临床评价、神经心理测验和 MRI 检查后，发现前内侧丘脑 MRI 高强度区容积大于 $55mm^3$ 者容易出现认知障碍，并提出前内侧丘脑 MRI 检查高强度区容积对评价认知障碍有重要意义。

丘脑不同部位的病变，认知障碍的表现形式也不同，Ysbrand 等对 22 例丘脑梗死患者进行调查，发现注意力减退是丘脑损害的一般特征，乳头丘脑束损害可导致遗忘综合征，而执行功能的障碍则不能简单归因于丘脑某一特定结构的损害，可能由丘脑几个部位联合损害所致。

丘脑性失语症者具有共同的语言障碍特征，表现为语音低、语量少、词义性错语等典型特征，被认为是丘脑性失语的三大核心症状。患者说话声音低、音量小，有时甚至似耳语，但发音清晰。患者自发性语言减少，词语的流畅性减低。患者在说话过程中有错语，以词义性错语为主，复述相对较好，甚至是正常的。患者有较明显的命名障碍，常以错语命名，也以词义错语为主，听理解有障碍，其特点是对单词、词组和简单句的理解较好，而对一些比较复杂的句子理解较困难。朗读较好，但对文字的理解有障碍。对于右侧丘脑病变，除了产生失语症外，还可产生书写障碍，包括单纯性失写症、词性失写症（同音词替代现象）。还可出现视空间性失写症，表现为听写、自发书写、看图书写及抄写均有困难，其特点包括构字障碍，表现为笔画增减，字的左右结构互换位置，字的各个结构之间的空间位置异常，书写行线常向右上方倾斜，书写常在右侧进行而左侧留下较大空间，常伴有右侧空间忽视症。

（5）分水岭区梗死性痴呆：临床较少见，多依靠影像学诊断。分水岭区梗死性痴呆多发生于长时间休克、低血压、心功能不全、降压药的不当使用等各种原因继发的脑血管低灌流后，临床症状依据损伤脑区的不同存在差异。表现可轻可重，可出现双上肢轻瘫，下肢正常及认知功能损害。

（二）小血管病引起的痴呆

小血管缺血性疾病在 70 岁以上的老年人中非常常见，少量的小血管缺血性疾病并不一定会引起明显的认知障碍或痴呆。但是，轻度或大量的小血管缺血性疾病就会导致认知障碍甚至是痴呆。特别值得一提的是，小血管缺血性疾病是唯一一种不以典型的阶梯式进展的脑血管疾病。

1. 腔隙状态 又称多发性腔隙性梗死，是指直径为 0.5～15mm 的脑深部多发的缺血性梗死，95%的病灶分布于基底核、脑桥和脑深部白质等皮质下部位。常侵犯的血管为大脑中动脉的豆纹动脉、后交通动脉，以及大脑后动脉的丘脑膝支、脉络膜支和丘脑穿支。梗死的血管常有节段性破坏，类纤维沉积代替正常血管结构。腔隙状态的临床表现由四部分组成：原发病、腔隙性梗死综合征、皮质下痴呆和影像学特点。

（1）原发病：腔隙状态的病因主要是高血压及脑动脉硬化，腔隙状态早期可以出现脑供血不足的表现。

（2）腔隙性梗死综合征：腔隙性梗死临床表现多样，但一般较轻且局限，病程可有反复。经 CT 证实的腔隙性梗死患者中有 1/3 无临床症状。常见的腔隙性梗死综合征有下列五种：

1）单纯运动性轻偏瘫（pure motor hemiparesis，PMH）：腔隙梗死灶最多见于内囊及附近的灰质核，如内囊-尾状核-壳核梗死，为豆纹动脉外侧支阻塞，范围较大，累及内囊后肢、壳核、尾状核及放射冠，表现为对侧上、下肢轻偏瘫。内囊-苍白球梗死，系脉络脉前动脉及其深穿支阻塞，仅累及内囊后肢与苍白球内侧，轻偏瘫以面部和上肢为主。内囊前肢-尾状核梗死，系豆纹动脉内侧支或大脑前动脉回返支阻塞，累及内囊前肢、膝部与尾状核头部，轻偏瘫以面部和上肢近端为主。PMH 仅有轻偏瘫，无失语、失用、失认、偏盲及感觉障碍。

2）单纯感觉性卒中：腔隙灶位于丘脑腹后外侧核，系大脑后动脉深穿支丘脑膝状动脉阻塞，累及丘脑-皮质通路或放射冠。临床可见短暂性和持续性感觉障碍两种，表现为对侧面部与肢体热麻感、感觉异常、感觉过敏或自发性疼痛，检查可见感觉减退。仅约 10% 为感觉性短暂性脑缺血发作，其余病例可先有短暂性脑缺血发作，继之为感觉性卒中，或仅为感觉性卒中。一般病例面部和上、下肢均受累，但也有少数病例仅累及上、下肢。除感觉障碍外，无其他方面的局限性体征。

3）呐吃-笨拙手综合征：腔隙灶位于内囊膝部或脑桥基底部上、中 1/3 交界处。临床表现为严重的构音障碍、呐吃伴对侧手笨拙乏力、精细运动障碍。部分患者可有对侧中枢性面舌瘫、锥体束征阳性和吞咽困难。

4）共济失调性轻偏瘫：腔隙灶位于脑桥腹侧靠中线上、中 1/3 交界处或内囊。脑桥腹侧靠中线上、中 1/3 交界处有脑桥核发出到对侧小脑半球的纤维或交叉纤维破坏，引起小闹醒共济失调、意向性震颤与水平性眼震。此处的皮质脊髓束与皮质延髓束纤维比较分散，故临床上可表现为对侧面与上肢无力或仅下肢乏力。总之，本病特征为一侧肢体共济失调与面、上肢或下肢无力，无感觉障碍。

5）闭锁综合征：又称失传出状态，患者虽然神志清楚，但不能说话和运动，好像被锁住一样，四肢完全瘫痪、不能说话、面部无任何表情，仅能借助瞬目、睁闭眼和眼球运动表达思维，神志完全清醒。

病理证实多系双侧脑桥腹侧基底部腔隙灶致闭锁综合征，其次是双侧大脑脚腔隙灶，均系双侧皮质脊髓束与皮质延髓束受累。由于脑桥与中脑被盖部上行网状结构保持完整，故患者保持清醒。由于听觉传导通路和眼球运动核间束（内侧纵束）未受累，故患者能听见声音，能用眼球运动、睁闭眼与外界保持联系。在极个别情况下双侧内囊腔隙性梗死亦可引起闭锁综合征，病灶位于双侧内囊后肢与膝部尾侧。双侧内囊膝部尾侧近后肢部的下行纤维终止于Ⅴ、Ⅶ、Ⅻ脑神经核与疑核（Ⅸ、Ⅹ），故导致低位脑神经麻痹。内囊膝部近尾状核头部的纤维终止于Ⅲ、Ⅳ、Ⅵ对脑神经核，故皮质到脑桥侧视中枢、中脑垂直中枢与动眼神经的联系尚保留，故眼球可随意运动。脑桥与中脑被盖部网状结构未有改变，故无意识障碍。

（3）皮质下痴呆：随着多发性腔隙性脑梗死的出现，痴呆、假性延髓麻痹呈阶梯状进展。临床主要表现为精神运动迟缓、注意力不集中、犹豫不决、精神不振等皮质下痴呆。也有部分患者缺乏反复发作的腔隙性脑梗死综合征，而逐渐出现痴呆。大多数患者有人格改变，但相对保留，如情感淡漠、机敏性丧失等。早期自知力常保留，患者的精神状态多有波动。

（4）影像学特点：影像学检查显示为多发性腔隙性梗死灶。

2. 皮质下动脉硬化性脑病（subcortical arteriosclerotic encephatopathy，SAE） 又称“Binswanger 病”，是 VaD 的一个重要类型，在头颅 CT、MRI 应用于临床之前，Binswanger 病被认为是罕见的疾病，随着现代影像技术的发展，尤其是 MRI 的 T_2 加权像（T_2WI）和液体衰减翻转恢复序列（FLAIR）扫描对脑白质区域信号强度增高非常敏感，脑白质病变的检出率明显增多。有关 Binswanger 病的报道明显增加。其临床表现与多发梗死性痴呆相似，但影像学检查不同。Binswanger 病患者头颅 CT 显示脑室周围白质边界不清的低密度改变，磁共振 T_2WI 显示双侧大脑半球皮质下及侧脑室旁多个片状长 T_2 高信号病灶。

Binswanger 病好发于 60 岁以上人群，发病隐匿，智能低下呈进行性或阶梯性发展，持续性高血压，病程中有明显的症状和体征均较稳定的临床平台期。起病时很多患者缺乏急性卒中事件，但病情常于急性卒中发作后迅速加重并进行性恶化。临床局灶体征不如其他亚型的 VaD 明显，而假性延髓麻痹、步态异常和小便失禁、强直等帕金森样症状较常见。主要表现为皮质下痴呆的特征。其精神异常包括情感淡漠、缺乏驱动力、轻度抑郁和情绪的改变。

Caplan 曾总结 11 例 Binswanger 病的临床特点：①存在高血压和其他已知的血管病易患因素（如糖尿病等）。②急性卒中。③局灶性神经功能缺损的亚急性进展，超过数周或数月。这是区别 Binswanger 病和多发局灶性梗死为特征的腔隙状态的基本特征，亚急性神经功能缺损可与弥漫性脑损害存在病理联系，尤其是白质损伤。④临床平台期或改善期，通常为数月，有时为几年，而 AD 极少能稳定如此长的时间，未经治疗的正常颅压脑积水一般也为进展性。⑤临床过程长。⑥痴呆。精神异常很突出，但症状变化大。其中有 4 例患者先经历一个“躁狂”阶段，伴躁动行为、判断缺损和脱抑制。随着疾病进展出现意志丧失。此外，失语、间歇性遗忘等局部皮质功能缺损可发生于部分病例。与 AD 不同，记忆丧失常常是变化的；运动缺损与认知改变同时发展可将 VaD 与 AD 区别；意志丧失也常见于正常压力脑积水，但病程长，急性卒中和偏向运动障碍有助于 Binswanger 与其鉴别。⑦运动体征，不对称的肢体力弱、锥体束征和假性延髓麻痹常出现，其中有 3 例患者最终成为僵直和缄默。⑧脑积水，脑白质大块丧失导致脑积水，无明显的皮质萎缩。

Fisher 提出 Binswanger 病的四个基本临床演变模式：①缓慢进行性痴呆，伴反复卒中和（或）短暂性脑缺血发作或亚急性进展的神经功能缺损。②缓慢进行性痴呆，伴亚急性进展的神经功能缺损但没有可识别的反复卒中和（或）短暂性脑缺血发作。③痴呆发生在卒中、短暂性脑缺血发作或亚急性进展的神经功能缺损之后。④痴呆无卒中、短暂性脑缺血发作或其他突发事件，但是伴随无明确发病时间和隐匿性发展的神经体征而出现。

虽然 Binswanger 病与脑白质疏松症都有痴呆的临床表现，有相似的影像学表现，但是二者概念不同，Binswanger 病是一个临床概念，脑白质疏松症是一个影像学概念，是指脑室周围或皮质下区（半卵圆窝中心）CT 上弥漫性低密度带或磁共振 T_2 加权像上弥漫性高信号，是多种神经系统疾病的非特异性影像学改变，脑白质疏松症与缺血损伤相关性最大，而且还与脑脊液循环障碍及血-脑屏障的通透性改变有关。只有当脑白质疏松症是由血管病变引起，而且临床上具有痴呆表现时才能诊断为 Binswanger 病。

3. CADASIL 具有家族遗传性，病因为 19 号染色体 Notch3 基因突变，该基因的突变可引起一系列的生化、病理生理和血流动力学改变。该病多在中年发病，出现症状的平均年龄为 45 岁。CADASIL 临床特征包括四个主要的神经病学表现：伴或不伴先兆性偏头痛、卒中或卒中样发作、痴呆、严重的情感障碍。其中，卒中是该病最常见的临床表现。在出现症状的患者中，大部分患有短暂性脑缺血发作或完全性卒中史，但本病较有特点的是 84%的患者没有高血压、糖尿病、高血脂等脑血管危险因素。病理上为深部多发梗死和白质脑病，伴有继发于小动脉中层嗜锇酸颗粒沉积的小血管壁的向心性增厚。

（1）首发症状：CADASIL 病患者开始出现首发症状的平均年龄为（36.7±12.9）岁，卒中和偏头痛多见。多为伴有先兆性的偏头痛发作，机制尚未明了，先兆症状常涉及视觉和感觉系统，如发作前多有 5～15 分钟单侧或双侧视觉模糊或感觉异常等，一般不超过 1 小时。也有部分患者表现为偏瘫型偏头痛、基底动脉型偏头痛或只有先兆症状，有时很难与缺血发作相互鉴别。值得注意的是，欧洲 CADASIL 患者中有 20%～40%出现偏头痛，是常见的临床症状之一，伴或不伴前驱症状；而我国和其他亚洲国家的研究均提示，偏头痛在亚洲患者人群中并不常见。另有报道 CADASIL 患者可以在长时间内仅以行为障碍为唯一的临床表现，如人格障碍、情绪异常、意志缺失和精神异常。我国多个 CADASIL 家系研究显示，首发症状为椎-基底动脉系统短暂性脑缺血发作的并不少见，而且这在亚洲其他国家未见报道。

（2）缺血发作：CADASIL 病程中主要表现为反复发作的卒中或 TIA。Dichgans 等对来自 29 个家系的 102 例经活检证实的 CADASIL 患者进行研究，结果显示有 72 例发生了缺血性卒中或短暂性脑缺血发作，其中 54 例为反复发作。对于各年龄组缺血造成功能缺陷的研究表明：45 岁以上年龄组可看到各种神经功能障碍，如中枢性面瘫、构音障碍、失语、偏瘫、神经性耳聋、感觉障碍和共济失调；60 岁以上患者中，55%不能独立行走，其中 24%完全卧床，但也有 14%的患者没有任何功能障碍。

（3）痴呆及认知障碍：约 31% CADASIL 患者出现进行性阶梯性发展的痴呆，多在 50～60 岁发生，且多以额叶症状为主要表现，如注意力下降、固执、冷漠、认知障碍、记忆力下降、伴假性延髓麻痹、步态困难、锥体束征阳性。其中最常见的痴呆伴随症状有步态异常（90%）、尿失禁（86%）、假性延髓麻痹（52%）。个别家族以癫痫发作为主要表现。

CADASIL 患者中痴呆的发生与卒中、短暂性脑缺血发作、缺血再发作均呈明显相关。文献报道基底核和丘脑的缺血性损害对 CADASIL 患者早期发生痴呆非常有意义。在症状性 CADASIL 患者中，即使没有发生痴呆，也存在轻微的认知障碍。

（4）情感障碍：CADASIL 患者中约 20%患者出现抑郁、躁狂、幻觉、妄想等精神情感障碍。部分患者发展成重度抑郁。推测可能与尾状核和豆状核的缺血损伤有关。但是极少有患者出现精神分裂症状。

（三）出血性痴呆

1. 高血压脑出血 是脑出血的主要病因，丘脑出血、基底核出血可出现痴呆。

2. CAA 是 60 岁以上老年人原发性、非外伤性、非高血压脑出血的常见原因，通常与 AD 伴随发生。其病理特点是皮质和软脑膜血管（中动脉、小动脉、毛细血管和静脉）有淀粉样沉积，从而导致血管壁坏死、出血。由于 CAA 经常与 AD 同时存在，因此 CAA 与 AD 的关系至今令人不解。CAA 患者通常首先表现出 AD 的症状，随后，出血引起的局灶性症状逐渐占上风，主要表现为反复的脑叶出血，部分患者可合并蛛网膜下腔出血，大约有 50%的患者有不同程度的痴呆。CAA 的一些特征将之与其他脑血管原因导致的认知障碍分开。首先，它更容易影响颞顶-枕叶连接处的皮质，这一区域受损导致的症状是多种多样的，可能包括视野缺损（比如多发的碎片状的图像）、Wernicke 失语、找词困难、视觉空间感觉受损。其次，虽然在病理上与血管的破坏和出血相关，其症状并非立即发生，通常可以存在超过几分钟。CAA 的确诊需要通过病理手段进行证实。

患者的认知障碍表现为记忆力、定向力、计算力、综合分析能力障碍或有幻觉妄想。神经系统检查表现为言语困难、共济失调、肌阵挛或全身性抽搐，少数患者表现为轻偏瘫、失语、同向偏盲、肌张力增高和假性延髓麻痹等。病情呈进行性发展，晚期可发展为严重痴呆、昏迷或植物人状态。

CAA 并发脑出血是正常血压性脑出血的重要原因，脑叶出血是其最常见的表现形式。出血破入蛛网膜下腔引起头痛、恶心、呕吐、颈项强直、Kernig 征阳性等脑膜刺激症状。因出血部位较表浅，一般不破入脑室系统，所以起病时大多无意识障碍。少数患者可因出血的凝块阻塞脑脊液通路或影响其再吸收，导致脑积水引起逐渐加重的意识障碍。多发的脑内出血，患者有昏迷、偏瘫、突发头痛起病，伴恶心、呕吐或精神症状。若出血局限，多有明显的定位症状。CAA 并发脑出血很少发生在非脑叶部位，故一般不发生在壳核、丘脑、脑桥等高血压性脑出血的常见部位，但小脑可有不同数量的血管淀粉样物，故有时也可为 CAA 合并脑出血的部位。CAA 所致的脑出血另一特点是，数月或数年之后有再出血倾向，甚至不同部位同时发生血肿。尽管 CAA 常严重累及软脑膜血管，但是与 CAA 相关的原发性蛛网膜下腔出血非常少见。

CAA 并发缺血性卒中以 TIA 最为常见，多见于颈内动脉系统，可表现为一过性偏身感觉障碍、轻偏瘫和命名性失语。也可为椎-基底动脉系统短暂性脑缺血发作，表现为一过性眩晕、耳鸣、共济失调及皮质盲等。CAA 并发脑梗死多见于枕叶、颞叶、顶叶与额叶，表现为相应的临床症状和体征。但一般比动脉硬化性脑梗死范围小，症状较轻，但是可以多发或复发。

3. 前脑基底核病变性痴呆 前交通动脉瘤、大脑前动脉瘤破裂、结扎术后引起明显的智能衰退与行为异常，以记忆力障碍为主，还有情感改变、判断力与计算力障碍，构成一个独立的皮质下痴呆综合征。前交通动脉瘤、大脑前动脉瘤破裂后血管痉挛引起的脑梗死损害了前脑基底部的重要结构，这些结构包括下丘脑前部、隔板、终板、穹隆柱、胼胝体腹内侧与扣带回前部。其主要临床表现有以下几个方面：

（1）蛛网膜下腔出血起病，表现为突发头痛、呕吐或有短暂性意识丧失，颈项抵抗，脑膜刺激征阳性，腰穿为均匀血性脑脊液。

（2）短暂性尿崩症，持续 1～3 周，多数自行缓解。临床表现为烦渴、多饮、多尿与失水，尿比重低于 1.006，系下丘脑视上核与室旁核受累后抗利尿激素分泌障碍所致。随着血液循环的恢复，这种继发性尿崩症多可缓解。

（3）精神障碍多表现为嗜睡或躁动。随着病情的发展，人格改变逐渐明显，以淡漠、愚钝、行为怪癖及攻击行为常见。一般很难恢复。

（4）遗忘症是本病的主要特征。患者能记住个别印象如姓名、职业及面孔等，但不能形成完整的记忆，患者常有虚构症，颇似 Korsakoff 综合征。

（5）神经影像学显示急性期蛛网膜下腔出血、继发性脑梗死、并发脑积水，脑血管造影可证实动脉瘤的存在。

（四）正常颅压脑积水

正常颅压脑积水（normal pressure hydrocephalus，NPH）是指颅内压处于正常范围的一种交通性脑积水综合征，是一种以步态异常、尿失禁及痴呆为主要表现（此为 NPH 三联征），临床呈慢性进行性病程的临床综合征。尽管蛛网膜下腔出血是其常见的原因，但多种病因可引起，是否属于 VaD 仍有争论。

智力减退一般最早出现，但有时也可先出现步态异常。智力改变主要表现为反应缓慢、近事记忆减退、反应迟钝、易疲倦、淡漠等，进而出现遗忘、思维能力减退、注意力减退、计算力下降及性格改变，类似 AD。但是 NPH 没有皮质痴呆的典型表现，如失语-失用-失认综合征，并且这种认知障碍在某种程度上是可逆的，与 AD 有所区别。

轻度步态异常表现为走路缓慢、不稳、步基变宽，但没有明显的共济失调等小脑体征，有些学者描述其为“磁性步态”，患者行走时双脚好像被磁铁吸附在地面上一样，有时类似帕金森病的步态，但是与帕金森病不同的是，NPH 患者没有震颤和强直的表现，对左旋多巴反应差。严重步态异常的患者行走、站立、起立均有困难，晚期则完全卧床。下肢的运动障碍重于上肢，表现为不完全锥体束损害，常有腱反射亢进，病理征阳性。

尿失禁在 NPH 患者中出现较晚且严重程度不一，早期可表现为尿频、尿急，晚期则出现尿失禁。

（五）原发性中枢神经系统血管炎

原发性中枢神经系统血管炎（primary angiitis of the cerebral nervous system，PACNS）又称中枢神经系统肉芽肿性血管炎，或孤立性中枢神经系统血管炎，是一种只局限侵犯中枢神经系统血管，而不累及其他系统的炎症性疾病。患者常常仅有神经系统症状的临床表现，但神经定位又很不明确，脑脊液检查、脑 CT 及 MRI 检查均没有特异性改变，给临床医生诊断和治疗 PACNS 带来很大困难，因而常常延误诊治。PACNS 后期常发展成 VaD，严重者可引起死亡。

近年来，随着脑血管造影和立体定向脑组织活检技术的应用，以及医生对 PACNS 认识的提高，该病的报道及研究逐渐增多。

该病临床表现的异质性很高，任何年龄均可发病，其中急性或亚急性起病的患者占 60%，但有些患者呈缓慢进展的智能衰退和局灶性神经损害的病程，长时间内病程可以呈现缓解、复发、进展、恶化等不同形式的组合。常见的临床表现为：头痛（58%）、偏瘫（35%）、精神症状（27%）、言语困难（15%）、癫痫样发作及眼睛症状（13%）。下肢瘫痪、共济失调、短暂性脑缺血、脑出血、脊髓病也有报道。系统性症状如发热、体重减轻、关节或肌肉疼痛不常见，也无累及其他脏器的表现。血清中自身抗体阴性。

（邹文颖）

第5节 血管性痴呆的诊断及鉴别诊断

一、血管性痴呆的诊断

VaD 的诊断是以血管源性疾病的诊断为前提的，因此 VaD 的诊断应包括三个步骤：首先是血管源性病的诊断，其次是痴呆的诊断，最后方能诊断为 VaD。血管源性疾病包括了脑血管病及其血管危险因素，脑组织病理结构的改变如梗死灶、白质病变、脑组织萎缩等，还包括了患者自身的年龄、文化程度、性别等。痴呆的突出表现为执行能力减退及思维活跃程度降低。VaD 作为一个综合性的诊断结果，还应包括对其类型、程度等方面的判定。

研究者与临床工作者们一直致力于探索更具特异性及敏感度的诊断方法，并尝试建立确定统一的 VaD 诊断学标准。一方面，这可以帮助患者得到合理评估、尽早干预及有效治疗；另一方面，它可以帮助医学研究工作者制订更为合理有效的实验方案，得出能被其他研究者理解并接受的实验结果。

（一）VaD 国际诊断标准的比较

目前应用于临床及科学研究的临床诊断标准主要有 Hachinski 缺血指数量表（HIS）原始版及改良版、Rosen 缺血量表（IS-R）、美国精神病学会精神障碍诊断和统计手册（DSM-Ⅲ、DSM-Ⅲ-R、DSM-Ⅳ）、ICD-10、加利福尼亚 AD 诊断及治疗中心（ADDTC）标准、美国国立神经系统疾病与卒中研究所和瑞士神经科学研究国际协会（NINDS-AIREN）制订的 NINDS-AIREN 标准。我们将对各个诊断标准进行简单介绍，并对其特异性及敏感度等方面进行对比分析。

1. 缺血量表 HIS（表 7-5）及 Rosen 缺血量表赋予每个临床特征 1～2 个分值，合计后得出缺血分数。若 HIS 评分≤4 分（Rosen 缺血量表≤2 分）则提示 AD 的诊断；若 HIS 评分≥7 分（Rosen 缺血量表=4～10 分）则提示是由于多灶梗死引起的痴呆；若 HIS 评分=5～6 分，则提示混合性痴呆。但是这两个缺血量表并未对多灶梗死性痴呆相关的认知障碍进行明确定义，也未提及多灶梗死的特定发生部位，而这一点恰恰是诊断多灶梗死性痴呆所必需的。

表 7-5 Hachinski 缺血指数量表（HIS）

项目	是	否
1. 急性起病	2 分	0 分
2. 阶梯性恶化	1 分	0 分
3. 波动性病程	2 分	0 分

续表

项目	是	否
4. 夜间谵妄	1分	0分
5. 人格保持良好	1分	0分
6. 抑郁	1分	0分
7. 诉说躯体症状	1分	0分
8. 情绪不稳定	1分	0分
9. 既往有高血压病史	1分	0分
10. 卒中病史	2分	0分
11. 合并动脉硬化	1分	0分
12. 神经系统局灶性症状	2分	0分
13. 神经系统局灶性体征	2分	0分

2. DSM 标准 DSM 的三个不同版本（DSM-Ⅲ、DSM-Ⅲ-R、DSM-Ⅳ）在诊断 VaD 时，都纳入了记忆障碍和其他不同类型的认知障碍，并且这些功能障碍都必须是较之前发生了明显下降，严重影响了患者的工作和社交能力。其中以 DSM-Ⅳ（表 7-6）应用较多。

表 7-6 DSM-Ⅳ标准

1. 记忆损害
2. 下列一项或多项认知障碍
①失语；②失用；③失认；④执行功能障碍
3. 1 或 2 的任何一项认知缺陷引起了明显的社会或职业损害并且较以前的功能水平有明显的衰退
4. 与上述病变有关的病因学因素的神经系统局部症状与体征，实验室检测提示的脑血管病的证据（如累及皮质或皮质下白质的多发性梗死）
5. 排除谵妄

DSM 三个不同版本的差别在于：①在记忆障碍方面，DSM-Ⅲ和 DSM-Ⅳ版本中，要求患者顺行或逆行记忆能力发生下降，而在 DSM-Ⅲ-R 版本中，顺行与逆行记忆能力均存在障碍。②在血管疾病方面，DSM-Ⅲ和 DSM-Ⅲ-R 版本要求存在与责任病灶相关的症状体征及依据、既往病史和体格检查结果证实的脑血管病病史。而 DSM-Ⅳ版本中只需满足两者其一即可。③在起病方式方面，DSM-Ⅲ和 DSM-Ⅲ-R 要求 VaD 患者的认知障碍是突然发生、逐步进展的，而 DSM-Ⅳ版本中，隐匿的起病方式也被纳入诊断标准。然而，DSM 的任何一个诊断标准都没有将血管源性脑损伤或者可用血管因素解释的痴呆作为诊断的必要条件。

3. ICD-10 标准 将痴呆定义为进展性的、不均匀的高级皮质功能障碍，包括记忆障碍、信息处理能力及判断思考能力减退，但是自我意识保留，认知障碍诊断明确，并且至少持续了 6 个月，同时伴随着非认知表现，比如情绪控制能力、社会行为及动机的衰退（表 7-7）。

表 7-7　ICD-10 标准

A. 痴呆
1. 记忆障碍
2. 其他认知障碍
3. 以上功能受损影响了患者的社会功能
4. 出现上述功能障碍时，没有意识障碍，且不发生于谵妄时
5. 可伴有情感、社会行为和主动性障碍
6. 上述功能缺损持续 6 个月及以上
B. 血管性
1. 高级认知功能缺陷非均衡分布，部分功能受损，其他功能相对保留
2. 神经系统局灶体征，至少有以下一项：单侧肢体的痉挛性瘫痪；单侧腱反射增高；病理反射；假性延髓麻痹
3. 病史、体检或检查提示有脑血管病的证据（如卒中病史、脑梗死证据），而且可被认为是痴呆的病因
以下的诊断标准是用以区分各种血管痴呆亚型。但应注意，这种分类方法并未被广泛接受：
F01. 急性发作的 VaD
A. 符合 VaD 的一般诊断标准
B. 在卒中或单发的大面积脑梗死（少见）后痴呆发展很快（通常为 1 个月之内，但不会长于 3 个月）
F02. 多发脑梗死性痴呆
A. 符合 VaD 的一般诊断标准
B. 在一系列小的缺血性脑梗死发生之后（通常 3～6 个月）逐渐发生痴呆
F03. 皮质下 VaD
A. 符合 VaD 的一般诊断标准
B. 高血压病史
C. 临床及特殊检查中发现有大脑深层白质的血管病变，但不侵及灰质
F04. 混合性皮质及皮质下 VaD
由临床特点及检查结果（包括尸检）可以怀疑有混合性皮质及皮质下 VaD
F05. 其他 VaD
F06. VaD，未待定

与 DSM-Ⅲ和 DSM-Ⅲ-R 类似，ICD-10 标准要求患者存在与责任病灶相关的症状体征，并且必须存在既往病史、体格检查、实验室检查所能证明的与痴呆相关的脑血管疾病。痴呆症状可以是突然发生并阶梯式进展的，也可以是以更加缓慢的方式，并且认知功能损害呈现不均匀性（斑块性损害）。该诊断标准提及了 VaD 的 6 种亚型：急性起病型、多发脑梗死型、皮质下型、混合性皮质及皮质下型、非特异型及其他类型。血管源性疾病可以通过结合 CT、PET、MRI 检查和最终的神经病理检查进行确定。与 DSM 诊断标准类似，ICD-10 标准同样未强调可经影像学技术证实的血管源性损伤。

4. ADDTC 标准　ADDTC 标准（表 7-8）建立的初衷是用于诊断缺血性 VaD，对痴呆的定义要求有两个认知领域异常，但不强调记忆障碍。相反，制订者们将痴呆界定为患者日常生活能力的全面减退，而并不是一个独立的思维过程，并且不受自我意识支配。

表 7-8 ADDTC 标准

1. 痴呆

认知功能较先前的较高水平减退，足以影响到患者的日常生活，不同于单项认知功能的下降，意识是清晰的。认知功能的恶化应当有床边精神状态检查或更精细的神经心理学评价证实。

2. 很可能的缺血性血管性痴呆（probable IVD）

（1）很可能缺血性血管性痴呆的临床诊断标准包括以下三项

①痴呆（符合痴呆诊断标准）

②由病史、神经系统体征和（或）神经系统影像检查证实有 2 次或以上的缺血性卒中，或一次卒中伴有与痴呆的发生有明显相关性的资料

③CT 或 MRI 证实的一处或多处的小脑以外的梗死证据

（2）支持很可能缺血性血管性痴呆诊断的证据

①有已知的影响认知功能的脑区的多发性梗死

②多次发作的短暂性脑缺血发作病史

③脑血管病危险因素的病史（如高血压、心脏病、糖尿病）

④Hachinski 缺血程度评分≥7 分

（3）与很可能缺血性血管性痴呆有关，但需进一步研究的临床表现，包括：

①早期出现步态障碍和尿失禁

②与年龄不符的脑室周围及深部白质的病变（MRI）

③电生理（如 EEG、刺激电位）或神经影像学（如 SPECT、PET、MRI）显示的局灶性改变

（4）其他既不支持很可能缺血性血管性痴呆诊断也不与此诊断相矛盾的临床表现

①症状进展缓慢

②错觉、精神病、幻觉、妄想

③癫痫发作

（5）不支持很可能缺血性血管性痴呆的临床表现，包括：

①经皮质性感觉性失语不伴神经系统影像学检查的相应局灶性损害

②认知障碍但无明确的神经系统症状与体征

3. 可能的缺血性血管性痴呆（Possible IVD）临床诊断

包括：（1）痴呆

（2）下列一项或多项

①单次卒中病史（非多次），但与痴呆的发生无早期明确的相关

②Binswanger 综合征，包括早期出现的不能用泌尿系统疾病解释的尿失禁，或不能用外周病变解释的步态障碍（如帕金森样步态、共济失调步态等）；血管危险因素；神经影像学见广泛脑白质病变

4. 肯定的缺血性血管性痴呆（definite IVD）

肯定的缺血性血管性痴呆需要脑组织病理学检查结果，同时包括：

（1）临床痴呆证据

（2）除小脑外，多发性腔隙性脑梗死得到证实

注：如果存在引起痴呆的阿尔茨海默病或其他病理学证据，则应当诊断为混合性痴呆

5. 混合性痴呆（mixed dementia）

若存在一种或多种被认为是与痴呆的诱因有关的其他系统疾病或脑部病变，则应诊断为混合性痴呆

续表

研究分类
为了研究目的，应特别注意可以鉴别缺血性血管性痴呆分类的梗死特点，例如，部位：皮质、白质、侧脑室、基底核、丘脑；大小：体积；分布：大血管、小血管或微血管；病程：慢性缺血与梗死；病因：栓塞、粥样硬化、动脉硬化、脑血管淀粉样病变、低灌注

ADDTC 标准将 VaD 诊断分为三个等级：很可能的 VaD、可能的 VaD 和肯定的 VaD。对于“很可能的 VaD”的诊断，该标准要求患者存在至少两处梗死灶（至少有一处不在小脑区域），并经既往病史、神经系统症状体征和（或）神经影像技术（CT 或 T_1 加权 MRI）证实。单次卒中与痴呆的发生必须存在时间上的先后联系，而两者发生的时间间隔并没有明确要求。若单次卒中与痴呆的发生没有明确的时间上的先后联系，或者患者被证实为 Binswanger 综合征，我们可以将其拟诊为“可能的 VaD”。诊断为“肯定的 VaD”的患者，必须经组织病理检查证实存在多部位的梗死，且至少有一处不在小脑区域的梗死灶。

除了对 VaD 进行分级诊断，ADDTC 还制订了混合性痴呆的诊断标准，包括了由神经系统其他疾病引起的痴呆及其他系统疾病引起的痴呆，因此，此标准将并发了 AD 的缺血性 VaD 诊断为混合性 VaD。

5. NINDS-AIREN 标准　将痴呆定义为认知功能较前出现下降，表现为记忆能力的减退和至少两个其他认知领域的减退。认知障碍必须严重到妨碍日常生活，并且这种影响不是由卒中引起的。诊断脑血管疾病时，患者必须有责任病灶相关的神经系统体征，并且可经神经影像技术证实。痴呆与脑血管病发生的时间间隔不超过 3 个月，但是其并没有说明为什么选择 3 个月为期限（表 7-9）。

表 7-9　NINDS-AIREN 标准（1993 年）

1. 很可能的血管性痴呆标准
（1）痴呆
认知功能较以往减退，表现为记忆损害及 2 项或 2 项以上认知领域内的功能损害（定向、注意力、语言、视空间功能、执行功能、运动控制和运用功能）。最好由临床和神经心理测试确定。这些功能缺损足以影响患者日常生活，而不单纯由卒中所致的躯体障碍引起
排除标准：有意识障碍，谵妄，精神症状，严重失语或明显的感觉运动障碍，妨碍进行神经心理测验者排除其他足以引起记忆、认知障碍的系统性疾病和其他脑部疾病如阿尔茨海默病等
（2）脑血管病
神经系统检查有局灶性体征，如偏瘫、中枢性面瘫、病理征、感觉缺失、偏盲、构音障碍等，与卒中一致（不管有无卒中病史）。脑部影像学检查（CT 或 MRI）有相关脑血管疾病的证据，包括多发性大血管卒中，或单发性重要区域梗死（角回、丘脑、前脑基底部、大脑前动脉和后动脉的供血区域等），多发性基底神经节和白质内的腔隙灶，以及广泛性脑室周围缺血性白质损害，或上述病变共存
（3）以上两种疾病诊断具有相关性
至少有下列一项或以上：①痴呆发生在明确的卒中后 3 个月内；②突发的认知功能减退；③波动样、阶梯样进展的认知功能缺损害

续表

2. 与很可能的血管性痴呆一致的临床特征
（1）早期的步态不稳（小步态、共济失调步态或帕金森步态）
（2）步态不稳或频发的、原因不明的跌倒情况
（3）早期有不能用泌尿系统疾病解释的尿频、尿急和其他尿路症状
（4）假性延髓麻痹
（5）人格改变，情感淡漠，抑郁，情感失禁，其他皮质下缺损症状，如精神运动迟缓和执行功能异常
3. 排除血管性痴呆诊断的特征
（1）早期表现为记忆缺损，渐进性加重，同时伴其他认知功能的损害如语言（经皮质感觉性失语）、运动技巧（失用）、感知觉（失认）方面的损害，且没有相关的脑影像学检查的局灶性损害
（2）除认知损害外，没有局灶性神经体征
（3）脑 CT 或 MRI 上无血管性病灶
4. 可能的血管性痴呆的诊断标准
存在痴呆并有局灶性神经体征，但没有脑影像学检查的脑血管病发现；或痴呆与卒中之间缺乏明显的时间联系；或虽有脑血管病存在，但缓慢起病，病程特征不符（没有平台期及改善期）
5. 肯定的血管性痴呆的诊断标准
（1）临床上符合很可能的血管性痴呆
（2）组织病理学检查（活检或尸检）证实脑血管病的病理表现
（3）没有超过年龄限定数目的神经原纤维缠结和老年斑
（4）没有其他引起痴呆的临床和病理的疾病
为研究目的进行的血管性痴呆分类可依据临床情况、放射学检查结果和神经病理做出，如分为皮质性血管性痴呆、皮质下血管性痴呆或丘脑痴呆

与 ADDTC 类似，NINDS-AIREN 同样按诊断确定程度将 VaD 分为三个等级。“很可能的 VaD”必须满足：①痴呆与脑血管病必须存在时间上的明确联系；②神经影像必须证实脑血管病的诊断。当患者缺乏神经系统影像学证据、痴呆与脑血管病的关系不确定或者痴呆症状不典型时，可以诊断为“可能的 VaD”。尸检存在脑血管病的组织病理证据，并且不存在神经原纤维缠结、神经炎斑、路易小体等神经病理特征方可诊断为“肯定的 VaD”。

NINDS-AIREN 提供了血管源性的脑损伤可能分布情况。该标准还指出，对于满足临床标准的 AD 患者，若同时也存在相关脑血管疾病的影像学证据，建议考虑将其归类为合并脑血管病的 AD。另外，该标准中不推荐将“混合性痴呆”作为一项诊断结果。

综上所述，各诊断标准对于认知障碍和痴呆的定义、血管损伤的定义、VaD 的起病急性进展方式、VaD 分级别诊断、VaD 的亚型等方面都存在不同程度的差异。虽然这些诊断标准的建立是为了减少临床医生对 VaD 主观判断和诊断分歧，但是，它们仍然首先是对痴呆的诊断，这类似于 AD 的诊断思路，然后是追溯之前发生血管性事件（通常是卒中）。这对于不以记忆丧失为突出症状的，卒中不是其唯一血管源性损伤因素的 VaD 患者会造成诊断上的疏漏。

（二）VaD 临床诊断标准与病理诊断的对照验证

目前关于 VaD 的临床诊断标准主要是建立在关于危险因素、神经系统表现和病因机制等的专家意见基础上的，其诊断的准确度需要通过临床-病理对照研究进行评价。有 6 项此类研究应用神经病理诊断作为金标准，判断了 HIS、DSM-Ⅳ、ICD-10、ADDTC 和 NINDS-AIREN 的准确性和特异性。

这 6 项研究对以上 5 个诊断标的整体评价是敏感度较低，特异性较高，关于 VaD 亚型诊断的内容存在欠缺。由于采用的神经病理指标不统一，因此难以对这些研究进行严格的比较。

此类研究中第一项是由 Gold 等在 1997 年报道的。作者通过临床-神经病理对照，比较了对于 113 例尸检痴呆患者应用 ADDTC 标准、NINDS-AIREN 标准和 HIS 来诊断可能 VaD 的敏感度和特异度。研究发现 HIS 的诊断特异度最高，敏感度最低；ADDTC 则是敏感度最高的。这些标准鉴别 VaD 和混合性痴呆的敏感度/特异度分别是 30%/97%（HIS）、43%/91%（NINDS-AIREN 标准）和 58%/88%（ADDTC 标准）。由此可见，ADDTC 标准对于混合性痴呆的鉴别具有整体较好的敏感度和特异度。这些标准在鉴别 VaD 和 AD 方面具有较高的准确度。将 AD 错误分类为 VaD 的分别只有 3.5%（HIS）、9.4%（NINDS-AIREN 标准）和 12.7%（ADDTC 标准）。由于此项研究没有应用神经影像资料，因此对于可能 VaD 的临床诊断受到限制。

Gold 等在 2002 年发表了第二项同类研究。作者通过比较 89 例尸检痴呆患者的临床和病理诊断结果比较了 NINDS-AIREN、ADDTC、DSM-Ⅳ和 ICD-10 标准的敏感度和特异度。受试者有死亡前 6 个月内的脑 CT 和 MRI 检查资料。通过神经病理检查诊断 VaD 20 例，混合性痴呆 23 例，AD 46 例。对“可能的 VaD”诊断在神经病理检查诊断敏感度最高（70%），其次是各种标准（55%），其中，ICD-10 标准（94%）、ADDTC 标准（91%）和 NINDS-AIREN 标准（93%）对“很可能的 VaD”的诊断特异度较高。在病理诊断 AD 的患者中临床诊断为 VaD 的分别只有 0（ICD-10）到 13%（ADDTC“可能的 VaD”标准）；在病理诊断为混合性痴呆的患者中临床诊断为 VaD 的分别是 9%（ADDTC“很可能的 VaD”标准）和 39%（ADDTC“可能的 VaD”标准），因此，ADDTC 标准对于混合性痴呆有较高的误诊率。

Bacchetta 和 Gold 等首次通过老年住院患者，对 ADDTC 标准、NINDS-AIREN 标准和 HIS 的敏感性和特异性进行神经病理学评价。在 110 例年龄 90 岁以上的尸检痴呆病例中有 36 例病理确诊为 VaD，有超过 40%的神经病理确诊 VaD 病例没有被上述任何一个临床标准正确诊断，这表明 HIS、ADDTC 和 NINDS-AIREN 标准对此类人群的“可能的 VaD”或 VaD 的诊断敏感度较低（56%～58%）。ADDTC 标准敏感度出现年龄相关的下降，可能与这些病例中 42%的单纯 VaD 没有卒中病史有关。在鉴别 AD 与 VaD 方面，NINDS-AIREN 标准和 ADDTC 标准的特异度较高，分别为 74%、73%，而 HIS 的特异度为 66%；但是有 30%的混合性痴呆被 ADDTC 和 NINDS-AIREN 标准误诊为 VaD，有多达 45.9%的混合性痴呆被 HIS 误诊为 VaD。与较年轻的队列研究相比，在 90 岁以上年龄患者中这些诊断标准的特异度有显著降低，特别在 VaD 与混合性痴呆的鉴别诊断方面特异度低。

以上这三个研究的研究对象都是住院人群，并没有覆盖所有的 VaD 人群分布。而且，这三个研究只提及了患者的精神状态检查，没有说明诊断 VaD 所采用的认知评估方法。另外，由于没有诊断 VaD 的统一量化神经病理标准来确保痴呆有明确的血管因素，使得这些研究中对显著血管损伤的定义非常严格，这对实验结果也产生了一定的影响。

Knopman 等对 Rochester 流行病研究项目中 482 例痴呆病例进行了回顾性分析。结果发现 ICD-10 和 DSM-Ⅳ标准的敏感度相对较高，NINDS-AIREN 很可能 VaD 标准的敏感度最低；相反，NINDS-AIREN 标准特异度最高，DSM-Ⅳ标准特异度最低。该研究中 12 例病理诊断单纯 VaD 中的 5 例在卒中和痴呆发生间缺乏时间上的联系。影像学证实为有关键性缺血损伤的患者只有一半有临床卒中病史或者病灶相关运动症状。回顾性分析使得痴呆诊断率增加，另外该研究同样未说明采用的认知评估方法，并且临床与病理诊断缺乏独立性。由于痴呆与卒中存在时间关联的患者接受尸检的可能性大，而接受尸检的患者通常发生过两次以上的卒中，这就使得入组病例不具有更广泛的代表性。较少的尸检病例数量可能对敏感度和特异度的结果产生偏倚，而这是所有尸检研究的通病。

Zekry 等对 33 例 75 岁以上痴呆患者进行了前瞻性临床-神经病理研究，结果显示 HIS、NINDS-AIREN 及 ADDTC 标准诊断对 VaD 的敏感度都较高；其中 HIS 的敏感度达到 100%，但是它的诊断特异度则低于 NINDS-AIREN 及 ADDTC 标准。鉴别诊断单纯 VaD 和混合性痴呆的诊断标准中最敏感的标准是 HIS（86%），最特异的是 NINDS-AIREN 标准（63%）。如果排除了混合性痴呆，临床标准和神经病理检查具有较好的一致性（88%）。Zekry 等指出，所有诊断标准都能准确地鉴别 AD 和 VaD，但是对混合性痴呆的鉴别相对困难。该研究样本量很小，这可能是该研究实验结果与其他研究结果相差甚远的原因。虽然用了一系列神经心理测量方法诊断 VaD，但是作者并未详细说明。另外，该研究并未纳入皮质下血管性痴呆的病例，只将双侧梗死、前循环或后循环的单侧梗死作为 VaD 的诊断条件。

Hogervorst 等对 96 例老年痴呆和对照病例进行了临床-神经病理研究。研究通过 MMSE 和一系列全面检查，如临床痴呆评分（clinical dementia rating，CDR）、剑桥市老年人精神障碍检查（Cambridge examination for mental disorders of the elderly）对痴呆进行诊断。研究发现 DSM-Ⅳ、ADDTC 和 NINDS-AIREN 等标准在首次临床诊断中预测尸检 VaD 诊断的敏感度低，而特异性高。在随访过程中，ADDTC 标准和 NINDS-AIREN 与 DSM-Ⅳ标准相比，可以逐渐获得合理的敏感度和特异度。但这项研究中只有 11 例 VaD。尸检确认 CVD 和 VaD 的过程中，研究者只纳入了中至中度 CVD 的 VaD 患者，不考虑其是否有额外的尸检病理特征（如 AD）。尸检对 CVD 的定义很宽泛，包括多部位梗死、伴有组织疏松和胶质细胞增多的腔隙灶或白质损伤。

（三）VaD 诊断标准的临床再验证

有部分研究将临床医生对 VaD 的诊断结果作为金标准，从而判断各诊断标准的敏感度和特异度。将除 DSM-Ⅲ和 DSM-Ⅲ-R 以外的其他几个诊断标准相比，结果发现 DSM-Ⅳ敏感度最高，NINDS-AIREN 特异度最高，缺血量表具有较高的概率将 AD 诊断为 VaD。

Rockwood 等进行了一项多中心前瞻性队列研究，以老年科医生和神经科医生的诊断结果为金标准，对各诊断标准的敏感度和特异度进行研究。结果提示 NINDS-AIREN 特异度最高，DSM-IV 敏感度最高。与以上六项研究结果不同的是，该研究指出 ADDTC 具有最低的诊断敏感度。头颅影像检查结果表明，通过 ADDTC 标准诊断的大部分患者存在多部位梗死，而白质改变在通过 DSM-Ⅳ标准诊断的患者中更为常见。总体来说，有 10.8%的患者依据神经影像改变了诊断结果。将临床医生的诊断结果与各诊断标准进行对比得出各自的敏感度和特异度：NINDS-AIREN 标准为 14%/99%，ADDTC 标准为 14%/99%，ICD-10 标准为 13%/99%，DSM-Ⅳ标准为 53%/85%，HIS 为 29%/96%。由此得出结论：DSM-Ⅳ标准具有最高的敏感度，而 NINDS-AIREN、ICD-10、ADDTC 标准具有最高的特异度。然而，该研究的样本代表性不够，且可能混入了许多混合性痴呆病例。另外一个弊端是该研究仅依靠 MMSE 和一些其他功能量表判断痴呆的存在与否。将临床医生诊断结果作为金标准也为该研究的结果准确性带来一些质疑。

另外一个由 Fischer 等进行的前瞻性临床-病理研究并不针对诊断标准的敏感度和特异度的问题，而是对 32 位经神经病理学确认的老年痴呆患者（MMSE≤24 分）进行随访研究，从而判断 HIS 的有效性。结果发现，HIS 能正确诊断出 92.3%的混合性痴呆（AD 混合多部位缺血性痴呆）和多部位缺血性痴呆的患者。但是却有很高的误诊率将 AD 诊断为混合性痴呆或多部位缺血性痴呆。由于样本量较小，该实验结果需谨慎参考。

（四）对 VaD 诊断标准的整体评价

关于各诊断标准对 VaD 诊断敏感度和特异度、对 VaD 发病率及患病率的统计结果影响和对临床痴呆的正确分类，结果的差异较大。ADDTC 可能是临床领域最有用的诊断标准，NINDS-AIREN 可能是研究领域最有用的诊断标准。目前所有 VaD 诊断标准的效力都非常有限，且各诊断标准之间不存在可比性，这对该疾病的正确识别与治疗产生了直接的影响。

因此，我们需要制订一套国际公认的 VaD 甚至是所有类型认知障碍的临床诊断标准，这一标准需要包括 VaD 的亚型诊断，并且需要定义各亚型的特异性病理及临床特征，从而可以帮助探索针对各亚型特异性的治疗策略。另外，目前国内外的研究人员也致力于从神经心理测试、神经影像学、分子生物学、神经电生理学、神经病理学等多个领域寻找更为敏感、特异的诊断标志物，从而提高 VaD 及其各亚型的诊断水平（表 7-10）。

表 7-10　各诊断标准对比

诊断标准内容			HIS MID	IS-R MID	DSM-Ⅲ MID	DSM-Ⅲ-R MID	DSM-Ⅳ VaD	ICD-10 VaD	ADDTC IVD	NINDS-AIREN VaD
痴呆的诊断	记忆障碍	顺行遗忘	–	–	+	+	+	+	≥2 个认知领域损害	+
		逆行遗忘	–	–	or +	and +	or +	or +		or +
	其他认知损害（区域数量）		–	–	≥1	≥1	≥1	≥2		≥2
	认知减退		–	–	+	+	+	+	+	+

续表

诊断标准内容			HIS MID	IS-R MID	DSM-Ⅲ MID	DSM-Ⅲ-R MID	DSM-Ⅳ VaD	ICD-10 VaD	ADDTC IVD	NINDS-AIREN VaD
	其他与定义痴呆相关的功能障碍（缺血范围除外）	人格	保留	–	变化	变化	–	变化	–	支持特征
		情绪不稳	+	+	–	–	–	or +	–	支持特征
		躯体症状	+	+	–	–	–	–	–	–
	ADL 和（或）社交能力明显受损		–	–	+	+	+	+	+	+
	症状持续时间		–	–	NS	NS	NS	≥6 个月	NS	NS
明显脑血管病及卒中的证据	责任病灶神经系统症状体征		+	+	+/+	+/+	+/+	+/+	–/+	+/+
	与痴呆相关的 CVD 病史、体格检查、实验室检查证据		+	+	+	+	or +	+	or +	+
	结构影像（CT 或 MRI）		–	–	NS	NS	NS	支持	or +	+
卒中或CVD的数量和部位（至少满足一条）	多部位大血管梗死（皮质、角回、丘脑或基底前脑）		NS	NS	+	+	+	+	≥2*	+
	一个关键部位的梗死（皮质、角回、丘脑或基底前脑）		NS	NS	–	–	–	–	+	+
	基底核区腔隙灶		NS	NS	–	–	–	–	+	+
	白质腔隙灶		NS	NS	+	+	+	+	–	+
	脑室周围白质损伤		NS	NS	+	+	+	+	–	+
痴呆与CVD的关系	发病	CVD 与痴呆发病时间间隔	–	–	+	+	+	≤6 个月	+*	≤3 个月（卒中后）
		发病形式	突然	突然	突然	突然	突然（或隐匿发病）	突然（或隐匿发病）	NS	突然或逐渐
	进展	阶梯式/波动式恶化	+/+	+/–	+/+	+/+	+/+（或逐渐加重）	or +/+	NS	+
		斑块状损害	–	–	+	+	+	+	NS	–

注："–" 缺失；"+" 包括。

*或者是与痴呆发病有明确时间联系的单次卒中，并且至少有一处梗死灶不在小脑

HIS：Hachinski 缺血指数量表；IS-R：Rosen 缺血量表；ADDTC：加利福尼亚 AD 诊断及治疗中心标准；NINDS-AIREN：美国国立神经系统疾病与卒中研究所和瑞士神经科学研究国际协会标准；MID：多部位梗死性痴呆（multi-infarct dementia）；VaD：血管性痴呆（vascular dementia）；IVD：缺血性血管性痴呆（ischemic vascular dementia）；ADL：日常生活活动（activities of daily living）；NS：未规定（not specified）；CVD：脑血管病（cerebrovascular diseases）

（五）神经心理学诊断

早期的临床心理学家采用心理测验的方法测定大脑损伤患者的认知、知觉、感觉、运动技能、记忆、注意、情感、个性等方面的能力，而后逐渐形成了一系列专门的神经心理学检查量表。目前，这些神经心理学检查在痴呆的诊断与鉴别诊断方面，仍发挥着重要作

用，能够对其认知功能和行为障碍进行量化评估，甚至用于疗效和预后的评定。

目前协助诊断痴呆的量表：MoCA、画钟测验、HDS、ADL 量表、HIS 和 CDR。

MMSE 和 MoCA 是最常用的两种神经心理学测验，而 MoCA 对于诊断血管性认知障碍有着更高的敏感性，尤其能早期发现患者的额叶执行功能障碍。NINDS-CSN 制订了 5 分钟 MoCA 量表，该量表将 MoCA 量表进行简化，评估患者的注意力、词语学习记忆能力、执行能力和定位能力。研究表明，简化后的 5 分钟 MoCA 量表可用于对卒中后及短暂性脑缺性患者进行便捷、有效、可靠的认知筛查，非常适合电话问卷及随访。然而 MoCA 较 MMSE 敏感度的增加是以其特异性的降低为代价的，尤其是对于受教育水平有限的患者。

Muhammad Amin Shaik BP 等的一项临床前瞻研究首次采用了总体风险评分（total risk score，TRS）量表（通过评定血管危险因素和社会人口风险因素），结合基于 8 项信息痴呆筛查工具（8-item informant-based dementia screening instrument，AD8）、MMSE 和（或）MoCA 检查结果预测认知进展，发现 TRS 能合理预测认知障碍风险，结合 MoCA 能提高认知障碍的诊断率。

执行功能加速测试对于可疑的 VCI 患者认知缺陷尤为敏感，如 WAIS-Ⅲ数字符号替换测试，音位流畅性任务，语义流畅性任务，连线测试。

脑血管病患者的认知障碍是由于注意力下降导致患者学习能力衰退，而不是由于对新知识的快速遗忘。VCI 协调会议推荐霍普金斯言语学习测试（Hopkins verbal learning test，HVLT）和加利福尼亚言语学习测试（California verbal learning test，CVLT），这两项测试对于可疑 VCI 患者都很敏感，选用哪一个取决于完成测试的时间限制。

语言功能测试不及执行功能或记忆功能测试敏感，除了优势半球语言功能区局灶性损伤；同样地，空间能力测试对于脑血管病患者较不敏感，除了损伤区域位于非语言区域（通常是右侧半球）或额顶叶的患者。为了使测验更具完整性，VCI 协调工作组从波士顿命名测试和瑞氏复杂图形测验中选取了 15 个项目构成一项 60 分钟的测验。

抑郁是卒中后对常见的心理障碍，卒中后数月内，大约有 1/3 的患者会发生抑郁。抑郁量表对于卒中相关情绪障碍较为敏感，比如白氏抑郁量表，流行病调查中心抑郁量表（center for epidemiologic studies depression scale，CES-D）。额叶系统行为量表（frontal systems behavior scale，FrSBe）和神经精神症状问卷能有效检测出卒中前后的性功能障碍、脱抑制和冷漠行为，它们都运用患者相关人员提供的行为学改变和（或）情绪障碍的信息。

（六）神经影像学诊断

美国和欧洲的一些指南推荐通过影像技术排除医源性痴呆，如肿瘤、脑积水、脑出血等疾病的治疗造成的痴呆，也同样推荐用来区分痴呆各类亚型。因此，结构与分子神经影像学在 VaD 的诊断与鉴别鉴别中发挥着重要的辅助作用。目前，fMRI、弥散张量成像技术（diffusion tensor imaging，DTI）、磁共振光谱（magnetic resonance spectroscopy，MRS）、动脉自旋标记（arterial spin labeling，ASL）、磁共振灌注成像和分子影像技术（如 ^{18}F-PET、Aβ-PET、Tau-PET）在 VaD 诊断及鉴别诊断、疾病进展判断、疗效判断中的作用被广泛研究报道，尤其是神经影像技术在 VaD 的早期诊断中的作用。

1. 结构神经影像学　大小血管相关病变是 VaD 的危险因素，大血管因素可以导致梗死或出血，小血管因素影像学上可以表现为腔隙灶、脑白质高信号、脑室扩大、脑微出血等改变。CMBs 在顺磁敏感的 MR 序列上表现为小的低信号灶，通常与病理学上室周巨噬细胞内含铁血黄素的沉积有关。与 T_2 加权成像相比，磁敏感加权成像（susceptibility weighted imaging，SWI）对 CMBs 的检出率更高。CMBs 存在于 35%的缺血性卒中患者中,其中有60%为出血性卒中。有63%～85%的 VaD 患者脑内可见 CMBs 病灶。CMBs 与患者执行能力的下降密切相关，但是 CMBs 数量与认知并非线性关系，单个或少量的 CMBs 病灶与认知无关，只有当其数量达到一定阈值，才表现出与认知的相关性。关于 CMBs 在脑内的分布与认知相关性，目前研究结果存在争议，这可能与 CMBs 数量和认知的非线性关系有关。

血管周围间隙（perivascular spaces，PVS），也被称为 Virchow-Robin 腔（virchow-robin spaces，VRS）或第三类腔隙，描述的是血管外壁与脑组织的潜在间隙，通常只可通过显微镜观察而影像学不可见。通过 MRI 可以观察到的扩大的 PVS 是一种病理性改变，与一些小血管病变相关，如脑白质高信号和腔隙灶。扩大的 PVS 反映了脑内腔隙间液体的减少，与脑内血管病变密切相关。随着磁共振技术的进步，图像分辨率的提高，PVS 可以通过影像学技术观察到，甚至可以运用 7TMRI 对其进行量化评估。与其他类型痴呆如 AD、FTD 相比，EPVS 在 VaD 患者的脑内情况更为严重。尽管 EPVS 看似是小血管病的一项指标，但是它缺乏特异性，在多发性硬化和强直性肌营养不良等疾病中也被提及。EPVS 的结构特征、病理机制与认知障碍的关系都仍需进一步的探究。

皮质表面铁沉积症（cortical superficial siderosis，CSS）是由于反复发生的蛛网膜下腔出血引起含铁血黄素沉积在脑和脊髓表面。目前研究发现，CSS 可见于 AD 相关的认知障碍患者和 Aβ-PET 阳性的小血管性认知障碍患者，这说明 CSS 对于 AD/SVCI 型混合性痴呆有提示作用。目前研究也已证明，CSS 与 MMSE 评分较低及白质高信号有关。

微小梗死灶在病理学上定义为神经元丢失或脱髓鞘以后形成的小空泡结构，其大小与发生梗死的血管粗细有关，为 50μm～5mm。神经病理研究已经证实了它与认知障碍的相关性，比如理解速度、语义记忆和片段记忆能力。微小梗死灶在 VaD 患者中尤为常见（62%），当然也可见于 AD（43%），AD 混合血管性疾病（33%）和不伴痴呆的老年患者（22%）。用 3TMRI 观察正常老年人和有认知障碍的老年人后发现，皮质微小梗死灶在 VaD 患者中更为多见，与 MMSE 分数相关，尤其与语言能力和视觉结构能力有关。

DTI 技术通过测量水分子弥散相关系数来检测脑组织微结构改变，最常用的检测指标有部分各向异性（fractional anisotropy，FA）和平均弥散率（mean diffusivity，MD），传输受损可导致 FA 值降低，MD 值升高。DTI 技术可以依据弥散张量的变化将皮质下缺血性痴呆与其他类型痴呆鉴别开来。

ASL 是用直接磁化标记物测量脑血流的方法。在不伴痴呆的、有高度血管危险因素的老年患者中，年龄与皮质血流的下降相关，而皮质脑血流的下降与认知障碍相关。对于血管风险较低的患者，则不存在这种相关性。另有研究发现，皮质下血管性痴呆（subcortical vascular dementia，SIVD）与 AD 患者都存在额叶和顶叶皮质脑血流的显著下降，且 SIVD 患者皮质下白质损伤程度与额叶脑血流下降、皮质萎缩相关。另外一项 ASL 的研究表明，与白质呈点状或早期融合高信号的患者相比，白质高信号广泛性融合的患者整体及皮质的脑血流下降为前者的 20%。关于 ASL 与认知的相关性、ASL 与认知相关领域的神经解剖定位的相关性仍需进一步研究。

PET 在对小血管病和认知障碍方面的研究主要运用在两个方面。一个是运用氟脱氧葡萄糖（fludeoxy-glucose，FDG）-PET 检测代谢障碍，另一个是对淀粉样脑血管病的患者运用淀粉成像 PET，判定皮质下血管性认知障碍患者的淀粉样沉积情况。

目前用于淀粉样物质 PET 成像的示踪剂主要有碳-11 标记的匹兹堡化合物 B（11-Carbon based Pittsburgh compound B，PiB）和半衰期更长的氟-18 配体（fluorine-18 based ligands，^{18}F），此类方法在探究淀粉样物质相关痴呆（AD 或 CAA）与 VaD 症状的关系中发挥着尤为重要的作用。SIVD 的患者 PiB-PET 检查结果阳性与阴性结果均可见，研究发现 PiB-PET 阳性的患者（31%）与 PiB-PET 阴性的患者相比，年龄较大、海马萎缩更严重而腔隙灶较少。另有研究得出相似的结果：36%的 SIVD 患者 PiB-PET 阳性，且大多年龄大于 75 岁，萎缩的颞叶腔隙灶的平均数量为 3～5 个。且 PiB-PET 阳性的患者 MMSE 分数较低，在延迟回忆测试中表现较差。有研究得出与既往研究相似的 SIVD 患者 PiB-PET 阳性率（33.8%），并指出通过海马和杏仁核的成像差异可以鉴别 PiB-PET 阳性和阴性患者（敏感度 95.7%，特异度 75.6%）。PiB 比率与认知障碍呈现相关性，而与除腔隙灶以外的小血管疾病无关，PiB 与腔隙灶呈现负相关（$R = -0.60$，$P = 0.017$）。以上这些研究都说明，淀粉样病理改变对 SIVD 患者的认知功能产生影响。之后的研究需要进一步将淀粉样病理改变及 SIVD 急性分类细化，比较淀粉样沉积及认知障碍与 CAA 的关系。

2. 功能神经影像学　fMRI 是通过测量脑血流及氧代谢的变化反映大脑的活力。在静息状态 fMRI 中，SIVD 患者与正常健康对照有明显不同。并且，认知功能正常的脑小血管病患者与健康对照也有明显差异。fMRI 还用于评估 CAA 患者的视觉任务反应：CAA 患者血氧水平依赖（blood oxygenation level dependent，BOLD）的视觉刺激诱发电位呈现异常的低振幅，峰电位时间延长和基线回归时间延长。另一项用 fMRI 让 CAA 患者同时接受动作和视觉任务，结果发现只在视觉皮质可见异常的 BOLD 反应，同时伴随着白质损伤和微出血损伤。患者与对照人群的视觉诱发电位无差异，说明损伤位于皮质而非感觉相关脑区。

所有关于小血管病的功能研究都很难说明行为能力障碍是由于脑血流的变化或代谢能力的受损造成的，这也是目前这些研究技术的缺陷所在。但是 fMRI 仍然是非常有用的一项技术，尤其是评估完成认知任务时患者的 fMRI 情况这一方面。

结构影像学标志物阳性的 SVD 患者有些无临床症状，而有些有临床症状，这是结构影像学标记物的缺陷之一。因此，功能缺陷的测量结果可能与患者症状和潜在的病理生理机制有更为准确的关联。FDG-PET 反映出 AD 和血管性认知障碍患者的低代谢模式存在差异。VaD 患者的脑低代谢区位于额叶皮质和皮质下脑组织。VaD 低代谢范围较 AD 广，影响到了皮质下及初级感觉运动皮质，而连接区域受影响程度较 AD 轻。因此，脑代谢显像在鉴别 VaD 与 AD 方面有重要应用价值。但是低 FDG 参数是否由灌注和代谢水平引起，目前还无法证实，这是未来研究的一个方向。

Waragai 等对早期 AD、VaD 和混合性痴呆的脑灌注 SPECT 图像运用 Z 评分影像系统（easy Z score imaging system，eZIS）进行分析，提示 eZIS 的分析参数[特别是局灶性脑血流（regional cerebral blood flow，rCBF）下降与全脑血流下降比值]可以鉴别早期的 AD 和 VaD。结果发现在扣带回后部、楔前小叶和顶叶皮质的感兴趣区内，AD 区域 rCBF 下降的程度比 VaD 显著，rCBF 下降与全脑血流下降的比值在 AD 组也比 VaD 更高。shii 等应用 eZIS 对 ^{99m}Tc-ECD（technetium-99m ethyl cysteinate dimer）标记的 SPECT 图像进行分析，结果发现 AD 和 VaD 在特异性感兴趣区体积（volume of interest，VOI）的比值方面有显著差异；以 2.22 作为 VOI 比值的临界值时，鉴别 AD 和 VaD 的敏感度和特异度分别是 42% 和 100%；以 1.5 为临界值时，鉴别 AD 和 VaD 的敏感度和特异度分别是 92%和 80%（图 7-21，表 7-11）。

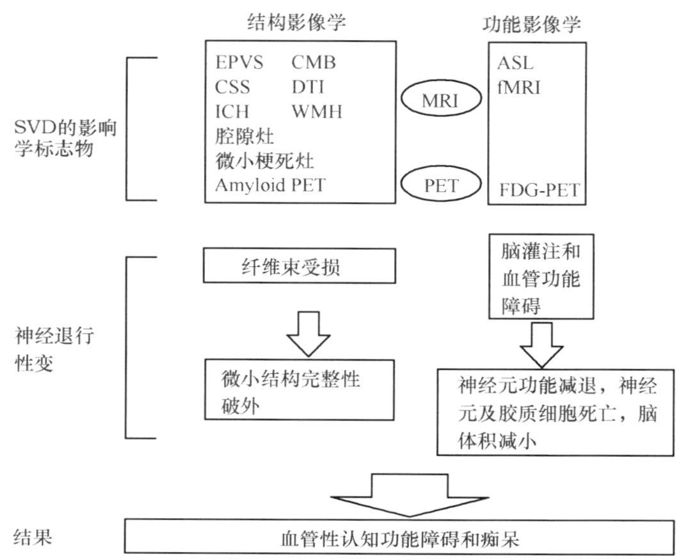

图 7-21　小血管病的影像学标志物与疾病之间可能的关联机制

EPVS：周围血管间隙扩大；ASL：动脉自旋标记；CMB：脑微出血；CSS：皮质表面铁沉积；DTI：弥散张量成像技术；FDG：氟脱氧葡萄糖；fMRI：功能性磁共振成像技术；ICH：脑出血；PET：正电子发射计算机体层扫描术；WMH：脑白质高信号

表 7-11　常见痴呆类型的神经影像学诊断与鉴别诊断

痴呆	病理学特征	结构影像学 CT/MRI	分子影像（非特异性）	分子影像（特异性）
AD	原发性神经退行性变，细胞外的淀粉样斑块（Aβ42），细胞内 Tau 蛋白聚集，早发型的常染色体显性遗传型包括在内	MRI 和 CT 表现出：海马-颞中叶（海马的 CA2 和 CA3 区常受到影响），扣带回后部及顶叶中后部的萎缩	颞中叶和海马区在 SPECT 呈现灌注下降，在 FDG-PET 呈现葡萄糖摄取量下降	^{11}C PIB、Florbetapir 在淀粉样斑块中的摄取
DLB	细胞内 Lewy 小体的 α-突触核蛋白在突触前末梢聚集；与帕金森病的病理表现重叠	下额叶、视皮质、岛状核、下丘脑、中脑、尾状核、壳核、前海马（CA1 区）萎缩	SPECT：壳核、尾状核、视皮质灌注减少； FDG-PET：视皮质葡萄糖摄取量下降	FP-CIT：尾状核和壳核的摄取量减少； 类胆碱能 PET/SPECT：枕中叶摄取量减少； ^{123}I-MIBG：心脏摄取量减少

续表

痴呆	病理学特征	结构影像学 CT/MRI	分子影像（非特异性）	分子影像（特异性）
FTD	多种蛋白，包括 Tau 蛋白病理过程、TDP43、FUS，可与 PSP、MSA、MND 重合	不同程度的前额叶、颞叶和岛叶的萎缩	前额叶和颞叶的 SPECT 和 FDG-PET 灌注和摄取量减少	–
血管性痴呆	大、小血管疾病如高血压、吸烟、糖尿病等危险因素；遗传型：CADASIL	CT：皮质梗死、出血、腔隙性梗死征象及皮质下和脑室周围的白质高信号；MRI：包括上述 CT 的特征及 PVS、CMB	额叶和脑室周围的 FDG-PET、rCBF-SPECT 摄取下降	–
CJD sCJD vCJD	朊病毒：来源包括食物，组织，基因变异	MRI：尾状核、皮质和丘脑枕在 T_2WI 和 DWI 表现出信号增强	–	–
自身免疫性脑炎相关的痴呆	神经元特异性边缘性脑炎病史；脑脊液中有特异性抗体；副肿瘤综合征	MRI：颞中叶在 T_2WI 和 FLAIR 表现出信号增强	FDG-PET：颞中叶摄取量增加；全身 PET 有助于与原发性恶性肿瘤的鉴别	–

注：FDG-PET 的示踪剂是 ^{18}F-FDG；Florbetapir 是最近通过 FDA 批准用于部分情况的临床用途，主要用于排除 AD；CMB：脑微出血；FDG：氟脱氧葡萄糖；FLAIR：液体衰减反转恢复序列；PIB：匹兹堡复合物 B；PVS：血管周围间隙；rCBF-SPECT：局部脑血流单光子发射计算机化断层显像；SPECT：单光子发射计算机断层显像，示踪剂是 ^{99m}Tc

（七）生物分子标志物诊断

脑脊液（cerebrospinal fluid，CSF）和血液中的 Aβ、T-Tau、P-Tau 是近年痴呆领域研究较深入的生物标志物，可协助各型痴呆的诊断与鉴别诊断。

Stefani 等发现，依据 CSF 中 Aβ42 下降程度的不同，能够鉴别 AD 和 VaD，以 493pg/ml 为临界值能达到 77%的敏感度和 80%的特异度；以 750 pg/ml 为临界值，鉴别 AD 合并 WMC 与 VaD 时能达到 95%的特异度和 60%的敏感度。而 Tau 对于鉴别 VaD 与 AD 无帮助。Paraskevas 等发现联合 3 个生物标志物可以鉴别 VaD 和 AD 或者 VaD 和混合性痴呆，正确率达到 85%以上。Stefani 等研究表明 P-Tau 比 T-Tau 能更好地鉴别 AD 与 VaD。但 Ravaglia 等研究表明 P-Tau 在 AD 和 VaD 间没有显著性差异，但 P-Tau 或许可预测认知减退的速度。Formichi 等的研究表明 CADASIL 与健康对照比较，CSF 中 Aβ42 显著下降，而总 Tau 蛋白和 P-Tau 蛋白等没有显著差异。

虽然某些 CSF 生物标志物有助于 AD（或混合性痴呆）与 VaD 诊断及鉴别诊断，但 CSF 标本的获取困难，是否能用血液中的生物标志物替代目前尚不可知，通过血液测定用于 VaD 和 AD 的鉴别诊断正在广泛进行。Bibl 等发现 VaD 患者的血浆中 Aβ40 升高，而 Aβ38/Aβ40 比值下降；血浆 Aβ38/Aβ40 比值可以鉴别 VaD 与其他类型痴呆（AD、PDD）及健康对照，准确度分别超过 80%和 85%。

另有其他一些生物标志物可协助 VaD 的诊断与鉴别诊断，如 α-突触核蛋白

（α-synnclein）、朊病毒蛋白（Prion protein）、14-3-3 蛋白、mtDNA、NF-L、GAP-43 等，其在各型痴呆中的表达水平差异及病理进展的相关性整理如表 7-12 所示。

目前与 VaD 相关的生物标志物中，以新型 MRI 技术为代表的结构影像标志物、以脑血流和脑代谢测定为主的功能影像标志物、以 Aβ 和 Tau 蛋白为代表的神经生化指标都显示出良好的应用前景，在 VaD 诊断和鉴别诊断中有重要的应用价值。但是迄今为止，以生物学标志物与病理对照研究来验证生物标志物的研究较少。我们同时期望能将这些生物标志物作为 VaD 药物临床试验中评价疗效的替代终点，评价或预测药物治疗效果。

表 7-12　主要标志物及在主要痴呆相关神经系统疾病的脑脊液中表达水平

		AD	MCI	FTD	sCJD	DLB	VaD
与痴呆病理进展	Tau	↑	↑	↑/–	↑	–	↑/–
相关的标志物	P-Tau	↑	↑	–	↑	–	–
	Aβ42	↓	↓/–	↓/–	↓	↓	↓/–
	Aβ40	↓	–	–	↓	–	–
	Aβ 低聚物	↑	↑	NA	NA	NA	NA
	α-突触核蛋白	↑/–	–	–	↑	↓	↓
	朊病毒蛋白	↓/–	NA	NA	↓	↓	NA
	14-3-3 蛋白	–	–	–	↑	–	–
可选生物标志物	mtDNA	↓	NA	–	–	NA	NA
	NF-L	↑	↑	↑	↑	↑	↑
	GAP-43	↑	NA	–	NA	NA	–

二、血管性痴呆的鉴别诊断

1. AD　VaD 与 AD 在临床特点、神经心理及神经病理等方面均有许多相似之处。在疾病的早期，两者可以从病史、发病形式、病程、早期症状、精神症状、神经局灶症状及体征、神经影像等方面进行鉴别。VaD 患者常无特殊病史，而 VaD 患者常有脑血管病史；AD 起病隐匿，进展缓慢，而 VaD 以急性或亚急性起病，呈波动性或阶梯性进展，并且具有相对明确的卒中病史或较为明显的局灶症状和体征。而晚期的 VaD 与 AD 鉴别诊断相对困难。

VaD 和 AD 患者在神经心理测试中存在一定差别。VaD 患者自由回忆能力较 AD 好，回忆较为连贯。情感淡漠多在 VaD 早期出现，而对于 AD 患者多在晚期出现。另外，VaD 患者口头表达的流利性较差，多表现为重复语言，也可存在其他执行功能障碍，如认知缓慢、概念转换困难和抽象能力减退等。

神经影像学在 AD 与 VaD 的鉴别诊断上也发挥着重要作用，两者在神经影像学上的区别关键在于：VaD 相关病变呈现局灶性、不对称性，AD 相关病变呈现弥漫性、对称性。结构影像学上，VaD 呈现各种大小血管疾病导致的梗死灶、出血灶、腔隙灶、白质高信号、脑室扩大、脑微出血等。功能影像学中，如上文所述，AD 与 VaD 存在低代谢区域的不同。一项多中心 PET 研究表明，通过采用基于体素的自动化 FDG-PET 分析技术，对 AD 的诊断率达到 93%的敏感度和 93%的特异度，这对于 AD 与 VaD 的诊断有重要意义。

神经电生理中，VaD 患者为弥漫性改变，同时伴有多发性、局限性和阵发性活动，而 AD 患者为相对稳定的弥漫性异常，局限性、阵发性活动较少。

2. FTD　是中老年人缓慢出现的人格改变、言语障碍及行为异常，神经影像学显示主要局限于额颞叶萎缩的一组痴呆综合征。临床早期以人格变化、语言障碍和社交能力减退为主要表现。根据额颞叶痴呆的临床特点有助于与 VaD 鉴别：①发病年龄：可在成年的任何阶段起病，中老年（通常 50～60 岁）起病居多，且有 50%的患者有家族史；②临床症状：进行性痴呆，首发症状为缓慢发展的人格改变和社会行为障碍，而后出现记忆、语言、认知功能的损害，早期的额叶损害症状常表现为情感时控或冲动行为，或退缩，不适当态度和礼仪举止，性行为脱抑制，食欲亢进，模仿行为等；③语言功能：早期语言受损，表现为语量减少，分节发音，可出现语义性命名困难、刻板语言、模仿语言等；④神经体征：患者有额叶释放体征，如掌额反射和抓握反射；⑤神经病理检查：可见额叶、颞叶萎缩，组织学见 Pick 小体，神经胶质增生等 FTD 特有表现；⑥神经影像：额叶和（或）颞叶萎缩。FDG-PET 显示出额叶或额颞叶代谢明显的代谢异常，且代谢障碍主要集中于额叶皮质及颞叶前角，但是由于结构 MRI 上即可见明显的额颞叶萎缩，FDG-PET 检查对于 FTD 的诊断并非十分必要；⑦生化标志物：Aβ40 在 FTD 患者 CSF 中表达水平减低，而关于 Aβ42 在 FTD 患者 CSF 中的表达水平，目前结果存在争议。但与 AD 及正常对照组相比，Aβ42/Aβ40 比值明显升高，与正常人相比，Aβ40/Tau 比值降低。另外，Koedam 等发现 CSF 中 Aβ40 低表达水平与认知功能及执行能力的减退相关。另外可见 FTD 患者 CSF 中其他生物学指标的降低，如 sAβPPβ、Aβ38。

3. DLB　以进行性痴呆合并波动性认知障碍、帕金森综合征及反复发作的以视幻觉为突出表现的精神症状三主征为临床特点，以神经元胞质内路易小体（Lewy body，LB）形成病理特征的神经系统变性疾病。DLB 认知障碍主要累及注意、记忆、计算力、视空间功能、语言等高级皮质功能。其波动性的认知障碍与 VaD 有些类似，另外与多发性梗死性痴呆容易混淆的是，本病在临床上也可出现短暂性意识障碍、反复意外跌倒及精神症状。但是，有 50%DLB 患者伴随帕金森综合征的运动特征，以运动迟缓、肌强直等椎体外系症状为主，左旋多巴治疗有效，这点与 VaD 区别明显。在既往病史和神经系统症状体征方面，DLB 没有血管性危险因素及持续的神经系统局灶性体征，而 VaD 常有高血压、动脉硬化、反复发作的卒中史或短暂脑缺血发作病史，多呈急性起病。早期认知功能损害呈现不均一性，多数伴有神经系统局灶性症状体征，如偏瘫、病理反射等。在神经病理学改变上，DLB 呈现广泛的皮质萎缩，脑沟增宽，脑室扩大，黑质和蓝斑色素脱失。镜下在额叶、颞叶、顶叶、内嗅皮质、黑质和杏仁核等部位可见路易小体，亦可见老年斑和神经原纤维缠结。

基于体素的结构，MRI 成像显示 DLB 的萎缩区域的报道各不同：有研究报道称主要在脑岛、额叶、顶下小叶、颞叶和枕叶皮质；又有一项与 AD 鉴别的报道称萎缩区域主要位于下丘脑、基底前脑、中脑、尾状核和壳核，而中颞叶与海马相对完好，即使存在海马萎缩，也只发生于海马 CA1 区，然而 AD 患者 CA2、CA3 区均有严重累及。当合并 AD 时，萎缩速度加快，但还是远不及单纯 AD 的萎缩速度。FDG-PET 可见主要视觉皮质及后联合区域糖代谢能力的减退，另外，对精神抑制药物不良反应的高度敏感性也是 DLB 与 VaD 的特征之一。

4. HD 是一种常染色体显性遗传的特发性神经变性疾病，有明确的家族遗传病史。本病发病年龄通常在 30～50 岁，也可早至 2.5 岁，晚至 75 岁。男女性别无差别。平均病程 14 年，少年患者平均 8 年。临床表现以不自主舞蹈样动作、进行性痴呆和精神异常为特征，发病始于颜面部及上肢，以后逐渐扩展至全身。舞蹈样动作多快速无规律，幅度大，无目的性，表现为不自主的张口、噘嘴、伸舌、扮鬼脸、耸肩、头前屈后仰、手足舞动等，情绪激动时加重，睡眠时消失。常合并有书写，言语困难。在疾病早期可无明显记忆力损害，定向力和自知力相对完好。但是有少数 HD 患者以认知障碍为首发症状，舞蹈症状出现后其认知障碍常加重，并逐渐进展为痴呆。

VaD 需要与以认知障碍为首发症状的 HD 进行鉴别，VaD 多以执行功能损害为主要表现，且极少出现不自主动作，无家族遗传的特征。神经病理学上，HD 存在明显的额叶、顶叶萎缩，尤其以尾状核为重，这使得侧脑室表面弧形突出部位出现凹陷。镜下可见尾状核和壳小神经元严重破坏、尼氏体消失、核固缩，并伴有明显的胶质增生。而 VaD 以脑组织软化灶、脑白质病变和血管病变为主。结构影像学上，CT 或 MRI 可见尾状核萎缩程度与本病的严重程度有关，而 VaD 的皮质萎缩多不明显，也无尾状核的萎缩。FDG-PET 功能影像学上，PET 检查可发现 HD 基底核尾状核局部葡萄糖代谢率减少。

5. 多发性硬化（Multiple sclerosis，MS） 是一种以中枢神经系统白质炎性脱髓鞘为主要病理特点的自身免疫病，呈急性起病，反复发作，可导致认知障碍甚至痴呆，以皮质下痴呆为主。发病人群多为年轻女性，有一定感染诱因。患者有神经系统症状和体征，如视力障碍、肢体无力、感觉异常、共济失调或自主神经功能障碍。实验室检查可见脑脊液蛋白细胞常不同程度升高，IgG 合成率增加，IgG 寡克隆带阳性。MRI 是检测 MS 最有效的辅助诊断手段，阳性率高于 CT，病灶散在分布于脑室周围、胼胝体、脑干与小脑等，Dawson 手指征是其特征性表现之一。治疗上应用激素、丙种球蛋白等治疗有效，可资鉴别。

6. 帕金森病痴呆 10%～20%的帕金森病患者有痴呆表现，但在痴呆出现之前通常呈现特征性的帕金森综合征，即椎体外系征突出。这种痴呆为皮质下痴呆，表现为情感淡漠、注意力不集中、犹豫不决等。多巴胺能药物治疗有效。

7. 正常颅压脑积水 当 VaD 出现脑萎缩或脑室扩大，特别是 Binswanger 病，常需与正常颅压脑积水鉴别。后者临床三大主征为进行性智力减退、共济失调步态和尿失禁。部分老年期发病患者容易与 VaD 发生混淆。但正常颅压脑积水起病比较隐匿，无明确的卒中史，影像学上也缺乏脑梗死等血管疾病证据。结合临床与影像学检查，两者不难鉴别。

8. 感染性痴呆 CJD 是由朊病毒感染，主要侵犯皮质与基底核，引起神经元凋亡和缺失的进行性痴呆疾病。亚急性起病，年龄在 50 岁以上，常合并肌阵挛、舞蹈-指划动作、共济失调等表现，脑电图检查中可见典型弥漫性周期性尖-慢复合波，脑脊液中 14-3-3 蛋白检查阳性。影像学上可能有轻度脑萎缩，不应有血管病相关病灶，病情多较严重，80%患者在 1 年内死亡，可与 VaD 急性鉴别。

另有因梅毒三期时可发生的麻痹性痴呆，主要症状为进行性智力衰退，但常合并有某些神经体征，如瞳孔异常、腱反射减低、共济失调步态等。通过特异性的血清及脑脊液免疫学检测可与 VaD 鉴别。

9. 甲状腺功能减退　这是由于内分泌疾病引起的痴呆，临床主要表现为：主动性缺乏、意志减退、嗜睡，严重时可发生昏迷。多数伴有共济失调、眼球震颤、视神经萎缩、面瘫及听力减退等神经系统症状。通过甲状腺功能的检查，如基础代谢率，血清促甲状腺激素（TRH）、总甲状腺素（T_3）及甲状腺素（T_4）等实验室检查及应用甲状腺激素治疗显著有效等，即可与 VaD 鉴别。

10. 酒精中毒性痴呆　目前认为是由于营养缺乏所致（主要为维生素 B_1），以下临床特征可与 VaD 鉴别：发病年龄 60 岁左右；有长期、大量饮酒史；80%为中、重度痴呆，包括抽象推理、解题能力和视空间觉障碍，而语言技能相对保留；多伴有小脑性共济失调；颅脑 CT 显示弥漫性脑皮质萎缩。

三、血管性认知障碍的分类

脑血管相关血管性认知障碍的分类经历了多次变动，包括 MID 和 VaD。DSM-Ⅴ摒弃了“痴呆”一词，而是分为主要的或轻微的认知障碍。脑血管病是认知障碍的可能病因之一，VCI 定义为：临床卒中或亚临床血管性脑损伤与至少影响一个认知领域的认知障碍的一种综合征。VCI 是由之前的诊断系统进展而形成的，包括了从基于血管因素的 MCI 到全面 VaD 的各阶段认知损害。并且，VCI 不仅包括了完全基于血管因素的认知损害，还包括了混合性病理过程，比如 AD 和 CVD 的混合病理过程。在先前的一些诊断系统中，比如 NINDS-AIREN 标准，诊断 VCI 并不要求存在认知障碍或任何其他特定的认知相关领域损伤，这扩大了 VCI 的覆盖区域，并纠正了先前可能的诊断偏差。

（邹文颖）

第 6 节　血管性痴呆的治疗

一、概　　述

VaD 的发病人数占痴呆患者总数的 15%左右。然而，不同于 AD，至今针对 VaD 还没有研制出临床认可的特效治疗药物，临床治疗进程缓慢，其原因在于 VaD 分类和诊断标准的不确定性、脑血管病理和认知障碍的确切关系仍存在争议，以及化学药物治疗缺乏明确的靶点。

由于诊断标准还不完善，缺乏明确共识，不同的诊断标准在诊断 VaD 方面都有其合理性。NINDS-AIREN 制订的标准具有很高的特异性，但敏感性低，而 ADDTC 制订的标准虽然提高了敏感度，但是特异性相对较差。因而 NINDS-AIREN 标准因其较高的特异性而被大多数相关研究所采用。

VaD 研究发展至今，现代的诊断标准已能够用来实施新的多中心的治疗性研究，但同时 VaD 一词的准确性却遭受了质疑，很大程度上归咎于其“痴呆”一词的定义是基于 AD，因而诊断不仅需要包括两种及以上认知障碍，且需记忆功能的损伤占主导地位，这对于 AD 的诊断是非常适用的，但应用于 VaD 却带来了问题，在 VaD 患者中记忆功能受到疾病影响程度是不同的，并不是所有的患者都符合严格的痴呆诊断标准，更多的是损伤到认知功能而记忆能力保留，因而将记忆功能受损用作 VaD 的核心诊断标准是欠妥的。基于此限制性，专家们认识到应该用更宽泛的名词来命名由脑血管疾病导致的认知障碍，VCI 一词应运而生，并被越来越多的学者所接受。

复杂的 IADL 是否保留是区分 MCI 与痴呆的重要条件，常用测评工具如 ADCS-MCI-ADL 量表、Lawton 和 Brody 的 ADL 量表，包括 8 项较复杂的 IADL 亚表和 6 项 PSMS 亚表，共 14 项。病变血管会造成痴呆的异质性，即虽然血管性认知障碍包括了许多不同的亚型，如多发性梗死性痴呆、小血管性痴呆、关键部位梗死性痴呆等，但此定义仍旧强调的是病理病变的范围，而非一个明确有效的诊断准则，这给相应的研究带来了困难，且针对此疾病分类标准的争议仍将继续，直到血管性认知障碍的病理生理机制被明确阐述出来。特别是在老年患者中，VaD 和 AD 常常共同存在，又称之为混合性痴呆。为避免疾病分类的先验观点导致研究结果的不真实性，NINDS-CSN 于 2006 年提出了血管性认知障碍诊断标准的共识，用以评估相关疾病研究中患者纳入的准确性，多年来这一标准不断得到完善。

VaD 的疾病管理重点在于发现和处理并发症、确保最大限度地降低血管危险因素、及时发现非认知功能损伤症状、提供合适的心理咨询和其他能够提高患者生活质量的辅助手段。

二、血管性痴呆的治疗

及时的诊断、评估和治疗并发症，为患者及其家属提供详细的疾病信息等方面的支持等，这些用于 AD 的疾病管理原则同样也适用于 VaD，但是寻找有效的手段来治疗 VaD 似乎更困难。从公布的数据显示，在临床上干预治疗血管性因素参与发病的痴呆已有数十年的历史。基于 VaD 的病因和病理，一些药物对于 VaD 的治疗可能有用，包括抗血栓药、麦角生物碱、促甲状腺激素释放激素类似物、银杏叶提取物、调控血浆黏度药物、抗氧化剂、血清素、组胺受体拮抗剂、血管活性剂、黄嘌呤衍生物和钙拮抗剂等，然而以上研究多因样本量小，治疗期短，诊断标准和评估工具的不确定性和临床终点目标不同等原因而导致最终结果不具有一致性，下面是 VaD 治疗的常见方法。

（一）化学药物治疗

1. 丙戊茶碱（propentofylline） 是一种调节胶质细胞功能的药物，尽管观察到其对于学习和记忆有良性作用，但因药物的安全性、耐受性等原因已不再应用于研究。一些欧洲和加拿大做过双盲安慰剂对照试验以观察丙戊茶碱长期治疗有效性和安全性，在 24 周的时间里，与安慰剂组相比，轻、中度 VaD 患者（NINDS-AIREN 标准）症状有明显改善，并显示出长期有效性，除此之外，撤药后至少 12 周内，其在疾病进展方面依然有疗效。

2. 尼莫地平（nimodipine） 是一种二氢吡啶类钙离子通道拮抗剂，曾用于皮质下 VaD 的治疗。它可以通过减少去极化神经元中钙离子的内流，舒张血管，从而产生间接影响脑血流的神经保护作用。除此之外，此药对小血管还有一种特殊的作用，Scandinavian 多发性梗死性痴呆试验是一项大型双盲安慰剂对照研究，根据 CT 检查结果将合格的样本分为多发性梗死性痴呆患者组和皮质下 VaD 患者组，结果发现，尼莫地平对于皮质下 VaD 组的注意力和精神活动有一定改善作用。这个初步结论后期又在一项国际性多中心的随机对照试验中得到检验，但目前 Cochrane 的系统分析得出的结论说明，没有明显证据支持尼莫地平能够有效地治疗 VaD。

3. 加兰他敏（galantamine）　在一项多中心双盲平行分组随机对照研究中，788 名严格符合 MRI 检测标准的很可能 VaD 患者被随机分为加兰他敏药物治疗者和安慰剂对照组。主要终点事件有认知功能，日常生活能力和行为表现，以 ADAS-cog/11 和 ADCS-ADL 量表作为评估工具。次要终点事件主要是执行功能，以 CIBIC-plus、NPI、EXIT-25 来评估。结果显示，26 周后，与安慰剂组相比加兰他敏组在 ADAS-cog/11 上有较好的得分，而在 ADCS-ADL 量表得分上，两组没有明显的区别，以 CIBIC-plus 评估的整体功能，加兰他敏组与安慰剂组相比 P 为 0.069。由上得出，在两个主要终点事件上，显著性并不一致，加兰他敏能够提高 VaD 患者的认知和执行能力，但在生活能力方面没有明显改善。此外对于执行能力，加兰他敏也没有明显的疗效。

4. 多奈哌齐（donepezil）　2010 年在一项国际性多中心的随机对照研究中，以 NINDS-AIREN 为诊断标准，纳入诊断为很可能的和可能的 VaD 患者（$N=974$；平均年龄 73.0 岁），并将患者以 2∶1 的比例随机分为多奈哌齐 5mg/d 组和安慰剂组。主要终点事件的评估采用 ADAS-cog 和 CIBIC-plus 评分。24 周的试验结果显示，与安慰剂组相比，多奈哌齐治疗组在 ADAS-cog 评分上有显著的改善（基线到终点变化的最小二乘平均差，−1.156；95% CI：−1.98～−0.33；$P<0.01$），但 CIBIC-plus 评分上结果却没有明显差异。同时在海马出现萎缩的患者中，多奈哌齐的治疗能使患者的认知功能相对稳定，与之相对的是安慰剂组患者认知功能的持续下降。而在未出现海马萎缩的患者中，多奈哌齐的治疗可使患者认知功能得到改善和提升，而安慰剂组患者认知功能没有显著变化。但次要终点事件如整体（认知）功能、执行能力等方面，评估的结果不具有一致性。

5. 利斯的明（rivastigmine）　Cochrane 的一项系统分析纳入了三个符合标准的随机对照试验，但因每项研究纳入的患者认知功能损害程度不同，服用的利斯的明的剂量不同，最终结果不能汇总统计。第一项研究包括 40 个诊断为皮质下 VaD 的患者（年龄范围 40～90 岁），随机分为利斯的明 3mg/d 治疗组和安慰剂组，26 周后，MMSE 评估发现与安慰剂组相比，药物治疗组在患者认知功能神经心理症状、整体功能方面没有显著的疗效。第二个试验纳入 710 名 VaD 的患者（年龄范围 50～85 岁）随机分为安慰剂组和利斯的明治疗组（平均 9.4mg/d）。24 周后由 MMSE、VaDAS 评估后发现，药物治疗组疗效显著，但同时药物不良反应如呕吐、恶心、腹泻、厌食和撤药反应发生率，利斯的明治疗组要高于安慰剂对照组。最后一个实验纳入了 50 名被诊断为缺血性卒中后认知功能损害无痴呆的患者，随机分为利斯的明治疗组和安慰剂组，在 24 周的时间内，分别给予 4.5mg/bid 和安慰剂治疗，最终 MMSE 评估结果统计显示，两组认知功能、神经心理症状及整体表现没有显著性差异。虽然利斯的明对于血管性认知障碍有一定的疗效，但证据不够充足，仅有一项试验支持，且利斯的明所带来的药物不良反应使明显比例的患者不能耐受而停止治疗。

6. 美金刚（memantine）　是 NMDA 拮抗剂，两项针对美金刚治疗 VaD 的 6 个月随机对照研究中表明，与胆碱能受体抑制剂相似，美金刚在改善认知功能上有着小而显著的疗效，对患者的整体功能和行为上没有明显的影响，且患者对美金刚的耐受性更好，不良反应小。相关研究的 Meta 分析也支持这一结论，该分析纳入了关于胆碱酯酶抑制剂和美金刚的多个药物试验，统计分析显示，对于轻、中度 VaD 患者，胆碱酯酶抑制剂和美金刚都能够对认知功能有一定的改善作用，且美金刚的药物依从性更好，但是以上数据不能充分支持其在临床上的广泛应用。

综上所述，从胆碱酯酶抑制剂和美金刚应用于 VaD 治疗的试验得出，以 AD 和 VaD 的共同发病机制为依据，直接移植 AD 的治疗手段欠妥，虽然有证据显示两种疾病在神经病理和神经化学机制上存在交叉，即 VaD 也存在有胆碱能系统的损伤。但是目前这个观点也遭受到了质疑，神经化学分析显示，在单纯的 VaD 中，胆碱能系统是完好的，只有在混合性痴呆（合并了 AD），胆碱能系统才显示出与 AD 同样程度的损伤。这表明亟须更进一步的病理生理研究来发现血管性认知障碍的发病机制。目前潜在的治疗方法还在临床试验中，包括钙离子通道拮抗剂和作用于内皮细胞功能或肾素-血管紧张素系统的药物等的应用。

7. 脑活素（cerebrolysin） 是一种脑源性神经营养因子，可通过生物技术制备合成，有助于减少缺血后脑组织的损伤，也可减少脑内 Aβ 的沉积，具有保护大脑神经元的作用，目前已在许多国家用于治疗卒中和不同形式的痴呆。Cochrane 的一项系统评价评估了脑活素用于治疗 VaD 的疗效。该项系统分析纳入了合格的 6 个随机对照试验，共 597 名轻、中度 VaD 患者。以 MMSE、ADAS-cog 评估最终结果，与对照组相比，脑活素治疗组能够显著提升认知功能，同时也显著改善了患者的整体（认知）功能。但同时因纳入评价的试验数目有限，治疗时间不统一性和随访周期较短等，使以上证据不足以支持脑活素作为 VaD 的常规治疗药物。

8. 石杉碱甲（huperzine A） 是从蛇足石杉中提取的一种天然生物碱，能通过血-脑屏障，具有可逆性的抑制胆碱酯酶和拮抗 NMDA 受体的作用。多年来，石杉碱甲被认为可以治疗神经退行性变疾病，特别是 AD。一项荟萃分析显示，石杉碱甲可有效地改善 AD 患者的认知功能、整体临床表现和日常生活能力。但用于治疗 VaD 的研究却很少，Cochrane 的一项系统分析发现，纳入的符合标准的双盲随机对照试验只有一个，且该试验仅包括 14 名 VaD 的患者，由 MMSE 评估治疗效果，结果显示石杉碱甲不能显著改善认知功能，但能提高患者的日常生活能力，为进一步说明石杉碱甲对于 VaD 的效果，需要更多更高质量的大型随机对照研究。

9. 都可喜（almitrine-raubasine combination） 药品成分包括阿米三嗪和萝巴新，前者是呼吸兴奋剂，后者为血管扩张剂，两者连用被认为可以改善认知功能。Cochrane 的一项系统评价评估了都可喜治疗 VaD 的疗效。该项系统分析纳入了合格的 3 个随机对照试验，共 206 名 VaD 患者。根据 MMSE 的检测结果显示，都可喜治疗组有显著的认知功能改善。但由于所纳入的试验方法学质量较低，试验数量少和可能存在的发表偏倚，用都可喜治疗 VaD 证据不足。

10. 中药和中成药 有研究证据表明中成药松龄血脉康具有心脑血管疾病同治作用，对于防治血管性认知功能损害和 VaD 具有积极作用。

11. 总结 特定的针对 VaD 的药物试验表明，多奈哌齐、加兰他敏和美金刚能够轻微改善认知功能，但对于整体（认知）功能和执行能力等的影响尚未得出统一的结论，以 AD 和 VaD 有共同发病机制，直接移植 AD 的治疗手段欠妥，亟须更进一步的病理生理研究来发现血管性认知障碍的发病机制，潜在的治疗方法还在临床试验中，包括钙离子通道拮抗剂和作用于内皮细胞功能或肾素–血管紧张素系统的药物的应用。同时在病例的筛选和检测方法上需依据最新的临床诊断标准，如能应用更敏感的大脑功能测量工具和准确量化脑萎缩及脑血管损伤的影像生物标记，如弥散张量和灌注成像、淀粉样蛋白标记等的应用能增加筛选样本的准确性。

（二）非化学药物治疗

1. 针灸治疗　针灸是我国历史悠久的用于预防和治疗疾病的一种独特的诊疗手段，针灸的方法有很多种，如体针、头针和电针等方式，都可用作 VaD 的一种辅助治疗，其中体针和电针的方式应用最广。但关于应用于 VaD 的最终疗效始终没有得出过确切的结论。目前相关的针灸治疗研究集中于动物实验，缺乏可靠的临床试验，特别是大型双盲的临床随机对照试验。

2. 高压氧疗（hyperbaric oxygen treatment，HBOT）　脑供血减少会引起脑缺氧，若脑组织缺血、缺氧的状态得不到及时纠正，氧参与的细胞内物质能量代谢将发生异常。近年来，有研究表明，HBOT 能改善损伤引起的脑组织缺血、缺氧的状态，引起多种分子表达的改变，起到对损伤脑组织的修复作用，并进一步引起脑功能的改善，如认知能力、记忆能力及日常交际和心理行为等方面的改善。HBOT 目前已较普遍地应用于卒中后脑功能的恢复，并有相关动物实验和初步临床试验称 HBOT 对于 VaD 也可能存在效用。一项包括 64 名患者的临床随机对照研究将纳入的 VaD 患者随机分为多奈哌齐治疗组和多奈哌齐联合的治疗组。12 周后使用 MMSE、HDS 评估患者的认知功能状态，结果显示联合治疗组患者的认知能力有显著提高。但由于本试验的限制，患者整体（认知）功能、行为表现和日常生活能力没有得到评价。

3. ω-3 多不饱和脂肪酸　提取自鱼油和植物油的 ω-3 多不饱和脂肪酸被认为是一种有前景的、可作为药物辅助治疗的有益脂肪酸，能改善大脑功能，减缓痴呆进程。临床基础试验和流行病学研究发现，营养缺乏和痴呆有相关性，ω-3 多不饱和脂肪酸能保护神经元的完整性、抗氧化、稳定膜电位等。Cochrane 的一项系统分析纳入了轻、中度痴呆患者，与安慰剂组相比，补充 ω-3 多不饱和脂肪酸并没有明显的疗效。目前尚没有相关试验单独研究其作用于 AD 患者的效果。

总结：目前只有有限的证据支持 VaD 的非药物治疗，未来需要更多严谨的临床试验来评估这些非药物干预手段。

（三）特殊亚型的治疗

由于 VCI/VaD 在发病机制、临床特点和预后等方面的明显异质性，给评估此病的临床药物试验带来了诸多困难，因此相关临床试验更多的是关注于此类疾病的特殊亚型来获取准确有效的疗效评价。

1. 皮质下血管性认知障碍　此类型 VCI 是由皮质下小血管缺血造成的，是一类病理过程和临床表现都相对同质性的疾病类型，适用于 VCI 的治疗研究。DL-3-丁基苯酞（NBP）是一种合成的手性丁基苯酞的有机化合物，包含 *L*-异构体和 *D*-异构体。过去的研究表明 NBP 可有效地保护大脑的缺血性损伤，并能使神经元突触重塑，改善学习和记忆功能。在一项大型双盲随机对照研究中，纳入了 281 名 50～70 岁、诊断为皮质下血管性认知障碍的患者。样本随机分为 NBP 200 mg /tid 组和安慰剂组，以 ADAS-cog、CIBIC-plus 得分变化来评估主要结果。24 周后，与安慰剂组相比，NBP 组能有效地改善认知功能和整体（认知）功能。

2. CADASIL 是由 Notch3 基因突变造成的一种罕见的常染色显性遗传病，且此病发病年龄较早，很少混有 AD 的病变特征，是 VaD 中较为同质性的一个亚型。正常组织中，Notch3 基因在血管平滑肌中表达，其细胞外区包含 34 个表皮生长因子样重复序列（epidermal growth factor like repeats，EGFR），每个 EGFR 包含 6 个高度保守的半胱氨酸残基，并形成 3 个二硫键，几乎所有的 Notch3 基因突变均导致 EGFR 半胱氨酸残基数量的奇数化，而破坏了规范的二硫键配对，一方面可能导致受体蛋白质构象发生改变，影响配体受体的相互作用或与其他蛋白分子作用，从而改变胞内信号转导；另一方面，突变也可能导致了不成对的半胱氨酸残基形成，从而造成同型二聚体或异型二聚体在血管平滑肌细胞上的堆积，并使之破裂。其病理特点是因血管平滑肌和内皮细胞的功能异常导致小血管病变，造成大脑反复发作性腔隙性梗死，进行性智力障碍。

Rutten 等发现，去除 EGFR 突变部分，可避免未配对的半胱氨酸带来的损伤作用，防止有害 Notch3 片段的堆积和相应的损伤级联反应。研究者利用分子生物学技术，针对 mRNA 前体，设计特异性反义寡核苷酸序列，使翻译跳过 Notch3 的相应突变外显子，在不影响 Notch3 蛋白结构和功能的基础上，消除突变的 EGFR 结构域。这种方法已在取自 CADASIL 患者的平滑肌细胞上得到成功验证，被认为是一种有前景的 CADASIL 治疗手段。

内皮型 NO 在连接脑血管功能和认知功能中发挥着重要的作用，NO 由底物精氨酸经内皮 NO 合酶（eNOS）在内皮细胞中合成，此过程需要关键辅酶四氢生物蝶呤（BH4）的参与。NO 可发挥稳定脑血流、抗炎、抗血小板聚集、抑制凋亡等作用。同时可影响大脑毛细血管的舒张活动并对神经元和胶质细胞产生保护作用。外源性的 BH4 可逆转 eNOS 的解偶联以提高血管 NO 的生物利用度，恢复因心血管危险因素影响到的血管内皮功能。一项多中心随机对照试验，筛选 30～65 岁确诊为 CADASIL 的患者，随机分为安慰剂组和沙丙蝶呤（BH4）组 5mg/（kg · d），以外周动脉反应性充血指数张力计来检测血管张力。24 周后，结果显示，与安慰剂组相比，药物组并没有明显改变血管张力值，即沙丙蝶呤不能显著改变 CADASIL 患者内皮依赖的血管舒张性。

三、血管性痴呆的预防

在过去的几十年里，无论是否合并 AD，因脑血管病带来的认知障碍日益受到关注，但是将已获批准的 AD 治疗药物用于治疗 VaD 的关键性临床试验却没能得到相关管理部门通过。主要原因有以下两点：①通过标准的认知功能检测方法得出，药物只能轻微的改善认知功能，当患者合并卒中时，很难准确地评估执行能力、整体（认知）功能和日常生活活动，常常不同试验得到的结果不具有一致性。②现在的 VaD 的诊断标准具有高敏感性低特异性，且强调记忆功能的丧失，这就导致难从混合有其他痴呆类型如 AD 的患者人群中筛选出单纯 VaD 患者。因此调控血管危险因素和对症治疗成为 VaD 的主要治疗手段。用标准化的筛查和监测手段以记录基线、疾病发展轨迹和治疗反应是必要的。这包括详尽的病史、标准的认知功能筛查、脑血管影像检查等。同时，任何加重临床表现的因素如睡眠障碍、疼痛等也应详细记录。

任何人都可能罹患 VCI，但风险随着年龄的增长而增加，VCI 更多的困扰着老年人群，因为脑血管的损伤更多见于此类人群。心脑血管疾病的危险因素同样也是 VCI 的风险因素，如年龄、高血压、高血脂、肥胖、糖尿病、心律失常等。

（一）高血压

在各种血管危险因素中，中年人群痴呆的归因危险度最高的是高血压。澳大利亚悉尼乔治全球健康研究所的科学家近日通过研究发现，高血压可以明显增加个体患 VaD 的风险，研究人员对超过 400 万人群的医疗记录进行分析发现，在 30～50 岁的人群中，血压的升高会使个体患 VaD 疾病的风险增加 62%，如此看来针对血压调控的一级预防研究似乎很有希望，但截至目前研究结果却不尽人意。一个主要的原因是此类研究常常被提前终止，因为在可以充分认定痴呆这一结局之前，就已经达到心脑血管疾病设定的终点。HYVET 抗高血压治疗研究，尽管结局看起来有减少痴呆发病率的趋势，但没有显著性差异。Syst-Eur 研究报道了与安慰剂组相比，给予尼群地平治疗组能显著减少痴呆的发生，但上述研究实际上针对的是 AD 而非 VaD。尽管如此，许多相关的 Meta 分析通常都表明控制高血压可以通过预防卒中来防治 VaD，然而除此之外，任何旨在降低痴呆发病率的努力，其结果都是不明确的，但至少方向正确，只是需要在更大型更长期的研究中得到证明。SPS3 试验，通过两对二阶乘设计，在平均年龄 63 岁的 3000 名左右患有腔隙性梗死的人群样本中，比较强效降压和正常目标降压、联合抗血小板治疗和单药阿司匹林治疗 VaD 的效果。通过认知能力评估和影像学工具检测，中位数为 3 年的此项研究所带来的最终结果显示无论是强效控制血压组还是联合抗血小板治疗组，与对照组相比均没有显差异。说明在相对年轻的腔隙性梗死患者中，短期的抗血小板、降压治疗不能显著影响认知功能，其中关于抗血小板药物疗效的研究与其他研究结果一致，说明缺乏可靠的证据显示抗血小板治疗能够预防认知功能下降。研究的主要目的是研究降压和卒中再发之间的关系，且最终主要结果表明控制高血压并不能显著地降低卒中的复发，也不能预防因复发性卒中所导致的 VaD。但是，这些阴性结果不能断定血压水平和认知功能无关。ARIC 研究发现，中年时期的高血压与老年期的认知功能减退有关。一些相关试验表明，降低高血压不能显著改善认知功能，原因有以下两点：①降压治疗周期短而不可靠；②降压治疗的时机过晚，即脑血管已经开始病变狭窄，此时进行的降压治疗对改善认知功能不仅无用，还可能带来不良反应。

（二）血脂异常

血脂水平是对认知能力有重要影响的代谢状态。在很多临床试验中都得到证明他汀类药物可预防卒中，但对于痴呆的预防作用，没有显著的相关临床试验的结论，尽管相关动物实验说明他汀类药物具有保护认知功能的作用。在以降血脂为目的的 PROSPER 研究中，随机选取 6000 人分为两组，在 6 年的时间里分别服用普伐他汀和安慰剂治疗，结果显示在认知功能结局方面没有显著改善。同样的，Heart Protection 研究在 40～80 岁的人群中，随机选取患有血管病或者糖尿病的 20 537 人作为样本分别给予辛伐他汀和安慰剂治疗，结果表明 5 年后两组人群中认知功能受损率几乎相同，为 24%左右，同时每组约有 0.3%发展为痴呆。Cochrane 的一项系统分析纳入了符合标准的 2 项试验共 26 340 名参与者，年龄范围 40～82 岁。所有样本均存在血管性疾病的病史或危险因素。两项试验分别采用辛伐他汀和普伐他汀治疗。随访年限分别为 3.2 年和 5 年。最后由五种不同的认知功能测量工具评估，与安慰剂组相比，调控血脂并没有显著影响认知功能。这些研究说明没有明显的证据表明降低血脂可预防 VaD，但研究中结局指标的不敏感性和纳入的人群样本相对健康，认知功能损伤率低，也使此结论受到了质疑，需要新的临床试验继续验证。

（三）抗血小板聚集

一些临床观察性试验发现阿司匹林对认知功能有益，但包括有评估认知功能的抗血小板治疗的临床试验却很少。AAA 试验纳入了年龄在 59～75 岁的 3350 名患者，随机分为长期阿司匹林 100mg/d 治疗组和安慰剂组，经过 5 年的随访期，发现两组之间认知功能没有显著差异。PRoFESS 试验用 2×2 析因设计将 20332 名缺血性卒中患者随机分为阿司匹林 25mg 联合缓释双嘧达莫 200mg 每日两次组、氯吡格雷 75mg/d、替米沙坦 80mg/d 和安慰剂对照组，主要评估抗血小板治疗对于复发性卒中的预防作用，次要评估对认知功能的影响。经过中位数为 2.4 年的随访，MMSE 结果统计发现，与安慰剂组相比，两种抗血小板治疗方案对于认知功能没有显著影响。

（四）糖尿病

据观察性试验发现，有长期糖尿病病史的患者更容易患年龄相关的疾病，如认知障碍或是痴呆，特别是 2 型糖尿病患者特征性的高血糖和高胰岛素水平是认知障碍和卒中后痴呆的高危险因素，通常还伴有其他心理状态的异常，如抑郁。且有系统分析发现，降低高血糖水平可有效地预防小血管和一定程度上大血管事件，然而没有临床研究特异性分析血糖水平控制是否能预防 VCI 或者痴呆。在一些糖尿病的病例中，出现急性认知障碍通常是高渗状态和电解质紊乱所造成的，并可经胰岛素治疗而缓解。将来需要干预性试验来阐明高血糖和认知障碍之间的关系，同样，用于治疗糖尿病的药物也可用来检测是否能影响认知障碍的疾病进程。

（五）其他可干预措施

1. 生活习惯 地中海饮食是一种现代营养学建议，最初源于希腊和意大利南部，这种饮食习惯的原则是主要食用橄榄油、豆类、未精制的谷类、水果和蔬菜，中至高程度的食用鱼类和乳制品，适度饮酒，较少的食用非鱼类的肉类。坚持地中海饮食被认为可以降低年龄相关疾病如痴呆发生的风险。一项系统分析表明地中海饮食可减慢认知功能减退的进程，但大多试验是观察性试验，缺少相关干预性试验的证据，因而可信度不高，需要长期随机对照试验来证明两者的相关性。

同样，观察性试验表明合理的运动锻炼能够提高认知水平。LADIS 试验是欧洲多国的前瞻性试验，639 名平均年龄 75 岁左右的老年人被纳入试验，受试人的运动量被详细记录统计，最终以全面的认知功能测量表和分类标准来评估受试人员的认知水平。3 年的观察统计发现，90 名受试人员发展为痴呆（VaD：54 名；AD：34 名；FTD：2 名），147 名发展为认知障碍。COX 回归分析发现，运动锻炼能显著降低发生认知障碍的风险，特别是 VaD。

2. 维生素补充 叶酸缺乏可导致先天性神经管缺陷和巨幼细胞贫血，营养摄取缺乏、吸收障碍、代谢利用异常均可导致叶酸水平降低。因维生素 B_{12} 缺少也可产生与叶酸缺乏同样的贫血表现，所以仅关注补充叶酸会延误维生素 B_{12} 缺乏的诊断，Cochrane 系统分析表明在仅有的小样本试验条件下，叶酸合并维生素 B_{12} 或者单用叶酸治疗对认知功能的影响不能得出一致性的结论。其他的类似试验表明即使维生素能有效影响同型半胱氨酸水平，但并没有证据表明补充维生素能改善认知功能。

总结：尽管控制危险因素对于治疗 VaD 很重要，但从以单种化学药物治疗，如抗血小板、降压、调控血脂来预防和治疗 VaD 的研究中发现，没有充分证据支持这些干预手段的有效性。然而目前的预防性研究正在采取一种更加多维的方法，如 FINGER 研究，在高位风险人群中综合开展血管风险因素调控，营养建议，认知功能训练和运动锻炼，经过两年的干预，结果显示可明显降低认知功能的受损率。流行病学队列研究的结果与上述发现一致，表明总体痴呆患病率实际上可能是可以降低的，尽管原因还不明确，但血管风险因素的调控至少是一个合理的解释，至少针对那些已有卒中或者短暂性脑缺血发作病史的人，调控危险因素可以降低再患 VCI 的风险。

3. VaD 患者的生活质量（quality of life，QOL） 在过去的几十年里，痴呆患者的生活质量问题得到越来越多的关注和重视，目前此项工作大部分集中于 AD 或者混合性痴呆人群，单纯的 VaD 却很少引起注意，有关 VaD 的 QOL 的观点多是基于 AD 患者 QOL 和卒中后非痴呆患者 QOL 的文献资料，因后两者与 VaD 的患者有很多重叠相似之处。

Lawton 关于痴呆的 QOL 的前期工作为这一领域的研究提供了大量的理论依据。他认为痴呆 QOL 的评估应该包括主观和客观的因素，并概括出了四个多方位的指标：①幸福感（如乐观和悲观的影响）；②行为能力（如认知和执行等能力）；③客观环境（如护理人员和居住环境）；④自我感知的生活质量。由此可以看出，痴呆 QOL 的评估是高度主观性和多面性的，但又都围绕着情绪情感和活动。痴呆药物统一指南的国际工作组提出了更宽泛的定义，除了情感情绪之外，痴呆 QOL 的评估还包括认知功能和日常生活活动的表现。

4. 评估痴呆 QOL 由于测量方法本身的主观性和痴呆患者因认知功能受损而不能通过交流沟通来真实准确反映其自身状态，评估痴呆 QOL 并非易事。另外，大部分的痴呆患者缺乏自知力而认识不到自身功能的缺陷，也给评估带来了难度，比如痴呆患者常常高估自己的能力而很少提及自身存在的功能障碍。尽管存在着一些问题，许多研究者称 QOL 应该包括患者本身的观点，至少在部分轻、中度痴呆患者中，如 MMSE 得分小于 10 分的患者提供的 QOL 数据和其看护者给出的数据一样可靠。另外一些研究依赖于患者家属或者护理者的陈述作为 QOL 的数据，这些患者通常处于痴呆的严重期，不能参与到评估过程中。

很少有 QOL 研究是单纯包括 VaD 患者的，如一项关于痴呆患者中护理人员因素和 QOL 的长期研究中，患者不仅包括 VaD 患者，也包含 AD 和混合性痴呆患者。使用 AD 生命质量测评量表（quality of life-Alzheimer’s disease，QOL-AD）评估最终结果显示，一些护理因素如护理者的个人情感、负面情绪、与患者的关系好坏等均影响着针对护理者所测得的 QOL 评分。结果还表明 6 个月后，即使认知功能状态有明显的损害，患者的幸福感没有相应减退且抑郁情绪有改善。但是研究并没有单独分析每种痴呆类型的 QOL。VaD

患者的 QOL 多是基于 AD 和卒中后非痴呆患者的相关研究。

5. 抑郁 是 AD 和卒中后 QOL 的一个有力预测值，因此推断其也是 VaD 的 QOL 的一个重要因素。因为相较于 AD，VaD 的患者情绪和个性的变化常常出现的更早更严重。Ballard 很早就指出 VaD 患者中抑郁的发生率更高。2014 年的一项系统分析发现，将心理干预治疗加入痴呆患者常规的护理中，可减轻抑郁的症状，从而可能提高患者的幸福感。

6. 功能障碍 日常生活功能障碍直接影响着 AD 的 QOL，也是卒中患者的 QOL 的一个重要预测值，因而功能障碍也被认为能够很好地评价 VaD 的 QOL。原因有：①VaD 患者因直接的脑血管病变影响，因而神经功能相较于 AD 常更突出；②虽然记忆和语言障碍在 AD 患者中很常见，但执行功能损伤在 VaD 中发病更早更严重，而执行功能又是评判日常生活活动的一个重要组成部分，因此相较于 AD 患者来说，VaD 的患者 QOL 更差些。③VaD 的患者因有血管病理基础而存在更多的疾病相关并发症，需要相应更多的医疗服务和支持，所有这些因素都将对 VaD 患者 QOL 造成不利的影响。

7. 认知功能 同样被认为与 VaD 患者 QOL 有关。VaD 患者认知障碍存在着异质性，不似 AD 与认知功能减退有着非常一致的关系。

8. 护理因素 护理者的负担和消极情绪也可能与 VaD 的 QOL 有关。但是在痴呆发展的不同阶段，AD 和 VaD 所造成的护理者的负担也是不同的。一项有关痴呆患者家庭护理研究发现，在痴呆的早中期，相较于 AD，护理 VaD 的患者压力更多些，因此类患者能独立完成的日常生活活动更少，且有更严重的昼夜节律颠倒。但对于痴呆的晚期阶段，AD 的护理负担相对更重。

9. 自知力 缺乏自知力与 QOL 的关系还不是很明确。AD 和 VaD 在自知力减退方面没有显著差异。

总结：VaD 虽然是痴呆的第二大病因，但相关 QOL 研究却很少，亟须大量的证据，因为这些研究结果将决定社会资源该怎样分配以最大化提高 VaD 患者的生活质量，但同时此研究存在着诸多困难，特别是相较于 AD，VaD 更具有异质性，需要更谨慎的诊断和辨别。因 VaD 本身存在的一些特点，现有的用于评估 AD 的 QOL 并不能完全适用。例如，相较于疾病早中期的 AD，VaD 患者并发症、功能障碍更多更严重，且护理负担也更重。因此需要根据现有的关于痴呆和卒中患者 QOL 的评估方法，制订出特定的用于 VaD 的 QOL 评估工具。这样才能有效地做出提高 VaD 生活质量的临床决策，同时也能更准确地评估干预的有效性，如心理治疗、放松训练、物理治疗等是否能显著提高患者生活质量。

（宋玉菲）

参 考 文 献

冯涛，王拥军. 2009. 血管性痴呆国际诊断标准的解读与比较. 中国卒中杂志，4（1）：62-66.

韩恩吉，王翠兰. 2011. 实用痴呆学. 济南：山东科学技术出版社，425-498.

李秀玲，杨丽华. 2007. 血管性痴呆的研究进展. 吉林中医药，5：64-65.

李焰生. 2007. 血管性认知功能损害的专家共识. 中华内科杂志，46（12）：1052-1055.

汤慈美. 2002. 神经心理学. 北京：人民卫生出版社，89.

王国祥，李焰生. 2005. 血管性痴呆与血管性认知障碍. 国外医学（脑血管疾病分册），9：659-662.

王陇德. 2014. 2015 年中国卒中中心建设指南. 中华医学信息导报，（10）：11.

王炜，王鲁宁. 2007. 血管性痴呆的常用认知功能评价量表. 中国卒中杂志，6：501-506.

张龙江，祁吉. 2007. 脑淀粉样血管病. 国外医学（临床放射学分册），30（5）：289-292.

Aggarwal N T，Decarli C. 2007. Vascular dementia：emerging trends. Semin Neurol，27（1）：66-77.

Ahtiluoto S，Polvikoski E，Peltonen M，et al. 2010. Diabetes，Alzheimer's disease，and vascular dementia：a population-based neuropathologic study. Neurology，75（13）：1195-1202.

Alonso A，Mosley T H，Gottesman R F，et al. 2009. Risk of dementia hospitalisation associated with cardiovascular risk factors in midlife and older age：the Atherosclerosis Risk in Communities（ARIC）study. Journal of Neurology，Neurosurgery & Psychiatry，80（11）：1194-1201.

Alvarez-Sabin J，Roman G C. 2011. Citicoline in vascular cognitive impairment and vascular dementia after stroke. Stroke，42（1 Suppl）：S40-43.

Amenta F，Mignini F，Rabbia F，et al. 2002. Protective effect of anti-hypertensive treatment on cognitive function in essential hypertension：analysis of published clinical data. J Neurol Sci，203-204：147-151.

Auchus A P，Brashear H R，Salloway S，et al. 2007. Galantamine treatment of vascular dementia A randomized trial. Neurology，69（5）：448-458.

Bacchetta J P，Kovari E，Merlo M，et al. 2007. Validation of clinical criteria for possible vascular dementia in the oldest-old. Neurobiol Aging，28：579-585.

Banerjee G，Wilson D，Jäger H R，et al. 2016. Novel imaging techniques in cerebral small vessel diseases and vascular cognitive impairment. Biochimica et Biophysica Acta（BBA）-Molecular Basis of Disease，1862（5）：926-938.

Bangen K J，Nation D A，Clark L R，et al. 2014. Interactive effects of vascular risk burden and advanced age on cerebral blood flow. Front，Aging Neurosci，6：159.

Bastos-Leite A J，Kuijer J P A，Rombouts S，et al. 2008. Cerebral blood flow by using pulsed arterial spin-labeling in elderly subjects with white matter hyperintensities. American Journal of Neuroradiology，29（7）：1296-1301.

Battistin L，Cagnin A. 2010. Vascular cognitive disorder a biological and clinical overview. Neurochem Res，35（12）：1933-1938.

Béjot Y，Aboa-Eboulé C，Durier J，et al. 2011. Preyalence of early dementia after first-ever stroke：a 24-year population-based study. Stroke，42（3）：607-612.

Bellavia D，Checquolo S，Campese A F，et al. 2008. Notch3：from subtle structural differences to functional diversity. Oncogene，27（38）：5092-5098.

Benisty S，Gouw A A，Porcher R，et al. 2009. Location of lacunar infarcts correlates with cognition in a sample of non disabled subjects with age-related white matter changes：the LADIS study. J Neurol Neurosurg Psychiatry，80（5）：478-483.

Birks J，López-Arrieta J. 2002. Nimodipine for primary degenerative，mixed and vascular dementia. Cochrane Database Syst Rev，3（3）：CD000147.

Birks J，McGuinness B，Craig D. 2013. Rivastigmine for vascular cognitive impairment. Cochrane Database Syst Rev，5（2）：CD004744.

Birnbaum J，Hellmann D B. 2009. Primary angiitis of the central nervous system. Archives of Neurology，66（6）：704-709.

Black S，Gao F，Bilbao J. 2009. Understanding white matter disease：imaging- pathological correlations in vascular cognitive impairment. Stroke，40：S48-S52.

Bornstein N M，Brainin M，Guekht A，et al. 2014. Diabetes and the brain：issues and unmet needs. Neurol Sci，35（7）：995-1001.

Bowler J V. 2005. Vascular cognitive impairment. J Neurol Neurosurg Psychiatry，76 Suppl 5：v35-44.

Boyko M，Zlotnik A，Gruenbaum B F，et al. 2011. Pyruvate's blood glutamate scavenging activity contributes to the spectrum of its neuroprotective mechanisms in a rat model of stroke. Eur J Neurosci，34（9）：1432-1441.

Brundel M，de Bresser J，van Dillen J J，et al. 2012. Cerebral microinfarcts：a systematic review of neuropathological studies. J Cereb Blood Flow Metab，32（3）：425-436.

Burckhardt M，Herke M，Wustmann T，et al. 2015. Omega 3 fatty acids for the treatment of dementia. The Cochrane Library，4（4）：

Burgener S，Twigg P. 2002. Relationships among caregiver factors and quality of life in care recipients with irreversible dementia. Alzheimer Disease & Associated Disorders，16（2）：88-102.

Burton E J，Karas G，Paling S M，et al. 2002. Patterns of cerebral atrophy in dementia with Lewy bodies using voxel-based morphometry. Neuroimage，17（2）：618-630.

Burton E J, McKeith I G, Burn D J, et al. 2004. Cerebral atrophy in Parkinson's disease with and without dementia: a comparison with Alzheimer's disease, dementia with Lewy bodies and controls. Brain, 127（4）: 791-800.

Charidimou A, Gang Q, Werring D J. 2012. Sporadic cerebral amyloid angiopathy revisited: recent insights into pathophysiology and clinical spectrum. J Neurol Neurosurg Psychiatry, 83: 124-137.

Chen J H, Heieh C J, Huang Y L, et al. 2016. Genetic polymorphisms of lipid metabolism gene SAR1 homolog B and the risk of Alzheimer's disease and vascular dementia. J Formos Med Assoc, 115（1）: 38-44.

Chen N, Yang M, Guo J, et al. 2013. Cerebrolysin for vascular dementia. Cochrane Database Syst Rev, 1（1）: CD008900.

Cindy W Y, Young-Eun K, Sang WS, et al. 2015. NOTCH3 variants in patients with subcortical vascular cognitive impairment: a comparison with typical CADASIL patients. Neurobiol Aging, 36: 2443.e1-2443.e7.

Ciobica A, Bild W, Hritcu L, et al. 2009. Brain rennin-angiotensin system in cognitive function: pre-clinical findings and implications for prevention and treatment of dementia. Acta Neurologica Belgica, 109（3）: 171.

Coca A. 2013. Hypertension and vascular dementia in the elderly: the potential role of anti-hypertensive agents. Curr Med Res Opin, 29（9）: 1045-1054.

Cordonnier C, Salman R A S, Wardlaw J. 2007. Spontaneous brain microbleeds: systematic review, subgroup analyses and standards for study design and reporting. Brain, 130（8）: 1988-2003.

de la Torre J C. 2012. Cardiovascular risk factors promote brain hypoperfusion leading to cognitive decline and dementia. Cardiovasc Psychiatry Neurol, 2012: 367516.

De Maria R, Campolo J, Frontali M, et al. 2014. Effects of sapropterin on endothelium-dependent vasodilation in patients with CADASIL A randomized controlled trial. Stroke, 45（10）: 2959-2966.

De Ronchi D, Palmer K, Pioggiosi P, et al. 2007. The combined effect of age, education, and stroke on dementia and cognitive impairment no dementia in the elderly. Dement Geriatr Cogn Disord, 24（4）: 266-273.

Deak F, Freeman W M, Ungvari Z, et al. 2016. recent developments in understanding brain aging: implications for alzheimer's disease and vascular cognitive impairment. J Gerontol A Biol Sci Med Sci, 71（1）: 13-20.

del Zoppo G J. 2010. The neurovascular unit in the setting of stroke. J Intern Med, 267: 156-171.

DeRight J, Jorgensen R S, Cabral M J. 2015. Composite cardiovascular risk scores and neuropsychological functioning: a meta-analytic review. Ann Behav Med, 49（3）: 344-357.

Desmond D W, Moroney J T, Sano M, et al. 2002. Incidence of dementia after ischemic stroke: results of a longitudinal study. Stroke, 33（9）: 2254-2260.

Diener H C, Sacco R L, Yusuf S, et al. 2008. Effects of aspirin plus extended-release dipyridamole versus clopidogrel and telmisartan on disability and cognitive function after recurrent stroke in patients with ischaemic stroke in the prevention regimen for effectively avoiding second strokes（PRoFESS）trial: a double-blind, active and placebo-controlled study. The Lancet Neurology, 7（10）: 875-884.

Dietrich H H. 2012. Cell-to-cell communication and vascular dementia. Microcirculation, 19（5）: 461-467.

Diniz B S, Butters M A, Albert S M, et al. 2013. Late-life depression and risk of vascular dementia and Alzheimer's disease: systematic review and meta-analysis of community-based cohort studies. Br J Psychiatry, 202: 329-335.

Dong C, Bach S V, Haynes K A, et al. 2014. Proteasome modulates positive and negative translational regulators in long term synaptic plasticity. J Neurosci, 34（9）: 3171-3182.

Doubal F N, MacLullich A M, Ferguson K J, et al. 2010. Enlarged perivascular spaces on MRI are a feature of cerebral small vessel disease. Stroke, 41（3）: 450-454.

Dufouil C, Godin O, Chalmers J, et al. 2009. Investigators, Severe cerebral white matter hyperintensities predict severe cognitive decline in patients with cerebrovascular disease history. Stroke, 40: 2219-2221.

Dumas A, Dierksen G A, Gurol M E, et al. 2012. Functional magnetic resonance imaging detection of vascular reactivity in cerebral amyloid angiopathy. Annals of neurology, 72（1）: 76-81.

Emdin C A, Rothwell P M, Salimi-Khorshidi G, et al. 2016. Blood pressure and risk of vascular dementia evidence from a primary care registry and a cohort study of transient ischemic attack and stroke. Stroke, 47（6）: 1429-1435.

Etherton-Beer C D. 2014. Vascular cognitive impairment in dementia. Maturitas, 79（2）: 220-226.

Ettorre E, Cicerchia M, De Benedetto G, et al. 2009. A possible role of atrial fibrillation as a risk factor for dementia. Arch Gerontol

Geriatr，49（Suppl 11）：71-76.

Exalto L G，Whitmer R A，Kappele L J，et al. 2012. An update on type 2 diabetes，vascular dementia and Alzheimer's disease. Exp Gerontol，47（11）：858-864.

Fang M，Feng C，Xu Y，et al. 2013. Microbleeds and silent brain infarctions are differently associated with cognitive dysfunction in patients with advanced periventricular leukoaraiosis. Int J Med Sci，10（10）：1307-1313.

Farooq M U，Gorelick P B. 2013. Vascular cognitive impairment. Current atherosclerosis reports，15（6）：330.

Farrall A J，Wardlaw J M. 2009. Blood-brain barrier：ageing and microvascular disease--systematic review and meta-analysis. Neurobiol Aging，30（3）：337-352.

Federico A，Bianchi S，Dotti M T. 2005. The spectrum of mutations for CADASIL diagnosis. Neurol Sci，（26）：117-124.

Ferrer I. 2010. Cognitive impairment of vascular origin：neuropathology of cognitive impairment of vascular origin. J Neurol Sci，299（1-2）：139-149.

Fiehler J. 2006. Cerebral microbleeds：old leaks and new haemorhages. Int J Stroke，1（3）：122-130.

Firbank M J，Blamire A M，Teodorczuk A，et al. 2010. High resolution imaging of the medial temporal lobe in Alzheimer's disease and dementia with Lewy bodies. Journal of Alzheimer's disease，21（4）：1129-1140.

Folin M，Baiguera S，Conconi M T，et al. 2004. Apolipoprotein vascular risk factor in neurodegenerative dementia. Int J Mol Med，14（4）：1609-1613.

Foster V，Oakley A E，Slade J Y，et al. 2014. Pyramidal neurons of the prefrontal cortex in post stroke，vascular and other ageing related dementias. Brain，137（Pt9）：2509-2621.

Frisoni G B，Galluzzi S，Pantoni L，et al. 2007. The effect on cognition of white matter lesions in the elderly：small but detectable. Nat Clin Pract Neurol，3（11）：620-627.

Giau V V，Bagyinszky E，An S S. 2015. Role of apolipoprotein E in neurodegenerative diseases. Neuropsychiatric Disease & Treatment，11：1723-1737.

Gill R，Tsung A，Billiar T. 2010. Linking oxidative stress to inflammation：toll-like receptors. Free Radic Biol Med，48：1121-1132.

Gladstone J P，Dodick D W. 2005. Migraine and cerebral white matter lesions：when to suspect cerebral autosomal dominant arteriopathy with subcortical infarcts and leukoencephalopathy（CADASIL）. The neurologist，11（1）：19-29.

Gold G，Bouras C，Canuto A，et al. 2002. Clinicopathological validation study of four sets of clinical criteria for vascular dementia. Am J Psychiatry，159：82-87.

Gorelick P B，Counts S E，Nyenhuis D. 2016. Vascular cognitive impairment and dementia. Biochim Biophys Acta，1862（5）：860-868.

Gorelick P B，Pantoni L. 2013. Advances in vascular cognitive impairment. Stroke，44（2）：307-308.

Gorelick P B，Scuteri A，Black SE，et al. 2011. the American Heart Association Stroke Council，Council on Epidemiology and Prevention，Council on Cardiovascular Nursing，Council on Cardiovascular Radiology and Intervention，and Council on Cardiovascular Surgery and Anesthesia. Vascular contributions to cognitive impairment and dementia：a statement for healthcare professionals from the american heart association/american stroke association. Stroke，（42）：2672-2713.

Gridley T. 2007. Notch signaling in vascular development and physiology. Development，134（15）：2709-2718.

Gupta M，Dasgupta A. 2014. Behavioural and psychological symptoms in poststroke vascular cognitive impairment. Behav Neurol，2014：430128.

Hachinski V，Iadecola C，Petersen R C，et al. 2006. National Institute of Neurological Disorders and Stroke-Canadian stroke network vascular cognitive impairment harmonization standards. Stroke，37（9）：2220-2241.

Hainsworth A H，Yeo N E，Weekman EM，et al. 2016. Homocysteine，hyperhomocysteinemia and vascular contributions to cognitive impairment and dementia（VCID）. Biochim Biophys Acta，1862（5）：1008-1017.

Heiss W D，Zimmermann-Meinzingen S. 2012. PET imaging in the differential diagnosis of vascular dementia. Journal of the Neurological Sciences，322（1）：268-273.

Heiss W D. 2014. PET imaging in ischemic cerebrovascular disease：current status and future directions. Neuroscience bulletin，30（5）：713-732.

Herve D，Chabriat H. 2010. Cadasil. J Geriatr Psychiatry Neurol，23（4）：269-276.

Hogervorst E，Bandelow S，Combrinck M，et al. 2003. The validity and reliability of 6 sets of clinical criteria to classify Alzheimer disease and vascular dementia in cases confirmed postmortem：added value of a decision tree approach. Dement Geriatr Cogn

Disord，16：170-180.

Horstman L L，Jy W，Bidot C J，et al. 2009. Potential roles of cell-derived microparticles in ischemic brain disease. Neurol Res，31（8）：799-806.

Iadecola C. 2013. The pathobiology of vascular dementia. Neuron，80：844-866.

Ingles J L，Boulton D C，Fisk J D，et al. 2007. Preclinical vascular cognitive impairment and alzheimer disease neuropsychological test performance 5 years before diagnosis. Stroke，38（4）：1148-1153.

Iqbal K，Liu F，Gong C X，et al. 2009. Mechanisms of Tau-induced neurodegeneration. Acta Neuropathol，118（1）：53-69.

Ishii S，Shishido F，Miyajima M，et al. 2009. Comparison of Alzheimer's disease with vascular dementia and non-dementia using specific voxel-based Z score maps. Annals of nuclear medicine，23（1）：25-31.

Jadavji N M. 2014. Mouse model for deficiency of methionine synthase reductase exhibits short-term memory impairment and disturbances in brain choline metabolism. Biochem J，461（2）：205-212.

Jadavji N M. 2015. Elevated levels of plasma homocysteine，deficiencies in dietary folic acid and uracil-DNA glycosylase impair learning in a mouse model of vascular cognitive impairment. Behav Brain Res，283：215-226.

Jellinger K A. 2008. Morphologic diagnosis of "vascular dementia" - a critical update. J Neurol Sci，270（1-2）：1-12.

Jellinger K A. 2013. Pathology and pathogenesis of vascular cognitive impairment-a critical update. Front Aging Neurosci，5：17.

Jia J，Wei C，Liang J，et al. 2015. The effects of DL-3-n-butylphthalide in patients with vascular cognitive impairment without dementia caused by subcortical ischemic small vessel disease：a multicentre，randomized，double-blind，placebo-controlled trial. Alzheimer's & Dementia，12（2）：89-99.

Jiwa N S，Garrard P，Hainsworth A H. 2010. Experimental models of vascular dementia and vascular cognitive impairment：a systematic review. J Neurochem，115（4）：814-828.

Joutel A. 2011. Pathogenesis of CADASIL：transgenic and knock-out mice to probe function and dysfunction of the mutated gene，Notch3，in the cerebrovasculature. Bioessays，33（1）：73-80.

Kalaria R N，Akinyemi R，Ihara M. 2016. Stroke injury，cognitive impairment and vascular dementia. Biochimi Biophys Acta，1862（5）：915-925.

Kantarci K，Lowe V J，Boeve B F，et al. 2012. Multimodality imaging characteristics of dementia with Lewy bodies. Neurobiology of Aging，33（9）：2091-2105.

Katz D I，Alexander M P，Mandell A M. 1987. Dementia following strokes in the mesencephalon and diencephalon. Archives of Neurology，44（11）：1127-1133.

Kavirajan H，Schneider L S. 2007. Efficacy and adverse effects of cholinesterase inhibitors and memantine in vascular dementia：a meta-analysis of randomised controlled trials. The Lancet Neurology，6（9）：782-792.

Kim G H，Lee J H，Seo S W，et al. 2014. Seoul criteria for PiB（－）subcortical vascular dementia based on clinical and MRI variables. Neurology，82（17）：1529-1535.

Kim H J，Kim J，Cho H，et al. 2013. Individual subject classification of mixed dementia from pure subcortical vascular dementia based on subcortical shape analysis. PloS one，8（10）：e75602.

Knopman D S，Parisi J E，Boeve BF，et al. 2003. Vascular dementia in a population-based autopsy study. Arch Neurol，60：569-575.

Korczyn A D，Vakhapova V，Grinberg L T. 2012. Vascular dementia. J Neurol Sci，322（1-2）：2-10.

Kumar A，Kumar A，Jaggi AS，et al. 2015. Efficacy of Cilostazol a selective phosphodiesterase-3 inhibitor in rat model of Streptozotocin diabetes induced vascular dementia. Pharmacol Biochem Behav，135：20-30.

Kumaran D，Udayabanu M，Kumar M，et al. 2008. Involvement of angiotensin converting enzyme in cerebral hypoperfusion induced antero-grade memory impairment and cholinergic dysfunction in rats. Neuroscience，155（3）：626-639.

Kundur A R，Bulmer A C，Singh I. 2014. Unconjugated bilirubin inhibits collagen induced platelet activation. Platelets，25（1）：45-50.

Lee J H，Kim S H，Kim G H，et al. 2011. Identification of pure subcortical vascular dementia using 11C-Pittsburgh compound B. Neurology，77（1）：18-25.

Lesnik O S A，Haan J. 2004. Cerebral autosomal dominant arteriopathy with subcortical infarcts and leukoencephalopathy（CADASIL）. Panminerva medica，46（4）：265-276.

Li C，Liu C，Yin X，et al. 2014. Frequency-dependent changes in the amplitude of low-frequency fluctuations in subcortical ischemic vascular disease（SIVD）：a resting-state fMRI study. Behavioural Brain Research，274：205-210.

Liu C, Li C, Yin X, et al. 2014. Abnormal intrinsic brain activity patterns in patients with subcortical ischemic vascular dementia. PloS one, 9（2）: e87880.

Loewenstein D A, Acevedo A, Agron J, et al. 2006. Cognitive profiles in Alzheimer's disease and in mild cognitive impairment of different etiologies. Dementia and Geriatric Cognitive Disorders, 21（5-6）: 309-315.

Luca M, Luca A, Calandra C. 2015. The role of oxidative damage in the pathogenesis and progression of alzheimer's disease and vascular dementia. Oxid Med Cell Longev, 2015: 504678.

Marshall R S. 2012. Effects of altered cerebral hemodynamics on cognitive function. J Alzheimers Dis, 32（3）: 633-642.

McGuinness B, O'Hare J, Craig D, et al. 2010. Statins for the treatment of dementia. Cochrane Database Syst Rev, 4(8): CD007514.

Meschia J F, Brott T G, Brown R D. 2005. Genetics of cerebrovascular disorders//Mayo Clinic Proceedings. Elsevier, 80(1): 122-132.

Min D, Guo F, Zhu S, et al. 2013. The alterations of Ca^{2+}/calmodulin/ CaMPK lI/ CaV1.2 signaling in experimentral models of Alzheimer's and vascular dementia. Neurosci Lett, 538: 60-65.

Moon S Y, Kim H Y, Seok J I, et al. 2003. A novel mutation （C67Y） in the NOTCH3 gene in a Korean CADASIL patient. Journal of Korean medical science, 18（1）: 141.

Moorhouse P, Rockwood K. 2008. Vascular cognitive impairment: current concepts and clinical developments. The Lancet Neurology, 7（3）: 246-255.

Moretti R, Torre P, Antonello R M, et al. 2006. Behavioral alterations and vascular dementia. The neurologist, 12（1）: 43-47.

Mott M, Pahigiannis K, Koroshetz W. 2014. Small blood vessels: big health problems: National institute of neurological disorders and stroke update. Stroke, 45（12）: e257-258.

Mukaetova-Ladinska E B, Abdel-All Z, Mugica E S, et al. 2015. Tau proteins in the temporal and frontal cortices in patients with vascular dementia. J Neuropathol Exp Neurol, 74（2）: 148-157.

Nagata K, Saito H, Ueno T, et al. 2007. Clinical diagnosis of vascular dementia. J Neurol Sci, 257（1-2）: 44-48.

Nakamura T, Watanabe H, Hirayama M, et al. 2005. CADASIL with NOTCH3 S180C presenting anticipation of onset age and hallucinations. Journal of the Neurological Sciences, 238（1）: 87-91.

Nardone R, Golaszewski S, Ladurner G, et al. 2011. A review of transcranial magnetic stimulation in the in vivo functional evaluation of central cholinergic circuits in dementia. Dement Geriatr Cogn Disord, 32（1）: 18-25.

Ngandu T, Lehtisalo J, Solomon A, et al. 2015. A 2 year multidomain intervention of diet, exercise, cognitive training, and vascular risk monitoring versus control to prevent cognitive decline in at-risk elderly people（FINGER）: a randomised controlled trial. The Lancet, 385（9984）: 2255-2263.

O'Brien J T , Thomas A. 2015. Vascular dementia. The Lancet, 386（10004）: 1698-1706.

Ola M S, Aleisa A M, Al-Rejaie S S, et al. 2014. Flavonoid, morin inhibits oxidative stress, inflammation and enhances neurotrophic support in the brain of streptozotocin-induced diabetic rats. Neurol Sci, 35（7）: 1003-1008.

Orgeta V, Qazi A, Spector A E, et al. 2014. Psychological treatments for depression and anxiety in dementia and mild cognitive impairment. John Wiley & Sons, Ltd, 37（10）:773-774.

Pai B, Siripornmongchai T, Berentsen B, et al. 2014. NMDA receptor-dependent regulation of miRNA expression and association with Argonaute during LTP in vivo. Front Cell Neurosci, 7: 285.

Palmer J C, Kehoe P G, Love S. 2010. Endothelin-convening enzyme-1 in Alzheimer S disease and vascular dementia. Neuropathol Appl Neumbiol, 36（6）: 487-497.

Pantoni L, Bianchi C, Beneke M, et al. 2000. The Scandinavian multi-infarct dementia trial: a double-blind, placebo-controlled trial on nimodipine in multi-infarct dementia. Journal of the neurological sciences, 175（2）: 116-123.

Pantoni L, Lammie A. 2002. Cerebral small vessel disease: pathological and pathophysiological aspects in relation to vascular cognitive impairment. Vascufarcognitive impafrment. London: Martin Dunitz Ltd, 115-133.

Pantoni L, Pescini F, Nannucci S, et al. 2010. Comparison of clinical, familial, and MRI features of CADASIL and NOTCH3- negative patients. Neurology, 74: 57-63.

Park J H, Seo S W, Kim C, et al. 2014. Effects of cerebrovascular disease and amyloid beta burden on cognition in subjects with subcortical vascular cognitive impairment. Neurobiology of Aging, 35（1）: 254-260.

Pascual B, Prieto E, Arbizu J, et al. 2010. Brain glucose metabolism in vascular white matter disease with dementia differentiation from alzheimer disease. Stroke, 41（12）: 2889-2893.

Pearce L A, McClure L A, Anderson D C, et al. 2014. Effects of long-term blood pressure lowering and dual antiplatelet treatment on cognitive function in patients with recent lacunar stroke: a secondary analysis from the SPS3 randomised trial. The Lancet Neurology, 13 (12): 1177-1185.

Peca S, McCreary C R, Donaldson E, et al. 2013. Neurovascular decoupling is associated with severity of cerebral amyloid angiopathy. Neurology, 81 (19): 1659-1665.

Pennisi G, Ferri R, Cantone M, et al. 2011. A review of transcranial magnetic stimulation in vascular dementia. Dement Geriatr Cogn Disord, 31 (1): 71-80.

Peters R, Beckett N, Forette F, et al. 2008. Incident dementia and blood pressure lowering in the hypertension in the very elderly trial cognitive function assessment (HYVET-COG): a double-blind, placebo controlled trial. The Lancet Neurology, 7 (8): 683-689.

Pohjasvaara T, Mäntylä R, Ylikoski R, et al. 2000. Comparison of different clinical criteria (DSM-III, ADDTC, ICD-10, NINDS-AIREN, DSM-IV) for the diagnosis of vascular dementia. National institute of neurological disorders and stroke-association internationale pour la recherche et Enseignement en neurosciences. Stroke, 31 (12): 2952-2957.

Popescu B O, Toescu E C, Popescu L M, et al. 2009. Blood-brain barrier alterations in ageing and dementia. J Neurol Sci, 283 (1-2): 99-106.

Price J F, Stewart M C, Deary I J, et al. 2008. Low dose aspirin and cognitive function in middle aged to elderly adults: randomised controlled trial. BMJ, 337: a1198.

Qiu C, Fratiglioni L. 2015. A major role for cardiovascular burden in age-related cognitive decline. Nat Rev Cardio, 12 (5): 267-277.

Rapoport M, Dawson H N, Binder L I, et al. 2002. Tau is essential to beta-amyloid-induced neurotoxicity. Proc Natl Acad Sci USA, 99 (9): 6364-6369.

Ravaglia G, Forti P, Maioli F, et al. 2006. Homocysteine and folate as risk factors for dementia and Alzheimer disease. Am J Clin Nutr, 82 (3): 636-643.

Rea T D, Breitner J C, Psaty B M, et al. 2005. Statin use and the risk of incident dementia: the cardiovascular health study. Archives of Neurology, 62 (7): 1047-1051.

Rincon F, Wright C B. 2013. Vascular cognitive impairment. Current Opinion in Neurology, 26 (1): 29-36.

Rita B, Mariagiovanna C, Giuseppe L, et al. 2016. Cholinergic circuitry functioning in patients with vascular cognitive impairment non-dementia. Brain Stimulation, (9): 225-233.

Rizzi L, Rosset I, Roriz-Cruz M. 2014. Global epidemiology of dementia: Alzheimer's and vascular types. Biomed Res Int, 20 (14): 908915.

Rockwood K, Black S, Kertesz A. 2003. Non-cognitive behavioral symptoms in vascular cognitive impairment. The EleventhInternational Congress.

Rodionov R N, Dayoub H, Lynch C M, et al. 2010. Overexpression of dime-thylarginine dimethylaminohydrolase protects against cerebral vascular effects of hyperhomocysteinemia. Circ Res, 106 (3): 551-558.

Roh J H, Lee J H. 2014. Recent updates on subcortical ischemic vascular dementia. J Stroke, 16 (1): 18-26.

Rojas-Fernandez C H, Moorhouse P. 2009. Current concepts in vascular cognitive impairment and pharmacotherapeutic implications. Ann Pharmacother, 43 (7): 1310-1323.

Román G C, Salloway S, Black S E, et al. 2010. Randomized, placebo-controlled, clinical trial of donepezil in vascular dementia differential effects by Hippocampal size. Stroke, 41 (6): 1213-1221.

Rutten J W, Dauwerse H G, Peters D J M, et al. 2016. Therapeutic NOTCH3 cysteine correction in CADASIL using exon skipping: in vitro proof of concept. Brain, 139 (4): 1123-1135.

Sabayan B, Jansen S, Oleksik A M, et al. 2012. Cerebrovascular hemodynamics in Alzheimer's disease and vascular dementia: a meta-analysis of transcranial Doppler studies. Ageing Research Reviews, 11 (2): 271-277.

Sachdev P S, Brodaty H, Valenzuela M J, et al. 2004. The neuropsychological profile of vascular cognitive impairment in stroke and TIA patients. Neurology, 62 (6): 912-919.

Sachdev P, Kalaria R, O'Brien J, et al. 2014. Diagnostic criteria for vascular cognitive disorders: a VASCOG statement. Alzheimer Dis Assoc Disord, 28: 206-218.

Saczynski J S, Siguidsson S, Jonsdittir MK, et al. 2009. Cerebral infarcts and cognitive performance: importance of location and number of infarcts. Stroke, 40 (3): 677-682.

Sahashi K. 2004. Thalamic degeneration. Nihon rinsho. Japanese journal of clinical medicine，62：197.

Sally S I，Aarsland D，Day S，et al. 2011. Hypertension is a potential risk factor for vascular dementia：systematic review. Int J Geriatr Psychiatry，26（7）：661-669.

Sanchez F，Gomez-Villalobos Mde J，Juarez I，et al. 2011. Dendritic morphology of neurons in medial prefrontal cortex，hippocampus，and nucleus accumbens in adult SH rats. Synapse，65（3）：198-206.

Sanchez-Moreno C，Dashe J F，Scott T，et al. 2004. Decreased levels of plasma vitamin C and increased concentrations of inflammatory and oxidative stress markers after stroke. Stroke，35（1）：163-168.

Schaefer A，Quinque E M，Kipping J A，et al. 2014. Early small vessel disease affects frontoparietal and cerebellar hubs in close correlation with clinical symptoms—a resting-state fMRI study. Journal of Cerebral Blood Flow & Metabolism，34（7）：1091-1095.

Schmahmann J D，Smith E E，Eichler F S，et al. 2008. Cerebral white matter：neuroanatomy，clinical neurology，and neurobehavioral correlates. Ann N Y Acad Sci，1142：266-309.

Schmidt R，Enzinger C，Ropele S，et al. 2006. Subcortical vascular cognitive impairment：similarities and differences with multiple sclerosis. J Neurol Sci，245（1-2）：3-7.

Schmidt R，Launer L J，Nilsson L G，et al. 2004. Magnetic resonance imaging of the brain in diabetes：the cardiovascular determinants of dementia（CASCADE）study. Diabetes，53：687-692.

Schuff N，Matsumoto S，Kmiecik J，et al. 2009. Cerebral blood flow in ischemic vascular dementia and Alzheimer's disease，measured by arterial spin-labeling magnetic resonance imaging. Alzheimer's & Dementia，5（6）：454-462.

Shaik M A，Chan Q L，Xu J，et al. 2016. Risk factors of cognitive impairment and brief cognitive tests to predict cognitive performance determined by a formal neuropsychological evaluation of primary health care patients. Journal of the American Medical Directors Association，17（4）：343.

Sharma B，Sharma P M. 2013. Arsenic toxicity induced endothelial dysfunction and dementia：pharmacological interdiction by histone deacetylase and inducible nitric oxide synthase inhibitors. Toxicol Appl Pharmacol，23（1）：180-188.

Sharma B，Singh N. 2011. Behavioral and biochemical investigations to explore pharmacological potential of PPAR-gamma agonists in vascular dementia of diabetic rats. Pharmacol Biochem Behav，100（2）：320-329.

Sharp S I，Aarsland D，Day S，et al. 2011. Hypertensive is a potential risk factor for vascular dementia：systematic review. Int J Geriatr Psychiatry，26（7）：661-669.

Sharp S I，Francis P T，Elliott M S，et al. 2009. Choline acetyl-transferase activity in vascular dementia and stroke. Dement Geriatr Cogn Disord，28（3）：233-238.

Shepherd J，Blauw G J，Murphy M B，et al. 2002. Pravastatin in elderly individuals at risk of vascular disease（PROSPER）：a randomised controlled trial. The Lancet，360（9346）：1623-1630.

Shivamurthy V K N，Tahari A K，Marcus C，et al. 2015. Brain FDG PET and the diagnosis of dementia. American Journal of Roentgenology，204（1）：W76-W85.

Shprakh V V，SuVorova I A. 2010. Risk factors and prediction of poststroke dementia. Zh Nevrol Psikhiatr Im S s Korsakova，110（12 Pt 2）：3-10.

Singh G，Sharma B，Jaggi A S，et al. 2014. Efficacy of bosentan，a dual ETA and ETB endothelin receptor antagonist，in experimental diabetes induced vascular endothelial dysfunction and associated dementia in rats. Pharmacol Biochem Behav，124：27-35.

Smith E E，Schneider J M，Wardlaw SM. 2012. Greenberg，cerebral microinfarcts：the invisible lesions. Lancet Neurol，11：272-282.

Stewart R，Xue Q L，Masaki K，et al. 2009. Change in blood pressure and incident dementia：a 32-year prospective study. Hypertension，54（2）：233-240.

Sui R，Zhang L. 2012. Cerebellar dysfunction may play an important role in vascular dementia. Hypotheses，78（1）：162-165.

Sun Y，Zhou Y，Xu Q，et al. 2011. Abnormal functional connectivity in patients with vascular cognitive impairment，no dementia：a resting-state functional magnetic resonance imaging study. Behavioural Brain Research，223（2）：388-394.

Suryadvara V，Storey S G，Aronow W S，et al. 2003. Association of abnormal serum lipids in elderly persons with atherosclerotic vascular disease and dementia，atherosclerotic vascular disease without dementia，dementia without atherosclerotic vascular disease and no dementia or atherosclerotic vascular disease. J Gerontol A Biol Sci Med Sci，58（9）：859-861.

Swartz R H，Black S E. 2006. Anterior-medial thalamic lesions in dementia：frequent，and volume dependently associated with sudden cognitive decline. Journal of Neurology，Neurosurgery & Psychiatry，77（12）：1307-1312.

T O'Brien J，Erkinjuntti T，Reisberg B，et al. 2003. Vascular cognitive impairment. The Lancet Neurology，2（2）：89-98.

Taguchi A. 2011. Cell-based therapy for patients with vascular dementia. Psychogeriatrics：The Official Journal of the Japanese Psychogeriatric Society，11（2）：113-115.

Thal D R，Grinberg L T，Attems J. 2012. Vascular dementia：different forms of vessel disorders contribute to the development of dementia in the elderly brain. Exp Gerontol，47：816-824.

Tomimoto H. 2011. Subcortical vascular dementia. Neurosci Res，71（3）：193-199.

Toyda K. 2015. Cerebral small vessl disease and chronic kidney disease. Stroke，17（1）：31-37.

Traynelis S F，Wollmuth L P，McBain C J，et al. 2010. Glutamate receptor ion channels：structure，regulation，and function. Pharmacolo Rev，62（3）：405-496.

Uchino M，Hirano T，Uyama E，et al. 2002. Cerebral autosomal dominant arteriopathy with subcortical infarcts and leukoencephalopathy （CADASIL） and CADASIL - like disorders in Japan. Annals of the New York Academy of Sciences，977（1）：273-278.

Ullrich C，Pirchl M，Humpel C. 2010. Hypercholesterolemia in rats impairs the cholinergic system and leads to memory deficits. Mol Cell Neurosci，45（4）：408-417.

Umegaki H. 2014. Type 2 diabetes as a risk factor for cognitive impairment：current insights. Clin Interv Aging，9：1011-1019.

Van der Flier W M，Cordonnier C. 2012. Microbleeds in vascular dementia：clinical aspects. Exp Gerontol，47：853-857.

Venkat P，Chopp M，Chen J. 2015. Models and mechanisms of vascular dementia. Exp Neurol，272：97-108.

Verdelho A，Madureira S，Ferro J M，et al. 2012. Physical activity prevents progression for cognitive impairment and vascular dementia results from the LADIS（Leukoaraiosis and Disability）study. Stroke，43（12）：3331-3335.

Verhaaren B F，Vernooij M W，de Boer R，et al. 2013. High blood pressure and cerebral white matter lesion progression in the general population. Hypertension，61（6）：1354-1359.

Vermeer S E，Prins N D，Den H T，et al. 2003. Silent brain infarcts and the risk of dementia and cognitive decline. N Engl J Med，348（13）：1215-1222.

Viswanathan A，Greenberg S M. 2011. Cerebral amyloid angiopathy in the elderly. Ann Neurol，70：871-880.

Waldstein S R，Rice S C，Thayer JF，et al. 2008. Pulse pressure and pulse wave velocity are related to cognitive decline in the Baltimore Longitudinal study of aging. Hypertension，51：99-104.

Waragai M，Mizumura S，Yamada T，et al. 2008. Differentiation of early-stage Alzheimer's disease from other types of dementia using brain perfusion single photon emission computed tomography with easy Z-score imaging system analysis. Dementia and Geriatric Cognitive Disorders，26（6）：547-555.

Wardlaw J M，Allerhand M，Doubal FN，et al. 2014. Vascular risk factors，large-artery atheroma，and brain white matter hyperintensities. Neurology，82：1331-1338.

Wentzel C，Darvesh S，MacKnight C，et al. 2000. Inter-rater reliability of the diagnosis of vascular cognitive impairment at a memory clinic. Neuroepidemiology，19（4）：186-193.

Whitmer R A，Gunderson E P，Yaffe K，et al. 2007. Body mass index in mid life and risk of Alzheimer disease and vascular dementia.Current Alzheimer Research，4（2）：103-109.

Whitwell J L，Weigand S D，Shiung M M，et al. 2007. Focal atrophy in dementia with Lewy bodies on MRI：a distinct pattern from Alzheimer's disease. Brain，130（3）：708-719.

Wiederkehr S，Simard M，Fortin C，et al. 2008. Validity of the clinical diagnostic criteria for vascular dementia：a critical review. Part I. The Journal of Neuropsychiatry and Clinical Neurosciences，20（2）：162.

Wiesmann M，Kiliaan A J，Claassen J A. 2013. Vascular aspects of cognitive impairment and dementia. J Cereb Blood Flow Metab，33（11）：1696-1706.

Wolburg H，Noell S，Mack A，et al. 2009. Brain endothelial cells and the glio-vascular complex. Cell Tissue Res，335（1）：75-96.

Wollenweber F A，Hanecker P，Bayer-Karpinska A，et al. 2015. Cysteine-sparing CADASIL mutations in NOTCH3 show proaggregatory properties in virto. Stroke，46（3）：786-792.

Won Seo S，Hwa Lee B，Kim E J，et al. 2007. Clinical significance of microbleeds in subcortical vascular dementia. Stroke，38：1949-1951.

Xiao Y，Wang J，Jiang S，et al. 2012. Hyperbaric oxygen therapy for vascular dementia. Cochrane Database Syst Rev，7（7）：

CD009425.

Yaffe K，Falvey C M，Hamilton N，et al. 2013. Association between hypoglycemia and dementia in a biracial cohort of older adults with diabetes mellitus. JAMA Intern Med，173（14）：1300-1306.

Yang G，Wang Y，Tian J，et al. 2013. Huperzine a for Alzheimer's disease：a systematic review and meta-analysis of randomized clinical trials. PloS One，8（9）：e74916.

Yang W，Liu M，Teng J，et al. 2011. Almitrine-Raubasine combination for dementia. Cochrane Database of Systematic Reviews，66（3）：CD008068.

Yeganeh F，Nikbakht F，Bahmanpour S，et al. 2013. Neuroprotective effects of NMDA and group I metabotropic glutamate receptor antagonists against neurodegeneration induced by homocysteine in rat hippocampus：in vivo study. J Mol Neurosci，50：551-557.

Zekry D，Duyckaerts C，Belmin J，et al. 2002. Alzheimer's disease and brain infarcts in the elderly. J Neurol，249：1529-1534.

Zhang Z X, Znhaer G E, Roman G C, et al. 2006. Sociodemographic variation of dementia subtypes in China：methodology and results of a prevalence study in Beijing，Chengdu，Shanghai，and Xi'an. Neuro epidemiology，27（4）：177-187.

Zhou B R，Xu Z Q，Kuang Y F，et al. 2004. Effectiveness of polydrug therapy for senile dementia. Chinese Journal of Clinical Rehabilitation，8（7）：1214-1215.

Zlokovic B V. 2008. The blood-brain barrier in health and chronic neurodegenerative disorders. Neuron，57：178-201.

Zlokovic B V. 2010. Neurodegeneration and the neurovascular unit. Nat Med，16（12）：1370-1371.

第八章　帕金森病痴呆

第1节　帕金森病痴呆的概述

帕金森病（Parkinson disease，PD），是中老年人常见的神经系统退行性疾病，其主要病理特征是黑质多巴胺（DA）能神经元变性死亡和残存神经元内路易小体形成，以静止性震颤、肌强直、动作缓慢、平衡障碍等运动症状为主要表现。除了运动症状外，认知功能减退或痴呆也是PD患者较常见的症状。早期的研究集中在运动障碍方面，忽略了对痴呆等精神症状的认识。近年来，PD患者认知障碍受到越来越多的重视。在PD的晚期，部分患者常伴有痴呆，称为帕金森病痴呆（Parkinson disease dementia，PDD）。

在1817年Jame Parkinson首次描述PD时写道：这是一种感觉和智能没有损害的震颤麻痹。1923年Frederich Lewy在一篇专论里记录了他在临床上的70例患者中有54例智力障碍，但没有解释其原因。接下来的40年里，人们通常把这种智力障碍归结为一种AD的表现或者脑动脉硬化症引起的痴呆。直到1961年Okazaki等报道了2例伴有行为和运动障碍的痴呆患者，PDD这一现状才真正引起临床医生和研究者们的注意。随着神经心理学技术的开展及人们对痴呆的关注，痴呆已成为PD的突出症状之一。Marder等认为PD是导致老年人痴呆的第三种常见的病因。PDD早期先出现锥体外系运动障碍症状，多巴类药物治疗有效，认知障碍晚期出现。PD症状先于认知损害12个月以上认为是PDD的诊断特征。PDD的诊断采用2007年的临床诊断标准，因缺少“金标准”，该标准的诊断准确性还难以评估。痴呆可发生在所有PD及帕金森综合征患者，统称为帕金森痴呆综合征。

帕金森病患者可以表现出多种类型的临床痴呆表现：有痴呆的帕金森病患者往往有典型的皮质区路易小体，组织病理学发现与临床痴呆的发生密切相关，有些患者的皮质病变与典型的AD相一致，临床上至少包括两大类痴呆综合征：一类是以认知执行功能障碍为主要表现的皮质下痴呆综合征；另一类是与路易小体型痴呆相似的痴呆。临床上表现为不同程度的各种认知障碍，其中语言功能损害和视觉空间能力损害明显，也有执行功能障碍。

根据精神疾病诊断与统计手册（DSM-Ⅳ-TR）的诊断标准，PDD被定义为：必须是直接由PD病理生理改变所致的痴呆，PDD的基本表现包括认知和运动迟缓、回忆受损和执行功能异常的认知障碍。但大多数情况下，很难甚至不可能确定PD患者的痴呆是否是“直接由PD病理生理改变所致的痴呆”，即有可能是与其他痴呆疾病如DLB或AD的共病。PDD与DLB的关系仍存争议。临床上可采用痴呆表现与PD运动症状出现的时间关系来鉴别两者：在运动症状表现后1年出现认知异常，可诊断为PDD；而认知异常和运动症状在1年内先后出现（即先有痴呆症状，而后出现运动症状），则应考虑诊断为DLB。也有专家共识认为PDD诊断是在临床确诊PD的病程中出现痴呆，如痴呆发生在运动症状出现之前或同时或稍后，则诊断为DLB；如果痴呆发生在运动症状出现之后，则诊断为PDD。但在研究工作中，还是必须坚持相距1年以上的时间差的原则。

此外轻度认知损害的概念已经得到了越来越多的关注。尽管这个概念目前还没有统一的标准，但有研究显示，新诊断的 PD 患者中 25%～30%伴有轻度认知损害。而与健康对照者和认知功能完好的 PD 患者相比，有轻度认知损害的 PD 患者发展为痴呆的时间更短，并且更多的出现皮质萎缩和代谢改变。

（高宗良　陈育华　罗蔚锋）

第 2 节　帕金森病痴呆的病因学

PD 患者中痴呆的发病率为 18%～40%，随着年龄的增加，痴呆的发生率也增加，到 85 岁时 PD 患者的痴呆发生率约为 65%，流行病学资料往往会低估 PD 患者中实际的痴呆发生情况。Biggins 等用 DSM-Ⅲ研究发现 70 岁以上的 PD 患者 PDD 的发生率是 70 岁以下的 PD 患者的 3 倍，但 Mageux 等认为 PD 患者的 PDD 的发生率在 65～75 岁年龄段最多发。PDD 发生率的各家报道的差异可能与病例来源不同、诊断标准不一、神经心理技术的开展和对各种智能状况的分析观点不同，以及 PDD 的运动障碍症状掩盖了认知障碍的症状等有关。近代研究中，由于采用了各种先进的临床检查、心理学测验等手段，使 PDD 的确诊率有了大幅度的提高。总之，目前认为痴呆在 PD 病例中是普遍存在的。

早在 1877 年 Jean-Martin Charcot 就已描述 PD 患者存在认知和性格改变，但是直到 20 世纪 60 年代 PDD 才引起学者们的广泛关注。Aarsiand 等对 PD 患者进行一项长达 8 年的前瞻性研究，在研究初始、第 4 年和第 8 年时痴呆发病率分别为 26%、52%和 78%，表明随着病程延长，PD 痴呆的发生率呈增高趋势。Hely 等对 136 例新诊断为 PD 的患者进行了长达 20 年的随访研究，最后 74%患者死亡，幸存者中 83%存在痴呆，死亡病例和幸存者中 75%发生痴呆。PD 患者大约起病 10 年后出现痴呆，但变异较大。一些患者诊断为 PD 数年即可发展为痴呆，而一些患者则 20 年后仍未出现痴呆。最近的一些研究表明，痴呆在 PD 患者中很常见，甚至一些患者在 PD 发病早期就发生认知障碍。PDD 的患病率接近 30%，存活超过 10 年的 PD 患者中至少 75%的患者将发展为痴呆。

PD 患者出现认知障碍的发病率随年龄增长而增加，55～64 岁年龄段达 2.7%/年，70～79 岁年龄段达 13.7%/年。在一般人群中，PDD 的估计患病率为 30/10 万人，65 岁以上人群中可为（150～500）/10 万人。在 PD 患者中 PDD 患病率可达 20%～40%，为一般人群的 2～6 倍，在 24 个符合痴呆标准的患病率研究中，约 3.6%痴呆患者由 PD 所致。对 PD 患者前瞻性随访 2 年的研究发现，19.2%患者会出现痴呆表现。而英国有研究对 PD 患者随访 37 个月后发现 19%患者可发生痴呆，相似的苏格兰有研究显示 PD 患者发病 3.5 年后有 23.6%发生痴呆。痴呆是影响 PD 患者寿命的重要因素。多项研究表明痴呆可缩短 PD 患者寿命，是 PD 死亡的危险因素。如将痴呆作为时间依赖性的共变量时，此危险性显著增加 2～3 倍，即使在调整运动症状干扰后亦如此。

痴呆会增加 PD 患者的病死率。PD 患者中痴呆发生危险因素，包括老年、教育水平较低、运动症状较重、大剂量左旋多巴、H-Y 分期得分高、日间嗜睡过度、早期出现幻觉，伴有抑郁症状或轻度认知损害的 PD 患者较容易发生 PDD；PD 病程中发生震颤的患者较少出现临床痴呆综合征，而发生强直性运动迟缓的患者较易出现临床痴呆综合征。起病年龄越大的 PD 患者和 PD 病程越长的患者更易出现临床痴呆综合征。近来有研究发现，PD

患者家属的态度也与 PDD 的发生有关，如照料者的漠不关心可能会促使 PDD 的发生；此外，海马体积、脑白质病变都可能与 PDD 的发生有关。

PDD 的病因和 PD 的病因一样，目前仍然不完全清楚，总体来讲引起 PDD 的病因和 PD 的病因类似。

1. 年龄因素 PD 主要发生在中老年人，提示年龄老化是发病的重要因素，随年龄的增长黑质的多巴胺神经元数目减少，每 10 年下降 5%～8%；酪氨酸羟化酶、多巴胺脱羧酶活力、纹状体的多巴胺递质含量也逐年降低。但衰老不一定导致 PD 发生，只有当黑质多巴胺能神经元减少 50%以上，纹状体多巴胺含量减少 80%以上时，才会出现临床症状，另外也有患者年轻时发病，所以衰老只是 PD 发病的促进因素，并不能解释疾病的全部。但目前大多数学者仍认为衰老在 PD 的发病上起一定的作用。

2. 遗传因素 研究显示约患者有家族史，现在大多数学者认为家族性 PD 是常染色体显性遗传性疾病，但外显率不完全，最近在至少 3 个家系中发现 α-共核蛋白基因突变，在青少年震颤麻痹患者中还检测到了 6 号染色体上 parkin 基因突变，这些为探索 PD 的发病机制开辟了新的途径。

3. 环境因素 20 世纪 80 年代在吸毒者和猴子中观察到一种吡啶类衍生物 1-甲基-4-苯基-1,2,3,6-四氧吡啶（MPTP）可以诱导出帕金森样症状及某些生物化学、病理学改变。这种毒性物质被摄入之后，与单胺氧化酶有很强的亲和力，被转化为有毒的代谢物质 1-甲基-4-苯基-吡啶离子（MPP^+），后者对黑质的多巴胺能神经元有特异的破坏作用。这提示环境中与 MPTP 分子结构类似的工业或农业毒物可能是本病的病因。

4. 性别 最近的研究认为 PD 患者性别因素可能与出现痴呆的风险有关，男性 PD 患者可能更容易出现痴呆症状，尤其在 65～75 岁，但当 PD 患者年龄大于 80 岁，痴呆与性别的相关性就不明显了。

（王　训　高宗良　陈育华　罗蔚锋）

第 3 节　帕金森病痴呆的病理生理学

一、发 病 机 制

因为 PDD 是直接由 PD 病理生理改变所致的痴呆，所以 PDD 病因与 PD 的病因具有极大相似之处。

（一）环境因素与帕金森病

全世界范围内，不同国家和地区，对潜在环境因子和 PD 发病率之间的流行病学研究显示出，多种导致 PD 风险的环境因素，其中农村生活史和 MPTP、使用除草剂杀虫剂是主要因素。

1. MPTP 20 世纪 80 年代初在美国发现正常人接触 MPTP 后产生特殊的临床症状，与自发性 PD 极其相似，神经解剖作用部位上与 PD 病变也高度一致。病理研究表明，MPTP 首先穿过血-脑屏障，被星形胶质细胞中的酸性细胞器所捕获，进入星形胶质细胞内；由胞内 B 型单胺氧化酶（MAO-B）转化为 1-甲基-4-苯基-二氢吡啶（MPDP），再转化为 1-甲基-4-苯基-吡啶离子，后者释放到胞外，再由多巴胺转运体（DAT）转运到多巴胺能神经元中，通过线粒体外膜上能量依赖机制进入线粒体中聚积。MPP^+通过两个途径产生毒性：一是MPP^+在纹状体引起持续释放，加剧多巴胺自身氧化应激的毒性作用；二是 MPDP 和MPP^+相互转化过程中产生大量超氧阴离子自由基，可选择性抑制线粒体中的复合物Ⅰ，使线粒体丧失氧化还原功能。MPTP 诱导 PD 的发现，为人们提供了一个线索：在环境中是否也存在 MPTP 结构类似物或作用机制类似物诱发 PD 的可能性。

2. 百草枯和代森锰　尽管 MPTP 和MPP^+本身未被作为除草剂使用，但它的类似物百草枯（paraquat，PQ）则是一种广泛使用的除草剂。流行病学资料显示，职业性接触 PQ 的人群是 PD 高发人群，百草枯在致死剂量时可导致黑质和其他核团的损伤。代森锰（maneb，MB）是一种杀真菌剂，单独急性应用可使动物穿梭活动降低。PQ 和 MB 对黑质-纹状体多巴胺能神经系统有选择性损伤作用，还表现为随时间延长而加重的进行性特点。生化实验显示，联合给予 PQ 和 MB 还可引起多巴胺更新率增加，导致多巴胺急性大量释放，将引起自由基的产生，氧化应激，进而导致多巴胺能神经元损伤，这可能是 PQ 和 MB 导致黑质-纹状体多巴胺能神经系统选择性损伤的生化基础。PQ 或 MB 是人工合成化合物，在 PQ 或 MB 等化合物被合成前，PD 早已出现。所以，探索环境因素对 PD 的影响，须继续寻找在自然环境中存在的天然产物因素。

3. 鱼藤酮　是线粒体氧化磷酸化的解偶联剂，特异性抑制呼吸链中的复合物Ⅰ，是一种来源于植物中的天然产物，在农业生产中作为杀虫剂广泛使用。现已证实低剂量慢性给予鱼藤酮（rotenone）可引起动物的 PD 症状。对 Lewis 大鼠慢性静脉给予鱼藤酮，大鼠纹状体的多巴胺能神经末梢完全丢失，黑质多巴胺能神经元胞体发生损伤；而伏隔核与嗅球的多巴胺能神经末梢，以及 VTA 的多巴胺能神经元胞体未见损伤。在光镜下可见黑质损伤的多巴胺能神经元中出现 α-synuclein 和泛素（ubiquitin）两种蛋白的包涵体；电镜实验也观察到电子致密区的小体，类似于 PD 患者脑中的路易小体。鱼藤酮除抑制呼吸链中复合物Ⅰ及氧化应激对神经元造成直接损伤外，有报道鱼藤酮伴随神经毒性的炎性机制，可以诱发胶质细胞活化分泌炎性因子间接损伤神经元。高剂量鱼藤酮引起 SH-SY5Y 神经胶质瘤细胞损伤，而低剂量鱼藤酮没有明显毒性。SH-SY5Y 细胞是人脑源性的骨髓成神经瘤细胞株，由于具有合成、储存、分泌和代谢多巴胺必需的酶系统，而作为一个多巴胺能细胞模型。预先以低剂量鱼藤酮处理人单核细胞 THP-1，再以这种细胞培养液培养 SH-SY5Y 细胞时，低剂量组或更低剂量鱼藤酮则可诱导明显的 SH-SY5Y 细胞损伤。THP-1 来源于人外周血单核细胞的细胞株，由于形态、代谢方面的相似性，实验中用于模拟小胶质细胞。鱼藤酮可以引起 THP-1 细胞的呼吸暴发，释放大量活性氧物质（reactive oxygen species，ROS），激活胞内 PI3K-Akt（磷脂酰肌醇 3 激酶-丝氨酸/苏氨酸激酶 Akt）信号途径。

4. 去甲猪毛菜碱和异喹啉类化合物　20 世纪初，去甲猪毛菜（salsolinole）首先被从沙漠植物中分离出来，它属于四氢异喹啉类化合物。这类异喹啉类化合物，不但在环境中广泛存在，而且还广泛存在于日常食物中（面粉 0.52ng/g、蛋黄 1.8ng/g、蛋白 2.2ng/g、奶酪 5.2ng/g、牛奶 3.3ng/g、啤酒 0.36ng/g、威士忌酒 0.73ng/g）。实验研究显示，这类化合物对多巴胺能神经元具有神经毒性。去甲猪毛菜碱的 *N*-甲基转移酶代谢物为 *N*-甲基猪毛菜碱，可以导致 SH-SY5Y 细胞产生自由基，引起 DNA 损伤，诱导其凋亡。谷胱甘肽

S 转换酶（glutathione S-transferase，GST）或过氧化氢酶等抗氧化剂，则可保护细胞免受 *N*-甲基猪毛菜碱引起的 DNA 损伤。异喹啉和四氢异喹啉类化合物也可诱导 SK-N-MC 细胞和 PC12 细胞产生自由基，选择性地抑制线粒体呼吸链中复合物Ⅰ，导致细胞凋亡。此外，异喹啉类化合物经 *N*-甲基转移酶、细胞色素 P450 和单胺氧化酶代谢，生成相应 *N*-甲基衍生物、4-羟基衍生物、四氢异喹啉衍生物及异喹啉阳离子等，也可选择性地抑制线粒体中复合物Ⅰ。

所以，除 PQ 或 MB 等除草剂或杀虫剂这类风险因子外，还发现自然环境中存在着与诱发 PD 有关的异喹啉类化合物等风险因子，它们不但广泛存在于日常食物中，而且更值得注意的是，在动物体内或人体内也含有多种内源性异喹啉类化合物。从 20 世纪 70 年代就已报道，在动物体内有四氢异喹啉（5～7ng/g）、去甲猪毛菜碱、*N*-甲基四氢异喹啉（1～3ng/g），可由生物胺和醛类物质经 Pictet-Spengler 缩合反应形成。虽然现在还没有它们导致 PD 产生的直接证据，但这类化合物的体外试验的毒性作用非常类似于鱼藤酮。这提示环境因子不但可以通过职业接触引发 PD，而且也可能通过饮食习惯引发 PD。

环境因素与 PD 的研究积累了丰富的资料，已从化学合成试剂残余物的影响，扩展到对自然界中存在的天然产物的研究。随着研究的深入，人们认识到环境因素对 PD 的影响，实际上是机体和环境的相互作用过程。一方面，随着年龄的增加，衰老的黑质多巴胺能细胞本身可能有基因变异，如泛素降解途径基因或抗氧化基因的变异，这将导致机体对环境因子易感性的增加；另一方面，随着时间延长，环境因素积累对机体造成代谢异常，如毒物对线粒体呼吸链复合物Ⅰ的长期抑制，导致多巴胺自身氧化应激的增加，最终表现出损害作用。这些因素相互作用，使多巴胺能神经元退行性变，最终导致 PD。但是应该认识到，单独的环境因素或单独的遗传因素，都不大可能成为自发性 PD 的发病原因。PD 的发病是内、外因子共同造成的。探索这些环境因素和基因产物间的相互联系，阐明环境因素的作用机制和信号途径，将是今后的研究方向。

（二）遗传与帕金森病

早在 1880 年 Gowers 就报道 PD 患者亲属中 15%患有 PD。1949 年 Mjones 等第一个系统的 PD 遗传学分析发现在 194 例先证者中 74 例有阳性家族史（占 41%），患者的父母、同胞中 PD 的患病率分别为 12%和 17%，认为该病可能为常染色体显性遗传，外显率为 60%。Martin 等在美国发现 PD 患者父母和同胞的患病率明显增高，支持 PD 多因子遗传的假说，其遗传率为 40%±11%。Barbeau 等发现年轻的 PD 患者的遗传倾向更大，14%的年轻型 PD 患者有阳性家族史，震颤型 PD 患者的家族中发病率更高。1985～1990 年我国研究发现：PD 的危险因素中，环境因素和遗传易感性的作用最为重要，遗传率 40%以上。1998 年对广东地区的 PD 流行病学调查发现 8.9%的 PD 患者有阳性家族史，PD 分离比为 0.005 9，提示 PD 是多基因病，遗传率为 34.91%±8.93%。

Tanner 等于 1999 年做了一项大规模的双生子研究，结果发现单卵双生子与异卵双生子患 PD 的同病率相似，因此认为遗传因素对晚发型 PD 不起主要作用；而 50 岁以前发病的双胞胎单卵双生子的同病率为 100%，而异卵双生子的同病率仅为 17%，提示 50 岁以前发病的 PD 遗传因素起着重要作用。通过传统的连锁分析和位置克隆法，先后发现了多种致病基因及致病基因位点。

1. 常染色体显性家族性帕金森病（autosomal dominant familial Parkinson disease，ADPD）　临床特点：①起病早，平均起病约为 46 岁；②病情进展较为迅速，平均病程不足 9 年；③常伴有 PD 非典型症状和体征，如锥体束损害症状、共济失调和精神症状等；④可有痴呆；⑤病理上除有典型的 PD 病理改变如路易小体外，还有非特异性的皮质海绵状改变；⑥常染色体显性遗传，每代连续发病。

（1）PARK1 与 α-synuclein 基因：Golbe 等于 1990 年报道了一个来自意大利 Contursi 的 PD 大家系，共有 4 代 60 多例患者，呈常染色体显性遗传，其临床症状不大典型，出现痴呆的多，发病年龄较早（平均 45.6 岁）；从发病到死亡的时间较短（平均 9.2 岁）。病理改变为路易小体形成及黑质神经元变性，连锁分析将致病基因定位在 4q21-q23，突变的 α-synuclein 基因即为致病基因，其第 3 号外显子第 209 位碱基鸟嘌呤错义突变为腺嘌呤，导致 α-synuclein 蛋白 53 位丙氨酸突变为苏氨酸（A53T）。丙氨酸本来位于 α-螺旋中，在 α-螺旋的周围为 β-折叠，这种替换干扰了 α-螺旋的形成，使 β-折叠延长，聚集的 β-折叠可能有利于形成淀粉样纤维结构，参与路易小体形成。α-synuclein 基因包含 6 个外显子和若干个内含子，其产物是一个由 140 个氨基酸组成的相对分子量为 19 000 的可溶性蛋白质，属突触前蛋白。它最初在 AD 的淀粉样蛋白斑块的前体蛋白中被发现的；目前尚不清楚 α-synuclein 蛋白的生理功能，可能与神经元的发育形成、多巴胺的合成、保持突触可塑性及突触囊泡运输有关。已证实 α-synuclein 蛋白是构成路易小体的主要成分，且已在散发性 PD、DLB、AD、肌萎缩侧索硬化症及多系统萎缩（MSA）中发现有 α-synuclein 蛋白的病理性积蓄，因而推测该蛋白有可能直接参与神经元的变性过程。

（2）与第 2 号染色体连锁的常染色体显性遗传 PD（PARK3）：Gasser 等将另一个常染色体显性遗传并有路易小体病理改变的家族性 PD 的致病基因定位在 2p13，但尚未明确具体的致病基因。这些家族性 PD 的临床特征与散发性 PD 相似，发病年龄 37～89 岁，平均 59 岁。所有 6 个 PD 家系的最大多点 LOD 值为 3.96，其中 4 个 PD 家系显示 LOD 值阳性，有 2 个 PD 家系的突变外显率约为 40%，提示其在散发性 PD 的发病中也可能起一定作用。所有这些 PD 家系均来自德国北部和丹麦南部一个相对狭小的地区，并且在连锁区内的 7 个标志物中有一个共同的单倍型，提示这些家系可能存在一个共同的发病机制。

（3）与第 4 号染色体连锁的常染色体显性遗传 PD（PARK4）：Farrer 等对一北美家族进行连锁分析，此家族一致表现为 PD 症状，发病年龄为 40 岁左右，病后 4～11 年死亡，疾病后期可发展成痴呆，另一致表现为原发性震颤。染色体 4p15 区域 6 个相邻的标志物单倍型与本病共分离，多点 LOD 值均大于 3.0。

（4）常染色体显性遗传 PD 与 UCHL Ⅰ 基因：泛素羧基端水解酶 L Ⅰ（ubiquitincarboxy-terminal hydrolase L Ⅰ，UCHL Ⅰ）是一种神经元内特异性 ATP 依赖性蛋白，参与泛素介导的蛋白降解过程，属于去泛素化酶家族，它能将泛素多聚体降解成单体。该蛋白占大脑总蛋白的 2%，是大脑中最多的蛋白之一。UCHL Ⅰ 基因定位在 4p14。由于在 Lewy 小体内发现多聚泛素链，人们推测泛素可能在 PD 的致病机制中起到一定作用。但要明确 UCHL Ⅰ 基因与家族性 PD 的关系还需更进一步的研究。

（5）染色体 17 q21 的 Tau 基因：Tau 蛋白是 NFT 的主要成分，而 NFT 是某些神经变性疾病的特征之一，如 AD、进行性核上性麻痹（PSP）、皮质基底核变性（CBD）及家族性额颞叶痴呆伴帕金森综合征（FTDP）。FTDP 的主要临床特点是进展性帕金森综合征、肌张力障碍、痴呆、持续性发声及锥体系功能异常。

2. 常染色体隐性家族性帕金森病

（1）常染色体隐性遗传青少年型 PD（AR-JP）与 Parkin 基因：Ishikawa 等于 1996 年首次在日本报道本病。其特点是发病年龄早，通常在 20 岁左右，临床主要表现为运动迟缓和肌张力增高，患者往往有足部痛性痉挛，症状多在睡眠后减轻，具有多巴反应性，但也容易出现严重的左旋多巴诱导的运动障碍和症状波动；病理上则表现为黑质致密部高度选择性多巴胺能神经元变性和胶质细胞增生，但并不形成路易小体。该病的基因位点定在 6q25.2-q27，致病基因 Parkin。Parkin 基因，又名 PARK2，包含 12 个外显子，全长 115mb，编码一种含有 465 个氨基酸、相对分子量约为 52 000 的蛋白质。Parkin 基因有 5 个外显子在 AR-JP 患者中缺失，而某些 AR-JP 患者仅出现第 4 号外显子缺失。因 Parkin 蛋白的氨基端 76 个氨基酸序列与泛素蛋白的氨基酸序列相似，该蛋白运输有缺陷或已失活的蛋白到蛋白体，再将其分解。现已证实 Parkin 蛋白的功能是作为泛素蛋白连接酶参与蛋白的降解，因而 Parkin 基因突变可导致泛素连接酶活性的缺乏，引起异常蛋白的聚积，科学家们推测这种异常蛋白的聚积是 AR-JP 选择性神经元死亡的原因。

（2）早发型常染色体隐性遗传 PD：为 PARK6（1 号染色体连锁的致病基因位点 lp35-36）或 PARK7（1 号染色体连锁的致病基因位点 lp36，与 PARK6 位点相距 25cm 以上）。具体的致病基因尚在搜寻之中。

3. 候选基因 近 10 年以来学者们已结合使用了各种方法寻找 PD 的易感基因。焦点主要集中在理论上可能与 PD 有关的那些候选基因，包括与多巴胺合成与代谢有关、与线粒体功能及解毒有关及与中枢多巴胺神经元调控有关的基因等。

（1）外源性解毒酶基因多态性与散发性帕金森病：细胞色素 P450 系统对外源性毒素起着主要的降解作用，外源性毒素进入人体后，在肝脏经过两相解毒过程，第一相使毒素结构发生变化，使其易于被结合，参与的酶有 P450 2D6、CYP2E1 等；第二相催化毒素与某些强性集团结合，使其极性或水溶性增强，有利于排出体外。参与的酶有谷胱甘肽转移酶（GSTM）、乙酰转移酶（NAT2）等。人类肝脏至少有 350 种以上的 P450 同工酶，目前仅有 6 种被认为与 PD 有关：CYP1A1、CYP2C9、CYP2C19、CYP1A2、CYP2E1 及 CYP2D6，其中 CYP2D6 涉及 MPTP 毒素的代谢作用。

1）CYP2D6：主要参与异哇胍、司巴丁（金雀花碱）和 MPTP 的代谢。CYP2D6 基因位于 22q12.2 包含 9 个外显子，其编码的蛋白产物为异哇胍 4-羟化酶。已发现该酶主要有 5 种突变的等位基因（A、B、C、D 和 E）。有研究表明，在欧美人 A、B、C、D 等位基因可能与 PD 易患性有关。中国一项研究发现 CYP2D6 酶活性缺陷的 A、B、D 和 E 这四种突变可以提高患 PD 的危险性。

2）细胞色素 P450 2E1 基因（CYP2E1）：即二甲基亚硝 D-脱甲基酶，CYP2E1 在体内可产生自由基和内源性神经毒素异喹啉，因此，该酶活性增加可通过氧化应激内源毒素作用，造成对黑质多巴胺能神经元的损害。已知该基因有 Dral、Rsal 和 Pstl 三种多态。国外研究认为 CYP2E1 基因可能是 PD 的一个易感基因。

3）细胞色素 P450 1A1 基因（CYP1Al）：CYP1A1 是一种肝外酶，有 3 种 CYP1A1 基因多态，即 Mspl 多态、外显子 7 多态和 AA 多态。对中国汉族人的研究发现，CYP1A1 基因 Mspl 多态和外显子 7 多态主要与早发型 PD 的发病有关。

4）谷胱甘肽转移酶（GST）：是外源性毒素二相解毒酶中的一种，有多种同工酶，如 GSTT1、GSTM1、GSTP1、GSTZ1 等。研究发现 GSTT1、GSTM1 同工酶的基因缺失突变的患者易于患 PD。

5）乙酰转移酶（NAT2）：NAT2 基因位于染色体 8pter-qll，是重要的外源性物质代谢酶，尤其在芳香胺类外源性化合物代谢中起重要作用。经 Meta 分析结果显示慢乙酰化基因频率在 PD 患者中显著高于正常对照（OR=1.36）。

（2）内源性解毒酶基因多态性与散发性帕金森病：多巴胺本身具有一定的黑质细胞毒性，嗜黑质细胞毒素 MPTP 的破坏过程与多巴胺代谢有关，而且多巴胺的代谢环节中会产生一些与 PD 有关的毒性产物，如自由基和醌类等，故多巴胺可作为内源性毒素在 PD 的发病中起一定作用，而参与多巴胺代谢的酶，如儿茶酚-氧位-甲基转移酶（COMT）、单胺氧化酶（MAO）、依赖性还原型辅酶Ⅰ/Ⅱ醌氧化还原酶（NQ01）及酪氨酸羟化酶（TH）等则成为各国学者研究 PD 的候选基因。

（3）与多巴胺运输有关的物质：包括多巴胺转运体和多巴胺受体，多巴胺转运体是位于多巴胺能神经元突触前膜的一种 Na^+/Cl^-依赖型膜转运体，主要功能是再摄取突触间隙的 DA，以限制多巴胺受体的激活时间、程度和范围，终止神经元间的信息传递；除此以外，多巴胺转运体还可摄取许多与多巴胺结构相似的内外源性毒素（如 MPP^+等），引起神经元变性死亡。多巴胺受体是位于突触后膜上的膜蛋白，摄取突触间隙的多巴胺，在多巴胺神经元的信息传递中起重要作用。目前已克隆出 5 个多巴胺受体，依其结构和功能分为 D1、D2、D3、D4、D5。研究发现多巴胺转运体基因上游重复序列、DRD2 基因第 2 号内含子上的双核苷酸重复序列及 DRD4 基因第 3 号外显子上有一碱基对多态性与 PD 有一定的关系，重复序列越多，表达越增加，将会增加多种类似多巴胺和 MPTP 的黑质细胞毒性，导致 PD。

（4）线粒体基因：线粒体呼吸衰竭和氧化应激似乎是导致 PD 患者黑质神经元死亡的两大原因，已有一些研究发现 PD 患者的线粒体呼吸链功能受到抑制。Ozawa 等对一例 PD 患者的尸检发现黑质纹状体系统共有 134 种不同类型的 mtDAN 缺失，路易小体本身可能就是正在变性的线粒体。

（5）与自由基清除有关的酶基因：包括铜（锌）超氧化物歧化酶（SOD）、锰超氧化物歧化酶（SOD2）、过氧化氢酶等。但目前尚未发现 PD 患者 SOD、SOD2 和过氧化氢酶基因编码区与酶功能有关的突变。

（6）载脂蛋白 E（ApoE）基因：研究 α-synuclein 基因启动子区域多态与 ApoE 等位基因的联合分析发现 SYNl/ApoE4 联合基因型 PD 组显著高于对照组。提示 α-synuclein 与 ApoE4 相互作用导致散发性 PD 的遗传易感性增高。

（7）其他基因：①Nurrl 基因：位于 2q22-23，全长 9.822kb，由 8 个外显子和 7 个内含子组成，为一种机体早期应激反应基因。该基因编码产物为 598 个氨基酸组成的核蛋白受体，是类固醇激素和甲状腺激素核受体大家族中的一种寡核受体。研究表明该基因对诱导中枢多巴胺能神经元的发生、发育、分化及其成熟后功能维持起重要作用，而 PD 与中枢多巴胺系统功能失调密切相关。②Synphilin-l 基因定位于染色体 5q23.1-3，包含 10 个外显子。已发现该蛋白可与 α-synuclein 蛋白相互作用，促进嗜伊红包涵体的形成；此外对 PD 患者死后脑组织的免疫组化研究发现 Synphilin-l 蛋白与 α-synuclein 蛋白共存于神经纤丝内，有人推测它可能在路易小体的形成和 PD 致病机制中起一定作用。

PD 遗传的基础研究将进一步探明致病基因的突变型蛋白是如何导致 PD 的；了解这些致病基因的蛋白产物是如何与环境因素相互作用的。这将有助于我们发现 PD 的病因，建立早期诊断方法，建立遗传易感性标志来筛选进而保护易感人群。

（三）年龄老化与帕金森病

1. 年龄老化与帕金森病的流行病学 国内外许多流行病学调查研究显示世界各地 PD 的患病率和发病率随年龄的增长而增加，提示年龄因素是 PD 的危险因素之一。Morens 等的一项跟踪调查结果认为 PD 的发病除年龄影响外，早年的环境因素影响起着重要作用，随着患者逐渐年老和社会活动的减少，外界环境对其影响相应减少，因此高龄老人 PD 的发病率反而有所下降。

2. 年龄老化对黑质纹状体系统的影响 随着年龄增长，神经系统的退变主要表现为锥体细胞萎缩，突触减少，纹状体多巴胺受体数目下降，细胞骨架异常及反应性星形胶质、小胶质细胞增生等。McGeer 等通过尸体解剖及形态测定方法显示年龄每增加 10 年，黑质多巴胺能神经元数目就减少约 6.9%，呈年龄依赖性线性减少；正常人纹状体多巴胺含量和纹状体多巴胺转运体的浓度也呈明显的年龄依赖性下降，而 PD 患者的下降率为正常人的 2 倍，提示除年龄老化因素外，可能还存在其他影响纹状体多巴胺含量的因素。这表明单纯年龄老化并不足以解释 PD 的发病，更不是唯一因素。

3. 年龄老化引起多巴胺能神经元损伤的可能机制

（1）在正常年龄老化过程中，脑组织的 mtDNA 常发生自发突变，其中老年脑组织中与年龄变化关系最密切的突变为 4977 位核苷酸[mtDNA4977 在基底核区（包括黑质、尾状核、豆状核壳部）]，mtDNA4977 缺失的发生率最高，而 mtDNA4977 缺失的发生率与 mtDNA 所受到的氧化损伤呈正相关，这就使 mtDNA 功能缺陷与氧化损伤间形成恶性循环，并随年龄老化而逐步加重。

（2）黑质铁蓄积的增多：黑质部位随年龄老化发生铁蓄积。铁是人体必需的一种微量元素，而细胞内过量的活性铁可与 H_2O_2 作用生成细胞毒性很强的 OH^-（即 Fenton 反应），引起细胞蛋白质、不饱和脂肪酸和 DNA 分子的损伤。近年的研究发现铁与 PD 的发病十分密切，由于多巴胺能神经元内富含神经黑色素，在正常状态下后者可与 Fe^{3+}发生结合，使其处于不具活性的氧化状态，但当细胞内游离 Fe^{3+}浓度明显升高时，神经黑色素可大量地与 Fe^{3+}结合并将其降解为 Fe^{2+}，Fe^{2+}与神经黑色素亲和力低，释入细胞质后可通过 Fenton 反应生成 OH^-，从而造成细胞氧化损伤。此外，过量的铁蓄积可引起 α-synuclein 聚积，导致路易小体生成增多。

（3）单胺氧化酶-B 活性增高：单胺氧化酶（monoamine oxidase，MAO）是机体内参与胺类物质代谢的主要酶类，有两种类型，即 MAO-A 和 MAO-B。在脑内，MAO-B 主要存在于神经胶质细胞和 5-羟色胺能神经元中，这两种类型的酶对多巴胺都有代谢作用。在纹状体内，多巴胺的代谢主要依靠 MAO-B。另一方面，MAO-B 在代谢多巴胺的过程中可以产生 H_2O_2，而 H_2O_2 可通过 Fenton 反应产生 OH，从而导致神经元损伤。目前认为 MAO-B 活性随年龄老化而增高，主要是与神经胶质的增生有关。

（4）基因表达水平的改变：从基因水平可以看出随着年龄老化，脑部氧化损伤及炎症反应呈增强趋势，这可能是老年人神经元变性坏死的重要原因。

综上所述，随着老化进程，黑质多巴胺能神经元逐渐变性缺失，PD 的发病率也随之升高，其可能机制主要涉及氧化损伤增强，也可能与炎症、神经元保护作用减弱有关。虽然年龄老化作为 PD 发病的一个相关危险因素已得到广大学者的认同，但它并非 PD 发病的重要因素。

（四）线粒体功能障碍与帕金森病

1. 帕金森病线粒体功能障碍　20 世纪 80 年代末，Schapira 首次报道 PD 患者黑质区线粒体复合体Ⅰ活性下降，随后 Mizuno 又发现纹状体区线粒体复合体Ⅰ的一些亚单位活性降低 0～35%，且线粒体呼吸链中酶复合体Ⅰ活性降低主要分布在黑质部，而与网状结构无关。PD 患者复合体Ⅰ活性下降，但其线粒体功能异常并不仅仅局限于复合体Ⅰ，三羧酸循环也可发生障碍。

2. 帕金森病线粒体功能障碍的原因

（1）毒物因素 MPTP 杀虫剂、除莠剂及井水可能增加患 PD 危险性。在导致 PD 的化合物中多数都属于 ETC 阻滞剂，仔细检查发现环境毒物多属于 Isoquinolone 家族，它们可以轻度阻滞线粒体复合体Ⅰ活性。在实验中给动物喂食 Tetraphydroisoquinolone（TIQ）也可造成 PD 症状，而在日常食物中 TIQ 很常见。食物链中发现的另一种环境毒物 β- carboline（卟啉）衍生物，可轻度阻滞线粒体复合体活性。

（2）遗传因素 PD 线粒体培养基中出现永久性复合体Ⅰ活性减退，提示 PD 患者拥有单一分子遗传背景。

3. 帕金森病线粒体功能障碍与细胞凋亡　PD 病理主要改变是黑质纹状体多巴胺能神经元变性。在散发性 PD 患者中，采用细胞杂交技术研究揭示，mtDNA 编码的功能失调可以单独或联合触发细胞凋亡，促使病理生理过程扩展，以及兴奋毒性细胞死亡。线粒体功能障碍可能是凋亡的触发因素，而且通过增加细胞兴奋毒性来加速细胞死亡。

（1）能量衰竭：只有当机体产生足够能量，细胞才能维持正常代谢。线粒体是体内产生能量的主要来源，线粒体功能障碍必然导致机体 ATP 合成障碍，引起一系列改变。ATP 合成不足可以诱发兴奋性氨基酸增加，对神经元具有强烈的兴奋毒性作用，导致神经元死亡。

（2）呼吸链中任何部位受到抑制都会使自由基生成增多。PD 患者酶复合体Ⅰ异常，自由基增多，损害线粒体膜及 mtDNA，能量合成障碍加重，大量自由基又进一步产生，从而形成恶性循环。此外，自由基还可以损害细胞膜，损害溶酶体膜及破坏细胞结构的完整性，引起溶酶体释放，造成黑质细胞死亡。

（3）许多证据表明 PD 患者中存在黑质细胞凋亡，凋亡诱导基因 bax 可诱导细胞色素 *c* 释放，从而启动线粒体依赖的 caspase 激活。因此 PD 患者黑质细胞中线粒体功能障碍可能会引起黑质细胞凋亡。

（4）细胞自噬多巴胺诱发的神经元自噬现象可能是非凋亡细胞死亡的主要路径。研究发现多巴胺可以后触发细胞自噬现象，主要为神经元线粒体聚积、细胞质中空泡形成，而细胞膜和核保持完整。

（五）氧化应激与帕金森病

1. 帕金森病的氧化应激状态 有足够证据显示 PD 患者处于氧化应激状态。PD 患者黑质生化与药理学特性使其成为一个高毒性环境，黑质神经元多巴胺通过酶性与非酶性机制氧化产生自由基。黑质中一些氧化损害标志物明显增加，包括脂质、蛋白质和 DNA 的过氧化产物丙二醛、碳酰化蛋白和 8-羟基鸟苷酸。PD 患者黑质区 GSH 含量明显下降，SOD 活性及免疫标志物增加。路易小体中硝基酪氨酸免疫染色增强。MAO 使 DA 脱去氨基后变成 3,4-羟基苯丙乙醛时可产生羟自由基；多巴胺的自动氧化可产生醌、羟自由基和氧自由基。因为 mtDNA 缺乏组蛋白保护及酶修复机制，更易受氧自由基损害。

2. 帕金森病脑抗氧化系统缺陷 生命代谢过程中细胞不断产生自由基，机体抗氧化系统不断地清除这些自由基，使机体始终处于氧化与抗氧化的动态平衡中。脑抗氧化防御系统包括酶性及非酶性机制。抗氧化酶主要包括 SOD、谷胱甘肽过氧化酶（GSH-PX）、过氧化氢酶（CAT）、谷胱甘肽还原酶（GRD）。非酶性机制包括 GSH、抗坏血酸、维生素 E。

（1）功能解剖学缺陷：正常黑质特别容易受到氧化损害，主要多巴胺能神经元中神经黑色素是多巴胺自动氧化物的多聚体，黑质纹状体中 84%儿茶酚胺能神经元均含黑色素，而其他部位几乎没有。

（2）自由基产生增加：PD 患者黑质区电子传递链复合体酶活性明显下降，其中复合体Ⅰ下降最为明显，线粒体能量耗竭必然继发产生大量氧自由基。

（3）谷胱甘肽减少：PD 患者黑质区最初生化改变是 GSH 含量选择性减少，GSH 的减少可能与外界毒素需要 GSH 代谢有关。在 PD 患者黑质致密部 GSH 减少可达 40%，而其他脑区几乎没有 GSH 减少。

3. 帕金森病的线粒体功能障碍和氧化应激 PD 患者黑质区呼吸链功能失调与氧自由基损害，都可以造成多巴胺能神经元损害。但是迄今还不明确这两个过程谁先谁后。

（六）免疫异常与帕金森病

PD 患者的另一个病理特征是中脑区域内有异常的氧化应激和大量的炎症/免疫反应。近年来越来越多的证据表明胶质细胞激活介导的神经免疫反应在 PD 的发病和发展过程中起着重要的作用。

1. 炎症/免疫因子的变化 很多研究报道PD患者外周组织和中枢神经系统中有炎症/免疫相关因子的异常变化，如前炎症因子 IL-1β、INF-γ 等。这些因子的含量在 PD 患者的黑质和脑脊液中增加数倍甚至数十倍。且 PD 患者黑质中表达这些前炎症因子的胶质细胞的密度与对照组相比也明显增高。PD 患者脑内还检测到组织相容性复合体Ⅰ（MHC-Ⅰ）和复合体Ⅱ（MHC-Ⅱ）、IL-4、IL-2、补体激活系统和抗体复合物沉积等显著增高，小胶质细胞的 FCRⅡ受体和 CD23 受体的表达也明显异常。此外用各种模拟 PD 动物模型进行的实验也获得相似的结果。

上述细胞因子可诱导胶质细胞表达 CD23，进而激活一氧化氮合酶（NOS），产生大量的一氧化氮（NO），NO 对多巴胺能神经元具有很强的毒性作用。NO 还可与超氧阴离子结合形成 3-硝基酪氨酸，后者极易损伤邻近的多巴胺能神经元。IL-1、TNF-α 等前炎症因子能引起神经元上 COX-2 表达增高，后者可诱导前列腺素（PGE）等毒性分子的大量合成，导致神经元的损伤甚至死亡；还可通过花生四烯酸的级联反应产生氧自由基。细胞因子也可直接参与神经元死亡的分子机制，启动包括 NF-κB 在内的细胞内死亡通路，诱导神经元变性。

2. 小胶质细胞和星形胶质细胞的变化　PD 患者脑内的炎症/免疫反应涉及两类胶质细胞：一类是小胶质细胞，另一类为星形胶质细胞。小胶质细胞在 PD 的特异性抗原免疫反应中可能起关键作用，小胶质细胞充当免疫监督作用，是脑内的最重要的免疫细胞，是免疫反应的主要参与者；而星形胶质细胞则具有维持离子平衡，调节神经递质的释放，释放神经营养因子，摄取谷氨酸防止兴奋性氨基酸损伤等功能。胶质细胞特别是小胶质细胞对免疫原刺激和组织损伤产生应激反应，分泌细胞炎性因子，这些炎症因子组成免疫防线，抵御病原体的入侵。小胶质细胞早期的反应可能是一种对局部刺激的功能性反应，通过释放多种神经营养因子和保护因子，达到修复或逆转神经元损伤的目的。当有害因素或变性机制不能去除时，其原有的保护作用减弱，过多的炎症因子对邻近的神经元出现永久性损伤作用，自由基则介导这种神经元的损害。一般认为小胶质细胞在神经损伤变成不可逆，此时小胶质细胞过度增生，释放大量炎症因子和细胞趋化因子，在其他炎症细胞的帮助下，共同清除坏死的神经元。

由于小胶质细胞在 PD 黑质神经元的变性中扮演重要的角色，因此针对这一过程寻找能够抑制小胶质细胞激活的药物以调节炎症反应介导的神经元损伤，保护多巴胺能细胞，延缓 PD 的病理生理过程就成为一个极富吸引力的研究方向。

此外，在 PD 的病理研究中还常常发现，在神经元变性区域，星形胶质细胞增生形成胶质瘢痕。胶质瘢痕不仅仅继发于神经元缺失，很可能还是星形胶质细胞在 PD 脑变性过程中主动与神经元相互作用的最终表现。有趣的是，在 MPTP 诱导的小鼠黑质多巴胺能神经元变性模型中发现，反应性的星形胶质增生通常发生在小胶质细胞增生之后。有实验证实，一种星形胶质细胞的调节药物 ONO-2506 通过促进星形胶质细胞对神经元的保护作用，可以减少 MPTP 造成的多巴胺能神经元的损伤。

综上所述，炎症/免疫反应与多巴胺能神经元变性密切相关。这些炎症 / 免疫反应是否仅对变性坏死的细胞起清除作用，还是在原有的神经元损伤基础上放大了损伤作用，或是诱发神经损伤，目前尚无结论。

二、病理生理学

PD 主要病理改变是基底核区黑质致密部多巴胺能神经元进行性丢失和大量 α-synuclein 蓄积形成路易小体。基底核（basal ganglia）在正常的自主运动中起着重要的作用，但它与脊髓并无直接的传入传出联系，基底核的核团主要接受来自大脑皮质的传入纤维，经由丘脑返回前额区、中央前区的运动前区和运动区。基底核参与运动的调节，其病变主要表现为三类运动功能的异常：①震颤和其他不自主运动；②姿势和肌张力的异常；③运动减少但并非麻痹。基底核的损伤既可表现为运动减少（如 PD）又可表现为运动过多（如亨廷顿病）。除了运动功能的异常，基底核的损伤还伴随神经、精神认知及行为的异常，这反映出基底核核团在额叶功能中的广泛作用。

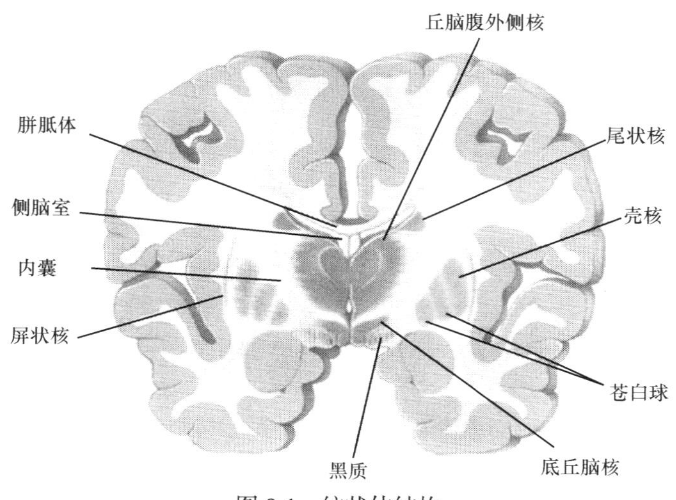

图 8-1 纹状体结构

1. 基底核的结构 基底核主要由四个核团组成：①纹状体；②黑质，包括黑质网状部和致密部；③苍白球，包括内侧苍白球和外侧苍白球；④丘脑底核。纹状体包括三个组成部分：尾状核、壳核和中央纹状体（包括伏核）（图 8-1）。纹状体是大脑皮质、丘脑和脑干传出纤维的主要接受者，它的神经元投射到苍白球和黑质。苍白球和黑质的两类神经元的胞体构成基底核的主要传出投射。内侧苍白球在功能上与黑质网状部相关，都以 γ-氨基丁酸作为递质。黑质致密部位于网状部的背侧，其细胞为多巴胺能神经元，含有由多巴胺氧化聚合的黑色素——神经黑色素，神经黑色素在多巴胺能神经元胞体的溶酶体颗粒中聚积，并随年龄的增长而增多，从而使这一结构呈现黑色。丘脑底核在解剖上与苍白球和黑质相连，位于丘脑的下部、黑质前部的上方。其神经元为谷氨酸能神经元，形成基底核唯一的兴奋性投射。

2. 基底核的传入神经元 大脑皮质的所有部分都传递兴奋性的谷氨酸，均能投射到特定的纹状体区域，纹状体还接受来自内侧丘脑传来的兴奋性投射、中脑的多巴胺能投射及中缝核的 5-羟色胺能投射。

3. 基底核传出神经元 基底核的两个传出神经核团——内侧苍白球和黑质网状部，紧张性抑制它们在下丘脑和脑干的靶神经元。这种抑制性传出是由从纹状体到两个传出核团的两条平行通路来调节的，其中一个是直接通路，从纹状体直接投射到内侧苍白球和黑质网状部。另一个是间接通路，从纹状体通过一条 γ-氨基丁酸能通路到达外侧苍白球，再从外侧苍白球投射到丘脑底核，从丘脑底核通过兴奋性谷氨酸能投射到达传出神经核团。来自丘脑底核的投射是基底核唯一的兴奋性内在联系，其他的都是 γ-氨基丁酸能的抑制性投射。

两个传出核团的神经元高频紧张性放电，当位相性兴奋传入，暂时激活从纹状体到苍白球的直接通路时，苍白球中原先紧张性兴奋的神经元被暂时抑制，从而使丘脑和皮质脱抑制。相反，间接通路的暂时位相性兴奋抑制外侧苍白球，解除对丘脑底核的抑制，导致内侧苍白球的兴奋，增加对丘脑和皮质的抑制。因此，直接通路在基底核和丘脑间环路中为正反馈，间接通路则为负反馈。这两条传入路径对基底核的两个传出核团及丘脑的靶核团起着相反的作用，兴奋直接通路使丘脑去抑制，增加丘脑-皮质的活动，而兴奋间接通路则进一步抑制丘脑皮质的神经元。结果，兴奋直接通路易化运动，而兴奋间接通路则抑制运动。

尽管突触活动不同，两条通路的多巴胺能传入却导致相同的效应，即减少对丘脑皮质神经元的抑制从而易化由大脑皮质发起的运动。因此纹状体多巴胺的耗竭会导致像 PD 那样的运动损害。在苍白球、丘脑底核和黑质也发现了多巴胺能突触，这些部位及皮质的多巴胺能活动进一步调节来自于纹状体的直接和间接通路。

4. 基底核是连接丘脑和大脑皮质的一个重要驿站　很多观察都证明了基底核功能的多样性：①实验或疾病造成的基底核损伤导致情感和认知功能的降低，在 PD 患者中也存在情感和认知障碍与基底核功能障碍有关。②基底核同整个大脑皮质、海马及扁桃体都有广泛而严密的联系。③在动物实验及人脑成像研究中都发现，广泛的运动和非运动行为同基底核神经元活动及其代谢相关。

基底核被看作是连接丘脑和大脑皮质的平行环路中的重要皮质下组成部分，每一个环路都起始于大脑皮质前额叶的一个特定区并同基底核和丘脑的不同部位相联系，经过丘脑传出再回到额叶的起始部位。骨骼肌运动环路起止于中央前区（包括运动前区、辅助运动区和运动区）；前额环路起止于背侧前额部和侧额眶部皮质；边缘环路起止于前扣带区和中央额眶部皮质；眼动环路起止于额眼区和辅助眼区。新皮质的每一个部位都以高度分隔的方式投射到纹状体的不同区域。联合区投射到尾状核和壳核嘴；感觉运动区投射到大部分中央和尾部壳核；边缘区投射到腹侧纹状体和嗅束。

分开的基底核-丘脑皮质环路的概念作为一个解剖生理学框架，对于理解基底核功能障碍造成的各种运动功能障碍及神经精神障碍具有重要意义。每个环路又可分成若干亚环路。在每一个亚环路中又有负责不同方面的不同路径。

5. 基底核在认知、情感和非运动行为中的作用　基底核的一些环路参与非运动行为。这些环路起始于前额部和皮质的边缘区，对应于纹状体、苍白球和黑质的特定区域。

背侧前额环路起始于 Brodmann 分区的 9 区和 10 区，投射到尾状核头，再通过间接和直接通路投射到黑质网状部的嘴部和内侧苍白球的背中区，中止于腹前和背中丘脑核团，最终返回到背侧前额区。背侧前额环路广泛参与所谓的“表演功能”，包括认知功能和语言技巧的应用。背侧前额皮质或环路的皮质下区的损伤会导致认知功能相关的行为异常。

侧额眶环路起始于前额环路的侧方，投射到尾状核的腹中部，通过内侧苍白球和黑质网状部到丘脑，最后返回到额眶部皮质。侧额眶部皮质在调节感情作用和适当的社会反应方面起主要作用。受损则导致易怒、情感脆弱、缺乏情意沟通及对群体信息反应不良。侧眶回皮质及其环路的紊乱还参与强迫的行为和心理异常。

前扣带环路起始于前扣带回，投射到腹侧纹状体。腹侧纹状体也接受来自海马、扁桃体和内嗅皮质的“边缘”传入，直接投射到腹侧和嘴中苍白球及嘴背侧黑质网状部。再投射到丘脑背中核团旁中央部分的神经元，最终返回前扣带回。前扣带环路在动机行为上起重要作用。损害双侧的前扣带区能导致运动不能性缄默症，以运动始动障碍为特征。

总之，前额皮质和皮质基底核-丘脑皮质环路的异常不仅参与运动功能障碍，也参与理解和感觉障碍。这些障碍可以表现为增强行为（冲动），也可表现为削弱行为（冷漠）。强迫心理和行为可看作是运动过多的一种形式。环路功能障碍参与的情绪障碍可表现为躁狂和抑郁两个极端。多巴胺和 5-羟色胺两种生物胺调节环路中的神经活动，在抑郁的发生中起重要作用。

6. PDD 的病理生理分型　PD 主要累及基底核，不仅是大脑多巴胺能系统，还有胆碱能系统、5-羟色胺系统等神经系统的病变，其主要表现为两大病理特征：黑质多巴胺能神经元及其他含色素的神经元大量变性丢失及在残留的神经元细胞质内出现嗜酸性包涵体，即路易小体。在前额叶背外侧部-尾状核-苍白球、丘脑-前额叶背外侧皮质环路中，黑质多巴胺能通路的变性导致尾状核受损，从而影响患者的执行功能。Meynert 基底神经核的胆碱能神经元受损可能引起患者的记忆力障碍。PD 患者中额叶、顶叶、颞叶及右侧海马等皮质中胆碱转移酶活性下降，其下降的程度比同等痴呆程度的 AD 要显著，推测胆碱能神经元变性可能与患者注意力障碍及执行功能下降有关。最近发现 PDD 患者中纹状体胆碱能神经元缺损也可能导致临床上出现某些运动症状，这可以解释应用胆碱酯酶抑制剂可以改善患者部分运动症状。此外，PDD 患者中去甲肾上腺素及 5-羟色胺神经元也有不同程度受损，去甲肾上腺素可能与注意力缺陷有关，5-羟色胺可以导致抑郁。

根据导致 PD 伴发痴呆的原因不同，可以将 PDD 的病理改变分为三个类型。

（1）路易体型：PDD 的主要原因与中脑-边缘系统和中脑-皮质系统的多巴胺浓度的显著降低及路易小体的出现有关。PDD 的路易小体主要分布于脑干黑质、迷走神经背核、蓝斑、Meynert 基底核和下丘脑核等单胺神经元，通常无淀粉样变；而 DLB 患者路易小体弥漫分布于大脑皮质，并深入边缘系统（海马和杏仁核等）、黑质或脑干其他核团。Kosaka 等 PD 合并痴呆的患者发现弥散的皮质路易小体，而非痴呆的 PD 患者路易小体仅在脑干出现，而在上述两类患者均发现广泛分布的老年斑。在另一项研究中 PD 患者颞叶新皮质路易小体密度与认知功能损害的程度呈明显的相关性，单独或与 AD 样病理改变同时出现。有研究表明皮质路易小体密度不能区分 DLB 和 PD 合并痴呆，而 DLB 在颞叶路易小体密度明显增高。

（2）皮质下型：由于黑质多巴胺神经元变性是 PD 的主要病理学特征，因此推测其可导致认知功能损害，虽然很多年轻患者除严重的运动异常外未表现出明显的认知功能损害。Rinne 等发现中脑黑质细胞减少与痴呆相关。Jellinger 等发现 PDD 患者与无痴呆 PD 患者相比，中脑黑质神经元细胞丢失更明显，但海马和皮质的 AD 样病理改变也更加明显。其他皮质下结构如 Meynert 基底核和蓝斑变性也可成为 PD 痴呆的潜在机制。

（3）AD 型：合并 AD 样病理改变也可导致 PD 痴呆，Boller 等发现在 PD 合并严重痴呆患者的大脑皮质区可见 AD 样病理改变，但仅在一小部分非痴呆 PD 患者中出现。另一项研究发现 PD 患者中淀粉样沉积可见于 100%的 PDD 患者和 50%的不伴痴呆的患者。在一项尸检的 PD 患者报告中，其中 33%的患者生前发现中、重度的痴呆且合并 AD 样病理表现，94%的合并痴呆的患者皮质出现 AD 样神经病理改变，在神经病理表现为单纯 PD 样表现的患者中只有 3 %合并痴呆。

总之，临床病理研究提示上述三种类型的病理改变可能导致 PDD，其中边缘结构和皮质路易小体变性可能起主导作用，且与 AD 型病理改变密切联系。

7. PDD 神经生化

（1）α-突触核蛋白：PD 的路易小体是 α-synuclein 由可溶性变为不溶性异常聚集而成。按主要聚集部位不同可分为脑干型、过渡型和新皮质型（边缘型）。有研究报道皮质路易小体疾病与 PDD 相关，尤其是早期出现痴呆的患者。有研究显示：①PDD 患者皮质和边缘系统路易小体数量较非痴呆的 PD 患者增多 10 倍，而 AD 的病理改变则较少。研究者推测引起痴呆的 AD 病理改变阈值在皮质路易小体共存的情况下降低。②只有内嗅皮质和扣带回前部局部路易小体数目与临床痴呆量表评分关系密切，而老年斑和 NFT 与之无明显关系。③单纯路易小体病理改变的患者多是执行功能受损，而有单纯 AD 病理改变的患者多是记忆受损，同时有 AD 和路易小体病理改变的患者比起只有路易小体病理改变的患者有更多的记忆受损。④Braak 等确定了 PD 病理过程的 6 个阶段，路易小体从最初存在于低位脑干逐渐进展到新大脑皮质和边缘系统，但是 PDD 是路易小体从脑干逐渐向更高皮质区域浸润的结果，还是在起病初始皮质和皮质下病理改变即已同时发生，目前尚不清楚。⑤痴呆程度和 PD 病理分级之间的联系研究表明：认知功能损害的严重程度与 PD 的病理分级密切相关，Braak3 级的患者中 65%认知功能完好或轻度损害，Braak4 级的患者中 67%有中到重度认知功能减退，Braak5 级的患者中 94%有中到重度认知功能减退，Break6 级的所有患者均有中至重度认知功能减退。而 AD 的病理改变较少。⑥也有研究者认为路易小体的数目相对于神经元的数目尚不足以引起认知功能的损害，α-synuclein 突触前沉积比路易小体与认知功能减退关系可能更加密切。研究发现在 DLB 中，突触前 α-synuclein 沉积与树突的丢失密切相关，路易小体的形成可能是一种保护性机制，减少了 α-synuclein 的毒性接触面积。

（2）Aβ：在转基因小鼠中进行的研究提示 α-synuclein 和 Aβ 存在着叠加作用，从而提出了 Aβ 可能促进 α-synuclein 沉积及疾病进展的可能性。研究证实 PD 中 Aβ 沉积和 α-synuclein 异常聚集存在着密切的联系，特别是在有中、重度 Aβ 沉积的患者中。该研究也间接提示 Aβ 可能是 PD 认知功能减退过程中的一个重要因素。

（3）胆碱能缺陷：研究也发现胆碱能受体和 5-羟色胺受体异常与 PD 中的认知障碍和神经精神症状相关。但 PDD 中胆碱能缺陷的范围和程度与 AD 不同。PDD 患者皮质胆碱酯酶（AChE）活性比正常对照组低 20%，而 AD 患者皮质 AChE 活性比正常对照组低 9%。此外杏仁核、海马、颞叶、顶叶、额叶区域均可以见到 PDD 较 AD 患者 AChE 活性降低更明显的改变。而皮质 AChE 活性与反映工作记忆和注意力的韦氏Ⅲ数字广度评分（WAIS.Ⅲ digit span）结果、注意力和执行能力的试验如连线试验（the trail making test，TMT）和斯特鲁色词试验有最显著的联系，但是与运动障碍病程长短、帕金森综合征的严重程度无关。因为执行功能和注意力是 PDD 的核心表现，因此推测皮质的去胆碱能与 PDD 的发病相关。PD 中两个皮质下胆碱能路径受损，一个是 Meynert 核至基底前脑的途径，这是皮质去胆碱能的主要原因，Meynert 核神经元丢失的程度与 PD 患者认知功能损害的严重程度相关。另一个是由不同脑干神经核组成的脑干路径。与 AD 不同的是，PDD 与投射到丘脑的纹状体、脑桥脚路径胆碱能神经元丢失相关。

（4）泛素蛋白酶体降解系统：泛素蛋白酶体系统（ubiquitin proteasome system，UPS）的降解功能异常也可能参与了 PD 的神经退行性病变。研究也发现 UPS 的亚系统在 PD 患者的脑中发现有损害。蛋白酶抑制剂可导致细胞丢失和突触核蛋白在大脑新皮质的沉积，提示了 UPS 的异常可能在 PD 患者痴呆的进程中发挥着作用。研究还发现皮质路易小体疾病中，热休克蛋白（HCS70）共定位到额叶和颞叶皮质的路易小体中。HCS70 是一种分子伴侣，与 UPS 系统相关，因此 HCS70 可能也参与了 PDD 的病理过程。

（陈育华）

第 4 节　帕金森病痴呆的临床表现

PDD 多于中老年隐匿起病，进行性发展，PDD 患者的临床特征表现为运动障碍症状、认知功能损害及一定的神经精神症状。

一、运动障碍

运动障碍的症状主要有震颤、强直、运动减少和姿势步态异常。

静止性震颤是最为常见的震颤类型，75%患者以其为首发症状，静止性震颤是指在安静状态下出现的震颤，较有节律，以每秒4～6次的频率交替收缩，多见于上、下肢。如果发生在手指，可见“搓丸样”动作。情绪紧张时加重，运动时减轻，睡眠时消失。另外，部分患者可合并姿势性震颤，少数患者可不出现震颤。

与锥体系损伤出现的“折刀样”肌张力增高不同，PD患者屈肌和伸肌同时受累，被动运动时始终保持增高的阻力，出现“铅管样强直”或“齿轮样强直（伴震颤时）”，并且深反射无改变，病理反射阴性。四肢、躯干、颈部和面部的肌肉均可受累。当患者仰卧时，快速将其头下的枕头撤去时，患者头部仍保持前屈位一段时间，才缓慢落下，称为“空气枕头”。如令患者双肘置于桌面，前臂与桌面呈垂直位，嘱其前臂与腕部的肌肉尽量放松，正常人此时腕关节与前臂成90°屈曲，而PD患者由于腕部的肌张力增高，仍保持伸直位置，宛如铁路上竖立的路标，称“路标现象”。

运动减少主要表现为患者习惯性动作减少，如瞬目减少、面部表情动作减少（面具脸）、吞咽动作减少（流涎）、声音低沉单调（构音障碍），以及朝一侧看时，眼球运动而头不动，进行随意运动时，始动困难，运动缓慢，严重时导致运动不能。

患者的姿势异常主要表现为躯干、肢体及颈部的一种不随意屈曲。行走时起步困难，上肢的前后摆动减少或消失，迈步后以极小的步伐向前冲，越走越快，双足擦地，不能及时停步或转弯，称为“慌张步态”。

但总体与PD相比，PDD的中轴症状更明显，主要表现为运动减少、步态异常、姿势与平衡障碍常见，而震颤为主者少见。这可能与其他非多巴胺能递质出现异常有关，因而这些患者对左旋多巴疗效相对差。

二、认知功能损害

1. 智能障碍 PD的智能障碍已被许多研究证实，但在早期PD患者中并不一定有改变。随着疾病的进展，逐渐出现智力减退的现象，在早期的研究中一般均采用WAIS测查智力，患者具体表现为抽象思维能力下降，洞察力及判断力差，理解和概括形成能力障碍，对事物的异同缺乏比较分析，言语表达及接受事物能力下降，以及学习综合能力下降，Pirozzol等采用WAIS的5分钟测验（词汇、领悟、数字广度、数字符号和木块图）对患者进行测验，发现仅词汇得分与对照组相似，其余各项测验得分均降低。与AD比较，PDD和DLB两者注意力和执行功能障碍更明显，但记忆力却好于AD患者。PDD和DLB患者更多被认为属于皮质下痴呆，主要表现在注意力下降和波动、信息处理速度下降及包括启动、计划、组织、有效地进行有目的的活动等在内的执行障碍。而AD患者通常被认为是一种皮质性痴呆的主要表现，如失语、失用、失认和遗忘。

2. 记忆障碍 PDD患者有广泛的记忆障碍，早期主要表现为短时记忆减退，患者常倾诉为健忘，长时记忆相对保留，晚期出现长时记忆的损伤，以日期记忆缺损明显，同时有些患者还表现事件新近辨别能力损伤，与额叶损伤有关。记忆障碍的特点是：①语言记忆减退；②视觉记忆、触觉记忆及运动觉记忆障碍，以及中长记忆明显受损；③逻辑记忆受损；④瞬时记忆及铭记过程受损；⑤计算力障碍，由于不能集中注意力，记忆力减退，导致数字心算过程障碍。Weingertner 等采用 WAIS 对 PD 进行测验并与对照组相比，在图片回忆、联想学习、再生、逻辑记忆、数字广度、倒数及累加等分测验中均见有明显改变，而自动记忆、顺数和再认等分测验相对不受影响。

Mayeux 强调这是 PD 患者最常见可能具有特征性的智能障碍。具体表现在观察问题能力及长时视觉记忆下降，缺乏远见、预见和计划性，结构综合能力下降，视觉运动速度缓慢，视觉分析综合能力、视觉运动协调能力和抽象空间结合技能减退。据 Oyebode 等观察，69%PD 患者对物体刺激的重建测验受损。在 WAIS 测验中，表现木块图、图片排列、拼图及数字符号等项测验明显受损，证明有处理空间关系障碍，并观察到此种改变与智能减退的程度有关，而与病情严重程度有关。Boller 等通过自由运动测验，选择刺激图形，辨认旋转 90°图形，以及刺激项目的选择重建等测验，认为患者有辨认空间关系障碍，听觉辨认及延迟交替试验困难。

3. 执行功能受损　PDD 患者执行功能受损表现为事件的发起、计划、组织、结果的控制、抽象思维能力、定势转换及维持功能受损，接受新事物能力下降。执行功能的下降构成了 PDD 的核心症状，患者出现一些精细运动障碍，如概念形成、寻找规律、解决问题、制订计划等功能受损。

4. 视空知觉缺陷　PDD 的视觉空间能力明显受损，程度较 AD 患者严重，表现为物体形状方向辨别、视觉记忆、视觉组织与空间定位和抽象空间综合能力减退，包括即使在疾病早期其智能正常时也可能出现视觉空间知觉的改变，而且空间知觉障碍的严重度与年龄、病程、智力或 PD 的严重度无关。视觉分析综合能力、视觉运动协调能力和抽象空间结合技能减退在 PDD 和 DLB 患者中表现突出，并可以作为 PDD 和 DLB 与 AD 的鉴别依据。

5. 语言改变　PDD 患者很少有失语、失用、失认等症状，应用 Cummings 提供的成套失语测验发现 PDD 患者仅有自发语言缓慢、语音低微和信息容量减少，而命名、理解、重复阅读和书写等功能均不受影响。但语言的流畅性下降在 PDD 和 DLB 患者中表现更明显。它也可能是 PD 患者出现痴呆的先兆。有人认为词语流畅性的障碍可能与自我产生活动方面的缺陷和运动功能受损有关。因此临床表现为 PDD 患者能正确使用语言，但交谈能力有障碍；AD 患者使用语言能力障碍，但交谈能力正常。

6. 思维迟钝　PDD 在精神活动和智能活动的起始表现为明显迟钝，表现为时间延长和潜伏期的延迟反映，认为是智能和运动迟钝所致的思维缓慢，此种表现是 PD 特异的神经心理障碍，与其他疾病有明显不同。

7. 注意力受损　注意力受损表现为自发的注意力及注意力的集中性受损，呈波动性，研究认为其波动性的发生率低于 DLB。

三、精 神 症 状

大约 25%的 PD 患者在临床上往往同时具有 3 种或 3 种以上的神经精神病学症状，

伴有痴呆的 PD 患者比无认知障碍的 PD 患者在临床上表现为更多的神经精神病学症状。PDD 患者中出现的神经精神病学症状概括为抑郁症、焦虑症、强迫症、人格障碍、睡眠障碍及与药物治疗有关的症状，如幻觉、妄想、躁狂和性功能障碍等。

患者以视幻觉和错觉更常见。视幻觉表现为复发性的生动的色彩鲜明的动物或人物形象；错觉多伴随视幻觉发生，可表现为不同形式，以被迫害、被偷窃、感觉陌生人住在自己房间里更常见。在 DLB 患者，视幻觉和错觉的发生率为 60%～70%，而在 PDD 中两者发生率分别为 45%～50%和 15%～24%；与 AD 患者相比较，除了错觉在 PDD 中发生率较低外，这两种症状更常见于 DLB 和 PDD 中，且在 DLB 中比 PDD 中更常见。但应注意和 PD 早期因药物过量或中毒出现的精神症状相鉴别。

1. 抑郁 情感障碍以抑郁最为多见，部分为轻、中度抑郁，重度抑郁少见。抑郁在 PDD 患者中较 AD 患者发生率更高，据报道多在 30%左右，主要表现为易疲劳、悲观、注意力不集中、易怒、睡眠差、兴趣减退、表情淡漠，可伴有不同程度的焦虑。关于抑郁和痴呆之间的关系仍存在争论，但多数认为抑郁与智能受损的严重程度明显相关，发病率大约为每年 2%。许多危险因素如存在明显认知障碍与 PD 患者的抑郁症发病有关。简易精神状态检查量表评分大于 20 分的 PD 患者中，大约 5%为重症抑郁，而评分小于 20 分的 PD 患者中，大约 25%伴有抑郁症。

在临床上，有 30%～50%的 PD 患者表现为一定程度的抑郁症状，横断面研究中发现，大约 10%的 PD 患者为重症抑郁表现。纵向随访研究显示，重症抑郁表现的患者占 PD 患者的 1/3。

在 PD 早期，临床上出现幻觉或妄想、运动不能-强直综合征（相对于震颤为主综合征而言）也是重症抑郁发病的危险因素，有研究发现，右侧型帕金森综合征（即左侧脑部受累为主）更容易出现抑郁症，另外的研究显示，抑郁表现评估的分数能预测 PD 的致残程度。

纵向随访研究显示，伴有重症抑郁的 PD 患者与轻微抑郁症或无情感障碍的 PD 患者相比，认知障碍更严重，PD 病情进展更快，日常生活能力减退更明显。与无抑郁症的 PD 患者和正常老年人相比，伴有抑郁症的 PD 患者的抑郁症状与认知障碍的程度有关。有严重情感改变的这些患者临床上进行执行功能和记忆功能测试，结果显示为最明显的功能障碍。

在临床上出现“开-关”现象的 PD 患者中，情绪波动现象常有发生。“开-关”现象是一种运动能力的突然波动，在“关”期患者几乎不能活动，在“开”期患者能正常走动，并且运动能力基本正常。“开-关”现象一般出现在“剂末现象”的阶段，也可以不规则发生或无法预料。在经历过“开-关”现象的 PD 患者中抑郁和焦虑症状往往更加明显。大约 70%的 PD 患者出现一定程度的情绪变化，接近 40%的 PD 患者在“关”期出现中度至重度的抑郁症状。临床上注射左旋多巴可以减轻有运动波动的 PD 患者的抑郁和不安，提示情绪和焦虑改变与左旋多巴缺乏有一定关系。

PD 患者的抑郁与一些生物学改变有关。研究发现，有重度抑郁的 PD 患者与无抑郁的 PD 患者或正常老年人进行比较，前者的脑脊液中 5-羟基吲哚乙酸（5-羟色胺的主要代谢产物）浓度明显降低。近期的研究还发现 PDD 患者的抑郁症状的发生还和一些血管病的危险因素（如高血压、糖尿病、血脂异常、心脏疾患及既往卒中病史等）密切相关。

^{18}F-脱氧葡萄糖正电子发射断层扫描研究显示在 PD 患者和抑郁症患者中，尾状核、下

额叶和内侧额叶区的代谢活动降低，注射哌甲酯通常能引起欣快反应，而伴有抑郁的 PD 患者给予注射哌甲酯往往无情绪改变，提示多巴胺能神经元在边缘系统的神经末梢反应能力降低。

大多数尸体解剖检查发现，伴有抑郁的 PD 患者与无情绪变化的 PD 患者相比蓝斑区的神经元丧失更加明显。神经内分泌测试，如地塞米松抑制实验，证实该药对 PD 患者的功能有限，无情绪变化的 PD 患者中无抑制反应的比率相对较高。

2. 焦虑　焦虑障碍在 PD 患者中很常见，通常与抑郁症共病。绝大多数研究发现，到医院就诊的 PD 患者中，有 30%～40%的患者符合焦虑障碍的诊断标准。

在社区中使用神经精神病学调查问卷量表研究 PD 患者的神经精神病学症状表现，大约 20%的 PD 患者确定伴有焦虑症，有神经精神病学症状的患者往往有严重的焦虑症。

焦虑症通常合并有抑郁症。焦虑症与 PD 患者的症状严重性、左旋多巴的治疗及其他疾病变化等无关。大约 70%PD 患者在疾病的“关”期经历过焦虑症状。轻度、中度、重度焦虑的表现在 PD 患者中的发生比例相似。

3. 冷漠　在 PD 患者中是一个常见临床表现，社区调查发现冷漠表现见于大约 15%的 PD 患者。临床研究中，无抑郁的 PD 患者中冷漠表现大约为 12%。PDD 患者存在冷漠表现和抑郁症共病。临床上存在冷漠表现是 PD 患者病情严重的一种表现。

4. 强迫症　在 PD 患者中不多见，但是临床上强迫症状经常发生，应用量表调查 PD 患者的强迫症表现，发现 PD 病患者的反复检查、疑心、清洗和窥探的动作有明显增多，这些症状多见于临床上左侧肢体患病为主的帕金森综合征患者，提示与右侧基底核功能障碍有关。

5. 睡眠障碍　在 PD 患者中是一个常见症状，临床上往往不引起重视。调查问卷的研究统一了睡眠功能紊乱的诊断标准。结果显示，PD 患者中大约有一半存在符合诊断标准的睡眠功能障碍。研究发现，与正常对照组相比，PD 患者的睡眠质量较差、睡眠潜伏期延长、夜间苏醒时间增多，白天瞌睡时间增多，夜间为多发的下肢痉挛或抽动及出现不安腿综合征。部分 PD 患者可出现快速眼动期行为障碍（RBD），目前的研究发现出现 RBD 的 PD 患者较易出现认知障碍，甚至认为 RBD 可能对 PDD 的发生有预测作用。多导睡眠监测研究显示 PD 夜间运动、睡眠较多，苏醒时间延长、睡眠梭形波密度明显减少。

抑郁症和焦虑症可由严重睡眠功能障碍引起，且与绝大多数 PD 患者中发生的轻度睡眠功能障碍无关。存在药物治疗所致幻觉的 PD 患者与无幻觉的 PD 患者相比，研究发现快速眼动睡眠时间的总和减少、快速眼动睡眠时间占总睡眠时间的比例减少，临床上几乎所有出现药物治疗所致神经精神症状的 PD 患者都存在睡眠障碍。快速眼动睡眠时的行为功能障碍在临床上表现为一种明显的梦中出现意外的运动动作，有 15%～40%的 PD 患者存在这种临床表现，其中至少 1/3 的 PD 患者会导致本身或照顾者的意外受伤。

6. 人格特征　PD 患者是否有待征性的人格改变仍然存在争议，临床上使用多种人格评定量表检查方法进行研究，发现 PD 患者在发病期存在的主要行为风格特征包括害羞、喜静、谨慎、性格内向、进取和好奇心差、对新鲜事物不感兴趣等。也有研究认为，这些人格类型与抑郁和焦虑的发生有关。在正常人群中，对新鲜事物兴趣程度的评分增高与尾状核区的 ^{18}F-多巴的摄取量减少有关，提示 PD 患者对新鲜事物兴趣减少可能与纹状体区多巴胺的减少有关，并且这种现象在 PD 的各种症状在临床上明显出现以前早已存在多年。

7. 药物治疗有关的神经精神病学症状　在临床上PD患者的许多症状与PD的各种药物治疗相关，包括睡眠功能紊乱、幻觉、妄想、躁狂、欣快、性欲过度或性欲倒错等。PD 患者在临床上进行药物治疗后，一旦出现上述这些综合症状，无论有或无明显精神症状，临床上多巴胺能神经调节治疗的药物剂量大小与这些症状并无必然的关系。

PD 患者在治疗后出现明显精神症状与其自身的个体因素有关，其中认知功能损害是最重要的影响因素。临床上，伴有痴呆的 PD 患者比无痴呆的 PD 患者更容易出现精神症状。因此，由于 PD 患者自身因素和治疗之间的相互作用引起临床上的神经精神病学症状，这些行为表现，临床上将其称为治疗有关的神经精神病学症状，比治疗诱发的神经精神病学症状更合适。

（1）幻觉在进行多巴胺能神经调节治疗的 PD 患者中的发生率为 25%～40%。临床上，最多见的幻觉是一个静止、彩色和边缘清楚的完整形状的视觉影像，也有表现为影像可以运动，如在行走或摆姿势。有些 PD 患者能认识到这些视觉影像是假象，或正常视觉现实影像转为妄想幻觉影像后成为精神症状的组成部分。PD 患者的幻觉症状一般表现为非侵略性，不威胁患者，也不涉及其他暴力事件，而患偏执狂或迫害妄想的 PD 患者可有侵略性或威胁性事件发生。临床上一旦幻觉出现往往会持续存在。

PD 患者发生视幻觉的危险因素包括 PD 患者伴有痴呆和快速眼动睡眠的减少。在有视幻觉的 PD 患者中更易发生色觉和对比度辨别觉功能缺陷。这些视觉功能改变也使得 PD 患者产生更多幻觉症状。遗传学研究发现 ApoE 基因型的 ε 4 等位基因增加药物引起的幻觉发生。在有视幻觉的 PD 患者中，多巴胺 D3 基因型的 2 号等位基因显示过度表达，进行多巴胺能神经调节治疗后出现视幻觉的 PD 患者，往往更易进展成 DLB 的一种特殊 PD 亚型。其认知障碍更加严重、更加需要在护理院治疗及病死率更高，并且与治疗很久才出现视幻觉的 PD 患者相比，更易出现非视觉性的幻觉表现。长期左旋多巴治疗后出现视幻觉的 PD 患者与其认知障碍的发生和进行性姿势不稳表现的发展存在一定关系。其中，空想性错视是视觉错误中的一种特殊类型，曾被报道等同于 DLB 患者中的视幻觉，研究发现，在 PD 患者未发生痴呆的时候可能就会出现空想性错视，且 PD 患者发生空想性错视和视幻觉的机制可能与后部大脑皮质（如双侧颞叶、枕叶、顶叶）的功能紊乱有关，空想性错视可以在 PDD 或 DLB 疾病中代表亚临床幻觉或倾向视幻觉。

（2）妄想症状在 PD 患者中的发生比幻觉症状少见，为 6%～10%。妄想症状通常表现为妄想狂或迫害妄想，往往伴有视觉性幻觉或其他类型幻觉。这种患者会有异常感受，认为邻居在威胁他们、受到监视或成为某个阴谋的牺牲品，所以这种患者会武装自己或想办法得到保护以免可能受到的伤害。伴有妄想症状的 PD 患者中也可存在妄想性误认综合征。与无妄想症状的 PD 患者相比，有神经症的 PD 患者的认知障碍更严重、抑郁更明显及 PD 的临床症状进展更快。与无妄想症状的 PD 患者相比，有妄想症状的 PD 患者的睡眠功能障碍更明显。PD 患者中的妄想和幻觉症状往往与快速眼动睡眠障碍有关，可能由于 PD 患者存在长期夜间快速眼动睡眠质量不高引起。

（3）躁狂、轻躁狂和欣快：PD 患者进行多巴胺能药物治疗，有些病例在临床上会出现情绪提高表现。例如，感觉越来越好、出现欣快感、轻躁狂表现，或偶然出现重度躁狂发作，如自以为是、强迫性讲话、思维奔逸及活动过度。欣快和轻度躁狂症状大约只见于2%的PD患者中。有“开-关”现象的PD患者在临床上存在兴奋感，25%的PD患者表现为轻微的兴奋感，12%的PD患者在“开”期有中等的兴奋感。

（4）性欲过度或性欲倒错：PD患者中最常见的性行为变化是性接触的频率减少。有80%的PD男性和女性患者出现性生活减少，大约60%的男性PD患者存在阳痿，而1/3的女性PD患者存在阴道痉挛或无性高潮。临床上给予左旋多巴药物治疗可使PD患者的性生活能力恢复，偶尔可引起性欲过度和性功能异常。

临床上，PD患者的性欲过度表现往往单独出现，与其他症状如轻度躁狂或躁狂症状的出现无关，也与PD患者的疾病前期或疾病类型无关。在男性PD患者中的发生比女性PD患者中的发生更多见。

四、自主神经功能障碍等非运动症状

Braak提出将PD分为Ⅰ、Ⅱ、Ⅲ、Ⅳ、Ⅴ、Ⅵ期，在Ⅲ、Ⅳ期（运动障碍）前后均可出现非运动症状，常见症状有嗅觉缺失、便秘、直立性低血压、不宁腿综合征、睡眠障碍等，认知障碍严重的患者自主神经功能障碍也越重。睡眠障碍可表现为日间睡眠过度、间断睡眠、快速眼动期行为障碍。间断睡眠是患者出现最早、持续最久的睡眠异常，其特点是患者每晚醒2～5次，并有30%～40%的时间处于清醒状态。快速眼动期行为障碍见于1/3的PD患者，在快速眼动睡眠期深度睡眠导致骨骼肌失去张力，患者得以用躯体动作来表现其梦境，表现为语言及行为异常，患者本人常常不自知而由与其同床者发现。

五、帕金森病痴呆的分型

根据临床表现与病理表现的相关性，PDD大致分为AD型、皮质下型和皮质路易小体型3种类型。

1. AD型　部分PDD患者大脑皮质中可见到NFT和Aβ沉积，与AD的神经病理改变类似。研究显示局部NFT的严重程度与PD患者痴呆程度关系密切。提示AD型病理改变是预测PD患者痴呆的良好指标。有尸检结果发现：与单纯PD患者比较，PDD患者中AD样病理改变明显增多。推测PDD患者的AD样病理改变可能与PDD病理严重程度相关。

2. 皮质下型　有研究发现黑质内侧部细胞丢失与痴呆有关。伴有痴呆的PD患者黑质内侧部的细胞丢失更多提示黑质的病理改变、皮质下多巴胺系统功能异常可能影响认知功能。但目前的相关证据还很有限。

3. 皮质路易小体型　近年来研究发现皮质路易小体变性在PDD发病机制中具有重要作用。PD患者中颞叶、扣带回、杏仁核和中央前回等处的皮质路易小体变性与患者的认知损害程度明显相关。PDD患者分布在新皮质和边缘系统的路易小体数量是不伴痴呆的PD患者的10倍。基底前脑和边缘系统广泛出现的路易小体是PDD重要的神经病理变化特征。

总之，PDD患者具有很多神经精神症状，这些症状使得PDD的照料者十分痛苦，也大大降低了患者的生活质量。因此，治疗和管理 PD 患者的临床表现（尤其是神经精神症状）可以减轻 PDD 患者照料者的家庭负担，提高患者的生存质量。

（邱　菊　高宗良　罗蔚锋）

第 5 节　帕金森病痴呆的辅助检查

PDD 的诊断标准更为重视患者的认知域受累范围，期望可以借此提高人们对 PD 所致的认知缺损的认识。因为这一阶段常常可进展为痴呆，但又未达到痴呆的诊断标准，容易被忽视。为此，人们寻找和建立了多种临床辅助检查方法。尽管这些辅助检查的敏感性和特异性仍不尽如人意，但其仍为疾病的诊断和鉴别诊断提供了重要的依据，也能从不同侧面阐明发病机制，还可以作为疗效检测的指标。

1. 神经心理测验　是痴呆筛查、诊断及量化评定其严重程度的得力工具，可识别早期痴呆症状，甚至在影像结构变化之前，就可以通过测试发现认知功能减退，有助于检测痴呆的附加症状，如情感障碍、人格障碍和行为障碍等（幻觉、妄想、焦虑、抑郁、睡眠障碍等），还可以鉴别血管性痴呆，排除老年抑郁性假性痴呆等。量表的规范化和量化能提供较为客观的数据，有利于诊断的统一、病程转归评估、疗效判定，为临床诊断提供了可靠、正确及标准的方法。

（1）MMSE：是目前临床上最常用的认知筛查量表，包括对定向能力（10 分）、即刻回忆（3 分），注意力和计算能力（5 分），延迟回忆（3 分），语言功能（命名、复述、书写、阅读、理解）（8 分），视觉空间（1 分）的评估。量表总分 30 分，得分越高表示认知功能越好。目前公认：MMSE≥27 分为正常，21～26 分为轻度痴呆，10～20 分为中度痴呆，<10 分为重度痴呆。

（2）蒙特利尔认知评估量表（MoCA）：是一个用来对轻度认知功能异常进行快速筛查的评定工具。其评定了许多不同的认知领域，包括注意与集中、执行功能、视结构技能、抽象思维、语言、计算和定向力。完成 MoCA 量表检查大约需要 10 分钟。本量表总分 30 分，英文原版的测试结果显示正常值为≥26 分。MoCA 量表具有较强的可行性、较好的信效度及较高的灵敏度，与 MMSE 等传统认知评估量表相比，涵盖的认知领域较全面。但是 MoCA 量表对文化背景及测试环境的要求较高，故在文盲群体中的使用有局限性。测试时需在安静环境下进行，排除周围的干扰因素。受试者肢体活动障碍、听力或视力缺陷、心理因素等均影响测试结果，应予以重视。

（3）画钟测验（CDT）：CDT 常用于筛查视空间觉和视构造觉的功能障碍，反映语言理解、短时记忆、数字理解、执行能力，对顶叶和额叶损害敏感。常用的施测评分方法：①要求受试者模仿已画好的钟，反映视空间觉能力。②要求受试者自己画一个钟，评估执行能力。CDT 常与 MMSE 联合使用。

2. 脑脊液检查　对 PDD 患者的脑脊液中相关蛋白进行分析有助于 PDD 的早期诊断及鉴别诊断。但临床上，脑脊液采集有着严格的适应证和禁忌证，这在技术上限制了其广泛应用。脑脊液中 Aβ 的多肽亚型在 PDD、AD、DLB 三者中的表达并不一致。Aβ42 在 AD 患者中显著下降，在 PDD 中脑脊液 Aβ42 降低与 PD 未来认知功能下降呈正相关。PD 患者脑脊液 t-Tau/α-synuclein 及 p-Tau/α-synuclein 比值显著降低。

3. 影像学检查　神经显像能为诊断、判断疾病进展情况和协助各种疾病调控药物的研究提供依据。MRI 测量 PD 患者海马体积发现，无痴呆的 PD 患者存在海马萎缩，其程度轻于 PDD 患者，MCI 伴海马萎缩被认为是 PD 患者痴呆前的亚临床标志；内嗅皮质萎缩是 PD 认知障碍潜在的标志物。PDD 患者颞叶、顶叶、额叶皮质及双侧海马尾部、杏仁核和右侧壳核萎缩明显，且其他区域如颞叶（包括海马旁回）、内距状皮质、舌回、后扣带回、额叶及双侧尾状核灰质体积减小。应用弥散张量成像观察脑白质损害是 PD 认知障碍的基础，PD 的认知功能损害与脑内功能改变（低灌注）相一致，首先是脑白质变化，其次是脑灰质萎缩和大脑灌注的变化。研究发现，扣带回后部的代谢改变与非痴呆的 PD 患者的记忆表现相关。磁共振弥散张量成像显示了相比非痴呆的 PD 患者，PDD 患者双侧扣带回各向异性值减少，而左侧扣带回后部的各向异性值与很多认知参数密切相关；以表面为基础的三维模型的出现将有利于发现早期微小的病灶，从而发现它们与认知减退潜在的联系；应用 PIB-PETPET 显像可以获得 PD 患者中路易小体组织病理学分布，根据路易小体分布部位间接诊断 PDD。但是目前存在测量方法不统一，但随着神经显像发展，神经显像必将为 PD 及其相关的认知障碍的诊断及鉴别诊断提供更大的帮助。

4. 电生理检查　目前认为应用定量 EEG 发现，低频脑电活动增加（低于平均背景节律）和高频脑电活动减少（高于平均背景节律）是预测早期 PD 相关性认知损害较好的电生理标志物。但 EEG 的敏感性和特异性还有待进一步完善。

第 6 节　帕金森病痴呆的诊断及鉴别诊断

一、诊 断 标 准

PDD 诊断必须建立在确诊 PD 的基础上，包括对 PD 和痴呆的确定。根据国际运动障碍学会（MDS）制订的 PDD 的诊断指南（2007 版），2011 年中华医学会制订的 PDD 诊断治疗指南，可采用如下诊断标准。相关标准的评估方案见表 8-1。

1. PDD 临床诊断的必备条件　①按照英国脑库 PD 诊断标准和 2006 年中华医学会神经病学分会 PD 及运动障碍学组制订的 PD 诊断标准确诊的原发性 PD；②在此基础上，1 年后隐匿出现缓慢进展的认知障碍，且此认知障碍足以影响患者的日常生活能力（如社交、家庭财务管理和药物服用等）。以上两项须兼具，缺一不可。

2. 支持 PDD 的诊断条件　①情绪或性格改变；②视幻觉；③日间过度睡眠；④各种形式的妄想及其他形式的幻觉。可采用 NPI 进行评估，MDS 推荐每项≥3 分则视为异常。

3. 不支持 PDD 的诊断条件　①存在卒中的神经系统局灶体征及神经影像学证据，且符合临床可能的血管性痴呆诊断；②卒中后 3 个月内出现的认知障碍或认知障碍急剧恶化或呈阶梯样进展；③认知障碍可由明确的内科（系统性疾病、药物中毒、维生素缺乏等），医源性因素（如服用抗胆碱能药物）或神经系统其他疾病解释。

4. 在必备条件基础上，无不支持诊断条件存在，且具备以下 4 项认知障碍中的至少 2 项可拟诊临床可能（clinical probable）**PDD**　①注意力障碍，可有波动性；②执行功能障碍；③视空间能力障碍；④自由回忆功能障碍，给予提示后改善。

5. 在必备条件基础上，无不支持诊断条件存在，具有下列 1 项或以上可拟诊临床可疑（clinical possible）PDD　①存在其他认知域功能障碍（非 4 中所列），如阿尔茨海默病型记忆障碍（记忆储存困难，经过提示不能改善）；②不能明确锥体外系症状与痴呆症状发生的时间顺序；③存在可导致认知功能损害的其他原因，虽然它并不能解释该患者的认知障碍。

表 8-1　临床医师诊断 PDD 的简明评估方案

诊断标准	评估方法
1. 确诊原发性 PD	英国脑库标准
2. 痴呆在 PD 发病 1 年后出现	患者或家属提供病史或既往就医记录
3. 智能减退并影响日常生活	MMSE＜26 分[a]，询问经济支配、社会交往、决策力、准确服药[b]
4. 认知功能评估	（以下 4 项中至少 2 项）
注意力	100 连续减 7、倒数月份[c]
执行力	词语流畅性（1 分钟内少于 11 个）
视空间能力	画钟表（不能完成），描摹交叉五边形（不能完成）
记忆力	即刻回忆、短期回忆（忘记至少 1 项物体）
5. 精神行为评估	NPI

a. 此标准适用于年龄在 80 岁以下或接受 10 年及以上教育的患者，非此范围的患者可参考相关文献的标准。b. PDD 患者日常生活能力的评估可采用 ADL 量表中的工具性日常生活活动量表来评估患者的服药、家庭财务管理、购物、乘交通工具等 8 个方面的内容。c. 100 连续减 7 出现 2 次或以上错误，倒数月份遗漏 2 个或以上月份、月份顺序错误或 90 秒内未完成。

MDS 推荐药丸问卷法（the Pill Questionnaire）评估认知障碍是否影响日常生活能力：①患者能准确地描述所服用的药物、剂量或颜色及服药的时间，表明无影响；②患者需在家属或照料者的提醒下讲述以上内容，但家属或照料者证明患者日常生活中在没有监督的情况下能安全可靠的服药，表明无影响，否则视为影响到日常生活能力；③患者即使在家属的帮助下也不能描述所服用的药物，表明影响到日常生活能力

二、诊 断 方 法

虽然已有大量结构和功能影像学及电生理研究被尝试用于区分 PDD 和 PD，但由于这些检查均缺乏特异性，没有足够的特征性表现将 PDD 与 DLB、AD 进行区分。迄今为止尚没有一种辅助检查被推荐用于 PDD 的常规诊断。

1. MRI 技术　为早期发现 PDD 及监测其进展情况提供了新的客观依据，目前影像学技术方法主要包括解剖结构 MRI 成像感兴趣区（region-of-interest，ROI）、体素形态测量法（voxel-based morphometry，VBM）、皮质厚度分析、白质成像技术、磁共振弥散成像、磁共振功能成像及灌注成像技术等。

（1）VBM：是目前常用的基于 MRI 的脑结构分析方法之一，可在活体客观评价大脑结构的早期形态改变，对神经变性疾病的形态学早期改变尤为敏感，能为早期诊断提供重要信息。VBM 现已被广泛地应用于分析不同人群的大脑结构的差异，包括 AD、精神分裂症、头痛、睡眠障碍、多发性硬化、PDD 等。其中关于 PDD 的大脑结构研究较多，发现 PDD 患者存在广泛的大脑皮质结构的萎缩，包括额叶、颞叶、顶叶、枕叶、边缘系统、岛叶、海马等。PDD 全脑萎缩的发生率比 AD 和一般人群高。但局部颞叶萎缩则以 AD 最为明显。与无痴呆的 PD 患者和健康人群相比，PDD 患者的内嗅皮质及海马、杏仁核容积明显减少，双侧枕叶明显萎缩，但这些情况在 PDD、PD 和 DLB 患者之间均有重叠。不能作

为与 AD 等痴呆综合征鉴别的依据。进一步通过基于体素的形态学测量法比较 PDD 与 AD、DLB、正常对照组间海马体积萎缩的程度，其关系为对照组＜PDD≈DLB＜AD。

（2）MRS 分析：显示 PD 患者枕区 *N*-乙酰门冬氨酸水平降低，而 PDD 患者这一改变更为明显，*N*-乙酰门冬氨酸水平改变程度与认知水平相关，可能有助于预测 PD 发生痴呆的可能性。

（3）功能磁共振：应用 fMRI 研究发现，PD 患者的脑功能通路（如中脑缘-纹状体、皮质-纹状体通路）较正常人活跃性减低，并且中脑缘-纹状体通路中的功能缺陷可能与 PD 伴非运动症状的潜在病理相关。吴等通过血氧水平依赖（blood oxygenation level dependent，BOLD）技术，采集 PD 不伴认知障碍组、PD 伴认知障碍组（Parkinson disease with cognitive impairment，PDCI）及控制组的 MRI 数据，运用低频振荡幅度（amplitude of low-frequency fluctuation，ALFF）算法进行分析比较，发现 PD 伴认知障碍静息状态下表现出异常的脑功能活动方式，其可能与 PDD 的产生有关。

2. SPECT 和 PET　SPECT 研究显示：与健康人群相比，PDD 患者相关皮质的脑灌注或脑血流（CBF）下降，尤其是颞叶、顶叶、楔前叶、后部扣带回和枕区，而非痴呆患者没有上述改变或 CBF 下降仅限于额叶，但这些特征仍旧无法区分 PDD 和 DLB。相关的 PET 研究结果显示，PDD 患者在顶叶、枕叶皮质的葡萄糖代谢水平较 PD 患者明显下降。与 AD 相比，PDD 枕叶视皮质葡萄糖代谢率下降更明显。^{18}F-脱氧葡萄糖-PET 脑显像（^{18}F-FDG-PET）提示幻觉型 PDD 患者顶枕叶代谢减低尤为显著而类似于 DLB，而记忆障碍型 PDD 患者颞顶联合区皮质、楔前叶糖代谢明显减低，与 AD 的代谢特点一致。另外，以 ^{18}F-多巴-PET 和采用容量成分基础的统计参数制图技术检测发现，PDD 患者有双侧前扣带区和纹状体腹侧及右侧尾状核代谢异常，并与 MMSE 量表的分值相关。而应用乙酰六氢吡啶酯酶（MP4A）作为示踪剂通过 PET 可观察到 PDD 患者大脑皮质 MP4A 结合位点数显著下降，顶叶对 MP4A 摄取率较 PD 患者明显减少，提示 PDD 患者脑皮质胆碱能递质缺乏。

3. 心脏间碘卞胍（metaiodobenzylguanidine，MIBG）**闪烁扫描**　MIBG 是特异性的去甲肾上腺素能转运子标志物。由于交感神经节后纤维变性，心脏的 MIBG 摄取在 PD 和 DLB 明显减少。心脏的 MIBG 摄取通常在非路易体 PD 中维持正常水平，因此，该检查可以用于区分路易体和非路易体相关的痴呆。但无法区分 PDD 和 DLB。

4. 神经电生理　与 PD 患者相比，PDD 患者 EEG 基本节律减低、α 节律明显减少，其程度与 MMSE 评分呈正相关。定量脑电图（QEEG）是应用计算机对脑电和诱发电位进行时域和频域计算与显示的技术，其核心技术是谱分析。Fonseca 等研究发现与正常对照组相比，PDD 组和帕金森病-轻度脑功能障碍（PD-MCI）组的 θ、δ 波相对和绝对功率谱存在着明显增加，而 PD 无认知障碍组慢波频段功率谱无明显增加。应用事件相关电位技术（ERP）对 PD-MCI 患者进行研究，发现 PD-MCI 组的 P3 和 N2 潜伏期较正常对照组明显延长，P3 和 N2 或可作为 PD-MCI 的客观指标。

三、鉴 别 诊 断

伴有认知障碍的神经系统变性疾病除了 PDD，还包括 VaD、DLB、AD、FTD、皮质基底核退变、进行性核上性麻痹等，因此需与上述疾病进行鉴别。

1. VaD　指由脑血管因素致脑组织损伤而引起认知障碍的一组临床综合征。其临床特征应包括以认知功能下降为核心表现的痴呆症状和有神经系统症状、体征和影像学证据的脑血管病，且两者存在明确的相关性。一般情况下多发生于卒中后 3 个月内，认知障碍急剧恶化或呈阶梯样进展是其特点。PDD 患者胆碱能系统受到损伤重于 VaD 患者，执行能力及定向能力明显降低，而 VaD 患者大脑海马等相关功能部位破坏更加严重，其命名能力、注意力及语言能力明显低于 PDD 患者。VaD 的抑郁程度重于 PDD。

2. DLB　是一组在临床和病理表现上重叠于 PD 与 AD 的神经变性痴呆，约占 30%，发病率明显高于 PDD。PDD 与 DLB 均以路易小体为病理基础，临床表现相似，如进展性痴呆、视幻觉和帕金森综合征等。两者的共性明显多于差异，临床上较难鉴别。临床上仍然采用“1 年原则”作为 PDD 与 DLB 的鉴别，痴呆先于帕金森综合征出现或者痴呆在帕金森综合征出现后 1 年以内即发生，则支持诊断为 DLB；痴呆在运动障碍出现后 1 年以上才发生，则支持诊断为 PDD；若两者时间界限难以区分时，可将路易体病作为诊断。视幻觉是 DLB 的核心特征，而治疗 PD 药物常可引起视幻觉，因而需要与 DLB 本身产生的视幻觉进行辨别。通过 ^{18}F-FDG-PET 及 PET 显示脑组织的葡萄糖代谢变化，结果发现：DLB 广泛的 FDG 摄取降低，主要分布于额前部皮质、颞叶前部、顶叶后部和枕叶皮质；而 PDD 的 FDG 皮质摄取降低区分布在额叶前部皮质、颞叶后部皮质、顶叶后部。且 DLB 组枕叶 FDG 摄取降低较 PDD 组明显。基底核区的脱氧葡萄糖代谢 DLB 和 PDD 在纹状体均出现 FDG 摄取降低，但以壳核为主。^{18}F-FDG-PET 技术有助于两者的诊断和鉴别诊断。研究发现 DLB 患者的脑脊液中的 α-突触核蛋白较 PDD 患者的水平低，并且其与认知功能减退显著相关，但 PDD 患者则无此关系。

3. AD　通常认为 AD 属于“皮质性痴呆”，主要临床特征为以记忆损害（信息储存障碍）尤其情景记忆损害为主的全面高级皮质功能障碍，包括失语、失用、失读、失认等，可以有淡漠、易激惹、缺乏主动性活动等表现。早中期 PDD 属于“皮质下痴呆”，以注意力、视空间能力及执行力下降更突出。晚期 PDD 亦表现为全面的认知功能减退，与 AD 较难鉴别。AD 较 PDD 患者的脑脊液中的 β-淀粉样蛋白水平低，Tau 蛋白/Aβ 的比例高，仅 α-突触核蛋白低聚物及 p-α-突触核蛋白水平高，淀粉样蛋白的前体（Aβ1-15 和 Aβ1-16 蛋白）呈高表达性。^{18}F-FDG-PET 发现 AD 主要表现为顶颞叶及扣带回后部等区域的葡萄糖代谢率显著降低，而 PDD 患者主要表现为扣带回后部区域的葡萄糖代谢率降低。内侧颞叶萎缩被认为是 AD 的特异性表现之一，早期显著的情节记忆损害和显著的内侧颞叶萎缩有助于 AD 的诊断。

4. FTD　为一组由于脑额颞叶萎缩所致的临床表现，为早期出现人格和社交能力丧失、失抑制，精神固化和僵化，性欲亢进，刻板和持续动作、冲动等精神症状突出的综合征，常有进行性失语（progressive aphasia）、语义性痴呆（semantic dementia）等症状，但早期认知状态相对正常，空间和时间定位可维持很长时间，以 MMSE 检测可长期正常；随病情进展，可出现帕金森综合征表现如运动迟缓及肌僵直。少数患者可并发运动神经元病症状。

5. 正常颅压脑积水　为隐匿起病，病程缓慢进展，除痴呆外可有肌张力增高等锥体外系症状，如表情淡漠、反应迟钝、动作减少等，且有典型的尿失禁及下肢失用，后者称为

"步态失用"，表现为起步困难，双足似黏在地上难以提起，而一旦开始又能继续行走，步伐缓慢，摇晃迂曲，常易倾倒，偶亦有拖曳或剪刀步态，亦可有锥体束征、眼震及共济失调。放射性核素脑池造影对此病的诊断意义较大，此病患者呈交通性脑积水，颅内压正常，脑脊液分流术常获较好效果。

（罗蔚锋）

第7节　帕金森病痴呆的治疗及预后

一、帕金森病痴呆的运动症状治疗

（一）内科疗法

1. 抗胆碱能药物　此类药物具有外周及中枢抗胆碱能作用，其中尤以中枢作用为强，可降低纹状体内乙酰胆碱的兴奋性，相应提高多巴胺的作用，从而缓解 PD 及帕金森综合征的症状。常用的药物有：

（1）盐酸苯海索（安坦）：是最早的抗 PD 药物，目前多作为左旋多巴类药物的辅助治疗剂，或单独应用于以肢体震颤为主要表现、病情较轻或不能耐受左旋多巴类药物的患者。此类药物的不良反应与阿托品作用相似，以口干、瞳孔散大、视力模糊、头晕、眩晕等为多见，少数患者可有精神错乱、激动、谵妄、幻觉等。青光眼患者禁用，前列腺肥大患者慎用。此药为片剂，常用量为 2～4mg/次，3 次/日。

（2）其他下列药物主要作用与不良反应均与盐酸苯海索相似，这些药物是：①东莨菪碱：常用量为 0.2mg/次，3～4 次/日。②开马君：常用量为 5～10mg/次，3 次/日，因对胃有刺激，建议饭后服用或服药同时饮大量水。③比哌主登（安克痉）：2～4mg/次，3 次/日，每日最高剂量可达 20mg。④苯甲托品：常用量为 2～4mg/次，3 次/日。⑤环苯哌丙醇：常用量为 0.8～6mg/次，3 次/日。

2. 金刚烷胺　原为抗病毒药，后临床发现对 PD 治疗有效，疗效优于抗胆碱药物，但不如左旋多巴；作用快，维持时间短，与左旋多巴联合应用可起到协同作用，使左旋多巴较快达到最适治疗量，对不能耐受大剂量左旋多巴或疗效有波动者可应用本品，早期轻型 PD 及其综合征患者可采用此药与盐酸苯海索联合应用。金刚烷胺抗 PD 的机制不明，可能与下列机制有关：①降低左旋多巴在脑外的代谢率，促进其进入脑循环；②阻断多巴胺的再吸收，促进多巴胺释放；③直接激活纹状体中残存的完整神经元中的多巴胺受体。金刚烷胺常见的不良反应有头痛、激动、语言不清、共济失调、恶心、呕吐、头晕、失眠、足踝水肿、下肢网状青斑，过量可发生惊厥。此外，尚可有幻觉、精神错乱、烦躁不安甚至发生急性意识障碍。癫痫及精神病患者、孕妇禁用。常用量为 0.1mg/次，2～3 次/日。

3. 多巴胺替代疗法　PD 与帕金森综合征患者纹状体内多巴胺含量下降，造成多巴胺-乙酰胆碱系统功能失衡，因此为矫正这种失衡须设法增加脑内多巴胺含量。但多巴胺本身不易透过血-脑脊液屏障。而多巴胺的前体左旋多巴自身虽无药理作用，但可透过血-脑脊液屏障，进入中枢神经系统后经脱羟而转化为多巴胺，以补充中枢神经系统的多巴胺不足，因此可采用左旋多巴。左旋多巴是治疗 PD 及帕金森综合征最有效的药物之一，对 PD 治疗效果较对帕金森综合征疗效佳。左旋多巴对运动减少及肌肉僵直均有效，对轻、中型疗效较重型者更佳，一般疗程 2 个月以上，多数患者各种症状可减轻一半，连续治疗 1 年者有效率约 75%，6%患者症状可完全消失，疗效多维持 3 年，3 年后仍能维持原较满意水平者仅 40%。左旋多巴对 PD 的病理变化无影响，多数作者认为左旋多巴仅能改善症状，不能阻止病情发展。大剂量左旋多巴对 PD 及其综合征治疗疗效虽较好，但由于大剂量左旋多巴常导致黑质纹状体系统迅速变性，长期应用常带来较多不良反应，甚至加速病程进展，因此临床不推荐长期大剂量使用左旋多巴。

左旋多巴重要的不良反应如下：

（1）胃肠道症状：约半数患者服药初期常有恶心、呕吐、食欲缺乏、口干，少数长期服药者可有胃肠道出血、胃溃疡、腹泻、便秘、腹胀等症状。上述症状的产生除药物对消化系统的直接作用外，且与药物对呕吐中枢的作用有关。随着用药时间的延长，胃肠道的不良反应发生率降低，但仍有部分人对显效剂量不能耐受。如与脱羧酶抑制剂合用，则胃肠道的耐受性较好，尤其与食物同服，消化道的紊乱则轻微且多为一过性。

（2）心血管系统症状：常见有直立性低血压，少见有心律失常、心绞痛、心肌梗死。直立性低血压的产生与中枢及周缘性降压及削减压力感受器反射作用有关；心律失常主要由于新生的多巴胺作用于心脏 β-受体的缘故。

（3）中枢神经系统症状

1）多动症：服药 3 年后，约 89.5%的患者出现舞蹈、手足徐动不随意动作，减少用药量后症状可减轻，但有时 PD 及其综合征的重型患者若要保持一定的活动度，就必须同时允许有一定的多动存在。

2）运动功能的波动

A. 剂量终末运动不能：指每次用药的有效作用时间缩短，症状随血液药物浓度发生规律性波动，约在前次服药后 3 小时，患者的症状再度出现。采用低蛋白饮食及将左旋多巴分成多次小量服用可减少此种不良反应。

B. “开-关”现象：多出现在症状改善及有多动症的患者，与服药时间无关，“开”时表现为多动，常伴异动症，“关”时表现为僵直运动不能，“开”与“关”可迅速交替出现。多见于病情严重者，发生机制不详，与服药时间、血浆药物浓度无关，处理较困难，可试用多巴受体激动剂。

C. 奇相运动不能：又称低张力性凝固，表现为当患者遇到障碍物或视野突然缩小，或有本体冲动传入时，加上精神紧张、恐慌可突然凝固不动，似钉子钉于地板上，丝毫不能移动，伴肌张力降低，姿势不稳极易跌倒。这种发作十分短暂，并突然恢复，其发生机制不明。

D. 双相多动症：见于连续服用左旋多巴 3 年以上的一些严重患者，多在前次服药 3 小时之后发生，表现为非常剧烈的不自主的舞蹈样、肌张力障碍样动作。偶可表现为半身投掷样动作，头向后倾，上肢呈伸展性肌张力不全，双足疼痛有烧灼感，嗜睡、高声叫喊及重复语言，发作历时 30～60 分钟后又转入发作前的僵直、震颤、少动、姿势反射障碍。主要有三种形式，①剂峰异动症：常出现在血药浓度高峰期（用药 1～2 小时），与用药过量或多巴胺受体超敏有关，减少复方左旋多巴单次剂量可减轻多动现象，晚期患者需同时加用多巴胺受体激动剂。②双相异动症：在剂初和剂末均可出现，机制不详，治疗较困难。可尝试增加复发左旋多巴单次剂量可减轻多动现象，晚期患者需同时加用多巴胺受体激动剂。③肌张力障碍：表现为足或小腿痛性肌痉挛，多发生于清晨服药之前，可在睡前加服复方左旋多巴控释剂或长效多巴胺受体激动剂，或在起床前服用弥散型多巴丝肼或标准片；发生于剂末或剂峰的肌张力障碍可对复方左旋多巴用量作相应的增减。

（4）精神症状：常见失眠、不安或嗜睡、抑郁，亦可出现混浊、幻觉、妄想、轻躁狂、痴呆等较严重的精神障碍，服药时间越长精神症状越多，停药后好转。伴有痴呆的PD患者对左旋多巴引起的神经精神障碍更敏感，故应慎重服用。关于多巴胺类药物何时开始启用为最佳时间问题，既往有些学者认为多巴胺类药物有效期短，服用3年后疗效将陆续衰减，故主张多巴胺类药物应在PD后期使用。近年来多数学者认为多巴胺类药物虽不能控制PD的病理性改变，但可使病程进展延缓，故主张早期应用。急性或严重精神病、溶血性贫血、孕妇、青光眼、心血管疾病、内分泌疾患患者禁用。有消化道溃疡、精神病史、癫痫病患者慎用。A型单胺氧化酶抑制剂如与多巴胺类药物联合应用，可延缓多巴胺的降解，加强周围多巴胺的作用，引起明显血压增高、心跳加快。维生素B_6是左旋多巴脱羧成多巴胺过程的辅酶，可加速左旋多巴在外周脱羧而加重不良反应，减少进入脑中剂量，故不宜与左旋多巴同时使用。抗精神病药物如酚噻嗪类、丁酰苯类药物及利血平等有阻断中枢多巴胺受体的作用，长期大量应用可出现帕金森综合征和直立性低血压，并使左旋多巴疗效降低。拟肾上腺素类药物可加重左旋多巴对心血管系统的不良反应。

左旋多巴用药应从小剂量开始逐渐增加，开始时0.25～0.5mg/d，分2～3次服用。此后如无作用则每隔3～4天增加0.125～0.5mg/d，维持量为3～6mg/d，分4～6次饭后服用，体弱者减半，为抑制左旋多巴在外周的脱羧作用，从而减少左旋多巴的不良反应及用量，且为加强多巴胺受体的激活作用及促进多巴胺的释放，近年来将左旋多巴与脑外多巴脱羧酶抑制剂联合组成复方左旋多巴。常用的复方左旋多巴：①苄丝肼与左旋多巴按1∶4混合成片剂或胶囊，商品名称为美多巴。

每片含苄丝肼25mg，左旋多巴100mg，开始剂量为1片/次，1次/日，渐增量，服药后如无不良反应，则每周增加1片。一般剂量范围为4～8片/日，分4～6次服用。美多巴胃肠道的不良反应明显较单用左旋多巴少而轻，对心血管系统似无明显不良反应，但对中枢神经系统的不良反应与单用左旋多巴无大差别。②卡比多巴（甲基多巴）与左旋多巴按1∶10或1∶4混合成片剂，商品名称为帕金宁，每片成分卡比多巴与左旋多巴的比例有10/100、25/250及25/100三种。开始剂量为10/100，剂型半片/次，服用后如无不良反应，则每周增加1片，直至最适剂量。每日最大剂量勿超过帕金宁25/250剂型的3～4片。

4. 多巴胺受体激动剂　左旋多巴类药物对少数PD患者无效，其原因系由于黑质纹状体变性，致缺乏左旋多巴脱羧酶，故不能将外源性左旋多巴脱羧后转化成多巴胺，因此左旋多巴类制剂对此类患者无效。多巴胺受体激动剂可直接激活多巴胺受体，不需左旋多巴脱羧酶参加。多巴胺受体激动剂能透过血-脑屏障，有较强的选择性，不良反应较少。常用的药物有溴隐亭、里舒麦角晶碱、培高利特和阿扑吗啡类。常用的是溴隐亭，此药可减轻 PD 的运动不能、僵直和震颤。溴隐亭是一种突触后膜受体激动剂，与左旋多巴合用时，可选择性地作用于 D2 受体，能改善左旋多巴的剂量终末及“开关现象”，但两者合用毒性增加。溴隐亭亦可单独使用。此药疗效较左旋多巴类药物疗效差，但可用于对左旋多巴类药物禁忌、不能耐受或疗效不佳者。此药应从小剂量开始，初用量为 0.625mg，如无不良反应可以隔日 2.5mg 的速度递增，直至最佳剂量。每隔 6 小时服 1 次，最低有效量为 30mg/d，但个体差异较大。与左旋多巴类药物共用时，左旋多巴类药物剂量通常减少 1/3～1/2。此药易从胃肠道吸收，不良反应有恶心、呕吐、胃肠道出血、低血压、心悸、心律失常、不安、幻觉和复视。消化性疾病、心血管疾病、精神病患者慎用。

（二）外科疗法

对病程较长，长期药物治疗疗效明显减退，同时出现异动症者可试用手术治疗，少数患者手术后可引起偏瘫、偏身感觉减退等并发症，部分患者尚可有症状复发。因此需要强调的是手术仅是改善症状，而不能根治疾病，术后仍需应用药物治疗，但可以减少剂量。手术需要严格掌握适应证，非原发性 PD 的帕金森综合征患者是手术的禁忌证。对于早期 PD、药物治疗显效的患者，不宜手术治疗。手术对肢体震颤或肌强直有较好疗效，但对躯体性中轴症状如姿势步态异常，平衡障碍无明显疗效。手术方法有神经核毁损术和脑深部电刺激术（DBS）。手术靶点包括苍白球内侧部、丘脑腹中间核和丘脑底核。自左旋多巴类药物问世以来此种手术治疗人数大为减少。

（三）干细胞移植术

干细胞能够诱导分化为多巴胺能神经元；在机体内可以促进神经元的存活与再生；干细胞对多巴胺神经元有保护作用且干细胞移植后脑内酪氨酸羟化酶基因表达增加。这些机制使干细胞移植术被认为可以治疗 PDD。干细胞移植途径：腰椎穿刺、颈动脉穿刺、静脉输入、神经介入等。干细胞在机体内可以长期存活，分泌多种神经营养因子。将异体胚胎中脑黑质细胞移植到患者的纹状体，可纠正多巴胺递质缺乏，改善 PD 的运动症状。由于可利用的胚胎组织有限，胚胎组织进入人体后因缺乏神经营养因子难以存活，且 PD 患者黑质神经元受损，其纤维分布甚广，一般仅将胚胎组织植入壳核，不能解决全部问题，因此胚胎组织移植存在伦理、技术、实践操作限制等问题。

二、帕金森病痴呆的痴呆症状治疗

PDD 的治疗原则与其他疾病所致的痴呆相似，目前尚无治疗 PDD 的特效药物。PDD 患者的痴呆与 DA 递质和乙酰胆碱递质的降低有关，因而补充 DA 或者应用胆碱酯酶抑制剂可能会改善痴呆症状，临床试验提示：补充 DA 制剂只能有限地改善 PD 患者的情绪、警觉状态和觉醒程度等，并不是特异性的改善认知障碍的药物，且左旋多巴可能产生严重的不良反应；而应用胆碱酯酶抑制剂对认知障碍，包括执行障碍，有中等程度改善，而且也会对神经精神症状，如视幻觉、错觉等有改善。治疗与 AD 有相似之处，具体如下。

1. 胆碱酯酶抑制剂　其中疗效确定的药物如下：

（1）多奈哌齐：是一种新的六氢吡啶类衍生物，它对中枢神经系统的乙酰胆碱酯酶具有高度的选择性。对乙酰胆碱酯酶的选择性亲和作用比对丁酰胆碱酯酶的亲和作用强1250倍。所以没有明显的外周胆碱能作用，因而对心肌和小肠平滑肌的作用甚少。

多奈哌齐吸收迅速，达峰值时间在老年人为4小时左右，与服药剂量无关。口服后可迅速透过血-脑屏障，30分钟后脑组织药物浓度达到最高。每日口服1次，2周可达稳态水平。其半衰期长达70小时，且与剂量无关，其乙酰胆碱酯酶抑制作用可持续1天，因此可以每日服药一次，便于坚持治疗。多奈哌齐主要在肝脏经细胞色素P450进行生物转换，通过肝脏以原形及多种代谢产物排泄。药物动力学显示其清除方式不受肝肾疾病影响，因此一般不需调整剂量。

目前多项临床试验均证实，多奈哌齐能够改善AD患者的记忆、认知功能和日常生活活动并且对AD患者的行为症状也有一定的疗效。部分临床试验显示，与安慰剂相比，多奈哌齐对血管性痴呆患者也有一定的临床效果。多奈哌齐突然停药不会出现反跳症状，但停药6周后疗效逐渐减低，因此临床停药不要超过6周。

多项大规模的双盲、安慰剂对照的、长期的临床试验证明多奈哌齐具存很好的安全性，使用时生命体征和体检及实验室检查都不产生显著的改变。多奈哌齐的不良反应发生率约为6%，但其发生率与安慰剂组相似，主要是胆碱能性质的，表现为腹部不适、恶心、呕吐、腹泻、厌食等。在剂量快速增加时容易产生（如服药起始剂量为10mg/d；或1周内剂量由5mg/d，增加至10mg/d）。其他不良反应还有失眠、疲乏、肌痉挛、头晕、头痛，除恶心、呕吐可达中度外，大部分不良反应均短暂且轻微，通常是一过性的，多发生在治疗前3周之内，持续1～2天，无须停药或调整剂量，继续服药1～2天可缓解。

服药方法：每天5mg或10mg，晚上睡前服，以减少胃肠道的不适等症状，但对失眠的患者则建议白天服药。虽然对部分患者大剂量可导致更好的临床效果，但总的看来10mg/d的临床效果并不比5mg/d有显著性差异，所以如果需要，建议最初4～6周使用5mg/d，然后加量至10mg/d，以减少不良反应的发生。

（2）艾斯能（通用名重酒石酸卡巴拉汀）：是继多奈哌齐之后，一种新型的，假性不可逆性乙酰胆碱酯酶抑制剂，属氨基甲酸酯类化合物，与毒扁豆碱同类。艾斯能的结构与乙酰胆碱类似，可作为乙酰胆碱酯酶的底物并与其形成氨甲酸化复合物，使该酶处于抑制状态，直到氨基甲酸酯部分被羟基取代。

艾斯能作用时间长，对皮质和海马的乙酰胆碱酯酶具有选择性，使药物的效应集中在与AD的治疗靶点相应的脑区。对外周乙酰胆碱酯酶的抑制作用轻微，意味着减少了由于外周胆碱酯酶被抑制而产生的不良反应如肌痉挛和心血管反应的发生。肠道外或口服给药后易于进入中枢神经系统。乙酰胆碱酯酶在脑内以G1和G4亚型为主，而G1是AD的主要类型，艾斯能优先抑制该酶的G1亚型。因而艾斯能抑制的是AD患者脑内乙酰胆碱酯酶的优势亚型。

艾斯能口服吸收快速且完全，吸收率大于96%，老年人对艾斯能吸收较慢，血浆峰值在1～2小时，食物可增加药物的吸收程度，但吸收速度减慢2.8～3.4倍，故建议艾斯能与食物一起服用。单次剂量后，艾斯能的作用时间可达10小时，停药24小时，乙酰胆碱酯酶活性恢复。艾斯能的药理学灭活和清除不依赖 P450 肝酶，因而减少了在老年和身体衰弱的人群中发生药物相互作用的危险。可同时服用的其他常用药物包括抗酸药物、止吐药、降糖药、抗高血压药、β-受体阻滞剂、钙通道阻滞剂、影响肌肉收缩的药物、抗心绞痛药、非甾体类抗炎药（NSAID）、雌激素、止痛剂、苯二氮䓬类、抗组胺药等。

多项临床试验显示，艾斯能能够改善 AD 患者的记忆、认知功能和日常生活活动，艾斯能可推迟认知功能下降 6～10 个月，推迟日常生活能力衰退 5 个月，总体上推迟病情恶化 6 个月。并有研究认为 AD 患者病情越重对药物的反应就越好。最低有效剂量为 3mg/d，早晚 2 次口服，6～12mg/d 有效。不良反应少，常见有恶心、呕吐、腹泻等，无肝毒性。

（3）加兰他敏：是石蒜科中的一种生物碱，是一种选择性高的竞争性乙酰胆碱酯酶抑制剂，治疗轻、中度 AD，临床疗效和他克林相似，但没有肝毒性。因为加兰他敏与乙酰胆碱竞争性结合乙酰胆碱酯酶，因此在胆碱能高度不足的脑区，加兰他敏就可以更多地结合到乙酰胆碱酯酶，增加突触间隙乙酰胆碱的浓度，进而改善突触后神经元的功能，这种竞争性抑制的机制可以使胆碱能功能缺陷严重部位的功能得到改善，而不明显影响胆碱能正常的脑区。加兰他敏不与蛋白质结合，也不受进食和同时服药的影响。其临床初步报告显示可以改善 AD 患者的认知功能，治疗后 6～8 周临床疗效明显。不良反应主要为胆碱能性质的，如恶心、呕吐、腹泻等胃肠道反应，以治疗开始的 2～3 周多见，以后消失。推荐剂量为每日 30～60mg。

（4）石杉碱甲：是我国研究人员从石杉科石杉属植物蛇足石杉中提取的一种生物碱，于 1994 年批准上市。石杉碱甲是一种高选择性的胆碱酯酶竞争性和非竞争性的混合型抑制剂，对乙酰胆碱酯酶的抑制作用比对丁酰胆碱酯酶的高约千倍。石杉碱甲口服后迅速被吸收，血液中的峰值在服药后 10～30 分钟，生物利用度高达 95%以上。吸收后的脑内以皮质、海马等部位分布较高。石杉碱甲主要以原形从肾脏排出，有效作用时间可达 6 小时。临床试验显示，石杉碱甲具有改善记忆和认知功能的作用，对良性记忆障碍、AD 和血管性痴呆均有效。

石杉碱甲的不良反应发生率在 6%～10%，主要为恶心、呕吐、厌食、胃肠道不适、腹泻等消化道症状，以及头晕、乏力、兴奋、失眠等反应，一般可自行消失。反应明显时减量或停药则可缓解、消失。

服药方法：通常 100～200μg/次，2 次/日，但每日服用量不超过 450μg。

有效剂量为 0.1mg，每日 2 次口服。主要不良反应为胃肠道紊乱和头昏，无肝毒性。

（5）他克林：为四氢氨基吖啶（THA）。本药为可逆性乙酰胆碱酯酶抑制剂，口服能透过血-脑屏障。半衰期为 3.5 小时。大样本临床试验显示，对轻、中度 AD 患者有一定的疗效，其中能耐受本药的轻、中度患者显示出剂量相关的疗效。

主要的不良反应为肝脏的毒性作用，约有 50%的患者在服药后出现谷丙转氨酶升高，约 30%患者谷丙转氨酶水平高于正常值 2 倍以上，持续 4 周，最长可达 12 周，多在停药 4～6 周后恢复正常，临床试验并未发现肝功能异常增加患者的死亡率。由于本药半衰期短，所以每天需要多次服药。另外由于对丁酰胆碱酯酶的抑制作用较明显，因此不良反应也相对较多。因不良反应大，目前已基本不用而退出市场。

（6）其他：如美曲丰等正在临床应用研究中。

2. 美金刚（盐酸 1-氨基-3,5 二甲基金刚烷）　是谷氨酸盐 NMDA 受体拮抗剂。其主要适应证：痴呆综合征，脑性或脊髓性强直，帕金森综合征。

美金刚对谷氨酸能神经递质系统具有重大调节作用，它对谷氨酸递质的作用取决于谷氨酸能神经突触前后神经元功能状态及突触间隙谷氨酸浓度。在持续性病理缺血、缺氧状态下，谷氨酸释放增加时，美金刚能阻断 NMDA 受体，防止大量 Ca^{2+}内流，因此具有保护神经元免受谷氨酸兴奋性毒性作用。另一方面，美金刚像 Mg^{2+}一样，能短时占据 NMDA 通道，取代 Mg^{2+}对 NMDA 受体的阻滞作用，增加动作电位，增强正常的突触递质传递而有利于记忆过程。

美金刚不同于其他 NMDA 拮抗剂，它是可逆性阻断受体，与 Mg^{2+}相比，它的阻断作用持续时间更长，因此认为，在阻断 NMDA 受体方面，美金刚要优于 Mg^{2+}。美金刚的神经保护作用也已经得到证实，长期使用美金刚能保护海马免受特异性内源性神经毒剂——喹啉酸的毒性作用，在全脑和局灶大鼠缺血模型实验中，美金刚具有保护缺血过度损伤作用。

美金刚在临床应用抗痴呆治疗已近 10 年，不仅对 AD 而且对 VD 均有明显疗效。临床试验表明，美金刚能显著改善患者认知障碍、精神驱动力缺乏、运动障碍，同时还显示出日常生活能力和社交活动的改善。但目前仍不推荐常规使用美金刚，但是推荐当患者出现神经精神症状，如冷漠，可以尝试推荐给 PDD 患者试用美金刚，尤其是那些对胆碱酯酶抑制剂不敏感的患者。

3. 脑活素　为脑蛋白水解物。本品为不含蛋白质的注射剂，含有约 85%的人体必需氨基酸，15%为氨基酸形成的低分子肽。

本品经大量的动物实验证实，能加快小鸡大脑发育，推测脑活素有利于神经元的蛋白质合成，影响呼吸链的功能，刺激有关激素的产生，对中枢神经系统有保护作用，具有抗缺氧能力，能加速脑细胞发育，加快大脑发育成熟。提高脑细胞对葡萄糖的代谢和利用，还具有催醒作用，增强记忆。国内外不少临床观察报道，脑活素能改善 AD 和血管性痴呆的记忆力障碍，改善情绪、疲劳、活动减少等症状，而且停药后尚有一定疗效作用。本品耐受性好，不良反应少，偶见过敏症状及轻度发热反应。

4. 吡咯烷酮衍生物　①吡拉西坦：称脑复康，有效剂量每次 0.8mg/次，3 次/日，口服；②茴拉西坦：又称三乐喜，0.2mg/次，3 次/日，口服，安全性好，偶有口干、嗜睡等不良反应；③奈非西坦：能明显改善情绪失控、接触失调、行为异常等。

5. 脑血循环促进剂　①海得琴：亦称二氢麦角碱或喜德镇，有效剂量为 1.0mg/次，3 次/日；②尼麦角林：又称脑通，10mg/次，3 次/日；③都可喜：1 片/次，2 次/日；④其他：有银杏叶制剂、松龄血脉康、甲氯芬酯、吡硫醇等。

6. 钙离子拮抗剂　应用最多的是尼莫地平，40mg/次，3 次/日，口服。

7. 神经生长因子（NGF）　对胆碱能神经元有特异的保护和支持作用。NGF 能够使体外培养的 PC12 细胞形态改变、突起变长、细胞内 ChAT 活性增高；能够降低因损伤造成的胆碱能神经元变性，维持 ChAT 反应细胞的水平，缓解损伤造成的记忆障碍；以及能够有效地防止模拟 AD 病变的动物基底前脑胆碱能神经元变性死亡。但目前不能口服给药，尚未在临床上推广应用。

8. 雌激素　流行病学研究发现，在 65 岁以上，女性患 AD 的风险是男性的 2～3 倍，因而提出雌激素缺乏是 AD 发病的危险因素。流行病学研究证实雌激素替代治疗能延缓女性 AD 患者发病的年龄或降低发病的风险，临床试验表明雌激素能改善 AD 的记忆力、认知功能，以及生活、工作、社交能力和理解力，但是停药后患者的临床症状和各项评定指标又迅速下降到治疗前水平。因此雌激素只能减轻症状，延缓病情的进展，并不能达到治愈的目的，但有增加乳腺癌等并发症的可能。

目前研究认为雌激素对 AD 的治疗作用与其生理作用有关：①雌激素能增强胆碱能神经元的功能。内侧隔核和前脑基底核的胆碱能神经元具有雌激素受体和神经生长因子受体，研究发现雌激素能增强胆碱能神经元功能，增加神经生长因子受体，上调其水平，协调神经保护作用，防止细胞死亡。②雌激素能减少 AD 的产生。③雌激素对由 AD、过氧化氢和谷氨酸引起的对海马神经元氧化应激的损伤具有神经保护作用。④改善突触的可塑性，消除在应激过程释放的糖皮质激素的影响。⑤内源性雌激素能保护脑缺血，扩张脑血管，减少中枢动脉平滑肌损伤反应和减少血小板聚集。

服药方法：与其他治疗 AD 的药物相比，较为复杂。要定期检查，防止乳腺癌和子宫内膜癌。联合服用孕激素可以降低妇科肿瘤的发病危险性和子宫出血，但据报道会降低雌激素的治疗效果，因此建议个体化疗法。雌激素剂型较多，结合雌激素效果较好，开始时口服 0.625mg/d，以后依效果酌情加量，最大为 1.25mg/d。但为减轻不良反应，以 0.625mg/d 为佳。

9. 抗氧化剂　研究显示痴呆患者脑内自由基生成增加，细胞核和线粒体的 DNA 损伤，是导致胆碱能神经元变性的重要因素。抗氧化剂和自由基清除剂可能具有神经保护作用。司来吉兰，是单胺氧化酶 B（MAO-B）抑制剂，具有神经保护作用，除能阻止单胺类神经递质氧化分解，抑制神经元变性外，还可降低自由基和其他神经毒素的浓度。长期口服司来吉兰可能防止或延迟神经元的变性。临床试验表明司来吉兰可改善痴呆患者的认知功能及抑郁、焦虑等精神行为异常。有效剂量为 5mg/次，2 次/日。美国的一项临床试验表明大剂量维生素 E 可明显改善患者症状，减缓痴呆的发展进程。

10. 艾地苯醌　为苯醌化合物，羟葵甲氧醌。早年用来治疗认知减退，其结构与辅酶 Q 氧化磷酸化过程中介导 ADP 产生 ATP 的中介物相似，可改善各种实验性脑血管病模型的缺血症状和学习记忆能力，提高脑组织对葡萄糖的代谢和利用，提高线粒体的呼吸链活性，刺激 ATP 的合成，从而改善因脑缺血而引起的神经元损伤。Way 等初步研究表明艾地苯醌可能对 AD 有益，但在最近的一个随机多中心、安慰剂对照的临床试验中，并未显示出好的疗效。本品口服，吸收好。150mg/次，3 次/日，吸收率 90%，半衰期 8～13 小时。不良反应有焦虑、轻度胃肠症状、倦怠、皮疹，偶见转氨酶、尿素氮升高。推荐剂量：成人 30mg/次，3 次/日，饭后服。

11. 抗 β-淀粉样蛋白药　研究发现环境或基因突变可引起 β-淀粉样蛋白前体（APP）代谢异常，在神经元外产生 β-淀粉样蛋白（Aβ）沉积，形成老年斑的中心，造成神经元损伤。有学者提出可采取抑制与 Aβ 形成有关的蛋白酶，恢复神经元对 APP 代谢的正常调节，阻止 Aβ 形成有毒性的聚合体，保护神经元免遭 Aβ 的神经毒性，修复受损的基因，达到治疗痴呆的目的。

12. 其他　近年来，对于 PDD 的药物治疗仍在继续的研究中，一些特殊的药物在 PDD 的防治中可能有效。Chao-Yu Hsu 等首次提出头孢曲松钠可以减少谷氨酸受体（GLT-1）的表达，具有神经保护作用，可以改善 PDD 大鼠模型的认知功能，认为该药对 PDD 可能有潜在的防治作用，但这一研究结果尚缺乏临床验证。PDD 患者注意警觉功能受损，莫非他尼可有效改善这一功能；阿托西汀是一种去甲肾上腺素再摄取抑制剂，研究表明其可以在一定程度上改善 PDD 患者执行功能；沙芬酰胺（safinamide），是一种新型的抗 PD 药物，主要通过可逆地抑制单胺氧化酶、谷氨酸释放，抑制多巴再摄取等多重途径改善 PDD 患者认知水平。

综上所述，随着人们对病因、病理机制的广泛而深入的研究，一些药物已能在一定程度上改善痴呆症状或延缓痴呆进展，但具有真正意义的有效预防和治疗痴呆的药物还需进一步探索和研究。

三、帕金森病痴呆的精神症状治疗

精神行为症状与认知功能损害有关，认知功能改善，精神行为症状也会减轻。能改善认知的药物（如胆碱酯酶抑制剂和谷氨酸受体拮抗剂）的Ⅱ、Ⅲ期的临床试验几乎都将精神行为症状的改善作为疗效评价指标，而且大部分研究都表明，胆碱酯酶抑制剂和谷氨酸受体拮抗剂具有显著改善的效果，促认知药应作为痴呆患者治疗精神行为症状的基础用药。

治疗精神行为症状的目的是减轻患者症状，提高患者、家属或照料者生活的安全性和舒适性。精神症状的处理首先要分析精神病症状的原因，尤其应注意药源性因素，如多巴胺制剂，能加重患者的幻视和认知损害等，在去除病因的前提下，如果症状为轻度，危险程度很小，尽可能以非药物治疗来改善症状。非药物治疗以支持性心理治疗为主，医生通过语言、情感和行为来影响患者的心理和行为，进而改善或解除症状。如果症状使患者很痛苦或伴随的激越、冲动、攻击行为，使患者或他人处于危险之中，则是药物治疗的适应证。在精神药物治疗前应明确症状类型，以便选择合适的药物。由于精神药物有许多不良反应，故不管使用什么药物治疗，都必须对疗效进行认真评价并根据病情变化调整治疗方案。随着痴呆的进展，可能加重或减轻，应相应地增加或减少剂量，更换药物或停药。精神药物使用应遵循低起始剂量、缓慢增量，直至症状改善。治疗痴呆精神行为症状的药物主要有抗精神病药、抗抑郁药、抗焦虑药。

1. 抗精神病药　近年的研究表明，抗精神病药（包括传统和新型药物）治疗痴呆的精神症状存在一定风险。抗精神病药治疗痴呆患者的死亡率比安慰剂增高约 1.5 倍，主要原因是增加心脑血管事件、肺部感染、锥体外系不良反应等严重不良事件发生率。一般认为，抗精神病药对幻觉妄想等严重精神病性症状具有肯定疗效。因此，对于严重的精神病性症状，临床医师在权衡利弊的情况下可谨慎使用。对幻觉妄想、兴奋躁动、谵妄的 PDD 患者，在使用抗精神病药之前，要仔细评估患者的一般健康状况、精神症状的特征及环境心理因素等。权衡所选药的作用及不良反应。第一代（典型）的抗精神病药（氯丙嗪、奋乃静、氟哌啶醇）可引起帕金森症状，尽量避免使用。目前临床上最常用第二代（非典型）抗精神病药物，主要为氯氮平、喹硫平、利培酮和奥氮平等。氯氮平极少引起锥体外系不良反应，有关随机、对照试验已经肯定了它对 PDD 精神症状的疗效，但它易致白细胞减少，应定期监测外周血象。但是在最近的一个结构化的审查和荟萃分析，得出结论，只有氯氮平可以完全推荐，奥氮平仍然不是完全推荐。喹硫平对患者的疗效尚需要积累更多的临床研究证据。神经安定剂可导致 PDD 认知能力的减退、诱发严重的运动障碍，应谨慎使用。利培酮和奥氮平出现严重的不良反应少，相对安全。

抗精神病药主要治疗幻觉、妄想、冲动攻击行为等精神病性症状，可以分为典型（或传统）抗精神病药和非典型（新型）抗精神病药两类。常用的典型抗精神病药包括氯丙嗪、奋乃静、氟哌啶醇、氯普噻吨（泰尔登）、舒必利等。非典型抗精神病药主要有氯氮平、利培酮、奥氮平和喹硫平，其中的后 3 种药近 10 年来才用于临床。典型抗精神病药的不良反应相对较多，但价格便宜，主要缺点是锥体外系不良反应、抗胆碱能不良反应、过度镇静、直立性低血压和迟发性运动障碍比较多见。治疗痴呆的精神行为症状时，锥体外系反应和迟发性运动障碍都可能加重患者的失用症状和原有的帕金森综合征；抗胆碱能不良反应可加重认知功能损害及原有的心脏疾病；过度镇静和直立性低血压易使患者跌倒及骨折。

非典型抗精神病药除氯氮平外，上述不良反应相对较少，比较适合老年痴呆患者治疗。氯氮平虽系非典型抗精神病药，因其镇静、抗胆碱等不良反应比较严重，而且可引起致命的白细胞缺乏症，故用于老年人要特别慎重。痴呆患者由于脑器质性病变和躯体衰老，代谢和排泄能力衰退，容易发生药物蓄积，对抗精神病药的耐受性较差，故治疗剂量通常只需青壮年剂量的 1/3～1/2。非典型抗精神病药（利培酮、奥氮平和喹硫平）可根据病情及患者的耐受性选择药物并缓慢调整剂量。药物剂量比较小，每日服用 1 次即可，剂量大时可分次服用。最近《新英格兰杂志》报道认为奥氮平的依从性较利培酮和喹硫平好，患者严重兴奋吵闹时，可以用氟哌啶醇 1.5～5mg/次，肌内注射治疗。另外，躁狂、轻度躁狂症状可以通过减少左旋多巴的剂量得到改善，也可以应用卡马西平或丙戊酸钠作为替换治疗，锂剂和氯氮平也能改善帕金森病患者中的躁狂症状。

2. 抗抑郁药　抑郁是痴呆患者的常见表现，有效的抗抑郁治疗能改善认知功能和患者的生活质量。抑郁的痴呆患者即使不符合抑郁症诊断标准也应考虑药物治疗。多种药物可以用于治疗 PD 患者的抑郁症状，但在 PD 患者中仅有数个临床随机安慰剂对照研究。因此临床上对 PD 患者中的抑郁症状进行治疗主要依靠开放试验的经验和无 PD 的老年人群中的有关研究结果。

（1）多巴胺能药物还具有抗抑郁的临床治疗作用：①单胺氧化酶抑制剂如司来吉兰，在 PD 治疗中也具有抗抑郁治疗作用。本药在临床上与许多老年性疾病的用药存在一定的禁忌，影响其在老年患者中的临床应用。②麦角类衍生物类多巴胺受体激动剂溴隐停也有抗抑郁作用。非麦角类衍生物类多巴胺受体激动剂也可以减少 PD 患者的抑郁发生和减轻伴有情绪障碍的 PD 患者的抑郁症状。

（2）选择性 5-羟色胺再摄取抑制剂（SSRI）：选择性 5-羟色胺再摄取抑制剂的不良反应比三环和四环类抗抑郁药要少得多，而且服用方便，每日只需服药 1 次，药物过量也比较安全，比较适合老年患者使用。临床上，可以首先应用 SSRI 治疗 PD 患者中的抑郁症状，治疗中很少引起 PD 患者症状的加重，在老年患者中应用也无明显不良反应，所以通常不需要停用此类药物。例如，舍曲林（50mg/次，1 次/日）和帕罗西汀（20mg/次，1 次/日）的临床应用研究显示确实能缓解 PD 患者中的抑部症状和情绪障碍。在选择性 5-羟色胺再摄取抑制剂治疗前必须停用单胺氧化酶 B 抑制剂司来吉兰，否则两者合用可产生中毒性 5-羟色胺能综合征。

这类药的不良反应主要为 5-羟色胺亢进症状，如恶心、呕吐、腹泻、激越、失眠、静坐不能、震颤、性功能障碍和体重减轻等，各种 SSRI 引起的上述不良反应的严重程度和频率可有不同，其中西酞普兰和舍曲林与其他药的相互作用较少，似乎更安全些。SSRI 的有效治疗剂量分别为：氟西汀 20mg/d，帕罗西汀 20mg/d，舍曲林 50mg/d，氟伏沙明 50mg/d，西酞普兰 20mg/d。少数疗效欠佳者，剂量可适当增加。抗抑郁药文拉法新和米氮平是 5-羟色胺和 SNRIs，抗胆碱及心血管系统的不良反应小，耐受性也比较好，且起效比 SSRI 快，可酌情选用。

（3）选择性去甲肾上腺素再摄取抑制剂（SNRIs）：如瑞波西汀（2～4mg/次，2 次/日或 3 次/日）。瑞波西汀于 1997 年在英国首次上市，疗效与 TCA 和 SSRI 相同，尤其是对重症抑郁相当有效，同时耐受性良好，不良反应极少，几乎无性功能障碍，无体重增加和镇静作用，CYP450 相互作用较少，也能缓解 PD 患者中的情绪障碍。

（4）临床上经过这些首选药物足够剂量和疗程的正规治疗仍然无效者，则可改用三环类抗抑郁药物（TCA）治疗，但不良反应差别很大。三环和四环类抗抑郁药通常有明显的抗胆碱和心血管系统不良反应，包括口干、心悸、直立性低血压、心脏传导阻滞等，老年痴呆患者应慎用。应选择抗胆碱能不良反应不明显的药物，如地昔帕明（去甲丙咪嗪，75mg/次，1 次/日）或去甲替林（10～25mg/次，2 次/日或 3 次/日）。如果这类药物也无临床效果，可以应用羟色胺和去甲肾上腺素再摄取抑制剂如文拉法辛（75～150mg/次，1 次/日），能同时具有去甲肾上腺素和 5-羟色胺两种神经递质再摄取抑制作用，PD 患者中的这些递质明显减少。临床上，这类药物的治疗可以改善 PD 患者中的情绪障碍，这类药物也能作为 PD 患者中的抑郁症状的治疗。

各种抗抑郁药的疗效差异不大，有效率多在 70%～80%，但不良反应差别很大。三环和四环类抗抑郁药通常有明显的抗胆碱和心血管系统不良反应，包括视物模糊、口干、心悸、尿潴留、麻痹性肠梗阻、加重或诱发老年患者的闭角性青光眼、直立性低血压、心脏传导阻滞等，老年痴呆患者应慎用。SSRI 的不良反应比三环和四环类抗抑郁药要少得多，而且服用方便，每日只需服药 1 次，药物过量也比较安全，比较适合老年患者使用。这类药的不良反应主要有恶心、呕吐、腹泻、激越、失眠、静坐不能、震颤、性功能障碍和体重减轻等。各种 SSRI 引起的上述不良反应的严重程度和频率可有不同，例如，帕罗西汀、氟伏沙明具有一定的镇静作用，可在一定程度上改善睡眠；氟西汀引起失眠、激越的可能性较大，适合用于伴有淡漠、思睡的患者。

3. 抗焦虑药　主要是苯二氮䓬类药，用于焦虑、激惹和睡眠障碍的治疗。苯二氮䓬类药的差异主要是半衰期的长短和镇静作用的强弱。一般可分为长效制剂（半衰期 20 小时左右）如地西泮、氯硝西泮、氟西泮等；中效制剂（半衰期 10 小时左右）如阿普唑仑、氧西泮、劳拉西泮等；短效制剂（半衰期 3 小时左右）如三唑仑、咪达唑仑（速眠安）等。半衰期较短的药物多用于入睡困难，半衰期较长的药物适合焦虑、激惹和睡眠的维持治疗。苯二氮䓬类药的常见不良反应有思睡、头晕、共济失调、记忆障碍、呼吸抑制、耐药、成瘾、撤药综合征等。苯二氮䓬类药能增强酒精和抗精神病药的镇静作用，突然停药可致抽搐，使用时应加以注意。半衰期短的药物记忆障碍、撤药综合征较多，半衰期长的药物思睡、运动损害较重。治疗痴呆患者的睡眠障碍是为了减少或减轻失眠、易醒和夜间混乱，以增加患者的舒适，减轻家属和照料者的痛苦。药品的选择一般是根据除睡眠障碍外是否还存在其他症状而定，例如，如果患者同时有精神病性症状和睡眠障碍，一般在睡前给予抗精神病药，如无禁忌证，可选镇静作用相对较强的抗精神病药如奥氮平、喹硫平等；如果抑郁和睡眠障碍并存，可在睡前给予具有镇静作用的抗抑郁药，如曲唑酮、米氮平等。如患者只有睡眠障碍或焦虑激越，才考虑使用苯二氮䓬类药。

总之，痴呆患者精神药物的使用原则：①评估用药的必要性，权衡用药的利弊，谨慎调整剂量；②坚持个体化用药原则，首选口服药物，并参考药物不良反应，选择合适药物；③精神症状首选非典型抗精神病药，如利培酮、奥氮平、喹硫平等；改善抑郁症状首选 SSRI 类抗抑郁药，如西酞普兰、舍曲林等；存在焦虑症状者若应用 SSRI 类效果不佳，可选择苯二氮䓬类药；④低起始剂量，缓慢增量，直至症状改善。PDD 患者的用药注意事项：①肾脏排泄能力减退、肝脏代谢缓慢，密切观察药物不良反应，防止药物蓄积；②注意躯体疾病和药物的相互影响；③锥体外系不良反应可加重运动障碍，增加跌倒风险；④抗胆碱能不良反应可加重认知损害，导致谵妄，加重心血管和前列腺疾病；⑤直立性低血压可导致跌倒；⑥镇静作用可导致呼吸抑制；⑦尽量避免多种药物联用。

四、帕金森病痴呆的非药物治疗

研究发现，一些非药物治疗方法可以改善 PDD 患者的认知障碍，如运动锻炼、认知功能训练、心理治疗等，但目前仍缺乏系统的研究。

1. 运动锻炼　运动锻炼可以增加脑灌注，兴奋大脑抗氧化系统系统。一些针对健康老年人的研究发现，运动锻炼包括有氧运动、力量训练，可以减少年龄相关的认知障碍和降低痴呆和帕金森病的患病率。除此以外，近期的研究报道了运动锻炼不仅可以改善肌力、平衡等运动症状，也可以改善认知功能。也有证据显示认知功能训练可以有效地改善 PDD 患者的认知障碍。

2. 认知功能训练　目前痴呆的药物治疗作用有限而不能根本性改变患者的病程。认知康复训练被称为脑细胞的“体操运动”。经常做这种“体操”，可以防止脑的老化，延缓痴呆的进展。在药物治疗的基础上，通过认知康复训练能极大地改善 PDD 患者的生活质量，提高生活自理能力，减轻照疗者的负担，进而延长 PDD 患者的生存期限。由于目前我国的康复机构尚不够普遍，因此因地制宜地制订出符合患者实际情况的家庭康复训练计划，并良好地实施，就变得至关重要，不必苛求于形式。对于认知康复训练，应该特别关注训练的过程，即并不一定要让患者记住多少东西，而在于让患者参加了训练，动了脑筋。

常用的几种简单有效的锻炼方法：

（1）丰富环境、加强交流：家人或照顾者要经常陪伴患者外出，让患者认路、认家门、拜访老朋友。督促患者自己料理生活，如买菜做饭、收拾房间、清理个人卫生，鼓励患者参加社会活动，安排一定时间看报、看电视，使患者与周围环境有一定接触，以丰富和锻炼思维，培养对生活的兴趣，活跃情绪，减缓认知衰退。

（2）手足活动训练：每天清晨及傍晚在空气清新的地方快步行走或倒走，或是进行手指参与的精细活动，如手工艺、雕刻、制图、剪纸、打字及弹奏乐器等。如果不能完成，简单点的可以运用手指旋健身球或核桃，或用双手伸展握拳运动等都能促进相应大脑兴奋区血液循环，使之代谢活跃，有效的按摩大脑，延缓痴呆。也可以到专业的康复机构学习系统的手指按摩锻炼操。

（3）图片记忆训练法：包括人物识别法，即将患者熟悉的家人、亲戚的图片，以及历史名人和陌生人图片掺杂在一起定期让患者识别熟悉的人，锻炼记住陌生的人名。地点识别法：将患者固定居住的卧室、客厅、小区、马路、常去的公园等熟悉场所的图片与其他有名的陌生场所掺杂在一起让患者识别，并对陌生的地点进行记忆训练。色彩识别法：将不同颜色形状的图片让患者识别记忆。此外还有日常用品图片识别记忆法等，这些都能有效地延缓痴呆的进展、提高生活质量。

（4）游戏训练法：可以采用打麻将、玩扑克游戏、宾哥游戏、拼图游戏等。有研究证实痴呆患者参与打麻将治疗后，认知、情绪及运算能力方面均有所改善，痴呆的程度也由中度恢复到轻度。打麻将治疗也是一种切合中国文化的认知训练活动，但注意打麻将的时间不能太久。

（5）专业的认知康复机构进行系统的认知康复训练。

3. 心理治疗　PDD 患者除出现智力衰退外，常可发生情绪变化，表现为忧郁、欣快、淡漠、行为散漫或不稳定，甚至出现暴怒等冲动行为，故痴呆者除需进行必要的药物治疗、护理营养、补充智力训练和康复运动外，心理治疗对痴呆者也是不可缺少的部分。对轻症患者应加强心理支持与行为指导，对重症患者应加强护理，保证适当的营养。社会心理治疗的目的主要是尽可能维持患者的认知和社会生活功能，同时保证患者的安全和舒适。要开展社会心理治疗，必须与患者和家属建立良好的合作关系，应对患者的诊断、痴呆严重程度、精神症状、躯体健康状况及药物治疗情况进行详细的评价。社会治疗的主要内容是帮助患者家属决定患者是住院治疗还是家庭治疗或日间护理等；帮助家属采取适当的措施以防患者自杀、冲动攻击和“徘徊”等，以保证患者的安全。帮助家属解决有关法律问题如遗嘱能力及其他行为能力问题。社会治疗很重要的方面是告知有关疾病的知识，包括临床表现、治疗方法、疗效、病情的发展和预后转归等，使家属心中有数。同时要告诉家属或照料者基本的护理原则，这些原则有：①对患者提问和回答患者的问题要尽可能简单明了，以免使患者迷惑。②患者生气和发怒时不必争执。③如果患者吵闹需要冷静坚定地予以劝阻。④不要经常变换对待患者的方式。⑤功能明显减退或出现新症状时应及时找医生诊治。⑥尽可能提供有利于患者定向和记忆的提示或线索，如日历，使用物品标注名称，厕所、卧室给予适当的图示。此外，医生还可向家属成照料者讲解一些处理行为问题的心理学方法和技巧。心理治疗的理论、着眼点和方法有很多，但根本的目的是希望提高患者的生活质量和残存的认知及生活功能。痴呆者由于智能全面衰退，接受心理治疗比常人存在一定的难度，必须加倍的耐心和热情，用通俗易懂的语言反复指导，以及医护人员对痴呆患者一片赤诚之心去开启痴呆者迟钝麻木的心灵，以争取患者的合作和理解，避免情绪激动、波动或忧郁，鼓励患者振奋精神，树立信心，心情愉快，安度晚年。

五、帕金森病的饮食原则及要求

饮食原则为：①限制全天蛋白质摄入量，以每公斤体重 0.8g 为宜。PD 患者的症状睡眠后减轻，全天蛋白质分配应白天少，晚餐适量增多。②适量增加碳水化合物的比例，60%～65%是有益处的。③供给充足水，以补充水分消耗，也减少药物不良反应。④适宜增加蔬菜、水果和蜂蜜。⑤避免刺激性调味品和食物，禁烟酒。⑥营养治疗仅有辅助作用。此外，PD患者选择饮食时，应考虑到老年患者常伴有动脉粥样硬化、心脑血管病、糖尿病等，应结合本病及老年人的特点，给予适当的总热量。正常成人 24 小时基础代谢需热量 5857.6～7531.2kJ（1400～1800kcal），卧床患者一般需供给热量 6276～8368kJ（1500～2000kcal），下床活动的患者一般需供给热量 8368～9623.2kJ（2000～2300kcal），仍在从事体力劳动的轻症患者，需供给热量 10 041～12 552kJ（2400～3000kcal）。以上数据，在为具体患者选择饮食时可做参考。

出现手足颤动为特征的 PD 是因为人脑内传达信息的物质多巴胺减少。研究发现通过食物摄取的钙可促进脑内合成多巴胺。所以平时应多吃含钙丰富的食物，如虾米、海带、紫菜、豆浆、豆制品、牛奶、鸡蛋等，对预防 PD 有良好作用。总之，愉悦的进餐和多样的膳食组合对预防 PD 有良好的作用。因此，1 天的饮食中食物应多种多样，包括谷类、蔬菜、水果类、豆类、肉类等。据测定，每天吃 300～500g 谷类食物，可以摄取充足的碳水化合物、蛋白质、膳食纤维和维生素 B 等营养素；每天大约吃 400g 蔬菜，1～2 个中等大小的水果，从中可获得维生素 A、维生素 B、维生素 C、维生素 E 及多种矿物质和膳食纤维。国外研究已经证明，多食用这些富含维生素的抗氧化剂食物可以降低 PD 的风险。适当喝茶、咖啡等含有咖啡因的饮品对预防 PD 也有一定作用。国外研究发现，每天喝咖啡 1～2 杯的人可以使 PD 的发生率减少 50%；若每天喝 3～4 杯咖啡，得 PD 的机会只有正常人的 1/5。咖啡因饮品中含的咖啡因可以让脑中的神经传递物质的敏感度增加，所以不论在行为或动作上都不易出现 PD 的肌肉僵硬症状。

六、帕金森病痴呆患者的护理

PDD 患者的护理工作在日常生活中尤为重要，家属或其他照料者的冷漠、不关心会促使 PDD 的发生，因此家人对 PD 患者的照料不亚于药物治疗。PDD 患者的全面评估是制订护理计划并给予护理措施的第一步。评估需覆盖患者的整体病情，如意识状态、认知状况、行为症状、精神状况及生活功能，同时还应对患者生活的支持系统和决策能力、主要照料者心理和身体健康，以及患者家庭的文化、信仰、语言、教育情况和家庭决策过程等方面进行评估。评估途径包括询问患者本人、主要照料者、其他亲友等与患者有接触的人。对痴呆患者评估应至少每 6 个月一次，详细记录患者以下几方面的变化：①日常生活能力包括进食、洗澡、穿衣、运动能力、如厕、管理财务和就医的能力。②认知功能如记忆力、定向力、计算力、注意力等状况。③精神行为症状如焦虑、抑郁、谵妄、幻觉、脱抑制等。④患者的病情变化如突发的生命指征变化，新发躯体症状及认知、日常活动能力和行为变化等。⑤评估患者的居住环境舒适程度及其安全性，了解患者生活习惯、护理需求。⑥评估患者的决策能力，决定患者是否需要代理人。⑦评估服药情况和护理的需求，评测是否需要制订临终护理计划。⑧评估患者的家庭和社会支持系统，确认患者的主要照料者，并对照料者的心理和生理健康也予以评价。

1. 轻度痴呆患者的护理 越来越多的专家认为对于早期痴呆患者应当采取与中、重度痴呆不同的护理方法。在痴呆早期，疾病进展相对缓慢，患者有较多机会改变和保持生活质量、参与治疗计划的制订，对将来生活计划的制订提供意见。应当关注早期痴呆患者的特定需求。帮助建立家庭护理系统，向照料者提供疾病相关知识和信息。轻至中度痴呆患者早期认知功能有一定保留，因此护理过程中若能积极开展肌松弛、认知刺激计划、正确学习等训练有助于改善和维持患者记忆、语言等认知功能。①躯体锻炼，在患者可耐受的范围内尽量进行关节锻炼，以提高患者的肌力、平衡和协调性。②认知治疗，以认知训练和记忆康复为首选。③综合的娱乐性治疗（如艺术、写作、参与社交等）。④参加支持性小组（持续、非时间限制）。⑤积极改善睡眠。⑥每 6 个月评估一次患者的驾驶能力，包括在驾驶教练的陪同下上路测试。⑦个性化的活动指导，提高患者的独立性（如电话的使用和兴趣爱好等）。⑧各种提示物的使用，帮助患者维护现存功能。需要提示的是，如评估中患者病情或生活能力等状况急剧下降，应与患者的主要照料者或家属沟通。

2. 中度痴呆患者的护理　在痴呆中期，记忆力丧失、语言困难、失认、失用的症状，以及计划和决策能力的丧失均有所加重。精神行为改变在本阶段更加突出，随着疾病的进展还会出现行为和心理问题。生活护理尽可能提供舒适环境，并以保证患者安全为第一位。根据评估结果帮助患者制订规律的生活计划，提供个性化护理，不必过度关注细节；定时评估患者的安全和潜在危险，是否存在药物管理不良及环境威胁如接触火、电等。潜在的危险：①患者可能失去使用工具能力，而烤箱、火炉、咖啡壶、电动工具、割草机等成为潜在威胁患者安全的因素。②管理好厨房用具，如刀、叉、剪刀等部分厨房用具应隐藏锁住，当不用烤炉等电器时应关掉电器上的按钮。③在患者可视范围内，保证物品摆放对患者安全。④在某些区域关掉电、煤气。⑤定期检测电路，防止电线悬挂在空中，在电源插座应加放电源封口。⑥禁止患者单独外出，以免走失。护理人员应重视与患者的感情交流，运用包括语言、肢体语言和倾听等多种手段与患者沟通，帮助患者建立良好的社会支持系统。⑦护理者可以通过一些实用的方法来帮助患者弥补认知缺欠，如设置提示物等。继续开展认知训练和躯体锻炼，此阶段虽然精神行为改变较为明显，仍应以非药物干预的方法控制、减少患者的异常行为，谨慎使用或不要使用身体约束。此时也应注意对家庭照料者进行训练，协助处理患者精神行为问题。

3. 重度痴呆患者的护理　在重度痴呆阶段，患者生活不能自理，移动困难，部分失去认知、理解和语言能力，抑郁、激惹等精神行为问题突出。有研究提示缅怀治疗和 Snoezelen 多重刺激方法对中至重度痴呆患者的护理有非常重要的意义，对改善患者精神行为和认知有益，还对患者生活能力、躯体健康、生活质量等有益。

此外，重度痴呆患者晚期因长期卧床、大小便失禁，容易引起许多并发症，如泌尿系感染、肺炎、压疮等，并发症是导致患者死亡的主要原因。针对此情况，晚期护理应强调降低并发症，保证营养，预防压疮，防止关节畸形和肌肉萎缩。针对痴呆患者进食障碍或厌食易致营养不良，可使用营养监测量表进行监测，如简化营养评估表、皇家医学院营养筛查系统、营养不良通用筛查工具、2002 版营养危险筛查表等每月一次评估患者营养状况，防止营养不良的发生。吞咽障碍患者，进食要预防呛咳和呛噎或予胃管进食，但胃管可能增加患者肺部感染的机会，因此应当与患者的家属充分讨论并参考患者以往的意见与计划酌情选用。此外，保护患者的皮肤，预防压疮；卧床患者应定时进行肢体关节的被动活动，保持肢体功能位置，防止关节畸形和肌肉萎缩，提供患者与家属的独处时间，使痴呆患者享有家庭生活。

（邱 菊 高宗良 王 训）

参考文献

陈彤，王鲁宁，王振福，等. 2009. 帕金森病痴呆相关影响因素分析. 中国现代神经疾病杂志，9（5）：469-473.

陈晓春，潘晓东. 2010. 帕金森病痴呆的诊断和治疗.中国神经免疫学和神经病学杂志，17（6）：389-392.

戴毅，吴玉泉，胡金华. 2015. 帕金森病合并痴呆与血管性痴呆认知功能障碍及焦虑抑郁情绪的比较. 中华全科医学，13（8）：1283-1285.

高晶. 2014. 重视痴呆的鉴别诊断. 中华老年医学杂志，33：1257-1259.

李少华，倪秀莹，张玉虎. 2015. 帕金森病痴呆的相关研究进展. 中华老年心脑血管病杂志，17（8）：892-894.

马爱军，张本恕，潘旭东，等. 2008. 帕金森病痴呆患者的脑葡萄糖代谢研究. 中华医学杂志，88（37）：2623-2628.

孙莉，余舒扬，黄曦妍，等. 2013. 帕金森病伴发认知障碍患者非运动症状特点的研究. 中华临床医师杂志（电子版），7（11）：4799-4805.

王丽波，杨昆胜. 2016. 帕金森病认知障碍的生物学指标研究进展. 中国神经免疫学和神经病学杂志，23（3）：214-217.

吴学敏，侯亚男，刘江涛，等. 2013. 帕金森病认知功能障碍患者低频振幅算法功能性磁共振研究. 中华行为医学与脑科学杂志，22：218-220.

张玉虎，甘蓉，聂坤，等. 2013. 帕金森病轻度认知功能障碍患者的事件相关电位研究. 中华老年心脑血管病杂志，15：675-677.

赵永波，王乔树. 2004. 帕金森病痴呆. 神经疾病与精神卫生，4（1）：53-55.

中华医学会神经病学分会帕金森病及运动障碍学组. 2006. 帕金森病的诊断. 中华神经科杂志，39：408-409.

中华医学会神经病学分会帕金森病及运动障碍学组，中华医学会神经病学分会神经心理学与行为神经病学组. 2011. 帕金森病痴呆的诊断与治疗指南. 中华神经科杂志，44（9）：635-637.

Aarsland D, Andersen K, Larsen J P, et al. 2003. Prevalence and characteristics of dementia in Parkinson disease: an 8-year prospective study. Arch Neurol，60：387-392.

Aarsland D，Zaccai J，Brayne C. 2005. A systematic review of prevalence studies of dementia in Parkinson's disease. Mov Disord，（20）：1255-1263.

Alves G，Lange J，Blennow K，et al. 2014. CSF Aβ42 predicts early-onset dementia in Parkinson disease. Neurology，82（20）：1784-1790.

Ballard C，Piggott M，Johnson M，et al. 2000. Delisions associated with elevated muscarinic binding in dementia with Lewy bodies.Ann Neurol，48：868-876.

Bhasin M，Rowan E，Edwards K，et al. 2007. Cholinesterase inhibitors in dementia with Lewy bodies：a comparative analysis. Int J Geriatr. Psychiatry，（22）：890-895.

Brck A, Kurki T, Kaasinen V, et al. 2004. Hippocampal and prefrontal atrophy in patients with early non-demented Parkinson's disease is related to cognitive impairment. J Neurol Neurosurg Psychiatry，75：1467-1469.

Ceravolo R，Frosini D，Rossi C，et al. 2010. Spectrum of addictions in Parkinson's disease：from dopamine dysregulation syndrome to impulse control disorders. J Neurol，257（Suppl 2）：S276-S283.

Cereda E，Cilia R，Klersy C，et al. 2016. Dementia in parkinson's disease：is male gender a risk factor? Parkinsonism and Related Disorders，（26）：67-72.

Chaudhuri K R. 2003. Nocturnal symptom complex in PD and its management.Neurology，61（6 Suppl 3）：S17-23.

Compta Y，Martí M J，Ibarretxe-Bilbao N，et al. 2009. Cerebrospinal tau，phospho-tau，and beta-amyloid and neuropsychological functions in Parkinson's disease. Mov Disord，24（15）：2203-2210.

Cornelius J R，Tippmann-Peikert M，Slocumb N L，et al. 2010. Impulse control disorders with the use of dopaminergic agents in restless legs syndrome：a case-control study. Sleep，33（1）：81-87.

Costa A，Peppe A，Dell'Agnello G，et al. 2009. Dopamine and cognitive functioning in de novo subjects with Parkinson's disease：effects of pramipexole and pergolide on workingmemory. Neuropsychologia，47（5）：1374.

Crosiers D，Verstraeten A，Wauters E，et al. 2016. Mutations in glucocerebrosidase are a major genetic risk factor for Parkinson's disease and increase susceptibility to dementia in a Flanders-Belgian cohort. Neuroscience Letters，（629）：160-164.

Dubois B，Burn D，Goetz C，et al. 2007. Diagnostic procedures for Parkinson's disease dementia：recommendations from the movement disorder society task force. Mov Disord，22：2314-2324.

Dufouil C，Clayton D，Brayne C，et al. 2000. Population norms for the MMSE in the very old：estimates based on longitudinal data. Mini-Mental State Examination.Neurology，55：1609-1613.

Dunnett S B，Björkland A，Lindvall O. 2001. Cell therapy in Parkinson's disease-stop or go?. Nat Rev Neurosci，2（5）：365-369.

Emre M，Aarsland D，Albanese A，et al. 2004. Rivastigmine for dementia associated with Parkinson's disease，N Engl J Med，351：2509-2519.

Emre M，Aarsland D，Brown R，et al. 2007. Clinical diagnostic criteria for dementia associated with Parkinson's disease. Mov Disord，22（12）：1689-1707.

Fitts W，Weintraub D，Massimo L，et al. 2015. Caregiver report of apathy predicts dementia in Parkinson's disease. Parkinsonism and Related Disorders，（21）：992-995.

Fonseca L C，Tedrus G M，Letro G H，et al. 2009. Dementia，mild cognitive impairment and quantitative EEG in patients with parkinson's disease. Clin EEG Neurosci，40（3）：168-172.

Freed C R，Greene P E，Breeze RE，et al. 2001. Transplantation of embryonic dopamine neurons for severe Parkinson's disease. N Engl J Med，344（10）：710-719.

Frieling H，Hillemacher T，Ziegenbein M，et al. 2007. Treating dopamimetic psychosis in Parkinson's disease：structured review and meta-analysis. Eur Neuropsychopharmacol，（17）：165-171.

Hall K，Yang S，Sauchanka O，et al. 2015. Behavioural deficits in transgenic mice expressing human truncated（1-120 amino acid）alpha-synuclein. Exp Neurol，264：8-13.

Hayashi R，Hanyu N，Tamrru F. 1998. Cognitive impairment in Parkinson's disease：a 6 year follow-up study.Parkinsonism Related Disorders，4：81-85.

Hindle J V，Petrelli A，Clare L，et al. 2013. Nonpharmacological enhancement of cognitive function in Parkinson's disease：a systematic review. Mov，Disord，28（8）：1034-1049.

Hsu C Y，Hung C S，Chang H M，et al. 2015. Ceftriaxone prevents and reverses behavioral and neuronal deficits in an MPTP-induced animal model of Parkinson's disease dementia.Neuropharmacology，（91）：43-56.

Kandiah N，Zainal N H，Narasimhalu K，et al. 2014. Hippocampal volume and white matter disease in the prediction of dementia in Parkinson's disease. Parkinsonism and Related Disorders，（20）：1203-1208

Kummer A，Cardoso F，Teixeira A L. 2009. Frequency of psychiatric disorders in young-onset Parkinson's disease does not differ from typical-onset Parkinson's disease. Parkinsonism Relat Disord，15（2）：153-155.

Lehnert S，Jesse S，Rist W，et al. 2012. iTRAQ and multiple reaction monitoring as proteomic tools for biomarker search in cerebrospinal fluid of patients with Parkinson's disease dementia. Exp Neurol，234（2）：499-505.

Locascio J J，Corkin S，Growdon J H. 2003. Relation between clinical characteristics of Parkinson's disease and cognitive decline. J Clin Exp Neuropsychol，25（1）：94-109.

Luo C，Song W，Chen Q，et al. 2014. Reduced functional connectivity in early-stage drug-naive Parkinson's disease：a resting-state fMRI study. Neurobiol Aging，35：431-441.

Lyashenko E，Poluektov M，Levin O. 2015. REM sleep behavior disorder is a predictor of dementia in Parkinson's disease. Sleep Medicine，（16）：S349-S349.

Mamikonyan E，Moberg P J，Siderowf A，et al. 2009. Mild cognitive impairment is common in Parkinson' s disease patients with normal Mini.Mental State Examination（MMSE）scores. Parkinsonism Relat Disord，15（3）：226.

Marinus J，Visser M，Verwey N A，et al. 2003. Assessment of cognition in Parkinson's disease. Neurology，61（9）：1222-1228.

Marsh L，Bassett S S，Biglan K，et al. 2007. Atomoxetine for the treatment of executive dysfunction in Parkinson's disease：a pilot open-label study. Mov Disord，22：1-2.

Meeus B，Verstraeten A，Crosiers D，et al. 2012. DIB and PDD：a role for mutations in dementia and Parkinson disease genes? Neurobiol Aging，33：e5-e629.

Mollenhauer B，Loeaseio J J，Schulz-Sehaeffer，et al. 2011. α-synuclein and tan concentrations in cerebrospinal fluid of patients presenting with parkinsonism：a cohort study. Lancet Neurol，10：230-240.

Montine T J, Shi M, Quinn J F, et al. 2010. CSF Abeta (42) and tau in Parkinson's disease with cognitive impairment. Mov Disord, 25: 2682-2685.

Nutu M, Bourgeois P, Zetterberg H, et al. 2013. Aβ1-15/16 as a potential diagnostic marker in neurodegenerative diseases. Neuromol Med, 15: 169-179.

Oh Y S, Kim J S, Yang D W, et al. 2014. Neuropsychiatric symptoms and caregiver burden in Parkinson's disease dementia. Alzheimers & Dementia, 10 (4): 372.

Park M H, Min J Y. 2016. Vascular risk factors and depressive symptoms in Parkinson's disease dementia.Parkinsonism and Related Disorders, (22): e57.

Pena J, Ibarretxe-Bilbao N, Garcia-Gorostiaga I, et al. 2014. Improving functional disability and cognition in Parkinson disease: randomized controlled trial, Neurology, 83 (23): 2167-2174.

Poewe W, Gauthier S, Aarsland D, et al. 2008. Diagnosis and management of Parkinson's disease dementia.Int J Clin Pract, 62: 1581-1587.

Ravina B, Putt M, Siderowf A, et al. 2005. Donepezil for dementia in Parkinson's disease: a randomized, double blind, placebo controlled, crossover study. J Neurol Neurosurg Psychiatry, (76): 934-939.

Reijnders J S, Ehrt U, Lousberg R, et al. 2009. The association between motor subtypes and psychopathology in Parkinson's disease. Parkinsonism Relat Disord, 15 (5): 379-382.

Rowan E, McKeith I G, Saxby B K, et al. 2007. Effects of donepezil on central processing speed and attentional measures in Parkinson's disease with dementia and dementia with Lewy bodies.Dementia, 23 (3): 161-167.

Sharma T, Stocchi F, Schapira A H, et al. 2007. Satinamide treatment improves cognition in Parkinson's disease. Mov Disord, 22: 12-13.

Sharon R1, Bar-Joseph I, Frosch M P, et al. 2003. The formation of highly soluble oligomers of alpha-synuclein is regulated by fatty acids and enhanced in Parkinson's disease. Neuron, 37 (4): 583-595.

Siderowf A, Xie S X, Hurtig H, et al. 2010. CSF Abeta (42) predicts cognitive decline in Parkinson disease. Neurology, 75: 1055-1061.

Simon P, Aminoff M J, Greenberg D A. 2002. Clinical Neurology. 5th. New York, 55-56.

Stefani A, Bernardini S, Panella M, et al. 2005. AD with subcortical white matter lesions and vascular dementia: CSF markers for differential diagnosis. Neurol Sci, 237: 83-88.

Sung-Woo C, Kim Y, Kim Y, et al. 2015. The clinical efficacy of N-Methyl D-Aspartate receptor antagonist for parkinson's disease dementia: brain perfusion spect study. Journal of the Neurological Sciences, (6): 357-361.

Tam C W, Burton E J, McKeith I G, et al. 2005. Temporal lobe atrophy on MRI in Parkinson disease with dementia: a comparison with Alzheimer disease and dementia with Lewy bodies. Neurology, 64: 861-865.

Uchiyama M, Nishio Y, Yokoi K, et al. 2015. Pareidolia in Parkinson's disease without dementia: a positron emission tomography study. Parkinsonism and Related Disorders, (21): 603-609.

waldemar G, Dubois B, Emre M, et al. 2007. Recommendations for the diagnosis and management of Alzheimer's disease and other disorders associated with dementia: EFNS guideline. Ear J Neural, 14: el-26.

Wang H F, Yu J T, Tang S W, et al. 2015. Efficacy and safety of cholinesterase inhibitors and memantine in cognitive impairment in Parkinson's disease, Parkinson's disease dementia, and dementia with Lewy bodies: systematic review with meta-analysis and trial sequential analysis. J Neurol Neurosurg sychiatry, (86): 135-143.

Wang Y Q, Tang B S, Yan X X, et al. 2015. A neurophysiological profile in Parkinson's disease with mild cognitive impairment and dementia in China. Journal of Clinical Neuroscience, (22): 981-985.

Williams-Gray C H, Foltynie T, Lewis S J, et al. 2006. Cognitive deficits and psychosis in Parkinson's disease: a review of pathophysiology and therapeutic options. CNS Drugs, 20: 477-505.

Wolters Ech, van der Werf Y D, van den Heuvel O A. 2008. Parkinson's disease-related disorders in the impulsive-compulsive spectrum. J Neurol, 255 Suppl 5: 48-56.

Yunusov F, Rakhimbaeva G. 2016. Prevalence of depression and dementia in Parkinson's disease.Parkinsonism and Related Disorders, (22): e56.

Zhu K, Hilten J J V, Marinus J. 2014. Predictors of dementia in Parkinson's disease; findings from a 5-year prospective study using the SCOPA-COG. Parkinsonism and Related Disorders, (20): 980-985.

第九章　额颞叶痴呆

第 1 节　额颞叶痴呆的概述

额颞叶变性（frontotemporal lobar degeneration，FTLD）的临床表现为额颞叶痴呆（frontotemporal dementia，FTD），是一组以进行性精神行为异常、执行功能障碍和语言损害为主要特征的痴呆症候群，其病理特征为选择性的额叶和（或）颞叶进行性萎缩。FTLD 的病因尚未明确，其在临床、病理和遗传方面具有异质性。FTLD 是一组以额前叶和颞叶前部萎缩为主要病变的临床综合症候群，以弥漫性额颞叶皮质变性引起的行为和人格改变为贯穿疾病全程的突出特点，是一种额颞叶的非 AD 的神经变性疾病。根据美国流行病学调查和病理学分类，FTLD 是仅次于 AD 的第二大类常见的早发型痴呆类型，是早发型痴呆的首要病因。

早在 1892 年，德国医生 Arnold Pick 首次报道 1 例 FTD 患者。数年后，Alois Alzheimer 医生对其病理学特征进行描述：皮质呈海绵状，神经元发生气球样变。神经元内出现特异性球形嗜银包涵体被称为 Pick 小体，是 Tau 蛋白阳性神经元包涵体，此后，相当长时间内 FTD 一直被认为是皮克病。直至 20 世纪 80 年代，Lund 与 Manchester 研究小组首次以“额颞叶痴呆”这一名称概括了具有皮克病临床特征这类神经变性疾病，将那些具有额颞叶萎缩，并且存在行为与语言障碍的患者诊断为 FTD。1998 年，Neary D 等全面修订了 FTD 诊断标准，将具有额颞叶萎缩、行为语言障碍的临床症候群的患者统一命名为额颞叶变性（frontotemporal lobe degeneration，FTLD）。随着分子生物学及免疫组化染色技术的进步，根据主要神经病理蛋白的不同将 FTLD 范畴的疾病分为 3 种亚型：①FTLD-TAU 型（主要为微管相关 Tau 蛋白）；②FTLD-TDP 型（主要为 TAR-DNA 结合蛋白 43）；③FTLD-FUS 型（主要为肉瘤融合蛋白）。

根据早期临床特点，目前国际上将 FTLD 分为 3 种主要额颞叶综合征临床亚型：行为变异型额颞叶痴呆（behavioral variant of frontotemporal dementia，bvFTD）、语义性痴呆（sementics dementia，SD）和进行性非流利性失语（progressive non-fluent aphasia，PNFA）。其中 SD 和 PNFA 归为原发性进行性失语（primary progressive aphasia，PPA）。另外，FTLD 与非典型性帕金森综合征、进行性核上性麻痹（progressive supranuclear palsy，PSP）、皮质基底核综合征（corticobasal syndrome，CBS）、相关的运动神经元病（motor neuron disease，MND）、肌萎缩性侧索硬化症（amyotrophic lateral sclerosis，ALS）等神经退行性运动障碍之间在临床、病理及遗传学方面有重要的重叠，可合并存在，这些可作为 FTLD 的特殊亚型。

随着疾病的进展，FTLD 不同临床亚型之间呈现一定的趋同性，这反映在基本神经病理的改变和最终导致额颞叶弥漫性萎缩的萎缩形式。早期诊断及早期干预可显著改善 FTLD 患者的预后，故提高临床医师对 FTLD 的识别、诊断和治疗水平，是早期诊治和全程管理的核心。

（周玉颖　王　艳　罗蔚锋）

第 2 节　额颞叶痴呆的病因学

由于各地区人种差异及缺乏统一的诊断标准，仍没有准确的 FTLD 患病率报道。目前一致认为，FTLD 好发于老年前期，在 65 岁以下的痴呆人群中占 20%，在小于 65 岁的痴呆人群中，有报道指出 FTLD 与 AD 患病率几乎相同。尽管文献报道中有 30 岁以前和 80 岁发病的患者，但仍以 45～65 岁为多发年龄段，男女均可累及，无性别差异。也有报道指出，不同年龄段 FTD 发病率各异，40～49 岁、50～59 岁、60～69 岁这三个年龄阶段的发病率分别为每年 22/1 000 000、33/1 000 000 和 89/1 000 000，在 60 岁和 70 岁达到高峰。该病患者平均存活期限为 8 年，最短 2 年，最长 20 年，半数患者有确切家族史。

一、流 行 病 学

目前关于 FTLD 的全球流行病学研究并不多，我国尚无 FTLD 的流行病学数据。在发达国家所有年龄段的痴呆患者中，FTLD 是神经变性性痴呆中第三常见疾病，仅次于 AD 和 DLB，在所有痴呆中 FTLD 的发病率为 9.7%～12%。西方国家的数据显示，FTLD 发病年龄在 40～80 岁，以 45～64 岁最为常见。FTLD 不同亚型之间的平均临床发病年龄（58.5 岁±7.8 岁）并没有显著差异。但是 bvFTD 和 FTD-MND 患者的确诊年龄要早于 PNFA。

FTLD 的发生是否与性别相关尚不清楚。一些研究提示男性与女性发病率基本相同。而一项研究显示：发病率男：女约为 14：3，男性占绝对优势。在 FTLD 各临床综合征之间，其性别分布各不相同。某些研究显示：在 bvFTD 和 SD 患者以男性为主，而 PNFA 以女性为主。

二、病因和遗传学

FTLD 的病因尚不清楚，研究显示此病有家族遗传倾向，据报道约 40%的患者有阳性家族史，提示该疾病与遗传因素紧密相关。FTLD 患者一级亲属在 80 岁前发展为痴呆的概率为无家族史人群的 3.5 倍。

目前已经证实微管相关蛋白-Tau（MAPT）、颗粒蛋白前体（PGRN）、TAR-DNA 结合蛋白 43（TARDBP）、含缬酪肽蛋白（VCP）、动力蛋白激活蛋白 1（DCTN1）、肉瘤融合蛋白（FUS）和带电荷的多囊泡体蛋白 2B（CHMP2B）基因变异及最近确定的 9 号染色体 C9ORF72 六核苷酸重复扩增均是与 FTLD 相关的一些基因变异。

1. MAPT 突变相关的 FTLD　MAPT 基因编码微管相关 Tau 蛋白，并决定着神经元内微管的装配和稳定性。1998 年，MAPT 基因被证实在几个患有 FTLD 的家庭中为第一致病突变基因，并与 PD 有关。突变主要集中在 9～13 号外显子的微管结合区域，最常见的是 Tau 蛋白的异常磷酸化或异常胞内沉积或 3R/4R Tau 异型体的比例不相称。在 FTLD 合并 PD 患者的 MAPT 基因上发现了 10 号外显子和内含子的错义突变和缺失。临床上，该突变因其异构特点而高度渗透到所有 FTLD 综合征中，且在 50 岁左右时出现典型早发。

2. PRGN 突变相关的 FTLD　2006 年，PGRN 基因被证明为大多数 Tau-阴性患者的致病基因。PGRN 基因突变存在于克雅病和 AD 等其他神经变性病中，在小胶质细胞中的表达增多，显示其在神经元存活中所扮演的角色。PGRN 的突变在散发 FTLD 病例中也约占 3.2%。

PGRN 基因编码 68.5kDa 的颗粒蛋白前体，是一种泛素化蛋白，可能涉及神经元老化过程。PGRN 阳性的 FTLD-TDP 患者被证实其发病年龄和死亡年龄都比无 PGRN 突变的 FTLD-TDP 患者要早（其平均发病年龄分别为 58.0 岁和 6.01 岁，平均死亡年龄分别为 65.5 岁和 69.0 岁）。

3. C9ORF72 六核苷酸重复序列相关的 FTLD　随着临床流行病学、分子遗传学方面证据的大量增多，我们逐渐认识到 FTLD 和 ALS 之间关系密切。至少 1/2 的 ALS 表现为典型的 FTLD，出现进行性认知和行为受损，如执行功能障碍、人格改变、缺乏洞察力和易激惹。染色体 9p21 的 C9ORF72 基因非编码区的六核苷酸重复序列的扩张已被证明为致病原因，此发现见于少数家族遗传性 FTLD 和 ALS 病例中。该致病六核苷酸重复序列长 700～1600 单位，而正常人群该重复序列长度为 2～23 单位。

（周玉颖　王　艳）

第 3 节　额颞叶痴呆的病理生理学

一、发 病 机 制

FTLD 的病因及发病机制尚不完全明确。研究显示，FTLD 和皮克病患者额叶及颞叶皮质 5-羟色胺（5-HT）能神经递质减少，推测额颞叶功能减退可能与 5-HT 系统改变有关；脑组织与脑脊液中多巴胺功能也有所下降，而未发现胆碱能系统异常。但近年来 Odawara 发现在不具有 Pick 小体的 FTLD 患者的颞叶中，毒蕈碱样乙酰胆碱受体的数量明显减少，尤其是 M1 型受体。与突触前胆碱能神经元受损不同，这种胆碱受体神经元损害更为严重，并且胆碱酯酶抑制剂治疗无效。

近年来的遗传学研究资料显示，尽管大多数 FTLD 病例为散发病例，但也存在部分（10%～20%）家族聚集性病例，表现为常染色体显性遗传，提示该病与遗传因素密切相关。Rosso 报道 245 例 FTLD 患者中，43%病例有一级亲属阳性家族史。Morris 等在一组 22 例有家族史的 FTLD 患者中，发现半数有 Tau 基因突变。微管结合蛋白 Tau 是微管组装和稳定的关键蛋白，具有高度可溶性，由位于 17 号染色体长臂上的单基因编码，在脑内主要分布于大脑的额叶、颞叶海马和内嗅的神经元轴突内，其与轴突的结合力比与胞体或树突的结合力强，主要作用在轴突远端，为维持微管的稳定性和必要的灵活性，对神经系统的发育起重要作用。Tau 蛋白的氨基酸多肽羧基端有一个由 35 个氨基酸组成的插入肽段，可与其他多肽结合形成微管。成人大脑中，Tau 蛋白有 6 种异构体，其中 3 种有 3 个微管结合域，称为 3R-Tau；另外 3 种异构体有 4 个微管结合域，称为 4R-Tau。正常人脑中 Tau 蛋白磷酸化与去磷酸化两种形式处于平衡状态，Tau 蛋白基因突变可以导致过度磷酸化，致使 Tau 蛋白生理功能发生变化，影响微管形成，促使微管崩解，并在神经元内形成不溶性沉积物，引起神经元损害。现已证实 MAPT 是最早发现的额颞叶痴呆相关基因，也已明确有 41 种 MAPT 基因突变，包括 27 个错义突变、4 个沉默突变、2 个单密码子删除突变和 8 个内含子突变。尽管其临床表现各异，但已有研究结果提示 MAPT 基因突变与行为和个性改变相关。另外，一些家族性额颞叶变性可能与颗粒蛋白前体（PGRN）基因突变有关。PGRN 最初被发现是一种存活在肿瘤细胞和成纤维细胞内具有生长因子作用的蛋白，此后发现在神经元、小胶质细胞中均见表达，该基因突变可能导致生长因子减少，妨碍了神经的生长和修复。PGRN 基因突变是除 Tau 基因突变所致蛋白异常沉积、以泛素蛋白组织染色阳性为特征的包涵体异常沉积之外的另一致病原因。该基因与 Tau 基因位于同一染色体 17q21。FTD 患者中已发现超过 70PGRN 基因不同位点突变，不同位点基因突变均导致单倍体基因表达缺失，引起 RNA 降解和 PGRN 蛋白功能缺失。临床证实 PGRN 基因突变携带者脑脊液、血浆及血清中 PGRN 表达水平明显降低，该标志物可作为早期、无症状 PGRN 突变所致 FTD 患者筛查的可靠手段。最近发现 TAR-DNA 结合蛋白 43 异常磷酸化与额颞叶变性伴运动神经元病密切相关。还有一些罕见的基因，如含缬酪肽蛋白、动力蛋白激活蛋白 1、肉瘤融合蛋白和带电荷的多囊泡体蛋白 2B 基因变异及最近确定的 C9ORF72 六核苷酸重复扩增。研究发现，一段延展的己烷核苷酸 GGGGCC 在基因 C9ORF72 的非编码区不断重复是导致 FTD 的一个重要因素。己烷核苷酸 GGGGCC 在基因 C9ORF72 的不断重复作为 FTD、ALS 及两种疾病综合征（FTD-ALS）的主要遗传学病因，其在这三者之中的突变率分别高达 29%、50%及 88%。这种重复扩增导致了一段可供选择的相连接的 C9ORF72 转录的缺失，并且导致了核 RNA 病源的形成。在大部分 C9ORF72 突变的患者中，痴呆表型与 bvFTD 一致，典型表现为不适宜的行为和激越，而与之相比，与 PGRN 突变相关的 bvFTD 临床主要表现则为淡漠。

多年来有关病因与发病机制的相关研究，使我们越来越清楚地认识到，FTLD 是异质性最强的神经退行性脑部疾病之一，具有多种主要的基因参与及复杂的疾病机制，这使得患者的诊断、治疗和护理变得复杂化。这种异质性对于转化医学研究和治疗方法的开发有直接的影响，同时表明了基于 FTLD 不同亚型特征的个体化药物治疗的可能性。

二、组织病理学

FTLD 是一种神经病理学范畴的疾病，其大体病理标本以额叶和前颞叶萎缩为主。大脑皮质的功能区可用苏木紫和伊红染色，提示 FTLD 皮质Ⅱ层以神经元的丢失和微空泡形成最明显。FTLD 主要累及额叶和（或）前颞叶，通常表现为双侧不对称性，多数患者左半球受累严重，灰质和白质均可受累，侧脑室呈轻、中度扩大，有时可见纹状体和黑质改变，杏仁核和海马可有明显萎缩，而 Meynert 基底核相对完好。

早先 FTLD 被称为皮克病，但后来发现大多数患者在病理学上并无 Pick 小体。免疫组织化学研究发现，FTLD 综合征相关的许多病理学改变与 FTLD 相关疾病（如 PSP、CBS、MND）之间存在着关联。现认为，FTLD 及相关疾病的病理学改变可达 15 种之多。

最初组织学研究发现，FTLD 患者大脑皮质及皮质下白质星形胶质细胞呈弥漫性增生伴海绵状改变，萎缩脑叶皮质各层神经元数目均明显减少，尤其以Ⅱ、Ⅲ层最为显著，残存神经元多呈不同程度的变性和萎缩，部分神经元呈膨胀变性，即为 Pick 细胞，其细胞质中含有均匀的界限清楚的嗜银 Pick 小体。电镜下观察到 Pick 小体为圆形或卵圆形，无包膜，直径 5～15μm 的嗜银性包涵体。含有 Pick 小体的患者可以诊断为皮克病，但这部分患者只占 FTD 患者的 1/4，其余患者病理学检查并未发现有典型的 Pick 小体。检测 Pick 小体的最佳标志为 Tau 染色抗体，泛素也存在于 Pick 小体内，但泛素标志与 Tau 并不一致。Pick 小体中 α-共核蛋白阴性，以此鉴别皮质路易小体。

1994 年 Lund 和 Manchester 工作组根据组织学改变将额颞叶痴呆分为 3 种主要类型：

①组织微空泡变性，以皮质神经元的丢失、表层神经毡海绵样变性或微空泡化为特征，胶质增生轻微，无肿胀的神经元，残留细胞内无 Pick 小体，边缘系统和纹状体可累及但轻微；②Pick 型，皮质神经元丢失，伴明显胶质增生，可见 Pick 小体，Tau 及泛素免疫组化染色阳性，边缘系统和纹状体累及明显；③FTLD 伴 MND 型，多表现为微空泡化型，极少为 Pick 型，同时伴有 MND 的组织病理改变。

另有研究根据细胞内包涵体的成分不同，将 FTLD 分为 Tau 蛋白阳性和阴性两类，其中 Tau 蛋白阳性的包涵体，称为 FTLD-Tau 或 Tau 蛋白病。Tau 蛋白作为一种细胞骨架蛋白，根据其外显子和剪切部位的不同，可形成 6 种不同的 Tau 蛋白异构体。其中 3R Tau 和 4R Tau 更为常见，FTLD-3R Tau 多与以往被称作“皮克病”相关，FTLD-4R Tau 与进行性核上性麻痹（PSP）、皮质基底核变性（CBD）有相似的病理学改变。近年来的组织病理学和遗传学研究已对 FTLD 有了更广泛的了解。FTLD 的神经病理学主要包括 3 种亚型：FTLD-TAU 型、FTLD-TDP 型和 FTLD-FUS 型。此外，还有 2 种罕见的神经病理亚型，一种是 Tau 蛋白、TDP-43 和 FUS 蛋白阴性而泛素阳性的包涵体亚型，名为 FTLD-UPS；另一种是无法辨别的包涵体亚型，名为 FTLD-ni。研究显示，FTLD-TDP 病理亚型与 FTLD-MND 和 SD 临床分型显著相关，FTLD-TAU 病理亚型与 PSP 和 CBS 临床分型显著相关，bvFTD 的病理亚型包括 TDP 型（约 50%）、TAU 型（约 40%）、FUS 型及其他型（约 10%）。

最近一种罕见的神经元亚型被选择性标记，称为 VEN（von economo neuron）。VEN 是类人猿和人类前扣带回及额岛叶皮质的双相预测物。在疾病早期，前扣带回和额岛叶的 VEN 选择性丢失，残存 VEN 的形态学和病理学改变都已被证明是 FTLD 而不是 AD 的一种罕见特点。

1. Tau 阳性的额颞叶变性疾病　Tau 蛋白是一种微管相关蛋白，位于神经元轴突内，能够促进微管蛋白聚合成高分子聚合物，保证其稳定性。被称为 Tau 蛋白病的神经变性疾病共有特点为神经元、星形胶质细胞和少突细胞内出现进行性沉积的病理性 Tau 蛋白丝状集合体。Tau 蛋白病属于 FTLD 范畴的疾病包括皮克病、MAPT 突变型 FTD（FTDP-17）、PSP、CBD、嗜银颗粒疾病、神经纤维缠结型痴呆（NTD）和散发的伴发痴呆的多系统 Tau 蛋白病（MSTD）。FTDP-17 病例以拥有丝状、过度磷酸化的 Tau 蛋白集合体为共有特征。PSP、CBD、嗜银颗粒疾病和 MSTD 都是以 4R 包涵体为主。PSP 则以苍白球、丘脑、中脑和脑桥核的神经元和神经胶质细胞内 4R Tau 蛋白神经纤维缠结为特点。CBD 的 Tau 蛋白病理特点为在大脑皮质远侧存在一种星形斑块。

2. FTLD-TDP　TDP-43 是一种广泛表达的核蛋白，其作用主要为转录抑制因子、外显子跳跃式剪接的激活因子和转录调节因子。在疾病状态下，TDP-43 被过度磷酸化、泛素化和裂解成 C 端片段。FTLD-TDP 已被认为是用于区别 FTLD 的最常见的神经病理学特征。根据已修订的分类标准和包涵体的形态及分布，可将其分为 A～D 四种组织学亚型。A 型，其组织学特点以皮质Ⅱ层发生病理性改变为主，可见于 PGRN 突变型、bvFTD 和 PNFA 的临床亚型患者。B 型，其组织学特点发生在皮质的所有细胞层，可见于 bvFTD 和 FTD-MND 患者，其与 9 号染色体的 p 片段有关。C 型，组织学特点以皮质Ⅱ层发生病理性改变为主，可见于 SD 和 bvFTD 患者。D 型，组织学特点发生于皮质所有细胞层，好发于患有家族遗传性包涵体肌病和并发 FTD 及 VCP 基因突变的

Paget 骨病患者。

3. FTLD-FUS 大多数 Tau-阴性或 TDP-43 阴性，但泛素阳性的 FTLD 病例，其 FUS 蛋白的免疫组化染色为阳性，从而被区别为第 3 种 FTLD 神经病理学类别。FUS 蛋白为 16 号染色体的 FUS/TLS（脂肪肉瘤异位基因）基因所编码，在转录、RNA 的剪接和转运及肿瘤生成中发挥着一定的作用。FTLD-FUS 表现为早发 FTLD（年龄＜40 岁），以精神病症状（妄想和幻觉）为主，且家族史阴性。MRI 表现为严重的尾状核萎缩，从临床上与 FTD-TDP 和 FTD-TAU 不同。

FTLD-FUS 显著亚型主要有 TDP-阴性型、FTLD-U 型、嗜碱性包涵体病（BIBD）和神经元中间丝包涵体病（NIFID）。这些 Tau-阴性或 TDP-43 阴性的 FTLD 病理学类型一致表现为 FUS 蛋白在神经元内的堆积；然而，目前尚未确定这些疾病在 FUS 方面拥有相同的代谢缺陷。有一种较为罕见的特殊亚型尚不能排除在外，早先称为 aFTLD-U，该类型的神经元包涵体表现为 Tau-阴性、TDP-43 阴性，缺乏 FUS 的染色结果。该组织病理学类型与家族遗传性 FTLD 有关，并与 3 号染色体上带电多泡蛋白 2B（CHMP2B）基因相关。

三、临床病理学的相关知识

确定 FTLD 的临床诊断之后，决定其潜在的组织病理学通常是一件很具有挑战性的工作。到目前为止，在 FTLD 神经病理学亚型和其临床表型之间尚无明确的因果关系。然而，最近一项多序列临床病理学研究显示：FTLD-TDP 组织病理学类型与 FTD-MND 和 SD、FTLD-TAU 组织病理学类型与 PSP 和 CBD 分别密切相关。尚未有证明显示 bvFTD 临床综合征与任何一种明确的 FTLD 病理学亚型有关。最近一项对 98 例 FTLD 患者的回顾性分析提示：SD 与 FTLD-TDP 的 C 型组织病理学类型有关，FTD-MND 与 FTLD-TDP 的 B 型组织病理学类型有关，早发型 bvFTD 则与 FTLD-FUS 组织病理学类型有关。典型 bvFTD 患者的潜在组织病理学特点是多样的，未发现与其中一种或任一种 FTLD 亚型有关。

在遗传学方面，尽管大多数 FTLD 病例为散发病例，但也存在少数（10%～20%）家族聚集性病例，表现为常染色体显性遗传。已证实了与 FTLD 相关的一些基因变异，如微管相关蛋白-Tau、颗粒蛋白前体、TAR-DNA 结合蛋白 43、含缬酪肽蛋白、动力蛋白激活蛋白 1、FUS 和带电荷的多囊泡体蛋白 2B 基因变异及最近确定的 C90RF72 六核苷酸重复扩增。研究表明，FTLD 神经病理分型与特定的遗传基因突变相关，FTLD-TAU 亚型与 MAPT 基因突变相关，FTLD-TDP 亚型与 TARDBP、PGRN 和 VCP 基因突变相关，FTLD-FUS 亚型与 FUS 基因突变相关，FTLD-UPS 亚型与 CHMP2B 基因突变相关。

（周玉颖　王　艳　罗蔚锋）

第 4 节　额颞叶痴呆的临床表现

一、临床特征

FTD 起病隐匿，进展缓慢。平均发病年龄在 35～75 岁，男女发病率相近，病程 2～

20 年，平均为 8 年。FTD 分为散发型和家族型，约半数患者有确切家族史，遗传方式为常染色体显性遗传。疾病早期出现人格改变、行为异常和突出的语言障碍，以及额颞叶精神症状，记忆力和视空间能力相对保留；随着疾病进展，记忆力和其他认知功能相继受损，疾病晚期出现全面智能下降。研究发现，临床亚型中伴 MND 者发病相对较年轻，死亡较早；Tau 阳性病理表现的患者发病较晚，进展缓慢，预后较好；年龄、性别及家族史与预后无关。

FTD 患者核心症状为缓慢发生、进行性加重的行为和语言障碍。有的患者最早可能以情感变化为主，表现为抑郁、焦虑和过度多愁善感，常被误诊为精神疾病，这种轻微的情感障碍是人格改变和行为异常最早和最主要的先兆表现。随着疾病进展，患者可出现复杂的人格改变和社会行为衰退，人际交往能力下降，不遵守社会行为规范，脱抑制行为，如行为放纵、进攻行为和性行为异常等。通常颞叶型患者对人际交流冷淡，没有明显丧失社会支配能力；额叶型变为温顺和服从，没有明显的冷淡。其他行为异常有不修边幅、思维僵化、注意力分散、刻板动作及持续性动作等。常有饮食习惯改变，如易饥、贪食、肥胖、喜进甜食等，晚期可出现 Kluver-Bucy 综合征，如将拿到非食物放入口中咀嚼。患者会出现认知障碍，但相对 AD 而言，FTD 患者记忆障碍较轻，尤其视空间定向功能保存较好，但行为、判断及语言功能受损明显。言语障碍较为明显，患者变得不能思考、表达困难、词语贫乏、刻板语言和持续语言，最终出现缄默状态。FTD 患者会出现原始反射，如吸吮反射、强握反射等；有的可出现运动减少，肌强直及震颤等帕金森综合征表现，有的出现肌无力、萎缩等 MND 表现。

二、临 床 分 型

近年研究发现，FTD 是一组临床表现和病理学特征均具有异质性的综合征。根据 1998 年 Neary 等诊断标准，FTD 临床分型主要包括 bvFTD、SD 和 PNFA 三种。

1. bvFTD　为最主要的临床亚型，约占 50%，也是病理异质性最强、遗传性最强的亚型。以人格障碍、情感隐匿、行为改变和执行功能损害为主要特征，感知力、视空间能力、运用和记忆功能相对保留，常常缺乏自知力。其中，行为异常最为显著，包括去抑制行为、动力缺失、强迫性行为、仪式性行为、刻板运动和口欲亢进。根据病理与临床表现不同，bvFTD 又可分为 3 种临床类型：脱抑制型（表现为行为冲动鲁莽、无理性、各种失礼性行为）、情感淡漠型（不愿主动参加各种社会活动、自私缺乏同情心、放弃原有爱好、饮食改变）和刻板型（言语减少、行为刻板）。少数 FTD 行为异常型患者可表现为奇特的幻视和帕金森综合征；也有少数符合 FTD 行为异常型的诊断标准，但在相当长的时间内疾病进展不明显，称为缓慢进展型额颞叶痴呆。

2. SD　典型表现为进行性流畅性失语，出现严重的命名性失语，对口语和书写的单词理解受损，语言流畅但内容空洞，缺乏词汇，伴皮层失读和失写。重症和晚期患者出现不同程度的面孔失认，可伴有远期记忆非特异性缺失，疾病后期可能出现脱抑制和强迫行为。SD 根据颞叶萎缩严重程度，可分为左颞叶型和右颞叶型，理解障碍患者多为明显的左颞叶萎缩，面孔失认和行为异常多为右颞叶萎缩，右侧型 SD 较左侧型 SD 少见。SD 主要与 FTD-TDP 病理型相关，75%患者 TDP-43 蛋白阳性，少数可有其他病理学表现，如

Tau 蛋白病变。

3. PNFA　典型表现为进行性以语法词使用不正确或省略为特征的语法障碍，以发音为基础的语音障碍和命名性失语，患者的自知力和理解力尚保留，并极少出现人格和行为方面的改变，因此临床上可区别 bvFTD 与 SD。语言能力的标准化神经心理学测验可有助于早期识别 PPA。PNFA 进展至晚期，多伴有锥体外系症状和体征，有时会使临床医生诊断为皮质基底核变性综合征。70%PNFA 与 FTD-Tau 病理型显著相关。

（罗蔚锋）

第 5 节　额颞叶痴呆的辅助检查

一、生物标志物

最近对 FTLD 患者遗传学和病理学机制的一项研究已证明，生物标志物有利于明确疾病的诊断和预后。对具有高度敏感性和特异性的主要生物标志物进行明确，可对疾病的诊断起决定作用。生物标志物的高度特异性将有利于从血管性痴呆（VaD）和 DLB 等非 AD 痴呆中区别出 FTLD。另外，生物标志物可反映 FTLD 范畴疾病的进展和严重性，并在评估药物疗效和安全性上起重要作用。目前研究主要集中在两种不同类别的生物标志物上：脑脊液及血液。

1. 脑脊液　是一种很重要的生物标志物，其蛋白水平可反映中枢神经系统的潜在病理学改变。目前，CSF 生物标志物中的总-Tau 蛋白（t-Tau）、过度磷酸化 Tau-181（p-Tau-181）和淀粉样蛋白-42（Aβ42）被用于对神经变性疾病进行评估。早先的研究分析结果显示：单个生物标志物尚不能够区别 FTLD 和 AD。对多个脑脊液生物标志物进行综合分析，能准确地从健康的、非痴呆对照组中鉴别出 AD，却不能高度特异性地从其他神经变性病中区别出 AD，因为 FTLD、VaD 和 DLB 在生物标志物之间有重叠。

为更好地区别 AD 和 FTLD，一项近期研究证实了脑脊液中 Aβ42∶Aβ40 比率在诊断中的作用。这项研究结果表明 AD 和 FTLD 患者脑脊液中的 A40 水平均正常；和 AD 相比，FTLD 患者脑脊液中 Aβ42∶Aβ40 比率明显增高。另外，Aβ42∶Aβ40 比率仅依赖于对两个生物标志物的测定，更易于对 AD 和 FTLD 进行鉴别。另一项近期研究证实：脑脊液生物标志物被用于区别 AD 和 FTLD 临床亚型（bvFTD、SD 和 PNFA），其中 FTLD 各亚型存在不同的潜在病理学特征。这项研究包含了用于诊断的尸检证明，该研究成果显示：对脑脊液中 t-Tau/Aβ42 或 p-Tau/Aβ42 的综合分析已被用于将 AD 从具有显著的潜在组织病理学特点的 FTLD 范畴疾病（bvFTD 和 SD）中区别出来。

2. 血浆和血清　最近，研究者更感兴趣于将生物标志物应用于发现单基因 FTLD 病例，特别是 MAPT 和 PGRN 突变的病例。目前进行 MAPT 突变的筛查需要进行基因序列的测定。相反，颗粒蛋白前体是中枢神经系统和外周组织中一种泛素化修饰的蛋白，见于外周组织和血清。PGRN 突变会导致颗粒蛋白前体的单倍体不足或其 mRNA 和蛋白的表达减少 50%。一些研究提示：将血清和血浆中的颗粒蛋白前体水平作为一种生物标志物，可应用于对有症状和无症状的单基因 FTLD 患者的 PGRN 突变的筛查中。

还有一项研究将有症状的和无症状的 PGRN 突变携带者与健康对照组的颗粒蛋白前

体水平相对照，发现突变携带者在血浆和脑脊液中的颗粒蛋白前体水平下降了 3.93 倍。应用 ELISA 法对有症状和无症状的 PGRN 突变携带者与非 PGRN 突变的携带者和正常对照组进行血清颗粒蛋白前体水平的测定证实：与非 PGRN 突变携带者和健康对照组相比，有症状和无症状的 PGRN 突变携带者的血清颗粒蛋白前体水平均有降低。而非 PGRN 突变携带者与健康对照组相比，该水平降低 1/3。这些研究结果证明：血清颗粒蛋白前体水平的测定可作为一种筛查工具，被应用于对无症状的 FTLD 患者和无症状但具有疾病进展风险的患者进行 PGRN 突变的辨认。更进一步的，这些研究结果强调了血清颗粒蛋白前体水平可被用作一种对疾病进展或治疗效果进行评估的指标。

二、认知量表评估

FTLD 患者的认知功能评估可针对执行能力、注意力、语言、社会认知功能、学习记忆及视空间觉等领域。

FTLD 患者常用的痴呆筛查量表包括 MMSE、修订版 Addenbrooke 认知功能评估量表（Addenbrooke's cognitive examination revised，ACE-R）、Mattis 痴呆评定量表（Mattis dementia rating scale，MDR）。执行功能可选用 Stroop 量表、连线测试及迷宫测验。语言功能可选择波士顿命名及语言流畅性测试。学习记忆可选用情景记忆测试如自由回忆和线索选择性提醒测验（free and cued selective reminding test，FCSRT）与 CVLT。波士顿命名及语言流畅性测试结果显示 SD 患者较 AD 患者差。FCSRT 及 CVLT 测验结果显示 FTLD 患者的学习记忆能力明显优于 AD 患者。FTLD 不同亚型的鉴别可选择额叶评估测验（frontal assessment battery，FAB）、Philadelphia 认知功能简易评估量表（philadelphia brief assessment of cognition，PBAC）和剑桥认知功能评估量表（Cambridge cognitive examination，CAMCOG）。80%的 bvFTD 患者可通过 FAB 准确鉴别；bvFTD 和 CBS 患者的 PBAC 和 CAMCOG 评估结果中举词流畅性评分均较低，且伴有社会行为障碍，而 SD 患者的评分则提示存在选择性视觉命名和名词分类功能受损。

FTLD 患者的精神行为症状评估可选用精神行为症状（behavioral and psychological symptoms of dementia，BPSD）等级量表、NPI 和额叶行为量表（frontal behavioral inventory，FBI）进行评估。bvFTD 以精神行为异常为主要临床表现，因此评估 FTLD 患者的 BPSD 尤为重要，但需考虑精神症状的产生因素。NPI 是多数临床研究常用的评估工具，但证据显示 NPI 评分不能有效反映 FTLD 临床症状的显著改变，而 FBI 则更为敏感有效，适合对 FTLD 进行评估。此外，应用 FBI 鉴别 FTLD 和 AD，其敏感度达 83%，特异度为 98%，精确度为 81%（鉴别 AD 与 bvFTLD 的精确度为 88.3%）。

三、神经影像学

诊断 AD 和 FTLD 很大程度上依赖于临床病史和检查。然而，当诊断模棱两可时，MRI 和 PET 神经影像学技术可用于进一步的补充。MRI 扫描显示弥散性的皮质萎缩，尤其是后顶叶和枕叶的萎缩，则支持 AD 的诊断；额叶和前颞叶及旁边缘区的萎缩更支持于 FTLD 的诊断。AD 和 FTLD 患者均有内颞叶和背外侧前额叶皮层的萎缩，因此这些解剖学特点在鉴别痴呆类型上作用不大。最近，应用 MRI 形态学分析技术对携带 MAPT 突变的 FTLD

患者进行神经影像学分析证实：针对 MAPT 基因的不同突变出现特定的灰质萎缩形式，在临床上可用于在突变携带者间区别。

应用 ^{18}F-脱氧葡萄糖（^{18}F-FDG）和 ^{11}C-标记匹兹堡复合物-B（^{11}C-PIB）的 PET 扫描也可在鉴别 AD 和 FTLD 中发挥作用。由于疾病的糖代谢的分布形式不同，AD 患者表现为后颞顶和后扣带回的低代谢，而 FTLD 则表现为额叶、前颞叶和前扣带回的低代谢形式。^{11}C-PIB 是一种选择性显影-淀粉样沉积物的显影剂，可使受 AD 病理学改变影响的皮质区域显影。然而，FTLD 患者偶尔也会出现 PIB-阳性的扫描结果，仍不清楚这些患者是否存在 FTLD/AD 混合发病。PIB 摄入并不常见于 SD 和 PNFA。

最近结构性和功能性神经影像学技术已被用于定性和定位 FTLD 病理改变中被中断的神经网络。这个新兴的方法将在基于神经网络的基础上实施疾病监控方面表现出一定的临床意义。

（周玉颖　王　艳）

第 6 节　额颞叶痴呆的诊断及鉴别诊断

一、诊　断

FTLD 的诊断非常具有挑战性，临床上表现为两组主要的障碍。第一，主要表现为持续但逐渐进展的人格和社会行为的损害，命名为 bvFTD，与前额叶和前颞叶的功能障碍有关，一般是对称的或者主要是右边的功能损害。第二，言语能力的减退，命名为 PPA，已经证实主要与左侧大脑半球的功能障碍有关，并且根据主要的临床症状，可分为三种临床亚型：SD、PNFA 和变异的少词性进行性失语（logopenic aphasia，LPA）。其中 SD 和 PNFA 可归为 PPA，属于 FTLD（诊断标准见后）。LPA 未归类为 FTLD，因其病理更倾向于 AD 样改变，临床表现以自发语言中单词提取困难和语句及短语的复述能力受损为主，脑萎缩主要累及下顶叶和颞叶。故目前国际上将 FTLD 分为 3 种主要临床亚型：bvFTD、SD 和 PNFA。此外，在临床、病理学和遗传学方面，FTLD 可与多种神经退行性运动障碍合并存在。

与 bvFTD 的临床发作相同，SD 和 PNFA 的行为和言语发生隐匿，并伴进行性的功能减退。所有 FTLD 临床综合征均可能发病于＜65 岁，有阳性家族史和运动神经元病的体征，如延髓麻痹、肌萎缩或肌无力和肌束震颤。和 AD 相比，FTLD 的视空间感知能力和情景记忆早期仍保持完整；当出现明显的视空间感知能力损害，更趋向于 AD 的诊断而不是 FTLD。最近，情景记忆损害在 bvFTD 和 SD 患者中被报道，其作为区别 FTLD 和 AD 的显著临床特点的可靠性已遭到质疑。随着疾病进展，FTLD 各亚型会出现一系列的显著临床症状，以原发性行为或语言障碍为早期症状的患者最终会发展为全面的认知功能损害和多变的行为特点。下面对三种临床亚型的临床症状及诊断分别说明：

1. bvFTD　是一种以人格、社会行为和认知功能进行性恶化为特征的临床综合征，约占 FTLD 的 70%，也是 FTLD 中病理异质性最强、遗传性最强的亚型。临床表现为进行性加重的行为异常，人际沟通能力和（或）执行能力下降，伴情感反应缺失、自主神经功能减退等。其中，行为异常最为显著，包括脱抑制行为、动力缺失、强迫性行为、仪式性行为、刻板运动和饮食习惯改变等。bvFTD 的表现变化多样，不同患者的临床差异较大。bvFTD 的国际诊断标准见表 9-1。

表 9-1　bvFTD 的国际诊断标准

Ⅰ. 神经系统退行性病变
必须存在行为和（或）认知功能进行性恶化才符合 bvFTD 的标准
Ⅱ. 疑似 bvFTD
必须存在以下行为/认知表现（A～F）中的至少 3 项，且为持续性或复发性，而非单一或罕见事件
A. *早期脱抑制行为[至少存在下列症状（A1～A3）中的 1 个]:
A1. 不恰当的社会行为
A2. 缺乏礼仪或社会尊严感缺失
A3. 冲动鲁莽或粗心大意
B. *早期出现冷漠和（或）迟钝
C. *早期出现缺乏同情/移情[至少存在下列症状（C1～C2）中的 1 个]:
C1. 对他人的需求和感觉缺乏反应
C2. 缺乏兴趣、人际关系或个人情感
D. *早期出现持续性/强迫性/刻板性行为[至少存在下列症状（D1～D3）中的 1 个]:
D1. 简单重复的动作
D2. 复杂强迫性/刻板性行为
D3. 刻板语言
E. 食欲亢进和饮食改变[至少存在下列症状（E1～E3）中的 1 个]:
E1. 饮食好恶改变
E2. 饮食过量，烟酒摄入量增加
E3. 异食癖
F. 神经心理表现：执行障碍合并相对较轻的记忆及视觉功能障碍[至少存在下列症状（F1～F3）中的 1 个]:
F1. 执行功能障碍
F2. 相对较轻的情景记忆障碍
F3. 相对较轻的视觉功能障碍
Ⅲ. 可能为 bvFTD
必须存在下列所有症状（A～C）才符合标准:
A. 符合疑似 bvFTD 的标准
B. 生活或社会功能受损（照料者证据，或临床痴呆评定量表或功能性活动问卷评分的证据）
C. 影像学表现符合 bvFTD[至少存在下列（C1～C2）中的 1 个]:
C1. CT 或 MRI 显示额叶和（或）前颞叶萎缩
C2. PET 或 SPECT 显示额叶和（或）前颞叶低灌注或低代谢
Ⅳ. 病理确诊为 bvFTD
必须存在 A 标准和 B 或 C 标准的 1 项
A. 符合疑似 bvFTD 或可能的 bvFTD
B. 活检或尸检有 FTLD 的组织病理学证据

续表

C. 存在已知的致病基因突变
Ⅴ. bvFTD 的排除标准
诊断 bvFTD 时 A、B、C 均必须为否定；疑似 bvFTD 诊断时，C 可为肯定
A. 症状更有可能是由其他神经系统非退行性疾病或内科疾病引起
B. 行为异常更符合精神病学诊断
C. 生物标志物强烈提示 AD 或其他神经退行性病变

*作为一般指南，“早期”指症状出现后的 3 年内

2. SD 也称语义变异型 PPA，其典型表现为进行性语义障碍。患者言语流畅，但内容空洞，缺乏词汇和失写。SD 患者有一种较普遍的特征，称为表层失读症（可以按照发音来读词，但不能阅读拼写不规则的词），其他症状还有语言理解能力减退、语义性错语（用类似、相关的字词替换某些字词）。重症和晚期患者出现视觉信息处理能力受损（人面失认症和物体失认症）及更广泛的非语言功能受损。SD 的发病机制与选择性、非对称性颞叶前下部萎缩有关，多以左侧优势半球颞叶受累为主。SD 主要与 FTLD-TDP C 型相关，75%的患者 TDP-43 为阳性，少数患者也可有如 Tau 蛋白病变等其他病理学表现。SD 的诊断标准见表 9-2。

表 9-2　SD 的诊断标准

Ⅰ. SD 的临床诊断
必须同时具有下列核心特征：
1. 命名障碍
2. 词汇的理解障碍
必须具有下列其他诊断特征中的至少 3 项：
1. 客体的语义知识障碍（低频率或低熟悉度的物品尤为明显）
2. 表层失读或失写
3. 复述功能保留
4. 言语生成（语法或口语）功能保留
Ⅱ. 有影像学结果支持的 SD 的诊断：
必须同时具有下列核心特征：
1. SD 的临床诊断
2. 影像学检查显示以下结果中的至少一项：
（1）显著的前颞叶萎缩
（2）SPECT 或 PET 显示有显著的前颞叶低灌注或代谢低下
Ⅲ. 具有明确病理证据的 SD
应符合下列 1 以及 2 或 3：
1. SD 的临床诊断
2. 特定的神经退行性病变的病理组织学证据（例如，FTLD-TAU、FTLD-TDP、AD 或其他相关的病理改变）
3. 存在已知的致病基因突变

3. PNFA 也称非流畅性/语法错乱性变异型 PPA，主要表现为选择性失语，语言输出

能力进行性下降。通常表现为言语吃力或不流利，伴发音错误（言语失用）。病理表现多为左半球大脑前外侧裂周围的皮层萎缩。70%的 PNFA 关联于 FTD-TAU 组织病理型。PNFA 的诊断标准见表 9-3。

表 9-3 PNFA 的诊断标准

Ⅰ. PNFA 的临床诊断
至少具有下列核心特征之一：
1. 语言生成中的语法缺失
2. 说话费力、断断续续、带有不一致的语音错误和失真（言语失用）
至少具有下列其他特征中的两个及两个以上：
1. 对语法较复杂句子的理解障碍
2. 对词汇的理解保留
3. 对客体的语义知识保留
Ⅱ. 有影像学检查支持的 PNFA 的诊断
应具有下列 2 项：
1. 符合 PNFA 的临床诊断
2. 影像学检查必须至少具有以下 1 个及以上：
（1）MRI 显示明显的左侧额叶后部和岛叶萎缩
（2）SPECT 或 PET 显示明显的左侧额叶后部和岛叶低灌注或代谢低下
Ⅲ. 具有明确病理证据的 PNFA
应符合下列 1 和 2、1 和 3
1. 符合 PNFA 的临床诊断
2. 特定的神经退行性病变的病理组织学证据（例如，FTLD-TAU、FTLD-TDP、AD 或其他相关的病理改变）
3. 存在已知的致病基因突变

4. 合并神经退行性运动障碍的 FTLD 相关疾病

（1）PSP：是一种罕见的神经变性运动障碍性疾病，其发病率为每年（3～4）例/100 000 人，是一种由 Tau 蛋白病变引起的临床综合征。临床症状表现为帕金森样症候群、姿势不稳、频繁跌倒、构音障碍、头颈和躯干僵硬、核上性凝视不能和进行性认知减退，40% 的患者表现有对称性肢体失用。冷漠可普遍见于 PSP 患者，还频繁出现人格受损和行为减少。PSP 表现为黑质、苍白球和下丘脑核的神经元萎缩，在大多数早期患者可见额叶皮质相对保留。

（2）CBS：CBS 的临床本质通常与皮质基底核变性病理学特征有关，是一种进行性的伴有不对称的皮质和锥体外系体征同时发生的疾病。皮质体征表现为肢体失用症、肌阵挛、皮质感觉丧失和异己肢体现象。锥体外系征表现为动作迟缓、震颤、肢体僵硬和肌张力障碍。CBS 以前运动皮质、纹状体和顶上前回的不对称萎缩为特点，其额叶萎缩与 FTLD 患者非常相似。多数患者在疾病晚期出现痴呆。CBS 同样与 FTLD-TAU 病理亚型显著相关。

（3）额颞叶变性-运动神经元病（FTLD-MND）：10%～15%的 FTLD 患者同时伴有 ALS，且 C9ORF72 相关 FTLD 的显著特征是伴有 ALS。ALS 是以选择性上、下运动神经元丢失为特征的慢性进行性神经系统变性疾病，临床表现为延髓支配肌肉、四肢及躯干肌肉萎缩无力，甚至呼吸肌麻痹。C9ORF72 基因中的非编码 GGGGCC 六核苷酸重复扩增与 FTLD/ALS 家族成员是否发病有显著的相关性。FTLD-MND 主要与 FTLD-TDP 的病理亚型相关。近期研究显示，C9ORF72 基因突变可以见到额叶萎缩（伴前颞叶、顶叶和小脑受累）的影像学表征。

二、鉴别诊断

FTLD 主要应与 AD、DLB、皮质基底核变性（CBD）、精神分裂症、其他原因导致的单纯失语等疾病进行鉴别。FTD 与 AD 症状在病程中出现的时间次序及神经心理学、影像学特征可作为两者主要鉴别点。AD 患者早期通常会有遗忘，视空间定向力、计算力明显受损，智能改变，社会交往能力相对保留；FTD 患者早期以复杂的人格和社会行为改变及语言障碍为主，相比 AD 患者其认知领域的视空间技能相对保留，日常生活能力障碍要重于 AD 患者，情感反应迟钝、过度丧失是鉴别两者的关键点，并且 FTD 合并运动障碍、语言障碍，其病程进展相对迅速。影像学上 AD 以广泛脑萎缩为特征，FTD 以局限性额颞叶萎缩为主，顶枕叶皮质常不受累。

1. DLB　多于老年起病，以认知障碍和以帕金森综合征为主的锥体外系运动障碍为特征，其认知障碍出现相对较早，呈波动性，常伴有视幻觉，对精神抑制剂超敏；不同于 FTD，DLB 患者脑萎缩较弥散，可资鉴别。

2. CBD　常有肌张力障碍、眼球运动障碍及明显的肌阵挛、失用、皮质感觉缺失等皮质症状可以此鉴别。但有的不典型 FTD 患者可出现类似 CBD 的皮质症状，两者也难以鉴别，由于两者在病理学上有许多相似之处，对于两者之间的关系尚不明确。

精神分裂症患者存在情感、人格、行为及认知改变，应与 FTD 鉴别。但精神分裂症患者多有明显的幻觉、存在系统和持续的妄想症状，认知障碍相对稳定，神经影像学并没有特征性的脑改变，可以此鉴别。

其他原因导致的单纯失语应与 PNFA、SD 鉴别。但与脑血管病、单纯疱疹病毒脑炎等原因导致的单纯失语多急性起病，伴有神经系统局灶性体征，影像学有局灶性改变；而 PNFA、SD 可持续数年，起病缓慢，神经心理学及影像学有特异性改变，可鉴别。

FTLD 的正确诊断是决定最佳预后、临床管理和有效治疗的先决条件。首先详细询问患者的既往史，完成临床资料收集。系统的神经系统检查对鉴别 FTLD 和其他类型痴呆意义重大。医生应关注其行为、认知和情感方面的改变。除外血管性疾病，在与 FTLD 相似的表现中还有内分泌紊乱、肿瘤或副肿瘤综合征、中枢神经系统感染、营养障碍、药物滥用或中毒等因素。且由于疾病早期临床症状的相似性，导致 FTLD 经常被误诊为精神疾病，因此认为明确精神疾病的诊断也非常重要。bvFTD 是一种临床综合征，经常被误诊为精神疾病，最常误诊为抑郁症、精神分裂症或双相情感障碍。一旦痴呆的诊断明确，则：①对症状的发生和病程；②认知行为或器质性损害的主要受损形式；③认知的选择性受损形式。可通过三方面综合考虑，明确痴呆的类型。另外，既往史、合并症和家族史及教育背景等信息也非常重要。

FTLD 早期、准确的诊断是至关重要的，因为患者需要适当的治疗和行为管理，以及家人和照顾者适当的辅导。

有关退行性痴呆的诊断流程见图 9-1。

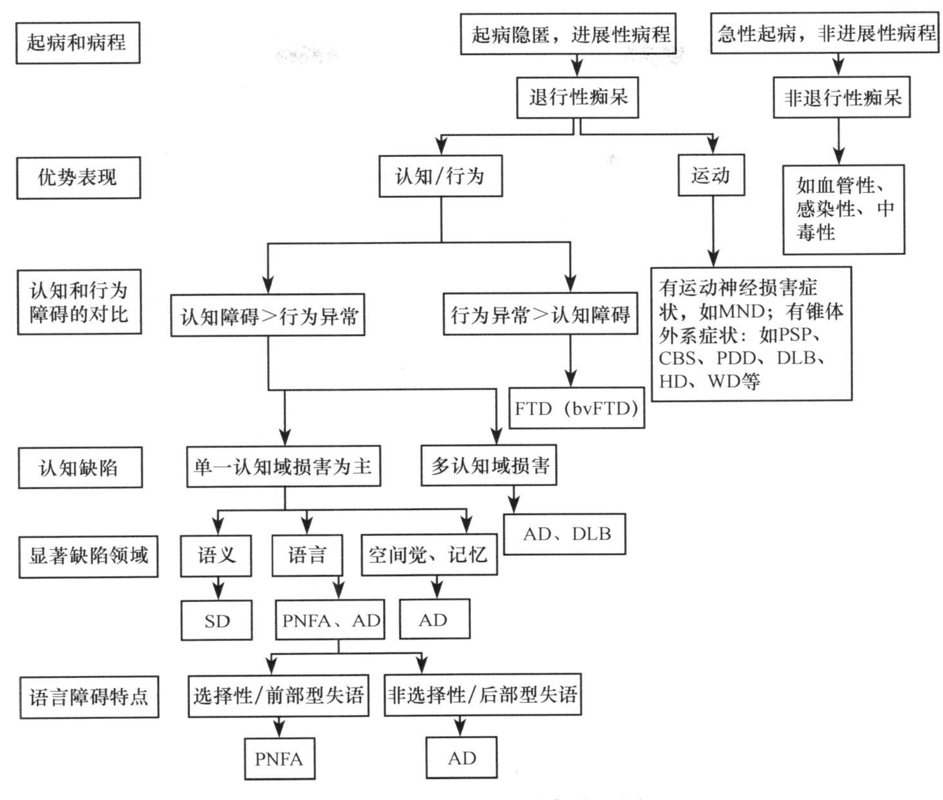

图 9-1　退行性痴呆诊断流程图

PDD. 帕金森病痴呆；HD. 亨廷顿病；WD. 威尔逊病；AD. 阿尔茨海默病；SD. 语义性痴呆；PNFA. 进行性非流利性失语；bvFTD. 行为变异型额颞叶痴呆；PSP. 进行性核上性麻痹；CBS. 皮质基底核综合征；FTD. 额颞叶痴呆；DLB. 路易体痴呆

（周玉颖　王　艳　罗蔚锋）

第 7 节　额颞叶痴呆的治疗及预后

总体而言，目前尚无任何一种药物被 FDA 批准用于额颞叶痴呆患者的治疗。现阶段对此类患者的治疗以对症治疗（如针对行为、运动和认知障碍）为主，并不能改变疾病的进程和预后。药物治疗主要分为两大类：精神类药物与促认知药物。精神类药物包括 5-羟色胺再摄取抑制剂（SSRI）与非典型抗精神病药物。

一、防　　治

（一）药物治疗

目前 FDA 尚未批准任何药物用于治疗 FTLD。当前 FTLD 的药物治疗主要是对症。许多广泛用于治疗其他类型痴呆和神经退行性疾病的药物常被用于 FTLD，但疗效参差不齐。有报道称：已有近乎相同比例的 AD 和 bvFTD 患者在应用 FDA 批准的针对 AD 治疗的药物治疗方法。常用此类药物包括选择性 5-羟色胺再摄取抑制剂、非典型抗精神病药物、天门冬氨酸（NMDA）和谷氨酸受体拮抗剂和胆碱酯酶抑制剂。近期 FTD 药物治疗可能从针对症状的治疗转移为针对潜在病理过程的治疗。

1. 抗抑郁药　在解剖学上，额叶皮质富含 5-羟色胺。额叶皮质功能障碍的临床特点为抑郁、攻击性和易冲动，常见于 FTLD 的行为症状。有研究报道 FTLD 患者脑脊液中 5-羟色胺代谢产物（5-HIAA）非显著性减少；眶额部、内侧额叶和扣带回皮质 5-羟色胺受体减少；以及中缝核该递质神经元的丧失。

一项随机、双盲、安慰剂对照研究（n=31）对曲唑酮（高达 300mg/d）与一种混有 5-羟色胺受体激动剂/拮抗剂和 5-羟色胺再摄取激活剂的药物进行了疗效评定。证明在治疗 12 周后，其总 NPI 评分出现显著下降，反映了其对 FTLD 患者的行为症状的改善作用，尤其改善了易怒、兴奋、抑郁和异常的饮食行为。报道中 11 例患者在曲唑酮治疗后出现轻度不良事件，包括头晕、低血压、四肢冰冷。随后该研究组报道称：在治疗 2 年后，其 NPI 评分未见增高，提示曲唑酮在 FTD 患者行为症状的长期治疗中有效。

2. 胆碱酯酶抑制剂　有报道证明：FTLD 患者不存在胆碱能缺陷，胆碱酯酶抑制剂在治疗 FTLD 患者方面上的疗效尚未得到直接证实。

在一项针对利凡斯的明的研究中，20 例被诊断为可能 FTLD 的患者被嘱服用利凡斯的明（3～9mg/d）且随访 12 个月。利凡斯的明在患者中有很好的耐受性，且在改善 FTLD 行为症状上有显著的疗效（证据为总 NPI 评分降低）；然而，应用 MMSE 进行测评，利凡斯的明没能有效地防止认知功能的下降。

3. 抗精神病药　额叶皮质富含 5-羟色胺，5-羟色胺功能障碍与抑郁、攻击和冲动行为等有关，而 FTLD 患者也具有控制脱抑制、重复刻板动作和饮食行为异常的临床特征，故临床证据表明可选用 5-羟色胺再摄取抑制剂（如氟西汀、帕罗西汀、舍曲林、氟伏沙明、西酞普兰等）改善患者的情绪及行为症状。亦有报道称 5-羟色胺拮抗再摄取抑制剂（如曲唑酮）对行为异常也有效。小剂量非典型抗精神病药物（如利培酮、奥氮平、阿立哌唑等）主要应用于已 SSRI 治疗的难治性行为、情绪障碍（如难治性抑郁、难治性行为异常等）及改善精神病性症状（如破坏性、攻击性行为、嫉妒、钟情与被害妄想等），但同时因易引起嗜睡、体重增加及药源性帕金森病等不良反应，患者可能对锥体外系不良反应更加敏感，加上年龄大的患者使用该类药物会增加心脏病和感染的死亡率，故临床应用应谨慎。FTLD 患者随着疾病进展至后期，临床更多表现为情感淡漠、退缩，行为异常症状不再明显，而运动障碍症状日益突出，故疾病后期更应慎用、停用抗精神病类药物。

强有力的证据表明 FTLD 存在多巴胺缺乏，且多巴胺受体拮抗剂有利于痴呆患者的非认知性行为障碍的治疗，如抑郁、兴奋、精神病、情绪不稳和社会行为不端。抗精神病药发生的不良事件包括锥体外系不良事件（震颤麻痹和静坐不能）、抑郁、跌倒、尿失禁、脱抑制和镇静。最近对随机、安慰剂对照实验进行的一项分析证明：晚期痴呆患者应用非典型抗精神病药治疗，其死亡率升高 1.6～1.7 倍，仅次于心脏事件或感染。因此 FDA 对该类药在这些患者人群中的应用发出警告。

4. 谷氨酸 NMDA 受体拮抗剂　鉴于已有确切的证据表明 FTLD 患者脑内存在谷氨酸递质系统的异常，临床上可使用 NMDA 谷氨酸受体拮抗剂（如美金刚）治疗 FTLD。美金刚是一种中度亲和力、非竞争性 NMDA 谷氨酸受体拮抗剂和 5-羟色胺受体拮抗剂，是用于治疗中至重度 AD 的常见药物，能增强 AD 患者的皮质代谢活动。

一小部分开放性研究已开始对美金刚在 bvFTD 治疗上的效果和安全性进行研究，每一项研究都强调了美金刚的潜在有效性，同样强调了需要大量随机试验的必要性。在一系列小案例中，美金刚表现出在 FTD 神经精神症状治疗上有很好的耐受性，并对冷漠、焦虑和激动症状有一定的改善作用。另一项开放性研究报道了 FTD 受试者对美金刚的耐受性，其最常见的不良事件是混乱引用。基于 NPI 的评估，行为症状在早期治疗过程已得到改善，但在 26 周时出现下降。bvFTD 和 SD 患者最常见认知和行为能力的整体下降，而 PNFA 患者在这些评估相对保持稳定。

目前仍缺乏美金刚治疗 bvFTD 有效的有力证据。最近一项研究应用 FDG-PET 影像学进行分析，从而对美金刚在治疗 bvFTD 患者中的短期疗效进行评估。这项研究报道了左前额、双侧岛叶区域皮质代谢活动的增强。但 bvFTD 患者在这项研究中，各行为量表未出现相应的改善。

5. 综合药物治疗和继续治疗　越来越多的证据显示神经肽催产素可加强健康成人和孤独症患者的亲社会行为。最近一项双盲、安慰剂对照研究中，通过情感识别（面部表情识别和强度）、NPI 和 FBI 量表对鼻内催产素的单剂量应用效果进行了评估。将未用药组（基线组）的研究结果与在 8 小时和 1 周后应用催产素治疗组进行比较。这项研究结果显示：8 小时用药组的 NPI 评分要低于基线组和安慰剂组。1 周后应用催产素组未出现显著的 NPI 评分的改善。这种治疗的实际意义仍需进一步的描述。

现有许多其他药物旨在对 Tau 蛋白的过度磷酸化和聚合进行靶向治疗。如锂可阻止 Tau 蛋白的过度磷酸化。这些研究表明 FTLD 治疗的未来将集中在预防或疾病修饰上。

（二）非药物治疗

药物在 FTLD 患者的治疗管理中扮演重要的角色，但并不能期望其能完全消除负面行为症状。药物治疗联合行为、物理和环境改变疗法的应用更适合对 FTLD 患者的行为症状进行妥善的处理。患者的攻击、脱抑制和运动障碍症状使患者和看护者均面临着受伤害的风险，因此安全措施也需满足个体患者的特别需要。几项流行病学相关的研究和随机试验已证明：有规律的有氧运动可加强神经元的网络连接，提供神经保护作用和减弱神经变性疾病的认知下降症状。

由于严重的行为障碍、自知力缺失和疾病的早发，和 AD 相比，FTLD 患者的看护人常更面临抑郁和压力。FTLD 患者的整体护理负担要重于 AD 患者。而通过如额颞叶变性协会之类的倡导组织获得支持性服务、维持情绪和身体安全的策略，都可减小这类负担，因此这种方式需要进一步的发展。

二、预　　后

FTLD 患者自临床诊断后的平均生存期为 3～4 年，而自临床发作，平均生存期为 6.6～11.0 年。这些数字表明：自临床发作到诊断之间有一个明显的滞后。FTLD 患者自临床发作到诊断之间的平均延迟期约为 3.6 年，而 AD 患者约为 2.7 年。

FTLD 各亚型之间在生存期上并未证实有本质区别。在关于 FTLD 各亚型和 AD 自临床发作后生存期的一项纵向研究证明：bvFTD 患者的生存期最短，为（8.7±1.2）年；SD

和 AD 临床发作后的生存期近乎相同，分别为（11.9±0.2）年和（11.8±0.6）年，而 PNFA 的生存期位于中间，为（9.4±2.4）年。这之前的一项研究结果显示：除 FTLD-MND 亚型预后较差之外，其余 FTLD 各亚型之间在平均生存期上并无明显区别。最近英国一项关于 100 例 SD 患者的研究证明：SD 拥有一个较长的发作后生存期，约为 12.8 年。另一项关于 91 例临床确诊的 bvFTD 患者的研究结果显示：这些患者中的一部分表现为拟表型，即患者有类似于 bvFTD 的行为特点，但其执行功能正常，MRI 扫描成像正常，而且从头到尾整个过程表现相对良好。对拟表型和确诊型 bvFTD 病例进行分离分析发现：拟表型患者拥有良好的预后和更长的生存期，而确诊患者的平均生存期在发作后只有 7.6 年，诊断后只有 4.2 年。语言受损如找词困难和语义理解障碍对 bvFTD 患者来说，都不利于预后。

（周玉颖　王　艳）

参考文献

Aalten P，Verhey F R，Boziki M，et al. 2008. Consistency of neuropsychiatric syndromes across dementias：results from the European Alzheimer Disease Consortium. Part II. Dement Geriatr Cogn Disord，25（1）：1-8.

Ahlskog J E，Geda Y E，Graff-Radford N R，et al. 2011. Physical exercise as a preventive or disease-modifying treatment of dementia and brain aging. Mayo Clin Proc，86（9）：876-884.

Ahmed Z，Sheng H，Xu Y F，et al. 2010. Accelerated lipofuscinosis and ubiquitination in granulin knockout mice suggest a role for progranulin in successful aging. Am J Pathol，177（1）：311-324.

Alexander M P，Stuss D T，Fansabedian N. 2003. California verbal learning test：performance by patients with focal frontal and non-frontal lesions. Brain，126（Pt 6）：1493-1503.

Arvanitakis Z. 2010. Update on frontotemporal dementia. Neurologist，16（1）：16-22.

Bathgate D，Snowden J S，Varma A，et al. 2001. Behaviour in frontotemporal dementia，Alzheimer's disease and vascular dementia. Acta Neurol Scand，103（6）：367-378.

Boeve B F. 2011. The multiple phenotypes of corticobasal syndrome and corticobasal degeneration：implications for further study. J Mol Neurosci，45（3）：350-353.

Borroni B，Alberici A，Archetti S，et al. 2010. New insights into biological markers of frontotemporal lobar degenerationspectrum. Curr Med Chem，17（10）：1002-1009.

Boutoleau-Bretonniere C，Vercelletto M，Volteau C，et al. 2008. Zarit burden inventory and activities of daily living in the behavioral variant of frontotemporal dementia. Dement Geriatr Cogn Disord，25（3）：272-277.

Boxer A L，Lipton A M，Womack K，et al. 2009. An open-label study of memantine treatment in 3 subtypes of frontotemporal lobar degeneration. Alzheimer Dis Assoc Disord，23（3）：211-217.

Cairns N J，Bigio E H，Mackenzie I R，et al. 2007. Neuropathologic diagnostic and nosologic criteria for frontotemporal lobar degeneration：consensus of the Consortium for Frontotemporal Lobar Degeneration. Acta Neuropathol，114：5-22.

Cerami C，Scarpini E，Cappa S F，et al. 2012. Frontotemporal lobar degeneration：current knowledge and future challenges. J Neurol，259：2278-2286.

Chen-Plotkin A S，Martinez-Lage M，Sleiman P M，et al. 2011 Genetic and clinical features of progranulin-associated frontotemporal lobar degeneration. Arch Neurol，68（4）：488-497.

Chow T W，Graff-Guerrero A，Verhoeff N P，et al. 2011. Open-label study of the short-term effects of memantine on FDG-PET in frontotemporal dementia. Neuropsychiatr Dis Treat，7：415-424.

Davies R R，Kipps C M，Mitchell J，et al. 2006. Progression in frontotemporal dementia：identifying a benign behavioral variant by magnetic resonance imaging. Arch Neurol，63（11）：1627-1631.

De Souza L C，Lamari F，Belliard S，et al. 2011. Cerebrospinal fluid biomarkers in the differential diagnosis of Alzheimer's disease from other cortical dementias. J Neurol Neurosurg Psychiatr，82（3）：240-246.

DeJesus-Hernandez M，Mackenzie I R，Boeve B F，et al. 2011. Expanded GGGGCC hexanucleotide repeat in noncoding region of

C9ORF72 causes chromosome 9p-linked FTD and ALS. Neuron，72（2）：245-256.

Diehl J，Kurz A. 2002. Frontotemporal dementia：patient characteristics，cognition，and behaviour. Int J Geriatr Psychiatry，17（10）：914-913.

Finch N，Baker M，Crook R，et al. 2009. Plasma progranulin levels predict progranulin mutation status in frontotemporal dementia patients and asymptomatic family members. Brain，132（Pt 3）：583-591.

Foster N L，Heidebrink J L，Clark C M，et al. 2007. FDG-PET improves accuracy in distinguishing frontotemporal dementia and Alzheimer's disease. Brain，130（Pt 10）：2616-2635.

Garcin B，Lillo P，Hornberger M，et al. 2009. Determinants of survival in behavioral variant frontotemporal dementia. Neurology，73（20）：1656-1661.

Ghidoni R，Benussi L，Glionna M，et al. 2008. Low plasma progranulin levels predict progranulin mutations in frontotemporal lobar degeneration. Neurology，71（16）：1235-1239.

Goedert M，Spillantini M G. 2000. Tau mutations in frontotemporal dementia FTDP-17 and their relevance for Alzheimer's disease. Biochim Biophys Acta，1502（1）：110-121.

Gorno-Tempini M L，Hillis A E，Weintraub S，et al. 2011. Classification of primary progressive aphasia and its variants.Neurology，76：1006-1014.

Grossman M，Farmer J，Leight S，et al. 2005. Cerebrospinal fluid profile in frontotemporal dementia and Alzheimer's disease. Ann Neurol，57（5）：721-729.

Hirano S，Shinotoh H，Shimada H，et al. 2010. Cholinergic imaging in corticobasal syndrome，progressive supranuclear palsy and frontotemporal dementia. Brain，133（Pt 7）：2058-2068.

Hodges J R，Davies R，Xuereb J，et al. 2003. Survival in frontotemporal dementia. Neurology，61（3）：349-354.

Hodges J R，Mitchell J，Dawson K，et al. 2010. Semantic dementia：demography，familial factors and survival in a consecutive series of 100 cases. Brain，133（Pt 1）：300-306.

Holm I E，Isaacs A M，Mackenzie I R. 2009. Absence of FUS-immunoreactive pathology in frontotemporal dementia linked to chromosome 3 （FTD-3） caused by mutation in the CHMP2B gene. Acta Neuropathol，118（5）：719-720.

Jesso S，Morlog D，Ross S，et al. 2011. The effects of oxytocin on social cognition and behaviour in frontotemporal dementia. Brain，134（Pt 9）：2493-2501.

Josephs K A. 2011. Neuropathological background of phenotypical variability in frontotemporal dementia. Acta Neuropathol，122：137-153.

Knopman D S，Roberts R O. 2011. Estimating the number of persons with frontotemporal lobar degeneration in the US population. J Mol Neurosci，45（3）：330-335.

Konstantinopoulou E，Aretouli E，Ioannidis P. 2013. Behavioral disturbances differentiate frontotemporal lobar degeneration subtypes and Alzheimer's disease：evidence from the Frontal Behavioral Inventory. Int J Geriatr Psychiatry，28：939-946.

Kosfeld M，Heinrichs M，Zak P J，et al. 2005. Oxytocin increases trust in humans. Nature，435（7042）：673-676.

Kwiatkowski Jr T J，Bosco D A，Leclerc A L，et al. 2009. Mutations in the FUS/TLS gene on chromosome 16 cause familial amyotrophic lateral sclerosis. Science，323（5918）：1205-1208.

Lebert F，Stekke W，Hasenbroekx C，et al. 2004. Frontotemporal dementia：a randomised，controlled trial with trazodone. Dement Geriatr Cogn Disord，17（4）：355-359.

Lebert F. 2006. Behavioral benefits of trazodone are sustained for the long term in frontotemporal dementia. Therapy，3（1）：93-96.

Libon D J，Massimo L，Moore P，et al. 2007. Screening for frontotemporal dementias and Alzheimer's disease with the Philadelphia Brief Assessment of Cognition：a preliminary analysis. Dement Geriatr Cogn Disord，24（6）：441-447.

Lomen-Hoerth C，Murphy J，Langmore S，et al. 2003. Are amyotrophic lateral sclerosis patients cognitively normal? Neurology，60（7）：1094-1097.

Mackenzie I R，Neumann M，Baborie A，et al. 2011. A harmonized classification system for FTLD-TDP pathology. Acta Neuropathol，122（1）：111-113.

Medina M，Garrido J J，Wandosell F G. 2011. Modulation of GSK-3 as a therapeutic strategy on tau pathologies. Front Mol Neurosci，4：24.

Merrillees J，Ketelle R. 2010. Advanced practice nursing：meeting the caregiving challenges for families of persons with frontotemporal dementia. Clin Nurse Spec，24（5）：245-251.

Merrillees J. 2007. A model for management of behavioral symptoms in frontotemporal lobar degeneration. Alzheimer Dis Assoc Discord，21（4）：S64-69.

Moretti R，Torre P，Antonello R M，et al. 2004. Rivastigmine in frontotemporal dementia：an open-label study. Drugs Aging，21（14）：931-937.

Morris H R，Baker M，Yasojima K，et al. 2002. Analysis of tau haplotypes in Pick's disease. Neurology，59（3）：443-445.

Pick A. 1982. Uber die Beziehungen der senilen Hirnatrophie zur Aphasie. Prager Med Wochenschr，17：165-167.

Rabinovici G D，Furst A J，O'Neil J P，et al. 2007. 11C-PIB PET imaging in Alzheimer disease and frontotemporal lobar degeneration. Neurology，68（15）：1205-1212.

Rabinovici G D，Miller B L. 2010. Frontotemporal lobar degeneration：epidemiology，pathophysiology，diagnosis and management. CNS drugs，24：375-398.

Rascovsky K，Hodges J R，Knopman D，et al. 2011. Sensitivity of revised diagnostic criteria for the behavioural variant of frontotemporal dementia. Brain，134（9）：2456-2477.

Rascovsky K，Salmon D P，Hansen L A，et al. 2008. Distinct cognitive profiles and rates of decline on the Mattis Dementia Rating Scale in autopsy-confirmed frontotemporal dementia and Alzheimer's disease. J Int Neuropsychol Soc，14：373-383.

Ratnavalli E，Brayne C，Dawson K，et al. 2002. The prevalence of frontotemporal dementia.Neurology，58（11）：1615-1621.

Riedijk S R，De Vugt M E，Duivenvoorden H J，et al. 2006. Caregiver burden，health-related quality of life and coping in dementia caregivers：a comparison of frontotemporal dementia and Alzheimer's disease. Dement Geriatr Cogn Disord，22（5-6）：405-412.

Rinne J O，Laine M，Kaasinen V，et al. 2002. Striatal dopamine transporter and extrapyramidal symptoms in frontotemporal dementia. Neurology，58（10）：1489-1493.

Roberson E D，Hesse J H，Rose K D，et al. 2005. Frontotemporal dementia progresses to death faster than Alzheimer disease.Neurology，65（5）：719-725.

Seelaar H，Klijnsma K Y，de Koning I，et al. 2010. Frequency of ubiquitin and FUS-positive，TDP-43-negative frontotemporal lobar degeneration. J Neurol，257（5）：747-753.

Seeley W W，Carlin D A，Allman J M，et al. 2006. Early frontotemporal dementia targets neurons unique to apes and humans. Ann Neurol，60（6）：660-667.

Seltman R E，Matthews B R. 2012. Frontotemporal lobar degeneration epidemiology，pathology，diagnosis and management. CNS Drugs，26：841-870.

Sleegers K，Brouwers N，Van Damme P，et al. 2009. Serum biomarker for progranulin-associated frontotemporal lobar degeneration. Ann Neurol，65（5）：603-609.

Snowden J S，Neary D，Mann D M. 2002. Frontotemporal dementia.Br J Psychiatry，180：140-143.

Snowden J S，Thompson J C，Stopford C L，et al. 2011. The clinical diagnosis of early-onset dementias：diagnostic accuracy and clinicopathological relationships. Brain，134（Pt 9）：2478-2492.

Sorbi S，Hort J，Erkinjuntti T，et al. 2012. EFNS-ENS Guidelines on the diagnosis and management of disorders associated with dementia. European Journal of Neurology，19：1159-1179.

Spies P E，Slats D，Sjogren J M，et al. 2010. The cerebrospinal fluid amyloid beta42/40 ratio in the differentiation of Alzheimer's disease from non-Alzheimer's dementia. Curr Alzheimer Res，7（5）：470-476.

Swanberg M M. 2007. Memantine for behavioral disturbances in frontotemporal dementia：a case series. Alzheimer Dis Assoc Disord，21（2）：164-166.

Talerico K A，Evans L K. 2001. Responding to safety issues infrontotemporal dementias. Neurology，56（11 Suppl.4）：S52-55.

Urwin H，Josephs K A，Rohrer J D，et al. 2010. FUS. pathology defines the majority of tau- and TDP-43-negative frontotemporal lobar degeneration. Acta Neuropathol，120（1）：33-41.

US F D A. 2012. Public health advisory：deaths with antipsychotics in elderly patients with behavioral disturbances

Wang X L，Shen Y D，Chen W，et al. 2013. Progress in frontotemporal dementia research. American Journal of Alzheimer's Disease and Other Dementias，28（1）：15 - 23.

Whitwell J L，Avula R.，Senjem M L，et al. 2010. Gray and white matter water diffusion in the syndromic variants of frontotemporal dementia，Neurology，74：1279-1287.

Whitwell J L，Jack Jr C R，Boeve B F，et al. 2009. Atrophy patterns in IVS10+16，IVS10+3，N279K，S305N，P301L，and V337M MAPT mutations. Neurology，73（13）：1058-1065.

Whitwell J L，Weigand S D，Boeve B F，et al. 2012. Neuroimaging signatures of frontotemporal dementia genetics：C9ORF72，tau，progranulin and sporadics. Brain，135（pt3）：794-806.

Woolley J D，Khan B K，Murthy N K，et al. 2011. The diagnostic challenge of psychiatric symptoms in neurodegenerative disease：rates of and risk factors for prior psychiatric diagnosis in patients with early neurodegenerative disease. J Clin Psychiatry，72（2）：126-133.

Zhou J，Greicius M D，Gennatas E D，et al. 2010. Divergent network connectivity changes in behavioural variant frontotemporal dementia. Brain，133（Pt 5）：1352-1367.

第十章　路易体痴呆

第 1 节　路易体痴呆的概述

路易体痴呆（dementia with Lewy body，DLB）是最常见的神经变性病之一，其主要的临床特点为波动性认知障碍、视幻觉和帕金森综合征，患者的认知障碍常在运动症状之前出现，主要病理特征为路易小体（Lewy body，LB）（其广泛分布于大脑皮质及脑干），病理特征为大脑皮质及皮层下核团弥散分布 Lewy 包涵体的神经系统变性疾病。

Frederick Lewy 于 1912 年首先在原发性 PD 患者的中脑黑质细胞内发现一种细胞质内包涵体，随后其他学者也证实这种包涵体的存在，并被命名为路易小体。20 世纪 60 年代有病理学家发现一些痴呆患者的新皮质内也存在路易小体，当时认为这种痴呆患者相当少见。直到 20 世纪 80 年代新的组织化学染色技术出现，可以较容易发现路易小体，因此，有越来越多的痴呆患者被发现与路易小体有关。

1961 年冈崎（Okazaki）等首先对这一类痴呆患者的病理及临床表现进行了详细描述，并提出了 DLB 这个病名。此后，还出现了其他一些 DLB 曾用过的术语名称，如弥漫性路易体病、皮质路易体病、老年痴呆路易体型、阿尔茨海默病路易体变异型。1995 年第一届 Lewy 包涵体痴呆国际工作会议统一了该病命名，称为 Lewy 包涵体痴呆，即路易体痴呆（ICD-10 和 DSM-Ⅴ中还未将 DLB 列为独立的疾病单元）。

由于临床表现及病理特征有别于其他类型的痴呆，大多数学者认为本病已构成一独立疾病，DLB 占老年期痴呆患者的 15%～25%，病理组织学检查显示在老年性痴呆中 DLB 的发病率仅次于阿尔茨海默病居第 2 位。

对 DLB 的研究历史要追溯到百余年前。在 Parkinson 发现 PD 后的相当一段时间内，对该病的病理学研究始终未取得进展性突破，直至 1912 年，Lewy 在 PD 患者的大脑神经元中检出一种特殊的异常蛋白小体，对 PD 的研究才有了重大进展，该蛋白小体是一种神经元细胞质内的球形嗜酸性小体，由嗜酸性物质组成致密核心，周围被层厚为 10nm 的辐射纤维光环包绕，主要分布在脑干神经核团（如黑质、蓝斑、Meynert 基底核、下丘脑），α-突触共核蛋白是其主要初级结构。1919 年，苏联著名神经病理学家 Konstantin Tretiakoff 将这种特殊的蛋白小体命名为“路易小体”。至此，医学界方对 PD 之病理学特征有所了解。

Lewy 对神经变性病的另一贡献是在后续的研究中发现 PD 患者存在黑质变性，由此推测黑质神经元缺失与肌强直、静止性震颤有关。这一发现在时间上晚于 Paul Oscar Blocq 和 Georges Marinesco 的发现，后者曾报道 1 例黑质肿瘤引起的帕金森病样震颤病例。此后，Lewy 在对 PD 患者的尸头标本研究中又发现，仅少数病例存在 Tretiakoff 提出的“路易小体广泛存在于脑组织黑质”的现象，故在其 1923 年撰写的关于震颤麻痹的专著中指出 PD 的病变部位可能是苍白球，与其早期研究和 Tretiakoff 的理论不尽一致。1931 年，Lewy 在国际神经病学会议上再次报道其研究结果：狂犬病病毒包涵体与 PD 路易小体的致病作用机制相似，然而，1938 年 Rolf Hassler 的系列尸头解剖研究为 Tretiakoff 的理论提供了病理学证据：PD 的主要病变部位并非纹状体或苍白球，而是黑质，因为其在尸检过程中发现大量黑质神经元缺失并存在丰富的路易小体。1940 年，Lewy 移居美国，此后在痴呆相关疾病的病理学研究领域未再有新的发现或提出新的理论。尽管，Lewy 发现了路易小体并成功制备出帕金森病兔模型，但其后续研究主要集中于纹状体和苍白球神经元缺失机制，较少关注路易小体在 PD 发病中的致病作用。尽管“路易体痴呆”的概念提出时 Lewy 已经去世，但他早在 1912 年即已对 DLB 相关性包涵体扩散和皮质分布之病理现象有所发现。

1950 年后，陆续在 PD 患者黑质和蓝斑等神经核团中检出路易小体，并进一步确定其病理特征。随着研究的深入，瑞典科学家 Arvid Carlsson 发现 PD 患者脑组织多巴胺表达异常，并针对这一代谢异常研制出左旋多巴，该药于 1970 年经 FDA 批准用于临床。Carlsson 在 20 世纪 50 年代后期进行的一系列开创性研究进一步证实，多巴胺是脑组织中的重要神经递质（此前认为其仅是去甲肾上腺素之前体），与此同时，他发明的敏感性较高的多巴胺检测法证实，脑组织多巴胺表达水平高于去甲肾上腺素，尤其集中于基底核，后者是调节运动功能的重要结构。此后，Carlsson 还进行了数项深入研究，均提示多巴胺在脑功能活动中发挥重要作用，并确认精神分裂症可经药物治愈。同期，日本的 Sano 研究小组对 PD 患者的尸检研究亦证实，基底核多巴胺表达水平明显减少，经进一步研究发现，于基底核周围注射多巴胺可使患者临床症状明显减轻，提示多巴胺缺乏是 PD 和精神分裂症的重要病因。

1961 年，日本学者 Okazaki 等首次报道 2 例表现为进行性痴呆、定向力障碍、幻觉和运动障碍的病例，后经病理学研究证实此类痴呆与皮质型路易小体相关。皮质型路易小体由 α-突触共核蛋白组成，但直径较小，无典型的同心圆结构，缺乏光环，主要分布在扣带回、岛叶皮质、杏仁核和额叶皮质，是 DLB 的特征性表现；但在皮克病（PD）、皮质基底核变性（CBD）、Tau 蛋白病和多系统萎缩（MSA）患者脑组织中也可检出。皮质型路易小体是 DLB 和 PDD 的共同病理学特征，但二者分布范围和数目存在较大差异：PDD 患者黑质神经元缺失率更为明显，而 DLB 患者则以纹状体 α-突触共核蛋白表达水平下调为特征。Parkinson 在最初报道 PD 时并未描述其认知障碍和精神症状，Okazaki 等的研究对此也未引起足够重视，普遍仍认为 PD 认知障碍系合并 AD 所致，而与路易小体无关。直至 1976 年，日本横滨市立大学的 Kenji Kosaka 报道的 2 例德国病例，系因路易小体形成而致认知障碍，此后才相继有类似文献报道。1980 年，Kosaka 提出“路易体病（LBD）”的概念，认为这是一类神经变性病，主要表现为进行性神经精神疾病，可于老年早期或老年期发病，患者多在 PD 症状后出现认知障碍，亦可于认知障碍后出现 PD 症状。其主要病理改变为脑组织多发性路易小体，共分为 4 种类型：脑干型、移行型和弥漫型，以及后来增补的大脑型。

最近研究显示，DLB 患病率仅次于 AD，位居老年期神经变性病性痴呆的第二位，占所有痴呆的 8.50%～24.70%。

1990 年，英国 Perry 等提出“路易小体型老年痴呆”的概念，相当于“移行型路易体病”；同期，美国 Hansen 等也提出“阿尔茨海默病路易小体变异型”的概念。为避免概念上的混乱，1995 年在英国新城召开的首届国际路易体痴呆研讨会上将此类疾病统一命名为“路易体痴呆”，所涵盖的病种包括弥漫型路易体病、路易小体型老年痴呆、阿尔茨海默病路易小体变异型和大脑型路易体病；并且制订了相应的临床和病理诊断标准。自此，DLB 逐渐被更多的临床医师所接受。1998 年，在荷兰阿姆斯特丹召开的第二届国际路易体痴呆研讨会上，对 1995 年制订的诊断标准作了进一步完善，增补快速眼动期行为障碍（RBD）和抑郁症状为支持 DLB 诊断的临床特征。前者在 DLB 患者中较为常见，可以反映受意识调节的功能障碍。已知有 33%～50%的 DLB 患者表现有抑郁症状，发生率略高于 AD，与 PD 相似。目前尚无相关抗抑郁药治疗 DLB 的临床研究见诸文献报道。2003 年，路易体痴呆国际工作组（DLB International Workshop）着手对 1995 年以来的诊断标准进行重新修订，发表在 2005 年 *Neurology* 的新诊断标准是：凡具备下列 3 项核心症状中的 2 项为“很可能的（probable）”路易体痴呆、1 项为“可能的（possible）”路易体痴呆。核心症状为：①波动性认知障碍，以注意障碍或警觉障碍表现突出；②反复出现复杂、生动的幻视；③帕金森综合征。支持症状为：①反复跌倒；②晕厥发作；③短暂性意识丧失；④对抗精神病药过敏；⑤系统性妄想；⑥存在幻视以外的其他幻觉。若存在下列情况将会减少 DLB 的可能性：①存在明显的局限性神经症状或影像学可见脑血管病改变；②存在全身性或 DLB 以外神经病的临床或辅助检查证据。

尽管 DLB 的发现已有百余年历史，但对其研究远不如同样有百年历史的 AD 深入，究其原因，包括临床、病理和检测技术等方面。我国对该病的认知率较低，据统计，文献报道的资料完整的 DLB 病例不足 100 例，具有病理诊断者则更少。随着我国人口老龄化的加速，各种类型的痴呆病例相应增加，随着影像学检查技术和尸检研究的逐渐开展，相信 DLB 将得到更深入地认识、更准确的诊断和治疗。

（纪　勇　蔡志友　杨庆军　李延峰）

第 2 节　路易体痴呆的流行病学

痴呆的发病率和患病率随年龄增长而增加，国外调查显示痴呆的患病率在 60 岁以上人群中为 1%而 85 岁以上人群中高达 40%以上。在老年人的痴呆中，欧美各国的统计显示：AD 约占 50%；而 DLB 占老年期痴呆患者的 15%～25%。DLB 起病年龄多在 50～80 岁，平均患病年龄 74.7 岁。患病比例男性大于女性，病程一般 6 年，进展较 AD 快。

关于 DLB 患病率的流行病学调查很少。根据非基于人口的研究，DLB 的患病率在 65 岁以上老年人所有痴呆中占的比率为 3.0%～26.3%，与尸检的结果 15%～25%类似。基于少量的人口学调查，在 65 岁以上老年人中，DLB 患病率为 0.1%～2.0%，在 75 岁以上老年人中为 5.0%。DLB 通常很少有家族遗传倾向。中国 60 岁以上人群痴呆患病率为 0.75%～4.69%，DLB 也有病例报告，但尚未见分类性发病率统计资料。

（蔡志友　杨庆军　李延峰）

第3节 路易体痴呆的病因及发病机制

DLB病因及发病机制目前尚不清楚。有研究证实，DLB患者的胆碱能及单胺能神经递质损伤可能与认知障碍和锥体外系运动障碍有关。遗传学研究发现，部分DLB患者和家族性PD患者存在α-突触核蛋白基因突变，该基因产物α-突触核蛋白既是路易小体的成分，也是老年斑的成分，推测可能与DLB的发病有关；此外，载脂蛋白ε4基因也可能是DLB的危险因素。

DLB的病理标志是路易小体。路易小体主要由不溶性α-突触核蛋白异常聚集组成，导致α-突触核蛋白由正常可溶状态成为异常折叠的丝状蛋白的因素及过程，可能是发病的中心环节。

路易小体广泛分布于DLB患者的大脑皮质及皮质下核团，它是一种细胞质内的嗜伊红圆形小体。一般认为，路易小体是α-突触核蛋白由可溶性变为不溶性异常聚集而成，影响α-突触核蛋白表达和代谢的因素可能与DLB发病有关。在部分DLB和家族性PD中有α-突触核蛋白的基因突变，导致其第5位苏氨酸被丙氨酸替代，使α-突触核蛋白从可溶性变为不溶性而异常聚集；神经丝主要为其三联体亚单位异常聚集，影响微管蛋白的功能，使神经元的功能受损。电镜下路易小体为嗜锇颗粒混有螺旋管或双螺旋丝。有文献报道，路易小体对泛素化蛋白阳性，而Tau蛋白、β-淀粉样蛋白为阴性，表明与AD的典型病理改变有明显不同。存在路易小体病理特征的疾病较多，其中原发性α-突触核蛋白病主要包括DLB、原发性PD及多系统萎缩，此外AD患者大脑中也可以发现路易小体。

尽管对该病的认识不断提高，但是关于DLB与PD和AD的关系仍有争议，尤其是PD在疾病进展过程中出现痴呆症状，许多研究人员认为存在着路易小体谱系疾病。40%以上的AD患者脑内会发现路易小体，这些患者有时也会称之为AD的DLB变异型，表明AD和DLB有重叠，使得该病的诊治困难。本共识参照Mckeith等执笔的第三次DLB共识和DSM-5发布的路易体认知障碍（NCDLB）的诊断标准，结合最新的研究文献，对DLB的临床特点、诊断和治疗进行系统阐述。

（李延峰）

第4节 路易体痴呆的临床表现

1. 核心表现 波动性认知障碍，视幻觉，锥体外系功能障碍。

2. 提示性表现 快速眼动期行为障碍，对神经安定药的敏感性，多巴胺能转运体的功能成像。

3. 支持性表现 反复摔倒和晕厥，一过性无法解释的意识丧失，严重自主神经功能障碍，其他形式幻觉、妄想、抑郁、神经影像学显示颞叶内侧结构相对保留。

4. 波动性认知障碍

（1）早期出现严重的认知减退多见于病理上的AD / DLB变异型，病理上多伴AD特征。

（2）波动性认知障碍是早期出现且逐渐进展的症状，严重程度足以影响日常生活和工作。

（3）波动性表现可在数周内甚至 1 天内数分钟到数小时有较大变化，异常与正常状态交替出现，呈戏剧性变化。

（4）患者表现为皮质和皮质下的认知损害，可有注意力、执行能力、视空间功能障碍。

（5）早期可能保留记忆力。

认知障碍的特点是以注意力、视空间、结构能力、词语流畅性等方面差较为突出。

5. 视幻觉 生动鲜明并可重复出现；疾病早期至晚期均可出现。

须鉴别抗 PD 药物不良反应造成的幻觉；脑功能成像可显示视皮质血流量和功能异常，预示患者可能对胆碱酯酶抑制药有很好的反应。

6. 帕金森综合征 发生率 75%～80%；与黑质细胞变性、多巴胺能投射纤维的减少相关；早期出现严重的锥体外系症状多见于病理上的单纯型（不伴 AD 的病理表现）；运动迟缓、肌张力增高和面具脸最常见，震颤较少，两侧同时发病，多巴胺治疗效果不佳；锥体外系体征与痴呆同时出现，或两者多于 1 年之内相继出现。

7. 快速眼动期行为障碍 发生于快速动眼睡眠期，以睡眠中肌肉松弛间断缺失为特点，表现为躯体活动和痉挛增多，可有复杂剧烈的肢体或躯干运动如系扣、摆臂，伴梦境回忆；多导睡眠描记图显示睡眠期间颏下或肢体肌张力增高；快速眼动期行为障碍一般发生于痴呆出现前数年，这也是其他 α-突触共核蛋白病的常见特点。

8. 对神经安定药物的敏感性 因神经安定药对 D2 受体的拮抗阻滞作用，约 50%DLB 患者会发生锥体外系症状加重，甚至危及生命。

9. 多巴胺能转运体功能成像 DLB 患者的多巴胺能转运体（DAT）功能下降，而 AD 患者 DAT 功能正常，以此可鉴别两病，但与 PDD 难以鉴别。

近年来关于 AD 和 PD 的前驱期阶段的研究越来越多。有部分研究认为，在出现典型的 DLB 症状之前，会存在非遗忘性认知障碍，快速眼动期行为障碍、视幻觉、抑郁、谵妄、帕金森综合征样表现、嗅觉减退、便秘和直立性低血压等前驱症状，波动性的认知损害相对较少见。随着疾病的进展，逐渐出现典型的 DLB 临床特征，其主要的特征性症状包括思维和推理能力的下降；一天至数天之内有多次意识模糊和清醒状态的交替；约 50% 的患者出现类似 PD 的运动症状包括躯干的弓形姿势、平衡障碍、肌肉强直；视幻觉；妄想；处理视觉信息困难；快速眼动睡眠的梦境异常；睡眠障碍；自主神经功能异常；严重程度小于 AD 的记忆障碍等。

以下的临床症状有助于区别 DLB 与 AD：认知功能波动，伴有觉醒和注意变化，波动的证据为白天过度昏睡（有充分的夜间睡眠条件下），或者是白天的睡眠时间在 2 h 以上，长时间凝视远方，发作性的无序语言等，视幻觉。另外，顺行性遗忘是 AD 突出的症状和体征，在疾病的早期就会出现，而 DLB 顺行性遗忘并不突出。Mckeith 等的研究认为，DLB 在命名、短时或中时回忆、再认等认知测试中要好于 AD，而 AD 在语言流利性、视知觉及执行功能方面要优于 DLB。DLB 患者的执行功能及视空间功能受损要比 AD 重，如 Stroop 试验和数字广度试验。

其他提醒临床医生诊断 DLB 的症状（与 AD 相比）包括视幻觉、妄想、无原因晕厥、RBD、精神类药物敏感。

（李延峰）

第 5 节　路易体痴呆的辅助检查

1. 查体和认知检查　患者有类似 PD 的症状和体征，但达不到 PD 的诊断标准，有轻度的步态障碍，但不能用患者年迈和骨关节病来解释，静止性震颤较 PD 少见，在严重痴呆之前会有肌阵挛现象。直立性低血压在 DLB 患者中较为常见，即使是痴呆症状不严重时。

DLB 通常表现为与痴呆一致的认知损害。一项研究使用 MMSE 作为认知评分的结果显示，DLB（15.6 ±8.7）分；AD（10.7±8.6）分；AD＋DLB（10.6 ±8.6）分，DLB 的认知测试相对较好，而另一段时间内则变成意识模糊、缄默，这些波动是 DLB 的特征性表现。记忆提取相对于记忆储存损害要严重，命名检查较视空间检查（如画钟和数字抄写）相对要好。

2. 实验室检查　实验室检查不能提供诊断 DLB 的依据，但可以提示某些痴呆类型风险。常规的痴呆检查项目包括生化全套、血常规、甲状腺功能、维生素 B_{12} 水平；如有必要，可进行梅毒、莱姆病或艾滋病相关的检测。脑脊液不作常规检测。近年来对 DLB 患者的脑脊液研究发现，AD 患者脑脊液 Tau 高于 DLB，LBV-AD 介于两者之间，DLB、LBV-AD 和 AD 的脑脊液 Aβ 水平要高于正常，但三者之间无区别。ApoE 等位基因测定能够提示 AD 的风险。

3. 影像学检查

（1）MRI：头颅 MRI 有助于鉴别 VaD 和 DLB，VaD 患者常会有白质缺血性病变，DLB 则无。DLB 的内侧颞叶结构包括海马萎缩较 AD 轻，但是较正常对照重；DLB 的 Maynert 基底核和壳核萎缩较 AD 更显著；DLB 的扣带回中、后部，颞-枕叶上部及前额叶眶面的皮质萎缩，而 AD 则是在海马旁回、扣带回膝部、颞极。

（2）SPECT/PET：DLB 患者 SPECT 或 PET 检查可以发现枕叶血流或代谢减低，而 AD 患者则无；用多巴胺转运分子作配体进行 SPECT 检查可用于辅助诊断 DLB，多巴胺转运异常对于 DLB 诊断的敏感性超过 78%且特异性超过 90%。Lim 等对 14 例临床诊断为 DLB 和 10 例临床诊断为 AD 的患者进行 SPECT 和 PET 检查，其中 SPECT 以 ^{123}I-beta-CIT 为示踪剂，PET 以 ^{18}F-FDG 为示踪剂，发现扣带回中后部相对完整，称为扣带回岛症。其对 DLB 有 100%的特异性。CIT-SPECT 和 FDG-PET 均可用来辅助诊断 DLB，但是 SPECT 的准确性更高。

以 Pit 复合物 B 为示踪剂进行 PET 检查临床诊断 DLB 患者，其淀粉样物分布与 AD 类似，DLB 的额叶、顶叶、楔前叶和扣带回后部可见淀粉样物沉积，而 PD 合并痴呆患者的淀粉样物沉积较少，这些研究表明，淀粉样物沉积可能加重 DLB 的痴呆，但对于其疾病性质影响甚微；如果没有针对 AD 和 DLB 的特异性治疗出现，以代谢影像的方法来提高诊断准确率并无必要（图 10-1～图 10-3）。

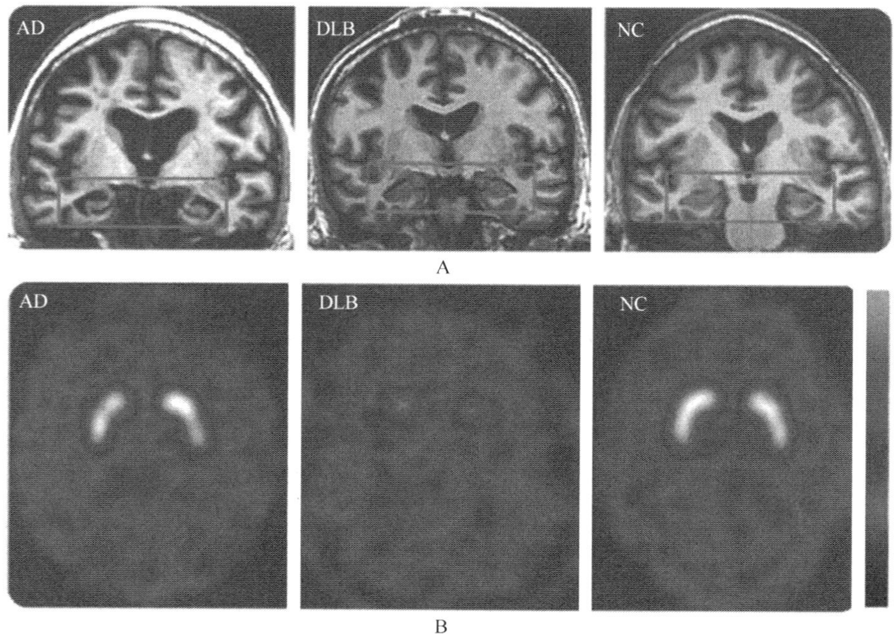

图 10-1 AD、DLB 和正常对照者（NC）冠状位 T_1 加权像（A）和 ^{123}I FP-CIT SPECT 成像（B）

如图所示，可见 DLB 患者与对照者的内侧颞叶相对保留，而 AD 患者显著萎缩；在 DLB 患者中可见壳核和尾状核多巴胺转运体摄取显著下降

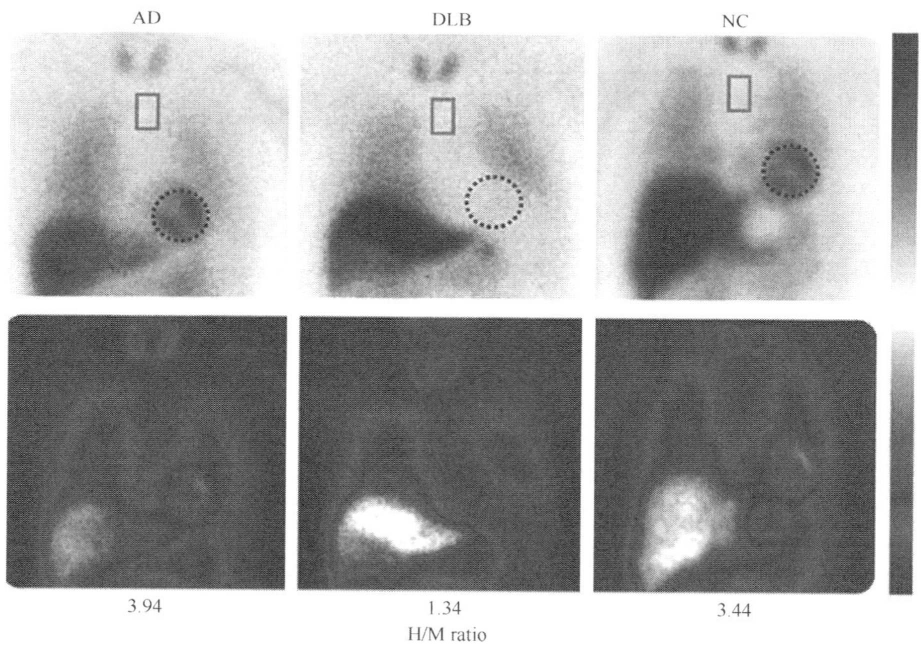

图 10-2 AD、DLB 和正常对照者（NC）^{123}I-MIBG 成像

在造影剂注射后 3 小时进行成像。感兴趣区包括心脏（H）和上方的间质组织（M）。计算心脏/间质组织（H/M）比率，与 AD 和 NC 相比，DLV 患者 H/M 比率显著降低

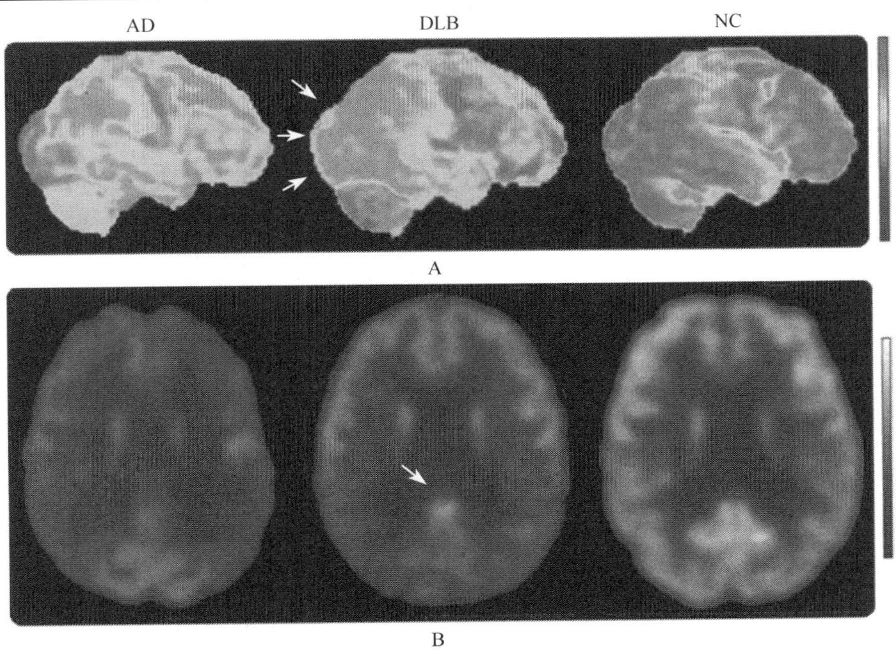

图 10-3　AD、DLB 和正常对照者（NC）^{18}F-FDG-PET 成像

A. 右侧位脑区代谢成像；B. 后扣带回层面的标准轴位像。在 AD 和正常对照者中，枕叶代谢正常，但 DLB 患者枕叶代谢显著降低（细箭头）。此外，在 DLB 患者中后扣带回区（宽箭头）^{18}F-FDG 摄取正常，而临近枕叶皮层摄取降低，称之为扣带回岛征

4．病理学检查　DLB 的特征性病理学表现是路易小体，常常和 AD 样病理学表现并存。路易小体主要存在于脑干、边缘系统及新皮质。AD 样病理表现为不同部位存在的不同程度的老年斑及神经原纤维缠结。

高度可能的 DLB 具有新皮质弥散的路易小体及低或中度的 AD 样病理表现或边缘系统路易小体及低度 AD 病理表现。

中度可能的 DLB 具有边缘系统为主的路易小体及中度 AD 样病理表现或新皮质弥散的路易小体及高度 AD 样表现。

低度可能的 DLB 具有脑干为主的路易小体及任一程度的 AD 样表现或边缘系统为主的路易小体及高度 AD 样表现，详见表 10-1。

表 10-1　与典型路易体痴呆临床综合征相关的病理表现可能性的评估

AD 样病理改变	NIA-AA 无/低（Braak 0～Ⅱ）	NIA-AA 中等（Braak Ⅲ～Ⅳ）	NIA-AA 高（Braak Ⅵ～Ⅴ）
路易小体相关病变			
新皮质弥漫性病变	高	高	中等
边缘系统	高	中等	低
以脑干为主	低	低	低
以杏仁核为主	低	低	低
仅嗅球存在	低	低	低
评估黑质神经元丢失情况（无/轻度/中度/重度）以便将患者分为有帕金森综合征或可能有帕金森综合征			

5. 其他　DLB 有脑电图检查的异常，通常早于 AD，但目前尚不能作为鉴别诊断之用。某些情况下，神经心理学检查可用于区别 DLB 和 AD，或者作为以后评估的基线（图 10-4）。

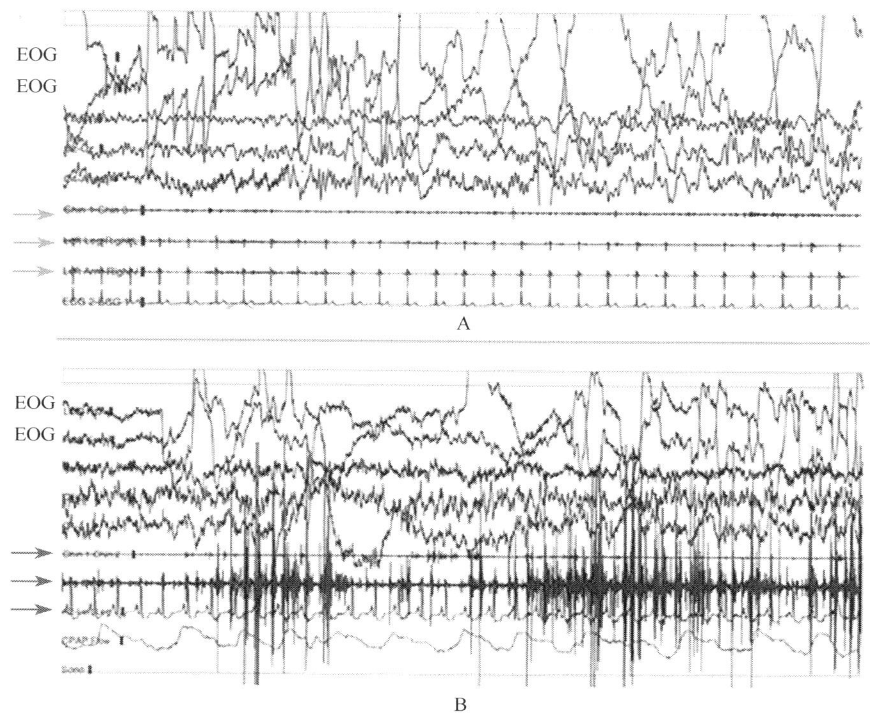

图 10-4　正常快速眼动睡眠（A）和典型的快速眼动期行为障碍（B）

A. 颏下、腿部和手臂导联无肌电活动，提示存在肌肉弛缓；B. 患者的相同导联均显示肌电活动增加，尤其是手臂导联

（李延峰　蔡志友　杨庆军）

第 6 节　路易体痴呆的诊断及诊断标准

DLB 自 Frederick Lewy 于 1912 年首先在 PD 患者的中脑黑质细胞内发现路易小体开始至今已逾百年，经全世界许多病理学家近一个世纪的研究，最终证实为一组痴呆综合征。1996 年 McKeith 等首先提出 DLB 诊断标准，2005 年国际路易体痴呆联盟出台了首个 DLB 诊断和治疗指南，该版指南得到了广泛认可及应用。时隔 12 年，DLB 联盟再次更新了 DLB 的诊断标准，2017 年 6 月 *Neurology* 杂志上发布了新的 DLB 联盟共识报告。与 2005 年标准相比，新的诊断标准明确地区分了临床特征和生物标志物；且根据患者不同的临床特征和生物标志物将诊断的可能性分为“很可能的”DLB 和“可能的”DLB。

1. 2005 年 Mckeith 等制订的 DLB 诊断标准（旧版）

（1）必要特征（诊断可能或很可能 DLB 所必须的）：痴呆，渐进性认知功能下降，影响到正常的社交和工作能力。认知障碍以注意力、执行功能和视空间缺陷最为突出，在疾病早期显著的或持续的记忆下降并非必须的，但通常出现在疾病的进展过程中。

（2）核心特征（诊断很可能 DLB 需要 2 个核心特征，可能的 DLB 需要一个核心特征）

1）波动性的认知障碍：主要表现为注意力和警觉性随时间的显著变化。

2）反复发作的形象生动的视幻觉。

3）自发的帕金森综合征。

（3）提示特征（至少一个核心特征加上至少一个提示特征可诊断很可能的 DLB，缺乏核心特征，仅一个或以上的提示特征可考虑诊断可能的 DLB，无核心特征不能诊断很可能的 DLB）

1）快速动眼期行为障碍。

2）镇静药物高度敏感。

3）SPECT 或 PET 显示基底核区多巴胺转运体摄取减少。

（4）支持特征（通常存在，但并不提高诊断的特异性）

1）反复的摔倒或晕厥。

2）短暂的、无法解释的意识丧失。

3）严重的自主神经功能障碍，如直立性低血压、尿失禁。

4）其他形式的幻觉。

5）系统性妄想。

6）抑郁。

7）头颅 CT 或者 MRI 提示内侧颞叶结构相对正常。

8）SPECT 或 PET 提示枕叶代谢普遍减低伴或不伴扣带岛征。

9）心脏间碘苄胍闪烁显像法提示 MIBG 摄取减低。

10）脑电图提示慢波，颞叶出现短暂尖波。

（5）不支持 DLB 的特征

1）出现脑血管病的局灶性神经系统体征或脑影像学证据。

2）检查提示出现其他可导致类似临床症状的躯体疾病或脑部疾病。

3）痴呆严重时才出现帕金森综合征样表现。

诊断很可能 DLB 需要：2 个核心特征或至少一个核心特征加上至少一个提示特征。

诊断可能的 DLB 需要：1 个核心特征或缺乏核心特征，仅一个或以上的提示特征。

（6）症状发生的时间顺序：DLB 的痴呆症状通常发生在帕金森综合征之前或同时发生，PDD 应该是在 PD 的基础上发生痴呆，研究中区别 DLB 和 PDD 通常采用“1 年原则”，即帕金森病综合征 1 年内出现痴呆为 DLB，1 年后为 PDD，也有一些研究采用其他时间间隔，但这会使研究变得比较困难，在一些临床病理的研究或临床试验中，通常会纳入两种临床亚型，称为路易体病或 α-突触核蛋白病。

2. 2017 年临床诊断为很可能的和可能的 DLB 的诊断标准（新版）

（1）必要特征（诊断可能或很可能 DLB 所必须的）：痴呆，渐进性认知功能下降，影响到正常的社交和工作能力。在疾病早期显著的或持续的记忆下降并非必须的，但通常出现在疾病的进展过程中，认知障碍以注意力、执行功能和视空间缺陷在早期可能更为突出。

（2）核心特征（前三者可能早期出现且持续整个疾病病程）

1）波动性的认知障碍：主要表现为注意力和警觉性随时间的显著变化。

2）反复发作的形象生动的视幻觉。

3）快速动眼期行为障碍，可能发生在痴呆前。

4）自发的帕金森综合征：运动迟缓、静止性震颤或肌强直。

（3）提示特征

1）镇静药物高度敏感。

2）反复的摔倒或晕厥及无法解释的意识丧失。

3）姿势不稳定。

4）严重的自主神经功能障碍，如直立性低血压、尿失禁、便秘。

5）嗜睡。

6）嗅觉减退。

7）其他形式的幻觉。

8）系统性妄想。

9）淡漠、焦虑和抑郁。

（4）提示性生物标志物

1）SPECT 或 PET 显示基底核区多巴胺转运体摄取减少。

2）心脏间碘苄胍闪烁显像法提示 MIBG 摄取减低。

3）PSG 确证有快速眼动期行为障碍。

（5）支持性生物标志物

1）头颅 CT 或者 MRI 提示内侧颞叶结构相对正常。

2）SPECT 或 PET 提示枕叶代谢普遍减低。

3）EEG 出现显著的后部慢波，且出现前 α 波和 θ 波之间周期性波动。

（6）不支持 DLB 的特征

1）出现其他可导致类似临床症状的躯体疾病或脑部疾病包括脑血管疾病，尽管这并不能排除 DLB 的诊断，并且由于可能存在混合的或多种的病理改变而加重临床表现。

2）痴呆严重时才出现帕金森综合征样表现。

诊断很可能的 DLB 需要满足：①≥2 条核心临床特征；有或没有提示性生物标志物证据；②只满足 1 条核心特征，伴有≥1 个的提示性生物标志物证据。仅仅基于生物标志物并不能诊断为很可能的 DLB。

诊断可能的 DLB 需要满足：①只满足 1 条核心特征，无提示性生物标志物的证据；②有≥1 条的提示性生物标志物的证据，但是无核心特征。

（7）症状发生的时间顺序：DLB 的痴呆症状通常发生在帕金森综合征之前或同时发生，PDD 应该是在 PD 的基础上发生痴呆，研究中区别 DLB 和 PDD 推荐采用“1 年原则”，即帕金森综合征 1 年内出现痴呆为 DLB，1 年后为 PDD。

（8）符合以下标准，则考虑 DLB 可能性较小

1）出现其他任何躯体疾病或脑部疾病，足以部分或全部解释患者的临床症状。在这种情况下，即使不能完全排除 DLB 诊断，也需要考虑混合性或多发性病变的可能性。

2）在严重的痴呆患者中，其核心临床特征仅有帕金森综合征的症状，并且是作为首发症状出现。

注意：DLB 是指痴呆在帕金森综合征之前或与之同时出现。而 PDD 是指在已有 PDD 的患者中出现的痴呆。在需要对 DLB 和 PDD 进行严格区分的临床研究中；痴呆和帕金森综合征症状出现的 1 年原则仍然推荐使用。

（9）两版对于 DLB 的诊断标准主要变化

1）根据临床症状和体征，分为核心特征和提示特征，原有的支持特征取消。

2）增加了生物标志物内容，主要为 PET/SPECT、心脏间碘苄胍闪烁显像、PSG、MRI/CT、脑电图等，并分为提示性和支持性两种。

3）快速眼动期行为障碍由旧版的提示特征晋级到了核心特征中；旧版的支持特征的临床症状或体征的内容（如反复的摔倒或晕厥、无法解释的意识丧失、严重的自主神经功能障碍等）均晋级到了提示特征中；旧版的提示特征和支持特征的有关影像学的内容均划分在新版的生物学标志物部分。

新版 DLB 临床诊断标准将临床症状/体征与诊断生物标志物之间进行了明确的区分。

3. DSM-Ⅴ发布的 NCDLB 的诊断标准

（1）核心特征：波动性认知障碍，以注意力和警觉性改变为主要特征；反复发作的内容形象生动的视幻觉；自发性帕金综合征，继认知能力下降后出现。

（2）提示性特征：符合快速眼动期行为障碍标准；对神经安定剂异常敏感；上述损害不能用其他情况更好地解释，比如脑血管病、其他神经变性病、药物作用，或者其他的精神、神经或系统性疾病。

DSM-5 的标准将 NCDLB 分为轻度（mild，即轻度认知损害期）及重度（major，即痴呆期）。重度的诊断以渐进性认知障碍为必须，以波动性认知障碍、类似 PD 的运动障碍及视幻觉三大核心症状为临床特点。DLB 的认知障碍主要表现为复杂的注意力和执行力的早期改变，幻觉、抑郁症和妄想症以一种精神错乱式的模式发生波动，类似 PD 的运动障碍症状常出现在认知障碍前或后 1 年时间内。PD 需与神经安定剂所致的锥体外系症状进行区别。快速眼动期行为障碍及对神经安定剂异常敏感是 DLB 的提示特征，使用这些药物治疗精神症状时需要极其谨慎。NCDLB 的支持特点是患者经常出现反复跌倒和原因不明的知觉丧失，如晕厥和短暂的意识丧失发作，可能观察到自主神经功能紊乱，如直立性低血压和尿失禁。轻度的 NCDLB 诊断适用于以下患者，他们在某个阶段出现认知障碍时，伴随的核心或支持要点不是足够充分，没达到重度神经认知障碍（NCD）标准。然而，对于所有轻度 NCDs，经常没有足够的证据证明任何单一的病因，这时候使用未指明的诊断是最合适的。

DLB 与 PDD 的区别国际上争议较大，有专家推荐将此两种类型作为不同疾病分别进行诊断。既往的诊断常以 1 年的时间为期，认为 PD 的运动症状出现 1 年后再有认知障碍者诊断 PDD 可能性大。但也有学者认为，鉴于 DLB 与 PDD 的病理一致，是与 α-突触核蛋白有关的同一类疾病的不同临床类型，临床诊断只能以运动障碍与认知损害的时间来界定，应为一个疾病的两种亚型。

（3）鉴别诊断：在 DLB 的诊断过程中，根据症状和体征的不同，需要与多种疾病鉴别，常见的有 AD、PDD、皮质基底核变性、额颞叶痴呆、血管性痴呆、脑积水、腔隙综合征、朊病毒病、进行性核上性麻痹和多系统萎缩等。DLB 临床上主要应与 AD、PDD 相鉴别。鉴别诊断主要依靠临床表现、病理学特征等。神经心理认知量表检测有助于 AD 与 DLB 的鉴别诊断。AD 主要从记忆、语言、注意力与执行功能方面进行检查，视空间功能影响较晚。而 DLB 则主要从注意力与执行功能、视空间功能方面检查进行；记忆力与语言功能影响不确定。DLB 与 PDD 诊断中“1 年原则”的时间分界点，完全是为了区分两者的人为设定，若不遵循“1 年原则”而据临床表现则不能准确地区分两者。大多数 PDD 患者是在 PD 的中晚期出现痴呆。分子影像学检查如 PET-CT 扫描对 AD、PDD、DLB 的鉴别有很大帮助，如 ^{11}C-PIB PET-CT 标记淀粉样斑块分子显像提示 PDD 脑部淀粉样斑块负荷显著低于 DLB。

1）AD：主要表现为进行性认知功能减退，常因遗忘、虚构使幻觉描绘含糊不清，精神行为异常，晚期患者可有锥体外系症状，不易与 DLB 区分，DLB 认知障碍表现为波动性，视幻觉内容具体、生动，患者可形象描述和深信不疑；有明显视觉受损、锥体外系表现较早出现，CT 及 MRI 检查显示弥漫性皮质萎缩。AD 与 DLB 的表现相似，很难加以鉴别。在疾病的早期或中期，可以通过认知功能症状、精神病性症状和神经系统症状或体征来加以鉴别。DLB 早期执行功能和视觉空间功能损害非常明显，记忆障碍较轻，同时认知功能的波动性非常突出。AD 患者早期记忆障碍突出，执行功能和视觉空间功能损害相对较轻，认知功能的波动性不明显。AD 患者可有视幻觉，但不如 DLB 患者的视幻觉鲜明生动，妄想内容也不如 DLB 患者的妄想那么丰富和系统。轻、中度 AD 患者一般没有帕金森综合征。

2）PDD：PD 被称为原发性路易体病，约有 1/3 的 PD 伴痴呆，特别是在 PD 的晚期。黑质和其他脑干神经核中出现路易小体是 PD 的典型病理特征。当初发现路易小体这种包涵体时就有人推测，PDD 是由于脑干的路易小体扩散至脑皮质所致。后来的研究确实证明，PD 患者的皮质中有路易小体，而且路易小体的多少与 PD 痴呆密切相关，皮质路易小体越多，痴呆越重。DLB 与 PDD 的临床鉴别确实存在一定困难，从临床表现看 DLB 与 PDD 非常相似。鉴别的关键在于是否在早期认知障碍的同时，伴有 PD 症状群。视幻觉和认知功能的波动性的鉴别作用要根据具体情况来确定。PD 患者在抗 PD 药物治疗过程中，常可出现视幻觉、妄想等精神病性症状，如果幻觉、妄想确与药物有关，则 DLB 的可能性小。PD 由于运动症状使认知功能测验成绩和社会生活功能都可受到影响。药物治疗后 PD 症状改善，认知功能和社会功能也会改善，故 PDD 也可以表现出认知功能的波动性，所以在鉴别诊断时应加以注意。如果在痴呆出现前，锥体外系症状已超过 1 年，则 PDD 的可能性大。总而言之，PD 和 DLB 到底是一个病还是两种病，目前仍有许多争议。有人称它们为谱系疾病（spectrum of diseases），即这两个病本质上可能是同一疾病，只不过病变影响的脑区和影响的程度有差异而已。

3）VaD：常有明确的卒中史及神经系统局灶体征，病情呈阶梯性进展，神经影像学清晰，提示梗死性或出血性病灶，易与 DLB 鉴别。VaD 患者可出现继发性帕金森综合征，其认知功能也具有波动性，但 VaD 往往有比较明确的脑血管疾病史，有比较特征性的神经系统症状和体征及脑影像检查异常的表现，故鉴别诊断不是很困难。

4）CJD（克雅病）：以痴呆及锥体外系受损为特征，病情进展较快，锥体外系体征多样，可有肌阵挛及癫痫发作，典型脑电图改变有助于诊断。

5）PSP：出现眼球运动障碍前，PSP 与 DLB 较难鉴别，PSP 痴呆为皮质下痴呆症状无波动性，视幻觉少见。

（李延峰　蔡志友　杨庆军）

第 7 节　路易体痴呆的治疗

DLB 作为神经变性疾病之一，迄今尚无方法能够治愈该病，但是有些药物经临床验证可以控制症状、改善患者生活质量及延长寿命，所以 DLB 应早期识别和诊断，早期进行综合治疗，使病程得到科学的全程管理。全程管理包括有效的药物治疗和非药物治疗，后者还包括有氧功能锻炼、科学地膳食营养管理、患者和照料者的教育及关怀。

（一）药物治疗

DLB 的药物治疗比较复杂，对于许多神经科、精神科、老年科和综合医院内科医生均是一个挑战。通常采用多种治疗模式或多个药理学治疗靶点。一般包括抗 PD 运动症状的治疗、抗痴呆治疗、抗精神症状和自主神经功能障碍等对症治疗。目前没有有效药物能治愈 DLB，所以我们现在应用的各种药物仅为对症治疗。

1. 抗类似 PD 的运动症状治疗 首选单一左旋多巴制剂治疗 DLB，大约有 50%的患者会有改善。该药应从小剂量开始，缓慢加量至最适剂量后维持治疗。由于此类药物易于引起意识紊乱和精神症状，所以使用时应当小心，最好不用抗胆碱能药物。

2. 抗精神症状药物治疗 DLB 视幻觉最常见，也常伴有谵妄、焦虑、抑郁和行为异常。轻度患者无须治疗，如需要药物治疗时，一般应选用胆碱酯酶抑制剂或非典型抗精神病药物。开放药物研究证实，胆碱酯酶抑制剂能改善 DLB 的精神症状。当需要应用非典型抗精神病药物时，临床上一般选用喹硫平、氯氮平和阿里哌唑等，由于典型抗精神病药物的药物不良反应较多，而且多数患者对这类药物有超敏反应，可能明显加重患者的精神症状，因而禁用。应当注意，长期大量应用非典型抗精神病药物也有潜在的严重不良反应，如增加心、卒中风险和死亡率，加重认知功能损害，因此，临床上要慎用。在谨慎评估利弊后，可以应用小到中等剂量，但要在严密的监护下维持最短的疗程，并需要与照料者协商，甚至和患者本人商量用药。

3. 抗痴呆药物治疗 DLB 患者的脑内乙酰胆碱浓度下降，较之于 AD 患者，DLB 患者接受胆碱酯酶抑制药物效果更好，患者的认知波动会减少、警觉性会提高、记忆也会改善。目前尚未有 FDA 批准用于治疗 DLB 患者药物，但是临床研究证实了某些胆碱酯酶抑制药物有临床效果。随机安慰剂对照研究提示卡巴拉汀治疗 DLB 有一定疗效。系列开放试验表明多奈哌齐治疗 DLB 亦有效。加兰他敏仅有初步的开放试验结果。在 DLB 抗痴呆药物治疗中，如果治疗药物突然停止会出现神经、精神症状的反跳现象，所以建议胆碱酯酶抑制剂治疗有效的 DLB 患者不要轻易停药或换用其他胆碱酯酶抑制剂。治疗后患者的淡漠、焦虑、注意力差、幻觉、妄想、睡眠障碍和认知障碍均会不同程度改善。治疗过程中部分患者类似 PD 的体征可能会一过性加重，一旦出现严重运动症状，应考虑停药。为避免胆碱酯酶抑制剂的胆碱能样不良反应如恶心、呕吐、食欲减退、腹泻和嗜睡，建议采用药物剂量滴定法或与食物同服。胆碱酯酶抑制药物还会增加直立性低血压、跌倒和晕厥的风险，应当注意并加以防范。

美金刚作为谷氨酸盐的拮抗剂，已被 FDA 批准用于治疗中、重度 AD 患者，但尚未批准用于治疗 PDD 和 DLB。有研究认为美金刚能够改善 DLB 的认知功能和神经精神症状。但美金刚治疗 DLB 的临床资料相对较少。临床疗效有待进一步研究和验证。

4. 情绪异常及睡眠障碍治疗 DLB 抑郁症状很常见，关于该症状的临床合理治疗方案比较缺乏。目前 SSRI 和 SNRI 被推荐用于抑郁症的药物治疗，三环类抗抑郁药和抗胆碱能作用的药物应避免使用。睡眠障碍如快速眼动期行为障碍者可以睡前服用氯硝西泮 0.25mg、褪黑激素 3mg 和喹硫平 12.5mg 等，应逐渐加量，并监测疗效和相关不良反应。

还有文献报道，褪黑素睡前 3mg 与氯硝西泮联用更有效。胆碱酯酶抑制剂可能对睡眠障碍有帮助。DLB 的患者也常有淡漠表现，一般推荐应用胆碱酯酶抑制剂。

DLB 的治疗原则与其他痴呆相同，主要目的是提高认知功能，解除精神行为症状和改善社会生活能力。然而，DLB 的临床表现有其自身的一些特点，如精神行为症状和锥体外系症状比较突出，往往成为治疗的主要关注点。针对这两类症状的治疗药物，在药理机制上常有矛盾，有时会给治疗带来一定困难，比如说，抗 PD 药物常可诱发精神症状，而抗精神病药物又可引起锥体外系反应，因此，在药物的选用上需要权衡利弊。对于 PD 症状的治疗可选用复方左旋多巴、多巴胺受体激动剂等药物治疗，但要注意剂量调节。对于幻觉、妄想等精神病性症状的治疗，可选用锥体外系不良反应比较小的药物，经典的抗精神病药可选用奋乃静、舒必利等。新型非典型抗精神病药可选用利培酮、奥氮平、喹肽平等，这类药物的锥体外系反应更少，适用于 DLB 的精神症状的治疗。非典型抗精神病药氯氮平也极少产生锥体外系不良反应，但可引起白细胞减少或缺乏，而且抗胆碱能作用和镇静作用比较强，可加重或诱发意识模糊和跌倒，故应谨慎使用。即便是抗 PD 药物诱发或加重的精神症状，用抗精神病药治疗都能有效地控制，而且在抗精神病药治疗时不必停用抗 PD 药物（有时可能要减少剂量）。这一治疗方法的改进显著地提高了治疗效果。

（二）非药物支持

1. 有氧功能锻炼 有数据显示，认知刺激训练有助于轻到中度痴呆患者的记忆改善和生活质量的提高。物理治疗和有氧运动对于维持患者的活动能力很有帮助。有氧功能锻炼还可以预防和延缓认知下降。同时，要告诉家属鼓励 DLB 患者积极参加有氧功能锻炼，并注意安全。

2. 营养管理 DLB 患者早期能正常进食水，饮食无特别规定，但晚期患者常存在吞咽困难和营养不良，此时应改变患者食谱，以软食或半流食为主，注意补充高蛋白。对有严重吞咽困难，误吸风险高的患者，可行胃造瘘术以保证足够营养。

3. 患者及照料者教育 要对患者、患者的配偶、家庭成员及看护人员进行 DLB 的疾病知识普及教育，动员社会力量关爱 DLB 患者。

（三）预后

DLB 是一种不可逆转的进行性加重的神经变性疾病，进展的速度因人而异，一般认为要快于 AD 的病程。严重 DLB 患者可因吞咽困难致营养不良；因长期卧床，患者易于产生压疮；吞咽困难和运动障碍导致肺部感染，患者最终死于瘫痪、营养不良及感染等并发症。

（李延峰）

参 考 文 献

岳伟，纪勇. 2015. 路易体痴呆百年史. 中国现代神经疾病杂志，15（7）：514-517.

中国微循环学会神经变性病专业委员会，2015. 路易体痴呆诊治中国专家共识. 中华老年医学杂志，34（4）：339-344.

McKeith I G，Boeve B F，Dickson D W，et al. 2017. Diagnosis and management of dementia with Lewy bodies：fourth report of the DLB Consortium. Neurology，89（1）：88-100.

第十一章 亨廷顿病性痴呆

第 1 节 亨廷顿病性痴呆的概述

亨廷顿病（Huntington disease，HD）又称亨廷顿舞蹈病（Huntington's chorea）、慢性进行性舞蹈病（chronic progressive chorea）、遗传舞蹈病（hereditary chorea），是神经系统原发变性疾病，是一种常染色体显性遗传疾病，其临床特征为运动障碍（常为舞蹈样动作）、痴呆和人格障碍。1842 年 Waters 首次提及本病，1872 年 George Huntington 对此病的临床表现和遗传方式进行了较为全面的综述，以后便以他的名字命名此病。Huntington 最初描述本病为遗传性进行性神经变性病，异常运动、痴呆和家族史为本病的临床特点。HD 患者痴呆发生率可高达 90%，具有皮质下痴呆的特点，ICD-10 在器质性精神障碍痴呆的分类中，称其为亨廷顿病性痴呆。

HD 为常染色体显性完全外显形式遗传，即一个患者的后代将有半数发病，男女发病差异无明显的统计学意义。遗传基因定位于 14q16.3，基因产物为亨廷顿因子（Huntingtin）。本病起病年龄常在 25～50 岁，平均年龄在 45 岁左右，也可早至 2.5 岁，晚至 75 岁，平均病程为 14 年。此病持续 5～30 年，平均 14 年，发病后生存期为 15～20 年。5%～10%的患者发病年龄在 10～20 岁，1%的患者发病年龄在儿童期，青年发病者症状往往较重，个别患者发病年龄在 80 岁以后，携带致病基因的患者在 65 岁以上发病率几乎为 100%。尽管如此，10 岁以下和 70 岁以上的患者罕见。

HD 在全世界都有发病，患病率从 0.5/10 万至 7.8/10 万都有报道，可见于各种家族，但以欧美白种人受累最多，祖先是北欧白种人的人群患病率为（3～7）/10 万人。此外，还有分析显示中国/日本 HD 患病率为 0.40/10 万人，而欧洲/北美及大洋洲患病率为 5.7/10 万人。我国流行病学研究资料较少，至今已报道 100 余家系，分布于全国各地区。不同国家 HD 的发病率存在较大的差异，美国的患病率为（4.1～8.4）/10 万，大多数欧洲国家的患病率在（1.63～9.95）/10 万，而亚洲人患病率较低，在芬兰和日本约为 0.5/10 万。

HD 已经成为研究其他更常见的神经退行性疾病如 AD、PD 的疾病模型，是由 Huntingtin 蛋白基因上 CAG 三核苷酸重复序列异常扩增编码形成的长链多聚谷氨酰胺所致，正常人为 11～34 个 CAG 重复序列，而 HD 为 40 个以上。这些退行性疾病都有共同的特征：晚期发病，选择性的神经元易感性，整个病程中疾病相关蛋白的广泛表达，异常蛋白的合成、聚集，以及对细胞自身及细胞相互作用的毒性效应。

HD 累及脑部多个部位，以尾状核萎缩和大脑皮质变性为主要特征，系一种罕见特发的神经系统变性疾病。临床主要表现为"三联征"：缓慢进展的舞蹈样症状、精神异常和进行性痴呆。年轻发病者症状一般较重，以肌强直为主，中年发病者以舞蹈症状为主，60 岁以上发病者以意向性震颤为主。2014 年，Reilmann 等对 HD 临床进程提出了更为正式的术语解释：症状前期（premanifest）、前驱期（prodromal）及症状期（manifest）亨廷顿病（图 11-1）。

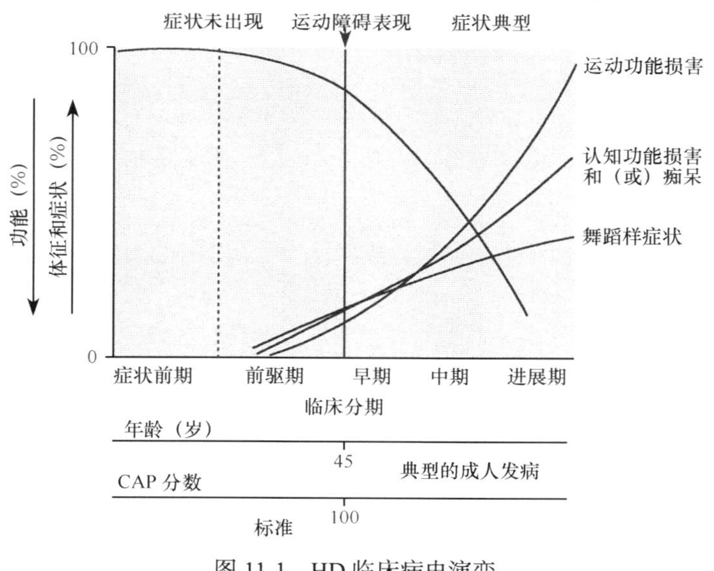

图 11-1　HD 临床病史演变

（高宝兵　蔡　敏）

第 2 节　亨廷顿病性痴呆的病因学

HD 为单基因常染色体显性遗传，呈完全外显性。1983 年 Gusella 等从 1 个用噬菌体载体克隆的人类 DNA 片段中，发现了与亨廷顿病性痴呆紧密连锁的 DNA 标志 G8，此标记 G8 定位于第 4 对染色体上，进一步研究还确定了 HD 的缺陷基因位于第 4 对染色体的短臂 4P16 区域。只要携带遗传致病基因，或早或晚会出现症状，纯合子与杂合子的临床症状无明显差异，临床亦偶见散发病例。根据发病年龄，HD 可分为青年型（20 岁前发病）及成年型。

Huntington 报道的病例均为移居美国的英国人后裔，约 1000 多例 HD 患者祖先可追溯到 1630 年自英国移民来的 6 个人，其中一个家系可上溯 300 年，共 12 代，每代都有 HD 患者。美国的许多患者都是英国移民到美国长岛的两兄弟的后代。Negretee（1958）在委内瑞拉 San Luis 小渔村居民中发现很多 HD 患者，所有患者都来自 150 年前患 HD 的一个妇女的后代。突变基因的亲源性影响发病年龄，幼年型 HD 多见于父系遗传，年长发病多为母系遗传。另发现 4 对单卵双胎几乎同龄发病。本病每代平均患病率为 50%，男女同样受累，有些家族全部成员皆患本病。家族一旦发病，就要逐代无间断地相传。父系遗传占优势者发病较早，而母系遗传占优势者发病较晚。但如母亲已发病，在妊娠过程中，由于母体与胎儿的相互作用，大部分胎儿流产。而由父系遗传的小孩多能存活。来自父亲的患者可出现早发，大部分青少年 HD 患者遗传来自于父亲，20 岁以后发病的患者很可能遗传来自母亲。和其他多谷酰胺重复导致的疾病一样，HD 的遗传呈现遗传早发现象，即一代比一代发病早，且一代比一代症状重。基因的改变和环境因素可能是不同人群发病年龄不同的原因。

IT15 基因（interesting transcript 15）位于 4p16.3 区域的 D4S180 和 D4S182 之间，编

码约 3144 个氨基酸。在其开放阅读框架的 5′-端有一个多态的三核苷酸（谷氨酰胺）重复序列（CAG）n。HD 中该重复序列可超过上限 36 达到 42～66，甚至 100 以上。CAG 重复的长度是决定发病年龄的最重要的因素，CAG 重复越多，患者的起病年龄越小。不过也有 CAG 重复拷贝数不增加的病例。

（高宝兵　蔡　敏）

第 3 节　亨廷顿病性痴呆的病理生理学

一、发 病 机 制

HD 是常染色体显性遗传病，也有少许散发病例报道。在确认基因位点后，又经过多年研究搜寻才找到它的致病基因 Htt（Huntingtin）。这个基因编码 Htt 蛋白（Huntingtin protein），在它的第一个外显子中，包含了重复的 CAG 三联密码子。在 HD 中，这个三联密码子的重复次数会出现异常增加。拥有多于 36 次 CAG 重复三联子的个体就会患病。但如果重复次数为 36～39 个，则全外显性较低。三联子重复次数不稳定，在遗传到下一代时次数可发生改变。

单基因显性遗传提示 HD 为一种先天性代谢缺陷性疾病。HD 的主要病变部位在尾状核和豆状核及大脑皮质（主要在前叶），以及内侧苍白球、丘脑、下丘脑。这些病变会导致严重的全脑萎缩，与同龄正常对照组相比较，脑体积减少高达 30%。早在确诊发病的多年以前，就可以检测到尾状核的变化和脑体积的减少。

在大脑中表达的变异 Htt 蛋白通过不同分子机制导致神经功能退化，不同的神经递质的改变，如基底核、黑质 GABA 水平减少，纹状体、黑质 DA 和 NE 水平升高有关。

1. 兴奋性氨基酸的毒性作用　突触后受体被兴奋性氨基酸过度激活导致神经毒性作用。谷氨酰胺的异常扩增使 Htt 产生毒性作用，从而对神经元产生一系列的毒性作用。影响基因的转录，突变的 Htt 在细胞核内与某些转录因子形成转录复合物，如 p53、CREA 结合蛋白、特化蛋白 SP1 及 TATA 结合蛋白（TBP）等，从而干扰转录因子与 DNA 的结合，进而影响其在细胞中的表达。此外，组蛋白乙酰转移酶（HAT）可使组蛋白乙酰化而启动基因转录，突变的 Htt 降低组蛋白乙酰化水平从而影响基因的表达。HD 患者脑组织中纹状体区中脑源性神经营养因子（BDNF）表达水平显著下降，神经营养因子受体如 TrkB 和 P75NIR 的表达水平也明显下降。泛素蛋白酶系统（UPS）对突触的功能和可塑性具有重要的作用，而突变的 Htt 可降低其活性，从而影响神经元的正常功能。

2. 氧化应激　线粒体功能障碍或兴奋性氨基酸的毒性作用，大量自由基导致氧化应激增加，诱发凋亡的发生。Htt 蛋白变异不仅能打乱线粒体功能相关蛋白的基因调节，而且还可与和线粒体膜表面的蛋白反应，损伤呼吸链功能，妨碍线粒体固定到微管，影响线粒体动态融合与分裂并使钙传输增加。

3. 能量代谢异常　能量代谢受损可降低谷氨酸的毒性作用的阈值，激活兴奋性毒性作用，增加自由基的产生。CAG 的异常重复可以大规模影响分子间的相互作用，导致细胞内蛋白运输紊乱，线粒体形态和功能稳定相关蛋白相互作用的紊乱，常导致能量供应不足和神经退行性改变。

4. 异常蛋白的聚集　谷氨酰胺是一种极性氨基酸，其侧链上酰胺基团易形成多聚物，多聚谷氨酰胺的异常扩展是构型从随机折叠向β-折叠转化。正常情况下，HD 蛋白位于神经元细胞质中，但在 HD 患者由于其第 4 号染色体上的 HD 基因发生变异，导致 CAG 的重复扩增产生了变异的蛋白质，该蛋白质在细胞内逐渐聚集，形成包涵体，沉积在细胞核内。这种包涵体的形成可能与谷氨酰胺转移酶密切相关。谷氨酰胺转移酶被突变的 Htt 激活后可催化 Htt 中谷氨酰胺之间的交联，促使形成稳定的 Htt 聚合体。变异蛋白不仅能促使该蛋白的异常功能增加而且能导致正常功能丧失，并且变异 Htt 蛋白会产生积聚，但集聚的蛋白对神经元的损害或者对 Htt 蛋白的毒性是否有所保护目前仍存在争论。

5. 细胞凋亡　氧化应激、兴奋性毒性作用和部分能量衰竭、异常蛋白的聚集均可导致细胞凋亡。正常 Htt 蛋白本身具有多种细胞功能，Htt 蛋白变异则导致功能障碍。蛋白变异常常首先表现为相关基因的表达异常，HD 纹状体中异常表达的基因也可抑制自噬功能，促进凋亡，改变神经营养供能及细胞质内的生物和信号合成。Htt 有数个蛋白酶酶切位点，可被 caspase、钙蛋白酶等酶切，正常的 Htt 可抑制蛋白酶的激活，而突变的 Htt 可激活蛋白酶，其酶切产物含多聚谷氨酸序列的氨基末端片段，这些 Htt 片段可在细胞核和细胞质中发挥各种毒性作用，也可激活 caspase-8、caspase-9 而诱导细胞凋亡。

二、病理生理学

HD 患者的主要病变部位在尾状核和豆状核，其次是大脑皮质（主要是在前叶），以及内侧苍白球、丘脑、下丘脑。大体病理标本特点为双侧尾状核头和壳核的广泛萎缩，常伴有额颞叶区脑回的萎缩。进行性纹状体萎缩是疾病严重程度分期的基础，重症患者的尾状核头部缩小成只有 2～3mm 厚的薄带状，致使尾状核内侧部由向脑室微凸成为凹陷状，尾状核容积可减少到正常的一半，从而导致侧脑室前角扩大，侧脑室的背外侧角趋于钝圆。脑室扩大可达正常的 2.5 倍，苍白球轻度萎缩。额叶、顶叶、岛叶萎缩，脑沟扩大。脑干和小脑相对正常。

光镜下表现为尾状核和壳核内神经元选择性缺失和星形细胞增生，在尾状核和壳核内，神经元丢失以中、小型神经元，尤其是含 GABA 及脑啡肽并投射到苍白球外侧部的小型多棘神经元受损、凋亡最为明显，其中尾状核小神经元（高尔基Ⅱ型细胞）缺失达 70%；含生长抑素、神经肽 γ 与胆碱酯酶的中、大型无棘中间神经元相对不受影响。明显的神经元缺失也见于大脑皮质深层，尤其是额叶，可表现为神经元缺失和第Ⅲ～Ⅴ 层星形胶质细胞增生，伴血管周围间隙脂褐质和巨噬细胞增多，但不及尾状核和壳明显。其他区域如苍白球、丘脑腹外侧核、下丘脑核、黑质的神经元有不同程度的脱失。苍白球萎缩比尾状核、壳核的萎缩为轻，其病变在外侧部受损最重，伴大型神经元丧失，在有些病例，其内侧部分同样受损。在丘脑，神经元稍微有减少，以丘脑腹外侧基底为重，其中的小型联络神经元甚至可减少一半。基底核区的谷氨酸脱羧酶活性降低，导致抑制性神经递质 GABA 不足；因胆碱乙酰化酶的活性降低，导致乙酰胆碱减少，引起多巴胺能的功能相对增强而发病。

在疾病的早期，含 GABA 及脑啡肽投射到外侧苍白球的神经元丢失，抑制性神经递质 GABA 及其合成酶谷氨酸脱羧酶（glutamic acid decarboxylase，GAD）显著下降，DA 含量正常或轻度增高，导致肌张力降低、动作增多，是引起舞蹈样动作的基础；随着病程的进展，纹状体传出投射到内侧苍白球的部分也受到影响，苍白球 GABA 进一步减少，舞蹈样不自主动作随之减少，则是晚期出现强直与肌张力障碍的原因；痴呆由大脑皮质和深部核团的病变所致，被认为主要是尾状核受累特别是尾状核内氨基酸递质减少之故。另外，纹状体的 P 物质、甲硫脑啡肽、强啡肽和胆囊收缩素减少，生长抑素和神经肽 γ 增加。

近年来研究表明 HD 细胞中线粒体的形态和结构发生了明显改变。此外，HD 细胞中线粒体某些电子传递链复合物蛋白活性或蛋白表达水平的降低，Htt 蛋白变异不仅能打乱线粒体功能相关蛋白的基因调节，而且还可与线粒体膜表面的蛋白反应，损伤呼吸链功能，妨碍线粒体固定到微管，影响线粒体动态融合与分裂并使钙传输增加。除了线粒体形态和功能的改变，HD 细胞线粒体的 Ca^{2+}稳态也发生了紊乱，且线粒体的氧化压力水平显著升高，进而导致 HD 细胞线粒体基因组 DNA 损伤。由于线粒体在细胞凋亡过程发挥着重要作用，因此 HD 细胞中线粒体的这些变化揭示了线粒体异常参与了 HD 细胞特别是神经元的凋亡过程。因此 HD 细胞线粒体形态的变化、功能障碍、Ca^{2+}紊乱和氧化压力的升高及在凋亡中的作用将线粒体与 HD 神经元（特别是纹状体中的神经元）的死亡联系起来。目前的一系列研究已经证实线粒体在 HD 致病过程中发挥着关键的作用，线粒体也是舞蹈病疾病治疗的关键靶标。

（朱润秀）

第 4 节　亨廷顿病性痴呆的临床表现

痴呆是 HD 患者的恒有的特征之一，ICD-10 在器质性精神障碍痴呆分类中，称其为亨廷顿病性痴呆。认知障碍主要表现为思维加工缓慢，执行功能退化，具体为任务执行困难，短时记忆受损，知觉歪曲，智力迟钝。患者常对自身的认知减退缺乏自知，随着疾病的进展，发展为痴呆。

认知缺陷在 HD 的早期即可出现，但记忆损害的模式与 AD 早期或柯萨可夫综合征时所见遗忘不同。后两种病的患者是记住新信息能力首先破坏，而对老信息的回忆相对保留。HD 患者对记住近期材料和回忆远期老的信息同样困难。仔细分析记忆缺陷发现最初记住新信息仅有轻度损害，而将信息作修饰以便有效储存则有明显困难，回忆有显著缺陷。

认知功能下降：但进展的速度因人而异，亨廷顿病性痴呆包括早发的行为紊乱，如易激惹，不爱整洁、兴趣缺乏。逐渐出现认知下降、智能受损和记忆障碍。HD 的早期特征是近期记忆缺陷，中期出现运动障碍和各种认知功能改变，包括词语的流畅性、注意力和执行功能、视空间障碍和抽象思维、推理能力下降，终末期时则出现语言能力下降，语言提取困难智力障碍有时可作为首发症状。

早期患者注意力分散颇突出，可表现为迟钝、被动、冷漠、懒散，理解力差，工作效率下降或不能胜任工作等。以后出现痴呆症状，发展缓慢。早期生活能力下降，有一定自知力，自述思考迟缓、健忘，记忆障碍较 AD 轻，判断力往往受损，定向力相对保持。言语困难，失用、失认少见。晚期出现运动不能性缄默和呆傻，常缓慢进展。患者的记忆比其他认知功能受到影响较少，自知力常保持完好。患者在一段时期内能够察觉自己智力的改变。主诉感到迟缓、健忘、脑子糊涂，被视为“皮质下痴呆”。晚期可出现明显运动不能性缄默症。

HD 的认知症状有时会比舞蹈症早很多年出现。有研究发现，HD 基因携带者中的 40% 有轻度认知损害，且越接近发病其认知障碍越明显。这些早期变化严重影响患者功能，此类早期功能退化可以由患者的运动、认知和抑郁症状预测。HD 患者认知障碍的类型与其他神经退化疾病，如 PD 和 AD 的类型不同。在 HD 疾病的早期，认知障碍主要局限于单个脑功能域而不累及整个脑部。在疾病早期，患者不仅加工速度和情节记忆会受到影响，执行功能障碍也比较明显。患者也可能有情感认知，特别是厌恶认知方面的缺陷。这可能严重妨碍他们的社会交往能力。执行功能障碍也是 HD 的一个主要问题。HD 患者往往无法认识到症状的严重程度，一些患者甚至出现病感失认。随着病情的发展，患者痴呆症状常常恶化，不过即使是病情严重的案例，也仍可能保存部分认知功能。

HD 其他特征性的症状如下所述。

（一）运动障碍

HD 的运动障碍分为不自主运动和运动减少即肌张力增高综合征。前者包括舞蹈样动作、肌张力障碍、手足徐动和肌阵挛等。后者有运动笨拙、运动迟缓、强直、步态异常、构音障碍、吞咽困难等。

本病最具特征性的表现是舞蹈样运动。舞蹈样运动常隐袭出现，初起病时，患者感到手足活动笨拙，持物易于失落，短暂的不能控制的装鬼脸、点头和手指屈伸运动，类似无痛性的抽搐，但较慢且非刻板式。随病程进展，异常运动程度加重、范围扩大，出现典型的抬眉毛和头屈曲，当注视物体时头部跟着转动，患者行走时出现不稳，腾越步态，加上不断变换手的姿势，呈全身性舞蹈症。舞蹈样动作常以肢体近端与躯体部为重，行走时，有较为明显的臂、腿部异常运动，以致呈现欢快、顿跃步态，伴躯体失控性舞蹈样动作，搬步前进，是为 HD 的特征性异常运动。多数患者在疾病早期有眼球运动功能异常，表现为两眼意向性快速扫视运动速度减低或失准、灵活追视能力减退、眼动性眼震异常等。进而在双眼快速扫视时，需赖头部转动协助，才能达到目的。随病程进展，舞蹈样运动逐渐减少，出现强直、运动迟缓、姿势反射障碍等帕金森综合征的表现。到疾病的晚期阶段，强直、运动不能常常掩盖其他运动障碍特点，称为运动不能-强直综合征（akinetic rigid syndrome），或称 Westphal 变异型。儿童、青少年患者的临床表现与成人者不同，以肌张力障碍为明显，常以强直替代舞蹈。

HD 的舞蹈样动作通常为全身性的。缓慢的、肢体远端的、扭转的运动，称之为手足徐动症，一般出现在智能障碍前。最初轻度的舞蹈可表现为烦躁不安，严重的舞蹈可表现为无法控制的肢体连续打击（如投掷运动）而影响肢体的功能。早期常为不规则的肌肉抽动，表现为手指屈伸运动、点头、面肌抽动呈怪相。进一步发展为面、颈、肢体和躯干出现突然、无目的、强烈的不自主舞蹈样动作。其特点是快速无规律，突然的有时像手足徐动症一样缓慢而有节奏的运动。伴有发音不清与步态改变，也可以出现锥体外系症状，患者常用同方向的随意运动来伪饰。它属于一种肌张力减弱、运动功能增强的锥体外系综合征。随着疾病的进展，舞蹈样症状常和肌张力障碍、帕金森病样症状（如运动徐缓、肌强直和姿势不稳）并存，并逐渐被后两者取代，这常常比舞蹈本身更加重患者的残疾程度。

异常运动日益增剧导致明显的扭转样动作与共济失调。舞蹈样症状出现后智能障碍往往加重。青少年型 HD（20 岁之前发病）表现为帕金森病特征、肌张力障碍、长束征、痴呆、癫痫，舞蹈症状轻微，甚至没有。

（二）情感障碍

情感障碍是 HD 中普遍的问题，可先于运动障碍及认知障碍。在疾病早期，30%～50%的患者有情感障碍，以抑郁最为常见，伴失眠、厌食、体重下降、活动减少等。在患者与有 HD 危险状态的人群中，自杀发生率高于常人。随着病情演变，患者逐渐出现烦躁、易怒、多疑、孤僻或冲动行为，有的呈现双相情感障碍——躁狂抑郁症。有 5%～10%的患者呈现精神分裂症样症候群或非典型性精神病，可出现听幻觉、触幻觉、妄想、偏执狂与其他思维紊乱。这些情况虽可发生在病程中任何时候，但多见于疾病早期。此外，约 5%的患者有反社会的人格改变，15%的患者嗜酒。HD 患者的激动性是家庭成员最难以忍受的人格改变。这种激动性可诊断为发作性暴力行为障碍，也可作为抑郁症的复合综合征的一部分。随着 HD 患者的精神和神经障碍进行性发展，至最后阶段，患者缄默和呆傻，常死于全身衰竭继发感染。

HD 疾病早期可见眼球运动异常。眼球扫视运动启动慢且常不共轭，缓慢的追随运动常因为突然出现扫视运动而中断，当要求患者向一侧看时患者常控制不住向相反方向扫视。HD 患者腱反射变化不定，部分患者减弱，部分患者亢进伴有阵挛，Babinski 征常阴性。其他体征可有抽动症和肌阵挛。

HD 为常隐匿起病，症状包括舞蹈样动作，认知和行为障碍进行性加重，症状表现在同一家族的成员身上可能会有所不同。临床上以出现特征性运动障碍为 HD 起病点。HD 的病程可粗略分为 3 期：

早期：症状轻微，以抑郁、易激惹、难以解决复杂问题等轻度认知损害和精神症状为主，可有轻微的不自主运动，如眼球扫视运动障碍，患者有独立生活能力。

中期：出现明显的运动障碍，以舞蹈样症状为主，自主运动障碍进行性加重，可有吞咽困难、平衡障碍、跌倒和体重减轻，认知功能进一步减退，此期患者的社会功能受损，但基本生活能力尚得到保留。

晚期：患者多卧床不起，舞蹈样症状可加重，但常被肌强直、肌张力失常和运动迟缓所取代；患者的所有日常生活均需依靠他人料理。精神症状在病程各时期均存在，而在晚期常变得不易识别。HD 患者的疾病进展情况可采用 HD 统一评定量表（UHDRS）进行跟踪随访。

（高宝兵　蔡　敏　朱润秀）

第 5 节　亨廷顿病性痴呆的辅助检查

影像学检查：头部 CT 或 MRI 对于诊断 HD 具有重要的临床价值，典型的影像学特点是双侧尾状核萎缩，导致侧脑室额角外侧面向外膨起。SPECT 检查发现尾状核和豆状核区域血流明显下降，额叶和顶叶血流也有下降，与患者这些部位的病理改变有关。PET 表现尾状核区葡萄糖代谢明显降低，尾状核区的代谢活性下降可出现在尾状核萎缩前。

尚无单独的图像技术足够诊断 HD，通过头颅 CT 或 MRI 测量两侧的尾状核直径有助于 HD 的诊断；功能 MRI 有助于发现临床前期的异常，并能随访评价病情的进展。也有文献报道 PET 和 MRS 有助于 HD 的诊断，但其临床价值仍有限。据报道，在没有其他特异性影像学改变时，MRI 或 CT 扫描显示对称的纹状体萎缩（通常位于其他皮质下区域萎缩程度较轻，如大脑皮质、皮质下灰质）强烈支持亨廷顿病的诊断，而这些影像学表现在“运动障碍”（motor onset）出现前即可检测发现（图 11-2）。

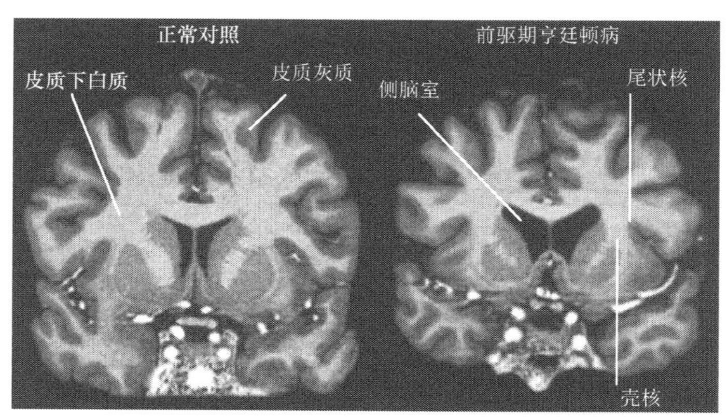

图 11-2　临床前期 HD 的 MRI 特征

基因诊断：基因检测有助于确诊，对有典型 HD 的临床表现和明确的遗传家族史者可不另行基因检测；对缺乏 HD 家族史者，临床上疑诊为 HD 的患者需行基因检测以排除。根据美国医学遗传学会（ACMG）制定的 HD 基因测试技术标准与指南（2004 版），HD 的基因测试方法为：以聚合酶链反应（PCR）或 Southern 印迹杂交法配合 DNA 测序，检测 IT-15 基因 CAG 重复次数。正常基因的 CAG 重复次数≤26；当 CAG 重复次数为 27～35 时，尚不足以引起临床症状，但基因不稳定，在通过精子传递给下一代时，可出现 CAG 重复次数的扩增；当 CAG 重复次数为 36～39 时，具备不完全外显率，部分携带者可不发病或推迟发病时间；当 CAG 重复次数≥40 时，具备完全外显率，所有携带者均发病。CAG 重复次数和发病时间存在负相关。HD 基因测试阳性定义为至少 1 个等位基因的 CAG 重复次数≥40，具有 99%以上的敏感度和 100%的特异度。HD 的基因诊断可用于诊断性测试、预测性测试和产前测试。

基因检测特别是对仍未发病的潜在基因携带者的检测必须慎重，必须根据咨询者自身情况，让患者能自己做出决定。因为基因检测的主要风险是可能出现的自杀倾向。据报道，对于有精神病史及基因检测前已经失业 5 年以上的患者，自杀风险会增加。

脑电图：可有弥漫性异常，无特异性。主要为低波幅快波，尤以额叶明显，异常率占 88.9%。α 波活动减少，波幅降低。视觉诱发电位波幅降低，但首波部分潜伏期正常。患者 P100 不正常，检测 P300 可作为早期认知功能下降的客观指标。

（高宝兵　蔡　敏）

第 6 节　亨廷顿病性痴呆的诊断及鉴别诊断

由于 HD 不单只波及患者更会影响到其家人，进行基因检测前一定要慎重进行遗传咨询，咨询最好是能让患者家人参与，同时必须充分考虑到患者的接受程度。通常许多表现出舞蹈症症状的散发性疾病都可以通过准确的病史和身体检查确诊。一旦确定有家族史，HD 的可能性就非常大，确诊 HD 则不需更多的检测。不过如果患者家族中没有任何成员曾经做过基因检测，还是可以考虑为患者做基因检测确诊。

影像学检查发现对称性尾状核萎缩可以进一步支持 HD 的诊断。在有症状的 HD 患者中，左旋多巴可以使舞蹈样动作加重。左旋多巴还可以诱发处于亚临床状态的患者出现舞蹈样动作，因此，可用于早期诊断，但该试验存在一定的假阴性反应，阴性结果不能完全除外发病的可能性。PET 检查发现亚临床状态的患者尾状核部位的葡萄糖代谢减低，可用作超早期诊断。在亚临床患者，如果基因检查发现亨廷顿基因（TT-15）三核苷酸串联重复序列异常扩展超过 40 可以进一步确定诊断。

本病主要诊断依据是：①家族史；②中年起病；③舞蹈样动作、进行性痴呆和情感障碍三大典型症状；辅助检查：①颅脑 CT/MRI 检查可见部分患者的尾状核头部、壳核萎缩，脑室扩大，PET 检查尾状核、壳核葡萄糖代谢明显减退，MRS 提示纹状体的肌酐、乙酰天门冬氨酸（NAA）下降，基底核区 NAA/Cr 水平明显降低，总胆固醇/Cr 水平明显增高。②基因诊断：PCR 方法检测 IT-15 基因中的 CAG 三核苷酸重复次数大于 42 次。没有家族史时，临床确诊有一定困难。基因测试、神经影像学与神经心理学检查有助于确诊，其中以基因测试最具诊断意义。

需与以下疾病鉴别诊断：

1. 皮质基底核变性　本病多于老年起病，主要表现为不对称性运动障碍和认知障碍，除了帕金森综合征表现外，常有失用、肌阵挛、皮质性感觉缺失和肢体异己征等皮质症状，晚期出现痴呆，无家族史。而 HD 多于中年起病，运动障碍主要为锥体外系损害症状，晚期才出现失用，有家族史，结合基因检测可以鉴别。

2. 路易体痴呆　本病多于老年起病，主要表现为进行性智力下降和锥体外系运动障碍，但其运动障碍主要为帕金森综合征的表现，认知障碍有波动，常伴有视幻觉，对神经安定剂超敏。而 HD 多于中年起病，有家族史，在疾病的早期运动障碍以不自主运动比较突出，可予多巴胺受体拮抗剂治疗。随着病情加重，不自主运动减少，逐渐出现帕金森综合征的表现，基因检测可以确诊。

3. 帕金森病　本病多于中老年起病，主要特征是静止性震颤、动作迟缓、肌强直和姿势步态异常，一般没有舞蹈样动作，晚期可出现皮质下痴呆表现，少数患者有家族史。而 HD 一般以不自主动作起病，尤其舞蹈样动作最具特征性，随病情加重才出现帕金森综合征的表现，痴呆症状出现较早，有家族史，基因检测出现特异性改变，即 CAG 三核苷酸重复次数大于 42 次，可以鉴别。

4. 阿尔茨海默病　可以有锥体外系表现，而 HD 也可有明显的认知障碍，应注意鉴别。但前者主要表现为皮质性痴呆，较早出现失语、失用、失认，丧失自知力和定向力。而后者为皮质下痴呆，失语、失用、失认不常见，结合舞蹈样动作、家族史及基因检测，可以鉴别。

5. 肝豆状核变性 本病虽然也有家族史、锥体外系症状和体征及精神症状，但其为常染色体隐性遗传疾病，多于儿童和青少年起病，伴有肝硬化、角膜 K-F 环及血清铜蓝蛋白降低等；而 HD 为常染色体显性遗传疾病，多于中年起病，伴有明显的进行性的认知功能减退，无肝硬化，基因检查可确诊。

6. 老年性舞蹈病 本病发生于老年人，往往由脑血管病引起，起病急，病情较轻，舞蹈样动作为唯一的症状，没有痴呆和家族史；而 HD 是遗传性疾病，有家族史，起病隐袭，缓慢进展，除运动障碍外，还有进行性痴呆和情感障碍，基因检查可明确诊断。

7. 良性家族性舞蹈症 本病也有家族史，主要表现为舞蹈样动作，但多于儿童期起病，没有进行恶化趋势，没有认知障碍和情感障碍；而 HD 多于中年发病，进行性恶化，伴有认知和情感障碍，容易鉴别。

（高宝兵　蔡　敏　朱润秀）

第 7 节　亨廷顿病性痴呆的治疗及预后

针对 HD 患者，进行症状治疗非常重要，目前尚无可延缓疾病进展的药物，主要为对症治疗。最好能通过多学科合作来实施。在发病前和疾病第一阶段，多学科团队包括神经专科医生、精神科医生及遗传咨询等。随着患者病情的变化，则需要康复理疗师、护理人员及其他专业医疗人员的加入。而临终关怀和末期处理也越来越受到重视。

1. 舞蹈样症状 对于 HD 治疗，运动障碍本身如不严重一般不需药物治疗。丁苯那嗪是第一个经 FDA 批准的专门治疗 HD 相关的舞蹈症的多巴胺耗竭剂，疗效优于利血平，较少产生低血压，利血平作为多巴胺耗竭剂，以前被用来控制血压。丁苯那嗪通过耗竭脑中神经元内的多巴胺、5-HT 和去甲肾上腺素的储存，可逆性抑制单胺转运体囊泡 2（vesicular monoamine transporter，VMAT2）功能，改变大脑控制运动的电信号的传导，从而减轻 HD 的舞蹈样症状、改善运动能力。其用药量达到 100mg/d 时，可以显著减轻舞蹈症状，但如果停止用药，舞蹈样症状会加重。其不良反应比抗精神病药物轻，但也可导致帕金森样症状，加重抑郁及自杀倾向。必须注意随着病程进展逐渐减量至停药，因舞蹈样症状在 HD 晚期常会消失，继续用药反而会加重其他运动症状。

可选用抗多巴胺能药物或多巴胺受体阻滞剂：氟哌啶醇 1～4mg/次，口服，每日 3 次；硫必利 100mg/次，每日 3 次；氯丙嗪 12.5～50mg/次，口服，每日 3 次；奋乃静 2～4mg/次，口服，每日 3 次，可使舞蹈样症状得到一定改善。其以既能减少舞蹈样动作又能改善活动质量为目的，从小剂量开始，缓慢加量，以期能在最小不良反应条件下，得到满意的舞蹈样症状控制。在疾病的晚期阶段，多巴胺受体被破坏，拮抗多巴胺的药物逐渐不起作用，反而会加重肌张力障碍、运动迟缓和吞咽困难。对运动不能-强直症状可选用抗震颤麻痹药物如左旋多巴类、金刚烷胺及抗胆碱能药物。用药也须从小剂量开始，缓慢加量，以期用最小剂量获得最大的疗效。

梯瓦制药公布的药物临床Ⅲ期研究数据显示 Deutetrabenazine 用于 HD 患者可改善舞蹈症。该药为新型含氘分子，能减弱细胞色素 P450（CYP）2D6 代谢、延长活性代谢物半衰期，有望成为 HD 治疗的新型药物。

2. 精神症状　精神病性症状可选用对锥体外系不良反应较轻的抗精神病药，剂量宜小。对症治疗的第一代抗精神病药包括氟哌啶醇、舒必利等，需从小剂量开始，逐渐加量以减少不良反应。目前多选用不良反应相对较小的第二代抗精神病药物如奥氮平、利培酮等，其中奥氮平可以减轻舞蹈样症状，也得益于步态障碍、精神症状及睡眠的改善。氟哌啶醇、三氟拉嗪、氟奋乃静等对舞蹈样症状、精神病样症有效，但注意上述药物可引起抑郁或加重原有的抑郁症状。甲硫哒嗪、氯氮平因锥体外系反应轻，可能更适宜。

此外，HD的抑郁症状可以采取与其他抑郁患者相同的药物治疗，首选为选择性的SSRI如帕罗西汀、舍曲林、西酞普兰等，而三环类抗抑郁药的抗胆碱能不良反应可能加剧舞蹈症。注意用药时需要根据患者反应调整剂量。对于一些特定的患者，有时可能需尝试几种不同的精神类药物，从而找出最合适的。由于焦虑、应激，不自主运动加重时，可用苯二氮䓬类抗焦虑药；如患者肌阵挛明显，可使用丙戊酸钠以改善症状。巴氯芬和苯二氮䓬可对疾病末期的运动障碍治疗有效。夜间磨牙可以通过肉毒素治疗。构音障碍尚无有效的对症药物。

由于对药物治疗HD认知障碍的研究很少，目前尚无有效药物治疗HD的认知障碍，通常借助心理治疗，如认知行为疗法等加以干预。因此症状评估尤为重要，这样能更好地为患者和家属提供咨询，包括对自身工作的适应调整及相应对策。认知治疗可有助于患者及其周边制订相应活动计划和管理可利用资源。而环境策略对于重症病例可能有一定价值。在疾病早期提前学习认知策略有助于此后出现认知障碍时的积极应对。制订详细而有规律的日常活动计划表可补偿患者的行为组织能力和记忆的衰退，并改善其行为启动困难的症状。针对患者注意力差，指导其改变工作环境，减轻工作负担。HD患者可出现不同程度的交流障碍，包括语言组织、启动及流畅输出困难，改善措施包括使用简单句、以选择性提问代替开放性提问等。HD患者常对自身的认知障碍采取否认态度，这种否认是由于大脑额叶与基底核间通路受损所致，可称为“器质性否认”。否认可导致冲动行为，看护者应予以足够重视。非饱和性脂肪酸、利鲁唑及米诺环素等药物被认为可能对HD认知障碍有一定的改善作用。

非药物干预的措施也很重要，包括创造安静的环境、给予患者充足的说话时间，以及借助其文字和其他非言语线索以易化沟通。在MCI的患者中，可先采用SSRI，并可同时结合行为治疗。如果同时出现抑郁、焦虑和强迫症行为，SSRI也可作为一线用药。

3. 对因治疗　HD的基因治疗目前尚处于临床前阶段，主要方法：诱导突变基因沉默、减少Htt蛋白表达；加强Htt蛋白清除；导入神经营养因子基因、抑制神经元死亡；诱导神经元细胞分化，补偿神经元缺失；以及纠正由Htt蛋白导致的细胞基因转录异常、钙信号传导异常和线粒体代谢紊乱。作为一种新兴治疗手段，基因治疗尚未成熟，仍需进一步的研究。期待在不久的将来，HD患者也将从基因治疗中获益。

神经营养药物常用的有维生素 B_1、维生素 B_6、维生素 B_{12}、艾地苯醌等。心理治疗、社会、家庭关心、护理也是很必要的。

4. 预后　本病病程一般长于其他原发性痴呆，呈缓慢进行性，起病后存活13～16年，也有长达几十年者，一般起病年龄较晚者，存活期较长。大约一半患者的死亡与本病无关，自杀在患者死亡中占一定比例。本病预后差，起病早者病情进展迅速，起病晚者病情进展缓慢。个别病例进展非常缓慢，可长达数十年。疾病晚期因进行性营养不良和长期卧床，常并发其他疾病致死。

5. 预防 由于本病属单基因常染色体显性遗传疾病。患者及家属很少知道其子女有患同病的危险性，故早期的遗传咨询服务颇为重要。遗传性疾病具有遗传性和终身难以治愈的特点，不仅给家庭带来不幸、给患者造成终身痛苦，而且使疾病代代相传。为了控制和减少遗传性疾病的发生，必须做到以预防为主。

（高宝兵　蔡　敏　朱润秀）

参考文献

韩恩吉，王翠兰. 2011. 实用痴呆学. 济南：山东科学技术出版社，665-668.

贾建平. 2008. 临床痴呆病学. 北京：北京大学医学出版社，282-287.

金范莹，张宝荣. 2012. 亨廷顿病基因治疗研究进展. 中国现代神经疾病杂志，12（3）：238-244.

中华医学会神经病学分会帕金森病及运动障碍学组. 2011. 亨廷顿病的诊断与治疗指南. 中华神经科杂志，44（9）：638-641.

Agrawal M，Biswas A. 2015. Molecular diagnostics of neurodegenerative disorders. Front Mol Biosci，2：54.

Almqvist E W，Brinkman R R，Wiggins S，et al. 2003. Psychological consequences and predictors of adverse events in the first 5 years after predictive testing for Huntington's disease. Clin Genet，64（4）：300-309.

Bates G P，Dorsey R，Gusella J F，et al. 2015. Huntington disease. Nat Rev Dis Primers，1：15005.

Beglinger L J，O'Rourke J J，Wang C，et al. 2010. Earliest functional declines in Huntington disease. Psychiatry Res，178（2）：414-418.

Bonelli R M，Heuberger C，Reisecker F. 2003. Minocycline for Huntington's disease：an open label study. Neurology，60（5）：883-884.

Craufurd D，MacLeod R，Frontali M，et al. 2015. Diagnostic genetic testing for Huntington's disease. Pract Neurol，15（1）：80-84.

Duff K，Beglinger L J，Theriault D，et al. 2010. Cognitive deficits in Huntington's disease on the repeatable battery for the assessment of neuropsychological status. J Clin Exp Neuropsychol，32（3）：231-238.

Gafni J，Hermel E，Young J E，et al. 2004. Inhibition of calpain cleavage of huntingtin reduces toxicity：accumulation of calpain/caspase fragments in the nucleus. J Biol Chem，279（19）：20211-20220.

Jean-Marc Burgunder. 2015. 亨廷顿舞蹈病：教学性综述. 中国神经精神疾病杂志，41（10）：577-591.

Langbehn D R，Brinkman R R，Falush D，et al. 2004. A new model for prediction of the age of onset and penetrance for Huntington's disease based on CAG length. Clin Genet，65（4）：267-277.

Novak M J，Tabrizi S J. 2010. Huntington's disease. BMJ，340：c3109.

Paulsen J S. 2011. Cognitive impairment in Huntington disease：diagnosis and treatment. Curr Neurol Neurosci Rep，11（5）：474-483.

Potter N T，Spector E B，Prior T W. 2004. Technical standards and guidelines for Huntington disease testing. Genet Med，6（1）：61-65.

Quinn L，Busse M. 2012. Physiotherapy clinical guidelines for Huntington's disease. Neurodegen Dis Manage，2：21-31.

Robins Wahlin T B，Lundin A，Dear K. 2007. Early cognitive deficits in Swedish gene carriers of Huntington's disease. Neuropsychology，21（1）：31-44.

Ross C A，Tabrizi S J. 2011. Huntington's disease：from molecular pathogenesis to clinical treatment. Lancet Neurol，10：83-98.

Saft C，Lauter T，Kraus P H，et al. 2006. Dose-dependent improvement of myoclonic hyperkinesia due to Valproic acid in eight Huntington's Disease patients：a case series. BMC Neurol，6：11.

Southwell A L，Patterson P H. 2011. Gene therapy in mouse models of Hungtinton disease. Neuroscientist，17：153-162.

The Huntington Study Group. 2006. Tetrabenazine as antichorea therapy in Huntington disease：a randomized controlled trial. Neurology，66（3）：366-372.

Tibben A. 2007. Predictive testing for Huntington's disease. Brain Res Bull，72（2-3）：165-171.

Walker F O. 2007. Huntington's disease. Lancet，369（9557）：218-228.

Whittier J R，Korenyi C，Sutanto D. 1973. Letter：Pevalence of Huntington chorea. JAMA，226（12）：1465-1466.

第十二章　感染及相关性疾病所致痴呆

第 1 节　多发性硬化性痴呆

多发性硬化（multiple sclerosis，MS）是一种原因未明的以中枢神经系统脱髓鞘为主要特征的脱髓鞘性疾病。MS 临床主要表现为视觉障碍（视神经病变）、肢体无力、平衡失调、感觉异常、认知和精神异常。在过去的二十多年里，人们已经认识到认知障碍是 MS 的重要症状之一。MS 患者认知障碍的发生率高达 43%～70%，表现为持续注意力、信息处理效率、执行功能、长期记忆等各方面受损。MS 早期就可出现认知障碍，并且在整个病程持续存在，严重影响患者的生活质量和工作，给社会和家庭带来沉重负担。

（一）流行病学

MS 好发于北半球的寒冷及温带地区，患病率为（40～100）/10 万或更高。奥尼克岛和苏格兰北部是 MS 的异常高发病区，发病率可高达 300/10 万；亚洲和非洲地区发病率较低，约为 5/10 万。目前，我国尚无 MS 流行病学调查资料，但近 40 年有关 MS 的病例报道愈见增多，专家已倾向 MS 在我国并非少见，但估计我国属于低发病区，与日本相似。发病年龄在 20～40 岁，发病高峰在 30 岁，女性多见。

2006 年 Benedict 对 291 位 MS 患者进行了神经心理评估调查，结果显示，信息处理效率降低和长期记忆障碍的发生率更高，分别为 51.9%和 54.3%。MS 早期就可出现认知障碍，并且在整个病程持续存在。Amato 随访调查了 50 例早发型 MS 患者，首次评估发现，患者注意力、语言记忆和抽象推理障碍，4.5 年的随访发现，患者进一步出现语言流利性和理解力下降，10 年的随访发现，患者又出现空间记忆障碍。Glanz 对 90 例 MS 患者进行的 5 年随访研究结果显示，他们的工作记忆和长期记忆随时间推移逐渐恶化。可见随病程进展，MS 患者的认知障碍逐渐恶化。

（二）发病机制

MS 的确切病因及发病机制迄今不明。可能与下列因素有关：

1. 病毒感染与自身免疫反应　认为与病毒感染有关的理由是 MS 的病理改变与羊的慢病毒感染疾病相似，但至今尚未找到病毒感染的直接证据；支持免疫功能障碍的根据是周围血中 T 抑制淋巴细胞的数量减少，T 辅助淋巴细胞/T 抑制淋巴细胞的比值增加，自身抗体阳性率和伴发其他自身免疫疾病的百分率均较非免疫性疾病亦高，硬化斑中可见浆细胞和白细胞介素-2 受体阳性的 T 淋巴细胞。一般认为可能的机制是患者早期患过某种病毒感染而致自身抗原改变，另外有的病毒具有与中枢神经髓鞘十分近似的抗原，这两者都可导致免疫识别错误而诱发自身免疫机制。

2. 遗传因素　MS 具有明显的家族性倾向，可发生在同一家庭，两同胞可同时罹患，约 15%MS 患者有一个患病的亲属。MS 患者一级亲属中患病危险比一般人群大 12～15 倍，同卵孪生子女的患病风险更大；患者血亲中发生 MS 风险最高的是兄弟姐妹，发病率最高可达 5%，异卵双生者患病一致率为 5%～15%，同卵双生者可高达 25%～50%，均提示遗传素质在 MS 发病中起重要作用。

3. 环境因素 MS 发病率与高纬度寒冷地区有关。

（三）病理

1. 大体病理表现 中枢神经系统内多个散在的硬化斑块。硬化斑多见于脑室、大脑导水管、脊髓中央管周围的白质、视神经、视交叉。病变多以小静脉为中心，且早期与晚期病变可同时见到。

2. 大体所见 脑外观多数正常，少数慢性病例表现为脑沟增宽；视神经可轻度萎缩。脊髓外观多数正常，偶见表面不光整，或在其外侧面见小的灰黄色病灶；急性病例可见节段肿胀；少数病例显示轻度萎缩。

3. 镜下所见 急性期髓鞘崩解和脱失，轴突相对完好，轻度少突胶质细胞变性和增生，血管周围可见单个核细胞、淋巴细胞和浆细胞浸润，偶见多核白细胞，炎性细胞浸润常围绕小静脉周围形成血管套并可见格子细胞和吞噬细胞。早期新鲜病灶只有脱髓鞘而缺乏炎性细胞反应，病灶外观染色较淡，边界不清楚，称为影斑；病变晚期可有轴突崩解，神经元减少，星形胶质细胞增生而形成硬化斑块。

（四）临床表现

感冒、发热、感染、外伤、手术、拔牙、妊娠、分娩、过劳、精神紧张、药物过敏和寒冷等均可为本病诱因。患者出现神经系统症状前的数周或数月，多有疲劳、体重减轻、肌肉和关节隐痛等；部分患者有头痛、眩晕、上呼吸道感染等前驱症状。神经系统症状以运动乏力、感觉异常、视敏度减退及复视最多见，高达 70%的患者存在认知障碍。首发症状多为一个或多个肢体无力或麻木，或两者兼有；单眼或双眼视力减退或失明，复视，痉挛性或共济失调性下肢轻瘫，Lhermitte 征。

1. 认知障碍 MS 患者多累及记忆、注意、执行、视空间及信息处理速度等方面，整体认知水平和语言能力相对保留。记忆功能障碍累及 40%～65%的 MS 患者，主要影响长期记忆和工作记忆，既往认为记忆损害主要与记忆提取功能受损有关，但最近的研究显示，记忆障碍是信息处理速度降低引起的获取新知识能力下降。信息处理速度降低是 MS 认知功能损害的关键因素，可能与胼胝体、丘脑、矢状层等纤维束的完整性破坏有关。认知障碍在疾病的各阶段均可出现，表现和严重程度不尽相同，与年龄、病程、临床类型等有关，以儿童和青少年期患者获取新知识的能力降低为特点。另外，情感障碍如抑郁和疲劳也可对患者的认知状况产生影响，整个病程中出现抑郁症状的患者约占 50%，疲劳累及 53%～90%的患者。

2. 视力障碍 多从一侧开始，隔一段时间又侵犯另一侧，亦可短时间内两眼先后受累，视力障碍多发病较急。并有缓解-复发的特点。早期眼底无改变，后期可见视神经萎缩，可有双颞侧或同向性偏盲。视力常可于数周后开始改善，约 50%病例遗留颞侧视乳头苍白，但患者可不觉察有视力障碍。

3. 眼球震颤和眼肌麻痹 约半数病例可发生眼震，水平性眼震最多见，也可水平加旋转等，病变可位于脑桥的前庭神经核、小脑及其联系纤维。复视是常见主诉，约占 1/3，多侵及内侧纵束，导致核间性眼肌麻痹。核间性眼肌麻痹和眼球震颤是高度提示 MS 的两个体征，若两者同时并存则指示有脑干病灶，并应高度怀疑 MS 的可能。动眼神经、展神经及其髓内径路受累也可出现个别眼肌麻痹，但较少见。

4. 其他脑神经受累 半球白质或皮质脑干束病损可有中枢性面神经麻痹；脑干病变可有周围性面神经麻痹。脑桥病变可有耳聋、耳鸣、眩晕、呕吐和咬肌力弱等。延髓和小脑病变出现构音障碍和吞咽困难。年轻人发生短暂性面部感觉缺失或三叉神经痛常提示 MS，系因侵及三叉神经髓内纤维。

5. 共济失调 半数患者可出现共济失调，部分晚期 MS 患者出现 Charcot 三联征（眼球震颤、意向震颤和吟诗样断续语言）。

6. 感觉障碍 半数以上患者可有感觉异常、缺失，肢体多见；可有深感觉障碍和 Romberg 征。可有 Lhermitte 征或痛性强直性痉挛发作。

7. 肢体瘫痪 最多见，开始为下肢无力、沉重感，变为痉挛性截瘫、四肢瘫、偏瘫，不对称性痉挛性轻截瘫可能是 MS 最常见的表现。

8. 发作性症状 多见于复发和缓解期，极少以首发症状出现。最常见构音障碍、共济失调、单肢痛性发作、感觉迟钝、闪光和阵发性瘙痒；可发生手、腕和肘部屈曲性张力障碍性痉挛，伴下肢伸直，卡马西平通常对控制发作十分有效。球后视神经炎及横贯性脊髓炎是 MS 典型的发作症状，常是确诊病例的特征性表现。2%～3%的 MS 患者可有一次或反复的痫性发作。

9. 大、小便 膀胱直肠功能障碍，如尿流不畅、尿急、尿频和尿失禁等，提示脊髓受累。

（五）辅助检查

1. MS 患者脑脊液（CSF）中性粒细胞数 正常或轻度增高，约 1/3 急性起病或恶化的病例可有轻到中度增多。约 40%MS 患者 CSF 中蛋白轻度增高。

2. 检测 IgG 鞘内合成 ①检测 CSF-IgG 指数：约 70%以上的 MS 患者 IgG 指数增高。CSF-IgG 指数表示为：[CSF-IgG/S（血清）-IgG]/[CSF-Alb（白蛋白）/S-Alb]。IgG 指数＞0.7 提示有中枢神经系统内的 IgG 合成及 MS 可能；②CSF 寡克隆 IgG 带（CSFOB）：采用琼脂糖等电聚焦和免疫印迹技术，并用双抗体过氧化物酶标记及亲合素-生物素放大系统，可使阳性检出率达 95%以上。应注意检测 CSF 和血浆必须并行，只有 CSF 中存在寡克隆 IgG 带而血浆中缺如才支持 MS 的诊断。

3. 电生理检查 包括视觉诱发电位（VEP）、脑干听觉诱发电位（BAEP）和体感诱发电位（SEP），50%～90%的 MS 患者以上试验有一项或多项异常。

4. MRI 提示 ①侧脑室周围类圆形或融合性斑块，呈长 T_1 长 T_2 信号，大小不一，常见于侧脑室前角与后角周围，融合性斑块多累及侧脑室体部；②半卵圆中心、胼胝体的类圆形斑块，脑干、小脑和脊髓的斑点状不规则斑块，呈长 T_1 长 T_2；③多数病程长的患者可伴有脑室系统扩张、脑沟增宽等脑白质萎缩征象。

（六）评估

尽管多数 MS 患者存在认知障碍，但在临床常规检查中依然容易忽视，主要是缺少对 MS 认知功能特异性的检测方法。高质量的量表需要具备以下几个条件：标准性、常模资料的可用性、测验替代形式的有效性（避免患者掌握测试的答案）及实用性等。现在国际上广泛应用的是两套经过验证的神经生理学测验：简明重复性成套神经生理状态测验（brief repeatable battery of neuropsychological tests，BRB-N）和多发性硬化认知功能最小评估测验（minimal assessment of cognitive function in multiple sclerosis，MACFIMS）。BRB-N所需时间较少，敏感性68%，特异性85%，已被译为多种欧洲语言，MACFIMS则对空间处理及执行能力的测验更强，但两者均需要专业的技术人员进行操作，过程相对复杂，国内尚未使用。多发性硬化简易国际认知评估（brief international cognitive assessment for multiple sclerosis，BICAMS）推荐一组简短的评估量表，不需要专业培训人员和特殊设备，只需15min，已获国际最大化使用，筛选出来的量表包括评估信息处理速度的数字符号模拟测验（SDMT），加州言语学习测试Ⅱ中的前五项回忆试验，评估语言的短期记忆；修改后的简易视空间记忆测验的前三项回忆试验，评估视觉的短期记忆。

（七）诊断

MS的诊断主要根据临床表现及实验室检查结果。目前国内尚无MS的诊断标准，临床多数采用Poser的MS诊断标准，将诊断分为以下级别，即临床确诊MS、实验室检查支持确诊MS、临床可能MS、实验室检查支持可能MS。

Poser的MS诊断标准：

1. 临床确诊MS ①病程中两次发作和两个分离病灶临床证据；②病程中两次发作，一处病变临床证据和另一部位病变亚临床证据。

2. 实验室检查支持确诊MS ①病程中两次发作，一个临床或亚临床病变证据，脑脊液寡克隆IgG带（表示脑脊液寡克隆带阳性或中枢神经系统内IgG合成增加，脑脊液OB/IgG阳性）；②病程中一次发作，两个分离病灶临床证据，脑脊液OB/IgG阳性；③病程中一次发作，一处病变临床证据和另一病变亚临床证据，脑脊液OB/IgG阳性。

3. 临床可能MS ①病程中两次发作，一处病变的临床证据；②病程中一次发作，两个不同部位病变临床证据；③病程中一次发作，一处病变临床证据和另一部位病变亚临床证据。

4. 实验室检查支持可能MS 病程中两次发作，脑脊液OB/IgG阳性，两次发作须累及中枢神经系统不同部位，须间隔至少1个月，每次发作须持续24h MS。

（八）鉴别诊断

（1）急性播散性脑脊髓炎：是具有广泛性分散病灶的急性脱髓鞘脑病，表现为发热、昏睡或昏迷，呈自限性和单相性病程，与MS不同。

（2）脑动脉炎、脑干或脊髓的血管畸形伴多次出血发作、系统性红斑狼疮、Siogren综合征、神经白塞病（Behcet病）可类似复发性MS，应通过详尽病史、MRI、DSA等鉴别；亚急性进展的脑干广泛脱髓鞘病变，累及传导束和脑神经可误诊脑干胶质瘤，但病程可出现缓解，MRI也终将澄清；慢性型布鲁杆菌病、神经莱姆病均可导致脊髓病或脑病，影像学可见多发性白质病变，但急性传染病史和流行病史可资鉴别。

（3）颈椎病脊髓型与MS脊髓型均可表现进行性痉挛性截瘫伴后索损害，脊髓MRI检查有助于鉴别。

（九）治疗

目前尚无一种特效的药物或手段根治本病，治疗的主要目的是抑制炎性脱髓鞘病变进展，阻止病情进展，缓解临床症状，减少复发或延长复发间歇期；晚期采取对症和支持疗法，预防各种并发症，尽量保存神经功能，减轻神经功能障碍带来的痛苦。

1. 认知障碍的治疗　目前MS性痴呆的治疗主要包括神经心理治疗和药物治疗。

（1）神经心理治疗：旨在改善注意力障碍，提高交际能力和改善记忆障碍。许多研究已经确认了神经心理康复治疗对患者认知障碍的改善是有效而且必要的。神经康复治疗可以改善各脑区之间的联络，从而提高患者的认知功能。

（2）药物治疗：临床药物应用包括两类，一类为疾病调修药物（disease-modifying drugs，DMDs）。这类药物主要包括干扰素-β、醋酸格拉替雷、米托蒽醌、那他株单抗等。另外一类药物是现有认知改善的药物，这类药物主要包括乙酰胆碱酯酶抑制剂（多奈哌齐、利斯的明）、NMDA受体拮抗剂（美金刚）。最近一些研究已经证实了某些小分子化合物、Lingo-1抗体、可溶性的肿瘤坏死因子抑制剂（XPro1595）具有保护髓鞘和促进髓鞘修复的功能，有望成为治疗MS和改善认知障碍的药物。

2. 多发性硬化的治疗

（1）激素治疗：促皮质素及皮质类固醇是治疗MS急性发作和复发的主要药物，具有抗炎及免疫调节作用，缩短急性期和复发期病程。多主张大剂量短程疗法，临床常用药物是甲基泼尼松龙、泼尼松、地塞米松等。

（2）免疫抑制剂：对于伴有严重溃疡病、高血压和糖尿病，不能应用肾上腺皮质激素的患者，以及经正规激素治疗1个月症状仍无改善的患者，均应改用或加用免疫抑制剂。常用免疫抑制剂有环磷酰胺、硫唑嘌呤、环孢霉素A等。

（3）抗菌药物的应用：在应用大剂量肾上糖皮质激素或环磷酰胺等免疫抑制的同时，应使用足量、有效的抗菌药物，以防治各种感染性疾病。

（4）大剂量丙种球蛋白：大剂量用丙种球蛋白可起到免疫抑制作用。

（5）干扰素疗法：具有较强的抗病毒作用，可增强MS患者免疫细胞的抑制功能。

（6）对症治疗：对伴有痛性痉挛的患者可给予卡马西平；对精神抑郁者可给予三环类抗抑郁药（如阿米替林、丙咪嗪、氯米帕明等）或选择性5-羟色胺再摄取抑制剂（百忧解、赛乐特等）；对痉挛性瘫痪者可口服巴氯芬；对尿频、尿急者可给予溴丙胺太林口服。严重姿势性震颤可用异烟肼；少数病例用卡马西平或氯硝西泮也可有效。

（7）其他治疗方法：血浆交换疗法、紫外线照射充氧自血回输疗法、胸腺和脾脏放射线照射疗法、胸导管引流术亦可用于治疗MS。此外，康复治疗以保持患者的运动功能，避免劳累、感染、创伤等诱因，以减少MS的复发也十分重要。

（吴　娟）

第2节　人类免疫缺陷病毒性痴呆

人类免疫缺陷病毒相关痴呆（HIV associated dementia，HAD），又称艾滋病痴呆综合征（AIDS dementia complex，ADC），在1986年首次由Navia报道，也称HIV脑病，是由人类免疫缺陷病毒侵犯中枢神经系统造成患者意识、行为和运动功能改变为主要表现的综合征。ADC是AIDS中最常见的神经系统并发症，一般晚期HIV感染者易患此病。HIV相关认知障碍（HIV associated neurocognitive disorders，HAND）有可能严重影响患者的预后，即使在 HIV 得到良好控制的患者中也非罕见病。现今，HIV 相关性神经认知障碍已成为全球范围内引起年轻人痴呆的常见病因之一。

（一）流行病学

人类免疫缺陷病毒感染引发了神经损伤，近 50%的受感染者将发展成 HIV 相关的神经认知障碍。尽管高度激活抗逆转录病毒疗法（HAART）显著降低了严重痴呆症的发病率，人类免疫缺陷病毒性痴呆的整体流行率仍然很高，全世界有近 3700 万艾滋病感染者，在美国有超过 100 万的感染者。目前还没有治疗方法。艾滋病病毒攻击免疫系统，特别是 $CD4^+$ T 细胞，导致免疫功能障碍。感染后不久，艾滋病病毒就进入了中枢神经系统造成神经系统功能障碍。即使有有效的抗逆转录病毒治疗抑制了病毒的复制和传播，大约 70%的 HIV 患者仍会发生神经系统并发症。多个神经障碍表现于艾滋病患者身上。HIV 相关的神经认知障碍是常见的原发性神经障碍，HIV 患者中枢神经系统感染艾滋病病毒，经常会发展为认知障碍、运动功能障碍的问题。由于 HAART 的成功，使艾滋病病毒感染者的患病率低于 5%，ADC 仍然是常见的并且会显著地影响患者的生活质量。

（二）病因与发病机制

ADC 的具体机制尚不清楚，目前认为 HIV 或呈游离状态或借助感染的免疫细胞，跨过血-脑屏障（BBB）或血脑脊液屏障进入中枢神经系统。ADC 的发病主要是由 HIV 间接引起的免疫系统激活巨噬细胞，使之释放多种衍生因子进而影响病毒和宿主的功能。具体而言主要有以下几个途径：

1. HIV 及其蛋白 HIV 感染细胞动态性表达病毒调节基因和结构基因，这些基因分别编码并向细胞外释放蛋白 Nef、Tat 和糖蛋白 gpl20 和 gp41。而 Nef 蛋白可下调病毒转录，延长病毒寿命，增强其传染性，并干扰生长因子介导的与增殖、分化和凋亡有关的信号通路。Tat 蛋白上调病毒复制，增加细胞对 HIV 的易感性：在脑内，Tat 既可通过上调细胞因子和趋化因子募集 HIV 感染细胞进入中枢神经系统，也可通过增加与细胞凋亡有关的神经元 Ca^{2+} 内流而呈现神经毒性。Tat 会影响多巴胺传导系统的功能，进而导致神经系统退行性变。Gp120 糖蛋白主要使病毒包膜与宿主细胞相应的细胞表面受体，包括 T 淋巴细胞的 CD4、B7 和趋化因子受体复合物相结合：通过巨噬细胞和小胶质细胞产生炎性细胞因子和类花生酸类物质等神经毒素而损害神经元和干扰神经递质功能。还有研究表明 gp120 会影响星形胶质细胞摄取谷氨酸并阻断供给神经元谷氨酰胺，进而影响到患者的学习和记忆能力，引起记忆缺陷。

2. 胶质细胞 小胶质细胞或星形胶质细胞的活化能诱导病毒在其内复制，并分泌可溶性炎性介质，后者有部分作用于邻近细胞，另一些则吸引更多的活化单核细胞。感染 HIV 的星形胶质细胞与血细胞间相互作用能促使后者生产感染，并刺激产生神经毒性分子，促使 HIV 在脑内扩散。星形胶质细胞感染 HIV 后对谷氨酸的摄取能力下降，丧失对神经元的支持和保护作用，导致神经元发生功能障碍；并能通过释放病毒或神经毒性成分直接或间接损害神经元；或促使邻近小胶质细胞释放有害物质而损害神经元。在 HIV 感染和巨噬细胞活化持续存在的微环境下，星形胶质细胞的死亡途径很难被阻断。非生产性感染的星形胶质细胞在细胞因子作用下凋亡增加，形成正反馈机制，促使巨噬细胞活化增强及神经毒素产生增多，进而影响神经元的内稳态并改变 BBB 的功能。近来的研究也支持巨噬细胞/小胶质细胞在白质深部的活化是 ADC 发生的关键，活化的巨噬细胞、小胶质细胞会产生多种有害物质，进而对中枢神经系统全部的细胞产生损害和引起凋亡。

3. 细胞因子　CNS 内细胞因子主要由巨噬细胞、小胶质细胞和星形胶质细胞产生，它们在低水平时具有神经保护作用，而高水平时则具有神经毒性作用。HIV 感染使小胶质细胞和星形胶质细胞表达白细胞介素和肿瘤坏死因子-Q（TNF-Q）等多种具有潜在神经毒性作用的细胞因子，这些因子有的直接与谷氨酸受体结合，另外则通过损害星形胶质细胞的谷氨酸摄取功能而增加细胞外谷氨酸浓度，使 Ca^{2+}大量进入神经元内，造成神经元损伤和死亡。

ADC 的组织学特征主要表现为发生在白质及皮质下灰质的 HIV 脑炎。有 20%～90%的患者出现这些病变。一些 ADC 患者只呈现轻微的改变如在额颞部出现萎缩性的病变。另外，还可发现空泡形成。18%～50%的患者出现皮质烟胺吡啉缺失，患者可出现突触密度和树突状连接减少。一些神经元和星形细胞可被吞噬。脑组织有小胶质细胞、巨噬细胞、淋巴细胞及多核巨细胞浸润。在艾滋病患者中间，活化的小胶质细胞数量是正常人的 2 倍。ADC 患者的脑脊液中 β 淀粉状蛋白 1-42（Aβ1-42）显著减少，总的 Tau 蛋白和磷酸化的 Tau 蛋白显著增多，这和 AD 的病理表现相似，提示 ADC 可能与 AD 有关或者为 AD 样病变。

（三）病理

痴呆症的本质是 HIV 感染单核巨噬细胞，由其携带病毒损伤并透过 BBB 进入中枢神经系统，定植或感染其中的小胶质细胞和星形胶质细胞，再由这些炎症细胞所释放的毒性产物引起神经毒性。HIV 中枢感染的病理学标志是在大脑中出现 HIV 感染的巨噬细胞所形成的合胞体-多核巨细胞，感染部位树突明显减少，突触和神经元缺失。病变主要位于基底核和海马区，50%～90%的神经缺失位于海马中间神经元及椎体和非锥体细胞，也可见于黑质和苍白球。皮质病变可表现为额叶皮质神经元大量缺失，颞叶和顶叶皮质厚度可减少 20%以上。

（四）临床表现

ADC 的主要临床特征是皮质下痴呆，注意集中力、专注力和记忆力出现障碍，运动症状如步态障碍和手的灵巧性障碍越来越突出，精神运动放缓是最显著的特征，区别于其他类型的认知疾病。

ADC 以轻微的行为、智商和协调能力下降为始发症状，还可表现为健忘、抑郁、人格改变及食欲减退等。临床上具体有以下表现：常为发作性工作效率降低，注意力下降，精神迟钝，性欲下降和健忘；情感淡漠，回避各类活动；少见的特征有睡眠障碍、躁狂及癫痫发作；动作障碍包括动作失衡、笨拙、无力等；早期的症状和体征轻微而又不易被发现；晚期将发展为全面性痴呆伴有记忆力丧失、语言功能减退等，导致患者进入植物状态；在婴儿阶段的主要特征包括智力和动作功能减退。小儿获得新知识的能力降低并伴有精细动作功能的减退及损害。另外，也会有喂养困难。青少年的临床表现与成年的 ADC 症状相似。

由于 ADC 在不同发病阶段有不同的临床表现，因此，国际权威机构于 1998 年制订了 ADC 临床分期：

0 期（正常）：精神和动作功能正常。

0.5 期（亚临床期）：可以不出现症状或者症状轻微，不伴有日常生活及工作能力的损害。可出现轻微的嗅觉、眼球运动或末梢运动异常，步态和肌力可正常。

1 期（轻微）：患者能完成所有较复杂的工作，日常生活也正常，但有明确的智力或运动损害。

2 期（中等）：患者生活能自理，但无法工作也无法完成日常生活中较复杂的动作。患者需在外界的帮助下完成行走。

3 期（严重）：患者主要表现为智力残缺，不能理解新闻内容和进行复杂的交流，表达能力严重迟缓。行走通常缓慢并伴有上肢运动笨拙。

4 期（终末期）：患者接近植物人状态，智力理解能力和表达能力处于初级阶段，患者缄默无语，可有下身瘫痪或者偏瘫，大小便常失禁。

此外，临床上可以依照美国神经科学院诊断分类将 HAND 分为 3 类：①无症状神经认知功能损害，即认知功能损害并不影响患者日常生活；②轻度神经认知功能损害，患者自己或他人认为日常功能受到影响；③HIV 相关痴呆，患者行为、认知及运动功能受到严重影响。

（五）辅助检查

1. 实验室检查 可帮助明确诊断。在 ADC 早期，有记忆力、注意力和信息处理能力的轻微减退。在晚期，主要进行脑脊液及影像学检查：脑脊液检查有助于排除其他引起精神改变的病因。患者脑脊液中多提示 β_2 微球蛋白（60%）和 IgG（80%）升高，出现寡克隆带。25%患者脑脊液中细胞数呈现单核细胞增多。PCR 可检测到 HIV。脑脊液检查对于排除机会性感染如结核、弓形虫，以及梅毒和隐球菌脑膜炎均有重要意义。脑脊液中的神经纤维蛋白（neurofilam-ent protein）可能是 ADC 发病的预测性标志，78%的 ADC 患者在发病前有脑脊液中的神经纤维蛋白升高。

2. 影像学检查 早期和轻度认知损害患者大脑影像表现可不明显，中晚期痴呆症患者可出现典型的中枢神经系统影像改变，主要表现为大脑萎缩、白质增强、胼胝体压部增强和代谢改变等。MRI 在 T_2 加权的影像中可发现在脑室周白质有局限性损害，随着病情发展而弥漫。通过 MRI，ADC 可与 MS、脑小血管病鉴别；PET 可揭示皮质内的异常代谢，目前只用于研究；SPECT 可揭示皮质内血流的异常，这项检测也只用于研究；功能性 MRI 可广泛应用，在临床出现轻微的痴呆症状即可提示大脑区域性异常；在 ADC 晚期，脑电图显示无特异性迟缓波。目前不推荐进行脑组织活检（图 12-1）。

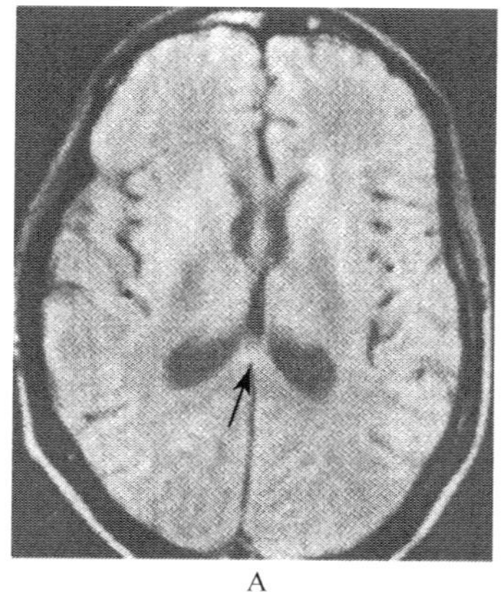

A

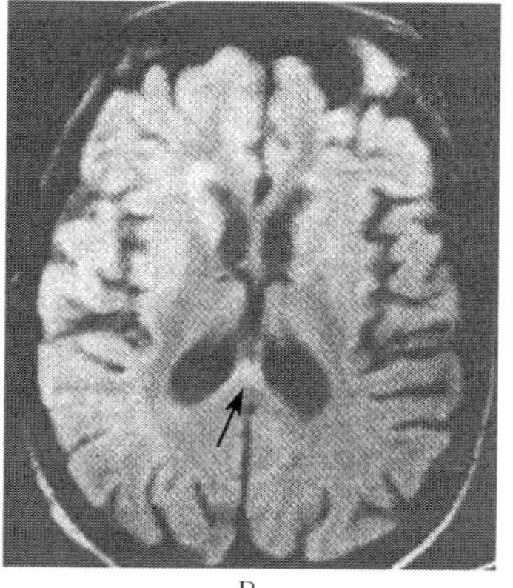

B

图 12-1 ADC 患者 MRI 图像

A. 颞叶萎缩，枕叶正常，胼胝体压部异常高密度影（箭头所示）；B. 额叶、颞叶和枕叶均见萎缩，颞叶明显，脑沟明显增宽，胼胝体压部异常高密度影（箭头所示）

（六）诊断

首先是症状筛查，可用简单的问题进行筛查，如：①记忆有无改变？②行动和思维是否变慢？③注意力能否集中?其次是筛查检测，常用的标准有 IHDS 和 MoCA，这 2 个量表同时筛查可能有助于早期发现 HAND，可由经过培训的感染科临床医师检测，尤其适用于资源有限地区。之后由神经专科进行简单神经心理检查，包括“钉板测验”等。最后进行复杂的神经心理检测，这一过程须要神经内科专科医师完成。

目前，筛选 ADC 的最有价值的量表是 HIV 痴呆量表（HIV dementia scale，HDS），是一种可靠的筛选工具。而更为简便的国际 HIV 痴呆表（IHDS）对于临床使用而言更具有优势。另外，实验室结果也显示了 AIDS 的部分特征，如 $CD4^{+}/CD8^{+}$比值降低，白细胞、淋巴细胞计数及血红蛋白下降，可有 β_2 微球蛋白及免疫球蛋白的上升。目前 ADC 的诊断主要是基于典型的临床特征及对除了 HIV 感染外其他相关的情况或疾病的排除。

影像学检查的目的是寻找支持 HAND 的影像学改变，并排除其他中枢神经系统疾病。头颅 MRI 典型表现为皮质和皮质下组织萎缩，以及广泛的深部白质病变。影像学无明显异常并不能排外 HAND，对于无相应症状的患者，如有以下情况应考虑筛查 HAND：未得到控制的 HIV 感染（外周血 HIV-RNA＞50 copies/ml）；抗病毒治疗的药物中枢神经系统渗透效率（central nervous system penetration effectiveness，CPE）评分低；基线 $CD4^{+}$T 淋巴细胞＜200 个/μl；进行性抑郁等。

（七）鉴别诊断

1. 隐球菌性脑膜炎 隐球菌性脑膜炎患者常有慢性消耗性疾病或全身性免疫缺陷性疾病的病史，常慢性隐匿，脑神经尤其视神经受累常见，颅内高压症状显著，脑脊液压力明显增高，白细胞通常低于 500×10^6/L，以淋巴细胞为主，墨汁染色可见新型隐球菌，乳胶凝集试验可检测出隐球菌抗原。

2. 神经梅毒 有先天或后天梅毒感染史，有神经梅毒临床症状和体征，如阿-罗瞳孔等，血清和脑脊液梅毒特异性试验阳性。

3. 结核性脑膜炎 通常亚急性起病，有颅外结核病灶，脑神经损害常见，脑脊液中均有蛋白质含量升高，且多呈明显升高，病原学检查有助于进一步鉴别。

（八）治疗

HAND 的治疗策略包括以下步骤：

第一步：如果患者未进行抗逆转录病毒治疗（antiretroviral therapy，ART），须尽快使用包括能有效渗透进入中枢神经系统的抗病毒药物的方案行 ART；如果正在进 ART，则要更换抗病毒方案，方案中应包含更为有效且能渗透进入中枢神经系统的抗病毒药物，必要时应根据外周血和脑脊液 HIV-RNA 的耐药情况调整药物。

抗病毒药物的 CPE 是依据以往研究中抗病毒药物对降低脑脊液中病毒载量的效果及在脑脊液中的浓度和药代动力学特性等制订的。CPE 总评分≥7 分的抗病毒治疗方案被认为能够更好地抑制脑脊液中 HIV 病毒和改善神经认知功能。HAART 能降低 ADC 的死亡率但尚不能将其根除。齐多夫定的疗效较好，每日 1000mg 的疗效更佳。安慰剂对照试验已经证明在服用齐多夫定后很少有患者会进一步发展为 ADC，另外，其他很多可以透过血-脑屏障的抗 HIV 药物如阿巴卡韦、司它夫定及去羟肌苷均有一定的效果。非核苷类抗逆转录病毒药物如奈韦拉平、地拉韦定及依非韦伦均可透过血-脑屏障，但它们的预防或治疗痴呆的效果尚未确定。中枢神经兴奋药对注意力、记忆力的改善可能有一定的帮助。事实上，CPE 得分是限定得分，每个标准权重不明确（药代动力学、化学性质等），而缺乏考虑到毒性作用或药物相互作用。此外，CPE 的成绩依赖于脑脊液药物浓度，这可能不反映脑实质的药代动力学和药效。早期启动 HAART 较低的 HIV-DNA 水平在单核细胞与 HAART 在感染的第 1 年开始，提示早期开始 HAART 可能会改善预后 HAART，能降低 ADC 的死亡率但尚不能将其治愈。

第二步，进行甲状腺功能、叶酸、维生素 B_{12} 测定，梅毒螺旋体凝集实验，性病检查实验除外相关疾病。针对这些异常进行治疗，再评估患者的认知状况是否改善。

第三步，改善认知功能的治疗。在 HAART 的基础上，辅以尼莫地平、司来吉兰及昔帕泛等药物的临床对照研究显示：用药患者的神经生理表现趋于正常，记忆力、语言构建及认知思维能力的改善明显。但限于临床对照病例的数量，此结论还需进一步临床试验的验证。另外，有文献报道，脑源性神经营养因子和成纤维细胞生长因子 2 可明显减轻 HIV 感染所导致的神经毒性，并可与 HAART 合用以防止 HIV 感染造成的神经系统的退化和突触连接减少，另可使 ADC 神经功能得到一定的恢复。中枢神经兴奋药对注意力、记忆力的改善可能有一定的帮助。治疗 AD 的药物如美金刚胺体外具有神经保护作用，然而临床试验未观察到其对神经认知的改善效果。利斯的明是氨基甲酸类脑选择性乙酰胆碱酯酶抑制剂，对心理活动速率有轻度改善。组蛋白去乙酰化酶抑制剂可激活细胞内潜伏感染的 HIV，在 HIV 的治疗上引起了广泛关注。其中，丙戊酸虽对 HIV 病毒储存库大小无明显影响，但其可改善 HAND 的神经心理学表现和脑代谢。伏立诺他可解除 HIV 对神经突触可塑性的抑制，但其是否具有神经保护作用仍需体内实验来确定。

第四步，重新验证患者认知状态，由专业医师通过制订为期 12 周的计划完成这种神经认知的重新验证，通过给患者普通认知信息，日常生活训练分析患者认知困难。专业医师多次对患者进行访问，创建个人目标，主要集中改善记忆方面困难，在计划项目结束时评估患者是否达到设定目标。HIV 患者应该定期接受神经认知检查判断神经认知障碍状态。非药物干预可能有阳性的临床效果，同时需治疗的诸如丙肝病毒感染和肝功能障碍等疾病，治疗抑郁症，控制心血管和代谢风险因素。

（九）预后

本病预后很差，HAND 仍然是影响 HIV/AIDS 患者生活质量的常见疾病，但是该病起病隐匿，进展缓慢，早期临床症状不明显，极易发生漏诊。临床上应提高对其的认识，对于高危患者或有症状患者进行筛查是早期发现 HAND 的关键。IHDS 和 MoCA 筛查检测是可信和可行的筛查工具，如能尽早筛查此类患者，并及时开始和保持 CPE 总评分＞7 分的 ART 被认为可能改善认知障碍，对改善患者预后和生存质量有积极意义。

（曹　颖）

第3节　克　雅　病

克雅病(Creutzfeldt-Jakob disease, CJD),又称皮质-纹状体-脊髓变性,最早是在1920～1921年由两位德国医生首先报道，是一类侵犯人类和动物中枢神经系统的人畜共患性疾病，是一种发生在人类身上具有传染性、进行性恶化的神经系统变性病。CJD主要表现为严重进行性智能减退、痴呆或精神错乱、四肢运动失调等。此种病目前为止没有任何有效的治疗方式，患者在出现临床症状后一般在半年至2年内死亡。

（一）流行病学

CJD呈全球性分布，全世界范围年发病率为（1～1.5）/100万，起病缓慢，潜伏期可达30年以上，发病年龄为25～78岁，平均为58岁，男女均可罹患，儿童亦可罹患，平均发病年龄26岁。散发性者占多数（85%），家族性少见，占15%左右。偶有医源性感染者（约1%）。此病可通过接触患者体液、血液、医疗和手术器具传染他人。家族型CJD是由PRNP基因的多种突变引起，包括点突变、插入突变及删除突变，呈常染色体显性遗传的特点。医源型CJD为医疗诊治过程中使用朊蛋白污染的药物、器材或医疗器械等而获得。常见的感染途径有器官移植（角膜、脊髓、硬脑膜、肝脏），垂体来源激素（生长激素、促性腺激素）的应用，输血及血制品等。生长因子相关的医源型CJD主要发生在法国；经由角膜移植感染医源性CJD者主要发生在日本,变异型CJD于1996年首次在英国报道，由于食入可传播海绵状脑病（TSE病）牛肉而感染，变异型CJD还可通过输血传播。

（二）发病机制

CJD为具有传染性的朊蛋白所致，这种朊蛋白病毒非常稳定，具有很强的生命力和感染力，耐受高热，通过煮沸不能破坏，耐受紫外线照射，对化学药物有抵抗力，甚至连消毒、冷冻和干燥也无法将其杀死。蛋白粒子存在于正常人的神经元中，称为细胞型朊蛋白（cellular prion protein，prpc），prpc能迅速被蛋白酶K消化。prpc的变异型称为prpsc，位于细胞外面，与prpc有明确的界膜，但性质和功能不同。prpsc是一种使人致CJD的蛋白质，它能促使正常的prpc变为prpsc，因此一旦启动，就将逐步加重，直至死亡。CJD的发病与人类的基因易感性和蛋白粒子的结构性质有关，CJD患者中有prp基因的变异。

（三）病理

本病大体表现主要为严重脑萎缩、脑沟变宽深、脑回变平、脑室扩大及特异性海绵样改变。主要见于大脑皮质，如颞、额、枕为最严重，顶叶的中央回最轻。基底核、壳核、尾状核及丘脑改变明显，因此出现相应神经系统症状和体征。小脑、中脑、脑桥和延髓也有海绵样改变。甚至脊髓也受累，故称之为全脑病。

显微镜下可见神经元减少、脱失，伴随星状细胞增生，晚期无炎症细胞浸润，尤其造成大脑皮质、灰质可出现大小不等、圆形和卵圆形空泡呈海绵状改变。还出现与羊瘙痒病相关的纤维（SAF），还可发现感染组织内异常淀粉样斑块，无炎症反应。变异型CJD病变部位主要在丘脑和小脑，斑块形成非常明显。

（四）临床表现

CJD 隐袭起病，缓慢进行性发展，临床表现复杂多样，临床可分三期：①初期：表现颇似神经症，易疲劳、注意力不集中、失眠、抑郁、思维迟钝、脾气变化无常和记忆减退等，可有头痛、眩晕等；约 1/3 患者最早有小脑和视觉障碍。②中期：进行性痴呆为主要表现，一旦出现记忆障碍，病情将迅速进展，患者外出找不到家，人格改变，痴呆，可伴有失语、轻偏瘫、皮层盲、肌张力增高、腱反射亢进、Babinski 征阳性；脊髓前角细胞损害可引起肌萎缩，约 2/3 患者出现最具特征性的肌阵挛。③晚期：出现尿失禁、无动性缄默、昏迷或去皮质强直状态，多因压疮或肺感染而死亡。整个病程为 2 年，少数为数月或 2 年以上。体格检查可见手及肢体肌肉萎缩，肢体有明显的肌阵挛发作。各型 CJD 可有不同的表现。

1. 散发型 CJD（sporadic CJD，sCJD） 85%的 CJD 为无明显原因的 sCJD，此病可总结为“高长短少高”：平均发病年龄高，为 60～65 岁；潜伏期长，15～40 年不等；病程短，从发病到死亡时间<2 年，但西班牙在 1995 年报道过 3 例病程长达 4～5 年的慢性 CJD 患者；发病人数少，只有百万分之一到百万分之二，但在英国发病率达到百万分之六到百万分之七；病死率高，几乎百分之百。

2. 遗传型 CJD（genetic CJD，gCJD/fCJD） 5%～15%的 CJD 为基因突变的遗传型 CJD，此病的基因突变位点：T188K、E196K、E200K、E196A、G114V、V203I 等。其中在我国以 T188K 最为常见，其临床表现与 sCJD 较为相似。

3. 医源型 CJD（iatrogenic CJD，iCJD） 不足 1%的 CJD 为 iCJD，由于一般的消毒灭菌方法对 prpsc 无效，所以与患者共用医疗器械、接受患者的器官移植、输入患者的血液制品或者使用患者来源的生长激素等，都有机会感染上 iCJD。通过不同方式感染上 iCJD 的患者潜伏期大有不同，短则 1 年半，长则 30 年均有发现，其中直接与中枢神经系统组织有接触的病例潜伏期少于 10 年。

4. 库鲁病 此病在巴布亚新几内亚地区多发，是由于当地居民有吃祭祀刚死去的长辈脑组织和内脏等器官的习俗，由此感染上死者的病毒。但随着该风俗的终止，发病率逐年递减。

5. 致死性家族性失眠症（fatal familial insomnia，FFI） 患者家族有严重失眠和自主性衰竭，早期症状为睡眠紊乱，逐渐加重到出现典型的 CJD 病症、共济失调和肌阵挛等。

6. 吉斯特曼-施特劳斯综合征（gerstmann-straussler-scheinker，GSS） 此病是常染色体显性疾病，常见小脑共济失调，病理有淀粉样斑块，某些个体有与 sCJD 较为相似的快速渐进肌阵挛的痴呆。

7. 新变异型 CJD（new variant CJD，vCJD/nvCJD） 英国于 1996 年首先报道，vCJD 与 sCJD 的区别在于前者 50%的患者有感觉症状（痛症）和精神症状（抑郁、焦虑等），后者以痴呆为主；vCJD 的发病年龄更小，一般<40 岁，潜伏期较短，5～10 年，平均的死亡年龄在 29 岁，精神和行为的异常明显，平均病程为 14 个月；sCJD 的脑电图有周期性放电现象，但 vCJD 没有。

（五）辅助检查

1. 血液检测 利用患者全血或白细胞测出的 PRNP 基因序列和 129 位氨基酸多态性

结果来判定患者是否为易感人群。血清 S100 蛋白：CJD 患者 S100 蛋白随病情进展呈持续性增高。

2. 脑脊液检测　常规、生化分析正常。脑脊液中的多种生物标志物如蛋白 Tau、14-3-3 蛋白、磷酸化 Tau、S-100、神经元特异性烯醇化酶（NSE）和淀粉样蛋白（Aβ）的变化，对诊断 CJD 有辅助作用。其中检测 14-3-3 蛋白敏感性为 90%～97%，特异性为 87%～100%，应用比较广泛。但在有大量破损脑细胞的 AD、脑梗死、脑膜脑炎等患者的脑脊液中，也存在着 14-3-3 蛋白升高现象。所以即使检验出脑脊液中有 14-3-3 蛋白的患者，也需要结合其他资料才能诊断。

3. 组织检测　CJD 的主要病理表现是脑组织中的空泡病变和朊蛋白沉淀，除此之外蛋白凝集和纤维化也可以作为诊断依据。vCJD、kuru 和 GSS 在脑组织中都有 prp 斑块，中心致密、嗜伊红、边缘暗淡、周围被海绵状病带环绕，sCJD 却罕见该现象。除脑组织外，扁桃体活组织的切片检测可有效诊断 vCJD，但上面提及的脑脊液中的 14-3-3 蛋白的检测对 vCJD 无效。

4. 脑电图　是较早应用于 CJD 诊断的无创性检查，但仅 sCJD 患者出现特异性的周期性尖慢复合波，其他各型 CJD 的脑电图改变不具有特异性。此外，脑电图在病程早期仅表现为非特异的弥漫性慢波，病程中晚期（8～12 周）才会出现典型改变，对早期诊断不敏感疾病中晚期脑电图可出现三相波和间隔 0.5～2s 的周期性棘慢复合波，有一定诊断价值。

5. 影像学　磁共振检查在 CJD 早期诊断中越来越受到关注，特别是弥散加权成像和液体衰减反转恢复序列。sCJD 在 DWI 相或液体衰减反转恢复序列相上表现为额叶、顶叶、枕叶中至少 2 个皮质区的高信号或尾状核和壳核的对称性高信号，而 vCJD 则表现为特征性的丘脑后部高信号即丘脑枕征。与液体衰减反转恢复序列相比，DWI 在早期诊断上更为敏感和特异。DWI 诊断 CJD 的灵敏度为 92%、特异度为 94%，远比脑脊液 14-3-3 蛋白和脑电图敏感。DWI 可更好地将 CJD 与表现为快速进展性痴呆的非朊蛋白病区分出来，对于早期诊断和鉴别诊断意义较大。

（六）诊断

根据患者进行性痴呆、精神障碍、肌阵挛、锥体/锥体外系功能异常、视觉障碍等临床症状和体征，脑电图、脑脊液、神经病理学及病原学等结果进行确诊。

2006 年我国全面开展了 CJD 的监测。只要提供患者的活体脑组织做蛋白印迹反应（Western blot）就可以确诊，但我国国民的传统观念给这一方面的诊断造成了阻碍。所以现在诊断都只能通过实验室检测 PRNP 基因和脑脊液 14-3-3 蛋白，再结合临床表现、病历、流行病学报告、既往病史、脑电图和 MRI 等结果来判定。诊断建议采用以下三条标准：①在 2 年内发生的进行性痴呆；②肌阵挛、视力障碍、小脑症状、无动性缄默等四项中具有其中两项；③脑电图周期性同步放电的特征性改变。具备以上三项可诊断为很可能 CJD；仅具备①②两项，不具备第③项则诊断可能 CJD；如患者脑活检发现海绵状态和 prp 免疫组化阳性者，则为确诊的 CJD。可用 14-3-3 脑蛋白检测代替脑电图特异性改变。

（七）鉴别诊断

1. 病毒性脑炎　尤其是单纯疱疹病毒性脑炎，患者常表现为精神症状、癫痫、发热、认知障碍及头痛。起病急，进展迅速。病变常位于颞叶内侧，也可累及额叶，DWI 较 T_2WI 发现病变更敏感，部分影像学表现与 CJD 类似，但前者常有脑实质的坏死、出血，腰穿显示脑脊液压力增高，白细胞和蛋白轻度增高等，根据临床病史、脑脊液检查及影像学表现可予以鉴别。

2. 桥本脑病 可分为血管炎型，表现为反复的卒中样发作如一过性神经功能缺损、失语、癫痫或急性意识障碍；缓慢进展型，隐袭起病，早期表现为意识模糊、焦虑或痴呆。无局灶性神经功能缺损的体征，但神经心理测试常提示严重的认知障碍。两种类型均可出现癫痫发作、肌阵挛、震颤、昏迷、锥体外系症状及小脑性共济失调。特征是血清抗甲状腺球蛋白抗体或抗甲状腺过氧化物酶抗体的增高，皮质激素治疗有效。

3. 线粒体脑病 主要为 MELAS 型（线粒体脑病伴乳酸中毒及卒中样发作），为线粒体 DNA 突变所致，临床上可引起亚急性痴呆需与 CJD 鉴别，患者常有卒中发作、癫痫和偏头痛，可有痴呆、乳酸中毒等症状。DWI 上可显示皮层异常高信号，T_2WI 及 FLAIR 上显示脑回明显肿胀及层状坏死，此征象不符合 CJD 表现。

4. 阿尔茨海默病 潜隐起病，早期出现记忆力障碍，病程进展较缓慢，临床上以智能损害为主，伴有精神及行为改变，辅助检查中无 CJD 典型的脑电图，头颅 MRI 显示以双侧海马更为突出的脑萎缩改变，脑脊液 14-3-3 蛋白阴性。

5. 血管性痴呆 主要临床表现为与血管事件相关的、阶梯性进展的痴呆，但头颅 MRI 可见多发性脑梗死及白质疏松。

6. 中枢神经系统淋巴瘤及其他脑肿瘤 均可表现急、慢性痴呆，但头颅 MRI 的占位性病变可资鉴别。

7. 皮质静脉血栓形成 一些疾病可引起静脉血栓性脑病。如硬脑膜动静脉瘘可引起临床上可逆性痴呆，常有颅内压增高出血、头痛、癫痫等，但临床症状为非特异性。MR DWI 也可表现为与 CJD 类似的皮质高信号，脑血管造影检查可与之鉴别。

8. 副肿瘤性亚急性小脑变性 特点是亚急性、进行性、双侧性小脑功能障碍，可伴有痴呆。早期头颅 MRI 正常，晚期表现为小脑萎缩。常见脑脊液淋巴细胞增多、蛋白含量高，常见于肺癌或女性生殖系统肿瘤患者。

9. 艾滋病相关痴呆综合征 临床可表现为情感（淡漠、易激惹、躁狂等），行为（人格改变、反应迟钝），认知（记忆力减退、思维缓慢、语言障碍等），运动（步伐不稳、丧失平衡、震颤等）等方面的异常，有时临床表现与 CJD 相似，凭借高危性行为、静脉药瘾等流行病学史及 HIV 抗体、HIV-RNA、$CD4^+$ T 淋巴细胞计数检测可资鉴别。

（八）治疗

CJD 是一种致死性疾病，目前临床上尚无有效的根治方法。正常细胞型朊蛋白转变为致病型朊蛋白是致病的关键环节，因此可作为治疗的主要靶点。目前的研究热点主要有药物疗法、免疫疗法等。美国学者发现抗疟疾药物米帕林和抗精神病药物氯丙嗪等药物可以抑制 prpc 转化为 prpsc。痉挛性张力增高可用口服巴氯芬 10mg，3 次/天；肌阵挛可用氯硝西泮治疗；痴呆可试服用茴拉西坦 2 片，3 次/天或尼麦角林 10mg，3 次/天等。

（九）预防

因 CJD 具有一定的传染性，需做好患者的隔离和医护人员的防护。患者的分泌物、尿液、粪便及病房不需特殊消毒处理，污染有患者血液或其他组织的物品可用 2%游离氯的 NaClO 或 2mol/L NaOH 表面覆盖浸泡 1～2h 进行处理。医务人员尽量避免直接接触患者的血液和脑脊液，一旦暴露应立即用大量清水冲洗；日常接触患者最好戴手套，但无须呼吸道防护。对于 CJD 密切接触者无须进行隔离或临床观察。

由于 vCJD 可通过血液传播，故对引起 vCJD 血液传播的途径应进行严格管理。首先，对于所有临床诊断的 CJD 患者进行献血记录追查，如果既往曾献血，则追踪所有受血者，并限制受血者进一步献血、组织或器官捐献。其次，严格筛选献血者。有国家禁止曾在英国、法国甚至欧洲等地区居住者献血。英国 2004 年制定了“限制 1980 年以来曾输过血制品者作为献血者”的政策，以避免 vCJD 的二次传播。最后，对于血制品应进行恰当处理，避免血制品受朊蛋白的污染。输注去除白细胞的红细胞及单一来源血小板成分输注可减少感染风险。

（吴 娟）

第 4 节 神经梅毒性痴呆

神经梅毒性痴呆又称麻痹性痴呆（general paresis of insane，GPI）、梅毒性脑膜脑炎，由苍白密螺旋体感染引起，是神经梅毒表现最常见和最严重的类型，见于原发感染后 10～20 年，男性多见，起病隐袭，以进行性痴呆和神经症状为临床特征。由于 GPI 起病隐匿，临床表现复杂多样，在临床诊治过程中易出现误诊；而 GPI 属可治的疾病，及早诊断对其预后有重要意义。GPI 为可治疗性痴呆，故早期诊断、及时治疗，对患者病情、病程及预后均有裨益。随着我国社会老龄化进程的发展，其他原因引起的痴呆发病率也日渐上升。因此，有必要提高对 GPI 的认识水平，鉴别诊断和治疗 GPI 与其他原因所致痴呆。

（一）流行病学

1882 年，Bayle 首先报道 GPI，1913 年 Noguchi 和 Moore 从神经梅毒患者的脑组织中分离获得梅毒螺旋体，得以明确其病因。在西方国家，GPI 较少见，晚期（实质性）神经梅毒在 21 世纪在欧洲非常罕见（如在全球范围内），2011～2015 年欧洲并在 MEDLINE 上使用关键词“晚期神经梅毒”仅发现 9 例使用“实质性梅毒”——只有两例以英文发表，晚期实质性神经梅毒被诊断为 GPI。我国曾在 20 世纪 50 年代相对常见，至 60 年代后基本销声匿迹。近年来梅毒感染患者逐渐增多，GPI 发病率亦有增加趋势。在中国，梅毒增加的负担可能会增加人们进入神经梅毒和三期梅毒的人数。报道的神经梅毒和三期梅毒发病率有所增加，从 2000 年的每 10 万人 0.02 例增加到 2013 年每 10 万人中 0.26 例。然而，中国报道的发病率依赖于病例报告，这可能很大程度上低估了神经梅毒的总体负担。

（二）病因与发病机制

神经梅毒早期主要以梅毒性脑膜炎为主，炎症还可侵犯脑神经导致轴索变性，或侵犯脑膜脊膜小血管，促使内皮细胞增生致血管闭塞，从而导致脑和脊髓缺血坏死。在病情的晚期，皮质神经元缺失和胶质细胞增生。GPI 的临床症状的出现不只是取决于潜伏期，而与多种因素有关。如初次感染时是否接受足疗程、足剂量的青霉素治疗，此外机体的免疫功能低下或有缺陷时，也易加速 GPI 的发展。梅毒患者针对螺旋体多肽抗体产生多种免疫因子，其中有 T 淋巴细胞产生的 IFN-γ 是颅内清除螺旋体的主要因子，若 IFN-γ 的合成不足，而局部神经组织不能代偿，即可发展为 GPI。另外，头颅外伤、过度疲劳、酗酒、其他传染病、精神创伤等不良因素，削弱了人机体的防御能力时，会成为发病的诱因。总之，人体在感染上梅毒螺旋体以后，发展为 GPI 的确切原因尚需进一步研究。

（三）病理

当机体免疫功能低下或缺陷时，易患神经梅毒。梅毒螺旋体直接浸润神经组织并破坏脑结构，致使大脑广泛性萎缩、变性和神经元缺失、胶质细胞增生，皮质萎缩，脑沟增宽，脑室扩大。脑膜可增厚，额、颞区萎缩，脑室扩大，显微镜检查可见广泛的皮质破坏，神经元丢失，以大脑皮质为著。脑室壁上有时可见沙粒样肉芽肿覆盖，称为肉芽肿性室管膜炎。用特殊染色可发现梅毒螺旋体，有明显的胶质增生，包绕视神经的脑膜及其营养血管可见炎性反应。

（四）临床表现

GPI 是梅毒感染晚期（神经梅毒）的常见表现，男性明显多于女性（7∶1）。一般认为，GPI 的潜伏期较长，由于时间久远大多数患者不能回忆首次感染神经梅毒的时间。GPI 的潜伏期通常可达 15～20 年，但亦有感染后 2 年或者 30 年发病的病例报道，GPI 临床症状多变且不典型，易误诊为其他神经系统疾病和精神疾病。早期以抑郁、失眠为主要表现，随着疾病的进展，继而出现记忆力和智力障碍。由于 GPI 多有部分额叶损害症状，因此，患者可表现为，①精神症状与痴呆：早期可见人格改变，如懒散、衣着不整，虚构、吝啬、妄想，尤以夸大妄想最突出，也可有注意力不集中、焦虑，逐渐出现近记忆力减退，判断力、计算力下降，定向力丧失，无自知力，最后发展为痴呆。②神经系统体征：常出现瞳孔边缘不规整，对光反射迟钝或阿-罗瞳孔，视神经萎缩，言语含糊不清，可出现细小或粗大震颤，以面肌和舌肌为明显，腱反射亢进、病理反射等。

临床表现变异甚大，是在原发损害 2～30 年（一般 10～25 年）出现，男性多于女性（3∶1）。发病年龄 40～50 岁者占 80%。临床表现可与任何功能性及器质性精神病相类似，最常见的症状是单纯痴呆（约 60%），有躁狂和夸大妄想表现者不到 20%。早期（麻痹前期）表现与任何痴呆类似，进行性记忆力减退、易怒、不注意个人形象。在这个阶段，神经系统检查可完全正常，诊断主要根据脑脊液检查。随疾病进展，自知力、判断力下降，近记忆力减退，严重者可发生定向障碍，各种不同智能障碍与神经精神病特征混在一起，部分患者可伴有躁狂和抑郁的表现，少数患者可出现类似精神分裂症的症状，常见夸大、幻觉、错觉，有些患者命名不能、错语，可有明显的语言障碍和语尾重复症，声音单调伴颤抖，伴有面肌（主要是口唇）和舌肌的震颤，面部常缺乏表情。晚期出现腱反射亢进及锥体束征。有些患者有假性延髓性麻痹及强笑。2/3 的 GPI 患者有瞳孔异常，但典型的阿-罗瞳孔并不常见，部分患者可并发脊髓痨、视神经萎缩。在晚期病例偶可见惊厥发作，常出现一过性偏瘫或失语。

（五）辅助检查

1. 血清学检测

（1）非特异性螺旋体抗体检测试验：性病检查实验（venereal disease research laboratory，VDRL）、快速血浆抗体实验（rapid plasma-reagin，RPR）、梅毒螺旋体凝集实验（treponema pallidum hemagglutination，TPHA）。

（2）特异性螺旋体抗体检测试验：螺旋体固定试验（treponema pallidum immobilization，TPI）和螺旋体抗体吸附试验（fluorescent treponemal antibody-absorption test，FTA-ABS），可作为神经梅毒的确诊试验，但不能用作疗效评价。

2. 脑脊液检测 血清学检测可明确梅毒感染，而脑脊液检测则有助于神经梅毒的诊断。脑脊液梅毒快速血浆反应素试验及 $CD4^+$细胞计数可将神经梅毒诊断率由 86%提高至 100%。对于疑似合并感染神经梅毒和艾滋病的患者，若出现神经系统症状，脑脊液检测可以排除神经梅毒；而对于无神经系统症状的患者，是否仍然应施行腰椎穿刺术以排除神经梅毒，目前尚存争议。

3. 影像学检查 大多数痴呆患者都具有脑萎缩的表现，影像学检查可反映脑萎缩的部位和严重程度。GPI 患者的脑萎缩主要表现为全脑萎缩，但以额颞叶萎缩为主，典型者颞叶下内侧呈长 T_1、长 T_2 异常信号。头颅 MRI 发现脑萎缩是 GPI 的主要特点。脑萎缩以双侧额叶、颞叶最多见，其次是皮层下结构及顶叶，枕叶及小脑萎缩少见。GPI 磁共振成像检查示 T_1WI 与 T_2WI 上侧额叶、颞叶不同程度的脑萎缩，尤以前部明显，颞叶（包括海马）的明显萎缩是 GPI 预后不良的标志。神经性痴呆患者的影像学改变无特异性，其诊断价值不如血清学和脑脊液指标，但若发现与年龄不符的脑萎缩应考虑到 GPI。此外，^{18}F-脱氧葡萄糖（^{18}F-FGD）PET 可用于发现颅内的神经梅毒病灶。但脑实质神经梅毒的 ^{18}F-FGD PET 表现缺乏特异性，单纯从影像学角度难以与中枢神经系统肿瘤相鉴别，两者均表现为低代谢活性（图 12-2，图 12-3）。

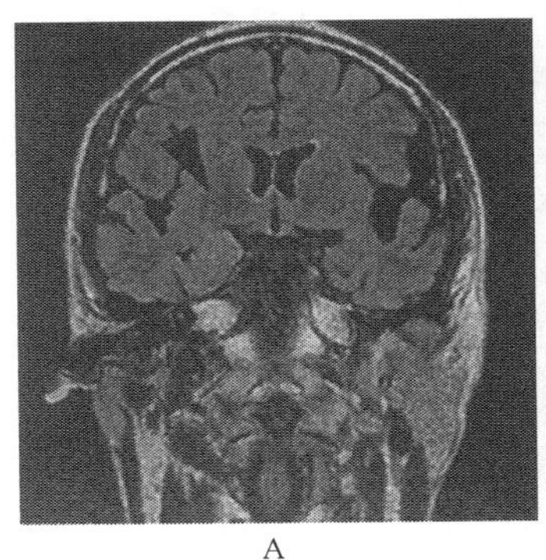
A

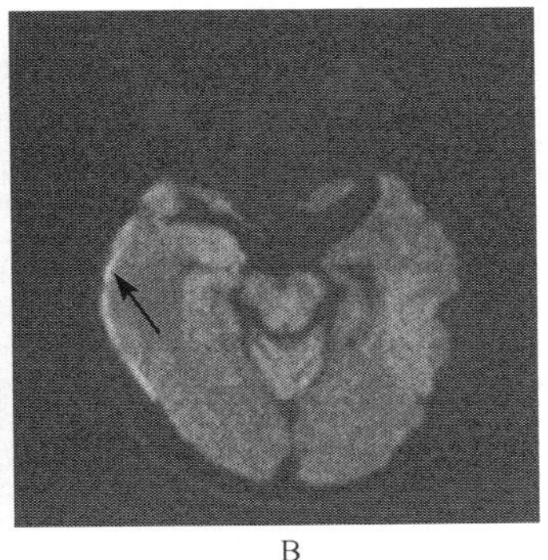
B

图 12-2 GPI 患者头颅 MRI 检查所见（1）

A. 冠状位 FLAIR 序列显示脑叶萎缩，右侧颞叶肿胀；B. 横断面 DW1 序列显示右侧颞叶脑膜血管影（箭头所示）

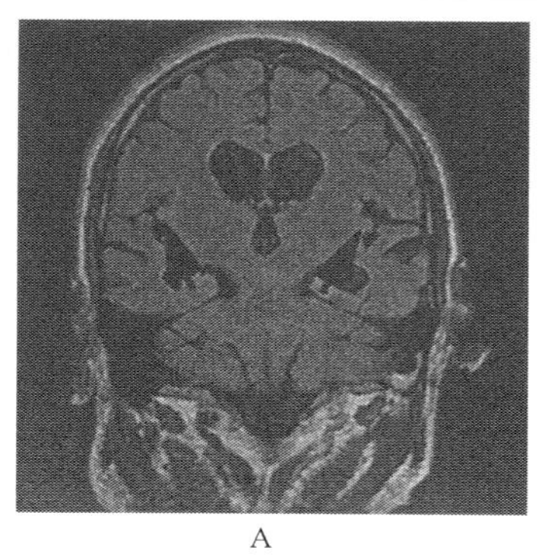
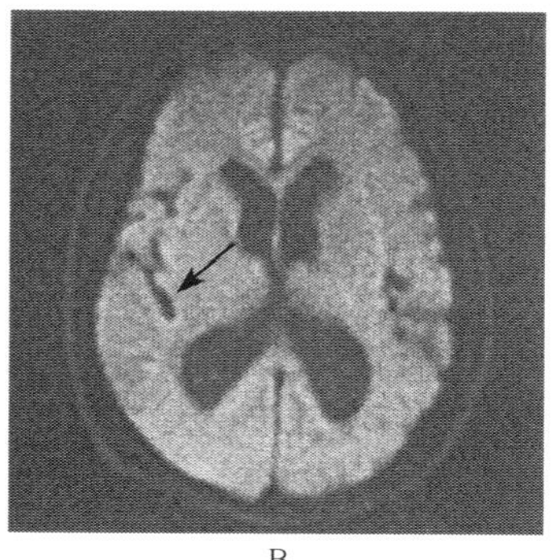

A　　　　　　　　　B

图 12-3　GPI 患者头颅 MRI 检查所见（2）

A. 冠状位 FLAIR 序列显示双侧颞叶萎缩；B. 横断面 DW1 序列显示右侧颞叶萎缩（箭头所示）

（六）诊断与鉴别诊断

根据先天或后天的梅毒感染史，符合 GPI 的临床表现特点，血清和脑脊液梅毒实验阳性，可确立诊断。

1. 诊断要点

（1）年龄在 30～50 岁或更大，多年前曾有冶游史和早期梅毒感染史，有精神症状、智能改变和人格改变，应考虑到本病的可能。

（2）智能和人格改变对诊断有重要意义，开始隐袭，发展缓慢，容易忽略。

（3）瞳孔改变在早期即出现，阿-罗瞳孔有特异性，言语、书写障碍及震颤均有其特点。

（4）血液和脑脊液的化验检查阳性率高、出现早，是确诊的重要证据。

2. 诊断步骤

（1）病史采集要点

1）起病情况：起病缓慢，初次感染梅毒后到发生本病的潜伏期为 5～20 年，平均潜伏期为 6～12 年，部分病例达 20 年以上。

2）主要临床表现：早期症状：可有头痛、失眠、注意力减退、易激惹、疲劳等类神经衰弱症状，患者工作能力逐渐减退，人格改变一般尚不明显。发展阶段：主要是个性和智能的明显改变。患者举止轻浮、放荡不羁、贪图享受、无责任感、对人冷淡、不知羞耻、极端自私、个人卫生差，可能做出一些违反伦理道德的事情，有明显的愚蠢性。智能和记忆力减退，计算力差，抽象、概括、判断、理解等全面受损。患者还可出现各种妄想，以夸大妄想最为常见，也可出现嫉妒、被害、疑病、自罪等妄想。共同特征是荒诞怪异、愚蠢可笑。随着疾病的进展和痴呆的加重，妄想内容逐渐变得支离破碎。患者的情绪不稳、情感脆弱或出现强制性苦笑。晚期阶段：痴呆更加明显，不能辨认亲人，完全不能自理生活，言语功能受损、含糊不清，情感淡漠，本能意向亢进或意向倒错。可能因肺炎、压疮等并发症而死亡。

3）躯体症状：可出现感觉异常、视力减退、言语和书写障碍等。

4）既往病史：患者有早期梅毒感染史、冶游史。

（2）体格检查要点

1）神经系统体征：体征多样，瞳孔变化是早期表现，两侧瞳孔大小不等，形状与边缘不齐，约 60%病例出现阿-罗瞳孔，对光反射消失或减退，调节或聚合反射保存，有诊断意义。

2）其他体征：可见视力减退，有 20%～30%病例出现原发性视神经萎缩，可见脑神经麻痹、言语障碍、构音不清、抽搐、震颤、共济失调、腱反射亢进，可有病理反射。

（3）辅助检查

1）血清检查：现常用非螺旋体血清试验如 VDRL、FTA-ABS、TPI 等。神经梅毒患者，FTA-ABS 试验 100%阳性。

2）脑脊液检查：压力多在正常范围，细胞数有所增加，蛋白定性一般多为阳性。脑脊液检查还包括上述 FTA-ABS、VDRL 等试验。

3. 鉴别诊断

（1）神经衰弱：GPI 患者在早期阶段可出现类神经衰弱症状，但两者之间有本质差别，神经衰弱不具有 GPI 的特征性症状。

（2）精神分裂症：GPI 可以出现幻觉妄想，但妄想内容以夸大为主，且荒诞离奇、愚蠢可笑，同时精神分裂症一般没有智能缺损，也没有神经系统阳性体征及缺乏 GPI 的阳性化验结果。

（3）心境障碍：GPI 患者可出现夸大、兴奋与抑郁、自罪、疑病，与躁狂抑郁症有些类似。但心境障碍的患者情感一般是协调的，不同于 GPI 患者的愚蠢幼稚，同时心境障碍的患者没有智能缺损及神经系统和化验检查的阳性发现。

（4）阿尔茨海默病：也出现智能缺损和人格改变，但缺乏 GPI 的神经系统和化验检查的阳性发现。

（5）血管性痴呆：因脑血管疾病引起的痴呆，病前有高血压病史，起病较急，病程呈波动性，主要表现为以记忆障碍为主的局限性痴呆，判断力、自知力较好，人格改变不明显，常出现情感脆弱。可见神经系统定位体征，但缺乏 GPI 的神经系统和化验检查的阳性发现。

（七）治疗

1. 治疗原则　治疗原则为：①尽早明确诊断，及时治疗；②积极治疗原发病，首选青霉素治疗；③对症支持治疗；④促大脑代谢治疗；⑤其他，如康复训练等。

2. 治疗计划

（1）药物治疗：首选治疗药物为青霉素。尽管，近数十年来抗生素发展迅速，但其他抗生素（如头孢曲松钠）的疗效仍不及青霉素，通过青霉素的治疗，GPI 患者几乎可以"治愈"。因此，早期明确诊断和及时治疗对 GPI 患者至关重要。对神经梅毒推荐使用水溶性青霉素每天 1800 万～2400 万 U，连续治疗 10～14 天；或者普鲁卡因青霉素 240 万 U/d 肌内注射，配合丙磺舒 2g 口服，连续治疗 10～14 天，经上述常规治疗后继以肌内注射苄星青霉素 240 万 U，1 次/周，连续注射 3 次。对青霉素过敏者，可给予头孢曲松 2g 肌内注射或静脉滴注，共 10～14 天，但它可能与青霉素有交叉过敏反应。其他替代方案包括多西环素 300mg/d，分次口服，连续治疗 30 天，或使用红霉素 500mg 口服，每日 4 次，连用 30 天。经上述规范化治疗后，绝大多数 GPI 患者认知功能、震颤、抽搐、小便失禁等临床症状可以得到改善，尤以早期或症状轻微者疗效更佳。但仍有 25%患者存在部分幻觉、妄想、语言能力减退、判断力下降等症状。

（2）对症治疗：根据患者躯体情况，加强护理，补充营养，维持水、电解质、酸碱平衡，防止感染。对兴奋躁动、幻觉妄想者适当给予苯二氮䓬类药物和小剂量抗精神病药物，首选非典型抗精神病药，如奥氮平 2.5～5mg/d、喹硫平 50～100mg/d 或利培酮 1mg/d，根据病情需要逐渐缓慢调整剂量。对抑郁症状，给予抗抑郁药；有癫痫发作者，使用抗癫痫药物对症处理。

3. 病程观察及处理 病情观察要点：①定期追踪血清试验，治疗后 6 个月复查脑脊液，以后每年检查一次，至少 5 年；②注意观察患者精神症状的改善程度；③注意观察患者的痴呆是否继续加重。好转：驱梅治疗有效，脑脊液检查恢复正常；精神症状改善，痴呆未进一步恶化。无效：脑脊液检查仍有异常，精神症状持续存在，痴呆恶化。有效：无须再驱梅治疗，定期复查，精神药物可逐渐减量至停用，加强康复训练。无变化进行第二个疗程的驱梅治疗，适当调整精神药物。

随访：定期追踪血清试验，治疗后 6 个月复查脑脊液，以后每年检查一次，至少 5 年。

（八）预后

GPI 未经治疗者，从发病到死亡的病程为数月或 4～5 年，长者可达 10 余年。GPI 病情发展迅速，患者在智能和社会活动方面均陷于病废无能状态，晚期在体力方面亦受到严重影响，故又称精神错乱全身性轻瘫。如不治疗，患者一般于 3 年内死亡。因梅毒所致的痴呆为可治性痴呆，故早期诊断意义较大。加强此病的预防常识和宣传教育及积极治疗是预防该病的根本措施。

（曹 颖）

第 5 节 进行性多灶性白质脑病

1958 年，美国麻省总医院 Astrom 等通过对 2 例慢性淋巴细胞白血病和 1 例霍奇金淋巴瘤患者的尸检，发现两者的脑组织病理改变都表现为白质内存在许多大小不等的脱髓鞘病灶，而且小病灶有融合的趋势，推测这种融合趋势是疾病进展的表现，故将其命名为“进行性多灶性白质脑病”（progressive multifocal leukoencephalopathy，PML），自此以后的多次病理学研究发现 PML 患者脑内病灶中存在乳头空泡病毒样颗粒，并证实 PML 与病毒感染有关。1971 年，Padgett 等从一例霍奇金淋巴瘤伴进行性多灶性白质脑病患者的脑组织中分离出该病毒，取该患者姓名“John Cunningham”的首字母命名为 JC 病毒。

进行性多灶性白质脑病是由 JC 病毒感染引起的中枢神经系统脱髓鞘性疾病，其病理特征为广泛的少突胶质细胞破坏和神经纤维脱髓鞘，常发生于免疫系统功能受到严重抑制的人群，尤其是在获得性人免疫缺陷综合征（AIDS）人群中发病率最高，随着病程的进展，几乎所有患者都会出现认知障碍。

（一）病因和发病机制

JC 病毒为直径约 40nm 的二十面体，由 72 种蛋白质壳粒组成，内含环状双链，无包膜，是一种广泛存在的乳多空病毒科病毒。经典理论认为，当人体被感染后，病毒主要潜伏在肾脏、淋巴细胞等组织内，当机体免疫系统受到严重损害时，JC 病毒就会被激活并大量复制并通过血-脑屏障进入脑组织，在脑胶质细胞内合成病毒早期蛋白即 T 抗原；T 抗原可引起少突胶质细胞溶解破坏，从而影响髓鞘合成，导致神经纤维脱髓鞘。但是，有研究证实在没患 PML 的患者如多发性硬化和 HIV 感染者的脑脊液中同样也存在较低滴度的 JC 病毒 DNA，提示这些患者脑组织内有持续存在的 JC 病毒潜伏，且处于沉默期，长期应用免疫抑制剂或由于人类免疫缺陷病毒感染激活潜在的 JC 病毒而诱发 PML，但是也有些研究者并没有找到脑组织存在 JC 病毒的证据。引起 JC 病毒激活的常见诱因有慢性淋巴细胞白血病、淋巴瘤、结核、系统性红斑狼疮、AIDS、接受器官移植或其他需要长期用免疫抑制剂的疾病等。2%～5%的 AIDS 患者有 PML，其中约有 50%的患者以 PML 为首发症状。

（二）病理

PML 典型的病理改变为大脑白质区的多发脱髓鞘病灶，而少突胶质细胞则是形成和维持髓鞘的神经元，JC 病毒选择性地侵犯少突胶质细胞，引起进行性的有髓神经纤维脱髓鞘、少突胶质细胞内包涵体和星形胶质细胞增生。病灶多以顶枕叶常见，呈多发、不对称，并有融合倾向，小脑和脑干也常受累。镜检表现为脱髓鞘病灶，病变在白质及灰白质交接区，在脱髓鞘病灶内轴索存在，少突胶质细胞和髓鞘消失，病灶周围可见少突胶质细胞核增大、深染及核内包涵体形成（图 12-4）。免疫组化、电镜检查及原位杂交试验均可在病灶内检出 JC 病毒。由于不同患者病变程度不同，故其脑部脱髓鞘病灶的形态和分布可有很大的差异。

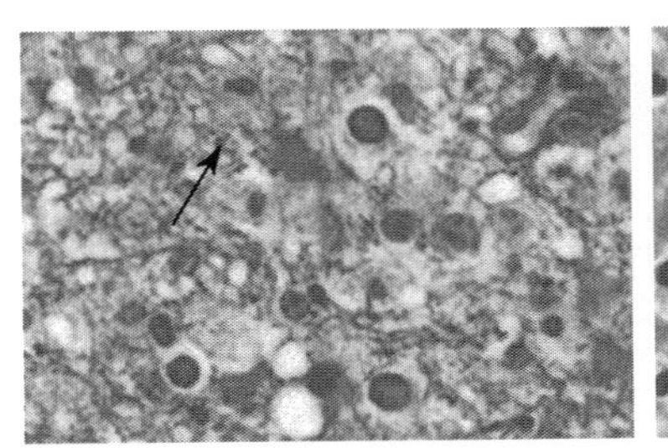
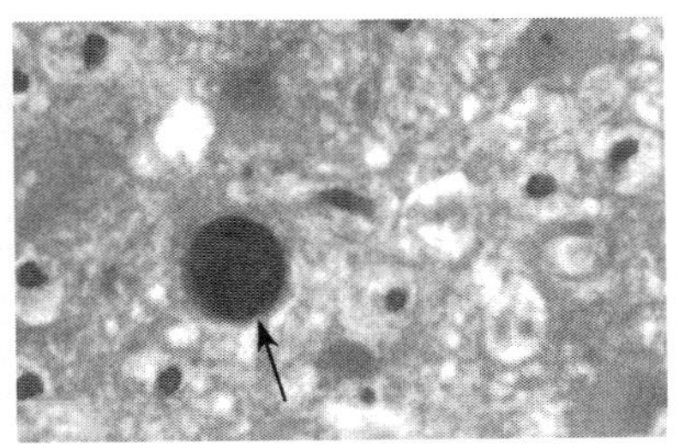

图 12-4　PML 病理显示局灶性髓鞘缺失，少突胶质细胞增大

右图见少突胶质细胞核内嗜伊红病毒包涵体

（三）临床表现

PML 是一种快速进展的脱髓鞘疾病，其临床表现取决于病灶的大小、部位和数量，不同患者之间的症状和体征也不尽相同，最常见的症状为认知障碍和乏力，其他常见症状体征包括运动语言障碍、头痛、步态障碍、视野缺损、感觉障碍等，几乎所有的患者随着病情加重进展为痴呆。总结其临床表现有以下特点：①多呈亚急性起病，部分患者可慢性病程；②快速进展的认知障碍直至痴呆；③失语，发音障碍；④性格改变；⑤精神错乱，幻觉；⑥昏迷。有报道部分患者以癫痫为首发症状入院，还有病例报道以不易察觉的性格改变或仅以单一肢体运动障碍为唯一症状的 PML 患者。

（四）辅助检查

1. CT　双侧脑白质区多发、散在、不对称、进展性、融合病灶，增强扫描无强化表现，且无占位效应。

2. MRI　典型表现为室周白质或皮质下白质大小不一，形状不规则，边界不清晰的病灶，FLAIR 和 T_2 加权像为高信号，T_1 加权像为低信号，无占位效应，增强扫描强化不明显，信号异常区可见于颅脑任何部位，但以枕叶和顶叶最常见，若病变侵犯皮层下白质累及弓形纤维，病灶可呈扇形（图 12-5）。

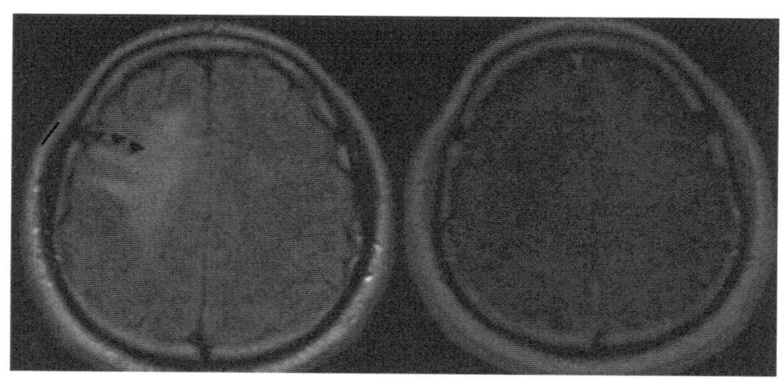

图 12-5　PML 患者右侧额顶叶较大的白质高信号病灶，深入邻近皮质，提示皮质下弓形纤维受累；右图同一患者横断面 T_1 增强未见病灶强化

3. EEG 检查　PML 患者的 EEG 表现多不典型，主要为病灶所在部位的非特异性慢波，当疾病进展时可出现弥漫性慢波。

4. 脑脊液检查　常规的脑脊液检查多无明显异常，部分患者可有淋巴细胞或蛋白升高，应用 PCR 技术可检出脑脊液中的 JC 病毒，是诊断该病的特异性的诊断方法。目前应用荧光共振能量转移杂交探针进行实时 PCR，可检出极低量的 JC 病毒。

5. 脑活检　有开放式活检和立体定向针吸活检两种，为确诊 PML 的方法。脑组织光镜下可见多发脑组织脱髓鞘，少突胶质细胞缺失，细胞核内可见嗜酸性包涵体；免疫电镜可见 JC 病毒颗粒（图 12-6）。用原位杂交免疫细胞化学和免疫荧光法可证实脑组织中存在 JC 病毒。采用放射性或非放射性（如生物素）受体分子互补的 DNA 探针，用原位杂交技术可测定冰冻的或固定脑组织中的 JC 病毒 DNA，联合应用 PCR 和原位杂交能够提高诊断的特异性。

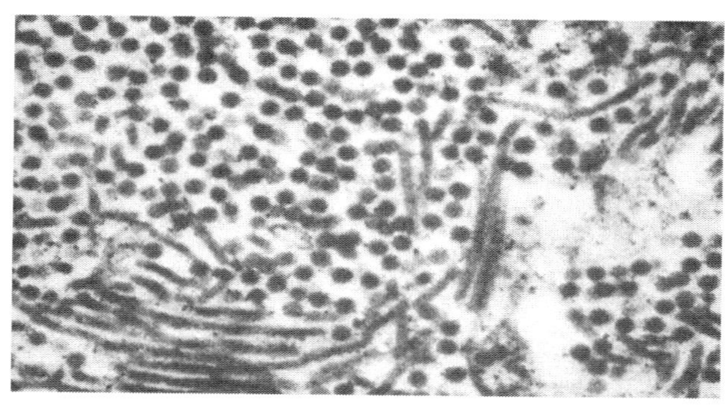

图 12-6　电镜下被感染的少突胶质细胞核内所见病毒颗粒

（五）诊断

美国神经病学会专家共识提出，对存在引起免疫力低下因素且伴有快速进展的认知障碍和神经精神症状患者，都应进行组织活检检查以排除 PML。而既往对 PML 的诊断金标准是基于组织脱髓鞘、变形的星形胶质细胞、含有嗜伊红包涵体的少突胶质细胞三大典型组织病理学特点作出的。随着脑脊液 JC-DNA 检测技术开展，结合脑组织影像学检查的特征性表现，该病的诊断率已大大提高。该病的诊断要点如下：①存在免疫缺陷或免疫功能低下；②快速进展的认知和神经精神障碍症候群；③头颅影像学显示皮质下白质有多个异常信号，没有强化和占位效应；④PCR 技术检测到脑脊液中 JC-DNA 序列。脑组织活检发现 JC 病毒是最终确诊手段。

（六）鉴别诊断

1. MS　MS 的部分临床表现与 PML 有相似之处，如视力障碍、失语、认知及行为的改变等，但 MS 多发病较早，无明显诱因，多数患者表现为波动性神经功能障碍，脑脊液检查存在寡克隆带，MRI 可见白质内多发长 T_1、长 T_2 异常信号并散在分布于脑室周围、胼胝体、小脑和脑干，边界清晰，可强化，急性期患者可有占位效应。

2. ADC　AIDS 本身可引起痴呆，但 AIDS 合并痴呆以轻微的行为、智商和协调能力下降为始发症状，疾病发展缓慢，随着病情进展逐渐出现严重的精神运动障碍和痴呆。脑脊液培养或者经 PCR 检测均可发现 HIV，脑活检大脑内检测到 HIV。

3. AD　AD 病情发展缓慢，病程较长；以记忆力减退为主要症状，可伴有失语、失认等中枢神经系统高级功能的障碍，以及行为和人格方面的障碍，但一般不会出现肌无力、视野缺损等症状。主要累及大脑皮质，CT、MRI 典型表现以大脑半球尤其海马区萎缩为主。

（七）治疗

到目前为止尚无有效的针对 JC 病毒的治疗方法，当前的治疗策略是重建机体免疫系统的同时抑制 JC 病毒复制，逆转机体的免疫抑制状态虽然不能使已经形成的病灶消失，但可以减慢甚至阻止脱髓鞘的继续进展。

自 1996 年 HAART 开始应用于临床，抗逆转录病毒疗法可以抑制 HIV 复制，促进免疫功能修复，产生 JC 病毒特异性细胞毒性 T 细胞，抑制脑脊液 JC 病毒复制，由于其免疫重建作用可显著改善 PML 患者预后，被证实是迄今唯一证实有效的方法。有报道在 AIDS 相关 PML 患者中，接受 HAART 治疗的患者 1 年生存率可达 55%，亦有生存时间更长的个案报道。然而，HAART 治疗也有其弊端，伴随着免疫重建而出现的免疫重建炎性综合征可能会加剧神经功能缺失，表现为临床症状恶化，影像学可见病灶呈占位效应并伴有水肿。需要指出的是，HAART 治疗对于非 HIV/AIDS 相关 PML 患者并未显示出临床疗效。

其他可能的治疗如：

1. 抗病毒治疗　体外实验证实核苷类药物（如阿糖胞苷）可以抑制 JC 病毒复制，但对照研究显示，AIDS 相关 PML 患者，无论是经静脉还是鞘内注射药物较安慰剂组均并不能显示获益。也有报道提出 HAART 联合昔多福韦能比单用 HAART 获得更好的疗效。

2. 免疫调节治疗　如Ⅰ型干扰素、IL-2 等都可能有助于恢复被 PML 损害的神经系统功能。然而，关于该治疗方法的临床经验有限。

3. 造血生长因子 如重组人粒细胞集落刺激因子、重组人粒-巨集落刺激因子都能够加速淋巴细胞成熟，加强机体对 JC 病毒产生免疫应答，从而抑制 JC 病毒复制。

4. 喜树碱衍生物 如拓扑替康，是一种 DNA 拓扑异构酶 1 抑制剂，通过对单链 DNA 的破坏抑制 JC 病毒复制，但是其临床应用有效性仍需进一步研究。

对于器官移植接受者来说，免疫抑制剂的减量或停药，抗排斥药物方案调整可能有利于改善患者的临床症状。

综上所述，目前仍无 PML 特异性的治疗措施，针对其发病机制深入探索并研究干预病毒传播、复制是未来研究的方向。

（八）预后

虽然 PML 的诊断率低，但实际上其发病率及临床误诊率较高，且该病病情进展迅速，缺少有效治疗方法，故而预后较差，临床医师应提高对此类疾病的认识。对于存在免疫缺陷或免疫抑制的患者，如出现迅速加重的认知障碍和不明原因精神症状时，应考虑本病的可能。结合头颅 MRI 的典型表现及腰穿脑脊液检测 JC 病毒有助于本病的诊断，必要时可行脑活检。明确诊断后立即开始免疫重建治疗是提高患者生存率、缓解症状的最有效方法。

（段景喜）

参 考 文 献

冯梅，柯将琼，李辰佳. 2012. 以麻痹性痴呆为主要表现的神经梅毒临床分析. 中风与神经疾病杂志，29（4）：356-358.

胡满基，陈圣祺，伍毅，等. 2012. 对国内 394 例麻痹性痴呆病例荟萃分析.四川精神卫生，25：14.

陆梦茹，徐运. 2014. 克雅病的诊疗进展. 医学综述，20（23）：4313-4315.

孙君君，任庆国. 2014. 多发性硬化认知障碍的发病机制及其治疗进展. 东南大学学报（医学版），33（4）：509-512.

孙燕. 2013. 精神科专科医院收治麻痹性痴呆病例的体会.中国医药指南，21：306-307.

王珍燕，卢洪洲. 2013. 克雅病诊治.中国感染与化疗杂志，13（5）：400-404.

尹昌浩，郭艳芹. 2012. 轻度认知障碍的研究进展. 医学研究生学报，25（9）：977-980.

张晓，于欣，石川，等. 2011. 人类免疫缺陷病毒相关性神经认知功能损害. 中华传染病杂志，29（10）：625-628

张雪彤，李志安，朱昱，等. 2012. 多发性硬化认知障碍的研究进展. 中国神经精神疾病杂志，38（9）：564-567.

Aguzzi A，O'Connor T. 2010. Protein aggregation diseases：pathogenicity and therapeutic perspectives. Nat R ev Drug Discov，9（3）：237-248.

Amato M P，Ponziani G，Siracusa G，et al. 2001. Cognitive dysfunction in early-onset multiple sclerosis：a reappraisal after 10 years. Arch Neurol，58（10）：1602-1606.

Appleby B S，Appleby K K，Crain B J，et al. 2009. Characteristics of established and proposed sporadic Creutzfeldt-Jakob disease variants. Arch Neurol，66（2）：208-215.

Beier M，Gromisch E S，Hughes A J，et al. 2017. Proposed cut scores for tests of the brief international cognitive assessment of multiple sclerosis（BICAMS）.J Neurol Sci，381：110-116.

Belum G R，Belum V R，Chaitanya Arudra K C，et al. 2013.The Jarisch-Herxheimer reaction：revisited. Travel Med Infect Dis，11：231-237.

Benedict R H，Cookfair D，Gavett R，et al. 2006. Validity of the minimal assessment of cognitive function in multiple sclerosis. J Int Neuropsychol Soc，12（4）：549-558.

Berger J R. 2007. Progressive multifocal leukoencephalopathy. Curr eurol Neurosci Rpe，7：461-469.

Berger T. 2016. Immunological processes related to cognitive impairment in MS. Acta Neurol Scand，134 Suppl 200：34-38.

Boska M D，Dash P K，Knibbe J，et al. 2014. Associations between brain microstructures，metabolites，and cognitive deficits during chronic HIV-1 infection of humanized mice. Mol Neurodegener，9：58.

Bougard D，Brandel JP，Bélondrade M，et al. 2016. Detection of prions in the plasma of presymptomatic and symptomatic patients with variantCreutzfeldt-Jakob disease. SciTransl Med，8（370）：370.

Braley T J，Kratz A L，Kaplish N，et al. 2016. Sleep and cognitive function in multiple sclerosis.Sleep，39（8）：1525-1533.

Brambilla R，Ashbaugh J J，Magliozzi R，et al. 2011. Inhibition of soluble tumour necrosis factor is therapeutic in exper imental autoimmune encephalomyelitis and promotes axon preservation and remyelination. Brain，134（Pt 9）：2736-2754.

Carey A N，Sypek E I，Singh H D，et al. 2012. Expression of HIV-Tat protein is associated with learning and memory deficits in the mouse. Behav Brain Res，229：48-56.

Cavallari M，Ceccarelli A，Wang G Y，et al. 2014. Microstructural changes in the striatum and their impact on motor and neuropsychological performance in patients with multiple sclerosis. PLos One，9（7）：e101199.

Chiaravalloti N D，Genova H M，DeLuca J. 2015. Cognitive rehabilitation in multiple sclerosis：the role of plasticity. Front Neurol，6：67.

Chiaravallotin D，Deluca J. 2008. Cognitive impairment in multiple sclerosis. Lancet Neurol，7（12）：1139-1151.

Czarnowska-Cubala M，Wiglusz M S，Cubala W J，et al. 2013. M R findings in neurosyphilis - a literature review with focus on a practical approach to neuroimaging. Psychiatr Danub，25（Suppl.2）：153-157.

Daey Ouwens I M，Koedijk F D，Fiolet A T，et al. 2014. Neurosyphilis in the mixed urban-rural community of the Netherlands. Acta Neuropsychiatr，26：186-192.

Dagenais E，Rouleau I，Tremblay A，et al. 2016. Prospective memory in multiple sclerosis：the impact of cue distinctiveness and executive functioning.Brain Cogn，109：66-74.

Darwish H，Haddad R，Osman S，et al. 2017. Effect of Vitamin D replacement on cognition in multiple sclerosis patients.Sci Rep，7：45926.

Delbue S，Tadeo C S，Elia F，et al. 2015. JC virus replication at the first symptoms of multiple sclerosis：a case report. Intervirology，58（5）：278-282.

Diack A B，Ritchie D，Bishop M，et al. 2012. Constant transmission properties of variant Creutzfeldt-Jakob disease in 5 countries. Emerg Infect Dis，18（10）：1574-1579.

Drago F，Javor S，Parodi A. 2016. Neurosyphilis：from infection to autoinflammation? Int J STD AIDS，27：327-328.

Drago F，Merlo G，Ciccarese G，et al. 2016. Changes in neurosyphilis presentation：a survey on 286 patients. Eur Acad Dermatol Venereol，30（11）：1886-1900.

Farez M F，Crivelli L，Leiguarda R，et al. 2014. Decision-making impairment in patients with multiple sclerosis：a case-control study.BMJ Open. 4（7）：e004918.

Ferenczy M W，Marshall L J，Nelson C D，et al. 2012. Molecular biology，epidemiology，and pathogenesis of progressive multifocal leukoencephalopathy，the JC virus-induced demyelinating disease of the human brain. Clin Microbiol Rev，25（3）：471-506.

Filip C R，Ungureanu A，Prodan L，et al. 2014. Neurosyphilis in a young patient presented as rapid cognitive decline. Romanian J Neurol，13：216-219.

Fitting S，Ignatowska-Jankowska B M，Bull C，et al. 2013. Synaptic dysfunction in the hippocampus accompanies learning and memory deficits in human immunodeficiency virus type-1Tat transgenic mice. Biol Psychiatry，73：443-453.

Fitting S，Xu R，Bull C，et al. 2010. Interactive comorbidity between opioid drug abuse and HIV-1 Tat：chronic exposure augments spine loss and sublethal dendritic pathology in striatal neurons. Am J Pathol，177：1397-1410.

Fujita K，Harada M，Sasaki M，et al. 2012. Multicentre multiobserver study of diffusion-weighted and fluid-attenuated inversion recovery M R I for the diagnosis of sporadic Creutzfeldt-Jakob disease：a reliability and agreement study. BMJ Open，2（1）：e649.

Giedraitienė N，Kizlaitienė R，Kaubrys G. 2015. The bicams battery for assessment of lithuanian-speaking multiple sclerosis patients：relationship with age，education，disease disability，and duration.Med Sci Monit，21：3853-3859.

Gil Moreno M J，Cerezo García M，Marasescu R，et al. 2013. Neuropsychological syndromes in multiple sclerosis. Psicothema，25（4）：452-460.

Glanz B I，Healy B C，Hviid L E，et al. 2012. Cognitive deterioration in patients with early multiple sclerosis：a 5-year study. J Neurol Neurosurg Psychiatry，83（1）：38-43.

Gu W，Yang Y，Wu L，et al.2013. Comparing the performance characteristics of CSF-TRUST and CSF-VDRL for syphilis：a cross-sectional study. BMJ Open，3（2）:2-66.

Hadas E，Chao W，He H，et al. 2013. Transmission of chimeric HIV by mating in conventional mice：prevention by pre-exposure antiretroviral therapy and reduced susceptibility during estrus. Dis Model Mech，6：1292-1298.

Hämäläinen P，Rosti-Otajärvi E. 2016. Cognitive impairment in MS：rehabilitation approaches.Acta Neurol Scand，134 Suppl 200：8-13.

Harbison C，Zhuang K，Gettie A，et al. 2014. Giant cell encephalitis and microglial infection with mucosally transmitted simian-human immunodeficiency virus SHIVSF162P3N in rhesus macaques. J Neuro-Virolo，20：62-72.

Hatziioannou T，Evans D T. 2012. Animal models for HIV/AIDS research. Nat Rev Microbiol，10：852-867.

Heath C A，Cooper S A，Murray K，et al. 2010. Validation of diagnostic criteria for variant Creutzfeldt-Jakob disease. Ann Neurol，67（6）：761-770.

Heilman K M，Williamson J B. 2011. Multicenter randomized clinical trial of donepezil for memory impairment in multiple sclerosis. Neurology，77（22）：1998-1999.

Helke K L，Queen S E，Mankowski J L. 2013. 14-3-3 protein in CSF reflects SIV-mediated pre-synaptic damage. Curr HIV Res，11：281-287.

Henneghan A，Stuifbergen A，Becker H，et al. 2017. Perceived cognitive deficits in a sample of persons living with multiple sclerosis. J Neurosci Nurs，49（5）：274-279.

Hollenbach R，Sagar D，Khan Z K，et al. 2014. Effect of morphine and SIV on dendritic cell trafficking into the central nervous system of rhesus macaques. J Neuro-Oncol，20：175-183.

Hughson A G，Race B，Kraus A，et al. 2016. Inactivation of prions and amyloid seeds with hypochlorous acid.PLos Pathog，12（9）：e1005914.

Hulst H E，Schoonheim M M，Van Geest Q，et al. 2015. Memory impairment in multiple sclerosis：relevance of hippocampal activation and hippocampal connectivity. Mult Scler，21（13）：1705-1712.

Ironside J W. 2012. Variant Creutzfeldt-Jakob disease：an update. Folia Neuropathol，50（1）：50-56.

Iwasaki Y. 2017. Creutzfeldt-jakobdisease.Neuropathology，37（2）：174-188.

Janier M，Hegyi V，Dupin N，et al. 2014. 2014 European guideline on the management of syphilis. J Eur Acad Dermatol Venereol，28：1581-1593.

Jin J，Lam L，Sadic E，et al. 2012. HIV-1 Tat-induced microglial activation and neuronal damage is inhibited via CD45 modulation：a potential new treatment target for HAND. Am J Transl Res，4：302-315.

Kamminga J，Cysique L A，Lu G，et al. 2013. Validity of cognitive screens for HIV-associated neurocognitive disorder：a systematic review and an informed screen selection guide. Curr HIV/AIDS Rep，10（4）：342-355.

Karapetyan Y E，Sferrazza G F，Zhou M，et al. 2013. Unique drug screening approach for prion diseases identifies tacrolimus and astemizole as antiprion agents. Proc Natl Acad Sci USA，110（17）：7044-7049.

Kelschenbach J L，Saini M，Hadas E，et al.2012. Mice chronically infected with chimeric HIV resist peripheral and brain superinfection：a model of protective immunity to HIV. J NeuroImmune Pharmacol，7：380-387.

Kim M O，Geschwind M D. 2015. Clinical update of Jakob-Creutzfeldt disease. Curr Opin Neurol，28（3）：302-310.

Kingston M，French P，Higgins S，et al. 2016. UK national guidelines on the management of syphilis 2015. Int J STD AIDS，27：421-446.

Knight R. 2017. Infectious and sporadic prion diseases. Prog Mol Biol Transl Sci，150：293-318.

Koenig K A，Sakaie K E，Lowe M J，et al. 2015. The relationship between cognitive function and high-resolution diffusion tensor MRI of the cingulum bundle in multiple sclerosis. Mult Scler，21（14）：1794-1801.

Kretzschmar H，Tatzelt J. 2013. Prion disease：a tale of folds and strains. Brain Pathol，23（3）：321-332.

Lee M H，Wang T，Jang M H，et al. 2011. Rescue of adult hippocampal neurogenesis in a mouse model of HIV neurologic disease. Neurobiol Dis，41：678-687.

Levchik N，Ponomareva M，Surganova V，et al. 2013. Criteria for the diagnosis of neurosyphilis in cerebrospinal fluid：relationships with intrathecal immunoglobulin synthesis and blood-cerebrospinal fluid barrier dysfunction. Sex Transm Dis，40：917–922.

Li J L，Zhuang K，Wu G Y，et al. 2015. Magnetic resonance imaging study of a simian/human immunodeficiency virus-infected Chinese rhesus macaque with HIV-associated dementia. AIDS Res Hum Retrovir，31：272-273.

Li K，Wang C，Lu H，et al. 2013. Regulatory T cells in peripheral blood and cerebrospinal fluid of syphilis patients with and without neurological involvement. PLoS Negl Trop Dis.7（11）：e2528.

Luk C，Jones S，Thomas C，et al. 2016. Diagnosing sporadic creutzfeldt-jakobdisease by the detection of abnormal prion protein in patient urine. JAMA Neurol，73（12）：1454-1460.

Malek N, Baker M R, Mann C, et al. 2017. Electroencephalographic markers in dementia. Acta Neurol Scand, 135（4）: 388-393.

Mancuso R, Hernis A, Cavarretta R, et al. 2010. Detection of viral DNA sequences in the cerebrospinal fluid of patients with multiple sclerosis. J Med Virol, 82（6）: 1051-1057.

Marandi Y, Farahi N, Sadeghi A, et al. 2012. Prion diseases current theories and potential therapies: a brief review. Folia Neuropathol, 50（1）: 46-49.

Marcario J K, Pendyala G, Riazi M, et al. 2012. Effects of morphine on behavioral task performance in SIV-infected rhesus macaques. J NeuroImmune Pharmacol, 11: 348-357.

Marchionni I, Beaumont M, Maccaferri G. 2012. The chemokine CXCL12 and the HIV-1 envelope protein gp120 regulate spontaneous activity of Cajal-Retzius cells in opposite directions. J Physiol, 590: 3185-3202.

Marra C M, Tantalo L C, Maxwell C L, et al. 2012. The rapid plasma reagin test cannot replace the venereal disease research laboratory test for neurosyphilis diagnosis. Sexually transmitted diseases, 39（6）: 453-457.

Marsden M D, Zack J A. 2015. Studies of retroviral infection in humanized mice. Virology, 479-480: 297-309.

Marzo L, Marijanovic Z, Browman D, et al. 2013. 4-hydroxytamoxifen leads to PrPSc clearance by conveying both PrPC and PrPSc to lysosomes independently of autophagy. J Cell Sci, 126（Pt 6）: 1345-1354.

Maung R, Hoefer M M, Sanchez A B, et al. 2014. CCR5 knockout prevents neuronal injury and behavioral impairment induced in a transgenic mouse model by a CXCR4-using HIV-1 glycoprotein 120. J Immunol, 193: 1895-1910.

Mcguire L I, Peden A H, Orru C D, et al. 2012. Real time quaking-induced conversion analysis of cerebrospinal fluid in sporadic Creutzfeldt-Jakob disease. Ann Neurol, 72（2）: 278-285.

Melendez R I, Roman C, Capo-Velez CM, et al. 2015. Decreased glial and synaptic glutamate uptake in the striatum of HIV-1 gp120 transgenic mice. J Neuro-Oncol, 22: 358-365.

Miller E, Morel A, Redlicka J, et al. 2017. Pharmacological and non-pharmacological therapies of cognitive impairment in multiple sclerosis. Curr Neuropharmacol, 2017 [Epub ahead of print].

Mitolo M, Venneri A, Wilkinson ID, et al. 2015. Cognitive rehabilitation in multiple sclerosis: a systematic review.J Neurol Sci, 354（1-2）: 1-9.

Moccia M, Lanzillo R, Palladino R, et al. 2016. Cognitive impairment at diagnosis predicts 10-year multiple sclerosis progression.Mult Scler, 22（5）: 659-667.

Modica C M, Bergsland N, Dwyer M G, et al. 2016. Cognitive reserve moderates the impact of subcortical gray matter atrophy on neuropsychological status in multiple sclerosis. Mult Scler, 22（1）: 36-42.

Muhlert N, Sethi V, Cipolotti L, et al. 2015. Resarch qaqer: the grey matter correlates of impaired decision-making in multiple sclerosis. J Neurol Neurosurg Psychiatry, 86（5）: 530-536.

Nelson F, Akhtar M A, Zúñiga E, et al. 2017. Novel fMRI working memory paradigm accurately detects cognitive impairment in multiple sclerosis.Mult Scler, 23（6）: 836-847.

Newey C R, Sarwal A, Wisco D. 2016. Variability in diagnosing Creutzfeldt-Jakob disease using standard and proposed diagnostic criteria. J Neuroimaging, 23（1）: 58-63.

Nzwalo H, Añón R P, Àguas M J. 2012. Acute encephalitis as initial presentation of primary HIV infection. BMJ Case Rep, 2012.（4）.

Padgett B L, Walker D L, ZuRhein G M, et al. 1971. Cultivation of papova-like virus from human brain with progressive multi-focal leucoencephalopathy. Lancet, 1: 1257-1260.

Paterson R W, Torres-Chae C C, Kuo A L, et al. 2012. Differential diagnosis of Jakob-Creutzfeldt disease. Arch Neurol, 69（12）: 1578-1582.

Pedullà L, Brichetto G, Tacchino A, et al. 2016. Adaptive vs. non-adaptive cognitive training by means of a personalized app: a randomized trial in people with multiple sclerosis.J Neuroeng Rehabil, 13（1）: 88.

Pesaresi I, Sabato M, Doria R, et al. 2015. Susceptibilityweighted imaging in parenchymal neurosyphilis: identification of a new MRI finding. Sex Transm Infect, 91: 489-492.

Potter M C, Figuera-Losada M, Rojas C, et al. 2013. Targeting the glutamatergic system for the treatment of HIV-associated neurocognitive disorders. J NeuroImmune Pharmacol, 8: 594-607.

Puoti G, Bizzi A, Forloni G, et al. 2012. Sporadic human prion diseases molecular insights and diagnosis. Lancet Neurol, 11（7）: 618-628.

Randall A，Ellis R，Hywel B，et al. 2015. Rapid cognitive decline：not always creutzfeldt-Jakob disease.J R Coll Physicians Edinb，45（3）：209-212.

Reid W C，Casas R，Papadakis G Z，et al. 2016. Neurobehavioral abnormalities in the HIV-1 transgenic rat do not correspond to neuronal Hypometabolism on 18FFDG-PET. PLos One，11：e0152265.

Ritchie D L，Ironside J W. 2017. Neuropathology of human prion diseases. Prog Mol Biol Transl Sci，150：319-339.

Roettger Y，Du Y，Bacher M，et al. 2013. Immunotherapy in prion disease. Nat R ev Neurol，9（2）：98-105.

Rosenbloom M H，Atri A. 2011. The evaluation of rapidly progressive dementia. Neurologist，17（2）：67-74.

Rosti-Otajärvi E M, Hämäläinen P I. 2014. Neuropsychological rehabilitation for multiple sclerosis. Cochrane Database Syst Rev,（2）：CD009131.

Rouleau I, Dagenais E, Tremblay A, et al. 2017. Prospective memory impairment in multiple sclerosis：a review.Clin Neuropsychol，1-15.

Ru W，Tang S J. 2016. HIV-1 gp120Bal down-regulates Phosphorylated NMDA receptor subunit 1 in cortical neurons via activation of glutamate and chemokine receptors. J NeuroImmune Pharmacol，11：182-191.

Saba R, Booth S A. 2013. The genetics of susceptibility to variant Creutzfeldt-Jakob disease. Public Health Genomics, 16(1/2): 17-24.

Sacco R，Bisecco A，Corbo D，et al. 2015. Cognitive impairment and memory disorders in relapsing-remitting multiple sclerosis：the role of white matter，gray matter and hippocampus. J Neurol，262（7）：1691-1697.

San S W，Samaranch L，Kells AP. 2013. Gene therapy for misfolding protein diseases of the central nervous system. Neurotherapeutics，10（3）：498-510.

Sarica A，Cerasa A，Quattrone A. 2015. The neurocognitive profile of the cerebellum in multiple sclerosis.Int J Mol Sci，16（6）：12185-12198.

Saylor D，Dickens A M，Sacktor N，et al. 2016. HIV-associated neurocognitive disorder-pathogenesis and prospects for treatment. Nat Rev Neurol，12：309.

Schott J M，Reiniger L，Thom M，et al. 2010. Brain biopsy in dementia：clinical indications and diagnostic approach. Acta Neuropathol，120（3）：327-341.

Seay K，Qi X，Zheng J H，et al. 2013. Mice transgenic for CD4-specific human CD4，CCR5 and cyclin T1 expression：a new model for investigating HIV-1 transmission and treatment efficacy. PLos One，8：e63537.

Settle J R，Robinson S A，Kane R，et al. 2015. Remote cognitive assessments for patients with multiple sclerosis：a feasibility study. Mult Scler，21（8）：1072-1079.

Shah B B，Lang A E. 2012. Acquired neurosyphilis presenting as movement disorders. Mov Disord，27：690-695.

Shiga Y，Miyazawa K，Sato S，et al. 2004. Diffusion-weighted MRI abnormalities as an early diagnostic marker for Creutzfeldt-Jakob disease. Neurology，63（3）：443-449.

Shin A H，Kim H J，Thayer SA. 2012. Subtype selective NMDA receptor antagonists induce recovery of synapses lost following exposure to HIV-1 Tat. Br J Pharmacol，166：1002-1017.

Shin A H，Thayer S A. 2013. Human immunodeficiency virus-1 protein Tat induces excitotoxic loss of presynaptic terminals in hippocampal cultures. Mol Cell Neurosci，54：22-29.

Stoeck K，Sanchez-Juan P，Gawinecka J，et al. 2012. Cerebrospinal fluid biomarker supported diagnosis of Creutzfeldt-Jakob disease and rapid dementias：a longitudinal multicentre study over 10 years. Brain，135（Pt 10）：3051-3061.

Tauber S C，Staszewski O，Prinz M，et al.2016. HIV encephalopathy：glial activation and hippocampal neuronal apoptosis，but limited neural repair. HIV Med，17：143-51.

Vanotti S，Caceres F J. 2017. Cognitive and neuropsychiatric disorders among MS patients from Latin America.Mult Scler J Exp Transl Clin，3（3）：2055217317717508.

Vázquez-Santiago F J，Noel R J，Porter J T，et al. 2014. Glutamate metabolism and HIV-associated neurocognitive disorders. J Neuro-Vironlo，20：315-331.

Vitali P，Maccagnano E，Caverzasi E，et al. 2011. Diffusion-weighted MRI hyperintensity patterns differentiate CJD from other rapid dementias. Neurology，76（20）：1711-1719.

Wang P S，Wu Y T，Hung C I，et al. 2008. Early detection of periodic sharp wave complexes on EEG by independent component analysis in patients with Creutzfeldt-Jakob disease. J Clin Neurophysiol，25（1）：25-31.

Wang X，Yang Y，Wang X，et al. 2014. MRI findings and early diagnosis of general paresis of the insane. Neurol Res，36：137

Wisniewski T，Goni F. 2010. Immunomodulation for prion and prion-related diseases. Expert Rev Vaccines，9（12）：1441-1452.

Wood H. 2012. Prion disease: new approaches to CJD diagnosis. Nat R ev Neurol, 8 (5): 241.

Yu Y, Wei M, Huang Y, et al. 2010. Clinical presentation and imaging of general paresis due to neurosyphilis in patients negative for human immunodeficiency virus. J Clin Neurosci, 17: 308-310.

Zerr I, Kallenberg K, Summers D M.2009. Updated clinical diagnostic criteria for sporadic Creutzfeldt-Jakob disease. Brain, 132 (Pt10): 2659-2668.

Zerr I, Zafar S, Schmitz M, et al. 2017. Cerebrospinal fluid in Creutzfeldt-Jakob disease. Handb Clin Neurol, 146: 115-124.

Zhu L, Gu X, Peng R R, et al. 2014. Comparison of the cerebrospinal fluid (CSF) toluidine red unheated serum test and the CSF rapid plasma reagin test with the CSF venereal disease research laboratory test for diagnosis of neurosyphilis among HIV-negative syphilis patients in China. J Clin Microbiol, 52 (3): 736-740.

Zhuang Y L, Ren G J, Tian K L, et al. 2012. Human leukocyte antigen-C and killer cell immunoglobulin-like receptor gene polymorphisms among patients with syphilis in a Chinese Han population. APMIS: acta pathologica, microbiologica, et-immunologica Scandinavica, 120 (10): 828-835.

第十三章　物质中毒所致痴呆

第 1 节　酒精中毒性痴呆

酒精中毒是由于长期或大量饮酒养成习惯形成癖好所致，其对中枢系统的损害可导致精神症状。其中，急性酒精中毒可出现急性认知障碍，常表现为感知障碍、记忆障碍、思维障碍，如情绪兴奋、言语增多易激动、失去控制力，并有走路不稳、口齿不清、记忆混乱、思维逻辑障碍，称为普通醉酒，较为常见。另一种急性酒精中毒引起的精神障碍称为病理性醉酒，即小量的酒就引起严重的精神症状，表现为意识模糊，有强烈的兴奋性和攻击行为，可出现片段的幻觉和妄想，持续数分钟和数小时不等。

酒精中毒性痴呆是指由于慢性酒精中毒而产生明显的认知障碍，是长期饮酒引起的中枢神经系统严重损害，病变涉及乳头状体、第三脑室、导水管及四叠体区，出现脑萎缩、海绵状组织松散、纤维性星形细胞增生，临床表现为逐渐加重的人格改变和智能衰退，患者变得自私、孤僻、迟钝，不关心家人，情绪不稳，易激惹，思维缓慢、记忆减退，智力下降，伴有生动的幻觉或嫉妒妄想，对酒精依赖，可发生震颤和谵妄。

（一）流行病学

饮酒对人体的危害主要是源于酒精，酒精是一种麻醉剂，为亲神经物质，对中枢神经系统有重要影响。酒精中毒在某些国家十分严重，已成为重要的社会问题，近年来我国也有上升的趋势。

长期大量酗酒者可造成慢性酒精中毒，常因合并感染而死亡率高。随着我国酒的生产量及消费者逐年增高，酒精滥用及酒精依赖各有增加的趋势。但以往难以进行大规模的调查，既往流行病学资料较少，并且由于诊断标准不同、调查方法和被调查人群的差异，以及酒精中毒性痴呆的诊断标准本身的可操作性较差，各家流行病学调查对酒精中毒性痴呆患病率的报道存在很大差别，从 0.6%～2%不等。据 Lishman 等报道，酒精依赖者中 8%可出现痴呆，酒精中毒性痴呆所占痴呆患者的比例为 10%，目前国内尚缺少相关的统计资料。

（二）发病机制

酒精是中枢神经系统的抑制剂，慢性酒精中毒已成为诱导痴呆发病的重要因素，但发病机制尚不完全清楚，目前部分学者认为可能是酒精对脑组织的直接毒性作用、酒精中毒导致的大量维生素减少（尤其是维生素 B_1）、代谢障碍、肝脏疾病和神经炎症反应等因素对大脑综合性损害的结果。以下就相关机制逐一说明。

1. 酒精对脑组织的直接毒性作用　有很多研究表明，酒精是酒类饮料的主要成分，属亲脂性小分子化学物质，能迅速透过血-脑屏障和细胞膜，对脑内神经元造成直接损害，通过作用于膜内某些酶类和受体，干扰神经递质和第二信使系统，并且酒精代谢过程所生成的自由基和其他代谢产物也能够造成神经系统损害，影响神经元功能。有学者通过神经病理学研究发现与年龄匹配组的尸检结果相比，没有并发症的酗酒者大脑萎缩，白质减少，灰质也可以受累，尤其是额上回的皮质神经元显著缺失。这提示在酒精的单一作用下也可以引起皮质较为广泛的损害，从而使神经系统出现变性损害，研究发现病变可累及大脑、脑干、小脑、脊髓等多部位。酒精中毒导致的痉挛、低血糖及维生素B族缺乏等对大脑产生综合性损害，导致痴呆发生。

2. 酒精中毒导致的维生素减少　酒精能影响和抑制维生素 B_1 的吸收及在肝脏内的储存，加上嗜酒者饮食情况差，导致患者体内维生素 B_1 水平明显降低，在一般情况下，神经组织的主要能量来源于糖代谢，在维生素 B_1 缺乏时，由于焦磷酸硫胺素的减少，可造成糖代谢障碍，对神经组织的供能减少，进而产生神经组织结构和功能异常。此外，维生素的缺乏还能够造成磷酸戊糖代谢途径障碍，影响磷脂类的合成，使周围和中枢神经组织出现轴突变性和脱髓鞘样改变。

3. 酒精中毒导致肝脏损害　酒精除对神经系统损伤外，还有严重的肝脏损害，最终演变为肝硬化，出现黄疸、腹水等表现，肝脏疾病也干扰了维生素 B_1 同型异构体的沉积，并引起星形细胞损伤，导致星形细胞对神经活性氨基酸和维生素及酯类的运输障碍，还可导致面部毛细血管扩张、皮肤营养障碍、疲乏无力、腹痛、腹泻等症状。

4. 酒精诱导的神经炎性反应　有研究证实酒精诱导神经炎性反应与酒精抑制海马神经发生密切相关，炎性细胞因子信号通路是其中的关键调控因素，并且研究进一步证实不同年龄及不同脑区对酒精诱导的神经免疫炎性反应具有不同的敏感性，从而提示可能与不同年龄的酒精暴露导致不同的神经系统病理变化相关，此外，有学者通过研究酒精滥用者血液中炎性因子变化与脑组织神经环路功能变化的相关性发现，反复过量饮酒者血液中炎性和抗炎因子水平均发生改变，由此推测反复酒精滥用可诱导细胞因子水平发生改变，从而激活某些特定脑区如海马和前额皮质中的炎性信号通路，导致易感个体发生认知障碍。

5. 其他因素　有研究发现酒精能引起微循环障碍，加速脑动脉硬化，导致脑血流量减少，这样也会引起脑损害。有部分学者研究发现成人每日大量饮酒或者频繁饮酒，将明显增加所有类型脑血管病变的发生及脑血管病变发作的危险性。此外，酒精中毒导致的痉挛、低血糖及电解质紊乱等对大脑产生的综合性损害，导致痴呆发生。

（三）临床表现

酒精中毒是一种累及全身多个系统的疾病，其中以神经系统受损为甚，而酒精中毒性痴呆被认为是慢性酒精中毒在神经系统最后且最严重的并发症，临床上主要分为急性酒精中毒性痴呆和慢性酒精中毒性痴呆。

急性酒精中毒性痴呆主要表现为急性认知功能损害，如记忆下降、注意力不集中、反应迟钝、理解力判断力低下、定向力障碍、情感波动及各种幻觉等。通常所说的“喝醉了酒”即为急性酒精中毒引起的精神紊乱，表现为情绪兴奋、言语增多易激动、失去控制力，并有走路不稳、口齿不清等，称为普通醉酒，较为常见。另一种急性酒精中毒引起的精神障碍称为病理性醉酒，即小量的酒就引起严重的精神症状，表现为意识模糊有强烈的兴奋性和攻击行为，或可出现片段的幻觉和妄想，持续数分钟和数小时不等。

慢性中毒性痴呆在临床表现上存在差异，主要与饮酒量和饮酒时间相关。临床表现为记忆缺损且伴有一种或一种以上认知功能损害的精神行为异常，时间定向力受损往往是酒精中毒性痴呆最早期特点，同时可伴有震颤、谵妄、痉挛发作等神经功能障碍。初期可见肤浅，欣快，无所谓，无判断力，对自己、职业和家庭都疏忽、漫不经心，继而出现情绪不稳，不修边幅；记忆力减退，常有配偶不忠实行为的妄想、自制力差，可有冲动行为或许多怪异行为，晚期可逐渐出现定向力及识记明显障碍，生活需要他人帮助，片断言语，卧床不起，小便失禁等。病程可持续数年，预后不良。

此外，还可有周围神经系统受损表现，其中脊神经和脑神经均可受累。脊神经受损可出现四肢末端手套和袜套样感觉减退的典型多发性周围神经受损症状，可伴有灼痛、麻木、蚁走感，下肢无力、步行困难，甚至四肢对称性软瘫。视神经受累出现酒精性弱视，表现为进行性视力下降或视物模糊，伴以两侧对称性中心暗点，晚期可出现视神经萎缩。

一般情况来说，酒精中毒性痴呆常隐袭发生，慢性酒精中毒对全身多个系统都有损伤，躯体症状的表现复杂多样，可发生于整个酒精性痴呆的发展过程中。早期症状往往被家人甚至专业人员忽视。因为患者常常大醉，其痴呆表现与普通醉酒不易区别，只有当患者停酒并清醒后，痴呆症状才逐渐明朗。

（四）诊断及辅助检查

目前诊断主要是依据长期大量饮酒史及酒精依赖症状，在此基础上出现全面的智能衰退，包括记忆、理解、判断、语言和人格等各方面异常，可以考虑。诊断遵循以下步骤：

1. 病史 常见于 50～60 岁，男性居多，多见于长期大量饮酒史 10 年以上，既往有酗酒史，在此基础上出现个人的认知功能减退，包括记忆、理解、判断和人格等各方面异常。

2. 体格检查 一般体格检查无特殊发现，患者偶有恶心、呕吐；头晕、谵语、躁动不适。

3. 神经心理检查 全面的神经心理测试对痴呆的诊断和鉴别诊断有重要意义，可采用各种量表，如 MMSE、WMS、本顿视觉保持测验、威斯康星卡片分类测验（WCST）等。

4. 辅助检查

（1）脑电图：异常率约为 75%，主要表现为慢波化，并以弥漫性慢活动占优势，无特征性改变。

（2）PET：研究发现酒精中毒患者的肝脏疾病可以影响人脑的功能活动，其中脑白质血流与肝功能异常相关，而脑灰质血流则与肝脏病理变化的严重程度相关。

（3）SPECT 显示：酒精中毒患者额叶皮质区血流相对减低，葡萄糖利用率减低。之后，多功能影像学研究均提示酒精中毒容易引起额叶皮质的损害。

（4）头颅 CT/MRI：可出现广泛的大脑、小脑萎缩，脑室系统扩大，脑沟增宽等改变。头颅可以发现白质萎缩、皮质灰质减少，前额区和额区灰质减少尤为明显，丘脑密度减低，侧脑室及第三脑室扩大。有研究提示摄入酒精量越多，皮质灰质的减少越明显；还有研究发现记忆损害程度与第三脑室的宽度（提示丘脑萎缩）有关，而整体智力下降则与大脑纵裂的宽度（提示皮质萎缩）关系更大。

（五）鉴别诊断

1. 阿尔茨海默病 是一种神经系统变性病，起病隐袭，缓慢进展，主要表现为记忆障碍，以后逐渐出现各方面的认知功能减退，其中记忆、学习和语言技能缺陷明显，常伴有人格改变和精神症状，与酒精性痴呆有类似表现。但 AD 有家族史，较早出现失语、失用、失认，丧失自知力和定向力，而酒精性痴呆有长期饮酒史，常伴有肝脏、周围神经等方面损害。

2. 多发性硬化　是一种中枢神经系统脱髓鞘疾病，多起病于青壮年，病情可反复发作，也可出现认知障碍和精神症状，注意和酒精中毒性痴呆鉴别。但多发性硬化可累及神经系统多个部位，临床表现复杂多样，脑脊液有特异性改变，皮质类固醇激素治疗有效，无长期饮酒史，无肝脏及周围神经损害，可鉴别。

3. 精神分裂症　精神分裂症的特征是在意识清楚的状态下可以出现幻觉、妄想，酒精中毒性痴呆也可出现这种类似的情况，应注意鉴别。但精神分裂症多起病于青壮年，常有感知、思维、情感、行为等多方面的障碍，没有长期饮酒病史和其他酒精中毒的表现。

4. 戒断综合征　可反复出现，最常见症状是手、足、四肢和躯干震颤，共济失调，情绪急躁；在突然减少或停止饮酒后 1～2 天内出现大量丰富鲜明的幻觉，以幻觉视为主。发病期间，患者的意识状态清晰，亦无明显精神运动性兴奋和自主神经功能亢进症状。临床以谵妄、记忆力缺损、痴呆和人格改变为主要特征，绝大部分患者不能完全恢复正常。

（六）治疗

酒精中毒性痴呆重在预防，戒酒是预防本病的根本所在，一旦出现相应临床症状应及早确诊，酒精性痴呆治疗的关键是早期发现、早期治疗。多数学者认为酒精性痴呆早期为可逆性痴呆，如果及时发现和治疗，可以够获得较好的疗效，而发展到晚期痴呆时，治疗很困难，疗效差。目前对酒精性痴呆多可采用戒酒治疗、抗痴呆药物对症治疗、补充神经营养物质、康复治疗等综合治疗措施。

1. 戒酒　是治疗的关键所在，主要方法有一次性戒酒疗法和递减戒酒疗法，可以根据患者的情况和酒依赖的严重程度进行选择。对轻症者可采用一次性戒酒疗法。如果患者减少酒量或延长饮酒间隔，即引起体内酒精浓度下降而出现戒断综合征（最常见的症状是手、足、四肢和躯干震颤，共济失调，情绪急躁；还可见多汗、恶心和呕吐，重症患者可能出现严重戒断反应），可用与酒精有交叉依赖的苯二氮䓬类替代，如可选用：①地西泮 10mg，或 5mg，2 次/天；②阿普唑仑 0.4mg，2 次/天；③氯硝西泮 1.0mg，2 次/天，替代成功后，再撤停药物。对年龄较大，体质弱和酒依赖严重的患者，可采用递减戒酒疗法，结合患者饮酒量、种类及饮酒情况给予相应的酒类如开始 25～50ml，2～3 次/天，每隔 2～3 天减 1 次，直至完全停饮，虽然需要时间较长，但减少或减轻了酒精戒断症状，减轻患者的痛苦，提高了戒酒疗法的安全性。无论采用何种戒酒疗法，临床上均需对患者密切观察和监护，及时处理戒断反应，若有合并幻觉、妄想等精神症状患者可根据患者的躯体情况给予奋乃静 2～4mg/次，3 次/天；氯丙嗪 25～50mg，3 次/天；氯普噻吨 50～75mg，3 次/天，也可给予非经典类抗精神病药如利培酮 1～2mg，3 次/天等，可根据患者的躯体情况、戒断反应、药物敏感调整用量。

2. 抗痴呆药物　胆碱酯酶抑制剂是迄今为止唯一获得许可用于治疗 AD 的胆碱能药物。胆碱酯酶抑制剂可抑制 ACh 的乙酰胆碱酯酶和丁酰胆碱酯酶，可提高突触间隙 ACh 的含量，并激活突触后神经元。由于在神经炎性斑中也发现有胆碱酯酶存在，胆碱酯酶抑制剂可延缓酒精性痴呆的临床症状。

3. 多种营养支持及维生素　治疗上可予以口服大剂量 B 族维生素、叶酸、烟酸等。①纠正营养不良：高糖、高蛋白饮食和白蛋白、氨基酸及大量维生素；②促进神经元功能恢复，给予谷氨酸钾或谷氨酸钠、ATP、辅酶 A、细胞色素 *c* 及 B 族维生素。

4. 康复治疗　对生活不能自理患者，加强护理保护，防止器官衰竭及跌伤。指导患者积极配合医生心理治疗，耐心指导并帮助患者进行生活及社会适应能力的训练。给予酒精性痴呆患者心理和社会支持，进行各方面包括认知的康复训练，帮助他们参与社会和日常生活，对于提高生活质量，改善预后很有作用。

（余　洋　张　佳）

第 2 节　一氧化碳中毒与痴呆

一氧化碳（carbon monoxide，CO）为无色、无臭、无刺激性的气体。凡含碳的物不完全燃烧时，都可以产生一氧化碳，因此一氧化碳的来源十分广泛。家庭用煤炉、燃气热水器和汽车发动机废气可成为一氧化碳常见来源，而工业生产中的冶金工业炼焦、炼铁、锻冶、铸造和热处理的生产；化学工业中合成氨、丙酮、光气、甲醇的生产；矿井放炮、煤矿瓦斯爆炸事故、碳素石墨电极制造、内燃机试车及生产金属碳化物等，也可以成为一氧化碳的来源。上述工业生产过程中工人都可能接触一氧化碳。由于一氧化碳无色、无臭，泄露后不易及时发觉，急性一氧化碳中毒迄今是我国发病和死亡人数最多的急性职业中毒。

由于一氧化碳与血红蛋白的亲和力较氧与血红蛋白的亲和力大数百倍，而其解离却较之慢数千倍。因此一氧化碳经呼吸道进入人体血液后，很快与血红蛋白结合成一氧化碳血红蛋白，阻碍氧的释放和传递，而停止吸入一氧化碳后，血中一氧化碳血红蛋白一般要经 7～24h 才能完全解离。另外，高浓度的一氧化碳还可与细胞色素氧化酶中的铁结合，抑制组织的呼吸过程。在此过程中，中枢神经系统对缺氧最为敏感，故首先发生症状，故称之为一氧化碳中毒性痴呆。

（一）发病机制

一氧化碳通过呼吸道吸收后，可以迅速弥散而穿透肺泡、毛细血管或胎盘壁，其中 80%～90%与血红蛋白进行可逆性结合，形成碳氧血红蛋白（COHb）。空气中一氧化碳的分压越高，血液中碳氧血红蛋白饱和度就越大，到达饱和度的时间也越短。吸收后的一氧化碳绝大部分以不变的形式由肺排出，而其他进入血中的一氧化碳除与血红蛋白结合外，还有 10%～15%与含铁的蛋白如肌球蛋白等结合。一氧化碳与血红蛋白的亲和力比氧与血红蛋白的亲和力大 250～300 倍，而一旦形成碳氧血红蛋内后，其解离又比氧合血红蛋（HbO）的解离慢 3600 倍，且碳氧血红蛋白的存在还影响 HbO 的解离，阻碍氧的释放和传递。既往学者普遍认为，一氧化碳使血红蛋白的携氧能力降低，导致低氧血症，继而发生组织缺氧，是急性一氧化碳中毒的发病机制。但近年的部分研究发现，许多急性一氧化碳中毒患者血中碳氧血红蛋白降至正常时仍可发生昏迷，动物实验表明血中碳氧血红蛋水平与一氧化碳中毒的临床表现并不平行，通过进一步的研究证实，一氧化碳可直接引起细胞缺氧，并且在中毒机制中发挥重要作用。

一氧化碳能与血液外的若干含铁蛋白质如肌球蛋白、细胞色素 P450、氧化酶催化酶、与苷酸环化酶、一氧化氮合酶等发生可逆性结合。一氧化碳与细胞色素氧化酶结合后解离缓慢，影响氧从毛细血管弥散到细胞内线粒体，损害线粒体功能。一氧化碳因与线粒体中细胞色素结合，从而阻断呼吸链电子传递，延缓还原型烟酰胺嘌呤二核苷酸（NADH）的氧化，抑制细胞呼吸。因此，线粒体在一氧化碳中毒后的头几个小时内就可成为氧自由基的来源。与此同时，一氧化碳还可以使血小板释放，自由基增高数百倍，由一氧化氮衍生的氧化剂过亚硝酸盐因与含血色素的蛋白有高度的亲和力，可抑制线粒体酶，阻碍电子传递。有实验研究还发现，一氧化碳可使人及动物的粒细胞附着于脑微血管壁内皮，释放粒细胞蛋白酶，使黄嘌呤脱氢酶转化为黄嘌呤氧化酶，后者可生成氧自由基，引起脑中脂质过氧化，继发海马和苍白球的细胞变性。还有学者观察到兴奋性氨基酸受体阻滞剂可减轻一氧化碳所致小鼠海马神经元的变性，提示兴奋性氨基酸也可能参与一氧化碳的神经毒作用机制。

中枢神经系统对代谢的需求最高，因而对缺氧最为敏感。一氧化碳中毒后，由于血液携氧和脑组织利用氧障碍，细胞膜钠泵及钙泵的能量供应衰竭，细胞内钠离子聚积、钙离子超载，并且兴奋性氨基酸释放，氧自由基生成，破坏了血-脑屏障，产生细胞毒性脑水肿，引起颅内压增高、脑血循环障碍和脑功能衰竭等急性中毒性脑病的严重后果。脑中含铁多的区域如苍白球、黑质网状带中细胞色素氧化酶明显地受到一氧化碳的抑制；脑缺氧和脑水肿继发的脑血循环障碍，又可使解剖上血管吻合支较少的部位如苍白球内侧部发生缺血，故一氧化碳中毒时可引起帕金森综合征。其中发生大脑皮质下白质广泛的脱髓鞘时，可产生精神症状。但近年来，动物实验和对人的观察，均发现一氧化碳长期作用还可以对心血管有一定的损害，如心肌病变、心脏肥大、心肌乳酸脱氢酶同工酶活性增高，血管壁的胆固醇沉积量增多等，这可能与一氧化碳作用于细胞色素系统，破坏线粒体功能，影响脂肪酸代谢有关。

（二）临床表现

急性一氧化碳中毒的发病与接触一氧化碳的浓度及时间有关。临床上以急性脑缺氧的症状与体征为主要表现。在急性中毒开始，先感到头痛、头昏、耳鸣、恶心或呕吐，于吸入新鲜空气后症状即可迅速消失者，属一般接触反应。如继续留在中毒环境内，即发生意识模糊不清，甚至昏迷。临床上根据症状的轻重可分为以三种：

1. 轻度患者　可出现剧烈的头痛、头昏、心悸、眼花、四肢无力、恶心、呕吐、烦躁、步态不稳、轻度至中度意识障碍，但无昏迷。于离开中毒场所吸入新鲜空气或氧气数小时后，症状逐渐恢复。

2. 中度患者　除上述症状外，面色潮红，多汗、脉速、意识障碍表现为浅至中度昏迷。及时移离中毒场所并经抢救后可渐恢复，一般无明显并发症或后遗症。

3. 重度患者　意识障碍严重，呈深度昏迷或植物状态。常见瞳孔缩小，对光反射正常或迟钝，四肢肌张力增高，牙关紧闭，或阵发性去皮质强直，浅反射一般消失，腱反射存在或迟钝，并可出现大、小便失禁。部分患者神志恢复后，可发现皮质功能障碍，如失用、失认、失写、失语、皮质性失明等异常，还可出现智能障碍。此外，一过性轻偏瘫、帕金森综合征、舞蹈症、手足徐动症或癫痫大发作等均有人报道。经过积极抢救治疗，多数重度中毒患者仍可完全恢复。少数出现植物状态的患者，表现为意识丧失、睁眼不语、去皮质强直，预后不良。

有的一氧化碳中毒起病以精神症状为主，如出现癔病样表现，狂躁、幻觉、精神兴奋式抑制等。随着病变进展，患者有幻觉、意识障碍等，以及颅内压增高征象；头疼剧烈、呕吐频繁、躁动不安、昏迷、抽搐、去大脑强直，脉搏呼吸变慢。部分急性一氧化碳中毒患者，在苏醒后经过数日、数周或达 2 个月的“清醒期”后可出现脑病的神经精神症状，突然出现以痴呆、精神和锥体外系症状为主的脑功能障碍，称为急性一氧化碳中毒迟发脑病。常见的临床表现有以下几种：

（1）精神症状：定向力丧失，表情淡漠，反应迟钝，记忆障碍，大、小便失禁，生活不能自理，或出现幻视、错觉、语无伦次，主要表现为行为反常及古怪不能理解的动作，以后逐渐加重导致言语减少，发音不清，大、小便失禁，出现器质性痴呆及人格变化，一般发生在急性中毒后的 2 个月内，表现如急性痴呆木僵型精神病。

（2）脑局灶损害：①锥体外系神经损害：以帕金森综合征多见，患者四肢呈铅管状或齿轮样肌张力增高、动作缓慢、步行时双下肢失去伴随运动或出现书写过小症与静止性震颤，少数患者可出现舞蹈症；②锥体系神经损害：表现为一侧或两侧的轻偏瘫，上肢屈曲强直，腱反射亢进，踝阵挛阳性，引出一侧或两侧病现反射，也可能出现运动性失语或假性延髓麻痹；③其他：皮质性失明、癫痫发作、顶叶综合征（失认、失用、失写或失算）等。

（三）诊断

1. 病史 根据现场接触一氧化碳的情况和急性一氧化碳中毒的临床表现，或同一现场有其他人出现类似症状，一般不难做出急性一氧化碳中毒的诊断。

2. 鉴别诊断 若以突然昏迷为发病的形式，在接触史不明确时，须与可以引起昏迷的其他疾病鉴别：

（1）脑血管意外：常有高血压、糖尿病、冠心病病史，多发生在情绪激动、过量饮酒、过度劳累后，多发生在白天活动时，发病前少数人有头晕、头痛、鼻出血和眼结膜出血等先兆症状，血压较高。突然昏倒后，迅即出现昏迷、面色潮红、口眼歪斜和两眼向出血侧凝视，出血对侧肢体瘫痪，握拳，牙关紧闭，鼾声大作，或面色苍白，手撒口张，大、小便失禁，逐渐发展成偏瘫、单瘫、失语和偏盲。

（2）安眠药中毒：常有误服、有意自杀或投药过量史，镇静催眠药对中枢神经系统有抑制作用，具有安定、松弛横纹肌及抗惊厥效应，过量则可致中毒，抑制呼吸中枢与血管运动中枢，导致呼吸衰竭和循环衰竭，临床表现有嗜睡、神志恍惚、言语不清、瞳孔缩小。

（3）糖尿病昏迷：病史多为老年人，男女患病率大致相同，约半数已知患有糖尿病，起病方式较慢。患者在发病前数天至数周，常有糖尿病症状逐渐加重的临床表现，包括烦渴多饮、多尿、乏力。患者常有严重的脱水征，可见皮肤干燥和弹性减退，眼球凹陷，舌干并可有纵行裂纹。

3. 辅助检查

（1）碳氧血红蛋白测定：对脱离一氧化碳接触不足 8 小时者，血中碳氧血红蛋白测定作为接触指标；停止接触一氧化碳超过 8h，血中碳氧血红蛋白多已降至正常，与临床表现可不一致，故无助于诊断。当碳氧血红蛋白水平超过 30%时，面、唇可呈樱桃红色，但这一体征仅见于 20%的一氧化碳中毒的患者，且与临床症状可不呈平行关系。

（2）脑电图：据报道，54%～97%的急性一氧化碳中毒患者可发现异常脑电图，常表现为低波幅慢波增多，常与临床上的意识障碍有关。有些昏迷患者还可出现特殊的三相波，类似肝昏迷时的波型，部分急性一氧化碳中毒患者后期出现智能障碍，脑电图的异常可以长期存在。

（3）CT 检查：CT 提示双侧大脑白质下及苍白球或内囊出现大致对称密度减低区，后期可见脑室扩大或脑沟增宽。CT 异常一般在迟发脑病症状出现 2 周后方可发现；MRI 在显示一氧化碳中毒脑部病变方面优于 CT。FLAIR 相可显示出大脑深部白质的异常增高信号，起到了早期检测大脑白质脱髓鞘病变的作用。

（4）心电图：部分患者可出现 ST-T 改变，亦可见到室性期前收缩、传导阻滞或一过性窦性心动过速。

（四）治疗

因一氧化碳的比重比空气略轻，故浮于上层，救助者进入和撤离现场时，如能匍匐行动会更安全。进入室内时严禁携带明火，尤其是开放煤气自杀的情况，室内煤气浓度过高，按响门铃、打开室内电灯产生的电火花均可引起爆炸。

进入室内后，应迅速打开所有通风的门窗，如能发现煤气来源并能迅速排出的则应同时控制，如关闭煤气开关等，但绝不可为此耽误时间，因为救人更重要。然后迅速将中毒者背出充满一氧化碳的房间，转移到通风保暖处平卧，解开衣领及腰带以利其呼吸及顺畅。同时呼叫救护车，随时准备送往有高压氧仓的医院抢救。在等待运送车辆的过程中，对于昏迷不醒的患者可将其头部偏向一侧，以防呕吐物误吸入肺内导致窒息。为促其清醒可用针刺或指甲掐其人中穴。若其仍无呼吸则需立即开始口对口人工呼吸。必须注意，对一氧化碳中毒的患者这种人工呼吸的效果远不如医院高压氧仓的治疗。因而对昏迷较深的患者不应立足于就地抢救，而应尽快送往医院，但在送往医院的途中人工呼吸绝不可停止，以保证大脑的供氧，防止因缺氧造成的脑神经不可逆性坏死。

处理的基本原则：呼吸新鲜空气；保温；吸氧；呼吸微弱或停止呼吸的患者，必须立即进行人工呼吸；必要时，可用冬眠疗法；病情严重者，可先放血后，再输血。此外特别注意防治脑水肿，及时给予支持疗法。

具体救治措施：迅速将患者转移到空气新鲜的地方，卧床休息，保暖，保持呼吸道通畅。①纠正缺氧：迅速纠正缺氧状态。吸入氧气可加速碳氧血红蛋白解离。增加一氧化碳的排出。吸入新鲜空气时，一氧化碳由碳氧血红蛋白释放出半量约需 4h；吸入纯氧时可缩短至 30～40min，吸入 3 个大气压的纯氧可缩短至 20min。高压氧舱治疗能增加血液中溶解氧，提高动脉血氧分压，使毛细血管内的氧容易向细胞内弥散，可迅速纠正组织缺氧。呼吸停止时，应及早进行人工呼吸，或用呼吸机维持呼吸。危重患者可考虑血浆置换。②防治脑水肿：严重中毒后，脑水肿可在 24～48h 发展到高峰。脱水疗法很重要。目前最常用的是20%甘露醇，静脉快速滴注。待2～3天后颅压增高现象好转，可减量。也可注射呋塞米脱水。三磷酸腺苷、肾上腺糖皮质激素如地塞米松也有助于缓解脑水肿。如有频繁抽搐，目前首选药是地西泮，抽搐停止后再静脉滴注苯妥英。③治疗感染和控制高热：应作咽拭子、血、尿培养，选择广谱抗生素。高热能影响脑功能，可采用物理降温方法，如头部用冰帽，体表用冰袋，使体温保持在32℃左右。如降温过程中出现寒战或体温下降困难时，可用冬眠药物。④促进脑细胞代谢：应用能量合剂，常用药物有三磷酸腺苷、辅酶A、细胞色素*c*和大量维生素C等。⑤防治并发症和后发症：昏迷期间护理工作非常重要。保持呼吸道通畅，必要时行气管切开。定时翻身以防发生压疮和肺炎。注意营养，必要时鼻饲。急性CO中毒患者从昏迷中苏醒后，应尽可能休息观察2周，以防神经系统和心脏后发症的发生。如有后发症，给予相应治疗。除一般对症治疗外，对重度中毒出现急性中毒性脑病者，应积极进行抢救，视病情给予消除脑水肿、维持呼吸循环功能、纠正酸中毒、促进脑血液循环等对症治疗及支持治疗，加强护理，积极防治并发症。

（余　洋　张　佳）

第3节　重金属中毒性痴呆

人体和生物体必需的元素有30多种，其中金属元素占很大比例，金属离子参与生物系统的多种生命活动过程，如物质转运、能量转换、信息传递、代谢调控等生理生化过程都与某些金属离子有关。从某种意义上说：没有金属离子就没有生命。但同时，还有一些金属元素不是身体所必需的，而且如果积累超量就会对身体造成危害。

化学上根据金属的密度把金属分成重金属和轻金属，常把密度大于5g/cm^{3}的金属称为重金属，如金、银、铜、铅、锌、镍、钴、铬、汞、镉等大约45种。其中，对人体危害最大的有5种：铅、汞、铬、砷、镉等。这些重金属在水中不能被分解，与水中的其他毒素结合生成毒性更大的有机物。其他对人体有危害的还有：铝、钴、钒、锑、锰、锡、铊等。有的重金属如长期接触可干扰细胞代谢并引起痴呆。

一、铅

（一）概述

铅对人体各组织、器官和系统都有毒害作用，过量的铅沉积，对造血系统、心血管系统、消化系统、泌尿生殖系统、免疫系统、内分泌系统、骨骼等均有损害，其中神经系统最易受到铅的攻击损害。其摄入途径有三条：一是含铅及其化合物的蒸气、烟和粉尘经由呼吸道侵入人体；二是经消化道被吸收；三是可经皮肤吸收。

铅的开采、冶炼、铸造、焊接、喷涂，蓄电池制造、油彩等工艺的铅烟、铅尘，均可导致铅中毒。服用含铅的中药，如黑锡丹、樟丹、红丹和长期饮含铅锡壶中的酒，均是生活中铅中毒的常见原因。含铅的废气（如汽车尾气）、废水、废渣等污染大气、水源和农作物，可危及人体。食入含铅器皿（如锡器、劣质陶器的釉质、珐琅）内煮放的酸性食物、被铅污染的水和食物等亦可发生铅中毒。

（二）铅中毒对认知的影响

神经系统最易受到铅的损害。铅中毒可累及整个中枢神经系统，尤其以大脑半球和小脑为甚。铅中毒后，上述区域可出现明显、弥散性的脑水肿，脑实质可出现弥漫性小灶性坏死，常伴毛细血管节段性坏死和血栓形成。大脑神经核团、神经元细胞和脊髓前角细胞选择性变性、坏死。镜检提示血管周围和脑膜有严重的炎性渗出性反应。

铅对学习记忆的影响十分复杂，通过作用于人体的多个层次、多个环节，进而影响和破坏人类的学习记忆功能。首先，铅对学习记忆的关键区域——海马有直接的毒性作用。研究表明，铅对学习记忆过程中的长时程增强效应（LTP）的诱导与维持有直接的阻断作用，这造成了学习记忆过程的直接干扰和破坏，这是导致学习记忆下降最重要的机制。该毒性作用可能与铅能够降低大鼠海马 CA1、CA2、CA3 区神经元 NMDAR 的通透性，以及增加海马突触小体对谷氨酸的摄取，加速谷氨酸递质的灭活有关。其次，类似的机制也可以发生在中枢神经系统的其他部位和脑区，间接影响学习记忆。再次，铅还可作用于全身各系统和组织，影响学习记忆。此外，铅可直接损害和破坏神经元的生长、发育、分化、成熟，抑制受体、突触的形成和神经纤维的生长，破坏神经网络的形成与构建，最终引起认知损害。

（三）铅中毒痴呆的临床表现

铅中毒常常引起各种智能、精神行为异常，例如，记忆力损害、注意力和定向力障碍，反应时间受损，形象化智力、视空间功能、视觉运动功能障碍，语言障碍等。同时还可以出现精神行为异常，可表现为疲劳、失眠、烦躁、头痛、多动及抑郁、焦虑、幻觉、妄想等症状。铅中毒时还可发生头痛和惊厥，少数患者有颅内压增高的表现。

发育期的儿童由于血-脑屏障成熟较晚，中枢神经系统相对脆弱，加之排泄功能不够完善，更容易受到铅的损害。由于铅对神经系统发育的毒性作用，血铅值升高而无症状的儿童与无铅接触史或无铅接触证据的儿童相比，表现有持久性智能损害。儿童一次或短期内摄入大量铅化合物时，脑组织可出现细胞水肿、出血、脱髓鞘变性、海马结构萎缩等。临床表现为急性中毒症状：如厌食、呕吐、呆滞、腹痛、腹泻、谵妄、抽搐、昏迷等脑病症状，严重者留下癫痫或其他严重后遗症甚至死亡。由于铅在脑内分部不均一，儿童慢性铅中毒时症状不典型，表现为运动失调、反应迟钝、智力发育落后等。研究发现，血铅水平每上升 100μg/L，智商将降低 1～2 分。

（四）铅中毒痴呆的诊断

诊断铅中毒最直接的检测指标是血铅。

职业性慢性铅中毒诊断标准中血铅指标：成人血铅≥1.9μmol/L（0.4mg/L、400μg/L）。目前，部分发达国家及我国大城市的医疗儿童保健机构已将儿童铅中毒的诊断标准确定为 50μg/L。儿童血铅≥100μg/L 即可出现精神神经症状，引起认知功能的改变。

（五）铅中毒的临床治疗

由于铅中毒的早期症状不明显、不典型，等到发现时已经引起不可逆的组织损害，并且铅一旦蓄积起来又很难充分排出。因此，及早针对“无症状”的铅吸收进行预防性阻铅、驱铅治疗是非常必要的。

驱铅治疗常用依地酸二钠钙、二巯丁二酸钠注射及二巯丁二酸胶囊（DMSA）口服等螯合剂疗法，可降低机体血铅含量，并可解除急性中毒症状。

近年来，针对低水平的铅接触，一些驱铅盐、营养性驱铅饮料、驱铅茶等可能具有一定的预防阻断作用。

二、汞

（一）概述

汞是存在于地球上唯一的液态金属元素，主要有金属汞或汞蒸气、有机汞及无机汞化合物 3 种形态。各种形态的汞及其化合物都会对机体造成以神经毒性和肾脏毒性为主的多系统损害，不同途径进入机体产生毒性的机制不完全相同。临床上可通过呼吸道、消化道和皮肤三个途径吸收而中毒。

汞中毒的主要途径包括职业性汞中毒和生活性汞中毒。职业性汞中毒常常是职业接触造成的，如汞矿的矿工、长期接触汞的牙医及首饰作坊工人等。由于工艺的改进和防护措施的提升，职业性汞中毒的发生已呈下降趋势。生活性汞中毒常常是由接触含汞的食品、日化用品等造成的，如含汞的中药和美白化妆品，这在亚洲人群中较欧美人群更为多见。

（二）汞中毒对认知的影响

目前对汞的神经系统的毒性研究在氧化应激、神经递质、离子交换这三方面的研究较多。研究发现：

（1）甲基汞可升高小脑中 LPO（脂质过氧化物）的含量。汞在机体内，一方面与 GSH（谷胱甘肽）等抗氧化物结合，降低体内消除自由基的能力；另一方面又可产生自由基，导致体内 LPO 含量升高，最终致神经元死亡。

（2）甲基汞可影响胆碱类、单胺类、氨基酸类神经递质和新型气体神经递质一氧化氮的合成、代谢及与受体的结合等多个环节，从而干扰神经元之间的信息传递。

（3）汞的许多神经毒性作用都可能与对钙的作用的干扰有关。NOS 是体内催化 L-Arg 生成 NO 的唯一酶类。Ca^{2+}进入突触后膜触发的主要反应就是激活 NOS，从而促使 L-Arg 生成 NO。生成的 NO 是神经系统中一种重要的逆行递质。实验表明，汞促使大鼠皮层 NOS 活力表达明显增高，从而影响到大脑皮质神经递质 NO 的表达。

研究表明：沉积在大脑组织中的汞可能是慢性汞中毒引起的神经行为功能改变的病理基础，星形胶质细胞蓄积二甲基汞，并且在中枢神经系统中，汞的间接毒性起到重要作用。通过对汞中毒死亡患者的尸体解剖及病理检查，可见到脑萎缩，脑重量减轻，脑皮质细胞减少和蜕变，脑沟深部可见到粒细胞和小锥体细胞受损，在神经元受损区可见到小胶质或少突胶质细胞增生，小脑小叶呈弥散性萎缩，颗粒层受损最重。

（三）汞中毒痴呆的临床表现

汞及其化合物能选择性地损害中枢和周围神经系统，在中枢神经系统主要表现为精神、行为障碍，包括情绪改变、易激惹、疲乏、头痛、失眠等，同时能引起记忆减退、注意力下降、共济失调、语言障碍、听力及视力障碍。在汞接触和症状出现之间常有数周至数月的潜伏期。在周围神经系统以周围神经病变多见，表现为肢体的感觉障碍、震颤，出现肌肉长期、剧烈、自发性刺痛或烧灼痛。自闭症也被认为与汞中毒密切相关。

（四）汞中毒痴呆的诊断

我国职业性汞中毒诊断标准中明确规定，对于汞中毒的诊断需要根据临床诊断、汞接触史、实验室检查进行确诊，汞中毒可以分为两类，即急性汞中毒与慢性汞中毒。确诊汞中毒，同时伴有相应的认知障碍基本可诊断本病。

诊断及分级标准：急性汞中毒伴癫痫样发作或精神障碍者为急性重度中毒。慢性汞中毒伴脑衰弱综合征者为慢性轻度中毒；出现精神性格改变者为慢性中度中毒；出现小脑共济失调、精神障碍及明显的认知障碍者为重度中毒。

（五）汞中毒的临床治疗

1. 驱汞治疗　是指利用金属螯合剂来替代体内的汞离子，然后让汞离子顺利排除，防止体内的汞元素过多而造成人体的损害。常用药物是二巯丙磺钠，125～250mg，采用肌内注射法，4～6 小时/次，疗程根据患者的情况来决定。对于慢性汞中毒患者，采用 125～250mg，1 次/天，连续治疗 3 天，停 4 天，为 1 个疗程，治疗时间共计 3～4 个疗程。研究表明：在使用螯合剂驱汞后尿微量白蛋白反而增高，表明驱汞期间汞排除较多有加重肾损害的趋势，故螯合剂应间歇使用，以免驱汞过急，加重肾损伤。

2. 血液透析　若肾功能遭到损害，不能自动地排除体内的有害物质，必要时可行血液透析，在清除汞元素的同时，还可以将血液中的其他对人体不利的物质清除，以减缓对肾脏的损害。

三、锰

（一）概述

锰是人体及动植物所必需的微量元素之一，但过量摄入锰则会产生不良作用。锰中毒时多以蒸气、烟尘的形式通过呼吸道进入人体，经消化道吸收缓慢而不完全，经皮肤吸收甚微。急性锰中毒可因口服高锰酸钾或吸入高浓度氧化锰烟雾而引起。慢性中毒锰中毒主要以长期、低剂量接触锰而引起。锰中毒主要见于矿工、焊工及制造和应用各种含锰化合物的工人。随着科学技术的进步，锰的用途越来越广，如电子工业上软磁铁氧化体的应用。汽车工业中很多国家已陆续使用甲基环戊二烯三羰基锰（MMT）替代四乙基铅作为汽油的抗爆剂，从而使锰正以前所未有的速度扩散到环境中，使人类接触锰的机会增多，增加了锰中毒的潜在危险。

（二）锰中毒对认知功能的影响

脑是锰毒性的主要靶器官，这可能是由于锰在脑中的生物半衰期较长因而导致蓄积毒性。锰进入人体后，可穿过血-脑屏障向脑内转运，同时还可绕过血-脑屏障经由鼻腔内嗅觉神经通路直接输送到脑，引起脑组织损伤，产生相应的神经系统受损症状。

其中毒机制可能与下列三方面有关：

（1）锰对线粒体有特殊的亲和力，锰在富含线粒体的神经元和神经突触中，抑制了

ATP 的合成，产生细胞能量代谢障碍，导致神经元病变。

（2）在生物体内适量锰可以对抗自由基氧化作用，过多则激活细胞色素氧化酶 P450 的活性，继而产生自由基，引起细胞死亡。

（3）锰使脑中 ATP 合成减少，干扰细胞膜对钙转运机制，使细胞内钙增加，进而激活钙依赖蛋白酶、核酸酶和磷酸酶，导致细胞变性坏死；钙离子升高又可促进自由基的生成，形成一种恶性循环。

（4）过量的锰进入脑内，作用于纹状体苍白球及黑质网状带，抑制多巴胺脱羧酶活性，使脑内多巴胺及 5-羟色胺合成降低。

（三）锰中毒痴呆的临床表现

锰中毒早期主要表现为神经行为功能的改变，以神经衰弱症候群和自主神经功能障碍为主，并可伴有明显的记忆下降。有头晕、头痛、失眠、疲乏无力、嗜睡等症状，还有明显的记忆力降低、性功能减退、易兴奋、好哭笑等情绪改变。研究发现锰中毒小鼠水迷宫实验的平均逃避潜伏期明显延长和穿环次数明显降低。说明染锰后小鼠学习能力变差，记忆力降低。

长期慢性锰中毒可出现典型的帕金森综合征及明显的锥体外系症状。HUANG 等对 5 名慢性锰中毒患者的 10 年追踪研究显示其帕金森病病情逐年加重，尤以步态、僵直和书写等的改变更为明显，患者在脱离锰暴露 10 年后，病情仍在发展。病情进一步发展时，两手摆动不协调、易跌倒，讲话不利落（缓慢、口吃等），举止笨拙、面部缺乏表情。晚期患者可表现为典型的锥体外系受损的症状：肌力减退，表情呆板，眼球运动不灵活，书写困难，字越写越小；走路时表现为前冲步态，转弯、后退时易跌倒。

（四）锰中毒痴呆的诊断

锰中毒实验室检查多无特异性。尿锰、血锰、发锰只能作为锰接触的指标，不能作为锰接触工人的生物监测指标或早期锰中毒的诊断指标。锰暴露者尿中儿茶酚胺代谢产物升高。影像学检查头颅 MRI 可发现纹状体、尾状核、苍白球、丘脑、基底核等部位出现异常信号。此外，还可累及小脑齿状核、丘脑底核、大脑脚、内囊后肢等。影像学提示病变部位与临床症状及阳性体征的表现相平行。病理检查可发现中枢神经系统广泛病变。相应病变部位的脑组织区域神经元有胶样变性和广泛的退行性变。脑电图检查无特异性改变。神经心理行为测试可用于低水平锰暴露的早期神经毒性检测。

（五）锰中毒的临床治疗

慢性锰中毒是一种渐进性疾病，脱离接触病情仍会继续发展。治疗锰中毒首先要使患者与锰脱离接触。然后可给予驱锰治疗，驱锰可用依地酸钙钠、二巯丁二钠或氨基水杨酸钠等。出现震颤性麻痹综合征可用左旋多巴和苯海索。

四、铝

（一）概述

铝是地球表面含量最丰富、分布最广泛的金属元素。在土壤、水、空气、食物中均有铝的存在，动、植物体及人体中也含有一定量的铝。目前尚未发现铝存在于人体的生理作用。过去人们认为铝在人体很少被吸收，被视为无毒元素，但是随着研究的深入，人们开始认识到铝元素在人体内的蓄积可产生慢性毒性。

人体铝的摄入主要分为生活性、医源性和职业性三种来源。生活饮用水的污染、含铝净水剂的使用、含铝食品添加剂和铝制炊具的使用是过量铝摄入的生活来源。有报道发现长期饮用高铝的砖茶亦可致铝在体内大量蓄积。含铝抗酸剂（氢氧化铝、硫糖铝等）、透析液的使用是造成医源性铝摄入的主要来源。而职业性铝接触也直接威胁着铝作业人员的身体健康。另外低钠、低钙饮食，乙醇、枸橼酸等物质服用过多可明显地促进铝在肠道内的吸收和转运。

（二）铝中毒对认知功能的影响

铝可在脑组织中蓄积，引起中枢神经系统功能紊乱。早在 1976 年，Alfrey 就证实透析性脑病与铝中毒有关。在世界各地的流行病学研究中也已证实，饮用水铝水平与阿尔茨海默病、痴呆和认知障碍之间有一定的相关性。铝中毒所致的神经毒性机制有以下几个方面。

1. 干扰中枢胆碱能系统功能　中枢胆碱能神经递质在学习记忆中有重要的调节作用。铝可通过抑制胆碱乙酰转移酶活性和合成，提高胆碱酯酶活性，破坏胆碱能神经元和影响 Ca^{2+}释放等来影响学习记忆功能。王继芬等观察到铝中毒大鼠海马 CA3 区锥体细胞胆碱乙酰转移酶阳性神经元较对照组明显减少，提示铝中毒可导致海马 CA3 区胆碱能神经元的丢失，从而影响学习记忆功能。有学者报道，铝中毒大鼠海马抑制性氨基酸神经递质 γ-氨基丁酸和甘氨酸水平升高，同时谷氨酰胺也显著升高，提示铝可使抑制性氨基酸神经递质系统及“谷氨酸-谷氨酰胺循环”系统发生紊乱，这与上述机制相符合。

2. 影响各脑区单胺类神经递质的含量和脑能量代谢　唐焕文等通过对染铝大鼠去甲肾上腺素、多巴胺、5-羟色胺及 5-羟吲哚乙酸的测定及大鼠跳台试验，认为铝可使各脑区单胺类神经递质水平减少，影响大鼠记忆功能，提示这可能是铝的神经毒性作用机制之一。此外铝还可抑制脑组织 Na^+, K^+-ATP 酶、Mg^{2+}-ATP 酶的活性，影响突触对甘氨酸、谷氨酸的摄取，干扰脑的正常代谢，影响神经系统功能。

3. 影响脑组织脂质过氧化　铝能造成脑组织氧化损伤，促进脂质过氧化或还原型辅酶Ⅰ氧化，导致超氧阴离子等活性氧的产生，对细胞产生损害作用。靳翠红等通过测定大鼠亚慢性染铝大鼠神经行为学的改变及脑组织脂质过氧化指标（丙二醛、还原型谷胱甘肽水平和超氧化物歧化酶、谷胱甘肽过氧化物酶活力）以明确铝对发育中大鼠中枢神经系统的影响，证明铝的神经毒性机制可能与铝引起脑组织脂质过氧化损伤密切相关。

给动物应用铝剂后，对其脑组织进行病理学检查，发现有明显的神经纤维退行性变（neurofibrillary degeneration，NFD）产生，出现神经纤维缠结，这是阿尔茨海默病的主要病理结构之一。这些缠结是由单根的大约 10μm 长的纤维缠绕所组成。这种 NFD 分布的区域主要有皮质、海马、小脑、脊髓、脑干，分布较为广泛。对脑组织中的铝进行化学分析后发现，聚积在脑内的铝分布与 NFD 的范围大致平行。对透析性痴呆的研究也发现，在皮质、海马内有大量铝积聚，光镜下亦见有 NFD 存在，这与动物研究的结果相似。

（三）铝中毒痴呆的临床表现

中枢神经系统毒性是铝中毒的重要表现之一。铝能影响神经系统的多种功能，尤其是能损害人的学习与记忆功能。铝性脑病患者主要表现为学习与记忆减退、定向障碍、共济失调、运动功能障碍、癫痫等。其他如人格改变、幻视、幻听、妄想和自杀意念。

（四）铝中毒痴呆的诊断

诊断标准：

（1）有铝及铝制剂的摄入史。

（2）多次血铝值≥200μg/L 或去铁胺（DFO）试验阳性。

（3）骨铝含量明显增高，高于正常 10 倍以上或骨铝染色阳性合并有骨软化、骨再生不良或纤维性骨炎等尿毒症骨炎。

（4）临床上存在铝中毒相关的认知障碍。

有研究报道发铝亦是机体铝的 1 个可靠标志。Bland 发现发铝＞60ppm 表示体铝显著升高。也有人提出发铝＜10ppm 表示无毒性。10～20ppm 则可疑，＞20ppm 则中毒。精神患者与活动过强、行为和学习障碍的学龄儿童发铝升高。发铝增加是否与脑等器官铝浓度相关尚待研究。

（五）铝中毒的临床治疗

（1）减少铝的吸入，忌用含铝药品及含铝量高之膳食，一旦出现铝脑病的早期症状，应停用一切含铝制剂，并宜作血液滤过疗法，尽快去除血循环中的铝。使用抗酸剂时忌用枸橼酸液；慎用蔗糖硫酸酯。

（2）使用铝螯合剂快速处理。铝螯合剂为高效的转铁蛋白，可重新使铝化的金属酶络合物活化。Cowbur 等报道，长期使用铝螯合剂可能对早老性痴呆症有所裨益。

五、与痴呆有关的其他金属

除了以上已叙述的金属外，许多其他金属偶尔也可引起痴呆。

砷中毒主要由砷化合物引起，三价砷化合物的毒性较五价砷为强，其中以毒性较大的三氧化二砷（俗称砒霜）中毒多见。常见于熔烧含砷矿石、制造合金、玻璃、陶瓷、含砷医药和农药及印染的生产工人。砷化物可经皮肤或创面吸收，偶见用于自杀或杀人。长期摄入砷可引起慢性中毒，其中枢系统症状表现为嗜睡、注意力低下、记忆力减退、计算困难和定向力障碍等。治疗可用二巯丙磺钠及二巯基丁二钠。青霉胺也有一定的驱砷作用。

铊是周围环境中罕见的金属。但它可用在生产硫酸、杀鼠剂、脱发剂，以及用在治疗痢疾、癣病及恶性肿瘤中。铊中毒可引起精神紊乱、记忆力损害、感觉迟钝、多发性神经病、共济失调、震颤等症状，重者可引起死亡。治疗原则是脱离接触，阻断吸收，加速排泄。普鲁士蓝（六环高铁酸铁钾）、二巯基丙酸钠、双硫腙、硫代硫酸钠等药物可加速铊经肾脏排泄。

金用于治疗关节疾病，偶见合并症为神经系统损害，有些病例则发生具有情感淡漠、定向力障碍和记忆力低下的脑病。治疗以对症为主，可使用二巯基丁二酸钠等金螯合剂。

锡中毒可能引起失眠、注意力低下、记忆力低下及情感淡漠的精神异常，也可发生头痛、假脑瘤和脊髓受累。治疗以对症为主，亦有用二巯丙磺钠进行驱锡治疗的报道。

（张　佳）

第 4 节　有机溶剂中毒性痴呆

（一）概述

有机溶剂中毒性痴呆临床多见于急慢性有机磷中毒患者。

有机磷指含有碳-磷键的有机化合物，生产生活中常被用于制作农业杀虫剂。如常用的对硫磷、内吸磷、马拉硫磷、乐果、敌百虫及敌敌畏等，近几年来已先后合成杀菌剂、杀鼠剂等有机磷农药。

有机磷农药按毒性强弱可分为：低毒性、中毒性和高毒性三类。

有机磷对人、畜具有神经毒性，可经消化道、呼吸道及完整的皮肤和黏膜进入人体。

1. 消化道途径　误食被农药污染的食物；哺乳期妇女喷洒农药后未洗手、未换衣服就给婴儿哺乳，造成婴儿中毒；自杀或投毒。

2. 经皮肤吸收途径　喷洒有机磷农药或杀虫剂时污染了皮肤或黏膜。

3. 吸入途径　吸入含有有机磷农药的空气。如在刚喷洒过农药的田里、农药仓库中停留均可中毒。

进入人体的有机磷农药在体内迅速分布到各组织和器官，其中以肝脏含量最大，脑内含量则取决于农药穿透血-脑屏障的能力。

（二）病因及中毒机制

有机磷化合物的中毒机制是使乙酰胆碱酯酶（AChE）的活性位点——丝氨酸羟基磷酸化，使乙酰胆碱酯酶失活，导致胆碱能神经受体位点的神经递质乙酰胆碱大量堆积，引起胆碱能神经的持续兴奋，进而影响中枢和外周神经系统的功能。

进入体内的有机磷首先经过氧化和水解两种方式生物转化，随后经尿液排出体外。氧化作用将使有机磷的毒性增强，如对硫磷在肝脏滑面内质网的混合功能氧化酶作用下，氧化为毒性较大的对氧磷，从而加重毒性反应。

（三）临床表现

有机磷中毒通常表现为恶心、呕吐、流涎、腹痛、腹泻、瞳孔缩小、分泌物增多、多汗、面色苍白、血压升高等毒蕈碱样症状，以及全身肌束震颤甚至肌肉强直痉挛等烟碱样症状。

除了上述表现，患者还可出现中枢神经系统中毒受累的表现，称之为有机磷中毒性脑病。

1. 急/亚急性有机磷中毒性脑病　多见于在密闭环境中，短时间内吸入大量有机磷导致中毒的病例。急性中毒者一般在数小时或数天内起病，较轻者可表现为眼鼻不适、头痛、头晕、恶心、呕吐、乏力、呼吸困难、醉酒感、反应迟钝等症状，稍重者可出现欣快、嗜睡及定向力障碍、共济失调等，较重的患者则可表现为抽搐、意识模糊、昏迷甚至死亡等。亚急性有机磷中毒性脑病患者可在数周内起病，其临床表现与急性起病的临床表现类似，重症亚急性有机磷中毒的患者可以出现意识障碍、反复颅内高压症状、癫痫发作甚至脑疝死亡。

尽管急性中毒患者可在短期出现严重神经功能障碍，但及时停止毒物的继续接触和相应解毒剂的应用，通常可使神经功能恢复，极少数患者遗留不可逆神经功能障碍。

2. 慢性有机磷中毒性脑病　通常起病较为隐匿，发病需至少持续接触有机磷数月或数年，甚至有研究认为毒物接触时间 10 年以上为确诊的必备条件。早期临床常有头痛、恶心、眩晕、易疲乏和易激惹等症状，这些症状不具特异性，患者通常未引起警觉。如在此阶段脱离毒物接触，或脱离有害的工作环境，病情常能够自行恢复。

当病情进一步进展，患者可逐渐出现焦虑、抑郁等情绪障碍，以及睡眠障碍、记忆力下降、学习困难和注意力减退等症状，并可影响日常生活和工作，神经心理学评估可发现轻度的认知障碍，此阶段如能及时消除危险因素，病情仍能得到完全或大部分的恢复。

如不能及时脱离危险因素，神经系统损伤终将发展至不可逆的阶段，在原有临床症状进一步加重的基础上发生认知功能的全面损害，导致早期痴呆并伴有人格改变和精细运动能力的显著下降。

慢性有机磷中毒性脑病的认知障碍主要以记忆（特别是即刻记忆）障碍、注意力下降、学习困难、信息处理速度减慢为主，视空间功能、计划执行能力、概括及推理能力亦可轻度受损，但受损程度相对较轻。语言及感觉功能通常不受累。

慢性有机磷中毒性认知障碍的严重程度与毒物暴露的剂量和时间呈正相关，一般脱离接触后病情不再继续进展。

（四）辅助检查

1. 实验室检查

（1）中毒物质检测：对于经皮肤中毒者，可检测皮肤洗脱液中的有机毒物。对于口服中毒者，可检测呕吐物、胃内容物中的有机毒物。急、慢性中毒者，检测血、尿液中的有机磷及其代谢产物或可帮助诊断。

（2）全血或红细胞胆碱酯酶测定：组织中胆碱酯酶（ChE）受抑制程度与中毒严重程度并不成比例，导致出现组织 ChE 测定活性下降较严重而临床中毒程度较轻的现象，另一些患者则刚好相反。红细胞中 AChE 与神经系统中 AChE 受抑制的程度和时间较为一致，较好地反映了有机磷中毒对神经系统的影响程度。因此，周围血中红细胞 AChE 活性测定可作为有机磷中毒效应的替代性生物标志物。急性有机磷中毒时，红细胞 AChE 活性及血清 AChE 活性皆降低。轻度中毒时，全血 AChE 活性可降低至正常水平的 50%～70%；中度中毒时，可低至正常水平的 30%～50%。

2. 影像学检查　头部 MRI 在有机磷中毒性脑病的诊断上具重要价值。

急性和亚急性有机磷中毒性脑病的患者头部 MRI 显示：双侧对称性或弥漫性白质、基底核区、齿状核受累。信号特点为长 T_1、长 T_2 信号，FLAIR、DWI 均呈高信号。有的患者可累及小脑白质和脑干，重症患者可以表现为弥漫性大脑半球肿胀、广泛对称的白质疏松水肿、灰白质分界不清。

慢性有机磷中毒性脑病患者头部 MRI 主要表现为大脑皮质轻至中度萎缩，局灶性或弥漫性的脑白质 T_2 像异常高信号，部分患者可见小脑半球萎缩，丘脑及基底核区亦可见 T_2 像高信号病灶。

3. 其他检查　其他检查特异性不高，仅作为间接参考。

（1）神经-肌电图检查：可见失神经电位，多相电位增多，运动神经传导速度减慢，远端潜伏期延长。感觉神经传导速度一般正常。

（2）心电图检查：部分患者可见：①窦性心动过速、窦性心动过缓、期前收缩、传导阻滞及房室纤颤。②Q—T 间歇延长及尖端扭转型室性心动过速。

（3）脑电图检查：可发现患者呈全脑弥漫性慢波或局灶性慢波的表现。

4. 有机磷中毒性脑病病理特点　有机磷中毒性脑病病理上主要表现为弥漫性脑白质病变及髓鞘破坏。大体标本上可见脑白质受损、脑室扩大、大脑皮质及小脑萎缩，镜下为多灶性血管周边神经髓鞘缺失、富含颗粒样物质的吞噬细胞浸润、受累的脑白质区可见淀粉样小体及胶质细胞增生。

（五）诊断

急性有机磷中毒所致认知损害，根据患者明确的有机磷接触史，并同时伴有毒蕈碱样、烟碱样作用及神经系统阳性症状体征，同时辅助以血清 ChE 活性检测一般可诊断。

慢性有机磷中毒所致认知损害诊断标准：

（1）出现临床症状，且临床症状与有机磷毒物暴露之间关系明确。

（2）临床表现为器质性神经系统损害，具有典型的主观症状，如记忆和注意力障碍、抑郁情绪、易激惹、睡眠障碍及疲劳。

（3）神经心理测试发现认知功能损害的客观证据。

（4）排除其他可能引起神经心理和中枢神经系统损害的疾病。

（六）鉴别诊断

急性/亚急性有机磷中毒性所致认知功能损害需与其他急性起病的脑病相鉴别，包括脑血管及颅内感染、外伤、缺氧、代谢性疾病，以及其他毒物引起的认知功能损害等相鉴别。

慢性有机磷中毒性脑病临床表现为轻度认知损害或痴呆，需与其他导致认知功能长期损害的疾病相鉴别，如阿尔茨海默病、血管性痴呆、帕金森病痴呆、额颞叶痴呆、路易体痴呆等。

（七）临床治疗

1. 一般治疗　首先，所有中毒者应及时脱离毒物接触。急性中毒者立即清洗接触的皮肤黏膜，吸入毒气者给予通风换气，经口中毒者给予洗胃、导泻治疗。

其次，对于急性中毒者，可给予阿托品或肟类胆碱酯酶复能剂。

再次，给予必要的对症治疗。如给氧，保持呼吸道通畅，必要时给予机械通气；出现脑水肿者，应给予激素及脱水降颅压等治疗；心律失常者给予心电监护及抗心律失常药物。

2. 对有机磷中毒性脑病的治疗　目前针对有机磷中毒性脑病尚无特异性的治疗方法，一般性的治疗手段包括高压氧、抗氧化剂、自由基清除剂、神经营养剂等保护性治疗。急性/亚急性起病的患者以对症支持治疗为主。对于表现为全脑损害、脑水肿明显的重症患者，经验性使用糖皮质激素和足量足疗程的甘露醇或可有助于控制症状。对于合并情绪障碍、精神症状的患者，可给予相应的药物对症处理。中毒导致继发性帕金森综合征时可给予美多巴等抗帕金森病药物。

（张　佳）

第 5 节 其他物质所致痴呆

一、精神活性物质所致痴呆

（一）概述

精神活性物质指能够影响人类情绪、行为、改变意识状态，并有致依赖作用的一类化学物质，常分为如下几类：

（1）中枢神经系统抑制剂：能抑制中枢神经系统，如巴比妥类、苯二氮䓬类、酒精等。

（2）中枢神经系统兴奋剂：能兴奋中枢神经系统，如咖啡因、苯丙胺、可卡因等。

（3）阿片类：包括天然、人工合成或半合成的阿片类物质，如海洛因、吗啡、阿片、美沙酮、二氢埃托啡、哌替啶、丁丙诺啡等。

（4）大麻：主要成分为Δ9-四氢大麻酚。

（5）致幻剂：能改变意识状态或感知觉，如麦角酸二乙酰胺（LSD）、仙人掌毒素等。

（6）烟草。

（二）常见精神活性物质引起的认知障碍

1. 中枢神经系统抑制剂 苯二氮䓬类药物是中枢神经系统抑制剂中最常见的药物，大剂量用于治疗睡眠障碍和焦虑，主要作用于大脑皮质、网状结构、下丘脑和边缘系统。小剂量具有抗焦虑和镇静作用，较大剂量可诱导睡眠、抗惊厥，毒性剂量可引起深度昏迷。苯二氮䓬类药物的不良反应之一就是遗忘效应，是指在服药后不能记忆信息。药物剂量越大，遗忘也越严重。

苯二氮䓬类药物可通过与γ-氨基丁酸 A 受体α亚单位表面的苯二氮䓬结合位点结合，使γ-氨基丁酸与其受体亲和力增加，从而影响记忆功能。苯二氮䓬类药物对顺行性记忆和外显性记忆有明显损害，对中长期记忆力的损害大于短期记忆，大量研究显示，长期使用苯二氮䓬类药物对注意力、警觉性、视空间功能、感觉与运动技巧等均造成损害，尤其是对老年人的影响比年轻人更为明显。苯二氮䓬类药物对逆行性记忆和内隐性记忆的影响尚有争论。停用苯二氮䓬类药物认知功能可部分恢复。

2. 中枢神经系统兴奋剂

（1）苯丙胺类：苯丙胺类兴奋剂（amphetamine type stimulants，ATS）是对所有由苯丙胺转换而来的中枢神经兴奋剂的统称。俗称冰毒的甲基苯丙胺及摇头丸的主要成分替甲基苯丙胺（MDMA）、替苯丙胺（MDA），皆属此类。

ATS 滥用已成为严重的社会问题，除引起一系列急、慢性中毒症状和错乱、谵妄、幻听、幻视、被害妄想等精神症状外，还可致学习、注意、记忆、执行功能等认知功能损害。ATS 导致滥用者学习记忆信息加工过程受损。Parrot 等发现 ATS 对滥用者的短时记忆、瞬时记忆、延迟记忆和言语工作记忆等都存在影响。尤其是数字广度记忆能力的降低，说明记忆及注意力均受到影响。一项 WCST 显示，苯丙胺所致精神障碍患者在总应答数、持续错误数、随机错误数等三方面均明显高于对照组，说明苯丙胺滥用者的执行功能明显受损。

PET 显示：甲基苯丙胺滥用者纹状体多巴胺转运体蛋白密度和多巴胺 D2 受体数量减少、5-羟色胺转运体（serotonin transporter，SERT）密度及囊泡内单胺转运蛋白（VWAT2）的数量减少。甲基苯丙胺滥用者与正常对照组相比较脑纹状体 DA 递质平均下降 24%。

研究显示：多巴胺转运体和 SERT 是甲基苯丙胺作用的靶点，在甲基苯丙胺滥用中均发挥了重要的作用，可能是甲基苯丙胺引起的体温过高和致命性的毒性作用至关重要的分子基础。

（2）可卡因：可卡因滥用可损害记忆、注意和抽象推理。可卡因依赖者最常出现的认知功能损害是短时记忆、注意力、反应抑制、抽象推理和精神运动功能。

一项囊括了 481 例可卡因使用者和 586 名健康对照的认知调查显示，可卡因对视觉记忆、工作记忆、词语流畅及其他语言功能均有损害，尤其对注意力的损害最为严重，并且可卡因还可累及执行功能，Verdejo-García 等发现，可卡因依赖者的执行功能损害与可卡因的使用量成正比。可卡因依赖导致执行功能的四个成分（即校正、抑制、转换和做出决策）均出现损害，其中抑制和转换损害最为严重。同时使用酒精或者其他精神活性物质能够加重可卡因造成的认知功能损害。

3. 阿片类　阿片类物质是从阿片（罂粟）中提取的生物碱及体内外的衍生物，与中枢神经系统特异性受体相互作用，能缓解疼痛，产生幸福感（欣快）。大剂量可导致木僵、昏迷和呼吸抑制。最常用的阿片类物质包括吗啡、海洛因、氢化吗啡、美沙酮、哌替啶等。

阿片类物质是吸毒者最常滥用的药物，脑认知障碍是阿片类物质的一个重要有害作用。研究发现，急性和慢性阿片类使用可导致注意力、注意集中能力、工作记忆、视空间计划、视觉图形再认、配对联想学习和精神运动速度的损害；长期使用阿片类对于执行功能的影响最为明显，主要影响转换能力和抑制不适当反应的能力。Liu 等研究了阿片成瘾者的左、右辨别能力损害，并且女性成瘾者的损害更重。

慢性海洛因依赖能够导致患者的前额叶计划编制功能受损。Briun 等以 WCST、延迟交替试验（delayed alternation test，DAT）、伦敦塔楼测验（tower of London test，TLT）对海洛因依赖者进行测验发现：海洛因滥用或依赖时间越长，TLT 的执行效率越低；每天吸食海洛因的剂量越大，对 DAT 的持续性应答反应越差。

阿片类滥用可导致一系列神经影像与病理改变。Wolters 等对 47 例海洛因海绵状白质脑病（heroin spongiform leucoencephalopathy，HSLE）患者的 CT 显示，患者的大脑及小脑白质出现对称性低密度病变，并且患者小脑、大脑半球后部、半卵圆中心、内囊后肢、胼胝体压部、内侧丘系、脑干旁侧的 MRI 检查显示弥散的、对称性白质高信号病灶。

尸检报道证实：HSLE 患者伴有脑肿胀和水肿，以小脑半球、大脑半球、小脑上脚、孤束核及内侧丘系损害最为严重，锥体束脱髓鞘改变较轻。

目前对阿片类物质损害脑认知功能的机制仍有待进一步阐明。研究表明，可能与阿片类物质对脑内 μ-受体、κ-受体，以及海马海马乙酰胆碱及多巴胺释放的调节有关。刘景根等研究发现，慢性给予小鼠吗啡可通过增加海马细胞外腺苷浓度，激活腺苷 A1 受体抑制海马 CA1 区突触可塑性（LTP）和削弱认知功能。研究还发现，慢性吗啡滥用引起的认知障碍与撤药出现的戒断反应无关。

4. 大麻　是最早被人类认识的成瘾性植物之一，其内含成分非常复杂，主要包括类脂物、黄酮类化合物、萜烯、碳氢化合物、非环形大苯酚、生物碱、柠檬酸银和环形大麻酚等，Δ9-四氢大麻酚是其作为毒品的主要成分。可以抽吸、口服、咀嚼，一般吸食数毫克大麻提取物即可引起欣快感。长期服用可使人的理解力和记忆力衰退。

研究显示戒断的大麻滥用者存在工作记忆的损伤。Solowij 等对 102 例青少年大麻滥用者及 33 名健康对照进行了详细的认知功能评估。该项多中心研究显示，在 Rey 听觉词语学习测验（RAVLT）中，大麻长期使用者能够回忆的单词的数目最少，大麻短期使用者次之，对照组的表现最好，说明大麻的滥用对记忆的登记、保留和再现整个流程造成了损害。

Acordino 等的研究同样显示，大麻长期和短期使用者在词语记忆、词语流畅性、注意力和精神运动速度等方面均存在损害，大麻长期使用者的词语记忆和精神运动速度损害较短期使用者更为明显。以上两项研究均提示大麻使用时间越长，认知功能损害越严重。

（三）总结

综上所述，精神活性物质的滥用容易导致各种认知功能损害，不同精神活性物质对认知功能各领域的损害作用也不同。使用大麻主要损害注意力（选择性和分散性注意力）和短时记忆；使用可卡因损害记忆力、注意力、反应抑制、运动技巧和抽象推理能力；ATS 则易引起记忆、执行功能和人格的改变；研究表明，上述认知功能的损害不仅和长期使用这些精神活性物质有关，短期滥用，亦可造成认知功能的一定损伤。尽管戒断后认知功能可在一定程度上恢复，但部分认知功能损害持续存在。

二、药物中毒所致痴呆

药物服用过量会产生毒性反应，对人体危害较大，可以累及中枢神经系统。轻者表现为注意力不集中，记忆力下降；重者表现为谵妄、嗜睡、意识模糊等意识、精神功能障碍；更严重者可导致严重意识障碍、昏迷甚至死亡。值得注意的是，一些药物在正常服用剂量下，在某些特定的人群，亦可对认知功能产生一定的影响，这可能与患者对该药物的特异敏感性有关。药物中毒造成的认知功能损害多在停药后逐渐恢复，部分患者则可能长期遗留神经系统功能障碍。

1. 抗精神病药 分为典型抗精神病药物（传统抗精神病药物）和非典型抗精神病药（非传统抗精神病药）两种。其中，传统抗精神病药物主要通过阻断中脑-边缘-皮质多巴胺通路 D_2 受体，发挥抗精神病作用。其典型代表为氯丙嗪、氟哌啶醇、奋乃静、舒必利、氯普噻吨等。

临床证实，传统抗精神病药物的长期大量应用，可以引起注意力减退、记忆力下降等不良反应，少数患者伴有理解力、计算力、判断力、定向力障碍。这与传统抗精神病药物阻断 DA_2 受体，并具有抗胆碱作用有关。长期应用抗精神病药物还可能引起精神症状，如抑郁、情绪低落、淡漠、缄默、木僵、作态、蜡样屈曲、违拗、退缩等。少数患者在使用传统抗精神病药物过程中出现谵妄、意识模糊或梦幻样状态，意识障碍有昼轻夜重的特征。

恶性综合征是抗精神病药物引起的最严重的不良反应，往往出现在更换抗精神病药物的种类或加量过程中及合并用药时（如锂盐合并氟哌啶醇）。患者出现持续发热、肌肉强直、震颤、意识障碍、严重的心血管症状和自主神经系统症状。意识障碍可表现为谵妄、昏睡、昏迷。开始以意识范围缩窄、注意受损、行为紊乱为主，逐渐从兴奋转向抑制，直至昏迷。抗精神病药物对 DA 受体的占据、排空或耗竭 DA，是可能的发病机制。及时停用原药物、早期应用硝苯芙海因及溴隐亭、恰当的对症治疗、防治并发症是本症治疗成功、降低病死率的关键。

2. 抗抑郁剂 三环类抗抑郁药作用于脑内神经元突触前膜，干扰或阻止某些胺类或多肽的再摄取，增加了突触内去甲肾上腺素和（或）5-羟色胺的浓度，从而改善了患者的情绪，发挥治疗作用。临床适用于治疗各种抑郁症，包括内因性抑郁症、躁狂症的抑郁期或伴焦虑或激动的抑郁症。该类药物口服吸收均较好，主要在肝内代谢，自肾脏排除。三环类抗抑郁药（TCA）是经典的抗抑郁药物，主要通过抑制神经元对去甲肾上腺素及5-羟色胺的再摄取而改善患者情绪，发挥治疗作用。代表药有丙米嗪、阿米替林、氯米帕明和多塞平等。TCA在发挥治疗作用的同时具有较强的抗胆碱作用，故易导致认知障碍，以阿米替林尤甚。TCA引起的认知障碍表现为注意力不集中、记忆力下降、10%～15%产生慢性意识错乱状态等。TCA还可能引起精神异常，促使躁狂抑郁症患者，由抑郁状态转为躁狂发作，称为"转躁"作用。

其他四环类的抗抑郁药如马普替林和米安色林抗胆碱作用并不显著，对认知功能的影响较小。

新型抗抑郁药选择性 5-羟色胺再摄取抑制剂（SSRI）由于选择性较高，对胆碱受体亲和力较低，故对认知功能影响相对较小。但动物试验表明，其对认知功能仍有一定影响，可能与药物使5-羟色胺递质增加，抑制了海马神经元的活性，从而影响记忆的形成和提取有关。

抗抑郁药急性中毒引起的认知障碍，多可通过拟胆碱能药物拮抗而好转，如静脉注射毒扁豆碱而迅速解除。其长期大量应用对认知功能的慢性损伤，可在停药后逐渐好转，部分患者可遗留后遗症。

3. 其他药物　除上述药物外，其他治疗药物在临床中也偶见引起认知障碍的情况。

如抗高血压药甲基多巴、普萘洛尔等可能通过抑制儿茶酚胺能神经通路而引起抑郁、注意力不集中、记忆力低下、计算力障碍和昏睡性痴呆等神经、精神功能障碍。

长期服用抗惊厥药物可能由于叶酸、单胺类代谢障碍或内分泌功能紊乱，或由于药物对神经系统的直接作用而致认知障碍。

抗肿瘤药物普遍具有很强的生物破坏作用，某些抗肿瘤药物一方面能影响肿瘤细胞而达到治疗的目的；另一方面可能直接或间接造成中枢神经系统破坏，从而引起认知障碍。

临床还发现许多抗生素均可能引起认知障碍，如氟喹诺酮类、头孢菌素类、青霉素、氯霉素、多黏菌素、磺胺和甲硝唑等。具体机制尚不十分明确，可能与抗生素可通过改变神经递质传导直接影响神经递质系统，或抗生素与联用药物发生相互作用，进而产生中枢神经效应有关。

（张　佳）

参考文献

曹秉振. 2005. 汞中毒后的神经损伤机制及其病理变化特征. 中国临床康复，9（31）：196-197.

贾怡昌，钟才云，王颖明，等. 2001. 铝对大鼠海马氨基酸类神经递质含量的影响. 中华预防医学杂志，35：397-400.

江权. 2001. 锰的存在及应用. 中国锰业，19：36-38.

姜文忠，王东静，马玉芝，等. 2007. 误服氯化汞致多脏器功能衰竭一例报告. 职业卫生与应急救援，25（1）：51.

蒋轶文，刘书丽，李丽，等. 2006. 重度二氯乙烷中毒致中毒性脑病的治疗. 中华劳动卫生职业病杂志，24（8）：506-507.

靳翠红，刘秋芳，王军明，等. 2008. 亚慢性铝暴露对大鼠神经行为学指标和脑组织脂质过氧化的影响. 环境与健康杂志，25：767-769.

李海蓉，刘庆斌，王五一，等. 2007. 砖茶对牧民铝总摄取量影响. 中国公共卫生，23：429-430.

梁启荣. 2004. 慢性锰中毒治疗研究进展. 广西医学，1335-1337.

刘北辰. 2006. 从“水俣病”谈汞中毒的防治. 劳动保护，(6)：71.

陆兵勋，周亮，潘速跃，等. 2001. 中国海洛因海绵状白质脑病的临床和病理特点. 中华内科杂志，40（11）：36-39，76.

钱向新. 2001. 急性有机磷农药中毒早期血胆碱酯酶变化与临床中毒程度关系的探讨——附96例临床分析. 中国危重病急救医学，13（4）：237-239.

唐焕文，韦小敏，黄彦妮，等. 2002. 染铝大鼠学习记忆及脑单胺类神经递质含量的变化. 中国职业医学，29：17-19.

王继芬，康朝胜，臧贵勇，等. 2010. 慢性铝中毒对大鼠海马CA3区ChAT阳性神经元的影响. 贵阳医学院学报，35：561-563.

王淑贞，郭春妮，赵秀鹤，等. 2007. 有机溶剂致中毒性脑病一例. 中华劳动卫生职业病杂志，25：253.

王武超. 2006. 有机磷中毒的机理. 中国社区医师，(7)：7-8.

夏国美，杨秀石，李骏，等 . 2009. 新型毒品滥用的成因与后果. 社会科学，73-81，189.

熊锡山，王汉斌. 2012. 汞中毒的神经系统损害. 中国医刊，20-23.

赵风玲，郑功远，苏冬梅，等. 2010. 重症二氯乙烷中毒性脑病临床表现及头颅MRI分析. 中华劳动卫生职业病杂志，28（3）：235-237.

Akila R，Muller K，Kaukiainen A，et al. 2006. Memory performance profile in occupational chronic solvent encephalopathy suggests working memory dysfunction. Journal of Clinical and Experimental Neuropsychology，28：1307-1326.

Baker E. 2008. Chronic toxic encephalopathy caused by occupational solvent exposure. Annals of Neurology，63（5）：545-547.

Barker M J, Greenwood K M, Jackson M, et al. 2004. Cognitive effects of long-term benzodiazepine use：a meta-analysis. CNS Drugs，18：37-48.

Barker M J，Greenwood K M，Jackson M，et al. 2004. Persistence of cognitive effects after withdrawal from long-term benzodiazepine use：a meta-analysis. Archives of Clinical Neuropsychology：the Official Journal of the National Academy of Neuropsychologists，19：437-454.

Bierkens J，Buekers J，Van Holderbeke M，et al. 2012. Health impact assessment and monetary valuation of IQ loss in pre-school children due to lead exposure through locally produced food. The Science of the total environment，414：90-97.

Briun E A，Gekht A B，Polunina A G，et al. 2001. Neuropsychological deficit in chronic heroin abusers. Zhurnal nevrologii i psikhiatrii imeni SS Korsakova，101：10-19.

Briun E A，Gekht A B，Polunina A G，et al. 2002. Premorbid psychological status in heroin abusers：impact of treatment compliance. Zhurnal nevrologii i psikhiatrii imeni SS Korsakova，102：（6）21-29.

Bunce C J，Loudon P T，Akers C，et al. 2003. Development of vaccines to help treat drug dependence. Current Opinion in Molecular Therapeutics，5：58-63.

Chang L，Alicata D，Ernst T，et al. 2007. Structural and metabolic brain changes in the striatum associated with methamphetamine abuse. Addiction （Abingdon，England），102 （Suppl 1）：16-32.

Chang L，Ernst T，Speck Q，et al. 2002. Perfusion MRI and computerized cognitive test abnormalities in abstinent methamphetamine users. Psychiatry Res Neuroimag，114：65-79.

Chen C Y，Lee K W，Lee C C，et al，2000. Heroin-induced spongiform leukoencephalopathy：value of diffusion MR imaging. Journal of Computer Assisted Tomography，24：735-737.

Chen J H，Lin K P，Chen Y C. 2009. Risk factors for dementia. J Formos Med Assoc，108（10）：754-764.

Chu K，Kang D W，Kim H J，et al. 2002. Effusion-weighted imaging abnormalities in Wernicke encephalopathy：reversible cytotoxic edema. Arch Neuro L，59（1）：123-127.

Clarkson T W，Magos L，Myers GJ. 2003. The toxicology of mercury--current exposures and clinical manifestations. The New England Journal of Medicine，349：1731-1737.

David G M，Peter L L. 2001. Greenfield's Neuropathology. 7th. New York：New Delhi，2001.

Dick F D. 2006. Education：solvent neurotoxicity. Occupational & Environmental Medicine，63：221-226.

Eto K，Takahashi H，Kakita A，et al. 2007. Pathological and biochemical studies of 30 Niigata autopsy cases related to Minamata disease. Nihonseigaku zasshi Japanese journal of hygiene，62：70-88.

Flaten T P. 2001. Aluminium as a risk factor in Alzheimer's disease，with emphasis on drinking water. Brain Research Bulletin，55：187-196.

Haut M W，Kuwabara H，Ducatman A M，et al. 2006. Corpus callosum volume in railroad workers with chronic exposure to solvents. Journal of Occupational and Environmental Medicine，48：615-624.

Hong K S，Kang D W，Cho Y J，et al. 2002. Diffusion weighted magnetic resonance imaging in Wernicke's encephalopathy. Acta Neurol Scand，105（2）：132-134.

Huang C C. 2004. Carbon disulfide neurotoxicity：Taiwan experience. Acta neurologica Taiwanica，13：3-9.

Jovanovski D，Erb S，Zakzanis K K. 2005. Neurocognitive deficits in cocaine users：a quantitative review of the evidence. Journal of Clinical and Experimental Neuropsychology，27：189-204.

Kane C J，Phelan K D，Douglas J C，et al. 2014. Effects of ethanol on immune response in the brain：region-specific changes in adolescent versus adult mice. Alcohol Clin Exp Res，38（2）：384-391.

Keski-Santti P，Mantyla R，Lamminen A，et al. 2009. Magnetic resonance imaging in occupational chronic solvent encephalopathy. International Archives of Occupational and Environmental Health，82：595-602.

Kim Y，Kim J W. 2012. Toxic encephalopathy. Safety and Health at Work，3：243-256.

Kohler C G，Ances B M，Coleman A R，et al. 2000. Marchiafava-Bignami disease：literature review and case report. Neuropsychiatry Neuropsychol Behav Neurol，13（1）：67-76.

Liu J R，Fang S，Ping M P，et al. 2010. Toxic encephalopathy caused by occupational exposure to 1，2-Dichloroethane. Journal of the Neurological Sciences，292：111-113.

Liu N，Li B，Wilson F A，et al. 2005. Gender effect on the right-left discrimination task in a sample of heroin-dependent patients. Psychopharmacology，181：735-740.

Meador J P，Ernest D W，Kagley AN. 2005. A comparison of the non-essential elements cadmium，mercury，and lead found in fish and sediment from Alaska and California. The Science of the Total Environment，339：189-205.

Meyer-Baron M，Schãper M，Knapp G，et al. 2007. Occupational aluminum exposure：evidence in support of its neurobehavioral impact. Neurotoxicology，28：1068-1078.

Mi T，Han C，Wang Y，et al. 2013. Acute toxic leukoencephalopathy in migrant workers exposed to organic solvents in construction materials. Occupational and Environmental Medicine，70：435-436.

Molloy D W，Standish TI，Nieboer E，et al. 2007. Effects of acute exposure to aluminum on cognition in humans. Journal of Toxicology & Environmental Health Part A，70：2011.

Monleón S，Vinader-Caerols C，Arenas M C，et al. 2008. Antidepressant drugs and memory：insights from animal studies. European Neuropsychopharmacology，18：235-248.

MovSelhy H F，Georgiou G，Kahn A. 2001. Frontal lobe changes in alcoholism：a review of the literature. Alcohol Alcohol，36（5）：357-368.

Munir A，Hussain S A，Sondhi D，et al. 2001. Wernicke's encephalopathy in a non-alcoholic man：case report and brief review. The Mount Sinai J Med，68（3）：216-218.

O'Brien J，Ames D，Burns A. 2000. Dementia. 2nd edition. New York：Oxford University Press；London：Arnold（Hodder Headline Group）.

Ornstein T J，Lddon J L，Balolacchino A M，et al. 2000. Profiles of cognitive dysfunction in chronic amphetamine and heroin abusers. Neuropsychopharmacology，23：113-126.

Park S H，Kim M，Na D L，et al. 2001. Magnetic resonance reflects the pathological evolution of Wernicke encephalopathy. J Neuroimaging，11（4）：406-411.

Pelclová D，Lukáš E，Urban P，et al. 2002. Mercury intoxication from skin ointment containing mercuric ammonium chloride. International Archives of Occupational and Environmental Health，75（Suppl）：S54-59.

Qureshi S U，Blanchette A R，Jawaid A，et al. 2009. Reversible leukoencephalopathy due to chronic unintentional exposure to toluene. The Canadian Journal of Neurological Sciences Le Journal Canadien Des Sciences Neurologiques，36：388-389.

Rice K M，Walker E M Jr，Wu M，et al. 2014. Environmental mercury and its toxic effects. Journal of Preventive Medicine and Public Health，47（2）：74-83.

Ridgway P，Nixon T E，Leach J P. 2003. Occupational exposure to organic solvents and long-term nervous system damage detectable by brain imaging，neurophysiology or histopathology. Food & Chemical Toxicology，41：153-187.

Robertson A S，Jain S，O'Neil R A. 2001. Spongiform leucoencephalopathy following intravenous heroin abuse：radiological and histopathological findings. Australasian Radiology，45：390-392.

Solowij N，Stephens R S，Roffman R A，et al. 2002. Cognitive functioning of long-term heavy cannabis users seeking treatment. Jama the Journal of the American Medical Association，287：1123.

Szczepanska L. 2001. Analysis of psychopathological symptoms in patients dependent on "Polish heroin"，treated in the detoxification unit. Przeglad Lekarski，58：281-286.

Van Valen E，Van Thriel C，Akila R，et al. 2012. Chronic solvent-induced encephalopathy：European consensus of neuropsychological characteristics，assessment，and guidelines for diagnostics. Neurotoxicology，33：710-726.

Verdejo-Garcia A，Perez-Garcia M. 2007. Profile of executive deficits in cocaine and heroin polysubstance users：common and differential effects on separate executive components. Psychopharmacology，190：517-530.

Victor M，Ropper A M. 2001. Adams und Victor's Principle of Neurology. 7th cd. Washington：McGraw-Hill companies，1242-1258.

Ward R J，Lallemand F，deWitte P. 2014. Influence of adolescent heavy session drinking on the systemic and brain innate immune system. Alcohol Alcohol，49（2）：193-197.

Zickler P. 2002. Methamphetamine abuse linked to impaired cognitive and motor skills despite recovery of dopamine transporters. Nida Notes，17（1）.

Zou J，Crews F T. 2012. Inflammasome-IL-1β signaling mediates ethanol inhibition of hippocampal neurogenesis. Front Neurosci，30（6）：77.

第十四章　代谢障碍性痴呆

第 1 节　甲状腺功能减退性认知功能减退

甲状腺功能减退症（hypothyroidism）是由于甲状腺激素合成和分泌减少或组织作用减弱导致的全身代谢减低综合征（简称甲减），主要分为临床甲减（overt hypothyroidism）和亚临床甲减（subclinical hypothyroidism）。根据 2010 年我国十城市甲状腺疾病患病率调查，以 TSH＞4.2mIU/L 为切点，甲减患病率为 16.7%，其中亚临床甲减患病率为 1.1%。女性患病率高于男性，随着年龄增加患病率增加。我国甲减的年发病率为 2.9%。

甲状腺激素与大脑发育和功能的关系非常密切，婴幼儿和青少年发病的临床甲减可以导致智力发育迟滞及呆小症，而成年发病的临床甲减可导致情感淡漠和认知功能下降，甚至达到痴呆的程度。亚临床甲减是否与神经系统损害相关目前还存在争议，但一般不会导致严重的认知功能减退。

（一）病因及发病机制

甲减病因可大致分为两类：先天性甲减如甲状腺发育不全、激素合成缺陷或转运障碍等；获得性甲减如甲状腺毁损、继发性促甲状腺激素缺乏、甲亢药物应用不当、放射治疗等。另有地方性原因，由于缺碘而导致甲状腺激素合成障碍或促使甲状腺发育不良。成人甲状腺功能减退主要原因是自身免疫性甲状腺炎（包括桥本甲状腺炎、萎缩性甲状腺炎、产后甲状腺炎等），其次为手术切除过多甲状腺组织、放射性治疗剂量过大及甲亢药物治疗过量，少数继发于垂体或下丘脑疾病。按发病年龄可分类：起源于胎儿或新生儿，称先天性甲减、呆小症或称克汀病；起病于发育前儿童期者，成为幼年型甲减；起病于成年者，成为成年型甲减，重症者称黏液性水肿。

甲状腺功能减退性痴呆的原因是由于机体甲状腺激素缺乏导致大脑系统结构和功能的损伤，进而出现的认知功能减退和情绪及精神异常，具体机制目前还不完全清楚。近年来研究认为，胆碱能系统是参与学习和记忆的重要神经递质系统，机体在甲状腺激素缺乏的情况下，胆碱能系统的成熟受到影响。甲状腺功能减退患者存在大脑发育异常，神经元间的连接减少，特别是在海马突触可塑性损伤。同时，甲减患者大脑发育时期的海马的水平 c-fos、c-jun 蛋白和细胞外信号调节激酶（ERK）表达也存在变化。参与神经递质释放的蛋白，如突触蛋白Ⅰ、突触结合蛋白Ⅰ和在突触融合蛋白Ⅰ参与了甲减导致的认知障碍。谷氨酸释放的变化也是可能的作用途径。此外，CREB 和丝裂原活化蛋白激酶（MAPK）也参与了甲减导致的认知障碍的发生。

（二）临床表现

本病发病隐匿、病程较长，临床症状主要以代谢率减低和交感神经兴奋性下降为主，临床典型甲减患者出现畏寒、乏力、手足肿胀感、嗜睡、记忆力减退、少汗、关节疼痛、体重增加、便秘、女性月经紊乱及不孕等症状。典型患者可有表情呆滞、反应迟钝、声音嘶哑、听力障碍、面色苍白，颜面和皮肤浮肿、唇厚舌大，常有齿痕，皮肤干燥、粗糙、脱屑、皮温低，手脚掌皮肤呈姜黄素，毛发稀疏，跟腱反射时间延长，脉率慢。少数患者出现胫前黏液水肿，累及心脏可出现心包积液和心力衰竭，重症者可出现黏液水肿性昏迷，表现为嗜睡、精神异常、木僵甚至昏迷、面色苍白、低体温、心动过缓，进而进展到呼吸。而亚临床甲减无明显的临床症状和体征。

临床甲减可导致一系列的认知功能减退，主要表现为学习能力下降、记忆力、精神运动速度和视空间能力、运动技能、语言和注意力下降，其中记忆力下降最明显的。严重黏液水肿导致的躁动和精神症状，又称为黏液水肿狂，但临床比较少见。甲减还可以导致思考和语言的速度减慢、注意力降低和冷漠，这些症状需要跟抑郁进行鉴别诊断。

亚临床甲减不导致严重的认知缺陷或者痴呆。亚临床甲减患者在认知功能相关测试中有时会表现出记忆和执行功能受损，其他认知领域改变不明显。

（三）辅助检查

1. 血清甲状腺激素检测定　正常成人血清 TT_4 水平为 64～154nmol/L（5～12μg/dl），TT_3 为 1.2～2.9nmol/L（80～190ng/dl）。正常成人血清 FT_4 为 9～25pmol/L（0.7～1.9ng/dl），FT_3 为 2.1～5.4pmol/L（0.14～0.35ng/dl）。

2. 血清促甲状腺激素测定　血清 TSH 的检测是筛查甲状腺功能异常、原发性甲减甲状腺激素替代治疗的主要方法。TSH 的分泌对血清中 FT_4 微小变化十分敏感，在发生甲减早期，FT_4 还未检测到异常时，TSH 已经发生改变。

3. 脑电图　节律慢，波幅降低。

4. 神经心理量表　MMSE、韦氏记忆量表中国修订版（WMS-C）、蒙特利尔认知评估量表（MoCA）及连线测验（A/B）均可使用。

5. 电生理检查　事件相关电位（ERP）P300 对认知功能进行测定，ERP P300 电位变化是反映认知功能比较可靠的客观脑电生理指标，与感知、思维、判断、注意、记忆力及智能等心理过程密切相关。

（四）诊断

首先，患者的病史、症状、体征及实验室检查需要符合成年甲状腺功能减退症的诊断标准，并且患者存在学习能力、记忆力和执行功能下降为主的认知功能减退，排除其他原因导致的认知功能减退后考虑甲状腺功能减退性认知障碍的初步诊断。进行甲状腺素替代治疗一段时间后（3～6 个月）患者的认知功能减退得到明显改善，恢复到接近发病前的水平，则可以确定为甲状腺功能减退性认知障碍。

当患者有亚临床甲状腺功能减退症合并严重的神经精神方面的应激症状时，一般建议分别诊断和评估、治疗。

（五）治疗

甲状腺功能减退性痴呆治疗主要针对甲状腺功能减退本身。临床甲减的治疗目标是甲减的症状和体征消失、TSH、TT_4、FT_4 值维持在正常范围。替代治疗可以极大逆转患者的认知功能减退和情绪障碍，大多数患者在替代治疗后 6 个月进行大脑功能磁共振及 PET-CT 检查未再发现影像学的异常。但是部分患者不能完全恢复到发病前的水平。

左甲状腺素（$L\text{-}T_4$）是主要替代治疗药物，一般需要终生替代，替代药物的剂量取决于患者的病情、年龄、体重，需要个体化调整用药。服药方面首选早饭前 1h，其次为睡前、早餐前 30min 和餐时。

严重的亚临床甲减患者（TSH＞10mIU/L）由于疾病本身的原因需要进行 L-T_4 替代治疗，但是目前研究认为替代治疗对患者认知及情绪症状没有改善。

（六）预后

经过替代治疗，机体甲状腺功能维持在正常范围，甲减相关的认知障碍能够极大逆转，预后良好。

（王笑梅）

第 2 节　皮质醇增多性痴呆

皮质醇增多症（hypercortisolism），又称库欣综合征（Cushing's syndrome，CS），是由于多种原因引起肾上腺皮质长期分泌过量皮质醇所产生的一组临床症候群，主要表现有满月脸、多血质、向心性肥胖、紫纹、痤疮、糖尿病倾向、高血压、骨质疏松症等，也称为内源性库欣综合征，内源性库欣综合征又分为 ACTH 依赖性和 ACTH 非依赖性。长期应用外源性肾上腺糖皮质激素或者饮用大量酒精饮料引起的类似库欣综合征的临床表现，称为外源性库欣综合征或者类库欣综合征。库欣综合征的具体分类及患病率见表 14-1。近年来将仅有实验室检查异常而无明显临床表现的类型称为亚临床库欣综合征。

表 14-1　库欣综合征得病因分类及相对患病率

病因分类	患病率
一、内源性库欣综合征	
1. ACTH 依赖性	
垂体性库欣综合征（库欣病）	60%～70%
异位 ACTH 综合征	15%～20%
异位 CRH 综合征	罕见
2. ACTH 非依赖性库欣综合征	
肾上腺皮质腺瘤	10%～20%
肾上腺皮质腺癌	2%～3%
ACTH 非依赖性大结节增生	2%～3%
原发性色素结节性肾上腺病	罕见
二、外源性库欣综合征	
1. 假库欣综合征	
大量饮酒	
抑郁症	
肥胖症	
2. 药源性库欣综合征	

1932 年，Harvey Cushing 首次报道了他治疗的 12 例皮质醇增多症患者具有的“情感障碍”的临床特征。近年的调查研究显示，50%以上的皮质醇增多症患者具有痴呆相关的症状，包括抑郁（50%～81%）、焦虑、躁狂、记忆功能障碍（83%），语言障碍，以及视空间障碍。外源性皮质醇水平增高可导致与内源性皮质醇增多症类似的心理、认知和行为学的改变，包括情绪和认知轻度改变，精神病性症状和多动症。亚临床库欣综合征与认知功能损害的相关研究较少。

（一）病因和发病机制

皮质醇水平增高可以导致患者大脑结构和功能的损害，尤其是在涉及情绪和认知加工的区域。临床上把皮质醇水平增高引起的一系列的认知功能损害的临床表现，包括抑郁、焦虑、狂躁、记忆力和注意力障碍等，称为皮质醇性痴呆综合征（steroid dementia syndrome，SDS）。内源性皮质醇水平经过治疗下降及停用外源性皮质激素后，患者的认知功能损害只能部分恢复，以后仍需要接受长期的神经心理评估和随访。

中枢神经系统的发展和分化极大依赖于数个内分泌系统的调节。肾上腺皮质激素通过激活糖皮质激素受体（glucocorticoid receptors，GRs）和盐皮质激素受体（mineralocorticoid receptors，MRs）促进中枢神经系统的发展。GRs 和 MRs 广泛分布于中枢神经系统，尤其是参与情绪加工与认知的脑区，如海马、杏仁核、颞叶。在大多数醛固酮敏感组织，11-β-羟类固醇脱氢酶 2（11β-HSD2）通过将皮质醇转为无活性代谢产物可的松（循环皮质醇浓度比醛固酮高 100～1000 倍）阻止糖皮质激素对 MRs 的过度激活，但是 11β-HSD2 在海马和其他脑结构不表达。而且，在缺乏 11β-HSD2 表达的情况下，MRs 具有对糖皮质激素和盐皮质激素相等的亲和力。皮质醇增多症患者体内高浓度的糖皮质激素导致脑内 GRs 和 MRs 过度活化，进而对中枢神经系统造成结构和生化损害，导致了精神和认知障碍。

但是，血清高浓度糖皮质激素浓度诱导脑损伤的生化机制还不完全清楚。有的假说认为，糖皮质激素可能通过谷氨酸的突触物质对神经元的直接毒性作用（兴奋性氨基酸）导致海马细胞萎缩，并通过 NMDA 受体活化突触后神经元，增加细胞内 Ca^{2+}浓度和激活的神经元凋亡。糖皮质激素可能还抑制了齿状回神经元的形成及分化，导致海马体积的减少。此外，糖皮质激素还可以降低大脑内葡萄糖的利用，导致中枢神经系统的损害。最后，糖皮质激素导致脑内含水量下降，进而导致脑萎缩。而脑萎缩可在皮质醇增多症缓解后部分逆转。总之，糖皮质激素导致的海马的解剖、生化和功能的变化是皮质醇增多症神经认知障碍发展的基础，而前额叶皮质、齿状回萎缩与抑郁、躁狂和焦虑等精神疾病症状相关。

随着影像技术的发展，目前有越来越多的证据显示皮质醇造成脑的结构损伤。1971 年 Momose 和他的同事们发现在 31 例皮质醇增多症患者中大脑皮质萎缩达 90%，而小脑皮质萎缩为 74%。在脑磁共振广泛开展后，进一步的研究发现皮质醇增多症患者大脑内参与情绪加工与认知脑区，如杏仁核、颞叶和海马均存在萎缩。此外，利用质子磁共振波谱（proton magnetic resonance spectroscopy，H-MRS）的研究发现皮质醇增多症患者额叶和丘脑部位的胆碱能系统的改变。而 fMRI 的研究发现，皮质醇增多症患者参与情绪加工的脑区的功能活动下降，包括左侧前颞上回、额叶和皮质下区域。最近对 339 例皮质醇增多症患者的 19 项功能磁共振成像和结构磁共振研究进行了系统的回顾，证实了疾病活动的患者有较小的海马体积、扩大的脑室、脑萎缩和神经化学变化，与诊断年龄、皮质醇水平、皮质醇增多症持续时间、目前的年龄和三酰甘油水平密切相关。

（二）临床表现

皮质醇增多症临床表现谱很广，常见的典型症状和体征及其患病率见表 14-2。

表 14-2　库欣综合征的症状和体征

症状和体征	频率	症状和体征	频率
向心性肥胖	79%～97%	紫纹	51%～71%
多血质	50%～94%	水肿	28%～60%
糖耐量受损	39%～90%	背痛、病理性骨折	40%～50%
乏力及近端肌病	29%～90%	多饮、多尿	25%～44%
高血压	74%～87%	肾结石	15%～19%
心理异常	31%～86%	色素沉着	4%～16%
皮肤瘀斑	23%～84%	头痛	0～47%
女子多毛	64%～81%	突眼	0～33%
月经稀少或闭经	55%～80%	皮肤真菌感染	0～30%
阳痿	55%～80%	腹痛	0～21%
痤疮、皮肤油腻	26%～80%		

SDS 的临床症状主要包含神经精神症状，如抑郁、焦虑躁狂和多功能区的认知功能下降，包括痴呆样障碍（指的是许多领域的认知功能），包括注意力、警觉、视觉空间定向、推理、工作速度记忆、言语流畅性、阅读和执行功能降低。

研究发现大脑功能异常和行为在疾病活动期间和之后均存在相关性。在疾病活跃期间，语言学习和回忆与海马体积减少之间有很强的相关性。在治疗皮质醇增多症后，海马和尾状核体积分别随着学习能力提高和情绪改善而增加。此外，无论在疾病的活动期还是缓解期，记忆障碍均与患者海马体积相关。Webb 和 Coll 开发了针对皮质醇增多症患者生活质量的疾病特异性问卷（Cushing QoL）并且报道了神经精神障碍和认知障碍导致皮质醇增多症患者生活质量受损的调查结果。其中，抑郁是生活质量恶化的最重要的决定因素。

皮质醇增多症的早期诊断和充分的纠正会促进大多数患者生活质量的显著提高。然而，即使在疾病恢复之后，仍然会遗留认知功能和生活质量的损害。与正常人比较，皮质醇增多症患者在接受药物或手术治疗后的焦虑、精神病症状和抑郁评分仍较高。

（三）辅助检查

辅助检查包含机体是否存在皮质醇增多症和是否存在认知障碍两个方面，检查结果均为阳性并不能确定患者为皮质醇增多性痴呆，但是可以支持 SDS 的诊断。

1. 患者是否存在皮质醇增多症　对疑似皮质醇增多症的患者，应仔细询问近期有无使用肾上腺糖皮质激素病史，包括口服、直肠用、吸入、外用或者注射剂，尤其是含有糖皮质激素的外用软膏、中药甘草和关节腔或者神经髓鞘内注射剂等，以除外外源性皮质醇增多症的可能。

对于高度怀疑内源性皮质醇增多症的患者，应同时进行下述至少两项检查，由于患者体内皮质醇浓度可能存在波动，推荐至少测定两次尿或者唾液皮质醇水平以提高检测结果的可信度。

（1）24h 尿游离皮质醇：留取 24h 的全部尿量进行皮质醇水平检测。收集患者 24h 内的每一次尿量于同一容器中，记录 24h 的总尿量，混匀后取 5～10ml 送检。收集尿液的当天嘱咐患者勿过量饮水。检测结果推荐使用各实验室的正常上限作为阳性标准。

（2）午夜唾液皮质醇检测：用被动流涎法使唾液流进塑料管或在口腔内放置一个棉塞让患者咀嚼 1～2min 后采集唾液。唾液在室温或者冷藏后仍能稳定数周用于检测。由于甘草或者烟草中的甘草酸可使唾液皮质醇水平假性升高，采集唾液前应避免吸烟。为了避免应激，该检查应让患者在家中进行。各实验室需建立自己的正常值范围并使用的正常上限作为阳性标准。

（3）血清皮质醇昼夜节律检测：测定 8 时、16 时和午夜 0 时的血清皮质醇水平。午夜穿刺时需避免过多刺激患者。

如果上述检测结果异常，需要进一步进行小剂量地塞米松抑制试验及血促肾上腺皮质激素（ACTH）试验、大剂量地塞米松抑制试验，影像学检查进行皮质醇增多症的定性、定位诊断，在此不进一步阐述。

2. 患者是否存在认知障碍

（1）神经心理量表：MMSE、蒙特利尔认知评估量表（MoCA）、画钟测验。

（2）抑郁量表：PHQ-2，PHQ-9。

（3）Cushing QoL（表 14-3）。

表 14-3　Cushing QoL

以下的句子是关于你对于库欣综合征的想法及感受。你的回答会帮助我们知道你的感受，以及你的疾病在过去 4 周对你的日常活动的影响。在每个句子后面有不同的选项。请仔细阅读每个句子然后选择最能描述你的情况的选项。所有的回答都不是正确或者错误的。

序号	症状	总是	经常	有时	很少	从不
1	我有睡眠障碍（我常常在夜间醒来；很难入睡等）					
2	我的疼痛让我不能正常生活					
3	我的伤口愈合需要的时间很长					
4	我很容易皮肤淤青					
5	我很急躁，常常会突然情绪变化，生气					
6	我感到缺乏自信，不安全					
7	我对疾病引起的身材变化感到焦虑					
8	我感到更少外出去见亲朋好友					
9	我因为病情不得不放弃社交或休闲活动					
10	我的病情影响了我每天的工作或者学习					
11	我记住事情很困难					
12	我担心我未来的健康情况					

（四）诊断

患者有皮质醇增多症的多系统临床表现，有外源性皮质醇增多症的病史或者生化检测结果提示机体存在皮质醇水平增高，并且患者存在多个领域的认知功能下降和神经精神症状，如抑郁、焦虑躁狂等。在进行原发病治疗及避免摄入过多外源性皮质醇后，患者的认知功能减退得到一定程度的恢复，则可以考虑患者存在 SDS。

（五）治疗

1. 内源性皮质醇增多症相关的 SDS　首先需要针对原发疾病的治疗。

库欣病多由单个 ACTH 分泌瘤引起，弥漫性增生很少见，首选治疗方法是由经验丰富的神经外科医师行选择性经蝶或经颅垂体腺瘤摘除术。垂体微腺瘤术后缓解率为 65%～90%，5 年复发率为 5%～10%，10 年为 10%～20%；垂体大腺瘤或者肿瘤侵入硬脑膜者手术成功率低，大腺瘤患者术后缓解率<65%，FUFALV 为 12%～45%，复发时间也较微腺瘤患者早。手术后未缓解的患者的进一步处理包括：

（1）首次手术未缓解，术后影像学检查发现残存肿瘤的则应再次手术。再次腺瘤切除术或者垂体切除术引起垂体功能不全的风险分别为 5%、50%。

（2）放射治疗：分次体外照射治疗或者立体定向放射治疗 3～5 年后 50%～60%的患者高皮质醇血症得到控制，但也有控制后复发、垂体功能减退的风险。

（3）双侧肾上腺切除术：是快速控制高皮质醇血症的有效方法，但手术会造成永久性肾上腺皮质功能减退而终生需要肾上腺糖皮质激素及盐皮质激素替代治疗。

异位 ACTH 综合征、肾上腺性库欣综合征需要针对引起高皮质醇血症的不同部位的肿瘤和增生结节进行治疗，在此不进一步阐述。

（4）对于再次术后复发、不适合手术或者年老体弱不能耐受手术的患者，可以选择药物治疗。中华医学会内分泌分会发布的《库欣综合征专家共识（2011 年）》指出治疗皮质醇增多症有两大类药物：

1）类固醇合成抑制剂：可抑制皮质醇合成，但对肿瘤无直接治疗作用，也不能恢复下丘脑-垂体-肾上腺（HPA）轴的正常功能。常见药物中甲吡酮、酮康唑的耐受性较好，其中男性首选甲吡酮，女性首选酮康唑。米托坦有特异的抗肾上腺作用，能长期控制大多数 ACTH 依赖性皮质醇增多症患者的症状，但药物起效慢，有消化和神经系统的不良反应，需严密监测药物浓度。

2）糖皮质技术受体拮抗剂（米非司酮）：有拮抗肾上腺糖皮质激素的作用和抑制 21-羟化酶的活性，适用于无法手术的患者以缓解皮质醇增多症患者的神经精神症状，每天剂量 5～22mg/kg，长期使用可使男性患者出现阳痿、乳腺增生等。

除了上述两种药物，垂体肿瘤靶向药物（卡麦角林，维 A 酸）也可治疗垂体肿瘤引起的皮质醇增多症。

上述所有方法，包括手术、放射治疗及药物治疗均可改善皮质醇增多症患者的神经精神症状。米非司酮是 SDS 的主要治疗药物，可以提高乙酰胆碱功能并迅速逆转皮质醇增多症患者的严重精神和抑郁症状。实际上，米非司酮被视为具有神经精神疾病的非皮质醇增多症患者的潜在治疗药物，相关临床研究正在进行中。

2. 外源性皮质醇增多相关的 SDS　主要在于预防和对症治疗。

在需要短期或者长期使用糖皮质激素的患者中，锂、苯妥英钠被证实可以预防 SDS 中的精神病样症状，而拉莫三嗪和美金刚可部分逆转认知的影响。

（六）预后

经过适当的治疗（手术、放疗或药物）皮质醇水平正常化后，内源性皮质醇增多症的临床特征并不会完全消失，神经精神症状也可能会持续很长一段，甚至加重。临床中把上述症状描述为残余的痴呆样障碍，即患者在许多领域的认知功能下降，包括记忆力、注意力、视觉空间定向及言语和执行功能。

同样，由于外源性糖皮质激素类固醇引起的 SDS 在停药后也仍然会遗留部分认知功能减退。

（王笑梅）

第 3 节　叶酸缺乏性痴呆

叶酸缺乏症是指由于叶酸摄入不足或者吸收不良引起的临床综合征，临床上最常见的特征为巨幼红细胞性贫血。长期且持续的叶酸缺乏可导致认知功能减退甚至是痴呆样障碍。Shorvon 等于 1980 年在叶酸和维生素 B_{12} 均严重缺乏的巨幼红细胞贫血患者中进行的调查发现，1/4 患者存在认知功能减退或者精神行为异常。Goodwin 于 1983 年首次报道了叶酸缺乏状态与健康老年人认知功能减退有关。此后一系列的横断面研究证实，在不同年龄、性别及文化程度的人群中，叶酸缺乏均可引起多个认知功能域的损害。低血清叶酸水平和高同型半胱氨酸血症是健康老年人进展成老年期痴呆，尤其是 AD 的独立危险因素。

（一）叶酸的代谢和生理功能

天然食物中的叶酸以多谷氨酸形式存在，由空肠微绒毛黏膜上皮细胞的 *L*-谷氨酰胺羧肽酶催化，将其水解成双谷氨酸和单谷氨酸，通过被动（高浓度时）和主动（低浓度时）吸收。进入肠细胞后单谷氨酸被还原和甲基化成 *N*-甲基四氢进入血浆，与血浆中的白蛋白松散结合，转运到肝脏和其他组织，并与对叶酸有高度亲和力的叶酸受体结合。在这些组织之内 *N*-甲基四氢叶酸在维生素 B_{12} 的作用下脱去甲基重新结合成聚谷氨酸盐，储存在细胞内或起辅酶作用。

胆汁中的单谷氨酸可经重新循环被小肠重吸收。叶酸在尿中降解和排泄。食物中叶酸进入人体后被还原成具有生理作用的活性形式四氢叶酸（tetrahydrofolic aid，THFA），它是体内生化反应中一碳集团的传递体。叶酸携带一碳基团形成 *N*-甲基 THFA、亚甲基 THFA 等参与嘌呤和胸腺嘧啶的合成，进一步合成 DNA 和 RNA。进一步参与氨基酸之间的相互转换，如甘氨酸和丝氨酸之间、组氨酸和谷氨酸之间、半胱氨酸和蛋氨酸之间的相互转化。叶酸还参与许多重要物质的合成，如血红蛋白、肾上腺素、胆碱、肌酸等。

（二）病因

患者机体长期且持续的处于叶酸缺乏的状态时，不仅循环叶酸水平的下降，组织器官及细胞内的叶酸也存在缺乏。长期叶酸缺乏会导致中枢及外周神经元结构和功能的损害。叶酸缺乏是中老年人进展到老年期痴呆，尤其是 AD 的独立危险因素，但研究也发现 AD 患者的叶酸水平较正常老年人明显降低，由于目前对于早期 AD 的诊断不足，所以并不能明确叶酸缺乏是 AD 的原因还是 AD 的伴随表现之一。

临床常见的叶酸缺乏原因如下：

1. 摄入不足 常见于营养不良、偏食挑食或者喂养不当的婴幼儿。叶酸衍生物不耐热，食物烹饪时间过长或者重复加热可使其破坏引起摄入不足。

2. 吸收障碍 影响空肠黏膜吸收的各类疾病如短肠综合征、慢性腹泻等均可使叶酸吸收受影响。

3. 药物 一些药物可以干扰叶酸代谢，如抗惊厥药、磺胺嘧啶。氨甲蝶呤等抑制二氢叶酸还原酶，使二氢叶酸不能转为成生物活性的四氢叶酸。口服避孕药、氟尿嘧啶、阿糖胞苷、异烟肼、乙胺嘧啶、环丝胺酸等药物可影响叶酸吸收和代谢。乙醇也影响叶酸代谢。

4. 需要量增加引起的吸收相对缺乏 妊娠时尤其最初 3 个月，叶酸需要量可增加 5～10 倍。此外，乳母、婴幼儿、感染、发热、甲状腺功能亢进、白血病、溶血性贫血、恶性肿瘤和血液透析时叶酸需要量也增高，若不增加摄入则引起相对不足。

在临床实践中，单纯叶酸缺乏的情况是非常罕见的，叶酸缺乏往往要考虑是由于机体吸收障碍导致的营养不良。由于在生理代谢中的作用相似，叶酸缺乏与维生素 B_{12} 缺乏的临床表现非常相近，也往往是同时存在。

（三）发病机制

叶酸缺乏导致认知功能下降及痴呆的具体机制目前还不清楚，主要的相关假说包括以下内容：

1. 高同型半胱氨酸血症 ①诱导脑血管病变，继发在学习记忆相关的大脑皮质和海马区的微梗死、缺血和氧化应激，导致其萎缩；②对海马神经元产生兴奋性毒性，诱导细胞内钙超载及活性氧生成；③海马神经元对神经毒性作用的敏感性增强，以及由于 β-淀粉样蛋白和磷酸化的 Tau 蛋白诱导的凋亡增加。

2. 神经元的甲基化反应和四氢生物蝶啶的可利用性降低 ①DNA 的低甲基化的继发 DNA 稳定性、参与中枢神经系统发育的基因的转录和表达，分化和修复的改变；②髓鞘和细胞膜磷脂的低甲基化分别导致脱髓鞘和较低神经元磷脂合成，进而减慢神经冲动的传播；③单胺类神经递质生物合成代谢产物的低甲基化是抑郁症和其他情绪障碍的重要致病因素。

3. 尿嘧啶与 DNA 结合的增加 虽然大多数的中枢神经元并不分裂及进行终末分化，但它们的 DNA 损伤更容易积累，所以需要不断地修复。叶酸缺乏可能导致神经元的细胞核 DNA 修复系统的功能受损。当叶酸缺乏时，尿嘧啶被多次错误掺入核 DNA，再去除尿嘧啶和增加的碱基位点，形成恶性循环，使 DNA 链断裂敏感性增加，最终导致神经元，特别是海马神经元的凋亡。此外，叶酸缺乏还可以诱导神经元线粒体 DNA 缺失，进而导致氧化应激水平升高。

4. 端粒长度降低 端粒 DNA 重复序列的长度是细胞生物年龄的指标。由于尿嘧啶碱基存在于端粒 DNA 和端粒 DNA 的低甲基化，叶酸缺乏可能与神经元端粒的缩短有关。叶酸缺乏可能通过影响神经元端粒的动态和功能引起认知功能减退。以上两种情况都可以触发加速衰老和海马神经元死亡。

（四）临床表现

血清叶酸水平降低导致组织内叶酸含量降低。叶酸是细胞 DNA 合成所必需的，叶酸缺乏的临床表现较易出现在快速增殖的细胞，妊娠妇女叶酸缺乏会严重影响胎儿的生长发育，甚至导致畸形。成年人叶酸缺乏的症状在骨髓、胃肠道等较早期出现，而神经系统损伤出现较晚。叶酸缺乏时蛋氨酸合成受阻，血中同型半胱氨酸增高，是多重心脑血管疾病的危险因素。

叶酸缺乏相关的轻度认知损害和痴呆在老年人中更加常见，可能与老年人群的叶酸缺乏更加普遍和持续时间更长有关。叶酸缺乏相关的认知功能减退，主要有注意力降低、情景记忆障碍、视空间能力障碍及抽象推理能力下降等。此外，叶酸缺乏还可以导致抑郁。

（五）辅助检查

血清叶酸水平不能用于诊断叶酸缺乏性痴呆，但是血清叶酸水平下降可以支持叶酸缺乏相关性痴呆的诊断。

1. 血清叶酸含量　反映近期膳食叶酸摄入情况，临床上把血清叶酸含量小于 6.8nmol/L（3ng/ml）定义为缺乏。

需要注意的内容有两个方面。一方面，由于血清叶酸只能反映最近的膳食摄入量，如果在检测前口服叶酸制剂则会导致血清叶酸检测结果正常，而组织水平的叶酸缺乏仍然存在，出现“假阴性”结果。此外，在厌食症、急性饮酒、正常妊娠和抗惊厥治疗的患者中也出现假阳性结果。另一方面，目前并没有明确的组织叶酸不足进而引发巨幼细胞性贫血及相关临床症状的具体阈值。患者可以在没有任何临床表现的情况下检测到叶酸缺乏，所以检测到的叶酸缺乏和可能的临床症状的相关性需要根据临床实际进行分析。

2. 红细胞叶酸含量　反映体内叶酸存储情况，小于 31nmol/L（140ng/ml）为缺乏。

3. 组氨酸负荷实验　在口服组氨酸负荷剂量 8h 或者 24h 后，尿中亚胺甲基谷氨酸排出量增加，但此指标特异性差，应用不普遍。

4. 血同型半胱氨酸测定　当患者维生素 B_6 和维生素 B_{12} 的营养适宜，而叶酸缺乏时出现血同型半胱氨酸水平增高。

（六）诊断

当患者存在叶酸缺乏的临床症状（如巨幼红细胞性贫血），以及认知障碍时可考虑叶酸缺乏性痴呆的初步诊断。当患者进行叶酸替代之后，在 3～6 个月内随着巨幼红细胞性贫血的纠正，认知功能也随之明显改善时可得到叶酸缺乏性痴呆的诊断。

（七）治疗

目前对于叶酸缺乏性痴呆补充叶酸的时间没有定论，一般认为可补充叶酸 5～10mg/d，3～6 个月，在此期间患者的认知功能有较明显的改善，MMSE 评分提示分值增加＞2 分可认为其改善与叶酸的补充有关。由于叶酸缺乏导致的临床表现在增殖代谢快的组织出现较早，补充叶酸后增殖代谢快的组织损害改善也先于增殖代谢慢的组织。所以，补充叶酸时患者巨幼红细胞性贫血和胃肠道不适等临床症状缓解较早，而认知功能的改善需要的时间稍长于上述症状。

在纠正比较严重的叶酸缺乏的时候，需要同时补充维生素 B_{12} 以避免神经系统损害。有研究认为，当患者年龄较大或者合并营养不良时，两者合用的效果比单用叶酸效果好，也可以同时补充维生素 C、维生素 B_1 和维生素 B_6。

由于叶酸缺乏与认知障碍往往同时存在，其因果关系不完全明确。叶酸缺乏或者叶酸代谢障碍导致的高同型半胱氨酸血症是多种脑血管病的原因，尤其对血管性认知障碍的发生发展具有较大的作用，所以推荐所有存在认知障碍的人群常规补充 0.4～0.8mg/d 低剂量叶酸以延缓认知障碍的进展。

另外，在没有认知障碍的老年人、身体虚弱的人群中也可长期维持叶酸治疗，推荐剂量为 0.4～0.8mg/d，可以改善和优化机体组织代谢水平，预防叶酸缺乏相关的认知功能减退。

（八）预防

正常情况下，均衡且充分的膳食即可避免叶酸缺乏。自然界中叶酸广泛分布于动物性和植物性食物中，如肉类、内脏、酵母、蘑菇、新鲜蔬菜、豆类和水果中。长时间或者反复加热可破坏食物中的叶酸及其他多种维生素，应该尽量避免上述烹饪方式。

（九）预后

持续的叶酸缺乏导致的主要临床表现为巨幼红细胞性贫血，若不治疗，贫血会进行性加重甚至死亡，若治疗不充分，贫血会持续存在，且组织出现多器官的损害，而神经系统损害的出现需要的时间较长。叶酸缺乏导致的认知功能减退或痴呆在补充叶酸至正常水平后一段时间（3～6 个月），认知功能会有较明显的恢复。另外，已经存在认知障碍和痴呆的人群中长期补充包括叶酸在内的 B 族维生素，可以延缓特定的认知功能减退，主要是记忆力和视空间能力的下降。

（王笑梅）

第 4 节　烟酸缺乏性痴呆

烟酸通常指烟酸（尼克酸）、烟酰胺（尼克酰胺）和其他具有生物活性的吡啶衍生物。烟酸缺乏症又称尼克酸缺乏症，也称糙皮病（赖皮病）、陪拉格拉（Pellagra）病。其发生与烟酸、烟酰胺、色氨酸的摄入、吸收减少及代谢障碍有关，属于慢性消耗性疾病，其临床表现可以用 4D 来描述，即皮炎（dermatitis）、痴呆（dementia）、腹泻（diarrhea）和死亡（death）。

（一）烟酸的代谢与生理功能

烟酸与烟酰胺会全部在胃和小肠吸收，低浓度时依赖 Na^+的异化吸收，高浓度时则以被扩散为主。在血流中的主要形式为烟酰胺。烟酸存在于所有细胞中，仅少量可在体内储存，过多的烟酸在肝中甲基化成为 *N*-甲基烟酰胺和 2-吡啶酮自尿中排除，排出量的多少取决于摄入烟酸的量和体内烟酸的营养状况。

膳食中约 15%的色氨酸可转化为烟酸，60mg 食物色氨酸可转变为 1mg 体内的烟酸，因此饮食的烟酸摄入量应同时包括烟酸和色氨酸的含量。色氨酸转化为烟酸的效率受到各种营养素的影响，当维生素 B_6、核黄素和铁缺乏时，其转化率变慢，当蛋白质、色氨酸、能量和烟酸的摄入受限时，色氨酸的转化率增加。烟酸在体内以辅酶Ⅰ、辅酶Ⅱ形式作为脱氢酶的辅酶在生物氧化中起递氢体的作用，参与葡萄糖酵解、丙酮酸盐代谢、戊糖的生物合成，以及脂肪、氨基酸、蛋白质及嘌呤的代谢。动物实验显示，烟酸缺乏时锌吸收率，以及肠道锌、血红蛋白和肝内铁的储量都明显低于膳食中烟酸适当的小鼠，提示在提高锌和铁的利用中烟酸起重要作用。烟酸缺乏也可能有潜在的致癌风险。

（二）病因

严重且持续时间较长的烟酸缺乏可导致烟酸缺乏性痴呆。烟酸缺乏导致的神经系统损害主要见于大脑、脊髓和周围神经，病理改变包括脱髓鞘和神经变性。

临床常见的烟酸缺乏原因叙述如下：

1. 摄入不足　1927 年 Rill 就认为烟酸缺乏与胃肠道的关系密切。烟酸摄入不足主要见于以玉米为主食者，因为玉米所含的烟酸大部分为结合型，不能为机体所利用，同时玉米蛋白质中缺乏色氨酸。直到近年，非洲地区仍有局部大规模暴发 Pellagra 的报告。

2. 酗酒　长期酗酒的人往往存在膳食摄入不足，进食不规律等情况，当存在其他营养素摄入不足时容易影响烟酸的吸收和代谢。长期酗酒的人急性醉酒是烟酸缺乏症出现急性精神症状入院治疗的主要原因。而戒酒则可导致烟酸缺乏的人出现谵妄。

3. 药物　一些药物可以干扰烟酸代谢，其中研究最清楚的是异烟肼，其有干扰吡哆醇的作用，而吡哆醇是色氨酸、烟酰胺代谢途径中的重要辅酶。某些抗癌药物，特别是巯嘌呤长期服用可导致烟酸缺乏。

4. 胃肠道疾病　包括各种原因引起的长期腹泻、幽门梗阻、慢性肠梗阻、肠结核等均可引起烟酸吸收不良。

5. 先天性缺陷　如 Hartnup 病，由于小肠和肾小管对色氨酸和其他几种氨基酸的转运缺陷引起。

6. 类癌综合征　由于大量色氨酸转变为 5-羟色胺而不转化为烟酸引起。

（三）临床表现

烟酸缺乏可发生于任何年龄，早期表现可不明显，往往有食欲减退、倦怠乏力、体重下降、腹痛不适、消化不良、容易兴奋、注意力不集中、失眠等非特异性病症。当病情进展时可出现较典型症状，表现为夏秋季日光照射时发作，或者因辐射或者皮肤物理性损伤而诱发。

1. 皮肤　皮炎为本病最典型的症状，常在肢体暴露部位对称出现，以手背、足背、腕、前臂、手指、踝部等最多，其次则为肢体受摩擦处。急性者皮损初期时颜色绯红发痒，与周围皮肤有一清晰界限，边缘略高起，中心部病损较明显；其后肤色迅速转变为红褐色，有明显水肿，可伴有疱疹及表皮破裂，形成渗出创面，易诱发继发性感染。痊愈时有大块脱皮，其后出现新生的粉红色皮肤增厚；也可变薄呈萎缩状，边缘有色素沉着。慢性病例水肿较轻或不显著，但色素沉着更深，在易受磨损处如肘、指节、膝等部位的皮肤往往增厚，呈角化过度，肤色棕黑，与其周围不同，并有干燥、脱屑现象。另一表现为小腿前部及外侧有鱼鳞样皮肤变化，病变部位常有色素沉着。

2. 消化系统　舌炎及腹泻最常见。舌炎早期为舌尖及边缘充血发红，并有覃状乳头增大。后全舌、口腔黏膜、咽部及食管均红肿，上皮脱落并形成表浅溃疡，引起舌痛和进食下咽困难，唾液分泌增多。患病较久时舌乳头萎缩、全舌光滑干燥，常伴有核黄素缺乏的口角炎。患者早期出现便秘，随后由于消化道腺体萎缩和肠炎出现腹泻，大便呈水样或糊状，量多有恶臭，也可带血，偶尔出现里急后重。腹泻往往严重和难治，可合并吸收障碍。

3. 神经精神系统　烟酸缺乏相关的神经精神症状，可以发生于任何年龄，早期症状较轻，可有头晕、头痛、烦躁、注意力不集中、焦虑及感觉异常等表现，之后可进展到妄想、幻觉、麻木、冷漠、精神不安、畏光、震颤、共济失调、痉挛性麻痹、疲劳、失眠和抑郁，出现以混乱、记忆下降和精神病症状为特征的脑病，即烟酸缺乏性痴呆。病情进一步加重后患者会迷失方向，困惑和错乱，然后木僵和昏迷，并最终死亡。

病情进展过程中，少数患者会出现周围神经炎症状如四肢麻木、烧灼感、腓肠肌压痛及反射异常，以及脊髓炎的症状，其原因可能与其他 B 族维生素的同时缺乏有关。

4. 其他症状　女性可有阴道炎及月经失调，闭经；男性排尿时有烧灼感，有时性欲减退。

本病常与脚气病、核黄素缺乏症和其他营养缺乏同时存在。但是脚气病以周围神经损伤为主。

（四）辅助检查

没有任何实验室检查可以明确诊断烟酸缺乏症和烟酸缺乏性痴呆。但是，以下检查可以支持烟酸缺乏及相关神经精神系统症状的诊断。

1. 尼克酸尿代谢产物测定　指烟酸的主要代谢产物 N'-甲基烟酰胺在 24h 尿中排出量，低于 5.8μmol/d 为缺乏，5.8～17.5μmol/d 为低水平。

2. 尿负荷实验　患者口服 50mg 烟酸后，收集 4h 尿测定 N'-甲基烟酰胺排出量。2.0～2.9mg 为不足，小于 2.0mg 为缺乏。

（五）诊断及鉴别诊断

烟酸缺乏症和烟酸缺乏性痴呆的初步诊断需要详细了解患者的病史和临床表现，进行体格检查和膳食调查得到，当患者合并有舌炎、胃肠道症状和对称性皮炎时提示有烟酸缺乏症，可考虑烟酸缺乏性痴呆的初步诊断，并立即开始替代治疗，而最终诊断需要评估患者对补充烟酸的反应得到，当患者的痴呆样神经精神症状在补充烟酸后显著改善则可考虑烟酸缺乏性痴呆的最后诊断。

烟酸缺乏性痴呆往往同时存在营养不良的情况，需要与恶性营养不良相关的神经精神症状进行鉴别。恶性营养不良是一种饮食蛋白质缺乏症，表现为全身性皮炎，全身性的冷漠和水肿，头发薄而轻，死亡率高。恶性营养不良的患者补充烟酸后临床症状无改善。

（六）治疗

1. 一般治疗　卧床休息，避免饮酒和晒太阳。严重的舌炎患者进流质或者半流质饮食，同时确保高热量、高蛋白和高维生素饮食。皮肤病变的局部可以使用润肤乳减少不适感。

2. 尼克酸治疗　口服 50～250mg 烟酸或者烟酰胺，通常治疗效果显著，几天内症状可明显改善，再给予维持量。重症患者，尤其是严重腹泻和痴呆者应积极抢救，迅速纠正水电解质紊乱，每日分 3～4 次补充烟酰胺 1g，直到急性症状缓解。

3. 其他膳食补剂　其他 B 族维生素、锌和镁。

（七）预防

富含蛋白质的均衡饮食可以预防烟酸缺乏症。烟酸和色氨酸的食物来源包括营养酵母、鸡蛋、麦麸、花生、肉类、家禽、鱼、红肉、全谷类食品、豆类和种子。在以玉米为主食的地区可在玉米粉中加入 0.6%的碳酸氢钠，烹饪后结合型烟酸可转化为游离型从而易为人体利用。在玉米中加入 10%的黄豆也可使其氨基酸比例改善，达到预防烟酸缺乏的目的。不推荐长期口服烟酸制剂预防烟酸缺乏。

（八）预后

没有得到有效治疗的烟酸缺乏症的病变会逐渐进展，在 4～5 年内最终导致死亡，死亡原因往往由于持续腹泻导致营养不良，并发感染或神经精神症状。另外，如果糙皮病治疗适当，预后的恢复良好。

附：烟酸过剩和毒性

某些情况下，烟酸被用于治疗高胆固醇血症。大剂量的烟酸（>3g/d）会出现烟酸过剩和毒性表现，引起组胺释放，外周血管扩张和面部潮红、皮肤干燥、瘙痒、色素沉着增加，胃肠功能紊乱，也可加重哮喘的发作，引起血清尿酸和空腹血糖，大剂量也能引起肝脏的毒性反应，包括胆汁淤积性黄疸。

（王笑梅）

第 5 节　脑缺氧缺血性痴呆

缺氧缺血性脑损伤（hypoxic-ischemic brain injury，HI-BI）是指由于缺氧、缺血、细胞毒性或者上述因素共同导致的大脑的病理生理及分子水平的损伤，在损伤发生后序贯出现的解剖结构、病理生理和认知功能的损害。HI-BI 后的认知障碍包括觉醒障碍（昏迷、植物人状态）、意识和注意力障碍，以及高级认知功能下降，主要包括记忆力和执行能力。HI-BI 后恢复到清醒状态的患者，如果出现严重的注意力、记忆力和执行能力障碍，考虑诊断为脑缺氧缺血性痴呆。此外，还有 30%～35%的人在 HI-BI 后 12 个月左右会经历抑郁。

（一）病因和发病机制

HI-BI 的原因包括心搏骤停、呼吸衰竭和一氧化碳中毒等，其损伤机制通常是呼吸和循环衰竭同时发生导致的神经元细胞损害，也被称为“停滞的缺氧”。HI-BI 的病理生理过程包括兴奋性中毒、酸中毒、破坏性酶的二次激活和再氧化损伤。当发生单纯的缺氧事件而没有相关的心血管疾病时，脑血流量会自动增加以继续为脑部提供营养和清洗废物，通常不会导致严重的神经损伤。而当溺水、绞刑、外伤和一氧化碳中毒等呼吸事件继发心搏骤停进而导致 HI-BI 时，患者脑损伤的严重程度通常超过单纯的心搏骤停。

HI-BI 导致的认知障碍与胆碱能神经元丢失有关。成熟中枢神经系统基底前脑胆碱能神经元（basal forebrain cholinergic neuron，BFCN）对内源性的神经生长因子（nerve growth factor，NGF）是高度依赖的并且在 BFCN 表面酪氨酸激酶受体是高度表达的。研究表明 BFCN 逆行转运和痴呆发病关系密切。NGF 的主要作用靶点是 BFCN，具有保护该部位胆碱能神经元的作用。在认知障碍患者中，当基底前脑处的 NGF 量减少时，胆碱能神经元丢失原因在于 HI-BI 后 NGF 缺乏通过特定的蛋白激酶级联反应来启动神经元凋亡程序，如 PI3K/Ak 和 MAPK 信号传导途径。NGF 的缺失可以导致持续而缓慢地 e-Jun 氨基末端激酶（JNK）及 p38 MAPK 活性。JNK 增加可调节神经元凋亡，影响突触的可塑性和记忆的形成。进一步研究表明，可介导神经轴突退行性变，NGF 通过抑制 JNK 起到神经保护作用。由此可见 HI-BI 后胆碱能神经元丢失是认知障碍发生的关键原因，而 NGF 参与了认知障碍相关的分子调控机制。

（二）临床表现

当 HI-BI 后患者恢复到清醒的意识状态后，其高级认知障碍才会表现出来，最常受到影响的方面有注意力、处理速度、记忆力和执行功能。其中，注意力下降和处理速度障碍是最常见的症状。记忆力，尤其是短时延迟记忆的损害也是比较常见的，执行功能的损害往往与记忆力损害伴随出现，上述损害均会在出院后持续一段时间。

HI-BI 后认知功能损害的严重程度与患者的年龄、脑损伤严重程度、合并症等有关系。我们通常推测复苏时间越长，HI-BI 后的认知功能损害越严重，但其实并没有研究证实两者的相关性，许多复苏时间长的患者最后的认知功能恢复也很好。

（三）治疗

HI-BI 后患者意识障碍和认知障碍的治疗主要包括非药物治疗和药物治疗两个方面。

1. 非药物治疗

（1）神经调控治疗：意识障碍包括持续性植物状态和微意识状态，是一种因严重脑损伤后没有可察觉意识的状态，即觉醒而不清醒的无意识状态，病程超过 3 个月。由于患者唤醒系统受损，故通过现行的常规促醒治疗效果不佳。神经调控治疗的目的是对唤醒系统施加外源的持续电刺激，提高脑的电生理活动，使其达到维持意识清醒的水平。神经调控治疗包括脑深部电刺激器和脊髓电刺激器。脑深部电刺激器是在 MRI 导引下立体定向精准靶点定位在丘脑特定核团放置刺激电极，体外调控刺激参数持续给予脑电刺激治疗；脊髓电刺激器是在颈段脊髓硬脊膜放置刺激电极，体外调控实施持续颈段脊髓电刺激治疗和技术，具有微创可调控的特点。据报道采用治疗意识障碍取得肯定治疗效果，其中植物人的促醒率为 13%，微意识状态的促醒率 78%。

（2）高压氧治疗：是近年来脑损伤综合治疗中的重要组成部分，尽早开始足疗程（大于 20 个疗程）的高压氧治疗能有效促进脑损伤患者的功能恢复。

（3）康复治疗：患者意识状态恢复后出现高级认知障碍，患者可在康复师指导下发展补偿性的认知功能，进行行为适应和环境改变。举个例子，很多 HI-BI 后患者由于处理速度下降，交谈和完成日常任务会有困难，这个时候需要教育患者及照料者适应患者的语速和行为能力，鼓励他自己完成日常生活事物。对家庭中的一些设施进行改造，方便患者自行完成一些任务。

2. 药物治疗 是促进 HI-BI 后患者认知康复的一个有用的辅助手段，主要有增强儿茶酚胺功能和增强胆碱功能的两大类药物。

（1）盐酸哌甲酯可以增强脑多巴胺和肾上腺素的功能，是治疗处理速度受损的一线药物，同时也可以提高清醒程度和注意力，改善记忆力。其他能增加脑儿茶酚胺功能的药物还包括右旋苯甲胺、溴隐亭和左旋多巴胺也在临床实践中取得了较好的疗效。这些药物在 HI-BI 后的急性期或亚急性期的效果最好，同时不良反应也较少，偶有心血管不良事件的报道。

（2）胆碱酯酶抑制剂可以增强胆碱的功能，可以选择的药物包括盐酸多奈哌齐、卡巴拉汀和加兰他敏等。这类药物对记忆力减退的效果最好，同时可以提高注意力和执行力，不仅可以促进认知恢复，同时可以提高恢复速度。同样的，药物效果也是在脑损伤后急性期或者亚急性期最好。胆碱酯酶抑制剂的不良反应有头痛、恶心、腹泻、呕吐、疲劳、失眠、肌肉痉挛和疼痛。不良反应通常是由于快速增加药物剂量引起的，一旦出现不良反应建议减量到患者能够耐受的程度，而不是停止治疗。

上述两类药物可以联合使用。例如，患者的处理速度减慢，同时伴随记忆力和执行功能减退时，可以联合使用增强儿茶酚胺能和胆碱能的两种药物治疗。

（四）脑功能修复治疗疗效评价

1. 神经功能量表评估

（1）格拉斯哥昏迷指数：睁眼反应、语言反应和肢体运动三个方面的分数总和即为昏迷指数。轻度昏迷：13～14 分；中度昏迷：9～12 分；重度昏迷：3～8 分。3 分提示脑死亡或预后极差。

（2）格拉斯哥预后分级：5 级为恢复良好，恢复正常生活；4 级为轻度残疾，但可独立生活，需在保护下工作；3 级为重度残疾，清醒残疾，日常生活需要照料；2 级为植物生存；1 级为死亡。

（3）Fugl-Meher 评分：运动功能评分满分 100 分，得分低代表运动功能损害；关节功能评分满分 100 分，得分低代表关节功能损害；感觉功能评分满分 26 分，得分低代表感觉功能损害。

（4）改良 Rankin 量表评分：评价神经功能恢复情况，0 分为完全恢复正常；1 分为尽管有症状但无明显残障；2 分为轻度残障不能完成所有以前所从事的活动；3 分为中度残障需要一些协助但行走不需要协助；4 分为重度残障离开他人协助不能行走；5 分为严重残障，卧床不起，大、小便失禁须持续护理和照顾；6 分为死亡。

（5）MMSE、MoCA、画钟实验。

2. 神经电生理评估

（1）脑电图是评价脑功能正常与否的一种检测方法，当大脑皮质损伤时可在脑损伤部位记录到低平脑电波或出现不正常的 θ 波或 δ 波。脑损伤伴发癫痫者可出现棘波尖波或棘慢综合波等癫痫放电波形。

（2）肌电图测定：通过观察安静情况下有无自发的电活动，以及肌肉大力收缩的波型及波幅以区别神经原性损害或肌原性损害。脑干诱发电位亦称为听性脑干反应。外界给以短声刺激，在头部可以记录到声刺激到达听神经后传导到脑桥、丘脑的一系列生物电生理波形，通过对波形各项参数的改变，以判断脑干及听觉通路是否受损及受损程度。

（3）体感诱发电位：给予皮肤或末梢神经电刺激，神经冲动沿传入神经，经脊髓、脑干、丘脑传入大脑皮质中央后回感觉区，在刺激的对侧头皮相应部位记录到的电活动协助判断是否为周围神经脊髓或脑干的损害。

3. 功能性磁共振成像评估　利用MRI造影来测定神经元活动所引发的血流动力学改变。

（1）脑血流测定技术：包括注射造影剂灌注加权和效应成像。

（2）脑代谢测定技术：包括 ^{1}H 和 ^{31}P 的化学位移成像。

（3）神经纤维示踪技术：包括扩散张量和磁化学转移成像。

4. PET-CT 评估　利用正电子发射体的核素标记一些生理需要的化合物或代谢底物，如葡萄糖脂肪酸氨基酸受体的配体及水等注入体内后应用 PET 扫描获得的体内化学影像，常用的显像剂为标记的氟化脱氧葡萄糖。其可以显示脑组织的代谢活性及受体的功能与分布，提供脑创伤病灶的功能与代谢改变等分子信息，提供病灶的精确解剖定位，一次显像可获得全脑的断层图像，具有灵敏特异及定位精确的特点，可显示脑损伤后神经功能损害与脑代谢改变的关系，是神经功能修复的又一重要判定指标。

（五）预后

一般来说，距离 HI-BI 时间越近，认知功能恢复得越好。在损伤后 45 天恢复效果最佳，大部分认知功能损害的恢复在 HI-BI 后的 3 个月内完成，而在损伤后 12 个月，患者的认知功能恢复到稳定的程度，不再继续改善。所以，患者需要在 HI-BI 后的住院期间、出院后反复进行认知功能的评估并根据评估结果在时间窗进行相应的积极治疗。

（王笑梅）

参考文献

陈兵，陈璐璐，高鑫，等. 2017. 成人甲状腺功能减退症诊治指南.中华内分泌代谢杂志，33（2）：167-180.

付小兵. 2015. 脑损伤后认知障碍及神经生长因子的脑保护作用. 中华神经创伤外科电子杂志，1（2）：1-2.

Alzoubi K H，Gerges N Z，Aleisa A M，et al. 2009. Levothyroxin restores hypothyroidism-induced impairment of hippocampus-dependent learning and memory：behavioral，electrophysiological，and molecular studies. Hippocampus，19：66-78.

Andela C D, van Haalen F M, Ragnarsson O, et al. 2015. Mechanisms in endocrinology: cushing's syndrome causes irreversible effects on the human brain：a systematic review of structural and functional magnetic reso-nance imaging studies. Eur J Endocrinol，173（1）：R1-14.

Arciniegas D B，Silver J M. 2006. Pharmacotherapy of posttraumatic cognitive impairments. Behav，17：25-42.

Armengol C G. 2000. Acute oxygen deprivation：neuropsychological profiles and implications for rehabilitation. Brain Injury，14：237-250.

Arnaldi G T，Mancini G，Tirabassi L，et al. 2012. Advances in the epidemiology，pathogenesis，and management of Cushing's syndrome complications. J Endocrinol Invest，35（4）：434-448.

Beydoun M A，Shroff M R，Beydoun H A，et al. 2010. Serum folate，vitamin B-12，and homocysteine and their association with depressive symptoms among U.S. adults. Psychosom Med，72：862-873.

Beydoun M A，Beydoun H A，Kitner-Triolo MH，et al. 2013. Thyroid hormones are associated with cognitive function：moderation by sex，race，and depressive symptoms. J Clin Endocrinol Metab，98：3470-3481.

Bono G，Fancellu R，Blandini F，et al. 2004. Cognitive and affective status in mild hypothyroidism and interactions with L-thyroxine treatment. Acta Neurol Scand，110：59-66.

Brown E S. 2009. Effects of glucocorticoids on mood，memory，and the hippocampus. Treatment and preventive therapy. Ann N Y Acad Sci，1179：41-55.

Brust J C. 2010. Ethanol and cognition：indirect effects，neurotoxicity and neuroprotection：a review. Int J Environ Res Public Health，7（4）：1540-1557.

Carluccio A，Sundaram N K，Chablani S，et al. 2015. Predictors of quality of life in 102 patients with treated Cushing's disease. Clin Endocrinol （Oxf），82（3）：404-411.

Coffey E T. 2014. Nuclear and cytosolic JNK signalling in neurons. Nat Rev Neurosci，15（5）：285-299.

Constant E L，Adam S，Seron X，et al. 2005. Anxiety and depression，attention，and executive functions in hypothyroidism. J Int Neuropsychol Soc，11：535-544.

Correia N，Mullally S，Cooke G，et al. 2009. Evidence for a specific defect in hippocampal memory in overt and subclinical hypothyroidism. J Clin Endocrinol Metab，94：3789-3797.

Cuevas-Ramos D，Fleseriu M. 2014. Treatment of Cushing's disease：a mechanistic update. J Endocrinol，223（2）：19-39.

Davis J D，Tremont G. 2007. Neuropsychiatric aspects of hypothyroidism and treatment reversibility. Minerva Endocrinol，32：49-65.

de Jager C A，Oulhaj A，Jacoby R，et al. 2012. Cognitive and clinical outcomes of homocysteine-lowering B-vitamin treatment in mild cognitive impairment：a randomized controlled trial. Int J Geriatr Psychiatry，27：592-600.

Debette S，Kozlowski O，Steinling M，et al. 2002. Levodopa and bromocriptine in hypoxic brain injury. Journal of Neurology，249：1678-1682.

Dong J，Yin H，Liu W，et al. 2005. Congenital iodine deficiency and hypothyroidism impair LTP and decrease C-fos and C-jun expression in rat hippocampus. Neurotoxicology，26：417-426.

Feldman A Z，Shrestha R T，Hennessey J V. 2013. Neuropsychiatric manifestations of thyroid disease. Endocrinol Metab Clin N Am，42：453-476.

Fenech M. 2010. Folate：DNA damage and the aging brain. Mech Ageing Dev，131：236-241.

Greer D M. 2006. Mechanisms of injury in hypoxic-ischemic encephalopathy：implications to therapy. Seminars in Neurology，26：373-379.

Harve H，Tiainen M，Poutiainen E，et al. 2007. The functional status and perceived quality of life in long-term survivors of out-ofhospital cardiac arrest. Acta Anaesthesiologica Scandinavica，51：206-209.

Hopkins R O，Tate D F，Bigler E D. 2005. Anoxic versus traumatic brain injury：amount of tissue loss，not etiology，alters cognitive and emotional function. Neuropsychology，19：233-242.

Howland R H. 2013. Mifepristone as a therapeutic agent in psychiatry. J Psychosoc Nurs Ment Health Serv，51（6）：11-14.

Hrabovszky E，Turi G F，Kalló I，et al. 2004. Expression of vesicular glutamate transporter-2 in gonadotropin-releasing hormone neurons of the adult male rat. Endocrinology，145：4018-4021.

Huang E J，Reichardt L F. 2003. Trk receptors：roles in neuronal signal transduction.Annu Rev，Biochem，72：609-642.

Joffe R T，Pearce E N，Hennessey J V，et al. 2013. Subclinical hypothyroidism，mood，and cognition in older adults：a review. Int J Geriatr Psychaitry，28：111-118.

Kim J M，Stewart R，Kim S W，et al. 2008. Predictive value of folate，vitamin B_{12} and homocysteine levels in late-life depression. Br J Psychiatry，192：268-274.

Kwok T. Lee J，Law C B，et al. 2011. A randomized placebo controlled trial of homocysteine lowering to reduce cognitive decline in older demented people. Clin Nutr，30：297-302.

Langenecker S A，Weisenbach S L，Giordani B，et al. 2012. Impact of chronic hypercorti-solemia on affective processing. Neuropharmacology，62（1）：217-225.

Lim C，Alexander M P，LaFleche G，et al. 2004. The neurological and cognitive sequelae of cardiac arrest. Neurology，63：1774-1778.

Lundgrennilsson A，Rosen H，Hofgren C，et al. 2005. The first year after successful cardiac resuscitation：function，activity，participation and quality of life. Resuscitation，66：285-289.

Luthe S K，Sato R. 2017. Alcoholic pellagra as a cause of altered mental status in the emergency department. J Emerg Med，53（4）：554-557.

Matapandeu G，Dunn S H，Pagels P. 2017. An outbreak of pellagra in the kasese catchment area，dowa，malawi.Am J Trop Med Hyg，96（5）：1244-1247.

Michelakos T，Kousoulis A A，Katsiardanis K，et al. 2013. erum folate and B_{12} levels in association with cognitive impairment among seniors：results from the VELESTINO study in Greece and meta-analysis. J Aging Health，25：589-616.

Miller K J，Parsons T D，Whybrow P C，et al. 2007. Verbal memory retrieval deficits associated with untreated hypothyroidism. J Neuropsychiatry Clin Neurosci，19：132-136.

Oldham M A，Ivkovic A. 2012. Pellagrous encephalopathy presenting as alcohol withdrawal delirium：a case series and literature review. Addict Sci Clin Pract，7：12.

Papoian V，Biller B M，Webb S M，et al. 2016. Patients' perception on clinical outcome and quality of life after a diagnosis of cushing syndrome. Endocr Pract，22（1）：51-67.

Park Y J，Lee E J，Lee Y J，et al. 2010. Subclinical hypothyroidism（SCH）is not associated with metabolic derangement，cognitive impairment，depression or poor quality of life （QoL） in elderly subjects. Arch Gerontol Geriatr，50：68-73.

Peskine A，Picq C，Pradat-Diehl P，2004. Cerebral anoxia and disability. Brain Injury，18：1243-1254.

Prousky J E. 2003. Pellagra may be a rare secondary complication of anorexia nervosa：a systematic review of the literature. Altern Med Rev，8（2）：180-185.

Qin B，Xun P，Jacobs D R Jr，et al. 2017. Intake of niacin，folate，vitamin B_6，and vitamin B_{12} through young adulthood and cognitive function in midlife：the coronary artery risk development in young adults （CARDIA） study.Am J Clin Nutr，106（4）：1032-1040.

Ragnarsson O，Berglund P，Eder D N，et al. 2012. Long-term cognitive impairments and attentional deficits in patients with Cushing's disease and cortisol-producing adrenal adenoma in re-mission. J Clin Endocrinol Metab，97（9）：E1640-1648.

Ravaglia G，Forti P，Maioli F，et al. 2005. Homocysteine and folate as risk factors for dementia and Alzheimer disease. Am J Clin Nutr，82：636-643.

Refsum H，Smith A D. 2003. Low vitamin B_{12} status in confirmed Alzheimer's disease as revealed by serum holotranscobalamin. J Neurol Neurosurg Psychiatry，74：959-961.

Resmini E A，Santos B，Gomez-Anson Y，et al. 2012. Verbal and visual memory performance and hippocampal volumes，measured by 3-Tesla magnetic resonance imaging，in patients with Cushing's syndrome. J Clin Endocrinol Metab，97（2）：663-671.

Reynolds E. 2006. Vitamin B_{12} folic acid，and the nervous system. Lancet Neurol，5：949-960.

Shan Z，Chen L，Lian X，et al. 2016. The iodine sttus and prevalence of thyroid disorders after introduction of mandatory universal salt iodization for 16 years in China：a cross-sectional study in 10 cities. Thyroid offical Journal of the American Thyroid Association，26（8）：1125.

Skrifvars M B，Castren M，Nurmi J，et al. 2007. Do patient characteristics or factors at resuscitation influence long-term outcome in patients surviving to be discharged following in-hospital cardiac arrest? J Intern Med，262：488-495.

Smith J W，Evans A T，Costall B，et al. 2002. Thyroid hormones，brain function and cognition：a brief review. Neurosci BiobehavRev，26：45-60.

Sonino N，Fallo F，Fava G A. 2010. Psychosomatic aspects of Cushing's syndrome. Rev Endocr Metab Disord，11（2）：95-104.

Starkman M N. 2013. Neuropsychiatric findings in Cushing syndrome and exogenous glucocorticoid administration. Endocrinol Metab Clin North Am，42（3）：477-488.

Sui L，Anderson W L，Gilbert M E. 2005. Impairment in short-term but enhanced long-term synaptic potentiation and ERK activation in adult hippocampal area CA1 following developmental thyroid hormone insufficiency. Toxicol Sci，85：647-656.

Sui L，Wang F，Li B M. 2006. Adult-onset hypothyroidism impairs paired-pulse facilitation and long-term potentiation of the rat dorsal hippocampo-medial prefrontal cortex pathway in vivo.Brain Res，1096：53-60.

Teng W，Shan Z，Teng X，et al. 2006. Effect of iodine intake on thyroid diseases in China. N Engl J Med，354（26）：2783.

Tiemensma J N E，Kokshoorn N R，Biermasz B J，et al. 2010. Subtle cognitive impairments in patients with long-term cure of Cushing's disease. J Clin Endocrinol Metab，95（6）：2699-2714.

van Alem A P，de Vos R，Schmand B，et al. 2004. Cognitive impairment in survivors of out-of-hospital cardiac arrest，American Heart Journal，148：416-421.

van der Zwaluw N L，Dhonukshe-Rutten R A，van Wijngaarden J P，et al. 2000. Cobalamin and folate evaluation：measurement of methylmalonic acid and homo-cysteine vs vitamin B_{12} and folate. Clinical Chemistry，46：1277-1283.

Vara H，Martínez B，Santos A，et al. 2002. Thyroid hormone regulates neurotransmitter release in neonatal rat hippocampus. Neuroscience，110：19-28.

Wagenmakers M A，Netea-Maier R T，Prins J B，et al. 2012. Impaired quality of life in patients in long-term remission of Cushing's syndrome of both adrenal and pituitary origin：a remaining effect of long-standing hypercortisolism? Eur J Endocrinol，167（5）：687-695.

Wang H X，Wahlin A，Basun H，et al. 2001. Vitamin B_{12} and folate in relation to the development of Alzheimer's disease.Neurology，

56：1188-1194.

Webb S M，Badia X，Barahona M J，et al. 2008. Evaluation of health-related quality of life in patients with Cushing's syndrome with a new questionnaire. Eur J Endocrinol，158（5）：623-630.

Whyte J，Zapata A，Zitnay G，et al. 2006. Guidelines for the pharmacologic treatment of neurobehavioral sequelae of traumatic brain injury. Journal of Neurotrauma，23：1468-1501.

Wilson F C，Harpur J，Watson T，et al. 2003. Adult survivors of severe cerebral hypoxia - case series survey and comparative analysis. Neurorehabilitation，18：291-298.

Wolkowitz O M，Lupien S J，Bigler E D. 2007. The "steroid dementia syndrome"：a possible model of human glucocorticoid neurotoxicity. Neurocase，13（3）：189-200.

Yin J J，Liao L M，Luo D X，et al. 2013. Spatial working memory impairment in subclinical hypothyroidism：an fMRI study. Neurocneocrinolgy，97：260-270.

Zabel T A，Slomine B，Brady K，et al. 2005. Neuropsychological profile following suicide attempt by hanging：two adolescent case reports. Child Neuropsychology，11：373-388.

Zhu D F，Wang Z X，Zhang D R，et al. 2006. fMRI revealed neural substrate for reversible working memory dysfunction in subclinical hypothyroidism. Brain，129：2923-2930.

第十五章　其他类型痴呆

第 1 节　特发性正常压力脑积水

正常压力脑积水（normal pressure hydrocephalus，NPH）是指以步态障碍、认知功能减退和尿失禁三联征为临床表现，患者病情表现为不同程度的进行性发展，影像学检查具有脑室扩大，脑脊液压力测定在 70～200mmH_2O（1mmH_2O=0.0098kPa）的一组临床综合征。NPH 这一概念最早由 Hakim 于 1964 年提出，后 Hakim 和 Adams 等又详细阐述了该疾病的特征性临床表现，即以“步态障碍、认知功能减退及尿失禁”三联征为主。临床上根据有无明确病因分为两类，一类是继发性 NPH，指 NPH 发生有明确病因，如蛛网膜下腔出血、颅内感染、颅脑创伤等疾病；另一类是特发性 NPH（iNPH），指到目前为止具体病因尚不明确，该病多发于 60～80 岁老年人，无明显性别差异。

（一）流行病学

目前，国内暂缺流行病学资料。挪威的一项源于医院数据的流行病学研究显示可能的 iNPH 发病率为 5.5/100 000，疑似患病率为 21.9/100 000，而且 iNPH 患病率随年龄增长而增加；一项社区调查发现老年人的 iNPH 患病率约为 1.4%，70 岁以上的 iNPH 发病率约为 1.2/1000。以上数据表明 iNPH 患病人数将随着一般人类预期寿命的增长而明显增加。且在某些特定人群，如疑似帕金森综合征而就诊的人群中，患病率则高达 19%。该病多发生于老年人，容易被误诊为 AD、PD 等，甚至部分患者可能同时合并痴呆及帕金森综合征。

（二）发病机制

iNPH 发病机制尚未完全明确，目前较为公认的发病机制是脑脊液搏动性减弱和蛛网膜颗粒功能受损，影响了脑脊液的循环和吸收，导致脑脊液吸收减少，进而导致脑室扩大，相应脑白质区域水肿、脑血流减少、代谢障碍而产生一系列临床症状。但最近相关研究表明该疾病可能是由遗传因素参与、脑血管病相关危险因素和脑脊液动力学障碍等共同作用导致的结果。

1. 渗透机制　iNPH 的发病机制可能与脑室内大分子的清除障碍有关。脑实质对水有高度通透性，这种渗透性的分子基础包括允许水与离子通过特定的水通道蛋白-4（aquaporin- 4，AQP-4）通道，允许水的自由移动而不改变离子环境。AQP-4 位于侧脑室内壁细胞和星形胶质细胞末端，这些星形胶质细胞广泛存在于脑组织内，特别是脑膜周围白质及脑皮质下区域的微血管区域。大脑中 AQP-4 的分布表明，随着水通过脑室及血管系统之间的脑实质，脑脊液的量可能会增加或减少，而蛋白质是不可透过血-脑屏障的大分子。临床证据显示，在脑积水患者中脑脊液已被检测到蛋白水平增高，神经生长因子和 S-100 蛋白在脑积水中也已被发现。除此之外，肿瘤坏死因子、Tau 蛋白、乳酸、硫酸酯和神经丝三联蛋白在慢性脑积水中均有升高，上述指标有希望成为诊断 iNPH 的脑脊液标志物。

以上临床证据表明脑室内大分子清除障碍可能是脑积水的病理生理机制之一。以下实验研究也支持脑积水发病机制的渗透压学说：将蛋白质（FGF-2、凝血酶）注射到实验动物的侧脑室中将会导致脑积水，而将高渗葡萄糖注入脑室改变脑脊液的渗透梯度也会引起脑积水，脑积水的严重程度还与脑室渗透负压的增加成正比，提示脑室内的水量增加取决于脑室渗透压或脑室中大分子物质的数量。此外，中枢神经系统的结构特点也支持渗透压学说。神经管是由单细胞层管构成，水可自由通过，该管的扩张涉及神经管液渗透压的变化。研究小鸡胚胎神经管扩张机制的实验发现，通过增加神经管液渗透压可导致脑积水。因此，当脑室内大分子的清除发生障碍时有可能会引起脑室内的渗透梯度或渗透压改变，这将会影响透过脑实质及血管系统之间脑室的水量，进而可能导致脑脊液量的增加，最终导致脑室扩张，引起脑积水。而脑室内大分子的清除有可能是通过静脉系统或淋巴系统来完成，但具体的清除机制目前尚未明确。

2. 脑血管危险因素　慢性高血压导致的脑白质变性致使脑室旁局部缺血及脑顺应性降低，是 iNPH 另一重要的发病机制。脑顺应性降低，颅内静脉功能不全，导致脑脊液吸收功能下降，脑室旁代谢降低导致轴突退化。影像学研究显示，有 1/4 的 iNPH 可以用血管因素来解释，且几乎有一半的 iNPH 患者有多于 2 个的脑微出血（cerebral microbleed，CMB），这表明 CMB 也可能参与 iNPH 发病机制。而高血压、脑白质病变及糖尿病均与 iNPH 的临床及影像学特征相关。此外，iNPH 患者发生认知障碍，可能主要是由于供应额叶血液的大脑前动脉分支在胼胝体上方容易受牵拉，进而导致额叶发生缺血，最终引起缺血性的损伤。以上证据均表明脑血管危险因素参与了 iNPH 的发病机制。

3. 遗传因素　有研究提示 iNPH 可能与遗传因素有关。iNPH 患者 SFMBT1 中内含子 2 中的区段贝数丢失比健康老年人更为频繁。SFMBT1 基因位于人类 3p21.1 染色体区域，可编码具有 866 个氨基酸残基的蛋白质。SFMBT1mRNA 在许多细胞和组织中均有表达，在大脑中，SFMBT1 蛋白位于脉络丛上皮细胞、脑室内脑室细胞和血管的内皮细胞及肌肉细胞中，与脑脊液的分泌、吸收及循环均密切相关。由此推断，SFMBT1 基因的改变影响着中枢神经系统脑脊液的循环。近来 NPH 的第三种形式——家族性正常压力脑积水（fNPH）已逐渐被认可。

4. 脑组织的黏弹性　除以上渗透压、脑血管病危险因素及遗传因素之外，iNPH 的发病机制可能还与脑组织的黏弹性特性改变有关。有研究表明 iNPH 患者的脑组织黏弹性常数较正常人是降低的，黏弹性常数降低后，脑组织对抗外力作用变性能力降低，所以在正常脑脊液压力的情况下脑室发生扩张，而黏弹性常数下降可能与脑组织的代谢及血流动力学变化有关。

（三）病理

本病大体病理是大脑皮质和皮质下组织萎缩变薄，脑室扩大；镜下可见神经元大量减少和胶质细胞增生。此外，有研究表明 iNPH 患者大脑组织与 AD 患者一样具有 β-淀粉样变性，该研究通过从 iNPH 患者额叶皮质中收集活组织样本以观察与 β-淀粉样变性有关的 β-分泌酶活性和 γ-分泌酶活性的变化，同时从 AD 患者颞叶皮质搜集活组织以作对照组。该研究最终结果显示在 iNPH 患者脑组织样本中，与 β-淀粉样变性相关的 γ-分泌酶活性增加，β-分泌酶活性无明显变化，而 AD 患者脑组织样本中与 β-淀粉样变性相关的 γ-分泌酶活性未见增加。这表明β-淀粉样变性相关的γ-分泌酶活性增加可能在iNPH发病机制中起关键作用。

（四）临床表现

iNPH是以步态障碍、认知功能减退及尿失禁为三联征的临床综合征，iNPH起病隐匿，其典型症状通常在60～80岁出现，以71～80岁发病率最高，其中步态障碍的发生率最高，其次是认知障碍，仅有少数表现为尿失禁。但部分患者并不总是出现典型的三联征表现，且临床表现严重程度及进展速度亦有所不同，如部分患者仅表现出步态障碍和认知功能减退，并没有泌尿系统相关表现，而有些患者则以认知功能减退和尿失禁为主要表现，甚至部分患者仅表现出其中一项症状。iNPH进展缓慢，在出现典型的三联征之前，往往难以诊断。在患者还没有典型的三联征表现时，可在影像学表现上有iNPH的脑MRI特征，如脑室扩大、Evan指数＞0.3、蛛网膜下腔不成比例扩大的脑积水征（disproportionately enlarged subarachnoid space hydrocephalus，DESH）等。这一类无症状的具有典型的iNPH脑MRI特征的病例可能是iNPH的临床前状态。

1. 认知功能减退 iNPH相关认知功能减退可通过及时的手术治疗完全或部分恢复，但其认知功能减退起病隐匿，往往难以察觉。据资料显示，约78%的iNPH患者有认知功能下降，均存在不同程度的注意力、记忆力、执行功能及视空间功能损害，其中以执行功能损害最为突出，该类痴呆被归为“皮质下性的痴呆”。有研究表明，iNPH患者在几乎所有的神经心理测量中都有受损，在评估逻辑及执行功能的测试中更为显著，只有情景记忆相对保留。iNPH患者的记忆障碍通常比其他认知功能（特别是执行功能）的损害轻。iNPH患者的执行功能、语言、记忆、注意力、视空间能力及精神处理速度的损害可能与额叶及后皮质功能损伤有关。在疾病早期，可能主要表现为独立的额叶功能障碍，其中视空间缺陷可能是iNPH患者认知恶化的早期征兆，而晚期则呈现出严重的全面认知障碍。iNPH患者与AD患者一样均有不同程度注意力、记忆力、精神运动速度及视空间能力等损害，其中注意力、执行功能、精神运动速度及计算力较AD有更严重的损害，而记忆功能和取向功能较AD相对保留。因此iNPH是常见的痴呆类型之一。

2. 步态障碍 是iNPH患者最早出现，也是最常见的症状，几乎100%iNPH患者均有步态障碍。关于步态障碍，有行动迟缓、胶样步态、磁性步态、震颤麻痹步态、冻结步态等众多描述，其步态特点是缓慢、步幅小、转身困难、抬脚高度变小等，其中失衡和步态缓慢最为常见。iNPH患者的步态障碍可从平衡困难、走路不稳、步伐缩短逐渐发展为转身困难，且下肢功能障碍较上肢重，但无明显的小脑体征、肢体僵硬及震颤，且摆臂功能常无明显异常。

3. 尿失禁 据相关文献报道，iNPH患者泌尿系统问题发生率在55%～79%，储存症状（93%）比排尿症状（71%）更为常见，100%iNPH患者具有逼尿肌过度活跃，逼尿肌过度活跃被认为是大多数iNPH患者尿频、尿急及尿失禁的基础。在疾病的早期，即可出现尿急、尿频等症状，随着疾病进展，可出现小便失禁，甚至有的患者还有大便失禁，其中以夜尿症最为常见。iNPH患者最为麻烦的泌尿系问题是急迫性尿失禁，是膀胱突然发生不自觉的收缩引起。

iNPH患者除三联征外还可伴有头痛、头晕、睡眠时间延长、眩晕及性功能障碍等其他表现，但这些表现都不具有特异性。

（五）辅助检查

1. 影像学表现

（1）头颅 CT：可见脑室扩大，Evan 指数＞0.3（Evan 指数是指两侧脑室前角间距离与同一层面的最大颅腔距离之比，即脑室前角的最大宽度与该层面颅内最大宽度的比值），侧裂池增宽，部分患者脑室旁白质可见低密度影。

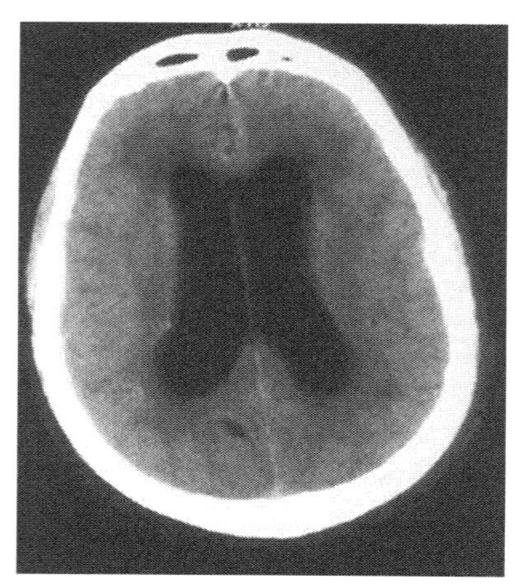

图 15-1　NPH 的 CT 图像，显示侧脑室额角“带帽征”

NPH 在脑室周围可出现间质性水肿的低密度区，表现为“戴帽征”，首先从侧脑室前角开始，逐渐累及侧脑室体部周围白质及中线附近，以及近额、顶部白质。CT 上表现为不规则的低密度影，MRI 的 T_1WI 上呈低或等信号，T_2WI 上呈高信号（图 15-1）。

（2）头颅 MRI：特征性表现为脑室扩大，Evan 指数＞0.3（图 15-2，图 15-3）；此外在冠状层面显示：侧裂池以上及中线两侧脑沟和蛛网膜下腔变窄，多见于额叶后部及顶叶，与之形成鲜明对照的是侧裂池、大脑凸面下部（侧裂池）以下及腹侧脑沟脑池增宽，从而形成本病特有的“蛛网膜下腔不成比例扩大的脑积水”（DESH 征），但部分患者并不显示 DESH 征。

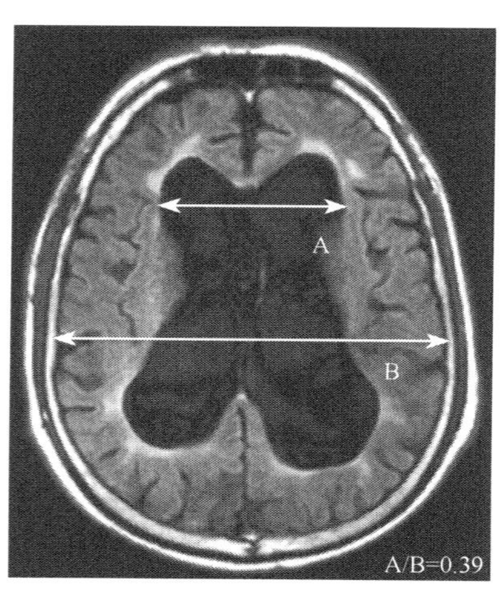

图 15-2　NPH 的 Evan 指数

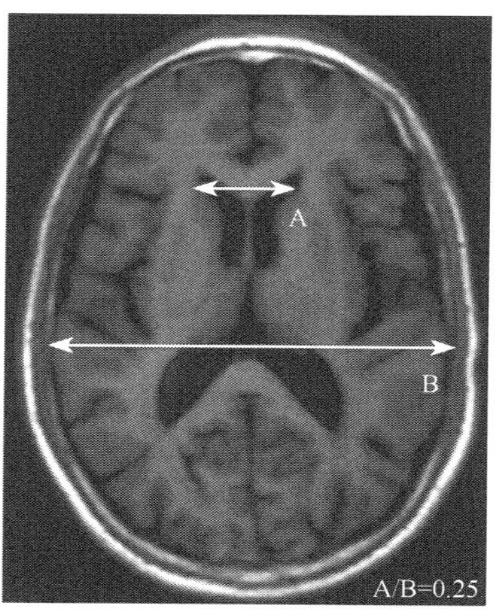

图 15-3　正常的 Evan 指数

其他 MRI 影像特征：部分患者在中线旁存在孤立分布的单个或多个椭圆形或类圆形脑沟扩大征象。脑室旁白质和深部白质常见缺血性改变，在 T_1WI 和 T_2WI 上分别呈现稍低、稍高信号。部分患者伴有脑萎缩，但其海马萎缩及海马旁沟增宽较 AD 患者轻。在冠状位测量胼胝体角（冠状位扫描定位垂直于前后联合连线，测量层面通过后联合）＜90°，矢状位影像胼胝体变薄伴有扣带回沟后半部较前半部狭窄。

（3）脑血流量：应用 SPECT 技术对 iNPH 患者脑血流量进行评估尚处于研究阶段，尚缺乏充足的高级别证据。有研究显示，iNPH 表现为脑血量明显减少，以大脑前动脉供血区域减少更为明显，胼胝体周围、侧裂及额叶呈低灌注，顶部皮质、中线旁、顶叶脑血量相对升高，可能与该区灰质密度高、蛛网膜下腔变窄相关。

（4）脑池造影：与正常人比较，放射性核素或 CT 脑池造影检查在脑积水患者中表现为脑室反流及大脑凸面核素活性存在时间延长的特点。此检查为有创检查，且在 iNPH 诊断上价值不大，故不推荐使用。

2. 诊断性试验　脑积水放液试验：是通过腰椎穿刺释放一定量的脑脊液后观察临床症状有无改善的一种方法，是辅助诊断 iNPH 的有效方法之一，分为单次腰穿放液试验及持续腰大池放液试验。单次放液推荐每次释放脑脊液 30～50ml，若脑脊液释放不足以达到上述指标时则以腰椎穿刺终压为 0 为终止点，并需在释放试验前后进行相关的临床评估以了解患者症状改善情况，在 8h、24h 内需至少评估一次，若为阴性，则应在 72h 之内复测。持续腰大池放液试验建议释放的脑脊液量为 150～200ml/d，连续引流 72h；由于会存在假阴性结果，对于首次引流测试后症状无改善的患者，如果其临床表现呈进行性加重则有必要重复脑脊液引流测试。放液试验的复查，至少在 1 周后进行。

（六）评估

1. 认知障碍评估　可选用 MMSE 或者 MoCA 进行认知功能评估（MMSE 评分改善 3 分以上为阳性结果），但该方法较为简略，因此建议进行连线测验、数字符号、听语词记忆测验、Stroop 测验及插孔测验，同时推荐进行情绪行为的评价及日常生活能力评价，以建立综合的认知功能评价，有助于判定认知功能改善情况。

2. 步态障碍评估

（1）5 米折返行走试验（Up&Go test）：测定患者从椅子上站起，直线行走 5 米，再返回坐下所需的时间和步数。脑脊液引流或术后，折返行走测试改善 10%以上为阳性。

（2）10 米行走试验：患者按照日常行走的状态或辅助状态，测定其 10 米直线行走所需的时间和步数。脑脊液引流或放液试验后若 1 个参数改善 20%以上，或 2 个参数均改善 10%以上为阳性。另外还可进行放液前后性闭目难立征或加强闭目难立征、走一字步行走的测试评估。

3. 排尿功能障碍评估　采用 ICIQ-IF（国际尿失禁咨询委员会尿失禁问卷表简表），可根据调查问卷形式询问患者及照料者，根据严重程度和发生频率进行评估。

4. 临床系统评分　建议采用日本学者应用的 iNPHGS（iNPH 分级评分系统）（表 15-1）。

（七）诊断

临床症状和影像学表现是诊断 iNPH 的必备条件，但鉴于本病的复杂性，目前将诊断分为以下级别，即：临床可疑、临床诊断和临床确诊。

1. 临床可疑

（1）临床表现：成人缓慢起病，呈渐进性进展，症状可波动性加重或缓解。临床上有典型的步态障碍、认知障碍和尿失禁三联征表现中的至少 1 种症状。

（2）影像学：显示脑室增大（Evan 指数＞0.3），并且排除其他引起脑室增大的病因；脑室周围可有低密度（CT）或高信号（MRI 的 T_2 加权像）征象，冠状位影像显示 DESH 征。

表 15-1 iNPH 分级评分系统

分级	定义
认知障碍	
0	正常
1	主诉记忆力下降、注意力分散，但客观检查无记忆及注意力损害
2	记忆力下降、注意力分散，但是无时间空间的定向障碍
3	存在时间空间的定向力障碍，但是可以交流
4	定向力障碍或者完全不能交流
步态障碍	
0	正常
1	主诉头晕或者行走困难，但客观检查无步态障碍
2	步态不稳，但可以独步行走
3	借助辅助行走
4	不能行走
排尿功能障碍	
0	正常
1	尿频或者尿急
2	偶发尿失禁（1～3 次/周或以上，但＜次/日）
3	频发尿失禁（1 次/日或者多次）
4	膀胱功能几乎或者完全丧失

（3）腰椎穿刺或脑室内 ICP 监测证实 ICP≤200mmH_2O，脑脊液常规和生化检查正常。

（4）临床表现、影像学和生化学检查排除其他神经系统疾患存在。部分患者同时合并 PD、AD 和缺血性脑血管病等。

2. 临床诊断 符合临床可疑 iNPH 的诊断标准；同时符合下列标准之一者：①单次脑脊液释放试验测试后症状改善；②脑脊液持续引流测试后症状改善。

3. 临床确诊 临床可疑或者临床诊断患者，经过脑脊液分流手术外科干预后疗效明显改善的患者为确诊。

（八）鉴别诊断

1. PD 或帕金森综合征 PD 或帕金森综合征患者也具有步态障碍表现，两者间的步态障碍鉴别起来较困难，但 PD 患者认知损害较 iNPH 损害更轻。PD 患者以动作迟缓、肌张力增高、静止性震颤、面具脸等为主要表现，可以此鉴别两者。

2. AD AD 与 iNPH 均有认知障碍，且两者均存在不同程度的注意力、记忆力及视空间能力的损害，但 AD 患者病理改变累及的区域主要为与记忆相关的结构，而与执行功能有关的额叶功能保留，因此，AD 较 iNPH 记忆障碍较明显，而执行功能缺损轻。另有分析表明，AD 患者与 iNPH 患者相比，其脑脊液中 t-Tau 和 p-Tau 是升高的，而 Aβ42 是降低的，而脑脊液中 t-Tau 和 p-Tau 水平对于两者鉴别具有更高的敏感性和特异性。此外，可行脑脊液释放试验，可观察脑脊液释放试验前后临床表现有无改善以鉴别两者。

（九）治疗

1. 外科干预 目前脑室引流是本病的主要治疗方法，主要包括脑室-腹腔分流术（VPS）、脑室-心房分流术、腰大池-腹腔分流术等，其中以 VPS 最为常见。早期手术可明显改善患者病情及预后。

适应证：经充分评估符合 iNPH 临床诊断，可尽早手术治疗。

禁忌证：严重基础疾病不能耐受手术者、不能纠正的凝血功能障碍、颅内感染、分流通道有感染灶、腹腔感染等。

2. 药物治疗　目前常用的药物治疗是小剂量的乙酰唑胺 250mg，1 次/天，对 iNPH 有一定疗效。此外中医的针灸治疗对 iNPH 也有一定疗效，但目前尚无足够的证据支持。

（李　宇　李小凤）

第 2 节　颅脑外伤性痴呆

颅脑外伤（traumatic brain injury，TBI）是由于外部因素造成的头颅及其内的脑组织损伤，在颅脑外伤后出现的认知障碍，导致患者日常生活能力下降为颅脑外伤性痴呆。颅脑外伤发展为痴呆通常在 1 年左右，占痴呆发生原因的 2%左右。脑外伤后短期内以急性神经功能缺损为主，远期表现主要以神经精神障碍为主，包括认知障碍、行为、性格、精神状态等改变。

（一）流行病学

TBI 是一种常见的多发病，根据各国不同时期统计显示 TBI 发生率高，仅次于四肢骨折，占全身各部位创伤 9%～21%，残死率居第一位。随着经济水平的提高，高速交通工具的普及和建筑行业的发展，各种快速、刺激的体育活动，导致 TBI 发病率逐渐升高。每年新发病例 150 万～200 万，且近 30 年发病率呈明显增加趋势。TBI 是发展为痴呆的独立危险因素，从 TBI 到诊断为痴呆通常在 1 年左右。有研究报道在所有脑外伤患者中约 6.7%发生痴呆，在退役军人中痴呆发病率更高，可达 16%，比无 TBI 人员风险高 1.57 倍。脑外伤后发展为痴呆与年龄和受伤程度有关，受伤程度越重及随着年龄的增长发生痴呆的风险越高，中度和重度 TBI 发展为痴呆风险比普通人群高 2～4 倍。流行病学调查显示即使是轻度颅脑外伤（mild traumatic brain injury，mTBI）发生痴呆的风险也比普通人群高 3.26 倍，在老年人群风险更高。

（二）病因及分类

TBI 最常见的原因有车祸（占首位）、暴力（枪伤和刀伤）和摔伤（尤其是在老年人群中）。也可出现在那些反复轻度脑损伤体育项目或者训练中，如拳击运动员、足球运动员、摔跤运动员、军事人员等。近些年来，TBI 已经成为伊拉克和阿富汗战争中的“标志性伤害”。

TBI 分类可根据受累的组织结构分为颅损伤和脑损伤，根据硬脑膜是否完整分为开放性颅脑损伤和闭合性颅脑损伤，根据发病机制分为原发和继发两大类。原发性包括脑震荡、脑挫裂伤、弥漫性轴索损伤和脑干损伤等；继发性包括硬膜外血肿、硬膜下血肿、脑内血肿、脑室出血等。目前较公认的 TBI 分型是 1960 年制订的“急性闭合性颅脑损伤分型”，按照昏迷时间和阳性体征、生命体征分为轻型、中型和重型。

（三）发病机制

目前 TBI 后引起认知障碍机制尚不明确，可能是多种因素共同参与。有以下机制可能参与其中：

1. 神经元细胞的缺失 原发性 TBI 的直接、快速角加速/减速的剪切力致神经元、神经胶质细胞、血管和轴突损伤后导致神经元细胞的缺失；在 TBI 数小时至数周内出现继发性 TBI，包括脑水肿和血肿，以及脑血流减少后脑细胞内缺血缺氧，进一步影响突触功能，神经递质释放异常，细胞内蛋白激酶信号通路激活，最终致神经元细胞缺失导致痴呆。TBI 后的认知功能下降程度取决于对大脑的损伤程度。

2. 神经递质系统异常 TBI 后通过各种机制导致胆碱功能低下，乙酰胆碱在学习和记忆等认知功能中有特殊作用。提高脑内乙酰胆碱含量有可能改善 TBI 患者的认知功能，减轻和改善脑外伤性痴呆。

3. Aβ 的沉积 可能是 TBI 后导致痴呆的机制之一。有研究提示 TBI 是 AD 发展的危险因素。TBI 后，在脑脊液中可发现 Aβ 积聚和 Tau 蛋白过度磷酸化改变，创伤后 2h 就可以在 1/3 患者中发现弥漫性的皮质 Aβ 沉淀。众所周知，Aβ 具有神经毒性作用，导致神经元过氧化损伤，可诱导产生自由基引起广泛和严重的生物膜损害，破坏细胞内钙离子稳态，以及导致神经元内谷氨酰胺合成酶、肌酸激酶等关键酶功能障碍，最后导致细胞死亡。

4. ApoE4 基因携带者 TBI 和 ApoE4 等位基因是 TBI 后痴呆的共同危险因素。ApoE ε4 等位基因携带者脑外伤后更容易发生痴呆，但机制尚未明确，ApoE 和脑外伤可能是通过增加 Aβ 的表达，来影响脑外伤后神经变性过程导致痴呆的发生。但这个理论尚存在争议，需要进一步的研究来明确它们之间的关系。也有一些相反的观点认为脑外伤后痴呆的发生和外伤及 ApoE ε4 等位基因没有相关关系。

5. 突触可塑性变化 研究脑外伤后动物模型对突触可塑性影响时发现，创伤可以引起钾离子平衡丧失，细胞外高钾水平可以引起海马突触可塑性改变。突触可塑性损伤机制也可能使脑外伤痴呆发生的危险性增加。

TBI 伴发的精神障碍中，躯体因素成为引起精神障碍的直接主要因素，但同样的外伤，在某些人可产生精神障碍，而在另一些人则不出现精神障碍，TBI 性精神障碍的发生发展与患者病前个性、心理环境、受伤时的现场环境，以及患者受到打击后的情绪反应有一定关系，TBI 也可促使潜在的精神分裂症、情感性精神障碍等一些功能性精神疾病的症状表现出来，特别是脑外伤后人格障碍的人格改变与患者伤前个性特点，以及患者对 TBI 及其后果的心理反应密切相关。TBI 可以是外伤性精神障碍的直接原因，也可以是诱因；TBI 可以导致器质性精神障碍，也可以导致功能性精神障碍。

（四）临床表现

TBI 急性期主要表现为意识障碍、头痛、恶心、呕吐，原发性意识障碍是由 TBI 直接造成，继发性意识障碍是由脑水肿、弥漫性轴索损害和脑干损伤造成的。不同损伤部位出现的神经体征也不相同，皮质功能受损可出现瘫痪、失语、视野缺损。脑干受损可出现呼吸、循环衰竭、去大脑强直、瞳孔改变、肌张力增高、腱反射亢进等。直接动眼神经可造成瞳孔改变、眼球运动障碍，丘脑损伤会导致内分泌、自主神经系统紊乱等。各种类型脑疝均可发生在 TBI 之后。认知功能下降或者痴呆为 TBI 后中枢神经系统的并发症之一，认知功能通常在脑外伤后 3～6 个月逐渐下降，发展为痴呆通常在 1 年左右，主要是注意力、计算力、学习、记忆及执行功能受损。

1. 脑挫裂伤 脑挫裂伤的表现与受损的部位和严重程度密切相关，最常见的症状是逆行性遗忘。由于脑损伤常常是不对称和双侧性，部位不同出现的神经体征也不相同，损伤优势半球可以出现各种失语，额叶后部受损可以出现神经精神异常，患者精神错乱、胡言乱语、情绪高涨或抑郁低下，情感异常如淡漠及人格、行为改变。后期可出现不同的认知障碍，如计算、定性、判断、注意等功能障碍。

2. 慢性硬膜下血肿 老年人多见，由于老年人脑萎缩后颅内腔隙较大，出现血肿时代偿空间大，常常症状不明显延误治疗，从而导致后期不可逆转的神经功能缺损，特别是认知功能减退。刚开始可能只是轻微头痛、头昏，精神、情绪或行为障碍，甚至无明显症状，后转变为注意力不集中、记忆力下降，逐渐演变为痴呆。患者的认知和行为症状各不相同，和大脑半球优势性、血肿部位、年龄相关。

3. 慢性创伤性脑病（chronic traumatic encephalopathy，CTE） 被认为是通过参与诸如足球和拳击等接触运动造成的重复性头部创伤而引起的一组综合征。1928 年首先由 Martland 描述了 23 名拳击手中的“醉拳”综合征，在 1937 年被称为“拳击家痴呆”，推测由于脑部反复多次受打击，造成脑内点状出血和弥漫性轴索变性，是大脑损伤的累积效应出现锥体束、锥体外系、小脑的损伤。临床表现为共济失调、性格改变、走路不稳、痴呆、抑郁、肌萎缩、震颤、帕金森综合征等。CTE 患者的认知障碍通常是循序渐进的过程，可能包括严重记忆障碍、执行功能障碍、语言困难等。行为和认知症状的发作通常是在经历了重复性创伤后的几年，多数在中年时期出现的。CT 检查可发现大脑萎缩、脑室扩大、透明隔形成和胼胝体变薄。病理组织学发现皮层神经元大量脱失，胶质细胞增生，显著的神经原纤维缠结。

4. 创伤后脑积水 是严重 TBI 后少见的并发症，可能是由于创伤后造成蛛网膜下腔受损导致蛛网膜颗粒功能障碍，从而阻断脑脊液回流，影响脑脊液回吸收致使脑室扩大，但脑室和蛛网膜下腔通畅，使颅内压力增高不明显，故而又称正常压力脑积水。正常压力脑积水典型临床表现为步态障碍、认知障碍、尿失禁三联征。早期临床表现为间断性头痛、头晕、呕吐、精神错乱和嗜睡；后期出现反应迟钝，记忆力下降，计算力、视空间功能和执行能力障碍，淡漠及精神运动障碍等。

（五）辅助检查

1. 认知功能评估 对于考虑 TBI 后认知功能下降的患者，需对其进行认知功能评估，行 MMSE、ADAS-cog、ADL 量表评估了解患者疾病程度，对于痴呆的行为和精神症状患者，可行神经精神症状问卷、痴呆行为评定量表等。

2. 神经影像学检查 CT、MRI 可发现原发病灶如慢性硬膜下血肿，脑挫伤后形成的瘢痕、脑积水等，也可发现脑萎缩、脑室扩大等征象。

3. 脑脊液和血清学检查 由于多项研究提示 TBI 是 AD 的危险因素之一，可行脑脊液和血液中 Aβ 和 Tau 蛋白检查及 ApoEε4 基因筛查。

（六）诊断

1. 外伤性痴呆诊断要点

（1）有明显的外伤史，痴呆发生在 TBI 后。

（2）出现下述症状，如抽象概括能力下降；判断能力明显减退；轻度认知障碍。

（3）不同程度的智能减退，影响社会适应能力。其中：工作、学习、社交能力下降，但可以自理生活为轻度；中度是仅能维持基本生活的自理，如进食、大小便、穿衣等；完全不能自理生活者为重度。

（4）上述表现在意识清晰下也出现。

（5）病程至少 4 个月。

2. TBI 后遗忘综合征诊断要点

（1）明确的 TBI 史。

（2）以近记忆缺损为主，也可有远记忆缺损。

（3）无意识障碍和智能障碍。

（4）症状至少持续 1 个月。

（七）鉴别诊断

1. 阿尔茨海默病　是痴呆的常见类型之一，是神经系统变性疾病，隐匿起病，慢性病程，认知功能进行性下降，早期表现为近记忆障碍，逐渐发展为认知功能全面下降。TBI 性痴呆，首先有明确的外伤史，痴呆与外伤的发生时间有密切联系，创伤发生在前，大多半年后逐渐出现认知功能减退，并且伴随某些神经系统局灶体征和症状。

2. 血管性痴呆　主要表现为伴有脑血管局灶性症状和体征的痴呆，可缓慢起病，可急性起病，有不同部位的脑损害出现相应的神经、精神症状，症状特点多为阶梯式发展，症状有波动性，直至出现全面智能减退。查体可发现神经系统局部体征，影像学上有脑梗死、脑萎缩、脑白质改变。

（八）治疗

积极处理原发病，避免大脑继发性损伤导致认知功能进一步减退。

1. 药物治疗　盐酸多奈哌齐治疗 TBI 后记忆障碍是有效和安全的。奥拉西坦对于中度 TBI 后的认知和记忆功能有明显的作用。依达拉奉具有神经保护作用，抑制轴突损伤和氧化应激，可以防止 TBI 后记忆障碍。

2. 手术治疗　对于继发性 TBI 引起的认知障碍，手术优先于药物治疗，可选择血肿清除和脑室腹腔分流术。

3. 高压氧舱治疗　对 TBI 后精神障碍进行高压氧舱治疗能促进患者脑功能的恢复，改善患者的精神心理、认知功能状态。

4. 康复训练　早期综合智能训练有助于患者智能的恢复，提高患者生活质量，包括环境记忆、自我认识、逻辑思维与表达、生活方式、计算力、日常生活操作能力等综合训练。

5. 中医治疗　针刺治疗，有研究表明针灸治疗能够显著提高 TBI 患者的 MMSE 评分，改善听觉诱发电位 P300。

6. 心理治疗　除了针对原发 TBI 治疗和预防认知障碍的一般治疗之外，同时应用系统性心理治疗，可以减轻患者对疾病的恐惧和异常心理。

（张利爱　李小凤）

第 3 节 颅脑肿瘤相关性痴呆

认知障碍是颅脑肿瘤患者常见的临床症状及并发症之一，是影响脑肿瘤患者病死率的独立危险因素。颅脑肿瘤包括神经上皮组织肿瘤、颅神经肿瘤、脑膜肿瘤、淋巴造血组织肿瘤、生殖细胞肿瘤、蝶鞍区肿瘤及转移性肿瘤 7 大类，也可分为良性肿瘤（如脑膜瘤、垂体腺瘤等）和恶性肿瘤（如高级别的神经胶质瘤、淋巴瘤等），颅脑肿瘤恶性者认知功能较良性者下降更快、程度更重。神经胶质瘤为最常见的颅脑肿瘤，好发于额叶，其次是颞叶、顶叶、枕叶，发生于优势半球额颞叶的肿瘤较其他部位的肿瘤认知障碍更加明显，垂体腺瘤可导致内分泌激素异常分泌，这可能是其认知障碍的原因。颅脑肿瘤相关性痴呆常常进行性发展，其记忆力减退表现为远事记忆障碍，有的颅脑肿瘤早期仅表现为认知障碍，常被误诊为老年痴呆，因此延误了颅脑肿瘤的治疗，若早期发现并干预，其认知障碍可逆转甚至完全回复正常。颅脑肿瘤本身、其并发症及相关治疗措施均对认知功能存在一定程度的影响。持续性认知障碍严重影响患者的生活质量及疾病预后。

（一）流行病学

国内关于颅脑肿瘤相关性认知障碍的流行病学研究尚不完善，国外资料报道，在 139 例不同颅脑肿瘤患者中，经详细检查有 126 例存在认知障碍，损害率达 91%。国内学者对颅脑肿瘤患者认知功能相关研究较少，国内王鲁宁对 383 例老年人尸检资料进行病因学分析，发现痴呆 78 例，原发性肿瘤 4 例，转移瘤 3 例，肿瘤占痴呆病例 9%。

颅脑肿瘤本身病理性质、发生部位、体积大小、瘤周水肿、肿瘤相关性并发症（如癫痫、出血、梗阻性脑积水）、治疗措施（包括手术、放疗、化疗、抗癫痫治疗等）和肿瘤引起的脑组织结构移位等都可能从不同方面损害脑功能，进而引起认知障碍。肿瘤体积和瘤周水肿越大，认知功能越差。同时一些人口流行病学资料，如年龄、性别及受教育水平也可能会影响认知功能。一般来说，患者年龄越大，越容易发生注意力和记忆力等方面的损害；女性患者发生率要比男性患者大；受教育水平越高，患者出现认知障碍的概率就越低。

（二）发病机制

1. 肿瘤本身导致认知障碍 认知障碍主要源于大脑皮质病变，其与额叶、颞叶、丘脑、基底核及顶叶关系密切，但是由于皮质-皮质下存在广泛联系，也可能来源于皮质下白质结构或小脑的损伤。有学者从脑功能连接的角度分析神经胶质瘤患者认知障碍的原因，发现患者全脑网络效率下降。高级认知功能的脑区定位并没有如初级运动皮质的定位那样精细，复杂的脑功能实现的基础是庞大的脑结构和功能网络，是多个过程的组合，而不是某个单一脑区、单一途径，因此任何可导致以上部位结构或功能障碍的因素会不同程度影响认知功能。不管是脑内肿瘤如胶质瘤的侵袭性生长，还是脑外肿瘤如脑膜瘤的推移压迫性生长，都会导致局部脑的受压、水肿和循环改变，或颅内压增高，导致认知功能降低。脑肿瘤患者中，瘤周水肿和瘤体对脑实质的直接破坏和释放因子作用都会导致认知障碍，如胶质瘤能产生组织毒素或溶解性物质，使周围组织失去防范入侵的能力，且常与正常组织混杂在一起，循神经纤维延伸浸润，从而影响认知功能。另外肿瘤相关的脑血管痉挛引起的脑组织缺血、缺氧性损伤亦可损害认知功能。有研究认为垂体瘤导致认知障碍可能与激素分泌异常有关。

2. 副肿瘤性边缘叶性脑炎 边缘叶脑炎是由肿瘤、病毒、免疫等因素引起的，常发生于海马回、扣带回与额叶眶面等边缘系统的炎症脑炎样改变，但临床上却无脑炎样表现。其起病多呈亚急性，进展达数周之久，也可隐袭起病。早期表现为焦虑和抑郁，以后则出现严重的近记忆力减退。其他尚有烦躁、错乱、幻觉、部分或全身性癫痫、嗜睡，有的有进行性痴呆，偶可缓解，痴呆和记忆力下降具有特征性。

由于这些病例主要损伤在边缘系统且患者多伴有肿瘤，因此又称之为副肿瘤性边缘叶性脑炎。其原发肿瘤主要见于小细胞肺癌，其他可见于卵巢癌、乳腺癌、睾丸癌、胸腺瘤、淋巴瘤、畸胎瘤等。神经系统副肿瘤综合征发病率低，常见的种类包括 Lambert-Eaton 肌无力综合征、脑脊髓炎、皮肌炎等，它们在大约 0.01%的肿瘤患者中发生，而副肿瘤性边缘叶性脑炎是其中较少见的一种。

副肿瘤性边缘叶性脑炎是副肿瘤综合征的一种，典型表现为遗忘综合征和伴情感障碍的精神错乱。神经心理缺陷主要包括短期顺行性遗忘和空间定向障碍。边缘叶脑炎的发生可能与神经系统以外的肿瘤相关，也可由中枢神经系统原发肿瘤引起，有报道边缘叶脑炎患者的电压门控性钠通道（VGKC）抗体滴度升高，对免疫抑制有一定的临床效果，说明本病的发生与自身免疫因素有关。最佳治疗方法为切除原发病灶，也可采用免疫抑制治疗及激素治疗，但边缘性脑炎对各种治疗效果不甚理想。

3. 肿瘤相关并发症导致认知障碍 癫痫、脑积水及慢性颅内增高等是颅脑肿瘤常见并发症。癫痫导致认知障碍的机制可能是：①脑组织结构异常。癫痫反复发作可造成海马区神经元坏死、缺失，且缺失程度与癫痫发作频率相关，神经元缺失可造成邻近神经元间突触连续性中断和连接强度减弱，从而使患者的学习和记忆功受损。②神经递质系统异常。③信号转导通路受损。④癫痫发作、痫样放电可导致神经代谢活动异常。颅脑肿瘤患者的慢性颅内压增高会导致脑组织长期低灌注，引起脑整体功能的持续下降，从而可能引起认知障碍。

4. 颅脑肿瘤相关治疗措施导致认知障碍

（1）手术治疗：颅脑肿瘤最主要的治疗方式为手术治疗，由于对认知功能的保护观念尚未形成，对于如神经胶质瘤呈侵袭性生长的肿瘤，特别是对于额叶、颞叶等非功能区，提倡广泛切除，但有研究报道，广泛切除额叶、颞叶的手术会导致明显的认知障碍。另外，由于语言神经网络与选择性注意、决策能力方面存在广泛、密切的联系，语言区手术会增加认知障碍的风险，术后语言、记忆、执行功能可能出现恶化；切除辅助运动区附近的肿瘤亦可能增加长期认知障碍的风险，特别是在语言方面，因此对于这些部位的神经胶质瘤手术切除范围仍存在争议。此外，手术采用的不同麻醉方式可能影响认知功能。

（2）放疗：据统计每年大约有 20 万名患者由于颅脑肿瘤接受脑部放疗，多达 50%的患者将会产生某种形式的认知障碍，可能机制：放疗开放了血-脑屏障，导致脑血管损伤，脑组织缺血、缺氧，进而引起炎症反应，氧化应激产生大量的氧自由基，导致缺血后再灌注损伤，进而导致认知障碍。

（3）化疗：接受辅助化疗的肿瘤患者有约 70%存在认知障碍。因化疗药物的不同，其导致认知障碍机制不同，而化疗时间、联合化疗、是否同时接受放疗等均会对认知障碍的程度有不同的影响。

（4）抗癫痫药物治疗：抗癫痫药物通过降低神经元兴奋性或增强抑制性神经递质的转导作用来控制癫痫发作，与此同时，大脑的注意力、警觉性、记忆力等认知功能也受到了药物的影响。有研究显示，卡马西平、左乙拉西坦、丙戊酸等都会增加高级别神经胶质瘤患者的认知障碍，如记忆力下降等。

（三）临床表现

颅脑肿瘤相关性痴呆表现为进行性加重的认知障碍，出现记忆、时间定向、空间定向、计算、执行能力、结构能力、语言理解、表达及应用和判断等多个认知领域功能的减退，记忆力多为远事记忆减退。恶性肿瘤如淋巴瘤可出现快速进展性痴呆，而良性肿瘤如脑膜瘤认知功能减退较恶性肿瘤缓慢。颅脑肿瘤一般症状主要表现为头痛、呕吐、视力障碍、头昏、癫痫发作、精神及意识症状等，肿瘤在不同部位可表现为不同的定位症状及体征，如额叶肿瘤表现为思维、情感、智能、意识、人格和记忆力改变，顶叶肿瘤表现为对侧偏身感觉障碍，左角回及缘上回受累出现 Gerstmann 综合征（失读、失算、失用、左右不分）。颞叶肿瘤可表现为颞叶性癫痫、精神症状（急躁、攻击性等）、内脏性疼痛。蝶鞍区肿瘤表现为内分泌紊乱、双颞侧偏盲。脑干肿瘤多表现为同侧脑神经受累症状及对侧肢体感觉、运动长传导束损害症状和意识障碍。

（四）诊断

颅脑肿瘤基础上发生的快速进展性痴呆，应考虑到颅脑肿瘤相关性痴呆的可能，因此当有快速进展性痴呆患者就诊时，影像学检查必不可少（如头颅 CT、MRI 增强扫描）（图 15-4），这样可避免漏诊一些仅表现为认知障碍的颅脑肿瘤，以免将其误诊为阿尔茨海默病而延误病情，阿尔茨海默病主要表现为近事记忆力减退，而颅脑肿瘤相关性痴呆主要表现为远事记忆力减退。对于影像学难以诊断的颅内肿瘤，脑脊液脱落细胞学检查可能对诊断提供依据。此外还需除外感染相关性痴呆（如 Creutzfeldt-Jakob 病、中枢性神经系统梅毒、HIV 感染后痴呆综合征）与营养代谢性脑病（如甲状腺功能减退、Wernicke-Korsakoff 综合征）等导致快速进展性痴呆的疾病。

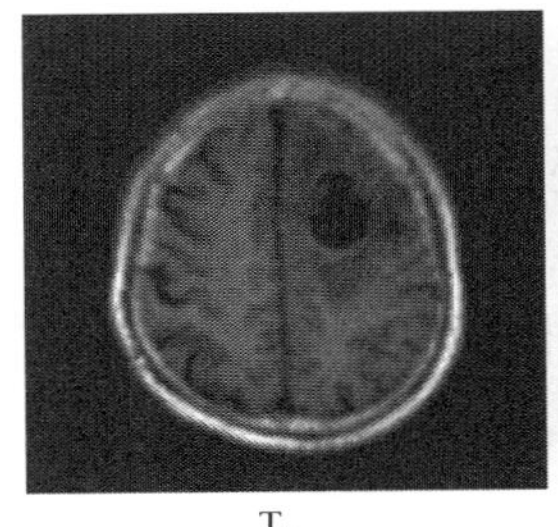

T_1

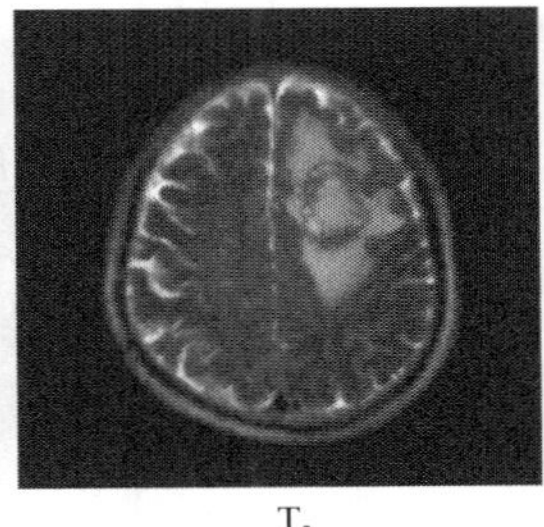

T_2

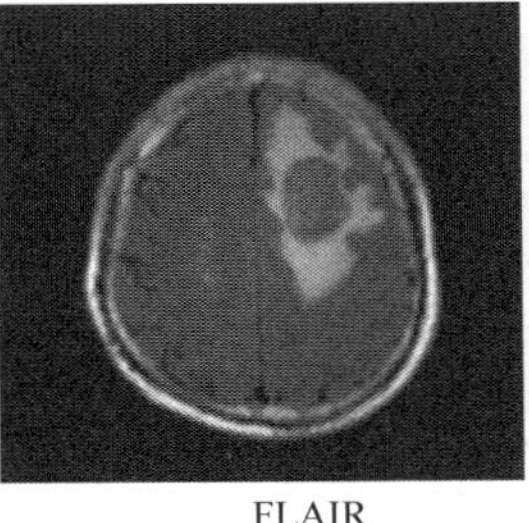

FLAIR

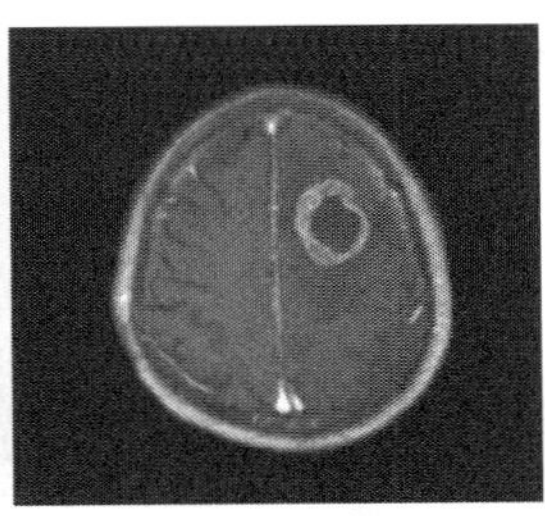

增强序列

图 15-4　临床诊断脑转移肿瘤（小细胞肺癌脑转移）患者的磁共振影像

该患者主要表现记忆力及注意力减退 6 个月

（五）鉴别诊断

1. 慢性硬脑膜下血肿　一般见于有外伤史的老年人，有时外伤轻微不能追忆，其临床症状表现为类似老年痴呆的精神症状、颅内高压或意识障碍，局限体征以一侧肢体无力为主，CT 检查可确诊。

2. Creutzfeldt-Jakob 病　是最常见的人传染性海绵状脑病，临床表现以快速发展的进行性痴呆及肌阵挛最具特征性，还可以见视觉或小脑症状、锥体和（或）锥体外系症状及无动性缄默。该疾病的脑脊液 14-3-3 蛋白阳性，脑 DWI 及 FLAIR 可特异性表现为沿皮层沟回走行的带状高信号（缎带征或花边征）和（或）双层基底核区的异常高信号，脑电图呈周期性三相波。

3. Wernicke-Korsakoff 综合征　也称为遗忘综合征，是慢性酒精中毒常见的并发症，与饮酒后进食不规律、维生素 B_1 缺乏有关。该病以精神异常、眼肌麻痹、共济失调为主要临床表现，精神异常表现为注意力、记忆力、定向力障碍，以及精神涣散、易激惹、情感淡漠。血生化检查可见血维生素 B_1 降低、肝功能异常、丙酮酸增高，脑电图多为弥漫性慢波，部分患者头部 CT 可见皮质萎缩及脑室扩大等表现。

（六）治疗

颅脑肿瘤主要的治疗方法有手术治疗、放疗、化疗，但其治疗手段本身也可导致认知功能下降。无创性 fMRI 技术可以为神经外科术前做出相关认知功能脑区的测绘图，并进行术前评估外科风险、手术计划和术中导航，从而在最大程度地切除病灶的同时，尽量减少神经功能的缺失；另外手术麻醉方式及麻醉镇静药物的选择对术后认知障碍（POCD）有一定影响，因此术前麻醉医师应制订适宜的麻醉方案。

在药物治疗上，国内有学者尝试用血管活性药物联合乙酰胆碱抑制剂（如安理申联合银杏叶）治疗，取得了较好的临床效果。临床试验观察到服用哌甲酯的患者能够获得认知功能和运动功能的改善。另一种药物莫达非尼经初步观察发现有中度到明显的改善效果。

国外有学者认为术后 3 个月对患者进行康复治疗及社会心理治疗，可以提高患者后期的生活质量。此外，高压氧、干细胞移植等措施也可能在不同程度上改善神经功能。

（龙　霞　李小凤）

第 4 节　癫痫相关认知障碍

癫痫是神经系统常见的慢性疾病，发病率为 5‰～7‰。癫痫对认知功能影响的研究最早可以追溯至 19 世纪末，1889 年，英国神经病学专家 William Gowers 提出了“癫痫性痴呆”这一概念，随后越来越多的人加入到探索癫痫相关认知障碍的研究中。认知障碍是癫痫常见的伴随症状，它可以发生于任何年龄阶段。癫痫患者中，有 30%～40%合并认知障碍，在慢性癫痫患者中，这一结果更是高达 70%～80%。

（一）发病机制

癫痫患者发生认知障碍是多种因素共同作用的结果，以下机制可能参与其中：

1. 脑组织结构的异常　癫痫可以引起脑组织结构异常。癫痫反复发作可导致神经元坏死缺失，从而影响邻近神经元突触的连续性和连接强度。当累及与认知功能有关的区域，尤其是海马区域时，会导致学习和记忆功能受损。

2. 神经递质系统异常　癫痫患者认知障碍还与5-羟色胺（5-HT）、γ-氨基丁酸、儿茶酚胺等神经递质系统异常有关。大脑神经元反复放电引起点燃效应，突触发生重组，神经元轴索变性，从而引起患者脑内神经递质失衡。

3. 信号转导通路受损　环磷酸腺苷（cAMP）/蛋白激酶A（PKA）信号转导通路不仅能促进神经元的存活、再生、分化，还与中枢神经系统的突触可塑性及学习、记忆功能密切相关。cAMP/PKA 信号转导功能受损可能是导致癫痫合并认知障碍的可能机制之一。

4. 脑细胞代谢活动异常　癫痫发作时肌肉抽搐和呼吸循环的紊乱可以导致脑细胞代谢障碍。全身强直阵挛发作性癫痫患者大脑皮质下结构活动异常活跃，而相应皮质区的活动则降低。动物实验运用荧光实时定量RT-PCR测定海马Ca MKⅡ的表达，结果表明发育期大鼠反复惊厥可使Ca MKⅡ的表达下调。结合认知功能的测定结果推测Ca MKⅡ表达下调参与远期认知功能损害的分子机制。此外，癫痫发作后组织IL-1和IL-6表达均有增加，研究发现IL-1 可直接影响海马LTP或神经的发生引起认知功能损害；IL-6则主要通过影响神经突触可塑性引起认知功能损害。

5. 抗癫痫药物对认知损害的作用机制　抗癫痫药物通过降低神经元兴奋性或增强抑制性神经递质的传导作用来控制癫痫发作，与此同时，大脑的注意力、警觉性、记忆力等认知功能也受到了药物影响。但目前抗癫痫药物导致认知功能损害的作用机制尚不明确，可能与其增强了γ-氨基丁酸对神经传导的抑制作用有关。

（二）影响因素

1. 癫痫对认知功能的影响

（1）发病年龄：儿童时期是智力、语言、学习能力和社会技能形成的关键时期，此时大脑功能相对不完善，对外界损害更为敏感。许多研究表明，癫痫发病年龄越小，出现认知障碍的可能性越大；同样病程的患者，起病越早，认知功能损害越严重。

（2）发作部位：对局灶性癫痫而言，特定的认知领域损害可能反映癫痫的发作部位。例如，额叶癫痫可能表现为计划力、执行力受损；枕叶癫痫则与注意力、记忆力相关；颞叶癫痫主要影响记忆力，其中优势半球的颞叶癫痫主要影响语言记忆，而非优势半球的颞叶癫痫主要影响非语言记忆。

（3）类型：不同癫痫发作类型对认知功能影响不同。容易引起认知功能损害的是复杂部分性发作和由部分性发作继发的全身强直阵挛发作，后者更加明显。不同癫痫综合征对认知的影响也不同。与局灶性损害、遗传代谢综合征及神经退行性病变导致的癫痫综合征相比，特发性全面性癫痫综合征（IGEs）患者的认知功能预后较好；伴中央-颞部棘波的良性儿童癫痫是常见的儿童癫痫综合征，多于16岁前自愈，基本不遗留认知障碍；获得性癫痫性失语又称Landau-Kleffner综合征，是一种较少见的儿童癫痫综合征，临床主要表现为获得性语言功能衰退、失语，以听觉失认为特征，多伴有行为和心理障碍，此病多在青春期前后缓解，但容易遗留一定的语言功能缺陷。发作间期的痫样放电虽不易被临床识别，但能通过阻碍神经元的正常活动引起一过性认知功能损害，也能导致神经元紊乱、脑组织持续性损害，产生不可逆性认知障碍。

（4）持续时间及病程：癫痫发作持续时间越长、越频繁，越容易引起认知障碍。癫痫长期控制不佳，脑损伤不断累积，可导致儿童甚至成人不可逆的智力损害。癫痫引起的认知障碍多是一个慢性进行性的过程，病程 1 年内常无明显认知功能减退表现，认知功能减退多在病程的 3～5 年出现，并随时间推移加重。需注意的是，儿童患者的认知功能损害出现相对较早。

2. 抗癫痫药物 抗癫痫药物治疗是最常用的癫痫治疗方法。我们主要根据癫痫发作类型来选择用药，因此常常忽略了不同类型药物对认知功能的影响。

传统的抗癫痫药物对认知功能损害较大，主要表现在反应性、言语流畅性、注意力、警惕性、精神运动、感觉辨别、记忆力等方面。其中以苯二氮䓬类药物最为明显，其次是苯巴比妥类药物，卡马西平、苯妥英钠主要损害注意力，丙戊酸钠对认知的损害最小。

与传统抗癫痫药物相比，新型抗癫痫药物，如奥卡西平、拉莫三嗪、左乙拉西坦、氨己烯酸、非尔氨酯、加巴喷丁等，对认知影响相对较小。其中左乙拉西坦的独特性在于可以部分改善癫痫患者的认知功能及生活质量，而托吡酯和唑尼沙胺对认知功能的损害较重。

3. 手术 癫痫患者药物治疗的复发率约为 30%，对于药物难以控制的癫痫患者，手术切除致痫灶成为癫痫治疗的一种必要手段。手术的类型及部位对认知功能的影响不同，前颞叶切除术是常见的手术方式，对难治性颞叶癫痫疗效较好。部分颞叶切除患者术后认知功能不再下降，甚至出现了认知功能的改善，其机制可能与切除了病灶组织，癫痫发作得到有效控制，从而阻止了认知功能损害，提高了生活质量及心理健康有关。然而，这类患者手术切除的脑组织范围较大，很容易破坏认知功能的完整性，因此术后发生认知障碍的风险也相对较大。而一些新的手术方式，如选择性海马杏仁核切除术、射频海马杏仁核切除术、伽马刀放射外科治疗、立体定向杏仁海马毁损术等，由于缩小了手术切除范围，保留了更多脑组织，术后发生认知障碍的风险也相对较小。植入式手术如迷走神经刺激器植入术，虽然不容易引起认知功能损害，但是对癫痫的疗效相对较差。

4. 癫痫合并抑郁 抑郁症在癫痫患者中的发病率远高于普通人群。控制良好的癫痫患者有 10%～20%合并抑郁，难治性癫痫患者出现抑郁率更是高达 20%～60%。合并抑郁的癫痫患者可以出现注意力、智力、语言、视知觉能力、精神运动速度、记忆力、执行功能等多方面认知功能损害。

5. 其他因素 除以上因素外，患者的受教育水平、心理素质、家庭支持等因素也可以对认知功能有不同程度的影响。

（三）辅助检查

1. 神经心理测验 认知评估是认知障碍诊疗的重要环节，应尽可能对癫痫患者进行相应的认知评估。MMSE 是国内外应用最广泛的认知筛查量表，可以对认知功能进行初筛。MoCA 可用于 MCI 的筛查。癫痫所致认知障碍表现多样，因此除了运用 MMSE、MoCA 等量表对认知功能进行初筛，阳性者还应针对不同认知领域的损害选择标准化测验进行评估。例如，对于有语言记忆损害的患者，可以进行听觉词语学习测验、加州语言学习测验、选择性提醒测验；对于有空间记忆损害的患者，可以选择韦氏记忆量表的视觉再生检测、Rey-Osterrieth 复杂图形测验、简明视觉空间记忆测验、非语言选择性回忆测验；对于命名困难的患者，可以行波士顿命名测验；对于智力下降的患者，可以进行韦氏成人智力测验；对于执行力下降的患者，可以进行威斯康星卡片分类测验、A-B 连线测验、数字广度测验等。

2. 神经电生理检查　脑电图检查可以用于癫痫的诊断及鉴别诊断。事件相关电位是一种特殊的脑诱发电位，它反映了认知过程中大脑的神经电生理变化，P300 潜伏期延长和波幅下降提示患者存在认知功能损害。

3. 影像学检查　脑 MRI 提示脑白质容积缩小、脑脊液增多、弥漫性脑萎缩，多提示认知功能损害，预后不良（图 15-5）。PET、SPECT、fMRI 检查可以通过显示神经元代谢状态间接提示癫痫患者认知功能状况。但上述检查表现缺乏特异性，可以作为评价认知功能损害的参考。

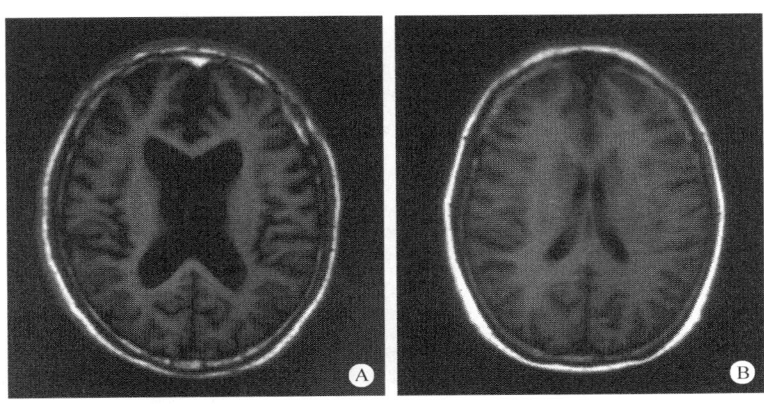

图 15-5　脑 MRI 的比较

A. 认知障碍的癫痫患者：脑白质容积缩小、弥漫性脑萎缩明显；B. 认知正常的癫痫患者

（四）诊断

既往无智能障碍和痴呆家族史，无明确引起认知障碍的其他相关因素，在明确的癫痫发作基础上出现的认知障碍，应当考虑癫痫相关认知障碍。

（五）预防与康复

认知障碍是癫痫患者远期预后不良的重要因素，防止或减少其发生是癫痫综合治疗不可缺少的部分。

1. 优化控制癫痫及发作间期痫样放电　控制良好的癫痫可以减少脑组织的损害，有助于维持认知功能的稳定。约 90%的癫痫患者在脑电图上可以观察到发作间期痫样放电，这类亚临床的大脑异常放电，也可以引起认知短暂或持久的负面损害。使用抗癫痫药如拉莫三嗪、左乙拉西坦、丙戊酸钠、托吡酯等抑制发作间期痫样放电，可以改善认知功能，但在使用时需权衡其认知功能损害的不良反应。

2. 合理选择抗癫痫药物　癫痫患者药物治疗的目标是控制癫痫发作的同时尽量减小其不良反应的产生。认知损害作为抗癫痫药普遍存在的不良反应，其选择与使用需考虑对患者认知功能的影响。除托吡酯和唑尼沙胺以外的新型抗癫痫药物较传统药物对认知功能损害较小。尤其是左乙拉西坦，它可以部分改善癫痫患者的认知功能和生活质量，适用于癫痫合并认知障碍患者，但在使用时需注意其对情绪的消极影响。苯妥英钠、苯巴比妥等药物可通过引起叶酸缺乏导致认知损害，因此在使用时可以适量补充叶酸。在无法调整药物类型的情况下，保证疗效的同时尽量减少药物剂量、单一用药，保持较低的血药浓度，也可以降低对认知功能的损害。

3. 合理选择手术　颞叶切除术后患者发生认知功能损害的风险较高，因此我们在手术过程中，可以通过减少切除功能区组织或者选择其他的手术方式来减少对认知功能的损害。这就要求术前严格评估，寻找致痫灶，正确定位，减少不必要的脑组织损害。

4. 抑郁管理　情绪的改善与认知功能的改善相关，及早发现抑郁情绪并给予相应治疗十分关键。抑郁及癫痫共病管理的首要措施是尽量减少甚至消除医源性影响。对合并抑郁患者，应当避免使用对情绪有消极影响的抗癫痫药物，如扑米酮、苯巴比妥、托吡酯、氨己烯酸、噻加宾、非尔氨脂、加巴喷丁、左乙拉西坦和唑尼沙胺；尽量选择利于情绪稳定的药物，如卡马西平、拉莫三嗪、丙戊酸钠，或者选择可以改善情绪的药物，如卢非酰胺、拉科酰胺、依佐加滨、吡仑帕奈和氯巴占。当患者合并重度抑郁、持续性抑郁或发作间期焦虑障碍时，均应及时采取抗抑郁治疗。选择性 5-羟色胺再摄取抑制剂（SSRI）是成人及儿童的一线用药，其中以西酞普兰和艾司西酞普兰为代表。有严重不良反应的抗抑郁药物很罕见，但由于安非他酮、马普替林、氯米帕明和阿莫沙平这些药物有潜在的加重癫痫的风险，应当避免使用。对于有双向情感障碍、精神病症状、自杀观念或难治性抑郁症状的患者，建议寻求精神科专科医生的帮助。治疗的目标是抑郁症状彻底消失，任何抑郁症的残余症状都会增加抑郁症复发风险。而对于癫痫发作期的抑郁，控制癫痫发作可能是其唯一的治疗方法。然而，许多癫痫患者的抑郁症状仍未得到充分治疗，这可能与缺乏专业人员的筛检、非典型症状难以诊断、混杂药物不良反应影响等因素有关。

5. 认知康复　康复训练对减轻症状及延缓疾病进展有重要作用，常用的康复方案是再训练法和代偿法。再训练法通过为患者制订训练计划，进行反复训练从而加深薄弱的行为模式。而代偿法则避开认知缺失部分，以损害较轻或正常的功能代替损伤功能，从而改善或补偿认知缺陷。如针对记忆缺陷者可借助外部辅助工具如笔记本、录音机、手表、计时器，通过调动自身因素如复述、视意象、首次记忆术，来进行记忆训练。

认知康复是一个缓慢的过程，应针对不同患者的认知缺陷制订个性化的康复方案。由于我国目前基础医疗体系不尽完善，过重的医疗负担导致医生无法为每一位认知障碍患者提供专门的康复训练，因此家庭的帮助十分重要。医生根据患者认知功能损害的具体情况制订个性化认知康复方案，由家属来执行日常训练的监督，共同协作，是理想化的认知康复手段。这就要求康复方案的制订要结合患者兴趣，具体化、操作性强，从而提高患者的依从性，促进认知的康复，提高患者生活质量，减轻家庭、社会负担。

（张爱迪　李小凤）

第 5 节　系统性疾病与痴呆

随着人口老龄化速度的加快，老年期痴呆患病率总体呈上升趋势，老年期痴呆的患者也越来越多，同时老年人系统性疾病的患病率也大大增加。

认知障碍与全身多系统疾病关系密切且机制复杂，除了年龄、性别、教育等人文因素外，慢性疾病如心脑血管疾病、肾功能不全和代谢性疾病等均对认知功能的水平和变化产生影响。系统性疾病可导致认知功能减退，加速轻度认知损害（MCI）进展为痴呆，认识并加强对影响认知功能的系统性疾病的相关研究，对改善认知障碍患者的生活质量有重要意义。系统性疾病所引起的痴呆是可以治疗和预防的，作为临床医生要做到早发现、早预防、早治疗，选择合适的神经心理学评估工具早期筛查认知障碍非常重要，对系统性疾病患者进行有效的病因治疗及综合管理可能有助于预防认知障碍的发生和进展。

一、尿毒症与痴呆

肾脏是重要的排泄和代谢器官，肾衰竭时，一些神经毒素排出减少或不能排出而在体内蓄积引起水、电解质、酸碱平衡紊乱时，可导致脑功能代谢紊乱，引起一系列神经症状及认知功能减退。尿毒症脑病是一种急性或慢性脑病综合征，发生在急性肾衰竭或慢性肾衰竭患者，主要特点是认知（注意力、脑力工作及记忆困难）、神经肌肉（肌阵挛、扑翼样震颤、呃逆、易疲劳）、躯体感觉（幻觉、妄想、性欲下降、睡眠差）或自主神经功能（低体温等）异常，具有发病隐匿、病情危重、死亡率高等特点。

（一）病因与发病机制

尿毒症患者认知障碍的发病机制尚未明确，目前倾向认为与多种因素有关，主要原因可能包括以下几方面：

1. 毒素潴留中毒　在肾功能不全的失代偿期，特别是尿毒症期，中小分子毒物（如尿素、肌酐、肌酸和吲哚酸等）排出速度减慢及排出量减少，这些毒物在体内蓄积，抑制了参与脑细胞正常代谢活动的酶系统，使细胞不能维持正常代谢功能；同时血-脑屏障破坏，脑组织通透性增加，毒素大量进入脑内蓄积，最终导致神经元变性，出现相应脑功能障碍。

2. 电解质紊乱　慢性肾衰竭常伴血钠和血浆渗透压降低，产生脑水肿，24 小时血钠低于 125mmol/L 时，即产生明显脑功能障碍；临床上当血钾大于 6.5mmol/L 时，脑水肿昏迷加重；又因脑细胞缺氧时损伤细胞膜，此损伤对神经元尤为明显，低钙时增加了神经肌肉的应激性，也使甲状腺素升高，目前已证实甲状旁腺素可引起神经精神症状。

3. 认知状态可能与血红蛋白水平相关　慢性肾衰竭（chronic renal failure，CRF）因促红细胞生成素合成减少可致正细胞正色素性贫血。有研究认为，CRF 晚期患者肾脏促红细胞生成素生成减少和红细胞生成抑制因子增多，导致严重贫血，加重了 CRF 患者认知障碍。

4. 微量元素的缺乏　微量元素可能与尿毒症脑病的发生有关，铝（Al）、砷（As）、镁（Mg）、铬（Cr）、锰（Mn）、硒（Se）等的缺乏或增高，不同程度地影响到尿毒症脑病患者外周或中枢神经系统的功能。

5. 急性脑血管意外　CRF 患者存在血小板功能异常、凝血机制及脂类代谢紊乱、血压升高，易出现动脉粥样硬化而诱发脑梗死或脑出血等，从而引起相应的神经系统症状。

6. 药物不良反应　CRF 患者机体抵抗力差，易并发感染及出现各种并发症而增加用药，部分药物主要经肾脏代谢且有肾毒性，故而增加肾脏代谢负荷。有病例报道，头孢吡肟可致抗生素脑病。头孢吡肟等抗生素可在尿毒症患者体内积蓄而导致神经、精神异常，临床表现多种多样，而最早、最显著的表现是躁动或四肢不自主颤抖，但大多数患者没有定位体征。

7. 失衡综合征　是一组非特异性神经系统症状的总称，可表现为无力、头痛、恶心、呕吐，甚至昏迷和全身抽搐等一系列症状，其原因是透析时尿素等物质降低过快，导致细胞内、外液间渗透压失衡，引起颅内压增加和脑水肿。

8. 心理、社会及应激因素　患者的神经、精神症状也可由沉重的精神、心理压力所引起，如死亡威胁、被迫治疗、生活限制、经济困难等。

（二）病理

本病病理改变无特异性，急性者可产生皮质神经元及胶质细胞损害；慢性者可导致局灶性血管周围坏死、胶质结节形成及白质脱髓鞘。肉眼可见脑水肿，脑组织呈弥漫性退行性变化。镜下可见神经元固缩、皱缩或细胞减少，局限性血管周围坏死，胶质细胞增生，并形成小胶质结节，白质片状脱髓鞘。

（三）临床表现

尿毒症患者易出现认知障碍，其严重程度与肾小球滤过率呈正相关（表 15-2），其中高龄、女性、受教育不足、合并高血压、肾小球滤过率低下是尿毒症患者认知障碍的独立危险因素（表 15-3），临床上应对高危患者给予密切关注。慢性肾衰竭所致认知障碍的患者，容易出现注意力不集中、表情淡漠或易激惹、易怒、记忆力减退、警觉力下降、定向力减退、反应迟钝、思维迟缓、工作效率减低等症状，并随肾功能减退而加重。重症者出现精神错乱、幻听、幻视和妄想；还可有扑翼样震颤、肌阵挛、偏瘫、失语、癫痫发作、共济失调、不定期性黑蒙，腱反射亢进或减弱、脑膜刺激征及锥体束征阳性，最终出现去皮质或去大脑强直状态及昏迷。认知功能下降不但可以影响患者的心理情绪、营养状态、免疫功能及治疗依从性，甚至还影响到患者的疗效、转归、预后和生活质量。

表 15-2　肾小球滤过率与认知功能相关性分析

因素	r	P
即刻记忆	0.398	0.031
注意力与计算力	0.467	0.023
延迟记忆	0.523	0.014
MMSE 总分	0.445	0.025

表 15-3　影响尿毒症患者认知功能的多因素 Logistic 回归分析

因素	b	S_b	Wald χ^2	P	OR	95%CI	
						下限	上限
年龄≥70 岁	0.661	0.32	4.725	0.039	1.937	1.035	3.625
女性	0.68	0.261	6.8	0.009	1.974	1.046	3.291
受教育年限	0.782	0.322	5.902	0.015	2.185	1.163	4.105
合并高血压	0.685	0.327	4.4	0.036	1.984	1.046	3.763
肾小球滤过率	1.047	0.462	5.146	0.023	2.849	1.153	7.040

（四）实验室检查

肾小球滤过率低于正常值的10%以下，血钠、钾、磷升高，血钙降低。脑脊液压力轻度升高，蛋白增多为 320～1080mg/L，10%～15%患者的淋巴细胞增多，一般为 10 个/ml 左右，少数可多达 200～600 个/ml。脑电图表现为弥漫性慢波发放，当血尿素氮＞21.4mmol/L，主要表现为 α 节律失调，α 波变慢或解体，并出现阵发性慢波活动或广泛 β 活动；当血尿素氮＞53.6mmol/L 时，在慢波基础上出现棘波或 δ 波，亦可见三相波。P300 检查是早期诊断中枢神经系统受累的敏感指标，潜伏期延长为主要异常表现。头颅 CT 及 MRI 显示脑室扩大，脑沟加深、增宽。

（五）诊断

结合肾脏病史，在进行性 CRF 基础上出现注意力不集中、疲倦乏力、寡言少动和反应迟钝等症状，并伴有扑翼样震颤或痉挛发作等体征等，排除其他病因，可考虑本病。慢性肾功能不全患者虽未发生明显的脑病，但早期即可出现认知水平的降低。临床医生应重视早期神经精神症状的非特异表现，亦可对患者进行认知状态的筛查，及时发现，并予规律的透析治疗，同时透析期间监测血液学指标。

国内对于尿毒症认知障碍的评估大多采用蒙特利尔认知量表、简明精神状态量表、韦氏成人智力量表，以及电生理技术如 EEG、感觉激发电位（SEP）、认知事件相关电位（ERPs）等一系列神经生理测验。神经心理学测量在头颅 CT 及 MRI 诞生之前曾作为脑损害定位、定性诊断的重要依据，但随着先进的辅助诊断设备在临床的广泛应用，其重要性逐渐减退，但对患者认知障碍特点及智力、情绪等方面的障碍评估仍是临床影像学所不能代替的。

（六）尿毒症相关认知障碍的治疗

相关文献报道的关于治疗认知障碍的药物和方法较多，就尿毒症患者而言，有下述疗法可供选择：

1. 透析治疗　因为血液透析最初阶段可快速清除血液中的小分子毒素和酸性产物，但脑组织里由于受血-脑屏障的阻隔作用，脑脊液及脑组织中小分子毒素和酸性产物弥散相对缓慢，体循环和脑组织间的渗透压及 pH 梯度增大，促使血液中的水分向脑组织渗透转移或颅内酸中毒明显，导致脑水肿、颅内压增高和脑细胞酸中毒，加重尿毒症的神经精神症状，可能发生短暂性低血压、电解质和脑组织含水量的波动，导致细微脑损伤，加重透析失衡和急性脑功能障碍。而高通量透析、腹膜透析在清除小分子毒素的同时对有时间依赖性的中分子溶质的清除优于普通血液透析，故可持续改善维持性透析患者的认知功能。

2. 药物治疗　肾性贫血为认知障碍发生的重要原因。促红细胞生成素治疗能改善尿毒症患者贫血，在透析治疗的基础上应用，不但可减少尿毒症毒素浓度，而且还可减少其对红细胞的损害和对分泌的抑制作用，对减轻患者中枢及外周神经症状有较好的疗效。

3. 对症支持　限水、钠入量，优质低蛋白饮食，纠正水、电解质异常及酸碱平衡紊乱等。

4. 改善认知功能　药物及认知行为疗法等。

（罗涵予　李小凤）

二、肝性脑病与痴呆

肝性脑病（hepatic encephalopathy，HE）是由于严重肝病或门-体分流引起的、以代谢紊乱为基础、中枢神经系统功能失调的综合征，临床表现轻者可仅有轻微的智力减退，严重者出现意识障碍、行为失常和昏迷。

（一）病因和发病机制

大部分肝性脑病由肝硬化引起，另包括重症肝炎、暴发型肝衰竭、门体分流术后、原发性肝癌、严重胆道感染、妊娠期急性脂肪肝、慢性药物性肝病、肝豆状核变性等。常见诱因：消化道出血、大量排钾利尿、尿毒症、大量放腹水、高蛋白饮食、感染、手术、过量镇静催眠及麻醉药品、便秘等。

肝性脑病发病机制不清，可能有多种因素综合作用：

1. 氨中毒　氨代谢紊乱引起氨中毒是肝性脑病，特别是门体分流性肝性脑病的重要发病机制。游离的氨有毒性，且易透过血-脑屏障，其对脑功能有多方面的影响。

（1）干扰脑细胞三羧酸循环，使大脑细胞能量供应不足。

（2）增加脑对中性氨基酸如酪氨酸、苯丙氨酸、色氨酸的摄取，其对脑功能具有抑制作用。

（3）脑星形胶质细胞含有谷氨酰胺合成酶，当脑内氨浓度升高，谷氨酰胺合成增加。谷氨酰胺是很强的细胞内渗透剂，其增加不仅导致星形胶质细胞瘤，也使神经元水肿，是肝性脑病时脑水肿发生的重要原因。

（4）氨还可直接干扰神经元的电活动。

2. 神经递质变化

（1）γ-氨基丁酸/苯二氮䓬（GABA/BZ）神经递质：大脑神经元表面 GABA/BZ 受体与巴比妥受体紧密相连，组成复合体，共同调节氯离子通道。复合体中任何受体被激活均可促使氯离子内流而是神经传导被抑制。弥漫入脑的氨可上调脑星形胶质细胞 BZ 受体表达，引发肝性脑病。

（2）假性神经递质：食物中芳香族氨基酸（酪氨酸、苯丙氨酸等）经肠道脱羧酶作用转变为酪胺、苯乙胺，肝脏对前两者清除障碍入脑后，在脑内经 β-羟化酶作用形成 β-羟酪胺和苯乙醇胺，其与去甲肾上腺素类似，但不能传导冲动或作用微弱，从而拮抗正常神经传导。

（3）色氨酸：色氨酸与白蛋白结合后不易透过血-脑屏障，但肝病时白蛋白合成减少，游离色氨酸增多并可透过血-脑屏障，在大脑代谢生成 5-羟色胺及 5-羟吲哚乙酸，两者均为抑制性神经递质，参与肝性脑病发生。

（二）病理

本病急性者大脑主要表现为弥漫性神经元坏死，胞体肿胀，尼氏体消失，核浓缩或溶解，可有胶质细胞增生。慢性者多为弥漫性神经元变性坏死，皮质和髓质出现腔隙状态。镜下有神经元及髓鞘变性，可出现 AlzheimerⅡ型星形细胞增生，大脑皮质变薄，神经元和神经纤维消失，部分细胞内可见核内包涵体，大脑皮质深层有片状坏死。

（三）临床表现

本病主要表现为高级神经中枢功能紊乱（如性格改变、智力下降、行为失常、意识障碍等）和反射异常（如扑翼样震颤、肌阵挛、反射亢进和病理反射等），依据意识障碍程度、神经系统及脑电图改变，将肝性脑病分为 5 期（0 期：潜伏期；1 期：前驱期；2 期：昏迷前期；3 期：昏睡期；4 期：昏迷期），各期临床表现均可出现智力减退、精神行为异常。智力降低、行为异常、人格改变等主要表现在前驱期及昏迷前期。

早期有轻度的性格改变，如欣快易怒或淡漠少言，语速缓并注意力不集中或漫不经心；有行为举止异常，睡眠节律改变（白天嗜睡、夜间兴奋）；继之出现智能减退，计算力及逻辑思维能力明显减退，空间结构功能障碍；随病情进展，逐渐出现时间、地点及人物定向障碍，甚至出现躁动不安、幻觉、精神错乱等精神症状。其他相关伴随症状、体征有扑翼样震颤、肌张力增高、病理征阳性、共济失调等。

附：亚临床肝性脑病与认知障碍

亚临床肝性脑病（minimal hepatic encephalopathy，mHE）定义为一些肝硬化患者，其临床表现、常规的精神和神经功能检查正常，但心理学测验或诱发电位检查异常。mHE 可引起认知障碍已逐步被认识。Giflin 等报道 mHE 在肝硬化患者中的发生率为 60%～70%，而 Schomerus 等报道 mHE 在肝硬化患者中发病率为 30%～84%，这些差异可能与缺乏统一的诊断标准及所研究的对象不同等有关。

（四）辅助检查

1. 肝功能　包括肝脏合成功能、肝酶、胆红素代谢等。

2. 血氨　肝硬化及门体分流肝性脑病者多有血氨升高，动脉血氨升高较静脉血氨升高更有意义。

3. 血浆氨基酸　正常人血中支链氨基酸/芳香族氨基酸比值＞3，门体分流者比值＜1。

4. 脑电图　典型改变为节律减慢，出现普遍性每秒 4～7 次 θ 波，也可见三相波。

5. 诱发电位　为大脑皮质或皮质下接收到由各种感觉器官接受的信息产生的电位，有别于自发电位。目前该检查主要用于轻微肝性脑病的诊断和研究。

6. 心理智能测验　数字连接试验、数字符号试验、数字加减等，简单易行，但易受年龄及教育程度影响。

7. 影像学检查　急性肝性脑病可见脑水肿；慢性者可见脑萎缩，需注意与其他颅脑疾病鉴别。

（五）诊断

简易智能测试对肝性脑病早期诊断有重要意义，亚临床肝性脑病患者可无任何脑病的临床表现和体征异常，但智力测试可表现出异常。根据肝病史，伴有神经、精神症状、扑翼样震颤、腱反射亢进或锥体束征阳性；以及肝功能损害及紊乱、血氨升高、血氨基酸谱异常、智能检查异常等可明确诊断。事件相关电位 P300 检测可发现潜伏期及波幅异常。轻微肝性脑病患者静息态功能磁共振成像（rs-fMRI）显示扣带回与双侧海马之间功能连接分数可有减低现象，轻微型肝性脑病患者后扣带回与海马间连接分数与其数字-符号试验、数字连接试验-A 评分均显著相关，可为临床评估提供一些影像学参考意见，但因价格昂贵，目前多用于科学研究。

（六）治疗

1. 去除诱因 如低钾、碱中毒、消化道出血、过量镇静安眠药、感染等。

2. 营养支持治疗 保持正氮平衡。急性起病者数日内禁食蛋白质（1～2 期肝性脑病者控制在 20g/d 以内），神志清楚后从 20g/d 开始逐渐加至 1g/（kg · d）。补充以支链氨基酸为主的混合氨基酸，可以抑制体内蛋白的分解代谢。

3. 减少肠道氨生成与吸收、促进氨代谢 清洁肠道、乳果糖、抗生素、肠道微生态制剂、*L*-鸟氨酸-*L*-天冬氨酸、谷氨酸钠、精氨酸等。

4. 调节神经递质 GABA/BZ 受体拮抗剂如氟马西尼，静脉给药耐受良好；减少或拮抗假性神经递质，如支链氨基酸制剂、左旋多巴、溴隐亭等。

5. 纳诺酮 作为阿片受体拮抗剂，可降低脑内 β-内啡肽水平，对肝昏迷起治疗作用。

6. 肝移植 为最有效治疗方法，顽固性肝性脑病为其适应证。

7. 其他 冰帽可以改善显著肝性脑病患者意识恢复后的认知功能损害。治疗性低体温（32～35℃）为一种切实有效的脑保护治疗措施，目前已经用于急性肝衰竭、缺血缺氧性脑病、严重颅脑外伤等。

（罗涵予　李小凤）

参考文献

安晓芳，吕波，郭娜，等. 2002. 脑动脉瘤术后康复评价和治疗. 中国临床康复，10（4）：1398-1399.

陈国强. 2016. 特发性正常压力脑积水-可逆转的痴呆. 保健医苑，4：18-20.

陈美丽，白宇. 2012. 癫痫与认知功能关系的研究进展. 中国康复理论与实践，18（4）：341-343.

陈忠平，魏大年. 2009. 脑胶质瘤相关认知功能障碍的研究进展. 中国神经精神疾病杂志，35（6）：379-381.

董伟，许科闻，徐世文. 2005. rHuEPO 治疗对尿毒症维持性血液透析患者认知功能的影响. 江西医药，40（9）：507-509.

方峰. 2015. 特发性正常压力脑积水的认知功能研究进展. 神经疾病与精神卫生，15（6）：581-584.

方凌凌，贾桂军，王崧权，等. 2015. 垂体腺瘤患者认知功能障碍的研究现状，中华神经外科杂志，31（8）：854-855.

方鹏飞. 2016. 老年人特发性正常压力脑积水的临床研究. 中国实用医刊，43（8）：28-29.

高燕琴，高雪芹. 2012. 门冬氨酸鸟氨酸联合纳洛酮治疗肝性脑病疗效观察.中国实用神经疾病杂志，15：77-78.

葛朝明，李玲，蔡宏斌，等. 2009. BPRS、HDS、BI 测定对高压氧治疗脑外伤后精神、智能障碍的疗效评估. 中国康复医学杂志，24（4）：368-369.

郭韬，张波，武江，等. 2016. 药物难治性额叶、颞叶癫痫患者认知功能评估及影响因素对照分析. 中华神经医学杂志，15（10）：1004-1010.

郭章，康德智. 2009. 创伤性脑损伤后认知障碍发生机制的研究进展. 中华神经医学杂志，8（6）：637-639.

贾建平. 2008. 临床痴呆病学. 北京：北京大学医学出版社，363-374.

李莉，孙世澜. 2000. 尿毒症性脑病与透析性脑病的诊断和治疗体会. 内科急危重病杂志，4（6）：220.

李鸣，詹怀义，叶建平. 2007. 多奈哌齐对老年患者外伤性痴呆的治疗作用. 医学临床研究，（2）：199-201.

李晓鹤. 2014. 特发性正常压力脑积水患者的认知功能状况研究.中国实用神经疾病杂志，17（5）：13-15.

李雪斌，王洁，林栩. 2009. 腹膜透析、血液透析对维持性透析患者事件相关电位 P300 的影响. 右江医学，37（5）：518-520.

李玉芳，张绍仁，牛锋，等. 2016. 高压氧对创伤性脑损伤后认知功能障碍的保护作用. 中国老年学，36（4）：923-925.

李治纲，周东. 2009. 对动脉瘤性蛛网膜下腔出血认知功能损害的评定与处理. 中华神经外科杂志，25（1）：92-94.

利维，摩根，布朗. 2006. 牛津临床透析手册. 北京：人民卫生出版社，359.

梁玉梅，包映晖，江基尧. 2012. 重视特发性正常压力脑积水的规范化诊治. 中国微侵袭神经外科杂志，17（1）：1-4.
刘斌，冯毅，陈峥立，等. 2009. 多奈哌齐治疗脑外伤后痴呆疗效观察. 中华神经医学杂志，8（2）：197-198.
刘彩燕，高晶，毛晨晖，等. 2016. 正常压力脑积水病人的运动障碍及认知功能障碍在脑脊液放液试验前后的对比研究. 中华神经科杂志，49（2）：1-5.
刘翠萍，余祖江. 2011. 全程门冬氨酸鸟氨酸治疗延缓乙型肝炎病毒相关慢加急性肝衰竭的进展. 中华肝脏病杂志，19：63-64.
刘恩合. 2014. 高压氧治疗脑外伤性精神障碍 35 例疗效分析. 海南医学，25（5）：716-718.
刘璐，周农. 2013. 癫痫对认知功能影响的研究. 中华临床医师杂志，7（14）：6554-6556.
梅晶，李惠允. 2016. 癫痫患者认知功能障碍及其影响因素相关性分析. 疑难病杂志，15（5）：445-448.
倪宏，姜玉武，丁美丽，等. 2009. 幼年大鼠青霉素点燃后慢性认知功能缺陷的分子机制研究. 生物化学与生物物理进展，36：480-490.
彭宇明，张炜，周晓莉，等. 2014. 利多卡因对幕上肿瘤患者术后认知功能障碍的影响. 国际麻醉学与复苏杂志，35(6)：486-490.
沈宁阳，2009. 尿毒症患者合并神经系统症状临床分析. 国医药导报，6（14）：150-151.
盛吉芳. 2004. 肝性脑病的治疗.中华肝脏病杂志，12（5）：306-307.
石虹. 2008. 肝性脑病的临床表现与诊断. 肝脏，5（13）：421-423.
舒凯，席桂发，牛洪泉，等. 2005. 奥拉西坦胶囊治疗颅脑外伤的临床评价. 中华神经医学杂志，（5）：474-476.
孙艳玲，刘化冰，王海虹，等. 2008. 深度加工标引的中国药物专利数据库. 中国医药导刊，10（1）：22-24，26.
索朗央宗. 2009. 促智药奥拉西坦临床应用综述. 西藏科技，（8）：46-47.
王东臣，邢涛，祝子鹏. 2012. 脑痴呆的临床治疗. 北京：人民军医出版社.
王红，郑淑蓓. 2007. 慢性肾功能不全对患者认知功能的影响. 现代中西医结合杂志，16（21）：2976-2978.
王惠琪，王成军. 2011. 临床下脑电图痫样放电的临床意义. 癫痫与神经电生理学杂志，20：238-240.
王洁，李雪斌，林栩. 2009. 不同透析方式对维持性透析患者认知功能及 P300 的动态影响. 临床荟萃，24（8）：708-709.
王娟，谢南姿，沈艺，等. 2013. 头孢吡肟致老年痴呆尿毒症患者抗生素性脑病 1 例.中华老年多器官疾病杂志，（11）：853-854.
王立鹏，陈晓，高峻. 2011. 肝性脑病中氧化应激参与氨中毒的研究进展. 国际消化病杂志，31：95-96.
王鲁宁，朱明伟，桂秋萍，等. 2003. 383 例老年人尸检资料中痴呆的病因分析. 中华内科杂志，30：699-700.
王文，王汉民. 2002. 应对方式和社会支持对行血液透析治疗的终末期肾病患者心理状况的影响. 中国临床康复，6（9）：1297-1298.
王兴盛，何燕，刘光明. 2016. 不同肾功能损伤患者认知功能差异性分析. 中国现代医学杂志，26（23）：132-135.
王秀利，唐洪丽. 2011. 癫痫持续状态对发育期大鼠认知功能的影响及 cAMP/PKA 信号通路所起作用. 中华神经医学杂志，7：658-662.
王学峰，沈鼎烈. 2007. 临床癫痫学. 上海：上海科学技术出版社，29-53.
王艳云. 2005. 癫痫患者的相关心理认知问题. 中国临床康复，9（16）：138-140.
王宇明. 2004. 肝性脑病的定义、命名和诊断. 中华肝病杂志，12（5）：305-306.
王忠诚. 2015. 王忠诚神经外科学. 2 版. 武汉：湖北科学技术出版社.
韦善学. 2012. 纳洛酮治疗慢性肝性脑病疗效观察.实用心脑肺血管病杂志，20：1180.
吴媛，谭炜，梁秀梅，等. 2016. 轻微型肝性脑病患者后扣带回与双侧海马间功能连接静息态功能 MRI 研究.放射学实践，31（4）：342-345.
辛小娟，袁喆，黄文祥，等. 2006. 国产与进口头孢吡肟治疗下呼吸道细菌性感染 120 例疗效与安全性. 中国新药与临床杂志，25（5）：339-342.
徐珏，龚智峰. 2012. 尿毒症患者认知功能障碍的研究进展. 中国医药导报，9（9）：11-12.
杨敏，张晓琴. 2004. 抗癫痫药物对认知功能的影响.国际神经病学神经外科学杂志，31（6）：536-539.
姚晓娟，毓青. 2014. 颞叶癫痫患者执行功能损害及其与 P300 的相关性分析. 中华医学杂志，94（7）：521-524.
于欢，洪震. 2004. 癫痫患者的认知功能障碍. 中国临床康复，8（22）：4586-4588.
岳红红，王汉民，苗丹民，等. 2004. 治疗方案对慢性肾功能衰竭患者认知功能的关系. 中国临床康复，8（21）：4152-4153.
詹天翔. 2015. 脑外伤与阿尔茨海默病关系的 Meta 分析. 杭州：浙江大学.
张银玲，皇甫恩，侯芳. 2002. 脑肿瘤患者认知功能障碍的初步研究. 中国临床心理学杂志，2（10）：88-90.
赵子艾，周元国. 2014. Tau 蛋白过度磷酸化的致病机制及其在创伤性脑损伤中的作用. 生理科学进展，（3）：213-216.
中华医学会神经外科学分会，中华医学会神经病学分会，中国神经外科重症协作组. 2016. 中国特发性正常压力脑积水诊治专家共识（2016）.中国医学杂，96（21）：1635-1638.

周建东，郑金龙. 2010. 脑语言区附近胶质瘤术后认知功能障碍的临床和 fMRI 研究. 天津医学，38（5）：366-368.

周秀荣. 2013. 早期综合智能激发干预对外伤性痴呆患者康复的影响. 齐鲁护理杂志，19（10）：15-17.

朱遂强，唐敏，罗利俊，等. 2003. 癫痫患者的认知功能状况及其影响因素分析. 中华物理医学与康复杂志，25（4）：226-228.

祝海平，般昊，孔刚，等. 2017. 正常压力脑积水 34 例临床分析. 江苏医药，43（2）：141-142.

Adachi M, Kawanami T, Ohsima F, et al. 2006. Upper midbrain profile sign and cingulate sulcus sign: MRI findings on saggital images in idiopathic normal pressure hudroephalus, Alzheimer's disease, and progressive supranuclearpalsy. Radiat Med, 24(8): 568-572.

Agre P. 2004. Aquaporin water channels. Biosci Rep，24：127-163.

Agre P, Nielse S, Ottersen OP. 2004. Toward a molecular understanding of water homeostasis in the brain. Neuroscience, 129: 849-850.

Ahmed S，Venigalla H，Mekala H M，et al. 2017. Traumatic brain injury and neuropsychiatric complications. Indian Journal of Psychological Medicine，39（2）：114-121.

Albensi B C，Janigro D. 2003. Traumatic brain injury and its effects on synaptic plasticity. Brain Injury，17（8）：653.

Atallah V，Gariel F，Gillon P，et al. 2015. Radiotherapy for gliomas in adults：what are the stakes of the follow-up? Cancer Radiother，19（6/7）：603-609.

Barnes D E, Kaup A, Kirby K A, et al. 2011. Traumatic brain injury and risk of dementia in older veterans. Neurology, 7(4): 312-319.

Beems T，Simons K S，ran Geel W J，et al. 2003. Serum and CSF-Concentrations of brain specific protein in hydrocephalus. Acta Neurochir（Wien），145：37-43.

Berga A T，Caplan R，Hesdorffer D C. 2001. Psychiatric and neurodevelopmental disorders in childhood-onset epilepsy. Epilepsy Behav，20：550–555.

Blumenfeld H，Varghese G I，Purcaro M J，et al. 2009. Cortical and subcortical networks in human secondarily generalized tonicclonic seizures. Brain，132（4）：999-1012.

Brean A，Eide P K. 2008. Prevalence of probable idiopathic normal pressure hydrocephalus in a Norwegian popolation. Acta neurologica Scandinavica，118（1）：48-53.

Breuer L E M，Grevers E，Boon P，et al. 2017. Cognitive deterioration in adult epilepsy：clinical characteristics of "Accelerated cognitive ageing". Acta Neurol Scand，136（1）：47-53.

Chen Z Y，Liu C R，Zhang J，et al. 2017. Cerebrospinal fluid Aβ42，t-tau，and p-tau levels in the differential diagnosis of idiopathic normal-pressure hydrocephalus：a systematic review and meta-analysis. Fluid and Barriers of the CNS，14（13）：1-13.

Dabbs K，Jones J，Seidenberg M，et al. 2009. Neuroanatomical correlates of cognitive phenotypes in temporal lobe epilepsy. Epilepsy Behav，15：445-451.

de Groot M，Douw L，Sizoo E M，et al. 2013. Levetiracetam improvs verbal memory in high-grade glioma patients. Neuro Oncol，15（2）：216-223.

Dodrill C B. 2004. Neuropsychological effects of seizures. Epilepsy Behav，5：21-24.

Ek L，Almkvist O，Wibery M K，et al. 2010. Early cognitive impairment in a subset of patients with presumed low-grade glioma.Neurocase，16（6）：501-511.

Engel T, Alves M, Sheedy C, et al. 2015. ATP ergic signalling during seizures and epilepsy. Neuropharmacology, (15): 30165-30169.

Gao F, Liu F, Chen Z, et al. 2014. Hydrocephalus after intraventricular hemorrhage the role of thrombin, J Cereb Blood Flow Metab, 34：489-494.

Gardner R C，Burke J F，Nettiksimmons J，et al. 2014. Dementia risk after traumatic brain injury vs nonbrain trauma：the role of age and severity. Jama Neurology，71（12）：1490.

Gavett B E，Stern R A，Cantu R C，et al. 2010. Mild traumatic brain injury：a risk factor for neurodegeneration. Alzheimers Research & Therapy，2（3）：18.

Golz L，Ruppert F H，Meier U，et al. 2014. Outcome of modern shunt therapy in patients with idiopathic normal pressure hydrocephalus 6 years postoperatively. J Neurosurg，121（4）：771-775.

Hartman R E，Laurer H，Longhi L，et al. 2002. Apolipoprotein E4 influences amyloid deposition but not cell loss after traumatic brain injury in a mouse model of Alzheimer's disease. Journal of Neuroscience the Official Journal of the Society for Neuroscience，22（23）：10083.

Hashimoto M，Ishikawa M，Mori E，et al. 2010. Diagnosis of idiopathic normal prssure hydrocephalus id surpported by MRI-based scheme：a prospective cohort study. Cerebrospinal Fluid Res，31：7-18.

Helmstaedter C，Witt J A. 2012. Clinical neuropsychology in epilepsy：theoretical and practical issues. Handbook of Clinical Neurology，107：437-459.

Hermann B，Seidenberg M，Bell B，et al. 2002. The neurodevelopmental impact of childhood-onset temporal lobe epilepsy on brain structure and function. Epilepsia，43：1062-1071.

Iseki C，Kawanami T，Nagasawa H，et al. 2009. Asymptomatic ventriculomegaly with features of idiopathic normal pressure hydrocephalus on MRI（AVIM） in the elderly：a prospective study in a Japanese population. Journal of the Neurological Sciences，277（1-2）：54-57.

Iseki C，Takahashi Y. 2014. Incidence of idiopathic normal pressure hydrocephalus（iNPH）：A 10-year follow-up study of a rural community in Japan. Joural of the Neurological Sciences，339：108-112.

Ishii K，Kanda T，Harada A，et al. 2008. Clinical impact of the callosal angle in the diagnosis of idiopathic normal pressure hydrocephalus. Eur Radiol，18（11）：2678-2683.

Ishikawa M，Hashimoto M，Mori E，et al. 2012. The value of the cerecrospinal fluid tap test for predicting shunt effectiveness in idiopathic normal pressure hydrocephalus. Fliuds Barriers CNS，9（1）：1-6.

Jaraj D，Agerskoo S. 2016. Vascular factors in suspected normal pressure hydrocephalus：a population-based study. Neurology，86（7）：592-599.

Johansson E，Ambarki K，Birgander R，et al. 2016. Cerebral microbleeds in idiopathic normal pressure hydrocephalus. Fluids Barriers CNS，13：4.

Johnson V E，Stewart W，Smith D H. 2010. Traumatic brain injury and amyloid-β pathology：a link to Alzheimer's disease?. Nature Reviews Neuroscience，11（5）：361-370.

Julien J，Joubert S，Ferland M C，et al. 2017. Association of traumatic brain injury and Alzheimer disease onset：a systematic review. Annals of Physical & Rehabilitation Medicine，60（5）：347-356.

Kato T，Sato H，Emi M，et al. 2011. Segmental copy number loss of SFMBT1 gene in elderly individuals with ventriculomegaly：a community-based study. Intern Med，50：297-303.

Klein M. 2015. Treatment options and neurocognitive outcome in patients with diffuse low-grade glioma. Neurosurg Sci，59（4）：383-392.

Krishnamurthy S，Li J，Schnltz L，et al. 2009. Intraventricular infusion of hyperosmolar dextran induces hydrocephalus，a novel animal model of hydrocaphalus.Cerebrospinal Fluid Researh，6：16.

Krishnamurthy S，Li J，Schultz L，et al. 2012. Increase CSF osmolarity reveribly induces hydrocephalus in the normal rat brain.Fluids Barriers CNS，9：13.

Krishnamurthy S，Li J. 2014. New concepts in the pathogenesis of hydrocephalus. Transl Pediatr，3（3）：185-194.

Krzastek S C，Bruch W M，Robinson S P，et al. 2016. Characterization of lower urinary tract symptoms in patients with idiopathic normal pressure hydrocephalus. Neurourology and Urodynamics，10：10.

Leeman-Markowski B A，Schachter S C. 2016. Treatment of cognitive deficits in epilepsy. Neurol Clin，34（1）：183-204.

Lenck-santini P P，Scott R C. 2015. Mechanisms responsible for cognitive impairment in epilepsy. Cold Spring Harb Perspect Med，5（10）：1-15.

Lin J J，Mula M，Hermann B P. 2012. Uncovering the neurobehavioural comorbidities of epilepsy over the lifespan. Lancet，380：1180-1192.

Madan P，Kalra O P，Agarwal S，et al. 2007. Cognitive impairment in chronic kidney disease. Nephrol Dial Transplant，22（2）：440-444.

Malm J，Graff-Radford N R，Ishikawa M. 2013. Influence of comorbidities in idiopathic normal pressure hydrocephalus-research and clinical care：a report of the ISHCSF-task force on comorbidities in INPH. Fluids Barriers CNS，10：22.

Masatsune I，Masaaki H，Nobumasa K，et al. 2008. Guidelines for management of Idiopathic normal pressure hydrocephalus. Neurol Med Chir Suppl（Tokyo），48：1-22.

Mashayelchi F，Salehi Z. 2005. Expression of nerve growth factor in cerebrospinal fluid of congenital hydrocephalic and normal children. Eur J Neurol，12：632-637.

Michel M，Green C L，Lyons LC. 2010. PKA and PKC are required for long-term but not short-term in vivo operant memory in Aplysia.

Learn Men，18（1）：19-23.

Millar K，Nicoll J A，Thornhill S，et al. 2003. Long term neuropsychological outcome after head injury：relation to APOE genotype. J Neurol Neurosurg Psychiatry，74（8）：1047-1052.

Miller L A，Galioto R，Tremont G，et al. 2016. Cognitive impairment in older adults with epilepsy：characterization and risk factor analysis. Epilepsy Behav，56：113-117.

Mori E，Ishikawa M，Kato T，et al. 2012. Guidelines for management of idiopathic normal pressure hydrocephalus：second edition. Neurol Med Chir，52（11）：775-809.

Nobili P，Colciaghi F，Finardi A，et al. 2015. Continuous neurodegeneration and death pathway activation in neurons and glia in an experimental model of severe chronic epilepsy. Neurobiol Dis，83：54-66.

Ohta M，Higashi Y，Yawata T，et al. 2013. Attenuation of axonal injury and oxidative stress by edaravone protects against cognitive impairments after traumatic brain injury. Brain Research，1490：184.

Powell J，Kitchen N，Heslin J，et al. 2002. Psychosocial outcomes at three and nine months after good neurological recovery from aneurysmal subarachnoid haemorrhage：predictors and prognosis. Neurol Neurosurg Psychiatry，72（10）：772-781.

Prabhu R S，Won M，Shaw E G，et al .2014. effect of the addition of chemotherapy to radiotherapy on cognitive function in patients with low-grade glioma：secondary ananlysis of RTOG98-02. J Clin Oncol，32（6）：535-541.

Rantanen K，Eriksson K，Nieminen P. 2011. Cognitive impairment in preschool children with epilepsy. Epilepsia，52（8）：1499-1505.

Rantanen K，Nieminen P，Eriksson K. 2010. Neurocognitive functioning of preschool children with uncomplicated epilepsy. Journal of Neuropsychology，4：71-87.

Roberta Z，Brigida M，Elena S，et al. 2015. A review of cognitive impairmant and differential diagnosis in idiopathic normal pressure hydrocephalus. Functional Neurology，30（4）：217-228.

Rose F C. 2010. Chapter 39：an historical overview of British neurology. In：Finger S，Boller F，Tyler KL，eds. Handbook of clinical neurology：history of neurology. Edinburgh：Elsevier，95：613-628.

Saciri B M，Kos N. 2002. Aneurysmal subarachnoid haemorrhage：outcomes of early rehabilitation after surgical repair of ruptured intracranial aneurysms. Neurol Neurosurg Psychiatry，72（9）：334-337.

Sato H，Takahashi Y，LKimihira L，et al. 2016. A segemental copy number loss of the SFMBT1 gene is a genetic risk for shunt-responsive idiopathic normal ipressure hydrocephalus（iNPH）：a case-control study. PLos One，11（11）：eo1 66615.

Satoer D，Kloet A，Vincent A，et al. 2014. Dynamic aphasia following low-grade glioma surgery near the supplementary motor area：a selective spontaneous speech defict. Neurocase，20（6）：704-716.

Satoer D，Vork J，Visch Brink E，et al. 2012. Congnitive functioning early after surgery of giloma in eloquent areas. J Neurosurg，117（5）：831-838.

Seidenberg M，Pulsipher D T，Hermann B. 2007. Cognitive progression in epilepsy. Neuropsychol Rev，17（4）：445-454.

Sendrowski K，Sobaniec W，Sobaniec-Lotowska M E，et al. 2004. S-100 protein as marker of the blood-brain barrier disruption in children with internal hydrocephalus an epilepsy-a preliminary study. RocIniki Akademii Medycznej W Bialymstoku，49：236-238.

Shatskikh T N，Raghavendra M，Zhao Q，et al. 2006. Electrical induction of spikes in the hippocampus impairs recognition capacity and spatial memory in rats. Epilepsy Behav，9：549-556.

Shively S，Scher A I，Perl D P，et al. 2012. Dementia resulting from traumatic brain Injury：what is the pathology?. Archives of Neurology，69（10）：1245.

Tanaka N，Yamaguchi S，Ishikawa H，et al. 2009. Prevalence of possible idiopathic normal-pressure hydrocephalus in Japan：the Osaki-Tajiri project. Neuroepidemiology，32（3）：171-175.

Taranris A，Watkins L D，Kitchen N D. 2006. Biomarkers in chronic adult hdrocephalus. Cerebrospinal Fluid Res，3：11.

Theodore W H，Wiggs E A. 2012. Serotonin1 A receptors，depression and memory in temporal lobe epilepsy. Epilepsia，53：129-133.

Thompson P J，Duncan J S. 2005. Cognitive decline in severe intractable epilepsy. Epilepsia，46（11）：1780-1787.

Tiina L，Timo S，Annakaisa H，et al. 2014. Increased γ-Secretase activity in idiopathic normal pressure hydrocepalus patients with β-Amyloid pathology. Plos One，9（4）：1-8.

Tosoni A，Franceschi E，Ermani M，et al. 2008. Emozolomide three weeks and one week off as first line therapy for patient with recurrent progressive low grade gliomas. J Neurooncol，89（2）：179-185.

Tucha O，mely C，Preier M，et al. 2000. Cognitive deficits before reatment among patients with brain tumors. Neurosurgery，47（2）：

324-333.

Usui H，Ichikawa T，Kobayashi K，et al. 2000. Cloning of a novel murine gene Sfmbt，Scm-related gene containing four mbt domains structurally belonging to the Polycomb group of genes. Gene，248：127-135.

Vaquero J. 2012. Therapeutic hypothermia in the man agement of acute liver failure. Neurochem Int，60：723-735.

Vincent A S，Roebuckspencer T M，Cernich A. 2014. Cognitive changes and dementia risk after traumatic brain injury：implications for aging military personnel. Alzheimers & Dementia the Journal of the Alzheimers Association，10（3）：S174-S187.

Virhammar J，Laurell K，Cesarini KG，et al. 2014. Preperative prognostic value of MRI findings in 108 patients with idiopathic normal prssure hydrocephalus. AJNR Am J Neburoradiol，35（12）：2311-2318.

Walker K R，Tesco G. 2013. lecular mechanisms of cognitive dysfunction following traumatic brain injury. Frontiers in Aging Neuroscience，5（28）：11744.

Wikkels C，Hellstom P，Klinge P M，et al. 2013. The European iNPH Multicente study on the predictive values of resistance to CSF outflow and CSF Tap Test in patients with idiopathic normal pressure hydrocephalus. J Neurol Neurosurg Psychiatry，84（5）：526-568.

Xu H，Ding S，Hu X，et al. 2013. Reduced efficiency of functional brain network underlying intellectual decline in patient with low-grade glioma. Neurosci Lett，543：27-31.

Yamada S，Ishikawa M，Yamamoto K，et al. 2015. Optional diagnostic indices for idiopathic normal pressure hydrocephalus based on the 3D quantitative volumetric analysis for the cerebral ventricle and subarachniod space. AJNR Am J Neuroradiol，36（12）：2262-2269.

Yi-Kung L，Hou S W，Ching-Chih L，et al. 2013. Increased risk of dementia in patients with mild traumatic brain injury：a nationwide cohort study. Plos One，8（5）：e62422.

附录　主要检查量表

1. 常用神经心理测验量表分类

临床用途	常用量表
轻度认知障碍筛查（MCI）	蒙特利尔认知评估量表（MoCA）
认知障碍筛查	简易精神状况检查（MMSE）
	认知能力筛查量表（CASI）
	长谷川痴呆量表（HDS）
	画钟测验（CDT）
	简易智力检测量表（AMTS）
认知功能的评估	
轻中度认知障碍	阿尔茨海默病评定量表认知分表（ADAS-cog）
重度认知障碍	严重损害量表（SIB）
认知功能亚项	
记忆力检测	韦氏记忆
	临床记忆
注意力检测	数字跨度
	连线测试
执行功能检测	画钟测验（CDT）
日常生活能力的评估	日常生活能力量表（ADL 量表）
	日常生活活动（ADCS-ADL）
	社会活动功能量表（FAQ）
	痴呆残疾评估表（DAD）
	进行性病情恶化评分（PDS）
	阿尔茨海默病功能评定和变化量表（ADFACS）
	痴呆日常生活能力衰退检查（IDDD）
精神行为症状的评估	神经精神症状问卷（NPI）
	痴呆行为评定量表（behavior AD）
总体功能的评估	临床总体印象-变化量表（CGIC）
	Gottfries-Brane-Steen 量表（GBS）
痴呆分级	临床痴呆评分（CDR）
	总体衰退量表（GDS）
	功能评定分期（FAST）
鉴别与排除诊断	Hachinski 缺血指数量表（HIS）
	汉密尔顿抑郁量表（HAMD）

2. 蒙特利尔认知评估量表

姓名：______

蒙特利尔认知评估量表（MOCA） 教育年限：______ 年龄：______

性别：______ 日期：______

视空间/执行功能		画钟（11点10分）（3分）	得分
戊 End，甲，乙，Z，5，1 Begin，丁，4，3，丙 [ ]	复制立方体 [ ]	[ ] 轮廓 [ ] 数字 [ ] 指针	__/5

命名			
[ ]	[ ]	[ ]	__/3

记忆	阅读名词清单，必须重复阅读。读2次，在5分钟后回忆一次		脸面	天鹅绒	教堂	雏菊	红色	没有分数
		第1次						
		第2次						

注意力	现在我阅读一组数字（1个/秒）	顺背 [ ] 2 1 8 5 4 倒背 [ ] 7 4 2	__/2
现在我阅读一组字母，每当读到A时请用手敲打一下。错2个或更多得0分。 [ ] FBACMNAAJKLBAFAKDEAAAJAMOFAAB			__/1
现在请您从100减去7，然后从所得的数目再减去7，共计算五次。连减：4或5个正确得3分，2或3个正确得2分，1个正确得1分，0个正确的0分。	[ ]93 [ ]86 [ ]79 [ ]72 [ ]65		__/3

语言	我现在说的一句话，请清楚地重复一遍，这句话是： “我只知道今天李明是帮过忙的人” [ ] “当狗在房间里的时候，猫总是藏在沙发下” [ ]		__/2
流畅性/固定开头词语“请您尽量多地说出以“发”字开头的词语或俗语，如“发财”，我给您1分钟时间，您说得越多越多，越快越好，尽量不要重复。”		[ ] （N≥11个词）	__/1

抽象能力	请说出它们的相似性 例如：香蕉—橘子[ ] 火车—自行车[ ] 手表—尺						__/2
	没有提示	面孔 [ ]	天鹅绒 [ ]	教堂 [ ]	雏菊 [ ]	红色 [ ]	只有没有提示的情况下给分 __/5
选项	类别提示						
	多选提示						
定向力	[ ]星期 [ ]月份 [ ]年 [ ]日 [ ]地方 [ ]城市						__/6

正常≥26/30

总分	__/30
教育年限≤12年加1分	

3. 简易精神状况检查（mini-mental state examination，MMSE）

姓名________　性别________　年龄________　文化程度________　评定日期________

发病日期________　初步诊断________　评定者（签名）________

项目		积分					
定向力（10分）	1. 今年是哪一年					1	0
	现在是什么季节					1	0
	现在是几月份					1	0
	今天是几号					1	0
	今天是星期几					1	0
	2. 你住在哪个省					1	0
	你住在哪个县（区）					1	0
	你住在哪个乡（街道）					1	0
	咱们现在在哪个医院					1	0
	咱们现在在第几层楼					1	0
记忆力（3分）	3. 告诉你三种东西，我说完后，请你重复一遍并记住，待会还会问你（各1分，共3分）			3	2	1	0
注意力和计算力（5分）	4. 100−7=？连续减5次（93、86、79、72、65。各1分，共5分。若错了，但下一个答案正确，只记一次错误）	5	4	3	2	1	0
回忆能力（3分）	5. 现在请你说出我刚才让你记住的那些东西			3	2	1	0
语言能力（9分）	6. 命名能力						
	出示手表，问这个是什么东西					1	0
	出示钢笔，问这个是什么东西					1	0
	7. 复述能力 我现在说一句话，请跟我清楚的重复一遍（四十四只石狮子）					1	0
	8. 阅读能力 （闭上你的眼睛）请你念念这句话，并按上面意思去做					1	0
	9. 三步命令 我给您一张纸请您按我说的去做，现在开始：“用右手拿着这张纸，用两只手将它对折起来，放在您的左腿上。”（每个动作1分，共3分）			3	2	1	0
	10. 书写能力要求受试者自己写一句完整的句子					1	0
	11. 结构能力 （出示图案）请你照上面图案画下来					0	0

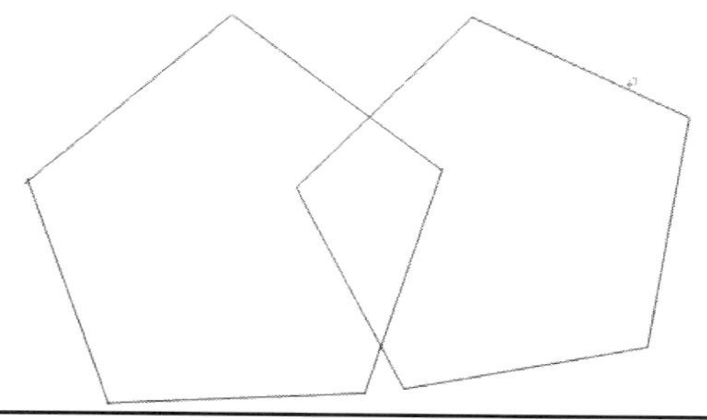

4．画测测验（clock drawing test，CDT）

操作方法：请患者画一个钟面并把数字标在正确的位置上。画好后，请他把指针标于 11 点 10 分或 8 点 20 分的位置。

评分方法：CDT 有多种评分方法，此处介绍的是 4 分评分法，该方法较为简单、敏感、易于操作。

画好一个封闭的圆　　1 分

数字的位置准确　　1 分

12 个数字均没有漏掉　　1 分

将指针置于正确位置　　1 分

4 分为认知功能正常，3～0 分为轻、中和重度的认知功能障碍，其严重程度和 MMSE 计分一致性好，如 CDT 0 =MMSE 3～5，CDT 1=MMSE 14，CDT 2=MMSE 19～20，CDT 3=MMSE 23～24，CDT 4= MMSE 30。

5. 认知功能筛查量表（CASI）

题目	分值	得分
1. 今天是星期几	1	
2. 现在是哪个月	1	
3. 今天是几号	1	
4. 今天是哪一年	1	
5. 这是什么地方	1	
6. 请说出 872 这 3 个数字	1	
7. 请倒过来说刚才这 3 个数字	1	
8. 请说出 6371 这 4 个数字	1	
9. 请听清 694 这 3 个数字，然后数 1～10，再重复说出 694	1	
10. 请听清 8143 这 4 个数字，然后数 1～10，再重复说出 8143	1	
11. 从星期日倒数到星期一	1	
12. 9 加 3 等于几	1	
13. 再加 6 等于几（在 9 加 3 的基础上）	1	
14. 18 减 5 等于几？请记住这几个词，等一会我会问你：帽子、汽车、树、26	1	
15. 快的反义词是慢，上的反义词是什么	1	
16. 大的反义词是什么？硬的反义词是什么	1	
17. 橘子和香蕉是水果类，红和蓝属于哪一类	1	
18. 这是多少钱 角 分	1	
19. 我刚才让你记住的第一个词是什么　（帽子）	1	
20. 第二词呢　（汽车）	1	
21. 第三个词呢　（树）	1	
22. 第四个词呢　（26）	1	
23. 110 减 7 等于几　（103）	1	
24. 再减 7 等于几　（96）	1	
25. 再减 7 等于几　（89）	1	

续表

题目	分值	得分
26. 再减 7 等于几 （82）	1	
27. 再减 7 等于几 （75）	1	
28. 再减 7 等于几 （68）	1	
29. 再减 7 等于几 （61）	1	
30. 再减 7 等于几 （54）	1	

注：量表评分标准答对 1 题给 1 分，共 30 分，≤20 分为异常。

6. 长谷川痴呆量表（Hasegawa dementia scale，HDS）

询问内容		记分（分）	
		错误	正确
定向力	（1）今天是几月？几日？星期几	0	1　2　3
	（2）你现在在什么地方	0	2.5
	（3）你多大年纪	0	2
记忆力	（4）你在这里住了多久	0	2.5
	（5）你在什么地方出生	0	2
	（6）中华人民共和国何时成立？（年、月、日）	0	1.5　2.5　3.5
日常知识	（7）1 年有多少天	0	2.5
	（8）总理是谁？主席是谁	0	1.5　3
计算力	（9）100−7=？再减 7=	0	2　4
近记忆	（10）倒数数字，如 682→286，3529→9253	0	2　4
	（11）5 个物体任意拿走 1 个，问少了什么	0	0.5　1.5　2.5　3.5
总分		32.5	

注：总分为 32.5（分），>30.2（分）为正常，30.5～22（分）为亚正常，21.5～10.5（分）为可疑痴呆，10～0 分为痴呆。

7. 简易智力检测量表（abbreviated mental test score，AMTS）

题目	分值（分）	得分（分）
1. 请您说出您的年龄	1	
2. 请您告诉我现在的时间（注意：±1 小时均可给分）	1	
3. 我现在告诉您我们这的地址，请您跟我说一遍，并记住，过一会儿我还要问您	1	
4. 请您告诉我今年是哪一年	1	
5. 请您告诉我我们单位的名称（注意：不能提醒受试者这是医院，如果受试者回答是医院，可继续提问：是哪家医院）	1	
6. 请您告诉我我是做什么工作的（注意：回答是医生、大夫或医院工作人员均可给分）	1	
7. 请您告诉我您的生日	1	
8. 请您告诉我我们国家的国庆节是哪一天	1	
9. 请您告诉我我们国家现在的主席	1	
10. 请您按顺序从 20 数到	1	
11. 请您告诉我我们这儿的地址，我刚才和您说过	1	

8. 阿尔茨海默病评定量表认知分表（Alzheimer's disease assessment scale, ADAS-cog）

测评项目	得分（分）
1. 单词回忆	
2. 命名	
3. 指令	
4. 结构性练习	
5. 意向性练习	
6. 定向	
7. 单词辨认	
8. 回忆测验指令	
9. 口语能力	
10. 找词困难	
11. 语言理解能力	
12. 注意力	
总分	

1. 单词回忆测验 现在我给您出示一些单词（速度 1 个/秒。如患者为文盲，请读给患者听），请您尽可能记住，念完后请您回忆这些单词，并告诉我您能记住的那些单词。	评分标准： 每次测试计数未能回忆出来的单词数，得分为三次测试中未能回忆单词数的平均数。

测试 1			测试 2			测试 3		
单词	是否能回忆		单词	是否能回忆		单词	是否能回忆	
	是	否		是	否		是	否
家庭	□	□	皮肤	□	□	铁路	□	□
硬币	□	□	儿童	□	□	儿童	□	□
铁路	□	□	家庭	□	□	硬币	□	□
儿童	□	□	军队	□	□	旗子	□	□
军队	□	□	硬币	□	□	皮肤	□	□
旗子	□	□	铁路	□	□	图书馆	□	□
皮肤	□	□	麦子	□	□	海洋	□	□
图书馆	□	□	旗子	□	□	麦子	□	□
麦子	□	□	图书馆	□	□	家庭	□	□
海洋	□	□	海洋	□	□	军队	□	□
未能回忆单词数			未能回忆单词数			未能回忆单词数		

2. 命名物体或手指 我给您看些物品及利用您的手指，请您说出它的名称	评分标准： 评分记回答不正确名称数 0 分= 0～2 件物品命名不正确 1 分= 3～5 件物品命名不正确 2 分= 6～8 件物品不正确 3 分= 9～11 件物品不正确 4 分= 12～14 件物品不正确 5 分= 15～17 件物品不正确

续表

测评项目			得分（分）		
物品	物品相关线索（提示语）	是否正确	物品名称	物品相关线索（提示语）	是否正确
花	生长在花园里的	□对　□错	剪刀	裁纸用的	□对　□错
椅子	用来坐的	□对　□错	梳子	用来整理头发的	□对　□错
哨子	吹气时能发出声音的	□对　□错	钱包	放钞票用的	□对　□错
铅笔	用来写字的	□对　□错	口琴	一种乐器	□对　□错
拨浪鼓	婴儿玩的	□对　□错	听诊器	医生用来查心脏的	□对　□错
面具	隐藏你的脸的东西	□对　□错	钳子	夹东西用的	□对　□错

拇指	□对　□错	食指	□对　□错	中指	□对　□错
无名指	□对　□错	小指	□对　□错		

3. 指令 下面请您做几个动作，请您按我的指令去做	评分标准： 评分记录不正确操作步骤数 0 分= 全部正确 1 分= 1 项指令错误，4 项指令正确 2 分= 2 项指令错误，3 项指令正确 3 分= 3 项指令错误，2 项指令正确 4 分= 4 项指令错误，1 项指令正确 5 分= 5 项指令均错误
握拳	□对　□错
指屋顶，然后指地板	□对　□错
将铅笔放在卡片上面，然后再拿回来	□对　□错
将手表放在铅笔的另一边并且将卡片翻过来	□对　□错
用一只手的两个手指拍每个肩膀两次，并且眨眨眼睛	□对　□错
4. 结构性练习 这张纸上有个几个图（见下 4 个图），请您试着在这页纸的其他地方再画一幅，尽可能画得一样	评分标准： 0 分= 4 幅图全部正确 1 分= 1 幅错误 2 分= 2 幅错误 3 分= 3 幅错误 4 分= 4 幅均错误 5 分= 未作图，或在图上描，或只有一部分图形，或用文字代替图形
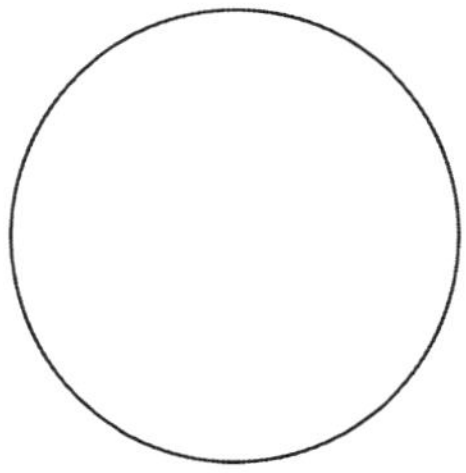	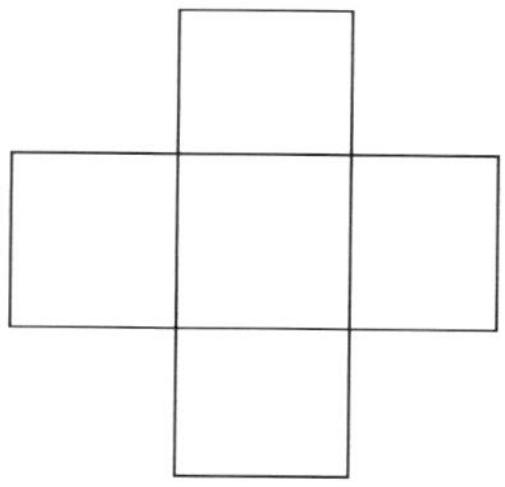
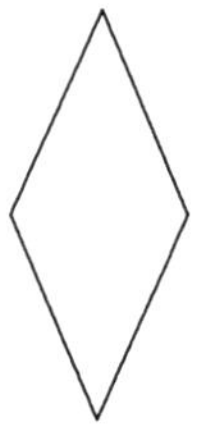	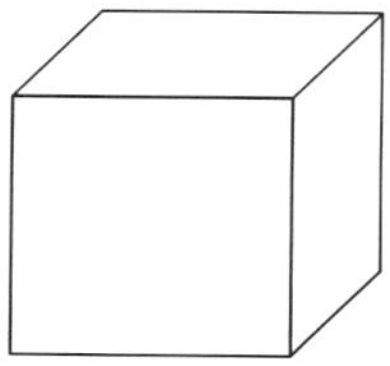

续表

5. 意向性练习 给患者一张 8 1/2×11 大小的白纸与一个长信封。告诉患者准备寄一封信给他（她）自己，告诉患者折好信纸，将纸放入信封，封好封口，写上本人的地址，贴上邮票。这个项目的缺损反映的是执行习惯化的没有回忆难度的任务的功能是否协调。这个任务包括 5 个成分：①折好信纸；②将信纸放入信封；③封上信封；④写上收信地址；⑤贴好邮票。	评分标准： 评分=不正确操作的步骤数 1 分＝完成其中 1 个步骤有困难和（或）失败 2 分＝完成其中 2 个步骤有困难和（或）失败 3 分＝完成其中 3 个步骤有困难和（或）失败 4 分＝完成其中 4 个步骤有困难和（或）失败 5 分=完成其中 5 个步骤有困难和（或）失败
6. 定向力： 问患者以下的问题	评分标准： 评分记录错误项目的总数
你叫什么名字？	□对　□错
现在是几月？	□对　□错
今天是几号？	□对　□错
现在是哪年？	□对　□错
今天是星期几？	□对　□错
现在是什么季节？	□对　□错
这个地方叫什么名字？	□对　□错
现在几点了？（要求行量表评估的房间无钟表，患者不允许看钟表）	□对　□错
7. 单词辨认测试 1）现在我给您出示一些单词（即目标单词），请您念一遍这些单词并尽可能记住它们 2）现在我给您看另一套单词（第一试至第三试），其中一些是刚才给您看过的，一些是您没看过的，请您告诉我哪些是我刚才让您看过的，哪些不是	评分标准： 得分为三次测试回答错误的目标单词数的平均数 "目标单词"。患者回答正确，则在相应单词的"是"方框画×；回答错误，则在"否"方框画×。记录回答错误的目标单词数，即计数目标单词中选择"否"的个数

目标单词：天空　实质　救护车　事实　坟墓　机会　花束　趋势　香烟　资质　海报　树木

第一试			第二试			第三试		
单词	是否正确		词组	是否正确		单词	是否正确	
	是	否		是	否		是	否
天空	□	□	母亲	□	□	男孩	□	□
森林	□	□	香烟	□	□	天空	□	□
实质	□	□	公民权	□	□	思想	□	□
责任	□	□	快艇	□	□	城市	□	□
机器	□	□	趋势	□	□	坟墓	□	□
救护车	□	□	救护车	□	□	答案	□	□
事实	□	□	天空	□	□	花束	□	□
坟墓	□	□	事实	□	□	草地	□	□
优点	□	□	奇迹	□	□	香烟	□	□
足踝	□	□	海报	□	□	单位	□	□
背景	□	□	岩石	□	□	事实	□	□
机会	□	□	办法	□	□	树木	□	□
花束	□	□	机会	□	□	机会	□	□
爪子	□	□	困难	□	□	酒精	□	□
微笑	□	□	花束	□	□	趋势	□	□
趋势	□	□	资质	□	□	征服	□	□

续表

香烟	□	□	实质	□	□	菠菜	□	□
竖琴	□	□	树木	□	□	救护车	□	□
事件	□	□	结果	□	□	等级	□	□
资质	□	□	骡子	□	□	海报	□	□
海报	□	□	自我	□	□	实质	□	□
爬行动物	□	□	手肘	□	□	资质	□	□
树木	□	□	坟墓	□	□	头盖骨	□	□
慎重	□	□	民主政治	□	□	讽刺	□	□
回答错误的目标单词数			回答错误的目标单词数			回答错误的目标单词数		

8. 回忆测验指令 评定受试者能记住辨认任务中的要求的能力。根据“第 7 项-单词辨认测试”中受试者忘记指令的次数进行测评	评分标准： 0 分= 无 1 分= 很轻 2 分= 轻度 3 分= 中度，被试在 25%～50%的时间内存在言语可理解性困难 4 分= 中重度，被试在 50%以上的时间内存在言语可理解性困难 5 分= 重度，说一两个词即中断；或说话虽流利，但内容空洞；或缄默
9. 口头语言表达能力 针对测试过程受试者语言表现，总体评价语言理解能力，即：言语清晰性及言语是否存在可理解性困难或表达受限	评分标准： 0 分= 无 1 分= 很轻，出现一两次，不具临床意义 2 分= 轻度，明显的赘述或用同义词替代 3 分= 中度，偶尔缺词，且无替代词 4 分= 中重度，频繁缺词，且无替代词 5 分= 重度，几乎完全缺乏有内容的单词；或言语听起来空洞；或说 1～2 个单词即中断
10. 找词困难 针对测试过程受试者语言表现，评定受试者是否有找词困难。不包括手指和物体命名的评定	评分标准： 0 分= 无，理解正常 1 分= 很轻，有 1 次理解错误的情况 2 分= 轻度，有 3～5 次理解错误的情况 3 分= 中度，需要多次重复和改述 4 分= 中重度，仅偶尔正确回答，只回答是或否 5 分= 重度，患者极少对问题做出恰当反应，而且并非由语言贫乏所致
11. 语言理解能力 针对测试过程受试者语言表现，评定受试者评定言语理解能力	评分标准： 0 分= 无，理解正常 1 分= 很轻，有 1 次理解错误的情况 2 分= 轻度，有 3～5 次理解错误的情况 3 分= 中度，需要多次重复和改述 4 分= 中重度，仅偶尔正确回答，只回答是或否 5 分= 重度，患者极少对问题做出恰当反应，而且并非由语言贫乏所致
12. 注意力 针对测试过程受试者表现，评定有无注意力分散，如“被无关刺激分散注意力；由于思绪不畅或受试者沉湎于自己的思维中而需要再次告知正在进行的任务的情况等”	评分标准： 0 分= 无，理解正常 1 分= 很轻，有 1 次注意力不集中 2 分= 轻度，有 2～3 次有 1 次注意力不集中 3 分= 中度，有 4～5 次注意力不集中 4 分= 中重度，访谈过程中很多时候注意力不集中和（或）经常注意力涣散 5 分= 重度，极其难以集中注意力和注意力极其容易转移；无法完成任务

9. AD 评估量表中文修订版（ADAS-RC）

	项目	评分
1	词语回忆：勾下每次回忆词语（以未回忆词语数记分，三次平均为该项目分） No.1：血液　帐篷　棉花　火　大厅　试验室　植物　河流　蒸气　玩具 No.2：试验室　大厅　蒸气　血液　棉花　帐篷　玩具　植物　河流　火 No.3：血液　棉花　蒸气　帐篷　试验室　玩具　火　河流　大厅　植物	
2	手指命令：拇指　食指　中指　无名指　小指 物品命名：花　玩具沙发　哨子　钢笔　拨浪鼓　口罩　剪刀　梳子　皮夹　口琴　听诊器　钳子	
3	执行命令：（1）握拳；（2）手指天花板而后指地面；（3）将钢笔放在卡片上面，而后放回去；（4）将手表放到钢笔另一侧，而后反转卡片；（5）用两手手指再自己的对侧肩膀上拍 2 下，同时闭上你的眼睛	
4	结构。模仿圆、两个交错的四边形、菱形、立方体	
5	词语延迟记忆	
6	观念的运用：（1）折好信纸；（2）将信纸放入信封；（3）封上信封；（4）写上收信地址；（5）贴好邮票	
7	定向：（1）日、（2）月、（3）年、（4）星期几、（5）季节、（6）几点钟、（7）地点、（8）人物	
8	词语再认：（以未再认词语数记分） 阅读：天空　实质　救护车　事实　坟墓　机会　花束　趋势　香烟　资质　海报　树木 再认 1：天空　实质　森林　责任　救护车　机器　优点　事实　坟墓　踝　背景　机会 爪子　花束　趋势　香烟　微笑　竖琴　资质　海报　树木　事件　爬行动物　慎重 再认 2：天空　实质　母亲　救护车　事实　公民权　快艇　坟墓　机会　花束　奇迹　岩石 趋势　香烟　办法　困难　结果　资质　骡　自我　手肘　海报　民主政治　树木 再认 3：男孩　天空　实质　救护车　思想　城市　事实　答案　坟墓　草地　机会　单位 花束　酒精　趋势　征服　菠菜　香烟　等级　头盖骨　讽刺　资质　海报　树木	
9	对测验指导语的回忆：评定患者记住再认测验的再认要求	
10	语言表达能力：对语言质量的总体评分	
11	自发言语中的找词困难	
12	口语理解能力：评定患者的言语理解能力	
13	注意力集中/分散	
	认知总分	

10. 日常生活能力量表（ADL 量表）

姓名：______　性别：______　年龄：______　职业：______　文化程度：______

填表日期：______　住院号：______　门诊号：______

现在我想问些有关您平常每天需要做的事情，我想知道的是，您可以自己做这些事情还是需要人家帮助，或者您根本没办法做这些事情。

1—自己可以做；2—有些困难；3—需要帮助；4—根本没法做；9—不知道

问题	完成情况				
1. 自己搭公共汽车	1	2	3	4	
2. 到家附近的地方去（步行范围）	1	2	3	4	
3. 自己做饭（包括生火）	1	2	3	4	
4. 做家务	1	2	3	4	
5. 吃药	1	2	3	4	
6. 吃饭	1	2	3	4	
7. 穿脱衣服	1	2	3	4	
8. 梳头、刷牙等	1	2	3	4	
9. 洗自己的衣服	1	2	3	4	
10. 在平坦的室内走动	1	2	3	4	
11. 上下楼梯	1	2	3	4	
12. 上下床、坐下或站起	1	2	3	4	
13. 提水煮饭或洗澡	1	2	3	4	
14. 洗澡（水已放好）	1	2	3	4	
15. 剪脚趾甲	1	2	3	4	
16. 逛街，购物	1	2	3	4	
17. 定时去厕所	1	2	3	4	
18. 打电话	1	2	3	4	9
19. 处理自己的钱财	1	2	3	4	
20. 独自在家	1	2	3	4	9
评分					

临床诊断：____________

评分人员：____________

11. 日常生活活动量表（ADCS-ADL）

ADCS-ADL 采用包含 19 项逐一确认有效性的亚组（ADCS-ADLsev），总分 54 分，评分较高表明完成较好，评分较低表明完成较差。

1. 关于吃饭：

下列哪一项是他/她过去 4 周内通常情况下的最好描述：

□3 吃饭时不需体力协助，能使用筷子

□2 使用勺吃饭，但不能使用筷子

□1 用手指抓饭吃

□0 他/她通常或总是需要别人喂

2. 关于走路（或坐轮椅在附近活动），下列哪一项是对他/她过去 4 周内的最佳状况的最好描述：

□3 不需体力协助可以外出到家附近活动

□2 不需体力协助可以从一个房间到另一个房间

□1 没有帮助的情况下可以从床上移动到椅子上

□0 行走或移动时需要体力协助

3. 关于上厕所大小便的能力，下列哪一项是对他/她过去 4 周内的通常情况下的状态的最好描述：

□3 无须监督和帮助

□2 需要监督，但无须体力协助

□1 需要体力协助，通常能控制大小便

□0 需要体力协助，通常不能控制大小便

4. 关于洗澡：下列哪一项是他/她过去 4 周内通常情况下的最好描述：

□3 洗澡不需要提醒或体力协助

□2 不需要体力协助，但需要在监督/提示下完成洗澡过程

□1 在较少的体力协助（如洗头）下完成洗澡过程

□0 完全需要别人帮助完成洗澡过程

5. 关于个人卫生修饰，下列哪一项是对他/她过去 4 周内的最佳状况的描述：

□3 清洁指甲和剪指甲不需体力帮助

□2 梳理头发不需体力帮助

□1 保持面部及双手清洁不需体力帮助

□0 需人帮助梳头、洗脸、洗手和剪指甲

6. 关于穿衣过程，下列哪一项是对他/她过去 4 周内的通常状况的最好描述：

□4 不需监督和帮助完成穿衣过程

□3 需要监督，但不需帮助完成穿衣过程

□2 只有在系扣、或系鞋带时需要体力协助

□1 穿不需系扣或拉紧的衣服不需要帮助

□0 不管什么类型衣服，总是需要帮助

7. 在过去 4 周内，他/她使用过电话吗？

□0　否

□0　不知道

　　如果是，下列哪一项是对他/她的最佳状况的最好描述：

　　　□5 能自己翻看电话号薄查找号码然后打电话，或拨打查号台询问号码

　　　□4 只能拨打熟悉的电话号码，但不需要查看通讯录和电话号码清单

　　　□3 只能拨打熟悉的电话号码，且需要查看通讯录和电话号码清单

　　　□2 能接听电话，但不会打电话

　　　□1 不会接听电话，但接通后可以和对方说话

8. 在过去 4 周内，他/她看电视吗？

　□0　否

　□0　不知道

如果是，询问以下所有问题

A）他/她通常选择或要求看不同的电视节目或他/她喜欢的电视剧吗？

□1 是

□0 否

B）他/她在看电视时通常谈论节目的内容吗？

□1 是

□0 否

C）他/她在看完电视后 24h 内还能谈论节目的内容吗？

□1 是

□0 否

9. 在过去 4 周内，他/她是否有过看上去十分专注地与人交谈或闲聊，时间超过 5 分钟？
注：不一定是他/她自己发起的谈话。

□0 否

□0 不知道

如果是，下列哪一项是对他/她通常的参与程度的最好描述：

□3 通常说的事情与主题相关

□2 通常说与主题无关的事情

□1 很少或从不说话

10. 他/她在饭后将餐桌上的盘子清理干净拿走吗？

□0 否

□0 不知道

如果是，下列哪一项是对他/她通常状况的最好描述：

□3 不需监督或帮助

□2 需要监督

□1 需要体力协助

11. 在过去 4 周内，他/她通常在家中寻找他/她的个人物品吗？

□0 否

□0 不知道

如果是，下列哪一项是对他/她的通常状况的最好描述：

□3 不需监督或帮助

□2 需要监督

□1 需要体力帮助

12. 在过去 4 周内，他/她为自己做过冷饮（从冰箱内取冷饮）或泡茶吗？
（冷饮可以包括一杯水，热饮可以包括一杯热水）

□0 否

□0　不知道

如果是，下列哪一项是对他/她的最佳状况的最好描述：

□3　自己泡茶，通常不需体力帮助

□2　自己泡茶，通常需要别人把水烧开

□1　自己做冷饮（从冰箱内取冷饮），通常不需要体力帮助

13. 在过去4周内，他/她在家中会将垃圾或杂物放在适宜的地方或容器中吗？

□0　否

□0　不知道

如果是，下列哪一项是对他/她通常状况的最好描述：

□3　不需监督或帮助

□2　需要监督

□1　需要体力协助

14. 在过去4周内，他/她外出到家附近活动吗？

□0　否

□0　不知道

如果是，下列哪一项是对他/她的最佳状况的最好描述：

□4　能独自外出到离家至少3里远的地方

□3　能独自外出到离家3里以内的地方

□2　在有人陪同或监督下才能外出，无论路程如何

□1　在有体力协助下才能外出，无论路程如何

注意：1. 如果他/她已经住进了护理机构，第15问题不必问，但请在此标记

2. 如果需要被送到日间护理机构或有人在家陪同，则不属于“独处”

15. 在过去4周内，他/她曾经有过独处的经历吗？

□0　否

□0　不知道

如果是，询问下面所有的问题：

A）在白天独自离开家超过15分钟或更长

□1　是

□0　否

B）白天独自在家时间超过1小时或更长

□1　是

□0　否

C）白天独自在家时间不超过1小时

□1　是

□0　否

16. 在过去 4 周内，通常在不需要帮助下能自己拧开水龙头洗手或洗脸吗?

□1 是

□0 否

17. 在过去 4 周内，清洗完毕后，通常在不需要帮助下能自己关水龙头吗?

□1 是

□0 否

18. 在过去 4 周内，当进入较黑暗的房间或地方，通常在不需要帮助下能自己开灯吗?

□1 是

□0 否

19. 在过去 4 周内，当离开房间或要睡觉时，通常在不需要帮助下能自己关灯吗?

□1 是

□0 否

12. 严重损害量表（severe impairment battery，SIB）

评定日期： 时间：

患者姓名： 患者编号：

研究编号： 评定者姓名：

严重损害评定量表

1. A. 你好，我的名字是…… ○ 自发握手 ○ 向检查者伸出右手，但不握手 ○ 无应答或应答不正确 B. 随我来…… 备选：您能坐起来吗…… C. 请坐在这儿…… 备选：过来，坐在这张桌子边	 1 2 3 4 1 2 3 4
2. 我的名字是……	1 2 3
3. 您叫什么名字?……	1 2 3
4. A. 写下您的名字…… B. 能把这个复写一遍吗?	1 2 3 1 2 3
5. 现在几月份?	1 2 3
6. 一年中的月份……?	1 2 3
7. 城市的名字?	1 2 3
8. A. 您把这(杯子/马克杯)叫什么? B. 您把这(汤匙)叫什么?	1 2 3 1 2 3
9. A. 请读这张卡片（把您的手给我） B. 把您的另一只手给我…… C. 这上面说什么?	1 2 3 1 2 3 1 2 3
10. 对不起，请再说一遍，您刚才说什么?	1 2 3

13. 社会活动功能量表（functional activities questionnaire，FAQ）

FAQ 是一种简单的、由知情者完成的评定日常活动能力的量表，也可进行自我评估。量表对患者以下几方面的功能进行评估：完成每日日常活动的体力情况、心理状况、社会角色功能的完成情况及影响日常表现的因素。

对于存在记忆力下降的患者，可以采用下表进行随访。

项目	评分			
1. 填写支票、付账单、会算收支账目	3	2	1	0
2. 整理税单、公务或文件	3	2	1	0
3. 独自上街买衣服、家庭必需品或日用品	3	2	1	0
4. 会玩技巧性的游戏、继续保持某种嗜好	3	2	1	0
5. 烧开水、泡咖啡、关炉子	3	2	1	0
6. 可以准备营养均衡的饮食	3	2	1	0
7. 了解当前社会动态	3	2	1	0
8. 关注、了解、讨论一部电视剧、一本书或杂志	3	2	1	0
9. 记得约会、家庭聚会、假日和服药	3	2	1	0
10. 较远距离的旅行、开车、安排乘车路线	3	2	1	0

总分：__________

评分标准：

0 表现正常；或没有做过这种事情，但如果必须要做的话，看情况是可以完成的。

1 有些困难但还是可以完成；或没有做过这种事情，但如果必须要做的话，看情况是有些困难，但可以完成的。

2 需要帮助。

3 完全不能完成。

总分 30 分。分值>9 分就提示存在社会活动功能障碍。

FAQ 可用于筛查，也可用于随访，但不能依靠 FAQ 来诊断痴呆，只是提示我们需要更进一步的测评（如 MMSE）。FAQ 变化的速度和程度对临床上痴呆功能的评定有一定的意义。

14. 神经精神症状问卷（the neuropsychiatric inventory，NPI）

开始语：设计这些问题是来评估您先生/太太发病以来的行为，通常您只需回答“是”或“否”即可，所以请尽量简单回答。

项目	有无	严重度	发生频率	苦恼程度
妄想 患者是否一直都有不真实的想法？比如说，一直坚持认为有人要害他/她，或偷他/她的东西。	□　□	1 2 3	1 2 3 4	0 1 2 3 4 5
幻觉 患者是否有幻觉，比如虚幻的声音或影像？他/她是否看到或听到并不存在的事情？	□　□	1 2 3	1 2 3 4	0 1 2 3 4 5
激惹/攻击行为 患者是否有一段时间不愿意和家人配合或不愿别人帮助他/她？	□　□	1 2 3	1 2 3 4	0 1 2 3 4 5
抑郁/心境不悦 患者是否显得悲伤或忧郁？他/她是否曾说过他/她的心情悲伤或忧郁	□　□	1 2 3	1 2 3 4	0 1 2 3 4 5

续表

项目	有无	严重度	发生频率	苦恼程度
焦虑 患者是否害怕和你分开？患者是否会有其他神经质的症状，例如，喘不过气、叹气、难以放松或过分紧张	□ □	1 2 3	1 2 3 4	0 1 2 3 4 5
过度兴奋/情绪高昂 患者是否感觉过分的好或者超乎寻常的高兴	□ □	1 2 3	1 2 3 4	0 1 2 3 4 5
淡漠/态度冷淡 患者是否对他/她常做的事情和别人的计划、事情不感兴趣	□ □	1 2 3	1 2 3 4	0 1 2 3 4 5
行为失控 患者是否显得做事欠考虑？例如，对陌生人夸夸其谈，或者出口伤人	□ □	1 2 3	1 2 3 4	0 1 2 3 4 5
易怒/情绪不稳 患者是否不耐烦和胡思乱想？是否无法忍受延误或等待已经计划好的活动	□ □	1 2 3	1 2 3 4	0 1 2 3 4 5
异常举动 患者是否有不断的重复行为，如在房子里走来走去、不停地扣扣子、把绳子绕来绕去或者重复地做其他事情	□ □	1 2 3	1 2 3 4	0 1 2 3 4 5
总分：				
植物神经功能				
夜间行为 患者是否半夜会吵醒你？是否起来太早？或者在白天睡得太多	□ □	1 2 3	1 2 3 4	0 1 2 3 4 5
食欲/饮食变化 患者的体重有没有增加或减轻？他/她喜欢的食物种类有没有变化	□ □	1 2 3	1 2 3 4	0 1 2 3 4 5

频率：1 偶尔（每周小于 1 次） 2 经常（每周约 1 次）
3 频繁（每周数次，但不是每天都有） 4 非常频繁（每天 1 次或数次）

严重度：1 轻度：对患者几乎没有造成困扰
2 中度：对患者造成较多困扰，但照顾者能改变患者行为
3 非常严重：患者的障碍大，行为难以改变

苦恼程度：该症状带给照顾者的苦恼程度
0 一点不苦恼 1 有一点苦恼 2 轻度苦恼 3 中度苦恼
4 重度苦恼 5 非常严重的苦恼

15. 临床总体印象-变化量表（clinical global impression of change scale，CGIC）**和临床医生访谈时对病情变化的印象补充量表**（clinicians'interview-based impression of change-plus，CIBIC-plus）

CIBIC-plus 量表（ADCS-CGIC 版本）

测试领域	测试目的	评分（0 分，1～7 分）
病史	与患者对记忆的担心有关的简要病史，如家族史，记录导致患者发现记忆变化的情形或事件	患者 知情者
观察/评估	外观 访谈中的行为 反应的延迟	患者 知情者
	心理/认知状态	
注意力/注意集中	保持和集中注意力的能力，注意力分散的情况	患者 知情者

续表

测试领域	测试目的	评分（0分，1～7分）
定向	时间感——遵守约定的情况，对时间框架的估计 位置感——空间定位，地理定位	患者 知情者
记忆	回忆——新近发生事件的细节、重要的数字 学习能力的新变化，如重复、错误放置、遗漏约定，阅读	患者 知情者
语言/说话能力	流畅性 表达语言 接受语言 言语错乱，找词困难 舌尖现象 语言踌躇 命名 重复 理解	患者 知情者
实践	装配和使用机械的能力 使用工具、设备和用品的能力	患者 知情者
判断/解决问题/观察问题	在需要判断、探究原因时的表现 难以做出决定，决定经常出错，难以纠正	患者 知情者
	行为	
思想内容 幻觉/妄想/错觉	组织 恰当性 偏执性观念	患者 知情者
行为/心境	情绪化/不稳定 不能控制 动机 鼓动性/精力旺盛/淡漠 激越 易激惹 挫折感 抑郁 焦虑 退缩	患者 知情者
睡眠/食欲	睡眠异常 失眠（类型？） 嗜睡/睡眠减少 食欲/体重改变 昼夜节律改变	患者 知情者
神经/精神运动	总体活动能力增加/下降 体位/步态 运动异常 罕见运动行为 日常模式	患者 知情者
	功能	
基础与复杂的功能执行能力	主动性 打扮 穿着，挑选衣服	患者

续表

测试领域	测试目的	评分（0分，1～7分）
	准备食物 购物 家务杂事 财务控制 驾驶习惯 爱好 操作仪器设备	知情者
社会功能	参加、积极参与还是避免：与社会的交流、社区活动 独立性 社会自信心 适应能力	患者 知情者

16. 总体衰退量表（global deterioration scale，GDS）

第一级：无认知功能减退	无主观叙述记忆不好，临床检查无记忆缺陷的证据	是	否
第二级：非常轻微的认知功能减退	自己抱怨记忆不好，通常表现为以下几个方面：①忘记熟悉的东西放在什么地方；②忘记熟人的名字，但临床检查无记忆缺陷的客观证据。就业和社交场合无客观的功能缺陷，对症状的关心恰当	是	否
第三级：轻度认知功能减退	最早而明确的认知缺陷。存在下述两项或两项以上的表现：①患者到不熟悉的地方迷路；②同事注意到患者的工作能力相对减退；③家人发现患者回忆词汇的名字困难；④阅读一篇文章或一本书后记住的东西甚少；⑤记忆新认识的人名能力减退；⑥可能遗失贵重物品或放错地方；⑦临床检查有注意力减退的证据 只有深入检查才有可能获得记忆减退的客观证据。可有所从事的工作和社交能力的减退。患者开始出现否认，伴有轻、中度焦虑症状	是	否
第四级：中度认知功能减退	明显的认知缺陷表现在以下几个方面：①对目前和最近的事件知识减少；②对个人经历的记忆缺陷；③从作连续减法可以发现注意力不能集中；④旅行、管理钱财等的能力减退 但常无以下三方面的损害：①时间和人物定向；②识别熟人和熟悉的面孔；③到熟悉的地方旅行的能力。不能完成复杂的工作；心理防御机制中的否认显得突出，情感平淡，回避竞争	是	否
第五级：重度认知功能减退	患者的生活需要照顾，检查时半天不能回忆与以前生活密切相关的事情。例如，地址、使用了多年的电话号码、亲属的名字（如孙子的名字）、本人毕业的高中或大学的名称、或地点定向障碍。受过教育的人，作40连续减4或20连续减2也有困难。在此阶段，患者尚保留一些与自己或他人有关的重要事件的知识。知道自己的名字，通常也知道配偶和独生子女的名字。进食及大小便无须帮助，但不少的患者不知道挑选合适的衣服穿	是	否
第六级：严重认知功能减退	忘记配偶的名字、最近的经历和事件大部分忘记。保留一些过去经历的知识，但为数甚少。通常不能认识周围环境、不知道年份、季节等。作10以内的加减法可能有困难。日常生活需要照顾，可有大小便失禁，外出需要帮助，偶尔能到熟悉地方去。日夜节律紊乱。几乎总能记起自己的名字。常常能区分周围的熟人与生人。出现人格和情绪改变，这些变化颇不稳定，包括：①妄想性行为，如责备自己配偶是骗子，与想象中的人物谈话，可与镜子中的自我谈话；②强迫症状，如可能不断重复简单的清洗动作；③焦虑症状，激越，甚至出现以往从未有过的暴力行为；④认知性意志减退	是	否
第七级：极严重认知功能减退	丧失言语功能。常常不能说话，只有咕哝声。小便失禁，饮食及大、小便需要帮助料理。丧失基本的精神性运动技能，如不能走路，大脑似乎再也不能指挥躯体。常出现广泛的皮层性神经系统症状和体征	是	否

17. 临床痴呆评分（clinical dementia rating，CDR）

	健康 CDR=0	可疑痴呆 CDR=0.5	轻度痴呆 CDR=1	中度痴呆 CDR=2	重度痴呆 CDR=3
记忆力	无记忆力缺损或只有轻微不恒定的健忘	轻微、持续的健忘；对事情能部分回忆："良性"健忘	中度记忆缺损；对近事遗忘突出；对日常生活活动有妨碍	严重记忆缺损；仅能记着过去非常熟悉的事情；对新发生的事情则很快遗忘	严重记忆力丧失；仅存片断的记忆
定向力	完全正常	除在时间关系定向上有轻微困难外，定向力完全正常	在时间关系定向上有中度困难；对检查场所能作出定向；对其他的地理位置可能有定向	在时间关系上严重困难，通常不能对时间作出定向；常有地点失定向	仅有人物定向
判断和解决问题的能力	能很好地解决日常、商业和经济问题，能对过去的行为和业绩作出良好的判断	仅在解决问题、辨别事物间的相似点和差异点方面有轻微的损害	在处理问题和判断问题上有中度困难；对社会和社会交往的判断力通常保存	在处理问题、辨别事物的相似点和差异点方面有严重损害；对社会和社会交往的判断力通常有损害	不能作出判断，或不能解决问题
社会事物	在工作、购物、一般事务、经济事务、帮助他人和与社会团体社交方面，具有通常水平的独立活动能力	在这些活动方面有损害的话，仅是可疑的或轻微的损害	虽然仍可以从事部分活动，但不能独立进行这些活动；在不经意的检查中看起来表现正常	很明显地不能独立进行室外活动；但看起来能够参加家庭以外的活动	不能独立进行室外活动，看起来病得很重，也不可能参加家庭以外的活动
家庭生活业余爱好	家庭生活、业余爱好、智力均保持良好	家庭生活、业余爱好、智力活动仅有轻微的损害	家庭生活有轻度而肯定的损害，较困难的家务事被放弃；较复杂的业余爱好和活动被放弃	仅能做简单的家务事；兴趣减少且非常有限，做的也不好	呆在自己卧室时间多，不能进行有意义的家庭活动
个人照料	完全自理		需要监督	在穿衣、个人卫生及保持个人仪表方面需要帮助	个人照料需要更多帮助；通常不能控制大小便

18. Hachinski 缺血指数量表（Hachinski ischemic scale，HIS）

项目	是	否
1. 急性起病	2 分	0 分
2. 阶梯性恶化	1 分	0 分
3. 波动性病程	2 分	0 分
4. 夜间谵妄	1 分	0 分
5. 人格保持良好	1 分	0 分
6. 抑郁	1 分	0 分
7. 诉说躯体症状	1 分	0 分
8. 情绪不稳定	1 分	0 分
9. 既往有高血压病史	1 分	0 分
10. 卒中病史	2 分	0 分
11. 合并动脉硬化	1 分	0 分

续表

项目	是	否
12. 神经系统局灶性症状	2 分	0 分
13. 神经系统局灶性体征	2 分	0 分

每一特征记 1 分或 2 分，4 分以下符合 AD，而 7 分以上更符合 VaD，尤以 3、4 项区别价值大。

19. 汉密尔顿抑郁量表（Hamilton depression scale，HAMD）

圈出最合适病人情况的分数：

圈出最合适病人情况的分数											
1. 抑郁情绪	0	1	2	3	4	2. 罪恶感	0	1	2	3	4
3. 自杀	0	1	2	3	4	4. 入睡困难	0	1	2		
5. 睡眠不深	0	1	2			6. 早醒	0	1	2		
7. 工作和兴趣	0	1	2	3	4	8. 迟缓	0	1	2	3	4
9. 激越	0	1	2	3	4	10. 精神性焦虑	0	1	2	3	4
11. 躯体性焦虑	0	1	2	3	4	12. 胃肠道症状	0	1	2		
13. 全身症状	0	1	2			14. 性症状	0	1	2		
15. 疑病	0	1	2	3	4	16. 体重减轻	0	1	2		
17. 自知力	0	1	2	3	4	得分					

由 Hamilton 于 1960 年编制，是临床上评定抑郁状态时应用得最为普遍的量表。本量表有 17 项、21 项和 24 项等 3 种版本。HAMD 大部分项目采用 0～4 分的 5 级评分法（0：无；1：可疑或轻微；2：轻度；3：中度；4：重度），少数项目采用 0～2 分的 3 级评分法（0：无；1：可疑或轻微；2：有明显症状）。